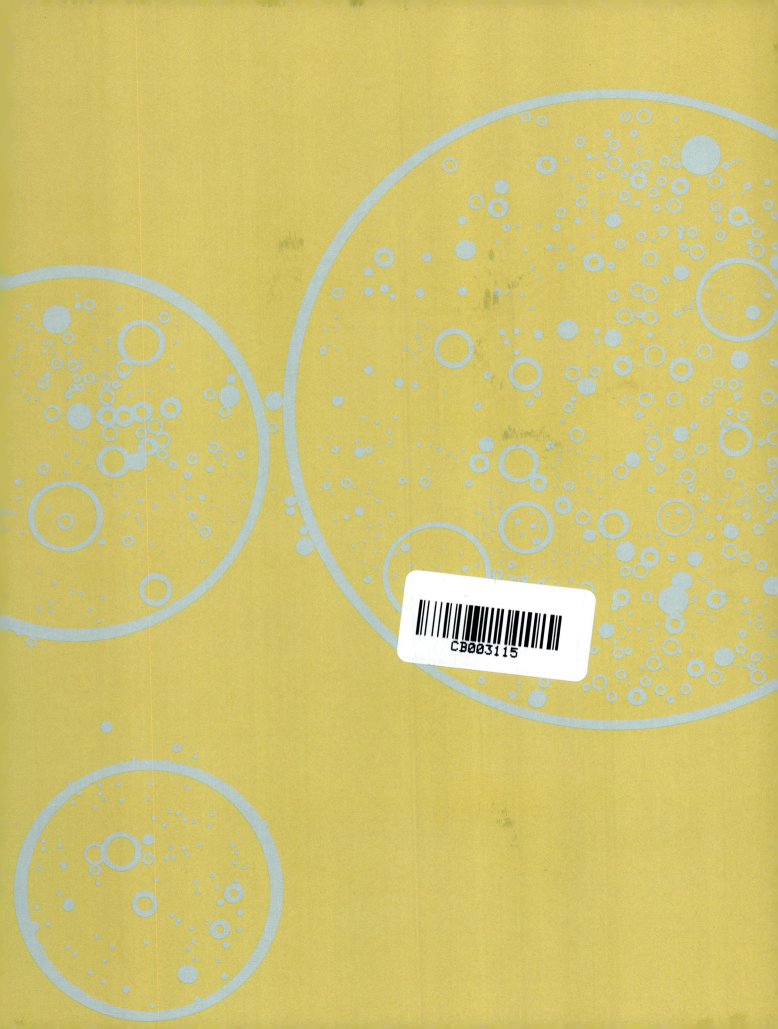

MANUAL SOGIMIG

MEDICINA FETAL

MANUAL SOGIMIG

MEDICINA FETAL

Carlos Henrique Mascarenhas Silva

Especialista em Ginecologia e Obstetrícia, com áreas de atuação em Medicina Fetal e
Ultrassonografia em Ginecologia e Obstetrícia pela FEBRASGO.
Research Fellow em Medicina Fetal no King's College Hospital, London-UK.
Coordenador dos Serviços de Medicina Fetal/Ultrassom e
Ginecologia e Obstetrícia do Hospital Mater Dei – Belo Horizonte/Brasil.
Membro da Câmara Tècnica em Ginecologia e Obstetrícia co Conselho Federal de Medicina/CFM.
Presidente da SOGIMIG – Associação de Ginecologistas e Obstetras de Minas Gerais.

Alberto Borges Peixoto

Professor da Disciplina de Ginecologia e Obstetrícia da Universidade de Uberaba – UNIUBE.
Professor Assistente da Disciplina de Ginecologia e Obstetrícia da Universidade Federal do Triângulo Mineiro – UFTM.
Pós-Doutorado na Disciplina de Medicina Fetal do Departamento de Obstetrícia
da Universidade Federal de São Paulo – UNIFESP. Mestre em Medicina pela UFTM.

Revisão Técnica

Angélica Lemos Debs Diniz
Fernanda Magalhães Menicucci

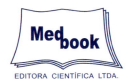
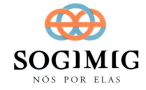

Manual SOGIMIG de Medicina Fetal
Direitos exclusivos para a língua portuguesa
Copyright © 2018 by MEDBOOK – Editora Científica Ltda.

Nota da editora: Os autores desta obra verificaram cuidadosamente os nomes genéricos e comerciais dos medicamentos mencionados, assim como conferiram os dados referentes à posologia, objetivando fornecer informações acuradas e de acordo com os padrões atualmente aceitos. Entretanto, em virtude do dinamismo da área da saúde, os leitores devem prestar atenção às informações fornecidas pelos fabricantes para que possam se certificar de que as doses preconizadas ou as contraindicações não sofreram modificações, principalmente em relação a substâncias novas ou prescritas com pouca frequência.

Os autores e a editora não podem ser responsabilizados pelo uso impróprio nem pela aplicação incorreta de produto apresentado nesta obra. Apesar de terem envidado esforço máximo para localizar os detentores dos direitos autorais de qualquer material utilizado, os autores e a editora estão dispostos a acertos posteriores caso, inadvertidamente, a identificação de algum deles tenha sido omitida.

Editoração Eletrônica: ASA Editoração e Produção Gráfica
Capa: Tom Comunicação

Reservados todos os direitos. É proibida a duplicação ou reprodução deste volume, no todo ou em parte, sob quaisquer formas ou por quaisquer meios (eletrônico, mecânico, gravação, fotocópia, distribuição na Web ou outros), sem permissão expressa da Editora.

CIP-BRASIL. CATALOGAÇÃO NA PUBLICAÇÃO
SINDICATO NACIONAL DOS EDITORES DE LIVROS, RJ

S579m
    Silva, Carlos Henrique Mascarenhas
       Manual SOGIMIG : medicina fetal / Carlos Henrique Mascarenhas Silva; organização Alberto Borges Peixoto. - 1. ed. - Rio de Janeiro : Medbook, 2018.
       504 p. : il. ; 28 cm.

    ISBN 9788583690351

    1. Perinatologia. 2. Feto. 3. Diagnóstico pré-natal. 4. Feto - Desenvolvimento. 5. Feto - Doenças – Diagnóstico. 6. Feto - Anomalias. I. Peixoto, Alberto Borges. II. Título.

18-49201   CDD: 618.32
                             CDU: 618.32

Leandra Felix da Cruz - Bibliotecária - CRB-7/6135
20/04/2018   26/04/2018

MEDBOOK – Editora Científica Ltda.
Rua Professora Ester de Melo, 178 – Benfica – CEP 20930-010 – Rio de Janeiro – RJ
Telefones: – 21) 2502-4438 e 2569-2524 – **www.medbookeditora.com.br**
contato@medbookeditora.com.br – vendasrj@medbookeditora.com.br

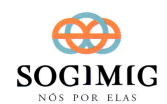

Diretoria 2017–2019

PRESIDENTE: *Carlos Henrique Mascarenhas Silva*

VICE-PRESIDENTE: *Alberto Borges Peixoto*

DIRETORA ADMINISTRATIVA: *Claudia Lourdes Soares Laranjeira*

DIRETORA ADJUNTA: *Liv Braga de Paula*

DIRETOR COMERCIAL E FINANCEIRO: *Delzio Salgado Bicalho*

DIRETORA SOCIOCULTURAL: *Thelma de Figueiredo e Silva*

DIRETOR CIENTÍFICO: *Sandro Magnavita Sabino*

DIRETORA DE VALORIZAÇÃO E DEFESA PROFISSIONAL: *Inessa Beraldo de Andrade Bonomi*

DIRETOR DE AÇÕES SOCIAIS: *Márcio Alexandre Hipolito Rodrigues*

DIRETORA DE RELAÇÕES INSTITUCIONAIS: *Claudia Lucia Barbosa Salomão*

DIRETOR DE ENSINO E RESIDÊNCIA MÉDICA: *Gabriel Costa Osanan*

DIRETOR DE *MARKETING* E COMUNICAÇÃO: *Eduardo Batista Candido*

DIRETORA DE TECNOLOGIA DA INFORMAÇÃO E MÍDIAS SOCIAIS: *Ana Lúcia Ribeiro Valadares*

DIRETORA DAS VICE-PRESIDÊNCIAS E DIRETORIAS REGIONAIS: *Ines Katerina Damasceno Cavallo Cruzeiro*

CONSELHO CONSULTIVO

Ataíde Lucindo Ribeiro Jr.
Benito Pio Vitorio Ceccato Junior
Cláudia Navarro Carvalho Duarte Lemos
Frederico José Amedée Péret
Gerson Pereira Lopes
Márcia Salvador Géo
Marco Túlio Vaintraub
Mário Dias Corrêa Júnior
Ricardo Mello Marinho
Silvan Márcio de Oliveira

CONSELHO CONSULTIVO NATO

Agnaldo Lopes da Silva Filho
Maria Inês de Miranda Lima
Marcelo Lopes Cançado
Victor Hugo de Melo
João Pedro Junqueira Caetano

Colaboradores

Adilson Savi

Especialista em Anatomia Patológica e Citopatologia – SBAP e SBCP. Professor de Histologia e Anatomia Patológica – UFMG/FCMMG. Fundador e Patologista do Laboratório Virchow.

Adolfo Liao

Coordenador da Maternidade do Hospital Municipal Vila Santa Catarina, Sociedade Beneficente Israelita Brasileira Albert Einstein, São Paulo. Livre-Docente em Obstetrícia pela Universidade de São Paulo. Fellowship em Medicina Fetal, Harris Birthright Research Centre – Londres. Especialista em Medicina Fetal – FEBRASGO.

Adriana Mello Rodrigues dos Santos

Mestre em Ciências da Saúde da Criança e do Adolescente pela UFMG. Cardiologista Pediátrica e Fetal do Hospital Sofia Feldman. Ecocardiografista do Hospital Mater Dei, da Clínica Ecoar e do CEU.

Alberto Borges Peixoto

Professor da Disciplina de Ginecologia e Obstetrícia da Universidade de Uberaba – UNIUBE. Professor Assistente da Disciplina de Ginecologia e Obstetrícia da Universidade Federal do Triângulo Mineiro – UFTM. Pós-Doutorado na Disciplina de Medicina Fetal do Departamento de Obstetrícia da Universidade Federal de São Paulo – UNIFESP. Mestre em Medicina pela UFTM.

Alberto Galindo Izquierdo

Jefe de Servicio. Servicio de Obstetricia y Ginecología. Hospital Universitario "12 de Octubre" – Madrid. Profesor Titular de Obstetricia y Ginecología. Facultad de Medicina. Universidad Complutense de Madrid.

Alim Alves Demian

Mestre e Doutor em Ginecologia e Obstetrícia CPG/FAME/UFMG. Professor da Disciplina de Saúde da Mulher II – FAME/UNIPAC-JF. Coordenador do Internato em Ginecologia e Obstetrícia – FAME/UNIPAC-JF. Médico Ginecologista/Obstetra – Hospital das Clínicas UFMG/EBSERH.

Aluana Rezende Parola

Graduada pela UNIGRANRIO. Residência em Ginecologia e Obstetrícia pela MOV-FHEMIG. Residência em Medicina Fetal no Hospital das Clínicas. Mestrado e Doutorado em Saúde da Mulher no HC-UFMG. Docente e Coordenadora do Internato na FHEMIG – Uni-BH.

Ana de Fátima de Azevedo Ferreira

Certificado de Atuação em Medicina Fetal pela FEBRASGO. Diploma em Medicina Fetal pela Fetal Medicine Foundation – FMF. Preceptora da Residência Médica do Instituto de Medicina Integral Professor Fernando Figueira (IMIP), do CISAM e do Hospital das Clínicas de Pernambuco.

Ana Flávia Esteves

Médica Residente de Obstetrícia e Ginecologia da Rede Mater Dei de Saúde – Belo Horizonte-MG.

Ana Isotton

Certificado de Atuação em Medicina Fetal – FEBRASGO. Mestre em Endocrinologia pela Universidade Federal do Rio Grande do Sul – UFRGS.

Ana Paula Pinho Matos

Mestranda pelo Departamento Saúde da Mulher – Universidade Federal Fluminense – Research-Fellow pela Fetal Medicine Foundation – King's College Hospital, Londres – Inglaterra.

Angélica Lemos Debs Diniz

Doutora em Ciências pela Universidade Federal de São Paulo – UNIFESP. Professora Adjunta IV do Departamento de Ginecologia e Obstetrícia da Universidade Federal de Uberlândia – UFU. Professora Permanente do Programa de Pós-Graduação Ciências da Saúde – UFU. Título de Especialista em Medicina Fetal pela Federação Brasileira de Ginecologia e Obstetrícia – FEBRASGO.

Anisse Marques Chami Ferraz

Médica Geneticista graduada pelo Serviço de Genética Médica do Hospital das Clínicas da UFMG. Mestre em Medicina pelo Departamento de Saúde da Criança e do Adolescente da UFMG. Doutoranda pelo Departamento de Ginecologia, Obstetrícia e Mastologia da Universidade Estadual de São Paulo.

Antônio Fernandes Moron

Professor Titular do Departamento de Obstetrícia da Escola Paulista de Medicina da Universidade Federal de São Paulo – UNIFESP. Coordenador do Departamento de Medicina Fetal do Hospital e Maternidade Santa Joana. Diretor Científico do Centro Paulista de Medicina Fetal.

Aristóteles dos Santos Chaves

Mestre pela Faculdade de Medicina da UFMG – Área de Concentração em Saúde da Mulher.

Beatriz Amélia Monteiro de Andrade

Mestrado em Saúde da Mulher pela Faculdade de Medicina da UFMG. Obstetra do Serviço de Gravidez de Alto Risco do Hospital Vila da Serra e da Maternidade Odete Valadares – FHEMIG.

Bianca Guedes Ribeiro

Médica Radiologista pela PUC-RJ/SCMRJ. Fellowship em Radiologia Pediátrica especializada em Ressonância Magnética Pediátrica e Fetal pela Clínica CDPI/DASA. Observer Radiologist in Texas Children's Hospital – Houston-TX.

Brunella Muto

Consultant in Obstetrics and Gynecology, Department of Obstetrics and Gynecology, Maternal Fetal Medicine Unit "G. Da Saliceto" Hospital, Piacenza, Italy.

Camila Lafuente

Graduada em Medicina pela Faculdade de Ciências Médicas de Minas Gerais. Residente em Ginecologia e Obstetrícia do Hospital Júlia Kubitschek.

Carlos Henrique Mascarenhas Silva

Especialista em Ginecologia e Obstetrícia, com áreas de atuação em Medicina Fetal e Ultrassonografia em Ginecologia e Obstetrícia pela FEBRASGO. Research Fellow em Medicina Fetal no King's College Hospital, London-UK. Coordenador dos Serviços de Medicina Fetal/Ultrassom e Ginecologia e Obstetrícia do Hospital Mater Dei – Belo Horizonte/Brasil. Membro da Câmara Tècnica em Ginecologia e Obstetrícia co Conselho Federal de Medicina/CFM. Presidente da SOGIMIG – Associação de Ginecologistas e Obstetras de Minas Gerais.

Conny Nazario

Women Health Unit, Clínica Delgado, Lima-Peru. Obstetric Ultrasound Unit, Hospital Guillermo Kaelin de la Fuente, Lima-Peru.

Cristina Kallás Hueb

Doutora pela Faculdade de Medicina da USP. Especialista em Ultrassonografia pela FEBRASGO.

Daniela Pereira da Silva

Médica Ginecologista e Obstetra. Título de Especialista em Ginecologia e Obstetrícia pela Federação Brasileira de Ginecologia e Obstetrícia – FEBRASGO. Especialização Livre em Medicina Fetal pela Clínica CETRUS.

Daniela Savi

Especialista em Anatomia Patológica e Citopatologia – SBAP e SBCP. Especialista em Medicina Legal – ABMLPM/ACADEPOL-MG. Patologista do Laboratório Virchow.

Daniella Ferreira Melo

Residência em Ginecologia e Obstetrícia pelo Hospital das Clínicas da UFMG.

Danielle Bittencourt Sodré Barmpas

Especialista em Ginecologia e Obstetrícia – TEGO – FEBRASGO. Diploma Internacional em Medicina Fetal – Fetal Medicine Foundation. Mestrado em Ciências Médicas na Universidade do Estado do Rio de Janeiro – UERJ. Professora da Escola de Ultrassonografia do Rio de Janeiro – UNISOM. Clínica Mkdsodre, Rio de Janeiro, Brasil. Clínica UB, Rio de Janeiro, Brasil.

Danielle Cunha Martins

Médica do Serviço de Atenção à Saúde da Mulher do Hospital Júlia Kubitschek e do Hospital Metropolitano Odilon Behrens. Especialista em Ginecologia e Obstetrícia e Medicina Fetal. Mestranda em Perinatologia pela Faculdade de Medicina da UFMG.

David Escribano Abad

Médico Adjunto. Unidad de Medicina Fetal. Servicio de Obstetricia y Ginecología. Hospital Universitario "12 de Octubre" – Madrid.

Eduardo Felix Martins Santana

Mestre pelo Departamento de Obstetrícia da Escola Paulista de Medicina – Universidade Federal de São Paulo – UNIFESP. Pós-Graduando – nível Doutorado do Departamento de Obstetrícia da UNIFESP. Médico Assistente do Serviço de Gestação Múltipla da UNIFESP. Médico Materno-Fetal do Departamento Materno-Infantil do Hospital Israelita Albert Einstein – SP. Médico Fetal do Centro Paulista de Medicina Fetal.

Edward Araujo Júnior

Professor Adjunto Livre-Docente da Disciplina de Medicina Fetal do Departamento de Obstetrícia da Universidade Federal de São Paulo – UNIFESP. Coordenador do Programa de Pós-Graduação do Departamento de Obstetrícia.

Enery Gómez Montes

Médico Adjunto. Unidad de Medicina Fetal. Servicio de Obstetricia y Ginecología. Hospital Universitario "12 de Octubre" – Madrid. Profesor Asociado de Ciencias de la Salud. Facultad de Medicina. Universidad Complutense de Madrid.

Enoch Quinderé de Sá Barreto

Mestre em Ciências pela Universidade Federal de São Paulo. Médico Colaborador do Setor de Medicina Fetal da Universidade Federal de São Paulo.

Enrique Gil Guevara

Médico Ginecologista e Obstetra. Especialista em Medicina Materno-Fetal. Chefe do Serviço de Cirurgia Fetal do Hospital Nacional Edgardo Rebagliati Martins, Lima-Peru. Pesquisador Associado do Center for Fetal Cellular & Molecular Therapy, Cincinnati Children's Hospital, Estados Unidos.

Fábio Batistuta de Mesquita

Especialista em Ginecologia e Obstetrícia. Especialista em Medicina Fetal. Research Fellow em Cirurgia Fetal.

Fernando Macedo Bastos

Mestre em Ginecologia e Obstetrícia – UFMG. Doutorando em Saúde da Mulher – Área de Concentração em Perinatologia – UFMG. Título de Especialista em Ginecologia e Obstetrícia – FEBRASGO/AMB. Área de Atuação em Ultrassonografia em Ginecologia e Obstetrícia – FEBRASGO/AMB.

Flávia Ribeiro de Oliveira

Doutoranda e Mestre em Saúde da Mulher pela Faculdade de Medicina da UFMG. Especialista em Ginecologia, Obstetrícia e Reprodução Humana. Professora e Coordenadora do Internato de Obstetrícia da Faculdade de Saúde e Ecologia Humana – FASEH. Coordenadora do Núcleo de Ensino e Pesquisa da Maternidade Odete Valadares – Fundação Hospitalar do Estado de Minas Gerais.

Francisco Eduardo de Carvalho Lima

Certificado de Atuação na Área de Medicina Fetal pela FEBRASGO.

Frederico José Amédée Péret

Mestrado em Medicina pela Faculdade de Medicina da UFMG. Coordenador Médico da Maternidade UNIMED-BH. Coordenador do Serviço de Gestação de Alto Risco do Hospital Vila da Serra.

Gabriela Daoud Crema

Graduação pela Universidade Federal do Triângulo Mineiro. Residência Médica de Ginecologia e Obstetrícia pela Universidade Estadual de Campinas. Diploma Internacional em Medicina Fetal pela The Fetal Medicine Foundation, King's College Hospital.

Gui Tarcísio Mazzoni Júnior

Mestre e Doutor em Ginecologia e Obstetrícia pela Faculdade de Medicina da UFMG. Membro Titular do Colégio Brasileiro de Radiologia. Secretário do Comitê de Imaginologia da SOGIMIG.

Guilherme de Castro Rezende

Professor de Obstetrícia na Faculdade de Saúde e Ecologia Humana – FASEH. Mestre em Ginecologia e Obstetrícia – UFMG. Doutor em Saúde da Mulher (Área de Concentração em Perinatologia) – UFMG. Título de Especialista em Ginecologia e Obstetrícia – FEBRASGO/AMB – Área de Atuação em Medicina Fetal e Ultrassonografia em Ginecologia e Obstetrícia – FEBRASGO/AMB.

Henrique Vitor Leite

Professor Titular do Departamento de Ginecologia e Obstetrícia da Faculdade de Medicina da UFMG.

Herbene José Figuinha Milani

Especialista em Medicina Fetal do Centro Paulista de Medicina Fetal. Mestre em Ciências e Membro do Setor de Neurologia Fetal do Departamento de Obstetrícia da Escola Paulista de Medicina da Universidade Federal de São Paulo – UNIFESP. Mestre em Ciências pela Universidade Federal de São Paulo. Fellowship em Neurologia Fetal pela Universidade de Tel Aviv – Israel. Médico Colaborador do Setor de Medicina Fetal da Universidade Federal de São Paulo.

Heron Werner Júnior

Mestrado em Obstetrícia pela Universidade Federal do Rio de Janeiro – UFRJ. Doutorado em Radiologia pela UFRJ. Assistente Estrangeiro pela "Université René Descartes – Paris V". Especialista em Ginecologia/Obstetrícia e Ultrassonografia – FEBRASGO. Visiting Professor Lectureship – Children's Hospital of Philadelphia. Médico da Clínica de Diagnóstico Por Imagem – CDPI) e Alta Excelência Diagnóstica – Rio de Janeiro.

Heverton Neves Pettersen

Ex-Research-Fellow no King's College Hospital, Londres. Diretor Técnico da Clínica Origen – Gennus – Núcleo de Medicina Fetal, Belo Horizonte. Editor Científico da Revista Brasileira de Ultrassonografia da Sociedade Brasileira de Ultrassonografia. Research Fellow no Serviço do Prof. Kypros Nicolaides, King's College Hospital, London-UK.

Ignacio Herráiz García

Médico Adjunto. Unidad de Medicina Fetal. Servicio de Obstetricia y Ginecología. Hospital Universitario "12 de Octubre" – Madrid. Profesor Asociado de Ciencias de la Salud. Facultad de Medicina. Universidad Complutense de Madrid.

Inessa Beraldo Bonomi

Mestre em Perinatologia pela UFMG. Médica Assistente e Diretora Técnica do Hospital Júlia Kubitschek. Professora-Coordenadora do Internato de Saúde da Mulher da Faculdade de Medicina da Unifenas-BH. Diretora da SOGIMIG, biênio 2017-2018.

Jader de Jesus Cruz

Especialista em Ginecologia e Obstetrícia pela FEBRASGO. Mestrado em Medicina pela Universidade Nova de Lisboa-Portugal. Research Fellow Harris Birthright Centre – King's College Hospital NHS Foundation Trust. Diploma Internacional em Fetal Medicine pelo Executive Board of the International Educational Committee in Fetal Medicine, Fetal Medicine Foundation (FMF), Londres.

Jesús Rodriguez Calvo

Médico Associado em Medicina Fetal – Hospital Doce de Octubre, Madrid, Spain.

José Roberto de Rezende Costa

Especialista em Medicina Legal – ABMLPM/ACADEPOL-MG. Título Superior em Anestesiologia – SBA. Mestre em Fisiologia e Farmacologia – ICB/UFMG.

Juliana Costa Resende

Graduação pela Universidade de Brasília. Residência Médica em Ginecologia e Obstetrícia no Hospital Universitário de Brasília. Fellowship em Medicina Fetal no Harris Birthright Centre, King's College Hospital, London-UK.

Juliana Moysés Leite Abdalla

Fellow em Medicina Fetal com o Prof Philippe Jeanty, Nashville, EUA. Certificado de Atuação em Medicina Fetal – FEBRASGO. Mestre em Saúde da Mulher pela UFMG.

Juliana Pinheiro Dutra

Médica Residente em Obstetrícia e Ginecologia da Rede Mater Dei de Saúde – Belo Horizonte-MG.

Júlio César de Faria Couto

Assistente Estrangeiro da Université René Descartes – Paris V. Fellow em Medicina Fetal no Institute de Puericulture de Paris e na Clinique Universitaire Port Royal, Paris-França. Certificado de Atuação em Medicina Fetal – FEBRASGO. Mestre em Saúde da Mulher pela UFMG.

Júlio Elito Júnior

Professor Livre-Docente do Departamento de Obstetrícia da Escola Paulista de Medicina – Universidade Federal de São Paulo – UNIFESP. Chefe da Disciplina de Obstetrícia Patológica e Tocurgia do Departamento de Obstetrícia da UNIFESP. Chefe do Serviço de Gestação Múltipla da UNIFESP.

Kypros H. Nicolaides

The Fetal Medicine Research Institute, King's College Hospital.

Liliam Cristine Rolo Paiato

Professor Adjunto Doutor do Departamento de Obstetrícia da Escola Paulista de Medicina – Universidade Federal de São Paulo – EPM-UNIFESP.

Lilian Rocha Zardini

Médica Cardiologista Pediátrica e Ecocardiografista Pediátrica e Fetal do Hospital Mater Dei – Belo Horizonte-MG. Residência Médica em Cardiologia Pediátrica no InCor – HC-USP/SP. Títulos de Especialista em Pediatria, Cardiologia Pediátrica e Ecocardiografia pela Sociedade Brasileira de Cardiologia.

Luana Machado Chianca

Ginecologista e Obstetra pelo Hospital das Clínicas da UFMG com Área de Atuação em Ultrassonografia em Ginecologia e Obstetrícia.

Luciane Alves da Rocha

Graduação pela Universidade Federal da Amazônia. Residência Médica em Pediatria pelo ICr-HCFMUSP, em Cardiopatias Congênitas pelo InCor-FMUSP, em Ecocardiograma Pediátrico e Fetal pela Beneficência Portuguesa de São Paulo. Mestrado em Ecocardiograma Fetal pela UNIFESP. Doutoranda em Ecocardiograma Fetal pelo Setor de Medicina Fetal do Departamento de Obstetrícia da UNIFESP.

Luíza Meelhuysen Sousa Aguiar

Residência Médica em Ginecologia e Obstetrícia Rede Mater Dei de Saúde – Belo Horizonte. Médica Ginecologista e Obstetra da Rede Mater Dei de Saúde – Belo Horizonte. Especializanda em Ultrassonografia em Ginecologia e Obstetrícia na Rede Mater Dei de Saúde – Belo Horizonte.

Manoel Sarno

Mestre e Doutor em Tocoginecologia pela Unicamp. Professor Associado da Universidade Federal da Bahia – UFBA. Diretor da Caliper Escola de Imagem e da Aloimune Imunologia da Reprodução.

Marcella Israel Rocha

Ginecologista e Obstetra pelo Hospital das Clínicas da UFMG. Mestranda em Saúde da Mulher na UFMG, na área de Perinatologia.

Marcelo Borges Cavalcante

Doutor em Ciências Médicas. Professor da Universidade de Fortaleza – UNIFOR. Médico da Clínica CONCEPTUS – Reprodução Assistida.

Marcos Murilo de Lima Faria

Mestre em Ginecologia/Obstetrícia pela UFMG. Research Fellow no Serviço do Prof. Kypros Nicolaides, King's College Hospital, London-UK. Presidente do Comitê de Medicina Fetal da SOGIMIG. Diretor Científico da Clínica Gennus – Núcleo de Medicina Fetal de Minas Gerais. Ex-Research-Fellow no King's College Hospital, London-UK. Diretor Clínico da Clínica Origen – Gennus – Núcleo de Medicina Fetal, Belo Horizonte. Mestrado em Ginecologia e Obstetrícia pela Universidade Federal de Minas Gerais.

Maria Tereza Penido Rebello

Mestre em Ciências da Saúde pela UNIMONTES – Universidade Estadual de Montes Claros. Fellow no Serviço do Prof. Kypros Nicolaides, King's College Hospital, London-UK. Professora do Departamento de Saúde da Mulher e da Criança da UNIMONTES. Vice-Presidente da Regional Norte da SOGIMIG.

Marina Carvalho Paschoini

Professora Adjunta do Departamento Materno-Infantil da Faculdade de Medicina da Universidade Federal do Triângulo Mineiro – UFTM.

Mário Dias Corrêa Júnior

Professor Associado do Departamento de Ginecologia e Obstetrícia da Faculdade de Medicina da UFMG.

Mário Sérgio Silva Gomes Caetano

Professor Assistente do Departamento Materno-Infantil da Universidade Federal do Triângulo Mineiro. Responsável pelo Serviço de Ginecologia e Obstetrícia do Mario Palmério – Hospital Universitário.

Maurício Mendes Barbosa

Mestre, Doutor e Pós-Doutor pelo Departamento de Obstetrícia da Escola Paulista de Medicina – Universidade Federal de São Paulo – UNIFESP. Médico Assistente do Serviço de Gestação Múltipla da UNIFESP. Médico Fetal do Hospital e Maternidade Santa Joana-SP. Médico Fetal do Centro Paulista de Medicina Fetal.

Michail Barmpas

Especialista em Ginecologia e Obstetrícia – Ministério da Saúde da Grécia. Diploma Internacional em Medicina Fetal – Fetal Medicine Foundation.

Nathalie Jeanne Magioli Bravo-Valenzuela

Professora Convidada da Universidade de Taubaté – UNITAU. Pós-Graduanda de Pós-Doutorado, Departamento de Obstetrícia, Universidade Federal de São Paulo – UNIFESP. Doutorado em Cardiologia Fetal, Instituto de Cardiologia da Fundação Universitária do Rio Grande do Sul.

Nicola Volpe

Consultant in Obstetrics and Gynecology, Department of Obstetrics and Gynecology, Maternal Fetal Medicine Unit "Maggiore" University Hospital, Parma, Italy.

Osvaldo Luiz Aranda

Mestrado em Obstetrícia pela Universidade Federal do Rio de Janeiro. Professor Titular do Departamento de Ginecologia e Obstetrícia da Universidade Severino Sombra. Professor Assistente do Departamento da Saúde da Mulher da Escola de Medicina Souza Marques.

Pedro Teixeira Castro

Mestrado em Radiologia pela Universidade Federal do Rio de Janeiro. Especialista em Ginecologia/Obstetrícia e Ultrassonografia – FEBRASGO/CBR. Research-Fellow pela Fetal Medicine Foundation – King's College Hospital, London-UK. Professor Assistente do Departamento da Saúde da Mulher da Escola de Medicina Souza Marques.

Przemyslaw Kosinski

Medical University of Warsaw, Poland.

Raquel Pinheiro Tavares

Médica Especialista em Ginecologia, Obstetrícia e Medicina Fetal. Médica Ginecologista e Obstetra e do Serviço de Medicina Fetal e Obstetrícia de Alto Risco da Rede Mater Dei de Saúde – Belo Horizonte-MG. Presidente do Comitê de Gestação de Alto Risco da SOGIMIG.

Regina Amélia Lopes Pessoa de Aguiar

Professora Associada do Departamento de Ginecologia e Obstetrícia da Faculdade de Medicina da UFMG. Especialista em Ginecologia e Obstetrícia pela FEBRASGO. Especialista em Genética Médica e pela Sociedade Brasileira de Genética Médica pela Associação Médica Brasileira – AMB. Mestre e Doutora em Saúde da Mulher pela UFMG.

Renato Augusto Moreira de Sá

Professor Associado de Obstetrícia da UFF. Pesquisador Sênior em Medicina Fetal do IFF/Fiocruz. Mestre em Clínica Obstétrica pela UFRJ. Doutor em Ginecologia e Obstetrícia pela UFMG. Pós-Doutorado em Medicina Fetal pela Universidade de Paris.

Ricardo Barini

Doutor em Tocoginecologia. Professor Livre-Docente em Obstetrícia. Professor Colaborador da Universidade de Campinas – UNICAMP.

Robert Lachmann

Fetal Medicine Centre, Dresden, Germany. Pränataldiagnostik am Schillerplatz, Dresden, Germany. Städtisches Krankenhaus Dresden, Dresden, Germany.

Rogelio Cruz Martinez

Department of Fetal Surgery. Children's and Women's Specialty Hospital. Research Unit in Neurodevelopment, Neurobiology Institute. National Autonomous University of Mexico. Queretaro, México.

Sandra Frankfurt

Médica Assistente da Maternidade do Hospital Municipal Vila Santa Catarina, Sociedade Beneficente Israelita Brasileira Albert Einstein – São Paulo. Mestre e Doutoranda pela Universidade de São Paulo.

Sérgio Cavalheiro

Professor Titular do Departamento de Neurologia e Neurocirurgia da Escola Paulista de Medicina da Universidade Federal de São Paulo – UNIFESP.

Tatiana Bernáth Liao

Mestre e Doutora pela Universidade de São Paulo.

Tatiane Boute

Pós-Graduanda com Nível de Mestrado em Ciências, Departamento de Obstetrícia, Escola Paulista de Medicina – Universidade Federal de São Paulo – EPM-UNIFESP.

Thaís de Lira Caracas

Médica Ginecologista e Obstetra. Residência em Ginecologia e Obstetrícia pelo Hospital das Clínicas da UFMG.

Tullio Ghi

Associate Professor – Obstetrics and Gynecology Head of the Maternal Fetal Medicine Unit. Department of Obstetrics and Gynecology, "Maggiore" University Hospital, University of Parma, Parma, Italy.

Victor Hugo de Melo

Professor Associado (aposentado) da Faculdade de Medicina da UFMG. Doutor em Medicina pela UFRJ. Conselheiro do Conselho Regional de Medicina de Minas Gerais.

Walter Ventura

Fetal Medicine Unit, Instituto Nacional Materno Perinatal, Lima-Peru. Women Health Unit, Clínica Delgado, Lima-Peru.

Apresentação

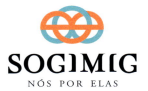

A busca constante pelo aperfeiçoamento científico e pela qualificação de excelência dos médicos ginecologistas e obstetras de Minas Gerais permeia todas as ações promovidas pela Associação de Ginecologistas e Obstetras de Minas Gerais (Sogimig) em seu dia a dia. Na verdade, esses pilares motivaram a fundação da entidade – que tem como missão principal o cuidado com a saúde da mulher – há quase 75 anos.

Nesses anos, muitas transformações ocorreram tanto na prática como na formação médica. Transitamos de um período em que o conhecimento científico estava restrito a poucos médicos e sua obtenção era demorada, difícil e dispendiosa, exigindo, muitas vezes, visitas e contatos com os melhores Centros de Ciência do mundo, e chegamos a uma época em que as informações estão ao alcance de nossas mãos nas telas dos modernos dispositivos eletrônicos. Vale ressaltar, no entanto, que a dificuldade para escolher os melhores livros, revistas e artigos científicos tem sido um problema.

Oferecer conteúdos técnicos de excelência: este é um dos objetivos do pilar científico da Sogimig. Nossa intenção é auxiliar os ginecologistas, obstetras e demais médicos interessados na especialidade a prestarem assistência de qualidade às mulheres. Nesta "filosofia existencial", a Associação publicou diversos livros, que vão desde as seis edições do *Manual Sogimig de Ginecologia e Obstetrícia* até os *Manuais de Emergências em Ginecologia e Emergências em Obstetrícia*.

Nosso intuito agora é oferecer conteúdos ainda mais aprofundados em cada área de atuação e em cada subespecialidade. Para isso recebemos contribuições de especialistas dos mais variados serviços de Ginecologia e Obstetrícia do Brasil e do exterior. Entendemos que existe um grande valor no atendimento que prestamos às nossas pacientes por sermos dignos de suas confidências, seus medos e receios, mas também porque compartilhamos de suas alegrias e conquistas. Temos, entretanto, de oferecer em contrapartida um atendimento de qualidade, e a qualidade tem estreita relação com o conhecimento técnico que cada um de nós conquistamos ao longo dos anos. Somos Nós trabalhando por Elas!

Nossa certeza é que com essa série de Manuais Sogimig estaremos, sem dúvida, oferecendo uma boa opção de leitura, estudo e qualificação científica. Ajudar as mulheres que nos procuram nos consultórios e hospitais Brasil afora também é a nossa missão.

Agradecemos a cada um dos autores que, com brilhantismo e altruísmo, contribuem para assegurar a qualidade desses manuais com sua maneira singular de apresentar os temas aqui expostos. Recebam todo o nosso reconhecimento. A contribuição de vocês é inestimável!

E muito obrigado, mais uma vez, pela confiança na Sogimig. Boa leitura!

Carlos Henrique Mascarenhas Silva
Presidente – SOGIMIG

Prefácio

A Medicina Fetal, como uma subespecialidade da Ginecologia e Obstetrícia, é uma área relativamente jovem, comparada às demais. No entanto, é possível dizer, sem medo de errar, que os inúmeros avanços e novidades a cada dia incorporados e agregados à prática clínica tornam esse setor da Obstetrícia uma das áreas de atuação mais pulsantes atualmente em nossa especialidade.

Sabemos da dificuldade de abordar os assuntos mais atuais e também os mais relevantes em uma área que muda constantemente, seja na vertente do diagnóstico, seja nas opções de terapias, invasivas ou não, que podemos oferecer a nossas pacientes. Assim, a Medicina Fetal atua como área de consultoria dentro da moderna Obstetrícia, sendo muito importante também na instituição de programas de prevenção de doenças maternas (com impacto na gestação) e fetais.

Esta é a primeira edição do manual de Medicina Fetal da Associação de Ginecologistas e Obstetras de Minas Gerais (Sogimig), idealizado para auxiliar efetivamente os Obstetras e especialistas em Medicina Fetal diante das mais frequentes condições que desafiam o diagnóstico e o manejo clinicocirúrgico do feto nos dias atuais.

Autores nacionais e internacionais de destaque, nos mais diversos Serviços de Medicina Fetal, nos deram a honra de participar deste manual. Reconhecemos o apoio e a dedicação de todos na elaboração deste livro, compartilhando suas habilidades e conhecimentos sobre a ultrassonografia fetal, trazendo por isso mesmo uma grande contribuição para nossa melhor compreensão e conhecimento do assunto. Os avanços contínuos na fisiologia fetal, a compreensão da evolução e da história natural das anomalias fetais e a evolução da terapia fetal não seriam possíveis sem a dedicação e o empenho desses profissionais que muito contribuem para o contínuo crescimento da Medicina Fetal e também para a edição deste livro.

Nesse sentido, procuramos neste *Manual SOGIMIG de Medicina Fetal* abordar as técnicas mais atuais de rastreamento de condições frequentes na gestação, assim como discorrer sobre as principais anomalias fetais, métodos diagnósticos e terapêutica fetal.

Esperamos que ao final da leitura cada profissional possa se tornar um médico melhor, familiarizado com os diversos aspectos relacionados com a apaixonante Medicina Fetal.

Carlos Henrique Mascarenhas Silva
Alberto Borges Peixoto

Sumário

SEÇÃO I MÉTODOS DIAGNÓSTICOS, 1

1. Inversão da Pirâmide da Assistência Pré-Natal, 3

Kypros H. Nicolaides
Gabriela Daoud Crema

2. Aconselhamento Genético, 19

Anisse Marques Chami Ferraz
Regina Amélia Lopes Pessoa de Aguiar

3. Sonoembriologia, 28

Fábio Batistuta de Mesquita

4. Ultrassonografia Morfológica do Primeiro Trimestre, 38

Jesús Rodrigues Calvo
Danielle Bittencourt Sodré Barmpas
Robert Lachman

5. Rastreamento Bioquímico e Testes Não Invasivos para Aneuploidias, 47

Jader de Jesus Cruz

6. Rastreamento de Pré-Eclâmpsia e Restrição de Crescimento Intrauterino, 52

Ana de Fátima de Azevedo Ferreira

7. Ultrassonografia Morfológica de Segundo Trimestre, 56

Angélica Lemos Debs Diniz
Daniela Pereira da Silva

8. Avaliação do Colo Uterino e Prevenção do Parto Pré-Termo, 69

Przemyslaw Kosinski

9. Ultrassonografia Tridimensional em Obstetrícia, 76

Edward Araujo Júnior
Eduardo Felix Martins Santana
Liliam Cristine Rolo Paiato

10. Ressonância Magnética em Medicina Fetal, 85

Heron Werner Júnior
Bianca Guedes Ribeiro

11. Neurossonografia Fetal, 92

Nicola Volpe
Brunella Muto
Tullio Ghi

12. Ecocardiografia Fetal Estrutural, 109

Luciane Alves da Rocha

13. Ecocardiografia Fetal Funcional, 116

Alberto Borges Peixoto
Nathalie Jeanne Magioli Bravo-Valenzuela
Edward Araujo Júnior

14. Distúrbios do Ritmo Cardíaco Fetal, 129

Adriana Mello Rodrigues dos Santos

15. Dopplervelocimetria, 137

Francisco Eduardo de Carvalho Lima
Aristóteles dos Santos Chaves

16. Perfil Biofísico Fetal, 145

Cristina Kallás Hueb

17. Monitoramento Antenatal da Frequência Cardíaca Fetal, 149

Pedro Teixeira Castro
Ana Paula Pinho Matos
Osvaldo Luiz Aranda

18. Procedimentos Invasivos em Obstetrícia Guiados por Ultrassonografia, 155

Carlos Henrique Mascarenhas Silva
Raquel Pinheiro Tavares
Luíza Meelhuysen Sousa Aguiar

19. Autópsia Fetal – Generalidades, 162

Daniela Savi
Adilson Savi
José Roberto de Rezende Costa

20. Aspectos Éticos e Médico-Legais em Medicina Fetal, 172

Victor Hugo de Melo

SEÇÃO II   TERAPÊUTICA FETAL, 179

21. Prevenção das Anomalias Fetais, 181

Regina Amélia Lopes Pessoa de Aguiar

22. Terapêutica Medicamentosa Fetal, 191

Sandra Frankfurt
Tatiana Bernáth Liao
Adolfo Liao

23. Transfusão Fetal Intrauterina, 194

Henrique Vitor Leite
Thais de Lira Caracas

24. Amnioinfusão e Amniorredução, 204

Juliana Moysés Leite Abdalla
Júlio César de Faria Couto
Ana Isotton

25. Derivações Intrauterinas, 208

Enrique Gil Guevara

26. Terapêutica Intrauterina para a Síndrome de Transfusão Feto-Fetal, 213

Juliana Costa Resende

27. Terapêutica Endoscópica para Hérnia Diafragmática Congênita, 220

Walter Ventura
Conny Nazario

28. Cirurgia Fetal a Céu Aberto para Mielomeningocele, 225

Antônio Fernandes Moron
Herbene José Figuinha Milani
Sérgio Cavalheiro

29. Terapêutica Intrauterina para Desordens Congênitas, 229

Renato Augusto Moreira de Sá

30. Terapêutica Intrauterina nas Cardiopatias Congênitas, 236

Alberto Galindo Izquierdo
David Escribano Abad
Ignacio Herráiz García
Enery Gómez Montes

SEÇÃO III   MALFORMAÇÕES FETAIS, 245

31. Defeitos do Tubo Neural, 247

Hérbene José Figuinha Milani
Enoch Quinderé de Sá Barreto
Antônio Fernandes Moron

32. Malformações do Sistema Nervoso Central, 254

Guilherme de Castro Rezende
Fernando Macedo Bastos
Luana Machado Chianca

33. Cardiopatias Fetais, 262

Lilian Rocha Zardini

34. Malformações Cervicais e da Face, 272

Raquel Pinheiro Tavares
Juliana Pinheiro Dutra
Ana Flávia Esteves

35. Malformações Torácicas, 280

Heverton Neves Pettersen
Marcos Murilo de Lima Faria
Maria Tereza Penido Rebello

36. Malformações da Parede Abdominal, 303

Liliam Cristine Rolo Paiato
Tatiane Boute
Edward Araujo Júnior

37. Malformações do Aparelho Digestório, 307

Danielle Bittencourt Sodré Barmpas
Michail Barmpas

Sumário

38. Malformações do Trato Urinário, 321

Maria Tereza Penido Rebello
Marcos Murilo de Lima Faria
Heverton Neves Pettersen

39. Malformações Esqueléticas – Osteocondrodisplasias, 334

Alim Alves Demian

40. Aloimunização Rh, 341

Mário Dias Corrêa Júnior
Daniella Ferreira Melo
Thaís de Lira Caracas

41. Hidropisia Fetal Não Imune, 350

Marcos Murilo de Lima Faria
Heverton Neves Pettersen
Maria Tereza Penido Rebello

42. Infecções Congênitas, 360

Júlio César de Faria Couto
Flávia Ribeiro de Oliveira
Marcella Israel Rocha
Juliana Moysés Leite Abdalla

SEÇÃO IV — MEDICINA MATERNO-FETAL – COMPLICAÇÕES DA GESTAÇÃO, 379

43. Restrição do Crescimento Fetal, 381

Gui Tarcísio Mazzoni Júnior

44. Rotura Prematura de Membranas Ovulares, 391

Inessa Beraldo Bonomi
Camila Lafuente
Danielle Cunha Martins

45. Indução da Maturidade Fetal e Neuroproteção, 399

Frederico José Amédeé Péret
Beatriz Amélia Monteiro de Andrade
Aluana Rezende Parola

46. Perdas Gestacionais de Repetição, 404

Marcelo Borges Cavalcante
Manoel Sarno
Ricardo Barini

47. Gestação Gemelar, 413

Júlio Elito Júnior
Maurício Mendes Barbosa
Eduardo Felix Martins Santana

48. Trabalho de Parto Pré-Termo, 421

Marina Carvalho Paschoini
Mário Sérgio Silva Gomes Caetano

49. Terapia Intrauterina para Sequestro Broncopulmonar e Malformação Adenomatoide Cística, 429

Rogelio Cruz Martinez

APÊNDICES, 437

First Trimester Morphological Ultrasound, 439

Jesús Rodriguez Calvo
Danielle Bittencourt Sodré Barmpas
Robert Lachmann

Evaluation of the Uterine Cervix and Prevention of Preterm Birth, 446

Przemyslaw Kosinski

Fetal Neurosonography, 452

Nicola Volpe
Brunella Muto
Tullio Ghi

Derivaciones Intrauterinas, 462

Enrique Gil Guevara

Endoscopic Therapy for Congenital Diaphragmatic Hernia, 467

Walter Ventura
Conny Nazario

Terapia Intrauterina en Cardiopatías Congénitas, 471

Alberto Galindo Izquierdo
David Escribano Abad
Ignacio Herráiz García
Enery Gómez Montes

Intrauterine Therapy for Bronchopulmonary Sequestration and Congenital Cystic Adenomatoid Malformation, 478

Rogelio Cruz Martinez

ÍNDICE REMISSIVO, 483

SEÇÃO I

Métodos Diagnósticos

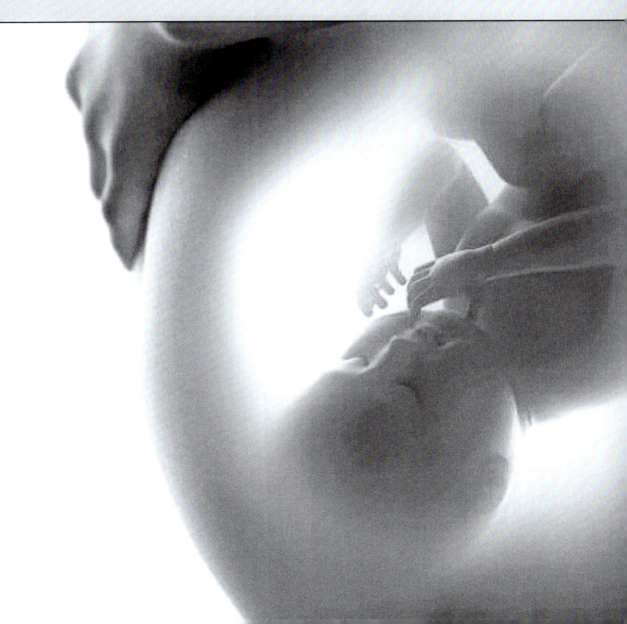

CAPÍTULO 1

Inversão da Pirâmide da Assistência Pré-Natal

Kypros H. Nicolaides
Gabriela Daoud Crema

INTRODUÇÃO

A abordagem atual do cuidado pré-natal envolve múltiplas consultas, na 16ª, 24ª, 28ª, 30ª, 32ª, 34ª e 36ª semanas, e depois semanalmente até o parto. Essa abordagem foi estabelecida há mais de 80 anos. A alta concentração de consultas pré-natais no terceiro trimestre indica principalmente que a maioria das complicações acontece nesse estágio da gestação e, também, que a maioria dos desfechos adversos é imprevisível durante o primeiro e até mesmo durante o segundo trimestre. Este capítulo apresenta evidências de que muitas complicações da gestação podem ser previstas e integradas em uma primeira consulta pré-natal entre a 11ª e a 13ª semana de gestação, combinando dados da história pregressa materna e suas características com os resultados dos testes biofísicos e bioquímicos. Por isso, propõe-se que a tradicional pirâmide dos cuidados pré-natais se inverta e que a ênfase seja maior no primeiro trimestre.

MODELO TRADICIONAL DA ASSISTÊNCIA PRÉ-NATAL

No século XIX, a assistência pré-natal limitava-se ao trabalho de parto e ao parto e era acessível apenas aos mais ricos. No início do século XX, as altas taxas de mortalidade maternas e neonatais estimularam a formação de instituições e sociedades para prover cuidados pré-natais.

Em 1929, o ministro da Saúde do Reino Unido emitiu um memorando de atendimento pré-natal em que recomendava que toda mulher deveria ter o primeiro atendimento na 16ª semana, depois na 24ª e 28ª semanas, e então quinzenalmente até a 36ª semana e, em seguida, semanalmente até o parto (Figura 1.1). Nenhuma razão lógica foi dada para explicar a frequência dessas visitas pré-natais ou o conteúdo clínico dessas visitas pré-natais.

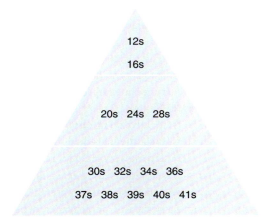

Figura 1.1 Modelo tradicional da assistência pré-natal proposto em 1929. (S: semanas.)

NOVA PIRÂMIDE DA ASSISTÊNCIA PRÉ-NATAL

Nos últimos 20 anos tornou-se evidente que uma primeira consulta integrada entre a 11ª e a 13ª semana de gestação, combinando dados da história pregressa e características maternas e os resultados nos testes biofísicos e bioquímicos, poderia definir um risco específico para um largo espectro de complicações na gestação, incluindo anormalidades fetais, abortos e natimortalidade, pré-eclâmpsia, trabalho de parto pré-termo, diabetes gestacional, restrição de crescimento intrauterino e macrossomia. Uma estimativa precoce do risco específico de cada paciente para essas complicações poderia

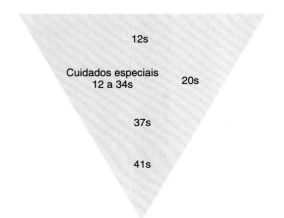

Figura 1.2 Novo modelo proposto de assistência pré-natal. (*S*: semanas.)

melhorar os resultados pós-natais, alterando a assistência pré-natal de uma série de consultas de rotina para uma melhor e mais individualizada abordagem do risco específico da paciente tanto no que diz respeito à frequência das consultas como em termos clínicos específicos de cada consulta. Cada consulta teria um objetivo predefinido e os achados produziriam razões de probabilidade que poderiam ser usadas para modificar o risco específico de cada paciente apresentar determinada complicação calculada na primeira consulta entre a 11ª e a 13ª semana.

No primeiro trimestre (11 a 13 semanas), a grande maioria das mulheres seria classificada como de baixo risco para complicações na gestação e uma pequena proporção seria selecionada como de alto risco (Figura 1.2).

No grupo de baixo risco, talvez o número de consultas pré-natais pudesse ser substancialmente reduzido para três. Uma visita entre a 20ª e a 22ª semana serviria para reavaliar a anatomia fetal, avaliar o crescimento fetal e reavaliar o risco de complicações, como pré-eclâmpsia e parto prematuro. Outra consulta na 32ª semana seria útil para avaliar o bem-estar materno-fetal, a qual poderia ser repetida na 40ª semana nos poucos casos de pacientes que ainda estivessem grávidas nesse período. O grupo de alto risco receberia um atendimento mais especializado de acordo com as complicações que as classificaram como tal, levando a um atendimento individualizado. A cada consulta o risco deverá ser reavaliado, possivelmente reduzindo o número de consultas.

RASTREAMENTO PRECOCE PARA ANEUPLOIDIAS FETAIS

As aneuploidias são as principais responsáveis pelas mortes perinatais e deficiências na infância. Consequentemente, a detecção de anormalidades cromossômicas é responsável pela maior parte das indicações de exames invasivos na gestação. Não obstante, os exames invasivos, como amniocentese e biópsia de vilo corial, estão associados a um pequeno risco de aborto e, por conseguinte, são realizados apenas em gravidezes consideradas de alto risco para aneuploidias.

Rastreamento combinado

Nos últimos 40 anos o rastreamento pré-natal para aneuploidias foi focado na trissomia do cromossomo 21 (síndrome de Down). O método de rastreamento evoluiu da idade materna (IM) nos anos 1970 – com taxa de detecção da trissomia do cromossomo 21 de 30% para uma taxa de falso-positivo de 5% – para uma combinação da IM e bioquímica sanguínea no segundo trimestre nos anos de 1980 e 1990 – com taxa de detecção de 60% a 70% para uma taxa de falso-positivo de 5%. Nos últimos 20 anos, a combinação da IM com a medida da translucência nucal (TN – Figura 1.3) e bioquímica sanguínea materna para análise dos marcadores PAPP-A (proteína plasmática A) e fração beta livre do hormônio gonadotrofina coriônica humana (β-HCG) elevou a taxa de detecção para 90% para um falso-positivo de 5%.

Estudos realizados nos últimos 10 anos têm aperfeiçoado o desempenho do rastreamento do primeiro trimestre para aneuploidias ao realizarem inicialmente o perfil bioquímico materno entre 9 e 10 semanas, seguido pelo rastreamento ultrassonográfico na 12ª semana, incluindo outros marcadores (Figuras 1.4 a 1.6), como osso nasal (ON), ducto venoso (DV) e regurgitação da valva tricúspide (RVT) e, por último, a inclusão do fator de crescimento placentário (PLGF) e alfafetoproteína (AFP) no perfil bioquímico.

Melhor momento para a realização de ultrassonografia e perfil bioquímico materno

Uma opção no rastreamento combinado do primeiro trimestre para aneuploidias consiste em realizar o teste bioquímico e o rastreamento ultrassonográfico, assim como o aconselhamento acerca dos resultados, em uma única consulta (OSCAR – *One Stop Clinical Assessment of the Risk*). A idade gestacional ideal para a realização do OSCAR é a 12ª semana, pois o objetivo da ultrassonografia no primeiro trimestre não

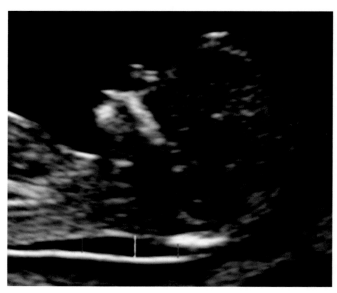

Figura 1.3 Medida correta da translucência nucal em amarelo.

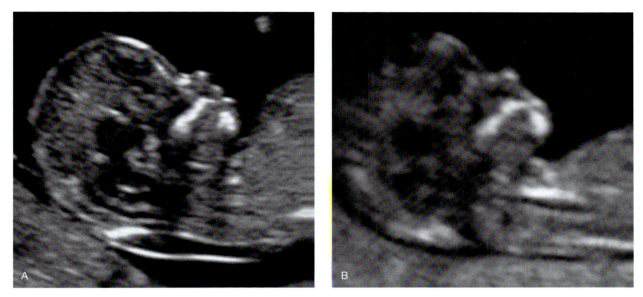

Figura 1.4 Osso nasal presente (**A**) e ausente (**B**).

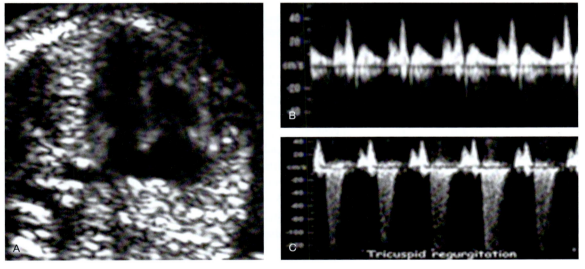

Figura 1.5A a **C** Fluxo tricúspide normal e com regurgitação.

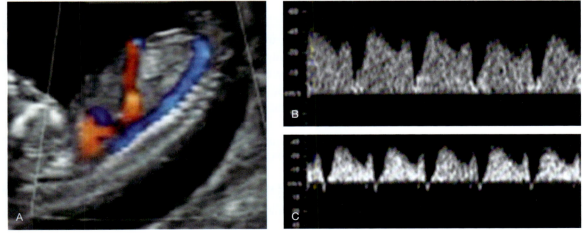

Figura 1.6A a **C** Ducto venoso normal e com onda A reversa.

se limita ao rastreamento da síndrome de Down, mas inclui o diagnóstico de malformações fetais, e nesse aspecto a visualização da anatomia fetal é mais bem realizada na 12ª semana do que entre a nona e a 11ª semana ou da 13ª à 14ª semana.

Outra alternativa para o rastreamento combinado no primeiro trimestre consiste na realização do perfil bioquímico materno e do rastreamento ultrassonográfico em momentos diferentes, com o primeiro sendo realizado entre a nona e a décima semana e o segundo na 12ª semana de gestação. Considera-se que essa estratégia melhore a taxa de detecção de 90% para 93% a 94%. Uma terceira opção seria a realização da ultrassonografia na 12ª semana com o aperfeiçoamento do desempenho do teste bioquímico medindo a PAPP-A na nona semana e o β-HCG livre na 12ª semana ou até mesmo após 12 semanas, elevando a taxa de detecção para 95%. A vantagem potencial dessas alternativas do rastreamento em duas e três etapas em termos de taxa de detecção pode não se concretizar em virtude da baixa adesão das pacientes quanto às etapas adicionais.

Marcadores adicionais

Entre a 11ª e a 13ª semana, ausência do ON, onda-A reversa no DV, RVT e aumento do pico sistólico de velocidade da artéria hepática são observados em 60%, 66%, 55% e 80% dos fetos com trissomia do 21 e em 2,5%, 3%, 1% e 5% dos fetos euploides, respectivamente.

No rastreamento combinado do primeiro trimestre, cada um dos marcadores pode ser acessado em todas as pacientes, resultando em aumento da taxa de detecção para 93% a 96% e em diminuição da taxa de falso-positivos em até 3%. Um desempenho semelhante no rastreamento pode ser alcançado ao se oferecer a todas as pacientes, em uma primeira etapa, o rastreamento com base na IM, TN e perfil bioquímico materno (PAPP-A e β-HCG – Figura 1.7). Pacientes com risco calculado em 1/50 ou mais seriam classificadas como de alto risco e aquelas com risco calculado em 1/1.000 ou menos, como de baixo risco. Pacientes com risco entre 1/50 e 1/1.000 classificadas como de risco intermediário, representando 15% a 20% dos casos, teriam uma segunda etapa de rastreamento com ON, DV e RVT, o que modificaria o risco primário. Se o risco ajustado na segunda etapa for de 1/100 ou maior, essas pacientes serão consideradas com rastreamento positivo para aneuploidias.

Marcadores bioquímicos adicionais

Nas trissomias do 21, do 18 e do 13, os marcadores bioquímicos sanguíneos PLGF e AFP entre a 11ª e a 13ª semana encontram-se em níveis mais baixos do que em fetos euploides.

Outras aneuploidias incluídas no rastreamento

Nos últimos 40 anos, o rastreamento pré-natal para aneuploidias foi focado no rastreamento da trissomia do cromossomo 21. Uma consequência benéfica do rastreamento para a síndrome de Down é o diagnóstico precoce das trissomias dos

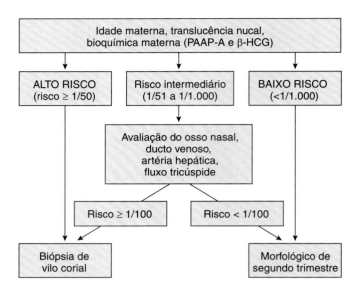

Figura 1.7 Rastreamento de aneuploidias fetais em dois estágios. Na primeira fase, todas as pacientes são submetidas ao rastreamento combinado por meio da idade materna, translucência nucal e bioquímica materna e, de acordo com os resultados, são clssificadas em risco alto, intermediário ou baixo. No grupo de risco intermediário, o rastreamento ultrassonográfico dos outros marcadores é então realizado para que as pacientes sejam reclassificadas em alto ou baixo risco.

cromossomos 18 (Edwards) e 13 (Patau), a segunda e terceira anormalidades cromossômicas mais comuns, com prevalência relativa à trissomia do 21 no primeiro trimestre de 1:3 e 1:7, respectivamente. Como as três trissomias estão associadas ao aumento da IM e da TN e à diminuição sérica do marcador PAPP-A, o algoritmo utilizado para cálculo do risco de trissomia do 21 pode detectar 70% a 75% dos casos de trissomias do 18 e do 13 para uma taxa de falso-positivos de 4% a 5%. Contudo, com o uso de algoritmos específicos para cada síndrome, os quais incluiriam não apenas suas similaridades, mas também suas diferenças, como aumento do marcador bioquímico β-HCG livre na trissomia do 21 e níveis baixos nas trissomias do 18 e do 13 e a alta frequência cardíaca fetal característica da trissomia do 13, é possível aumentar a taxa de detecção das trissomias do 18 e do 13 para aproximadamente 95% para a mesma taxa de falso-positivos de 4% a 5%.

Além das trissomias citadas, os testes invasivos realizados para os grupos rastreados com resultados positivos (grupos de alto risco para aneuploidias) podem diagnosticar muitas outras aneuploidias clinicamente significativas, como a monossomia do X (síndrome de Turner), que se apresenta com TN extremamente aumentada e nível sérico baixo da PAPP-A, e a triploidia, que se apresenta com níveis muito altos de β-HCG e valor alto da TN ou com valores extremamente baixos de β-HCG e PAPP-A.

Rastreamento pelo DNA fetal livre no sangue materno

Vários estudos recentes validam clinicamente o rastreamento das aneuploidias pela análise do DNA livre fetal no sangue materno. A maioria dos estudos descreve o rastreamento das trissomias dos cromossomos 21, 18 e 13 e poucos relataram achados em aneuploidias dos cromossomos sexuais. Os dados combinados dos estudos, que envolveram um grande número de gestações afetadas e não afetadas, indicam que as taxas de detecção para as trissomia 21, 18 e 13 com a análise do DNA livre fetal no sangue materno são de 99,1%, 96,7% e 91,7%%, respectivamente, para falso-positivos de 0,08%, 0,18%, 0,19%, também respectivamente.

Consequentemente, o teste do DNA livre fetal é o método mais efetivo no rastreamento para trissomias 21, 18 e 13, mas não deve ser considerado um teste diagnóstico. Os resultados positivos desse teste deveriam servir como indicação para o prosseguimento diagnóstico com testes invasivos (biópsia de vilo corial [BVC] ou amniocentese) e, quando os resultados são negativos, os pais devem ser informados de que é improvável que o feto esteja afetado pela trissomia testada, mas que essa possibilidade não pode ser totalmente excluída.

Três limitações importantes impedem que esse método seja considerado o principal teste de rastreamento para aneuploidias: a primeira diz respeito ao custo; a segunda limitação é o tempo entre a coleta e o resultado, que leva entre 1 e 2 semanas. Esse atraso pode reverter a mudança benéfica alcançada nos últimos 20 anos, uma vez que o diagnóstico de aneuploidias é estabelecido principalmente no primeiro e não mais no segundo trimestre. A terceira limitação advém do fato de que 1% a 5% dos testes não fornecem resultados e devem ser repetidos. Uma causa importante de falha desse teste é uma baixa fração fetal de DNA livre, a qual é frequentemente uma consequência da obesidade materna.

A melhor abordagem para o emprego clínico do teste de DNA fetal livre no sangue materno consiste, principalmente, no rastreamento combinado de primeiro trimestre (IM, TN, ON, DV, RVT, PAAP-A, β-HCG). Àqueles com alto risco (≥ 1/10 – < 0,5% da população) seria oferecido o teste invasivo (BVC e/ou amniocentese); àqueles com risco intermediário (1/10 a 1/1.000 – aproximadamente 15% da população) estaria indicado o teste de DNA fetal livre, enquanto aqueles com baixo risco (< 1/1.000 – aproximadamente 85% da população) não necessitariam de nenhum outro teste. Essa abordagem levaria à detecção de mais de 95% das trissomias para uma taxa de menos de 1% de exames invasivos.

Rastreamento em gestação gemelar

O primeiro passo no rastreamento para aneuploidias em gemelares consiste em determinar a corionicidade na ultrassonografia de 11 a 13 semanas. Em gestações monocoriônicas, a média das medidas da TN pode ser usada para o cálculo do risco; em gestações dicoriônicas, a medida individual da TN é usada para o cálculo do risco específico para cada feto. O perfil bioquímico materno (PAAP-A e β-HCG) também é útil para o rastreamento de gemelares, mas são importantes os ajustes necessários, uma vez que os níveis desses marcadores

sofrem alterações e são menores em gestações monocoriônicas do que em dicoriônicas.

Em gemelares, a taxa de detecção para trissomia 21 pelo rastreamento combinado é de 90%, mas para uma taxa de falso-positivos de 6%. Em monocoriônicos, a taxa de falso-positivos é ainda maior, de 9%, em virtude do incremento da medida da TN de um dos gemelares, o que pode representar um sinal precoce da síndrome de transfusão feto-fetal.

Diagnóstico precoce de malformações fetais

O exame ultrassonográfico do primeiro trimestre, entre a 11ª e a 13ª semanas, evoluiu nos últimos 20 anos de um exame para datação da gestação e medida da TN para uma avaliação da anatomia fetal com o intuito de diagnosticar malformações maiores. A vantagem do diagnóstico precoce de malformações maiores, as quais são letais ou causam deficiências graves, reside na possibilidade de oferecer aos pais a opção de interrupção da gravidez, nos países onde isso é possível, de uma maneira mais segura. No entanto, em alguns casos, como de displasias esqueléticas fatais, a interrupção precoce da gestação pode impedir o correto diagnóstico e o aconselhamento genético dos pais com relação ao risco de recorrência.

Exame morfológico do primeiro trimestre

De acordo com o protocolo da Fundação de Medicina Fetal, o exame morfológico deve demonstrar: corte transversal da cabeça do feto, exibindo o crânio, a linha média ecogênica (foice) e os plexos coroides; corte sagital estrito da face fetal, demonstrando ON; corte sagital da coluna para demonstrar cifoescoliose, caso esteja presente; corte transverso do tórax, demonstrando as quatro câmaras cardíacas e o fluxo na valva tricúspide; corte transversal e sagital do tronco e dos membros, demonstrando bolha gástrica, bexiga, inserção do cordão umbilical, ossos longos, mãos e pés.

Tipos de malformações fetais

As malformações maiores são classificadas em três grupos de acordo com a possibilidade de detecção entre 11 e 13 semanas: sempre detectáveis, indetectáveis e potencialmente detectáveis.

As malformações sempre detectáveis incluem síndrome de *body stalk*, anencefalia, holoprosencefalia alobar (Figura 1.8), onfalocele (Figura 1.9), gastrosquise e megabexiga (Figura 1.10). A síndrome de *body stalk* é caracterizada pela presença de grande malformação da parede abdominal, cifoescolise severa, cordão umbilical curto e rotura da membrana amniótica, levando à ocorrência de parte do corpo fetal na cavidade celomática e parte na cavidade amniótica. A característica patognomônica da anencefalia entre a 11ª e a 13ª semana é a acrania com distorção e disrupção variável do encéfalo. O diagnóstico de holoprosencefalia alobar é fundamentado na fusão dos cornos anteriores dos ventrículos laterais e na ausência do sinal da borboleta no corte transversal da cabeça fetal. Cerca de 66%

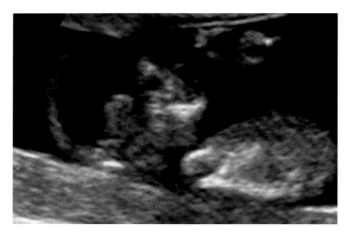

Figura 1.8 Holoprosencefalia alobar.

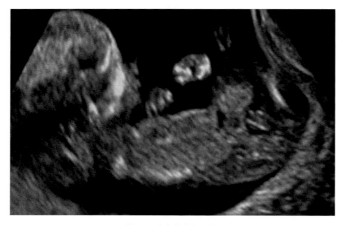

Figura 1.9 Onfalocele.

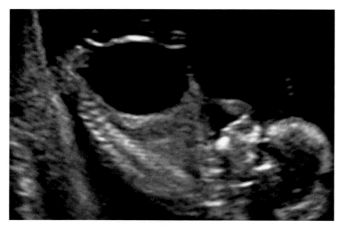

Figura 1.10 Megabexiga.

dos casos diagnosticados no primeiro trimestre têm aneuploidia subjacente, principalmente a trissomia do 13.

A megabexiga no primeiro trimestre é definida pelo comprimento da bexiga ≥ 7mm e é encontrada em 1 a cada 1.500 gestações, e aproximadamente 30% dos casos têm alguma aneuploidia associada (as principais são as trissomias dos cromossomos 13 e 18). No grupo dos fetos euploides, o prognóstico depende do comprimento da bexiga; 90% dos casos com bexiga < 16mm têm resolução espontânea, enquanto naqueles com medida ≥ 16mm geralmente ocorre progressão para uropatia obstrutiva severa.

No primeiro trimestre, onfalocele é encontrada em aproximadamente 1 a cada 500 gestações, e em cerca de metade dos casos há aneuploidia associada, principalmente a trissomia do 18. No grupo euploide há resolução espontânea em 95% dos casos, se a herniação contém apenas alças intestinais. Entretanto, se o saco herniário contém o fígado, a herniação persiste durante toda a gravidez e é necessária a correção cirúrgica no período neonatal. Nos casos de gastrosquise, o risco de aneuploidias não está aumentado, mas em nenhum desses casos há resolução espontânea, sendo necessário reparo cirúrgico no período neonatal.

Algumas anormalidades são indetectáveis no primeiro trimestre porque se manifestam apenas no segundo ou terceiro trimestres. Estão inseridos nesse grupo: microcefalia, agenesia do corpo caloso, holoprosencefalia semilobar, hipoplasia cerebelar ou de vérmis cerebelar, malformação adenomatoide cística ou sequestro pulmonar, atresia duodenal ou obstrução intestinal.

O terceiro grupo inclui anormalidades como fendas faciais, anormalidades cardíacas, anormalidades renais, displasias esqueléticas e amputação dos membros. Essas anomalias são potencialmente detectáveis, mas dependem de algumas variáveis, como objetivos e tempo dedicado ao exame, qualidade do equipamento, experiência do examinador e presença de um marcador facilmente detectável de cada uma dessas anormalidades (p. ex., TN > percentil 95% em anomalias como hérnia diafragmática, displasia esquelética e defeitos cardíacos congênitos).

Defeitos cardíacos congênitos maiores

As anormalidades cardíacas e dos grandes vasos são responsáveis pelo maior número dos defeitos congênitos, estando associadas, aproximadamente, a 20% das mortes intrauterinas e 30% das mortes neonatais decorrentes de defeitos congênitos. Apesar de a maioria dos defeitos cardíacos congênitos ser diagnosticada no período pré-natal pelo especialista em ecocardiografia fetal, o rastreamento de rotina falha em identificar a maioria dos fetos afetados.

O método tradicional de rastreamento de defeitos cardíacos, o qual inclui história familiar, história materna de *diabetes mellitus* e exposição materna a teratógenos, identifica apenas aproximadamente 10% dos fetos afetados.

Um grande progresso no rastreamento dos defeitos cardíacos congênitos adveio da compreensão de que o risco está diretamente ligado ao aumento da espessura da TN e também de que ele aumenta com a presença de fluxo reverso no DV e regurgitação do fluxo na valva tricúspide. Onda A reversa no DV ou RVT, observadas em cerca de 2% e 1% dos fetos normais, respectivamente, estão presentes em aproximadamente 30% dos fetos afetados. A indicação de ecocardiografia fetal

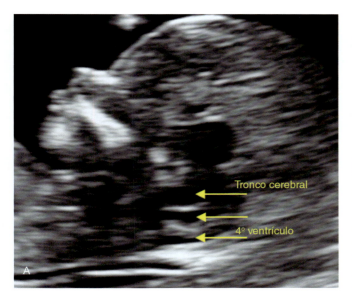 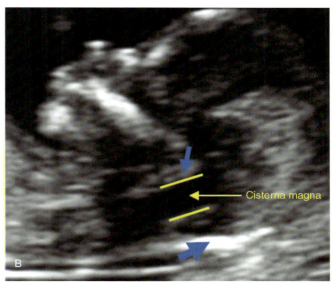

Figura 1.11A Fossa posterior de morfologia normal. **B** Deslocamento caudal da fossa posterior em feto com diagnóstico de espinha bífida.

nos casos em que a TN está acima do percentil 99% e nos casos de onda A reversa no DV e RVT, independentemente da medida da TN, detectaria aproximadamente 50% das malformações cardíacas congênitas.

Espinha bífida aberta

Em quase todos os casos de espinha bífida aberta há a associação de malformação de Arnold-Chiari, a qual é supostamente decorrente do escape de líquido cerebroespinhal para a cavidade amniótica e hipotensão no espaço subaracnóideo, levando ao deslocamento caudal do encéfalo e à hidrocefalia obstrutiva. À ultrassonografia do segundo trimestre, as manifestações da malformação de Arnold-Chiari são crânio em forma de limão e cerebelo em forma de banana.

Recentemente foi constatado que o deslocamento caudal do encéfalo na espinha bífida aberta é visível à ultrassonografia do primeiro trimestre no mesmo corte sagital da face fetal realizado para a medida da TN e para avaliação do ON. Nesse corte, a parte posterior do cérebro fetal, compreendida entre o osso esfenoide anteriormente e o osso occipital posteriormente, pode ser dividida em tronco cerebral, quarto ventrículo e cisterna magna (Figura 1.11). Nos fetos com espinha bífida aberta, o diâmetro do tronco cerebral está alargado e o complexo formado pelo quarto ventrículo e a cisterna magna está reduzido.

É possível que a avaliação da fossa posterior no primeiro trimestre também diagnostique alguns casos de hipoplasia e vérmis cerebelares.

RASTREAMENTO PRECOCE DE ABORTO ESPONTÂNEO ENTRE 11 E 24 SEMANAS

A taxa de aborto espontâneo após demonstração de feto viável entre 11 e 13 semanas é de aproximadamente 1%. O risco aumenta com o aumento da IM, o peso, história prévia de abortos espontâneos e óbitos fetais, em mulheres com *diabetes mellitus*, sendo maior o risco em mulheres de origem africana, e com o uso de agentes indutores da ovulação.

Aborto espontâneo é também associado a resultados anormais no rastreamento para aneuploidias no primeiro trimestre, incluindo aumento da espessura da TN, onda A reversa no DV e nível sérico baixo de PAPP-A.

Algoritmos que combinam características biofísicas maternas e testes bioquímicos maternos realizados no primeiro trimestre podem potencialmente identificar 35% das gestações que resultam em abortos espontâneos. O desempenho desse rastreamento é inferior quando comparado ao do rastreamento das aneuploidias. No entanto, ao contrário do rastreamento das aneuploidias, que tem um objetivo claro, a etiologia heterogênea do aborto espontâneo dificulta o desenvolvimento de um teste de rastreamento de alto desempenho, a menos que haja uma subdivisão de acordo com as causas.

Uso do algoritmo para predição de aborto espontâneo

O modelo de predição de aborto espontâneo pode ser usado para monitorizar os riscos de intervenções pré-natais invasivas, como a BVC. Os mesmos fatores de risco que levaram à BVC, incluindo aumento da IM, TN fetal aumentada, DV fetal com onda inversa e diminuição da PAPP-A sérica, também estão associados ao aumento do risco de aborto espontâneo. Consequentemente, esses fatores devem ser levados em consideração no monitoramento do risco de aborto espontâneo.

RASTREAMENTO PRECOCE DE NATIMORTOS

Nos países desenvolvidos, a taxa de natimortalidade é de cerca de 5 a cada 1.000 nascimentos, e um importante fator contribuinte é a placentação comprometida, manifestada por pré-eclâmpsia, restrição do crescimento fetal e descolamento placentário.

O risco de morte fetal aumenta com a idade, e o peso materno e é duplicado em mulheres de origem africana, mulheres com hipertensão crônica, *diabetes mellitus* e em fumantes. O risco é inversamente proporcional ao nível sérico da PAPP-A e é duplicado naqueles com onda inversa no DV fetal.

Algoritmos que combinam características biofísicas maternas e testes bioquímicos entre a 11ª e a 13ª semana de gestação poderiam identificar aproximadamente 45% e 25% de natimortos antes e depois de 34 semanas, respectivamente, para uma taxa de falso-positivo de 10%.

Com o objetivo de melhorar o desempenho do rastreamento de modo a levar ao desenvolvimento de estratégias para reduzir a taxa de natimortalidade, é importante subdividir a condição de acordo com a causa. Em cerca de metade dos natimortos há pré-eclâmpsia e/ou restrição do crescimento fetal, e uma alta proporção desses casos (especialmente em natimortos antes de 34 semanas) pode ser predita por meio do Doppler anormal da artéria uterina. Nesses casos de placentação anormal, o objetivo é identificar o grupo de alto risco no primeiro trimestre e melhorar a placentação por meio de intervenções farmacológicas, como o uso de doses baixas de ácido acetilsalicílico (AAS). No caso de natimortos após 34 semanas, a maioria dos casos é imprevisível, e permanece uma incógnita até que ponto podem ser preditos e evitados por ecografia e avaliação biofísica e bioquímica na 32ª semana.

TRIAGEM PRECOCE PARA PRÉ-ECLÂMPSIA

A pré-eclâmpsia, que atinge 2% das gravidezes, é uma das principais causas de morbidade e mortalidade materna e perinatal. Há evidências de que tanto o grau de comprometimento da placentação como a incidência de consequências adversas a curto prazo e longo prazo da pré-eclâmpsia estão inversamente relacionados com a idade gestacional no início da doença. Consequentemente, o objetivo do rastreamento de pré-eclâmpsia não deve ser a pré-eclâmpsia total, mas essa condição deve ser subdividida de acordo com a idade gestacional no momento do parto.

Os algoritmos que combinam características maternas e testes biofísicos e bioquímicos entre a 11ª e a 13ª semana de gestação podem identificar cerca de 90%, 80% e 60% das gravidezes que posteriormente desenvolverão pré-eclâmpsia precoce (antes de 34 semanas), intermediárias (34 a 37 semanas) e tardia (após 37 semanas), para uma taxa de falso-positivo de 5%.

Características e história materna

O risco de pré-eclâmpsia aumenta com o peso materno e diminui com a altura, é maior em mulheres de origens africana e sul-asiática do que em caucasianas e é aumentado nas mulheres que concebem após o uso de drogas de indução da ovulação, mulheres com história familiar e/ou antecedente de pré-eclâmpsia e naquelas com hipertensão crônica ou *diabetes mellitus* preexistente. Em geral, as razões de probabilidade para os fatores na história materna que definem o risco de pré-eclâmpsia

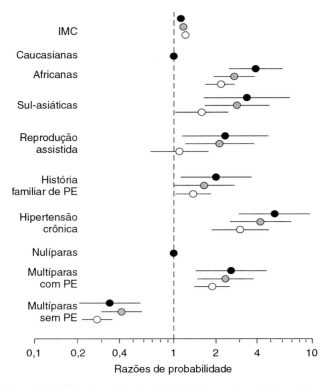

Figura 1.12 Gráfico das razões de probabilidade, com intervalo de confiança de 95%, dos fatores de risco para o desenvolvimento da pré-eclâmpsia precoce (*círculo preto*), pré-eclâmpsia intermediária (*círculo cinza*) ou pré-eclâmpsia tardia (*círculo vazado*).

são inversamente proporcionais à idade gestacional no parto, com índices mais altos de doença precoce quando comparados com a pré-eclâmpsia intermediária e a tardia (Figura 1.12).

Marcadores biofísicos e bioquímicos

Os testes biofísicos são o índice de pulsatilidade (IP) da artéria uterina e a PAM. O aumento do IP da artéria uterina reflete o mecanismo subjacente para o desenvolvimento da pré-eclâmpsia, que supostamente consiste em comprometimento na invasão trofoblástica das artérias espiraladas maternas e sua conversão de vasos musculares estreitos em amplos canais não musculares independentes do controle vasomotor materno.

Os testes bioquímicos são os produtos placentários supostamente envolvidos na placentação ou na cascata de eventos que levam do comprometimento da placentação à isquemia placentária e a danos com a liberação de fatores inflamatórios que causam ativação plaquetária e disfunção endotelial e consequente desenvolvimento dos sintomas clínicos da doença. Estes incluem PAPP-A, fator de crescimento placentário, endoglina, activina-A e inibina-A.

Quanto aos fatores maternos, as diferenças nos marcadores biofísicos e bioquímicos do comprometimento da placentação entre as gravidezes afetadas e as não afetadas são, em geral, mais pronunciadas nas que desenvolvem pré-eclâmpsia precoce em comparação com a doença intermediária ou tardia (Figura 1.13).

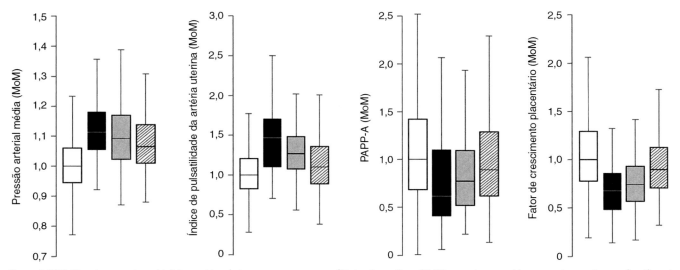

Figura 1.13 Gráfico de marcadores biofísicos e bioquímicos expressos como múltiplos da mediana (MoM) normal em gravidezes que desenvolvem pré-eclâmpsia precoce (*preta*), pré-eclâmpsia intermediária (*cinza*) ou pré-eclâmpsia tardia (*linhas diagonais*).

Implicações da avaliação precoce do risco específico da paciente

A identificação precoce eficaz do grupo de alto risco para o desenvolvimento subsequente de pré-eclâmpsia pode melhorar o resultado ao encaminhar essas pacientes para clínicas especializadas para uma vigilância estreita e intervenções farmacológicas, como o uso de doses baixas de AAS (150mg/dia), a partir de primeiro trimestre (12 a 36 semanas), para melhorar a placentação e reduzir a incidência da doença em mais de 80% dos casos de pré-eclâmpsia antes de 34 semanas e em mais de 60% dos casos de pré-eclâmpsia antes de 37 semanas (*ASPRE study*).

DIABETES MELLITUS GESTACIONAL

O *diabetes mellitus* gestacional (DMG) está associado ao aumento do risco de complicações maternas e perinatais a curto e longo prazo. A frequência de resultados adversos da gravidez pode ser reduzida mediante o tratamento adequado do DMG. No entanto, não existe um método de triagem internacionalmente aceito. No Reino Unido, recomenda-se que o teste oral de tolerância à glicose (TOTG), o teste de diagnóstico para diabetes gestacional, seja oferecido às mulheres com qualquer um dos seguintes fatores de risco: índice de massa corporal (IMC) > 30kg/m², histórico prévio de DMG ou macrossomia (> 4,5kg) e história familiar de diabetes ou origem racial com alta prevalência de diabetes, como sul da Ásia, África/Caribe e Oriente Médio. O desempenho desse rastreio é fraco, com taxa de detecção de cerca de 60% e taxa de falso-positivo de 30% a 40%.

No Brasil, o Ministério da Saúde recomenda, no *Manual de Gestação de Alto Risco* de 2012, a adoção dos fatores clínicos de risco para DMG associados a uma glicemia de jejum no início da gravidez (antes de 20 semanas ou tão logo seja possível) para o rastreamento de DMG. Na presença de glicemia de jejum de 85 a 125mg/dL ou de qualquer fator de risco clínico, as gestantes deveriam realizar o TOTG com 75g de glicose. O diagnóstico de DMG seria estabelecido diante de pelo menos dois valores ≥ 95mg/dL (jejum), 180mg/dL (primeira hora) e 155mg/dL (segunda hora). Mulheres que apresentem duas glicemias de jejum ≥ 126mg/dL também têm confirmado o diagnóstico de DMG, sem a necessidade do teste de sobrecarga de glicose. Caso seja observado apenas um valor anormal no TOTG com 75 gramas, o teste deve ser repetido com 34 semanas.

Algoritmos que combinam características maternas e testes bioquímicos entre a 11ª e a 13ª semana de gestação podem identificar cerca de 75% das gravidezes que posteriormente desenvolverão DMG, com uma taxa de falso-positivo de 20%.

Características e história maternas

O risco para o desenvolvimento de DMG aumenta com a idade materna e com o IMC, é maior em mulheres de origem africana e sul-asiática do que em caucasianas e aumenta em mulheres com história familiar de diabetes e gestações anteriores complicadas por DMG e neonatos macrossômicos (Figura 1.14). O desempenho do rastreamento por um modelo de regressão com base em fatores maternos, com taxa de detecção estimada em cerca de 60% para uma taxa de falso-positivo de 20%, supera o alcançado quando se usa cada fator materno como teste de rastreamento independente.

Marcadores bioquímicos

Nas gestações que desenvolvem DMG, os níveis séricos maternos de adiponectina, um polipeptídeo derivado de adipócitos, e da globulina de ligação ao hormônio sexual, uma glicoproteína derivada do fígado, entre a 11ª e a 13ª semana, são reduzidos em cerca de 30% e 20%, respectivamente. Em contraste, a concentração de visfatina, que é produzida pelo tecido adiposo, é

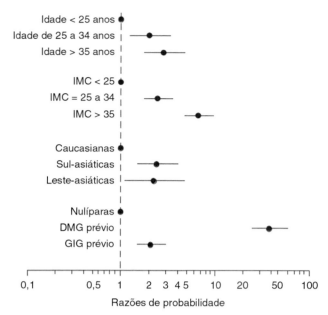

Figura 1.14 Gráfico das razões de probabilidades, com intervalo de confiança de 95%, dos fatores de risco para o desenvolvimento de *diabetes mellitus* gestacional.

aumentada em cerca de 30%. Há evidências contraditórias de que a concentração sérica de folistatina 3 também pode estar reduzida entre a 11ª e a 13ª semana de gestação.

Em mulheres previamente afetadas por DMG, o risco de recorrência é muito alto, e essas mulheres podem ser automaticamente classificadas como tendo o rastreamento positivo. Nas mulheres nulíparas e naquelas sem história prévia de DMG, uma combinação de fatores maternos e adiponectina sérica e globulina de ligação do hormônio sexual pode identificar cerca de 65% das gravidezes que posteriormente desenvolverão DMG, com uma taxa de falso-positivo de 20%. Uma política de rastreamento em duas etapas (a positividade é definida por histórico de DMG anterior e resultados do teste combinado naquelas sem esse histórico) pode identificar cerca de 75% das gravidezes afetadas entre a 11ª e a 13ª semana.

Diagnóstico de diabetes gestacional entre a 11ª e a 13ª semana

A idade gestacional amplamente aceita de 24 a 28 semanas para rastreamento do DMG é fundamentada em uma recomendação arbitrária que tenta alcançar um equilíbrio entre dois fatores opostos: em primeiro lugar, a necessidade de maximizar a taxa de detecção de DMG realizando o rastreamento o mais tarde possível, uma vez que o efeito diabetogênico da gravidez aumenta com a idade gestacional e, em segundo lugar, para maximizar a duração da intervenção terapêutica de modo a reduzir as complicações maternas e perinatais associadas ao DMG.

O diagnóstico de DMG no primeiro trimestre da gravidez pode ser estabelecido mediante a redução dos valores de corte do segundo trimestre atualmente usados nos níveis de glicose plasmática tanto para o rastreamento como para o diagnóstico da condição. No Reino Unido, para o rastreamento do DMG no primeiro trimestre, a diminuição do valor de corte para o nível de glicose plasmática de 1 hora após a administração oral de 50g de glicose deve ser de 130mg/dL em vez de 140mg/dL e para o diagnóstico de DMG os valores de corte para os níveis de glicose no sangue de 1, 2 e 3 horas após a administração oral de 100g de glicose devem ser 18% a 35% inferiores aos recomendados para o segundo trimestre tardio da gravidez.

Implicações da avaliação precoce do risco específico da paciente

A identificação rápida e eficaz do grupo de alto risco para o desenvolvimento subsequente de DMG provavelmente melhorará o resultado da gravidez, pois com o aconselhamento dietético apropriado e as intervenções farmacológicas com medicamentos como a metformina pode ser reduzida a incidência da doença e de macrossomia fetal associada.

FETOS PEQUENOS PARA A IDADE GESTACIONAL

Fetos pequenos para a idade gestacional (PIG) com peso ao nascer abaixo do percentil 5 para a idade gestacional ao parto (Protocolo FMF) apresentam risco aumentado de mortalidade e morbidade perinatal. Esse risco é substancialmente reduzido nos casos identificados no pré-natal em comparação com os detectados após o nascimento.

O rastreamento de fetos PIG, na ausência de pré-eclâmpsia, por uma combinação de características maternas e história obstétrica com uma série de marcadores biofísicos e bioquímicos entre a 11ª e a 13ª semana de gestação, poderia identificar (com uma taxa de falso-positivo de 10%) cerca de 75% dos nascidos antes de 37 semanas e 45% daqueles nascidos a termo.

Características e história materna

O risco de fetos PIG aumenta com a idade materna e diminui de acordo com o peso e a altura materna, sendo maior em mulheres de origem africana e asiática do que em caucasianas e aumentando em fumantes, nas pessoas com hipertensão crônica, em mulheres com recém-nascido PIG anterior e naquelas submetidas à reprodução assistida. A taxa de detecção estimada de fetos PIG na ausência de pré-eclâmpsia com o uso do algoritmo das características maternas e história obstétrica é de cerca de 35% com taxa de falso-positivo de 10%.

Marcadores biofísicos e bioquímicos

O risco de fetos PIG está inversamente relacionado com a TN fetal entre a 11ª e a 13ª semana. Quanto às gestações de fetos PIG na ausência de pré-eclâmpsia, há evidências de comprometimento da perfusão placentária e de sua função no primeiro trimestre da gravidez. O IP da artéria uterina e a PAM aumentam e o volume da placenta e PAPP-A sérica, β-HCG livre, PLGF, PP13 e ADAM12 estão diminuídos. No entanto, a magnitude do comprometimento na perfusão e função placentárias é consideravelmente menor do que na pré-eclâmpsia. Isso não surpreende porque, ao contrário da pré-eclâmpsia, que é uma desordem patológica, o feto PIG é uma condição heterogênea que inclui fetos constitucionalmente pequenos, sem ou com risco minimamente aumentado de mortalidade e morbidade perinatal, e fetos com restrição de crescimento em razão de insuficiência placentária, doença genética ou outras causas, como infecções congênitas.

O comprometimento da função placentária é maior no subgrupo de fetos PIG nascidos antes de 37 semanas do que naqueles nascidos com ou após 37 semanas. Uma vez que a proporção de fetos com restrição de crescimento é maior no grupo pré-termo do que no de fetos pequenos a termo, nossos achados implicam que os marcadores biofísicos e bioquímicos precoces poderiam identificar o subgrupo com restrição de crescimento entre os PIG.

Implicações da avaliação precoce do risco específico da paciente

A identificação precoce eficaz do grupo de alto risco para fetos PIG poderia melhorar os resultados da gravidez, dirigindo essas pacientes para clínicas especializadas para o monitoramento regular do crescimento e vitalidade fetais. Há também evidências de que o uso profilático de baixa dose de AAS no início da gravidez pode reduzir pela metade a incidência de restrição de crescimento fetal.

MACROSSOMIA FETAL

A macrossomia fetal está associada a risco materno aumentado, incluindo cesariana e traumatismo do canal de parto, e para o feto, incluindo distocia do ombro e as consequentes lesões do nervo facial ou do plexo braquial, fraturas do úmero ou clavícula e asfixia.

O rastreamento da macrossomia (peso ao nascer acima do percentil 90 para a idade gestacional no parto) por uma combinação de características maternas e história obstétrica materna com TN fetal e β-HCG livre em soro materno e PAPP-A sérica, entre a 11ª e a 13ª semana, poderiam identificar, com uma taxa de falso-positivos de 10%, cerca de 35% das mulheres que gestariam um feto macrossômico. A taxa de detecção ainda melhora para cerca de 40% mediante a medição da concentração materna de adiponectina no soro entre a 11ª e a 13ª semana.

Características e história materna

O risco de macrossomia aumenta com o peso materno e a altura e é maior em mulheres multíparas com parto prévio de uma criança macrossômica e naquelas com história de *diabetes mellitus*, sendo menor nas mulheres de origem africana e asiática, em fumantes e naquelas com história de hipertensão crônica.

Marcadores biofísicos e bioquímicos

O risco de macrossomia aumenta com TN fetal e β-HCG livre e PAPP-A no soro materno e está inversamente relacionado com a adiponectina sérica. Um possível mecanismo para a associação entre a PAPP-A sérica e a macrossomia está relacionado com as propriedades proteolíticas da PAPP-A, que cliva as proteínas de ligação ao fator de crescimento da insulina (IGF), aumentando assim a biodisponibilidade do IGF, o qual supostamente desempenha um papel fundamental no controle do crescimento placentário e na transferência de nutrientes para o feto. Não há explicações óbvias para as associações entre macrossomia e β-HCG livre e TN fetal aumentados. O mecanismo provável subjacente à associação entre baixa adiponectina sérica materna e macrossomia neonatal é o aumento da resistência à insulina e da intolerância à glicose.

Implicações da avaliação precoce do risco específico da paciente

O resultado do rastreamento precoce da macrossomia é fraco em comparação com o rastreamento de aneuploidias e pré-eclâmpsia. Pesquisas futuras identificariam novos marcadores biofísicos e bioquímicos que poderiam melhorar o desempenho do rastreio. Do mesmo modo, estudos futuros determinarão até que ponto o conhecimento do risco individual de macrossomia pelo rastreamento combinado do primeiro trimestre pode melhorar a vigilância pré-natal e a prevenção da própria macrossomia ou as complicações intraparto relacionadas com a macrossomia.

PARTO PREMATURO

O parto prematuro é a principal causa de mortalidade e morbidade perinatal em crianças, e a grande maioria dos casos é de parto precoce antes de 34 semanas. O parto antes de 34 semanas ocorre em cerca de 2% das gravidezes únicas; em dois terços desses casos ocorre trabalho de parto pré-termo espontâneo ou devido à rotura das membranas e no outro terço a causa é iatrogênica, principalmente em virtude de pré-eclâmpsia. A taxa de parto prematuro não diminuiu nos últimos 30 anos. Embora as melhorias nos cuidados neonatais tenham levado a uma maior sobrevivência de neonatos muito prematuros, um impacto importante na mortalidade e morbidade associadas só será alcançado a partir do desenvolvimento de um método sensível para identificar mulheres com alto risco de parto prematuro e uma estratégia efetiva para prevenção dessa complicação.

O risco de parto prematuro espontâneo é aumentado em mulheres com aborto tardio anterior ou parto prematuro anterior e está inversamente relacionado com o comprimento cervical medido por ultrassonografia transvaginal entre a 20ª e a 24ª semana de gestação. Em mulheres com colo uterino curto à ultrassonografia (< 20mm), a administração de progesterona reduz em 40% a 50% o risco de parto prematuro precoce espontâneo. No entanto, a progesterona não é tão eficaz em mulheres com comprimento cervical < 12mm quanto naquelas com comprimento de 12 a 15mm. Um tratamento alternativo para mulheres com colo curto consiste na cerclagem cervical, que reduz o risco de parto prematuro precoce espontâneo em cerca de 40% nas mulheres que tiveram parto pré-termo anterior ou perda no segundo trimestre, mas não naquelas sem esse histórico.

As desvantagens da medição do comprimento cervical entre a 20ª e a 24ª semana são, em primeiro lugar, falhas na identificação da incompetência cervical que conduz a aborto antes dessa idade gestacional e, em segundo lugar, a eficácia da administração profilática de progesterona ou da cerclagem cervical pode estar inversamente relacionada com a idade gestacional em que o tratamento é iniciado. Certamente, em mulheres que tiveram parto pré-termo anterior ou aborto tardio em virtude de incompetência cervical, a cerclagem é realizada de maneira eletiva no primeiro trimestre ou é reservada para aquelas que, após realizadas as varreduras em série, a partir do primeiro trimestre, demonstram encurtamento cervical.

Características e história materna

O risco específico de a paciente ter trabalho de parto espontâneo antes de 34 semanas pode ser determinado entre a 11ª e a 13ª semana por um algoritmo que combina características maternas e história obstétrica. O risco de parto precoce aumenta com a idade materna e diminui com a altura, sendo maior em mulheres de origem africana e do sul da Ásia do que em caucasianas, em fumantes e naquelas que conceberam após o uso de agentes de indução da ovulação (Figura 1.15).

O risco é substancialmente influenciado pelo resultado de gravidezes anteriores: está inversamente relacionado com a idade gestacional no parto espontâneo anterior, diminuindo de 7% quando a idade gestacional é de 16 a 24 semanas para 3% quando de 31 a 33 semanas e 0,6% quando todos os partos foram realizados a termo. Além disso, o risco é afetado pelo número de partos espontâneos anteriores entre 16 e 30 semanas e aumenta de 6% para 19% quando há o registro de dois em vez de um parto nessa idade gestacional.

Em mulheres com partos prematuros anteriores há um efeito protetor contra a recorrência se elas também tiveram um parto a termo, e para mulheres com um ou dois partos entre a 16ª e a 30ª semana o risco de recorrência diminui de 6% para 1,5% e de 19% para 10%, respectivamente.

A taxa de detecção de parto espontâneo prematuro estimada com o uso do algoritmo com características maternas e história obstétrica é de 18% em mulheres nulíparas e de 38% em mulheres multíparas, com falso-positivo de 10%.

Marcadores biofísicos e bioquímicos

A perfusão e função placentárias entre a 11ª e a 13ª semana não são alteradas na gravidez, resultando em parto espontâneo prematuro. Consequentemente, o desempenho do rastreio fornecido pelas características maternas e história obstétrica não é melhorado pelo IP da artéria uterina e concentração sérica ou

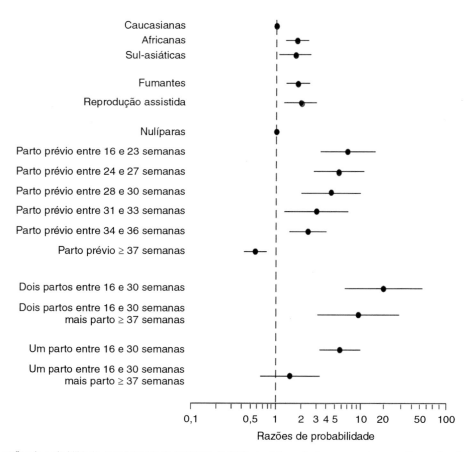

Figura 1.15 Gráfico das razões de probabilidade, com intervalo de confiança de 95%, dos fatores de risco para parto espontâneo antes de 34 semanas de gestação.

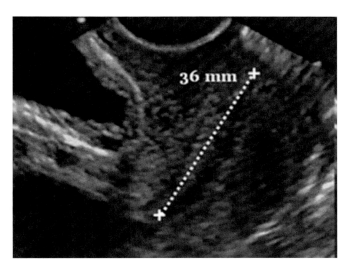

Figura 1.16 Medida do colo uterino.

plasmática materna de PAPP-A, β-HCG livre, fator de crescimento placentário, proteína placentária 13, desintegrina e metaloprotease 12 (ADAM12), inibina-A ou activina-A.

Evidências recentes sugerem que, entre a 11ª e a 13ª semana, o comprimento cervical em gravidezes complicadas por parto espontâneo subsequente antes de 34 semanas é menor do que naquelas cujo parto acontece após 34 semanas e o risco de parto precoce está inversamente relacionado com o comprimento cervical. Nessa avaliação, é importante definir o que é o colo do útero verdadeiro, caracterizado pela presença do canal endocervical delimitado pela mucosa endocervical e que geralmente apresenta ecogenicidade diminuída em relação aos tecidos circundantes e ao istmo (Figura 1.16). Provavelmente, a medida do comprimento cervical entre 1 e 13 semanas tenha de ser combinada com o algoritmo derivado das características maternas e da história obstétrica para que possa fornecer um método efetivo para identificação do grupo de alto risco para parto precoce.

Implicações da avaliação precoce do risco específico da paciente

A identificação precoce eficaz do grupo de alto risco para parto prematuro espontâneo poderia melhorar o resultado, dirigindo essas pacientes para clínicas especializadas para o monitoramento regular do comprimento cervical e estimulando a pesquisa para a identificação de biomarcadores potencialmente úteis e a investigação do potencial papel de intervenções precoces, como o uso profilático de progesterona ou cerclagem cervical.

CONSIDERAÇÕES FINAIS

Os avanços científicos alcançados nos últimos 20 anos aumentaram a esperança de que muitas complicações da gravidez sejam potencialmente detectáveis pelo menos desde a 12ª semana de gestação. Pesquisas futuras irão inevitavelmente expandir o número de condições que podem ser identificadas no início da gravidez e ajudar a definir marcadores genéticos de doenças que irão melhorar a precisão do risco *a priori* com base nas características maternas e na história médica pregressa da paciente. Da mesma maneira, serão descritos novos marcadores biofísicos e bioquímicos que poderão substituir alguns dos atuais e modificar o valor de outros. À medida que os anos forem passando, será necessário reavaliar e melhorar o tempo e o conteúdo de cada visita e os índices de verossimilhança para cada teste. A identificação precoce de grupos de alto risco também estimulará pesquisas que irão definir o melhor protocolo para seu acompanhamento e o desenvolvimento de estratégias para prevenção de distúrbios da gravidez ou suas consequências adversas.

Leitura complementar

Akolekar R, Bower S, Flack N, Bilardo CM, Nicolaides KH. Prediction of miscarriage and stillbirth at 11-13 weeks and the contribution of chorionic villus sampling. Prenatal Diagn 2011; 31:38-45.

Akolekar R, Syngelaki A, Sarquis R, Wright D, Nicolaides KH. Prediction of preeclampsia from biophysical and biochemical markers at 11-13 weeks. Prenat Diagn 2011; 31:66-74.

Allan LD. Echocardiographic detection of congenital heart disease in the fetus: present and future. Br Heart J 1995; 74:103-6.

Althuisius SM, Dekker GA, van Geijn HP, Bekedam DJ, Hummel P. Cervical incompetence prevention randomized cerclage trial (CIPRACT): study design and preliminary results. Am J Obstet Gynecol 2000; 183:823-9.

Atzei A, Gajewska K, Huggon IC, Allan L, Nicolaides KH. Relationship between nuchal translucency thickness and prevalence of major cardiac defects in fetuses with normal karyotype. Ultrasound Obstet Gynecol 2005; 26:154-7.

Ballantyne JW. A plea for a pro-maternity hospital. BMJ 1901; 2101:813-4.

Ballantyne JW. The maternity hospital, with its antenatal and neo-natal departments. BMJ 1921; 3137:221-4.

Bellamy L, Casas J-P, Hingorani AD, Williams D. Type 2 diabetes mellitus after estational diabetes: a systematic review and meta-analysis. Lancet 2009; 373:1773-9.

Berghella V, Odibo AO, To MS, Rust OA, Althuisius SM. Cerclage for short cervix on ultrasonography: meta-analysis of trials using individual patient-level data. Obstet Gynecol 2005; 106:181-9.

Beta J, Ventura W, Akolekar R, Syngelaki A, Nicolaides KH. Prediction of spontaneous preterm delivery from maternal factors and placental perfusion and function at 11-13 weeks. Prenat Diagn 2011; 31:75-83.

Bilardo CM, Timmerman E, Robles de Medina PG, Clur SA. Increased hepatic artery flow in first trimester fetuses: an ominous sign. Ultrasound Obstet Gynecol 2011; 37:438-43.

Bindra R, Heath V, Liao A, Spencer K, Nicolaides KH. One Stop Clinic for Assessment of Risk for Trisomy 21 at 11-14 weeks: a prospective study of 15,030 pregnancies. Ultrasound Obstet Gynecol 2002; 20:219-25.

Bonno M, Oxvig C, Kephart GM et al. Localization of pregnancy-associated plasma protein-A and colocalization of pregnancy-associated plasma protein-A messenger ribonucleic acid and eosinophil granule major basic protein messenger ribonucleic acid in placenta. Lab Invest 1994; 71:560-6.

Borrell A, Casals E, Fortuny A et al. First-trimester screening for trisomy 21 combining biochemistry and ultrasound at individually optimal gestational ages. An interventional study. Prenat Diagn 2004; 24:541-5.

Bredaki FE, Wright D, Matos P, Syngelaki A, Nicolaides KH. First-trimester screening for trisomy 21 using alpha-fetoprotein. Fetal Diagn Ther 2011; 30:215-8.

Bricker L, Garcia J, Henderson J et al. Ultrasound screening in pregnancy: a systematic review of the clinical effectiveness, cost-effectiveness and women's views. Health Technology Assessment 2000; 4:1-193.

Brizot ML, Snijders RJM, Bersinger NA, Kuhn P, Nicolaides KH. Maternal serum pregnancy associated placental protein A and fetal nuchal translucency thickness for the prediction of fetal trisomies in early pregnancy. Obstet Gynecol 1994; 84:918-22.

Bujold E, Roberge S, Lacasse Y et al. Prevention of preeclampsia and intrauterine growth restriction with aspirin started in early pregnancy. A Meta-Analysis. Obstet Gynecol 2010; 116:402-14.

Bull C. Current and potential impact of fetal diagnosis on prevalence and spectrum of serious congenital heart disease at term in the UK. Lancet 1999; 35:1242-7.

Casey BM, Lucas MJ, Mcintire DD, Leveno KJ. Pregnancy outcomes in women with gestational diabetes compared with the general obstetric population. Obstet Gynecol 1997; 90:869-73.

Celik E, To M, Gajewska K, Smith GC, Nicolaides KH; Fetal Medicine Foundation Second Trimester Screening Group. Cervical length and obstetric history predict spontaneous preterm birth: development and validation of a model to provide individualized risk assessment. Ultrasound Obstet Gynecol 2008; 31:549-54.

Centre for Maternal and Child Enquiries (CMACE). Perinatal Mortality 2008: United Kingdom. CMACE 2010. London.

Chaoui R, Benoit B, Mitkowska-Wozniak H, Heling KS, Nicolaides KH. Assessment of intracranial translucency (IT) in the detection of spina bifida at the 11-13-week scan. Ultrasound Obstet Gynecol 2009; 34:249-52.

Chelemen T, Syngelaki A, Maiz M, Allan L, Nicolaides KH. Contribution of ductus venosus Doppler in first trimester screening for major cardiac defects. Fetal Diagn Ther 2011; 29:127-34.

Cicero S, Avgidou K, Rembouskos G, Kagan KO, Nicolaides KH. Nasal bone in first-trimester screening for trisomy 21. Am J Obstet Gynecol 2006; 195:109-14.

Cicero S, Curcio P, Papageorghiou A, Sonek J, Nicolaides KH. Absence of nasal bone in fetuses with trisomy 21 at 11-14 weeks of gestation: an observational study. Lancet 2001; 358:1665-7.

Clausen TD, Mathiesen ER, Hansen T et al. High prevalence of type 2 diabetes and pre-diabetes in adult offspring of women with gestational diabetes mellitus or type 1 diabetes: the role of intrauterine hyperglycemia. Diabetes Care 2008; 31:340-6.

Crowther CA, Hiller JE, Moss JR, McPhee AJ, Jeffries WS, Robinson JS. Effect of treatment of gestational diabetes on pregnancy outcomes. Australian Carbohydrate Intolerance Study in Pregnant Women (ACHOIS) Trial Group. N Engl J Med 2005; 352:2477-86.

Daskalakis G, Sebire NJ, Jurkovic D, Snijders RJM, Nicolaides KH. Body stalk anomaly at 10-14 weeks of gestation. Ultrasound Obstet Gynecol 1997; 10:416-8.

Egbor M, Ansari T, Morris N, Green CJ, Sibbons PD. Morphometric placental villous and vascular abnormalities in early- and late-onset pre-eclampsia with and without fetal growth restriction. BJOG 2006; 113:580-9.

Faiola S, Tsoi E, Huggon IC, Allan LD, Nicolaides KH. Likelihood ratio for trisomy 21 in fetuses with tricuspid regurgitation at the 11 to 13 + 6-week scan. Ultrasound Obstet Gynecol 2005; 26:22-7.

Feig DS, Zinman B, Wang X, Hux JE. Risk of development of diabetes mellitus after diagnosis of gestational diabetes. CMAJ 2008; 179:229-34.

Ferber A. Maternal complications of fetal macrosomia. Clin Obstet Gynecol 2000; 43:335-9.

Ferreira AFA, Rezende JC, Vaikousi E, Akolekar R, Nicolaides KH. Maternal serum visfatin at 11-13 weeks of gestation in gestational diabetes mellitus. Clin Chem 2011; 57:609-13.

Flenady V, Middleton P, Smith GC et al.; Lancet's Stillbirths Series Steering Committee: Stillbirths: the way forward in high-income countries. Lancet 2011; 377:1703-17.

Fonseca RB, Celik E, Parra M, Singh M, Nicolaides KH. Progesterone and the risk of preterm birth among women with a short cervix. N Engl J Med 2007; 357:462-9.

Frøen JF, Cacciatore J, McClure EM et al. Lancet's Stillbirths Series Steering Committee: Stillbirths: why they matter. Lancet 2011; 377:1353-66.

Gil MM, Akolekar R, Quezada MS, Bregant B, Nicolaides KH. Analysis of cell-free DNA in maternal blood in screening for aneuploidies: meta analysis. Fetal Diagn Ther 2013.

Goldenberg RL, Culhane JF, Iams JD, Romero R. Epidemiology and causes of preterm birth. Lancet 2008; 371:75-84.

Granger JP, Alexander BT, Llinas MT, Bennett WA, Khalil RA. Pathophysiology of hypertension during preeclampsia linking placental ischemia with endothelial dysfunction. Hypertension 2001; 38:718-22.

Grassi AE, Giuliano MA. The neonate with macrosomia. Clin Obstet Gynecol 2000; 43:340-8.

Greco E, Gupta R, Syngelaki A, Poon LC, Nicolaides KH. First-trimester screening for spontaneous preterm delivery with maternal characteristics and cervical length. Fetal Diagn Ther 2012; 31:154-61.

Greco E, Lange A, Ushakov F, Rodriguez Calvo J, Nicolaides KH. Prediction of spontaneous preterm delivery from endocervical length at 11-13 weeks. Prenatal Diagn 2011; 31:84-9.

Heath VC, Southall TR, Souka AP, Elisseou A, Nicolaides KH. Cervical length at 23 weeks of gestation: prediction of spontaneous preterm delivery. Ultrasound Obstet Gynecol 1998; 12:312-7.

Henriksen T. The macrosomic fetus: a challenge in current obstetrics. Acta Obstet Gynecol Scand 2008; 87-134-45.

Horvath K, Koch K, Jeitler K et al. Effects of treatment in women with gestational diabetes mellitus: systematic review and meta-analysis. BMJ 2010; 340:c1395.

Huggon IC, DeFigueiredo DB, Allan LD. Tricuspid regurgitation in the diagnosis of chromosomal anomalies in the fetus at 11–14 weeks of gestation. Heart 2003; 89:1071-3.

Hyett J, Perdu M, Sharland G, Snijders R, Nicolaides KH. Using fetal nuchal translucency to screen for major congenital cardiac defects at 1014 weeks of gestation: population based cohort study. BMJ 1999; 318:81-5.

Iams JD, Goldenberg RL, Meis PJ et al. The length of the cervix and the risk of spontaneous premature delivery. National Institute of Child Health and Human Development Maternal Fetal Medicine Unit Network. N Engl J Med 1996; 334:567-72.

Irgens HU, Reisaeter L, Irgens LM, Lie RT. Long term mortality of mothers and fathers after pre-eclampsia: population based cohort study. BMJ 2001; 323:1213-7.

Irwin JC, Suen LF, Martina NA, Mark SP, Giudice LC. Role of the IGF system in trophoblast invasion and pre-eclampsia. Hum Reprod 1999; 14:90-6.

Johnson SP, Sebire NJ, Snijders RJM, Tunkel S, Nicolaides KH. Ultrasound screening for anencephaly at 10-14 weeks of gestestation. Ultrasound Obstet Gynecol 1997; 9:14-6.

Kagan K, To M, Tsoi E, Nicolaides KH. Preterm birth: the value of sonographic measurement of cervical length. BJOG 2006; 113:52-6.

Kagan KO, Anderson JM, Anwandter G, Neksasova K, Nicolaides KH. Screening for triploidy by the risk algorithms for trisomies 21, 18 and 13 at 11 weeks to 13 weeks and 6 days of gestation. Prenat Diagn 2008; 28:1209-13.

Kagan KO, Cicero S, Staboulidou I, Wright D, Nicolaides KH. Fetal nasal bone in screening for trisomies 21, 18 and 13 and Turner syndrome at 11-13 weeks of gestation. Ultrasound Obstet Gynecol 2009; 33:259-64.

Kagan KO, Stamboulidou I, Syngelaki A, Cruz J, Nicolaides KH. The 11-13-week scan: diagnosis and outcome of holoprosencephaly, exomphalos and megacystis. Ultrasound Obstet Gynecol 2010; 36:10-4.

Kagan KO, Valencia C, Livanos P, Wright D, Nicolaides KH. Tricuspid regurgitation in screening for trisomies 21, 18 and 13 and Turner syndrome at 11+0-13+6 weeks of gestation. Ultrasound Obstet Gynecol 2009; 33:18-22.

Kagan KO, Wright D, Baker A, Sahota D, Nicolaides KH. Screening for trisomy 21 by maternal age, fetal nuchal translucency thickness, free beta-human chorionic gonadotrophin and pregnancy-associated plasma protein-A. Ultrasound Obstet Gynecol 2008; 31:618-24.

Kagan KO, Wright D, Valencia C, Maiz N, Nicolaides KH. Screening for trisomies 21, 18 and 13 by maternal age, fetal nuchal translucency, fetal heart rate, free {beta}-hCG and pregnancy-associated plasma protein-A. Hum Reprod 2008; 23:1968-75.

Karagiannis G, Akolekar R, Sarquis R, Wright D, Nicolaides KH: Prediction of small for gestation neonates from biophysical and biochemical markers at 11-13 weeks. Fetal Diagn Ther 2011; 29:148-54.

Khong TY, De Wolf F, Robertson WB, Brosens I. Inadequate maternal vascular response to placentation in pregnancies complicated by pre-eclampsia and by small-for-gestational age infants. BJOG 1986; 93:1049-59.

Kim C, Berger DK, Chamany S. Recurrence of gestational diabetes mellitus: a systematic review. Diabetes Care 2007; 30:1314-9.

Lachmann R, Chaoui R, Moratalla J, Picciarelli G, Nicolaides KH. Posterior brain in fetuses with spina bifida at 11-13 weeks. Prenat Diagn 2011; 31:103-6.

Lawrence JB, Oxvig C, Overgaard MT et al. The insulin-like growth factor (IGF)-dependent IGF binding protein-4 protease secreted by human fibroblasts is pregnancy-associated plasma protein-A. Proc Natl Acad Sci USA 1999; 96:3149-53.

Leona CY, Poon LCY, Volpe N et al. Second-trimester uterine artery Doppler in the prediction of stillbirths. Fetal Diagn Ther 2013; 33:28-35.

Liao AW, Sebire NJ, Geerts L, Cicero S, Nicolaides KH. Megacystis at 10–14 weeks of gestation: chromosomal defects and outcome according to bladder length. Ultrasound Obstet Gynecol 2003; 21:338-41.

Lindqvist PG, Molin J: Does antenatal identification of small-for-gestational age fetuses significantly improve their outcome? Ultrasound Obstet Gynecol 2005; 25:258-64.

Madsen H, Ball S, Wright D et al. A re-assessment of biochemical marker distributions in T21 affected and unaffected twin pregnancies in the first trimester. Ultrasound Obstet Gynecol 2011; 37:38-47.

Maiz N, Plasencia W, Dagklis T, Faros E, Nicolaides K. Ductus venosus doppler in fetuses with cardiac defects and increased nuchal translucency thickness. Ultrasound Obstet Gynecol 2008; 31:256-60.

Maiz N, Valencia C, Kagan KO, Wright D, Nicolaides KH. Ductus venosus Doppler in screening for trisomies 21, 18 and 13 and Turner syndrome at 11-13 weeks of gestation. Ultrasound Obstet Gynecol 2009; 33:512-7.

Malone FD, Canick JA, Ball RH et al. First- and second-trimester evaluation of risk (FASTER) research consortium: first-trimester or second-trimester screening, or both, for down's syndrome. N Engl J Med 2005; 353:2001-11.

Martinez JM, Comas M, Borrell A et al. Abnormal first-trimester ductus venosus blood flow: a marker of cardiac defects in foetuses with normal karyotype and nuchal translucency. Ultrasound Obstet Gynecol 2010; 35:267-72.

Matias A, Gomes C, Flack N, Montenegro N, Nicolaides KH. Screening for chromosomal abnormalities at 10-14 weeks: the role of ductus venosus blood flow. Ultrasound Obstet Gynecol 1998; 12:380-4.

Matias A, Huggon I, Areias JC, Montenegro N, Nicolaides KH. Cardiac defects in chromosomally normal fetuses with abnormal ductus venosus blood flow at 10–14 weeks. Ultrasound Obstet Gynecol 1999; 14:307-10.

Meekins JW, Pijnenborg R, Hanssens M, Mc Fayden IR, van Assche A. A study of placental bed spiral arteries and trophoblastic invasion in normal and severe pre-eclamptic pregnancies. BJOG 1994; 101:669-74.

Metzger BE, Lowe LP, Dyer AR et al. HAPO Study Cooperative Research Group. Hyperglycemia and adverse pregnancy outcomes. N Engl J Med 2008; 358:1991-2002.

Ministry of Health Report: 1929 Memorandum on antenatal clinics: their conduct and scope. His Majesty's Stationery Office, 1930. London.

Moldenhauer JS, Stanek J, Warshak C, Khoury J, Sibai B. The frequency and severity of placental findings in women with pre-eclampsia are gestational age dependent. Am J Obstet Gynecol 2003; 189:1173-7.

Nanda S, Akolekar R, Sarquis R, Mosconi AP, Nicolaides KH. Maternal serum adiponectin at 11-13 weeks' of gestation in the prediction of macrosomia. Prenat Diagn 2011; 31:479-83.

Nanda S, Savvidou M, Syngelaki A, Akolekar R, Nicolaides KH. Prediction of gestational diabetes mellitus by maternal factors and biomarkers at 11-13 weeks. Prenat Diagn 2011; 31:135-41.

National Institute for Health and Clinical Excellence. Diabetes in pregnancy: management of diabetes and its complications from pre-conception to the postnatal period. Clinical guideline 63, 2008. Disponível em: www.nice.org.uk/CG063fullguideline.

Nicolaides KH, Azar G, Byrne D, Mansur C, Marks K. Fetal nuchal translucency: ultrasound screening for chromosomal defects in first trimester of pregnancy. BMJ 1992; 304:867-89.

Nicolaides KH, Campbell S, Gabbe SG, Guidetti R. Ultrasound screening for spina bifida: cranial and cerebellar signs. Lancet 1986; 2:72-4.

Nicolaides KH, Spencer K, Avgidou K, Faiola S, Falcon O. Multicenter study of first-trimester screening for trisomy 21 in 75 821 pregnancies: results and estimation of the potential impact of individual risk-orientated two-stage first-trimester screening. Ultrasound Obstet Gynecol 2005; 25:221-6.

Nicolaides KH, Syngelaki A, Poon LC, Gil M, Wright D. First-trimester contingent screening for trisomies 21, 18 and 13 by biomarkers and maternal blood cell-free DNA testing. Fetal Diagn Ther 2013, DOI: 10.1159/000356066.

Noble PL, Abraha HD, Snijders RJ, Sherwood R, Nicolaides KH. Screening for fetal trisomy 21 in the first trimester of pregnancy: maternal serum free beta-hCG and fetal nuchal translucency thickness. Ultrasound Obstet Gynecol 1995; 6:390-5.

Office for National Statistics: Mortality statistics, childhood, infancy and perinatal. 2007; Series DH3, 40.

Pandya P, Wright D, Syngelaki A, Akolekar R, Nicolaides KH. Maternal serum placental growth factor in prospective screening for aneuploidies at 8-13 weeks' gestation. Fetal Diagn Ther 2012; 31:87-93.

Pereira S, Ganapathy R, Syngelaki A, Maiz M, Nicolaides KH. Contribution of fetal tricuspid regurgitation in first trimester screening for major cardiac defects. Obstet Gynecol 2011; 117:1384-91.

Pijnenborg R. The placental bed. Hypertens Pregnancy 1996; 15:7-23.

Plasencia W, Akolekar R, Dagklis T, Veduta A, Nicolaides KH. Placental volume at 11-13 weeks' gestation in the prediction of birth weight percentile. Fetal Diagn Ther 2011; 30:23-8.

Plasencia W, Garcia R, Pereira S, Akolekar R, Nicolaides KH. Criteria for screening and diagnosis of gestational diabetes mellitus in the first-trimester of pregnancy. Fetal Diagn Ther 2011; 30:108-15.

Poon LC, Karagiannis G, Stabouliidou I, Shafiei A, Nicolaides KH. Reference range of birth weight with gestation and first-trimester prediction of small for gestation neonates. Prenat Diagn 2011; 31:58-65.

Poon LCY, Karagiannis G, Stratieva V, Syngelaki A, Nicolaides KH. First-trimester prediction of macrosomia. Fetal Diagn Ther 2011; 29:139-47.

Redman CWG. Pre-eclampsia and the placenta. Placenta 1991; 12:301-8.

Roberge S, Villa P, Nicolaides KH et al. Early administration of low dose aspirin for the prevention of preterm and term pre-eclampsia: a systematic review and meta-analysis. Fetal Diagn Ther 2012; 31:141-6.

Roberts JM, Redman CW. Pre-eclampsia: more than pregnancy-induced hypertension. Lancet 1993; 341:1447-51.

Saigal S, Doyle LW. An overview of mortality and sequelae of preterm birth from infancy to adulthood. Lancet 2008; 371:261-9.

Sebire NJ, Snijders RJ, Hughes K, Sepulveda W, Nicolaides KH. Screening for trisomy 21 in twin pregnancies by maternal age and fetal nuchal translucency thickness at 10-14 weeks of gestation. Br J Obstet Gynaecol 1996; 103:999-1003.

Sebire NJ, von Kaisenberg C, Rubio C, Snijders RJM, Nicolaides KH. Fetal megacystis at 10–14 weeks of gestation. Ultrasound Obstet Gynecol 1996; 8:387-90.

Sebire NJ, Snijders RJ, Brown R, Southall T, Nicolaides KH. Detection of sex chromosome abnormalities by nuchal translucency screening at 10-14 weeks. Prenat Diagn 1998; 18:581-4.

Sepulveda W, Sebire NJ, Hughes K, Odibo A, Nicolaides KH. The lambda sign at 10-14 weeks of gestation as a predictor of chorionicity in twin pregnancies. Ultrasound Obstet Gynecol 1996; 7:421-3.

Smith GC. Predicting antepartum stillbirth. Clin Obstet Gynecol 2010; 53:597-606.

Snijders RJ, Noble P, Sebire N, Souka A, Nicolaides KH. Fetal Medicine Foundation First Trimester Screening Group. UK multicentre project on assessment of risk of trisomy 21 by maternal age and fetal nuchal-translucency thickness at 10-14 weeks of gestation. Lancet 1998; 352:343-6.

Snijders RJM, Holzgreve W, Cuckle H, Nicolaides KH. Maternal age-specific risks for trisomies at 9–14 weeks' gestation. Prenat Diagn 1994; 14:543-52.

Snijders RJM, Sebire NJ, Nicolaides KH. Maternal age and gestational age-specific risks for chromosomal defects. Fetal Diagn Ther 1995; 10:356-67.

Souka AP, Von Kaisenberg CS, Hyett JA, Sonek JD, Nicolaides KH. Increased nuchal translucency with normal karyotype. Am J Obstet Gynecol 2005; 192:1005-21.

Spencer K, Nicolaides KH. First trimester prenatal diagnosis of trisomy 21 in discordant twins using fetal nuchal translucency thickness and maternal serum free beta-hCG and PAPP-A. Prenat Diagn 2000; 20:683-4.

Spencer K, Nicolaides KH. Screening for trisomy 21 in twins using first trimester ultrasound and maternal serum biochemistry in a one-stop clinic: a review of three years experience. BJOG 2003; 110:276-80.

Spencer K, Souter V, Tul N, Snijders R, Nicolaides KH. A screening program for trisomy 21 at 10–14 weeks using fetal nuchal translucency, maternal serum free β-human chorionic gonadotropin and pregnancy-associated plasma protein-A. Ultrasound Obstet Gynecol 1999; 13:231-7.

Spencer K, Spencer CE, Power M, Dawson C, Nicolaides KH. Screening for chromosomal abnormalities in the first trimester using ultrasound and maternal serum biochemistry in a one stop clinic: a review of three years prospective experience. Br J Obstet Gynaecol 2003; 110:281-6.

Spencer K, Spencer CE, Power M, Moakes A, Nicolaides KH. One stop clinic for assessment of risk for fetal anomalies; a report of the first year of prospective screening for chromosomal anomalies in the first trimester. BJOG 2000; 107:1271-5.

Spencer K, Tul N, Nicolaides KH. Maternal serum free beta-hCG and PAPP-A in fetal sex chromosome defects in the first trimester. Prenatal Diagnosis 2000; 20:390-4.

Syngelaki A, Chelemen T, Dagklis T, Allan L, Nicolaides KH. Challenges in the diagnosis of fetal non-chromosomal abnormalities at 11-13 weeks. Prenat Diagn 2011; 31:90-102.

Syngelaki A, Pergament E, Homfray T, Akolekar R, Nicolaides KH. Replacing the combined test by cell-free DNA testing in screening for trisomies 21, 18 and 13: impact on the diagnosis of other aneuploidies. Fetal Diagn Ther 2013, in press.

Tegnander E, Williams W, Johansen OJ, Blaas HG, Eik-Nes SH. Prenatal detection of heart defects in a non-selected population of 30,149 fetuses-detection rates and outcome. Ultrasound Obstet Gynecol 2006; 27:252-65.

Thadhani R, Powe CE, Tjoa ML et al. First-trimester follistatin-like-3 levels in pregnancies complicated by subsequent gestational diabetes mellitus. Diabetes Care 2010; 33:664-9.

To MS, Alfirevic Z, Heath VC et al. Fetal Medicine Foundation Second Trimester Screening Group. Cervical cerclage for prevention of preterm delivery in women with short cervix: randomised controlled trial. Lancet 2004; 363:1849-53.

To MS, Skentou CA, Royston P, Yu CK, Nicolaides KH. Prediction of patient-specific risk of early preterm delivery using maternal history and sonographic measurement of cervical length: a population-based prospective study. Ultrasound Obstet Gynecol 2006; 27:362-7.

Van Leeuwen M, Opmeer B, Zweers E et al. Estimating the risk of gestational diabetes mellitus: a clinical prediction model based on patient characteristics and medical history. BJOG 2010; 117:69-75.

Vandecruys H, Faiola S, Auer M, Sebire N, Nicolaides KH. Screening for trisomy 21 in monochorionic twins by measurement of fetal nuchal translucency thickness. Ultrasound Obstet Gynecol 2005; 25:551-3.

von Dadelszen P, Magee LA, Roberts JM. Subclassification of pre-eclampsia. Hypertens Pregnancy 2003; 22:143-8.

Wald NJ, Rodeck C, Hackshaw AK, Walters J, Chitty L, Mackinson AM; SURUSS research group first and second trimester antenatal screening for Down's syndrome: The results of the serum, urine and ultrasound screening study (SURUSS). Health Technol Assess 2003; 7:1-88.

Waugh N, Scotland G, McNamee P et al. Screening for type 2 diabetes: literature review and economic modelling. Health Technol Assess 2007; 11:1-125.

Witlin GA, Saade GR, Mattar FM, Sibai BM. Predictors of neonatal outcome in women with severe pre-eclampsia or eclampsia between 24 and 33 weeks' gestation. Am J Obstet Gynecol 2000; 182:607-11.

Wright D, Spencer K, Kagan KO et al. First-trimester combined screening for trisomy 21 at 7-14 weeks' gestation. Ultrasound Obstet Gynecol 2010; 36:404-11.

Wright D, Syngelaki A, Bradbury I, Akolekar R, Nicolaides KH. First trimester screening for trisomies 21, 18 and 13 by ultrasound and biochemical testing. Fetal Diagn Ther 2013.

Yu CK, Khouri O, Onwudiwe N, Spiliopoulos Y, Nicolaides KH; Fetal Medicine Foundation Second-Trimester Screening Group. Prediction of pre-eclampsia by uterine artery Doppler imaging: relationship to gestational age at delivery and small-for-gestational age. Ultrasound Obstet Gynecol 2008; 31:310-3.

Zaragoza E, Akolekar R, Poon LC, Pepes S, Nicolaides KH. Maternal serum placental growth factor at 11–13 weeks in chromosomally abnormal pregnancies. Ultrasound Obstet Gynecol 2009; 33:382-6.

Zvanca M, Gielchinsky Y, Abdeljawad F, Bilardo K, Nicolaides KH. Hepatic artery Doppler in trisomy 21 and euploid fetuses at 11-13 weeks. Prenat Diagn 2011; 31:22-7.

CAPÍTULO 2

Aconselhamento Genético

Anisse Marques Chami Ferraz
Regina Amélia Lopes Pessoa de Aguiar

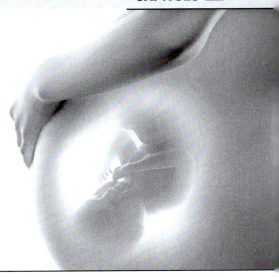

INTRODUÇÃO

Aconselhamento genético e avaliação do contexto pré-concepcional ou gestacional

Entende-se por aconselhamento genético (AG) o processo de comunicação que aborda os problemas humanos relacionados com o aparecimento ou com o risco de recorrência de determinada doença em uma família. A *National Society of Genetic Counseler's Definition Task Force* considera o aconselhamento genético um processo que auxilia pessoas a entenderem e se adaptarem às questões médicas, psicológicas e familiares diante da etiologia genética das doenças. Esse processo envolve:

- Interpretação da história médica e familiar a fim de avaliar as chances de ocorrência e recorrência das doenças.
- Orientações, de maneira educativa, sobre padrões de herança, testes genéticos, acompanhamento, prevenção e acesso aos recursos e às pesquisas.
- Contribuição para favorecer escolhas informadas e adaptadas às condições genéticas, aos riscos ou às chances de ocorrência de doenças.

Com o conhecimento proporcionado pela denominada *Medicina Genômica*, a importância do aconselhamento genético e do acesso ao profissional familiarizado com esse tema tem sido cada vez mais reconhecida e valorizada. O aconselhamento genético pode ser necessário por diferentes motivos médicos e em diferentes momentos da vida de um indivíduo. No contexto da Obstetrícia, e mais especificamente da Medicina Fetal, o aconselhamento no período pré-concepcional e pré-natal ganha maior relevância. O Quadro 2.1 apresenta as principais indicações, de acordo com o Colégio Americano de Genética

Quadro 2.1 Indicações para aconselhamento genético pré-concepcional/pré-natal

---

Presença de pelo menos um dos seguintes fatores na história pré-concepcional ou na gravidez atual
Idade materna de 35 anos ou mais na data estimada do parto para gestação única e 33 anos ou mais para gestação gemelar
Exposição a teratógeno
Consanguinidade
Alterações em testes de rastreamento pré-natal (bioquímico, pesquisa de DNA fetal livre em sangue materno e/ou ultrassonográfico)
Anomalias fetais à ultrassonografia ou à ecocardiografia fetal

Na história de algum membro do casal
Doença genética conhecida
Identificação de estado de portador de mutação genética
Perda gestacional recorrente (duas ou mais perdas)
Perda fetal
Gestação anterior complicada por hidropisia fetal não imunitária
Filho anterior falecido com síndrome da morte súbita infantil
Doença neurológica progressiva de causa genética conhecida
Miopatia induzida por estatinas

Na história familiar
Complicações gestacionais associadas a fatores genéticos
Defeitos congênitos (fenda labial e/ou palatina, defeitos de fechamento do tubo neural, cardiopatia congênita, malformações múltiplas, entre outros)
Anormalidades cromossômicas (translocações, cromossomo marcador ou mosaicismo)
Doença metabólica
Perda auditiva ou visual significativa de causa genética determinada ou suspeita
Deficiência intelectual ou autismo
Imunodeficiência

Fonte: adaptado de ACMG guideline, 2007.

Médica, para o encaminhamento de mulheres/casais para aconselhamento genético pré-concepcional e/ou pré-natal.

O momento da avaliação pré-concepcional é muito relevante, uma vez que a história clínica torna possível identificar casais geneticamente em risco e estabelecer medidas de prevenção até mesmo no nível primário. Nessa fase da vida é possível informar as mulheres e seus parceiros sobre o risco de terem filhos com alguma anomalia congênita ou uma doença genética específica, possibilitando ao casal tomar decisões quanto a futuras gravidezes, incluindo opções de métodos contraceptivos, doação de gametas, adoção, diagnóstico pré-implantacional e possibilidade de testes pré-natais não invasivos e/ou invasivos.

No que se refere ao aconselhamento reprodutivo, é fundamental correlacionar dados com a idade materna e a ascendência familiar. Tanto a idade materna precoce (< 15 anos) como a elevada (> 35 anos), assim como determinadas populações nas quais há frequência maior de mutações para doenças genéticas específicas (p. ex., judeus Ashkenazi), representam mais riscos biológicos. Por isso, é essencial a coleta de informações por meio da construção de heredograma que contemple, pelo menos, três gerações e especifique as doenças de etiologia possivelmente genética, mesmo que aparentemente com padrão multifatorial, assim como a idade de manifestação. Além disso, é essencial a documentação dos dados sobre a saúde da mulher para exclusão ou manejo de situações que possam envolver riscos fetais ou de perda gestacional, como:

- **Doenças crônicas que podem afetar a concepção e favorecer o risco materno e a exposição a teratógenos:** *diabetes mellitus*, anemia, doenças da tireoide, hiperfenilalaninemia, fenilcetonúria, asma, cardiopatia, trombose venosa profunda, doença renal, lúpus eritematoso sistêmico, doenças psiquiátricas, dentre outras.
- **Doenças infecciosas:** rubéola, hepatite B, sífilis, toxoplasmose, infecção pelo vírus HIV. No momento pré-concepcional e pré-natal consideram-se, também, avaliação do parceiro para doenças sexualmente transmissíveis, checagem e atualização do estado vacinal da mulher.
- **História reprodutiva prévia:** padrão do ciclo menstrual, doenças ginecológicas, perda gestacional, tipo e duração de parto, diabetes gestacional, hipertensão durante a gestação e depressão pós-parto.
- **Estilo de vida atual e prévio:** prática de atividade física/sedentarismo, estado nutricional, uso de drogas, álcool, tabaco, medicamentos controlados e exposição ambiental.

Dados epidemiológicos e etiologia genética cromossômica, de genes únicos e multigênica

Estima-se que a cada ano 7,9 milhões de crianças ao redor do mundo nasçam com algum tipo de malformação congênita maior. Mais de 7.000 tipos de doenças genéticas raras são conhecidas, e 1 a cada 12 indivíduos seria sabidamente afetado ou não por algum tipo de doença genética. As doenças de origem genética são responsáveis por muitas complicações na saúde do indivíduo ainda nos períodos pré-natal e neonatal e por perda gestacional e morte precoce. De acordo com a Organização Europeia de Doenças Raras, cerca de 30% de todos os pacientes com doença genética morrem antes dos 5 anos de idade.

Etiologia cromossômica – cromossomopatias

O genoma humano contém 46 cromossomos, 22 pares de cromossomos não sexuais e mais dois cromossomos sexuais. Na mulher, dois cromossomos sexuais são X, ao passo que no homem há um X e um Y. É também diploide, ou seja, dois pares de cada cromossomo são comumente herdados de cada um dos genitores. As cromossomopatias podem ocorrer por alterações numéricas ou estruturais. Dentre as numéricas, as mais comuns são as aneuploidias. Nessa categoria há perda ou ganho de um cromossomo (trissomia do cromossomo 21, trissomia do cromossomo 18, trissomia do cromossomo 13, monossomia do cromossomo X ou outras aneuploidias de cromossomos sexuais, como 47XXY).

Como parte das aneuploidias é possível também o ganho do conjunto inteiro dos cromossomos, determinando, por exemplo, triploidia (três pares – 69 cromossomos) e tetraploidia (quatro pares – 92 cromossomos). Anormalidades cromossômicas numéricas na gravidez são relativamente comuns e identificadas em cerca de 1 a cada 150 nascidos vivos com fenótipo alterado, 50% dos abortamentos de primeiro trimestre e 5% de natimortos.

Já as alterações estruturais são aquelas em que há alteração em parte da estrutura cromossômica, como deleções, duplicações, translocações, inversões, dentre outras. Esses rearranjos estruturais podem ser não balanceados, quando há perda ou ganho de parte dos cromossomos, ou balanceados, quando há alteração na estrutura, mas o conteúdo dos cromossomos permanece o mesmo, sem perdas ou ganhos, apenas rearranjados de modo diferente em comparação com o normalmente observado entre os indivíduos. Rearranjos balanceados geralmente estão associados a um fenótipo normal; entretanto, favorecem a ocorrência de eventos não balanceados em gametas e consequentemente determinam a perda gestacional ou o nascimento de crianças com fenótipo alterado.

Na maioria dos rearranjos, o risco de nascidos vivos afetados e com anomalias congênitas é menor do que o matematicamente esperado, pois muitos dos gametas de indivíduos com rearranjos cromossômicos resultam em conceptos não viáveis. A incidência de rearranjos cromossômicos balanceados é de 0,7% na população geral e de 2,2% em casais com apenas um abortamento. Entretanto, em casais com dois ou mais abortamentos, a incidência dessas anomalias cromossômicas é aumentada, sendo estimada em 4,8% após dois e 5,2% após três abortamentos.

Em geral, portadores de rearranjos balanceados têm uma estimativa de risco para filhos afetados que varia de 5% a 30%.

Há exceções para alguns tipos de rearranjos, como inversões pericêntricas como a do cromossomo 9 (p12q13), considerada uma variante comum na população e em geral sem significância clínica, possivelmente sem efeitos significativos no risco reprodutivo. Entretanto, alguns rearranjos identificados como balanceados na citogenética convencional podem, ao estudo por outras técnicas de avaliação cromossômica (p. ex., por plataformas por *microarray*), ser na verdade não balanceados. Por isso, é fundamental que a interpretação de todo e qualquer estudo cromossômico seja realizada dentro do contexto clínico de cada indivíduo e preferencialmente por profissional habilitado em genética clínica.

Anormalidades cromossômicas ainda podem ocorrer em mosaicismo. Isso significa que parte das células contém a alteração detectada e parte não. Esse fenômeno é tipicamente reconhecido em várias situações em genética clínica associadas a doenças e também é descrito em células placentárias, o denominado *mosaicismo placentário*. No mosaicismo placentário, as alterações cromossômicas são confinadas à placenta e, portanto, não estão presentes no feto, embora em alguns casos de mosaicismo placentário o feto não seja necessariamente normal.

Etiologia de genes únicos e multigênica

Algumas desordens genéticas são causadas por alterações em genes únicos e respeitam um padrão de herança monogênica ou mendeliana. Este último termo se refere às leis de Mendel. Essas doenças são classificadas em automossômicas dominantes, autossômicas recessivas ou ligadas ao X (cromossomo X). Algumas mutações em genes únicos têm etiologia genética peculiar e podem determinar padrões de herança diferentes dos padrões mendelianos e são chamados de *padrões atípicos de herança*. São exemplos a herança mitocondrial, as expansões gênicas e o *imprinting* genômico. As doenças associadas a genes únicos são mais raras do que as cromossomopatias e apresentam prevalência muito variada entre diferentes populações.

Existem milhares de genes associados às doenças. Atualmente, o OMIM (*Online Mendelian Inheritance in Men*), uma importante fonte de consulta para doenças mendelianas de acesso *online*, enumera 3.352 genes com 4.942 tipos de fenótipo distintos. Esses genes apresentam um amplo espectro de manifestações clínicas, uma vez que são influenciados por inúmeros fatores inerentes ao próprio genoma, a outros genes, a fatores epigenéticos ou mesmo a influências ambientais.

Defeitos congênitos isolados e não sindrômicos, como cardiopatia congênita isolada, defeitos de fechamento do tubo neural e fendas faciais, são mais comuns do que as doenças cromossômicas e gênicas, têm como etiologia a interação de múltiplos genes com fatores ambientais e, invariavelmente, o risco de recorrência é baixo. Entretanto, essas malformações congênitas também fazem parte do quadro clínico de muitas síndromes genéticas de genes únicos e cromossômicas, o que reafirma a importância da avaliação pelo geneticista de todos os casos de anomalias congênitas tanto para o diagnóstico sindrômico correto como para a estimativa adequada do risco de recorrência.

PRINCÍPIOS BÁSICOS DO ACONSELHAMENTO GENÉTICO
Heredograma

Como mencionado previamente, o AG pré-natal/concepcional envolve uma avaliação cuidadosa do histórico pessoal e familiar para a correta orientação do casal sobre os riscos reprodutivos, bem como para a determinação do risco de doença(s) genética(s) em futuros membros da família. Antes da abordagem das informações para a tomada de decisão com base na livre escolha do casal quanto aos métodos reprodutivos ou às decisões sobre a evolução da gravidez e os métodos diagnósticos, é necessário direcionar a hipótese diagnóstica de acordo com a estrutura familiar esquematizada por uma ferramenta denominada *heredograma*. Por meio dessa ferramenta é possível resumir os detalhes fenotípicos relevantes sobre todo o contexto familiar, sendo esse o primeiro passo para a determinação de um possível padrão de herança, principalmente quando se trata de um caso de doença monogênica. Alguns termos e símbolos utilizados na construção do heredograma são apresentados nas Figuras 2.1 e 2.2.

O indivíduo afetado que levou ao encaminhamento da família ou do próprio para avaliação genética é o *probando, propósito ou caso índice*. O familiar ou mesmo o paciente que traz a informação durante a consulta é denominado *consulente*. O grau de parentesco (parente de primeiro, segundo ou terceiro grau) é importante para a análise da segregação de determinados fenótipos entre os familiares e possivelmente para guiar a abordagem de outros familiares.

Aconselhamento genético pré e pós-teste

No Quadro 2.1 foram listadas as situações que mais comumente levam à necessidade de aconselhamento genético. Cada situação envolve uma peculiaridade, e após a identificação do problema e a construção do heredograma é possível, muitas vezes, identificar situações que exigem a realização de testes genéticos para fins diagnósticos. (Veja o tópico *Principais testes genéticos* mais adiante.)

Para receber o aconselhamento genético pré-natal, o casal deve estar ciente de determinadas situações antes de optar pelos testes, como, por exemplo:

- o risco de o feto ser afetado;
- os riscos e as limitações dos procedimentos a serem utilizados;
- o tempo necessário para a obtenção dos resultados;
- a possibilidade de repetição dos procedimentos em caso de falha ou para confirmação dos resultados;
- a limitação da interpretação de determinados testes genéticos, ou seja, de resultados não informativos o suficiente para estabelecer uma associação causal.

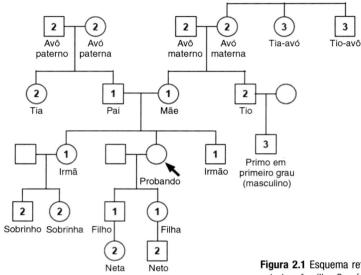

Figura 2.1 Esquema retratando um heredograma com a estrutura familiar. Os números dentro dos símbolos representam o grau de parentesco: 1: primeiro grau; 2: segundo grau; 3: terceiro grau.

ªParentes de primeiro grau: pais, irmãos e filhos;
parentes de segundo grau: avós, tios, sobrinhos, netos e meios-irmãos;
parentes de terceiro grau: tataravós, tios-avós, bisnetos e primos-irmãos.

	Homem	Mulher	Gênero não especificado	Comentários
1. Indivíduo	☐ Antes de 1925	○ 30 anos	◇ 4 meses	Atribuir gênero por fenótipo (veja o texto para desordens do desenvolvimento sexual etc.). Não coloque a idade no símbolo.
2. Indivíduo afetado	■	●	◆	Chave/legenda usada para definir sombreamento ou outra forma de preenchimento (p. ex., traços, pontos etc.). Use somente quando o indivíduo estiver clinicamente afetado.
	▨	◐	◈	Com ≥ 2 condições, o símbolo do indivíduo pode ser partilhado, sendo cada segmento sombreado com preenchimento diferente e definido em legenda.
3. Múltiplos indivíduos, número conhecido	5	5	5	Número de irmãos/irmãs inserido no símbolo (indivíduos afetados não devem ser agrupados).
4. Múltiplos indivíduos, número desconhecido ou não declarado	n	n	n	"n" usado no lugar de "?".
5. Falecidos	⌿ d. 35	⌀ d. 4 meses	⬫ d. 60's	Indicar causa de morte, se conhecida. Não usar uma cruz (†) para indicar morte de modo a evitar confusão com avaliação positiva (+).
6. Consulente(s)	☐↗	○↗		Indivíduo(s) buscando aconselhamento/teste genético.
7. Probando	P↗■	P↗●		Um membro familiar chegando à atenção médica independentemente de outros membros.
8. Nascidos vivos (NV)	⌿ SB 28 semanas	⌀ SB 30 semanas	⬫ SB 34 semanas	Incluir idade gestacional e cariótipo, se conhecidos.
9. Gestações (G)	P LMP: 7/1/2007 47,XY,+21	P 20 semanas 46,XX	P	Idade gestacional e cariótipo embaixo do símbolo. Leve sombreamento pode ser usado para indicar que é afetado, definir na chave/legenda.

Gestações que não chegaram ao termo	Afetadas	Não afetadas	
10. Aborto espontâneo (AE)	▲ 17 semanas – mulheres com higroma cístico	△ < 10 semanas	Se a idade/gênero gestacional for conhecido, escrever embaixo do símbolo. Chave/legenda usada para definir sombreamento.
11. Cessação da gravidez (CG)	▲ 18 semanas 47,XX,+18	△	Outras abreviações (p. ex., TAB, VTOP) não usadas por motivos de consistência.
12. Gravidez ectópica (GE)	△ GE		Escrever GE embaixo do símbolo.

Figura 2.2 Símbolos e significados utilizados para a construção de um heredograma. Para representar uma característica ou um fenótipo, geralmente o símbolo (quadrado, círculo, triângulo) é preenchido, mas não há um padrão uniforme para essa representação, a qual pode ser amplamente variável na prática clínica.

Como premissa para o aconselhamento genético se estabelece que o profissional responsável deve assumir uma postura *não diretiva*, de modo que o casal se sinta suficientemente informado para a tomada de decisão de maneira livre e consentida. O impacto do diagnóstico de uma anomalia congênita ou mesmo de uma síndrome genética para a família envolve situações emocionalmente estressantes e claramente difíceis. Assim como em várias situações na genética clínica, além do aconselhamento genético pré-natal/pré-concepcional, aspectos bioéticos guiam questões complexas associadas aos testes genéticos. Os princípios da beneficência, não maleficência, autonomia e justiça integram as ferramentas necessárias para equilibrar os potenciais conflitos relacionados com o suporte clínico oferecido. Além disso, são discutidos princípios de privacidade e confidencialidade para lidar com as informações obtidas no processo de aconselhamento pré e pós-teste.

Globalmente, muitos serviços de Obstetrícia integram em sua rotina testes genéticos pré-natais, os quais costumam ser inicialmente aplicados como testes de rastreamento. O objetivo desses testes é identificar situações que apresentam maior risco do que o esperado para a população geral para a ocorrência de anomalias congênitas no feto, possibilitando, a seguir, a realização de um teste específico para fins diagnósticos. Os testes de rastreamento são sempre não invasivos, enquanto os testes diagnósticos quase sempre exigem procedimentos invasivos para sua conclusão. Detalhes sobre os testes de rastreamento não invasivos para aneuploidias e os testes invasivos serão abordados nos capítulos subsequentes. Dessa maneira, é importante que o obstetra que lida com testes genéticos de rastreamento e diagnóstico pré-natais esteja familiarizado com esses testes para que possa oferecer o suporte necessário e em tempo hábil à gestante e ao feto diante dos resultados obtidos.

PRINCIPAIS SITUAÇÕES CLÍNICAS EM ACONSELHAMENTO PRÉ-CONCEPCIONAL E PRÉ-NATAL
Idades materna e paterna elevadas

A idade materna elevada representa o principal fator de risco para a anomalia genética mais comum e mais reconhecida, a síndrome de Down (SD) – trissomia do cromossomo 21. Aproximadamente 1 a cada 850 crianças nasce com SD e apenas 20% a 25% dos conceptos sobrevivem até o nascimento. A incidência dessa síndrome aumenta a partir dos 35 anos de idade, atingindo a frequência de 0,01 (1%) aos 40 anos e aumentando 1% a cada ano à medida que a idade materna progride. A partir dos 35 anos é esperado que as futuras mães recebam informações quanto ao risco de terem filhos com a cromossomopatia e à possibilidade de realização de testes invasivos, como amniocentese ou biópsia de vilosidades coriônicas com suas respectivas indicações e limitações.

Entretanto, com o advento dos testes não invasivos de rastreamento pré-natal por marcadores séricos e mesmo do estudo de DNA fetal em sangue materno, aumentou a possibilidade de mulheres mais jovens optarem por esse tipo de abordagem para avaliação do risco de aneuploidias ou mesmo de outros tipos de anomalias cromossômicas. Além disso, a idade materna avançada também está associada ao aumento do risco de abortamento e perdas fetais, assim como de parto pré-termo e alteração no crescimento intrauterino fetal.

A idade paterna acima de 40 anos é considerada avançada pela maioria dos estudos e se revela um fator de risco para o aumento da frequência de mutações novas (*de novo*) em genes associados a várias doenças raras, como displasias ósseas (displasia tanatofórica, osteogênese imperfeita, acondroplasia) e síndromes de cranioestenoses (síndromes de Apert, Crouzon e Pfeiffer). Inúmeros estudos epidemiológicos mostram ainda a influência da idade paterna em outras situações, como perda gestacional, parto pré-termo, aneuploidias, outras síndromes genéticas, transtorno do espectro autista e câncer, para as quais há, além de dados divergentes, vários níveis de evidências científicas.

Infertilidade e perda gestacional de repetição

Estima-se que 10% dos casais sejam inférteis predominantemente em virtude de algum fator feminino (38%). Algum fator masculino é responsável por 20% desses casos, fatores masculinos e femininos são responsáveis por 27%, e em 15% dos casos não é possível estabelecer uma causa definitiva. Na ausência de uma causa bem definida, deve ser solicitado o estudo citogenético do casal. Entre as principais causas de perda gestacional ou abortamento de repetição estão os rearranjos cromossômicos. Por isso, também nessa situação é relevante considerar o cariótipo do casal. Como citado previamente, a presença de rearranjos cromossômicos balanceados em um dos genitores favorece a ocorrência de um evento não balanceado, que poderia ser o fator responsável pela inviabilidade do concepto ou mesmo por alterações morfológicas no embrião e no feto. Quando possível, o estudo cromossômico realizado diretamente no material do abortamento ou no feto pode ser o primeiro passo para exclusão de etiologia genética em consulta pré-natal.

Atenção especial deve ser dada à causa de infertilidade do casal por fator feminino associado a insuficiência ovariana e histórico familiar de deficiência intelectual predominantemente em homens. Mulheres portadoras da mutação no gene FMR1, etiologicamente associado à síndrome do X frágil, apresentam insuficiência ovariana como um dos principais fenótipos e apresentam risco elevado de terem filhos com a síndrome do X frágil. Essa síndrome tem padrão de herança ligado ao X e é uma causa importante de deficiência intelectual grave em homens. Por isso, a exclusão da mutação no gene FMR1 pode fazer parte da propedêutica em caso de infertilidade do casal.

A espermatogênese é significativamente sensível aos rearranjos cromossômicos e por isso é fundamental que homens com oligoastenospermia grave ou azoospermia sejam adequadamente avaliados do ponto de vista genético antes da realização de técnicas de reprodução assistida. Além disso, existem doenças genéticas de espectro clínico variável que podem se manifestar apenas com infertilidade masculina, mas filhos do afetado podem apresentar o quadro clínico completo da doença. Portanto, a participação do geneticista na avaliação do casal com infertilidade é essencial para prevenção de doenças genéticas na prole.

Filho anterior com anomalia congênita e histórico familiar (ou suspeita) de doença genética

Essa situação é indicação frequente para aconselhamento genético pré-natal e exige uma abordagem detalhada sobre o estado de saúde do filho anterior na tentativa de estabelecer um diagnóstico específico. A definição do risco de recorrência depende da etiologia genética da doença em questão. A ausência do diagnóstico ou o atraso na indicação da avaliação pode inviabilizar a determinação desse risco antes de uma próxima gestação. Há situações em que o teste genético pode guiar as opções de métodos reprodutivos, como, por exemplo, por diagnóstico pré-implantacional. Entretanto, muitas vezes não é possível se chegar a um diagnóstico específico. Muitas doenças genéticas, principalmente síndromes associadas a atraso do desenvolvimento neuropsicomotor e/ou deficiência intelectual, podem cursar com diagnóstico de certeza mais tardio, tendo em vista a evolução do fenótipo ao longo dos primeiros anos de vida dos indivíduos afetados e a interseção dos sinais clínicos dessas inúmeras síndromes.

Por outro lado, em situações nas quais se tem um histórico familiar claro de uma doença genética ou mesmo uma suspeita, o heredograma pode guiar melhor a interpretação do padrão de herança, como, por exemplo:

- Os casos em que dois irmãos apresentam um fenótipo semelhante e os genitores são sadios e/ou parentes entre si (consanguinidade) sugerem um padrão de herança autossômico recessivo. Isso determinaria um risco de recorrência de até 25% para futuros filhos.
- A segregação de uma característica em uma família pode ser visível se o heredograma mostra caracteres semelhantes ou associados a um gene em vários membros da família, tanto em homens como em mulheres, e em diferentes gerações. Isso pode sugerir se tratar de um padrão autossômico dominante e, portanto, o risco de recorrência seria de 50% para futuros filhos. Nesse caso seria de esperar que um dos genitores fosse afetado, mas, dependendo da penetrância do gene, nem sempre os genitores manifestam o fenótipo claramente.

O relato de uma doença familiar ou mesmo de filho anterior com uma doença genética deve, sempre que possível, ser bem documentado com relatórios médicos, cópias de prontuários, resultados de exames, atestados de óbito ou outros tipos de documentação. Muitas doenças genéticas podem ter manifestações semelhantes e, portanto, o relato de certa doença pode ser equivocado.

Avaliação de feto morto ou neomorto

Uma gestação pode terminar com a ocorrência de óbito fetal ou mesmo o óbito do recém-nascido poucas horas ou semanas após o nascimento. A definição de natimorto é variável de acordo com diferentes órgãos de saúde internacionais. Para a Organização Mundial da Saúde natimorto é aquele que nasce com ou após 28 semanas de gestação sem evidência de vida. Já a morte neonatal é aquela que ocorre nas primeiras 4 semanas de vida.

Nessas situações, para exclusão de causas genéticas, quando necessário, e respeitando os princípios e pré-requisitos do aconselhamento genético nesse difícil momento para os pais, a abordagem pode ser necessária e inclui uma avaliação a fim de guiar um diagnóstico mais preciso para futuro aconselhamento do casal. Seguem alguns passos sugeridos para conduzir a avaliação de natimorto e neomorto:

1. Revisão do histórico médico e obstétrico.
2. Verificação da possibilidade de consanguinidade.
3. Avaliação cuidadosa da possibilidade de permissão dos pais para realização de autópsia com documentação fotográfica.
4. Obtenção de estudo radiológico de corpo inteiro com radiografias e, se disponíveis, outros estudos por imagem.
5. Documentação do exame morfológico detalhadamente descrito com dados, inclusive antropométricos.
6. Coleta de material para estudo cromossômico ou outro tipo de estudo molecular para investigação de cromossomopatias.
7. Avaliação da possibilidade de banco de DNA para possíveis estudos futuros.
8. Programação do retorno dos pais em ambulatório para a comunicação dos resultados e a conclusão sobre a avaliação genética, acompanhada de documentação através de relatório médico.

Exposição ambiental e a teratógeno

Anomalias fetais podem estar diretamente associadas à exposição fetal em razão do uso materno de medicamentos, álcool, cigarro, outras drogas ou mesmo infecções adquiridas antes ou durante a gravidez. De acordo com dados norte-americanos a síndrome alcoólica fetal ou desordem do espectro alcoólico fetal apresenta estimativa de 2 a cada 1.000 nascidos vivos e, em alguns estados, a taxa chega a 10%.

Além disso, medicamentos específicos, como isotretinoína, anticonvulsivantes ou antidepressivos, representam risco para anomalias congênitas graves. Por conseguinte, a avaliação de exposição a teratógenos constitui um importante diagnóstico diferencial entre síndromes genéticas e malformações congênitas.

Em se tratando de prevenção primária, o primeiro passo para a redução do risco de anomalias congênitas consiste em educação e informação quanto às medidas preventivas a que os futuros pais deveriam ter acesso para estabelecer os cuidados pré-concepcionais.

Teste de rastreamento de portadores de doenças mendelianas

O teste de rastreamento de portador é usado para a avaliação de indivíduos que não apresentam o fenótipo para uma doença, mas que exibem uma ou mais variantes genéticas em um dos alelos, associadas às doenças de etiologia preferencialmente de gene único com padrão autossômico recessivo e ligado ao X. Como em todo rastreamento, trata-se de uma avaliação que visa identificar indivíduos em risco para uma doença bem definida clinicamente e exige, se indicado, avançar com investigações diagnósticas e possíveis medidas preventivas.

Informações sobre a avaliação desse *status* de portador de uma mutação podem ser oferecidas a todas as gestantes, mas o momento preferido para esse tipo de avaliação deveria ser antes mesmo da concepção. Desse modo, em caso de resultados positivos, a gestante ou o casal pode, após processo de aconselhamento, avaliar as decisões quanto ao diagnóstico na gravidez em curso, a possibilidade de futura gravidez diante do risco de filhos afetados ou considerar outras opções de métodos reprodutivos.

O rastreamento de doenças monogênicas é geralmente considerado para os casos em que há um contexto de risco aumentado para os portadores de mutações a partir do histórico familiar ou do próprio paciente de uma etnicidade (p. ex., judeus Ashkenazi e populações de origem mediterrânea) na qual há frequência sabidamente maior de certas doenças genéticas. Entretanto, em algumas situações, basear-se nesses critérios de indicação do teste pode deixar de favorecer situações em que há limitação na coleta de dados e documentação de casos levantados na consulta médica. Situações como consanguinidade e não paternidade não relatadas, assim como a determinação de um padrão étnico claro para os indivíduos, são alguns desses fatores limitantes para guiar um teste mais específico.

Doenças genéticas, mesmo que raras, mas com frequência relevante na população, são consideradas importantes candidatas à avaliação do *status* de portador. Um exemplo é a fibrose cística. Considera-se que o teste de rastreamento para tal desordem, independentemente da etnicidade, poderia ser considerado para mulheres em idade reprodutiva. O Colégio Americano de Ginecologia e Obstetrícia considera o rastreamento de portador para outras doenças além da fibrose cística, como atrofia muscular espinhal, hemoglobinopatias, síndrome do X frágil e doença de Tay-Sachs, por serem doenças mais comuns em alguns segmentos populacionais. O teste de rastreamento pré-natal não exclui a realização do teste de rastreamento neonatal.

Com o desenvolvimento da tecnologia de sequenciamento do DNA por NGS (*Next Generation Sequencing* – sequenciamento de nova geração), é possível rastrear dezenas ou até centenas de mutações em diferentes genes simultaneamente. Assim, muitos laboratórios oferecem testes genéticos para rastreamento de maneira expandida e muito variável. Esses painéis multigenes, embora determinem principalmente redução do custo, resultados mais rápidos, maior possibilidade de identificar mutações em portadores ou em indivíduos afetados, ainda implicam novos desafios para a prática clínica.

Uma das principais limitações desses testes diz respeito à possibilidade de aquisição de resultados não informativos para guiar as condutas clínicas. A posição do Colégio Americano de Genética Médica quanto ao teste expandido para rastreamento de portadores estabelece cinco critérios para que ele seja considerado: (1) rastreamento de desordens de manifestação em idade tardia/adulta; (2) mutações com frequência populacional conhecida para possibilitar o cálculo do risco residual; (3) associação estabelecida entre a mutação e a doença, assim como (4) gravidade da doença e, por fim, (5) controle de qualidade laboratorial. Cabe reforçar em orientação pré-teste que o resultado negativo não elimina a possibilidade de mutações nos genes testados e por isso há esse risco residual.

Mesmo que o público geral esteja informado sobre a possibilidade desses testes, a pressão comercial e dos diferentes meios de comunicação acaba por levar a uma noção subestimada quanto às limitações desses testes. Além disso, testes genéticos para a avaliação do risco não estão isentos de efeitos psicológicos que podem determinar situações de ansiedade para os indivíduos, principalmente diante de resultados incertos.

Outra situação relevante é a implicação dos resultados do teste de triagem neonatal quando, após a confirmação por outro método, se estabelece o diagnóstico de um filho com doença genética. Fenilcetonúria, doença falciforme e fibrose cística, por exemplo, têm padrão de herança autossômico recessivo. Isso quer dizer que os genitores obrigatoriamente são portadores de uma mutação em um de seus alelos e a chance de um novo filho com a doença seria de 25%, respeitando o conceito da lei mendeliana.

PRINCIPAIS TESTES GENÉTICOS USADOS PARA AVALIAÇÃO PRÉ-NATAL

Os pacientes devem estar cientes dos testes disponíveis, suas finalidades e limitações. Os métodos podem abranger desde testes padrões e de interpretação simples a testes de alta complexidade com possibilidades de resultados não informativos.

Os principais testes disponíveis para o diagnóstico pré-natal são descritos a seguir, ao passo que o Quadro 2.2 esquematiza o momento provável da realização do teste durante a gestação e sua finalidade e tece alguns outros comentários sobre a técnica:

- Avaliação numérica dos cromossomos 13, 18, 21 e X por FISH (*fluorescence in situ hibridization*).
- Cariótipo fetal por banda G para contagem do número de cromossomos ou pares e detecção de grandes rearranjos, deleções e duplicações.

Quadro 2.2 Testes disponíveis para diagnóstico pré-natal

Teste	Tempo de resposta*	Condições para detecção	Comentários
Cariótipo	7 a 14 dias	Anormalidade cromossômica > 5 a 10Mb	Método tradicional para diagnóstico de anormalidades cromossômicas
Em interfase	24 a 48 horas	Rápida avaliação para aneuploidias em cromossomos 21, 18, 13, X e Y	Diagnóstico em vilosidade coriônica apresenta menor acurácia do que em células do líquido amniótico. Exige confirmação para a tomada de decisões
Análise cromossômica	3 a 5 dias quando direta; 10 a 14 dias quando realizada após cultura celular	Microdeleções e microduplicações (variações de número de cópias)	A capacidade de detecção pode variar de acordo com a plataforma utilizada pelo laboratório. Pode ser usada para detecção de aneuploidias. Não detecta eventos balanceados
Estudo do DNA por sequenciamento	3 a 21 dias (mais rápido em células diretas do que em cultura)	Mutações genéticas presentes em familiares ou suspeitadas com base em achados no feto durante exames de pré-natal	O teste tem como alvo uma desordem específica, quando suspeitada previamente, se há histórico familiar ou quando os pais são afetados ou portadores de mutações para doenças recessivas e/ou identificadas em teste de portadores

Fonte: Norton ME, Rink BD, 2016.
*O tempo de resposta pode variar entre os laboratórios.

- Análise cromossômica por *microarray* para avaliação de variantes no número de cópias. Wapner e cols. (2012) mostraram que deleções ou duplicações clinicamente relevantes foram detectadas em 1,7% dos casos com cariótipo normal indicados pelo teste de rastreamento pré-natal ou por idade materna elevada. Nesse mesmo estudo, nos casos em que a indicação do cariótipo pré-natal foi anomalia fetal, em 6% dos casos com cariótipo normal foram evidenciadas deleções ou duplicações também clinicamente relevantes.
- Testes genéticos para gene único por meio de técnicas de sequenciamento podem ser necessários de acordo com o histórico familiar para doenças recessivas, dominantes ou ligadas ao X.
- Exoma: a incorporação do sequenciamento completo por exoma ainda apresenta importante limitação para uso em diagnóstico pré-natal.

A capacidade de estudo do genoma humano e o aprimoramento do diagnóstico etiológico estão em crescente e rápida evolução em razão dos testes genéticos. Entretanto, a compreensão de como se manifesta a herança genética ou como se dá a penetrância dessas mutações ou variantes ainda é limitada para inúmeras situações que envolvem o cuidado obstétrico. Assim, os testes para rastreamento e diagnóstico pré-natal, em muitas situações, representam um desafio para a tomada de decisão, uma vez que podem produzir resultados nem sempre informativos, ou seja, não determinam o diagnóstico específico. Uma situação não infrequente consiste na possibilidade de esses testes gerarem resultados conhecidos como variantes de significado indeterminado (VUS, do inglês *variant of unknown/uncertain significance*). Como o próprio nome sugere, essa variante não representa um resultado conhecido dentre os descritos na literatura ou nos bancos de dados populacionais de variantes em humanos. Assim, não é possível determinar se o achado laboratorial é causal ou se é apenas uma simples variante da normalidade.

CONSIDERAÇÕES FINAIS

O processo de AG é fundamental para auxiliar casais que desejam ter filhos e podem apresentar risco aumentado de doenças de etiologia genética ou recebem o diagnóstico de malformação fetal ou perda gestacional com essa possível etiologia. Um profissional treinado para AG é o mais indicado para realizar esse tipo de abordagem. Entretanto, esse profissional nem sempre está acessível no momento em que preferencialmente haveria tal demanda. Em Obstetrícia, é necessário familiarizar-se com os conceitos básicos sobre AG pré-concepcional ou pré-natal e suas principais indicações, tendo em vista que o obstetra é quem maneja diretamente as futuras ou as gestantes em si.

Além disso, os avanços tecnológicos na era genômica promoveram a melhoria no diagnóstico das doenças genéticas e no acesso aos testes genéticos. Entretanto, alguns deles remetem a interpretações de considerável complexidade, uma vez que nem sempre direcionam para um diagnóstico específico ou que teria uma conduta clínica aplicável dentro dos conhecimentos atualizados com níveis de evidência significativos. Assim, antecipar, em momento pré-teste, as indicações, os riscos, as repercussões e as limitações de cada teste é um dos fundamentos da abordagem genética clínica aliada à prática obstétrica.

Leitura complementar

Allen JF, Stoll K, Bernhardt BA. Pre-and post-test genetic counseling for chromossomal and Mendelian desorders. Semin Perinatol 2016: 40(1):44-5.

Andersen NAM, Urhjo SK. Is advanced paternal age a health risk for the offspring? Fertility and Sterility 2017; 107(2):312-8.

Beauheu CL, Majewski J, Schwasrtzentruber J et al. FORGE Canada Consortium: outcomes of 2 year National Rare Desease Gene Discovery Project. Am J Hum Genet 2014; 94:809.

Bennet RL, French KS, Resta RG et al. Standardized human pedigree nomenclature update and assesment of the recommendations of National Society of Genetic Counselors. J Gent Counsel 2008; 17:424-2.

Chaabane S, Berard A. Epidemiology of major congenital malformations with specific focus on teratogens. Curr Drug Saf 2013; 8:128.

Cnattingius S, Forman MR, Berendes HW, Isotalo L. Delayed childbearing and risk of adverse perinatal outcome. A population-based study. JAMA 1992; 268:886-90.

De Krom G, Arens YHJM, Coonen E et al. Recurrent miscarriage in translocation carriers: no diferences in clinical caracteristics between couples who accept and coupls who decline PGD. Human Reproduction 2015; 30:2; 484-9.

Gardner RJ, Sutherland GR. Chromosome abnormalitiesand genetic counseling. 3. ed. NewYork, NY: OxfordUniversity Press, 2004.

Goh YI, Chudley AE, Clarren SK et al. Development of Canadian screening tools for fetal alcohol spectrum disorder. Can J Clin Pharmacol 2008; 15: e344.

Milunsky A, Milunsky JM. Genetic couseling: preconception, prenatal and perinatal. In: Milunsky A, Mylunsky JM (eds.) Genetic disordes and the fetus. Diagnosis, prevention and treatment 7. ed. EUA. 2015.

Milunsky A, Milunsky JM. Genetic couseling: preconception, prenatal and perinatal. In: Milunsky A, Mylunsky JM. Genetic disordes and the fetus. Diagnosis, prevention and treatment. 7. ed. Nova York: 2015.

Norton ME, Rink BD. Changing indications for invasive testing in an era of improved screening. Seminars in Perinatologia 2016; 40:56-66.

Norton ME, Rink BD. Changing indications for invasive testing in an era of improved screening. Seminars in Perinatologia 2016; 40:56-66.

Nussbaum RL, McInnes RR, Willard HF. Thompson & Thompson genética médica. 8. ed. Rio de Janeiro: Elsevier,2016.

Plecther BA, Torriello HV, Noblin SJ et al. Indications for genetic referral: a guide for health care providers. Genetic in Medicine 2007; 9(6):385-9.

Resta R, Biesecker BB, Bennett RL et al. A new definition of genetic counseling: National Society of Genetic Counselors' Task Force Report. Journ of Gene Counsl 2006; 2(15):77-83.

Rose NC, Wick M. Current recommendations: screening for Mendelian disordes. Semin Perinatol 2016; 40:23-8.

The America College of Obstetricias and Gynecologists Committee Opinion. Carrier Screening for Genetic Condition 2017; 129(3):e41-e55.

Torriello HV, Meck M. Statement on guidance for genetic couseling inadvanced paternal age. ACMG Practice Guideline 2008; 10: 457-60.

Wapner RJ, Martin CL, Levy B et al. Cromossomal microarray versus karyotyping for prenatal diagnosis. N Engl J Med 2012; 367: 175-84.

Wilson RD, Gagnon A, Audibert et al. Prenatal diagnosis procedures and techniques to obtain a diagnotic fetal specimen or tissue: maternal and fetal risk and benefits. SOCG Clinical Practice Guideline. J Obstet Cynecol Can 2015; 37(7):656-68.

Wilson RD, Gagnon A, Audibert et al. Prenatal diagnosis procedures and techiniques to obtein a diagnostic fetal specimen or tissue: maternal and fetal risk and benefits. SOCG Clinical Practice Guideline. J Obstet Cynecol Can 2015; 37(7):656-68.

CAPÍTULO 3

Sonoembriologia

Fábio Batistuta de Mesquita

INTRODUÇÃO

A sonoembriologia consiste no estudo da formação e do desenvolvimento embrionários por meio da ultrassonografia. O período embrionário abrange desde o momento que se segue à concepção até a décima semana de atraso menstrual ou oitava semana concepcional. A fim de se convencionar o período de desenvolvimento do embrião, o tempo de atraso menstrual será utilizado para se referir à fase da gestação. Cabe manter a atenção sobre os critérios que estão sendo utilizados para a definição do tempo de gestação, de modo que não haja confusão quanto à interpretação dos achados clínicos.

A International Society of Ultrasound in Obstetrics and Gynecology (ISUOG) estabeleceu diretrizes para o melhor desempenho da ultrassonografia de primeiro trimestre, visando à boa prática da ultrassonografia para esse período da gestação com o objetivo principal de providenciar informações acuradas que resultarão em um ótimo nascimento tanto para o bebê como para a mãe. No início da gestação, o uso da ultrassonografia possibilitará confirmar a localização de implantação do saco gestacional e a viabilidade da gestação, determinar o número de fetos, nos casos de gestações múltiplas, definir corionicidade e amniocidade, estabelecer a idade gestacional acuradamente e, no final do primeiro trimestre, auxiliará a detecção de anomalias estruturais grosseiras e o rastreamento de aneuploidias com a medida da translucência nucal.

Os primeiros sinais ultrassonográficos da gestação surgem pouco antes da visualização do saco gestacional no interior da cavidade endometrial. Nessa fase é possível visualizar o endométrio decidualizado com área de espessamento focal ecogênico e a presença do corpo lúteo em um dos ovários. Classicamente, no entanto, considera-se como o primeiro sinal ultrassonográfico da gravidez a presença do saco gestacional no interior da cavidade endometrial por volta da quarta semana de gestação.

CLASSIFICAÇÃO DOS ESTÁGIOS DE DESENVOLVIMENTO DO EMBRIÃO HUMANO

Vários são os critérios para a classificação do estágio de desenvolvimento embrionário humano, mas o estudo atual da embriologia humana se dá basicamente pela comparação com estruturas morfológicas de embriões de outras espécies animais.

Duas grandes classificações de embriões humanos são utilizadas com a finalidade de estudo, a de Kyoto, no Japão (Figura 3.1) e, a mais utilizada, a do Carnegie Institute of Washington, nos EUA (Figura 3.2).

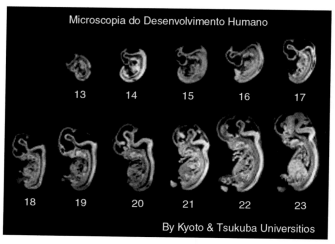

Figura 3.1 Classificação de Kyoto do desenvolvimento embriológico.

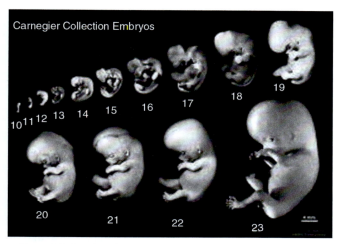

Figura 3.2 Classificação de Carnegie do desenvolvimento embriológico.

Várias são as maneiras de classificação do desenvolvimento embrionário. Em 1914, Mall avaliou fotografias externas de 266 embriões humanos medindo de 2 a 25mm e os classificou em 14 estágios. Em 1940, seu sucessor, George L. Streeter, aumentou consideravelmente a coleção de imagens e criou o sistema de classificação *Horizons*, compilado da geologia e da arqueologia, criando um sistema mais flexível que levava em consideração múltiplos critérios morfológicos. Em 1970, Ronan O'Rahilly estendeu e revisou os *Horizons* e estabeleceu as bases do atual sistema de Carnegie (Tabela 3.1).

Os primeiros dias da gestação, desde a fecundação até o 14º dia, não podem ser observados por meio da ultrassonografia. A fecundação ocorre na trompa e, por volta do 17º dia de atraso menstrual, o concepto atinge a cavidade endometrial contendo cerca de 12 a 15 células no estágio chamado de mórula.

Tabela 3.1 O'Rahilly & Müller – Idades de acordo com os estágios de Carnegie

Estágio Carnegie	Maior comprimento (mm)	Idade estimada em dias (dias após a fecundação) 2011	Idade estimada em dias (dias após a fecundação) 2006	Idade estimada em dias (dias após a fecundação) 2010
1	0,1 a 0,15	1	(dias pós-fecundação)	1
2	0,1 a 0,2	2 a 3	–	2 a 3
3	0,1 a 0,2	4 a 5	–	4 a 5
4	0,1 a 0,2	6	–	6
5	0,1 a 0,2	–	–	–
5a	0,1	7 a 8	–	7 a 8
5b	0,1	9	–	9?
5c	0,15 a 0,2	11 a 12	–	11 a 12?
6	0,2	17	–	16 a 18?
6a	–	–	–	–
6b	2	–	–	–
7	0,4	19	–	18 a 21?
8	1,0 a 1,5	–	23	21 a 25
8a	–	23	–	–
8b	–	23	–	–
9	1,5 a 2,5	25	25	25 a 27
10	2 a 3,5	28	28	28 a 30?
11	2,5 a 4,5	29	29	28 a 30
12	3 a 5	30	30	29 a 31
13	4 a 6	32	32	30 a 33
14	5 a 7	33	33	33 a 35
15	7 a 9	36	36	35 a 37
16	8 a 11	38	39	37 a 40
17	11 a 14	41	–	39 a 42
18	13 a 17	44	44	42 a 45
19	16 a 18	46	46	45 a 47
20	18 a 22	49	49	47 a 50
21	22 a 24	51	51	49 a 52
22	23 a 28	53	53	52 a 55
23	27 a 31	56	56	53 a 58

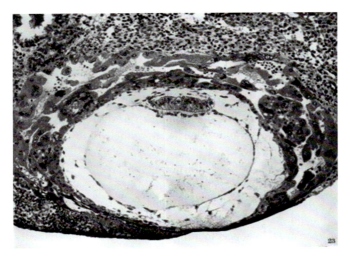

Figura 3.3 Blastocisto implantado no endométrio – estágio 5 de Carnegie.

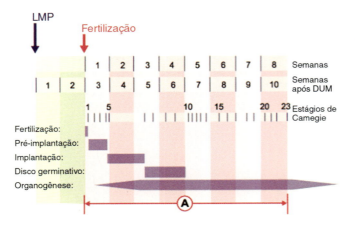

Figura 3.4 Correlação da idade gestacional pela data da última menstruação (DUM) e a fertilização.

A partir do 20º dia de gestação, a mórula evolui para a forma de blastocisto e se implanta completamente no endométrio. Nesse período se observa, à ultrassonografia, apenas um espessamento endometrial, representado pelas alterações deciduais, com a ecogenicidade aumentada e com fluxo trofoblástico intenso, de baixa resistência e altas velocidades. Essa fase corresponde ao final do quinto estágio de Carnegie (Figuras 3.3 e 3.4).

OBJETIVOS DA AVALIAÇÃO ULTRASSONOGRÁFICA ENTRE A QUARTA E A DÉCIMA SEMANA

Os primeiros sinais ultrassonográficos são observados na quarta semana de gestação, correspondendo ao 14º dia de concepção. A partir desse momento é possível observar, à ecografia transvaginal de alta resolução, imagem anecoica com halo hiperecogênico, localizada normalmente na metade apical da cavidade endometrial, correspondendo ao saco gestacional.

De acordo com as recomendações da ISUOG, no 25º Congresso Mundial sobre Ultrassonografia em Obstetrícia e Ginecologia, realizado em Montreal, no Canadá, a ecografia obstétrica precoce deverá ser realizada, sempre que possível, pela via transvaginal, entre a quarta e a décima semana, com os objetivos de:

1. Constatar a aparência normal do saco gestacional (SG), da vesícula vitelina (VV) e do embrião.
2. Calcular o diâmetro médio do SG através das medidas de sua área anecoica nos três planos ortogonais. Medir o diâmetro craniocaudal do embrião e calcular a idade gestacional.
3. Observar os critérios de viabilidade da gestação, principalmente pela aferição do número de batimentos cardíacos, e aplicar a terminologia correta nos casos com gestação inviável.
4. Fazer o diagnóstico de condições que podem colocar a vida da mãe em risco, como a gravidez ectópica e as gestações de localização incerta.
5. Definir o papel do hormônio gonadotrofina coriônica humana (HCG) e da progesterona no seguimento das gestações de localização incerta.
6. Suspeitar e conduzir as doenças trofoblásticas gestacionais.

Saco gestacional

O SG surge aproximadamente no 31º dia de gestação (idade gestacional), durante a avaliação por ultrassonografia transvaginal, como uma coleção líquida anecoica no interior da cavidade endometrial, arredondada ou elíptica, circunscrita por um halo hiperecogênico composto pelo complexo córion-decídua (Figuras 3.5 e 3.6).

Normalmente, o SG não pode ser visualizado pela via abdominal antes do 35º dia de gestação (Tabela 3.2). Localiza-se na metade apical da cavidade uterina, implantado excentricamente ao canal endometrial, dentro da decídua. O diâmetro do SG é de 2mm na quarta semana e cresce cerca de 1mm por dia no início da gravidez.

A medida do SG é realizada com a imagem posicionada no centro da tela, com a maior magnificação possível, posicionando-se o *caliper* na borda interna da parede do SG e considerando-se a média das medidas realizadas nos três planos ortogonais.

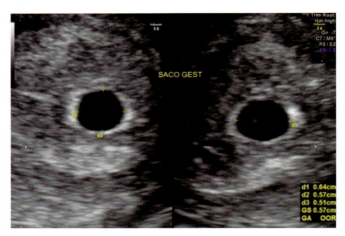

Figura 3.5 Saco gestacional inicial com halo hiperecogênico.

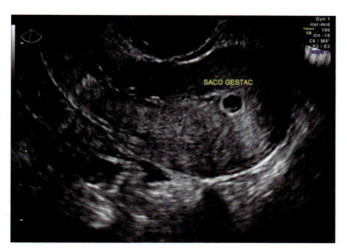

Figura 3.6 Saco gestacional implantado no terço superior da cavidade endometrial.

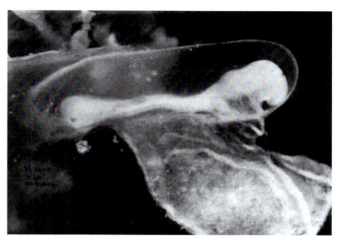

Figura 3.7 Embrião de 7 semanas com cavidade amniótica dorsal e VV ventral.

Equipamentos que contam com tecnologia 3D podem fazer o cálculo do volume e do diâmetro automaticamente, utilizando-se da ferramenta SonoAVC para o cálculo de folículos ovarianos.

Nessa fase, o diagnóstico do SG pode ser confundido com artefatos de técnica que levam à exclusão dos seguintes diagnósticos diferenciais: cistos de Naboth cervicais profundos, pseudossaco gestacional e cistos deciduais.

Vesícula vitelina

A vesícula vitelina (VV) é a primeira estrutura observada dentro do SG e confirma indubitavelmente a gestação com valor preditivo positivo de 100%. Origina-se a partir da VV primária, que dá origem à VV secundária entre o 25º e o 28º dia da gestação.

A VV pode ser visualizada a partir da quinta semana de gestação, cerca de 3 a 5 dias antes do embrião, mas só deverá ser indubitavelmente visível pela via transvaginal quando o diâmetro médio do SG for de 8mm e corresponder a uma gestação de 5 semanas e meia. Quando avaliada pela via abdominal, a VV deverá ser visualizada a partir da sétima semana, quando o saco gestacional mede 20mm ou mais (Tabela 3.2).

À ultrassonografia, a VV é representada como uma estrutura extra-amniótica esférica com o centro sonolucente e bordas hiperecogênicas, conectada centralmente ao intestino médio do embrião através do ducto vitelino, sendo responsável pela nutrição embrionária no início de seu desenvolvimento.

O número de VV observadas na ecografia está associado ao de cavidades amnióticas e ajuda a determinar a amniocidade das gestações gemelares.

A VV mede cerca de 2mm quando observada inicialmente e cresce cerca de 0,1mm por dia até a décima semana de gestação, atingindo um diâmetro máximo de 6mm. Ao longo do desenvolvimento embrionário, à medida que o âmnio e o embrião crescem, a VV se distancia do ventre embrionário e é ocultada pelo desaparecimento da cavidade celômica entre 12 e 16 semanas de gestação (Figura 3.7).

Atividade cardíaca

O tubo cardíaco corresponde a um conjunto de células contráteis que formarão o coração fetal e que ja apresentam movimentos rítmicos correspondentes aos batimentos cardíacos fetais (BCF), que podem ser visualizados simultaneamente após a visualização do embrião entre o 36º e o 37º dia de gestação, quando o comprimento craniocaudal é de 5 a 6mm. O embrião pode ser observado como uma área de espessamento ecogênica junto à parede da VV entre o 34º e o 35º dia de gestação.

Tabela 3.2 Regras práticas para gestação precoce

	Ultrassonografia transvaginal		Ultrassonografia abdominal	
	Idade gestacional	Medida	Idade gestacional	Medida
Saco gestacional	4ª semana	2mm	5ª semana	10mm
Vesícula vitelina	5ª semana	2mm	6ª semana	3mm
Coração	5ª semana + 4 dias	70bpm	6ª semana + 4 dias	110bpm
Comprimento craniocaudal	5ª semana + 3 dias	3mm	6ª semana + 3 dias	6mm
Movimento	7ª semana	–	7ª semana	–

bpm: batimentos por minuto.

A frequência cardíaca embrionária inicial é relativamente lenta, de cerca de 100 a 115bpm por volta da sexta semana de gestação. Atinge frequências médias de 144 a 176bpm por volta da oitava semana e, a partir da 12ª semana, os valores caem para médias entre 150 e 160bpm.

Cavidade amniótica

O número de VV corresponde à quantidade de cavidades amnióticas, e a amniocidade das gestações gemelares iniciais pode ser determinada pela descrição das VV.

A cavidade amniótica é visibilizada a partir de 5 semanas e 3 dias de gestação, quando o embrião ainda mede cerca de 2mm. À ultrassonografia, observa-se o *sinal da dupla bolha*, representado pelo âmnio e a VV mais ecogênica lado a lado. O âmnio é contíguo ao embrião, e a cavidade apresenta conteúdo líquido anecoico que envolve todo o dorso e as laterais do embrião, forçando seu dobramento ventral à medida que cresce.

A cavidade amniótica cresce linearmente ao comprimento craniocaudal (CCN) do embrião e ao final do terceiro trimestre, até a 16ª semana de gestação, o âmnio ocupa todo o celoma extraembrionário até se fundir à membrana coriônica (Figura 3.8).

No decesso embrionário precoce pode ocorrer a reabsorção do embrião e, nesse caso, observa-se apenas a cavidade amniótica vazia. Considera-se a ocorrência de gestação anembrionada quando o embrião não está visível e o diâmetro médio do SG é ≥ 25mm (Figura 3.9).

Placenta e cordão umbilical

A placenta primitiva já pode ser observada a partir de seu desenvolvimento. Aparece por volta da oitava semana de gestação como um anel hiperecogênico envolto do SG, que se torna assimétrico e espessado.

O cordão umbilical se desenvolve a partir de uma haste contendo vasos sanguíneos que se fundem com o ducto onfalomesentérico entre a sétima e a oitava semana de gestação (Figuras 3.10 a 3.13).

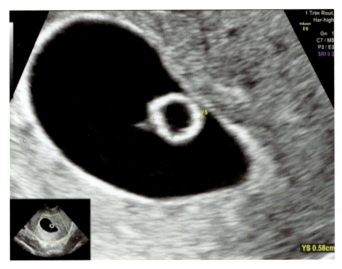

Figura 3.9 Gestação anembrionada.

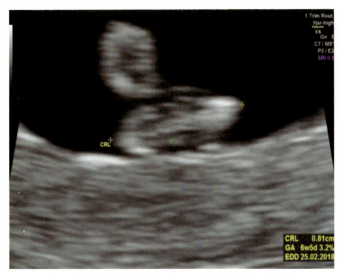

Figura 3.10 Embrião de 7 semanas e VV – medida do CCN.

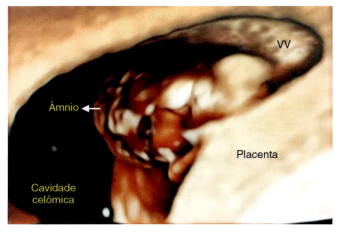

Figura 3.8 Imagem 3D da membrana amniótica e da cavidade celômica contendo vesícula vitelina (VV) e placenta primitiva.

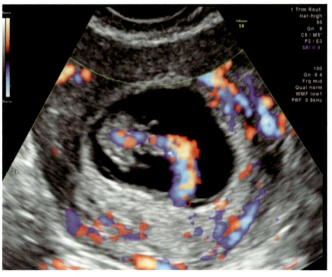

Figura 3.11 Cordão umbilical ao Power Doppler e vascularização trofoblástica.

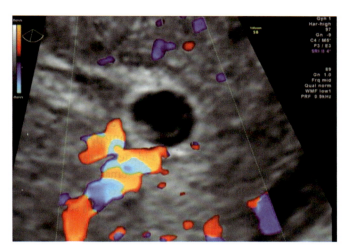

Figura 3.12 Vascularização trofoblástica.

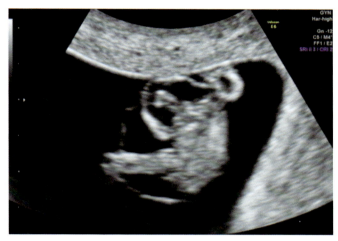

Figura 3.14 Visão sagital do cérebro primitivo e hérnia umbilical fisiológica.

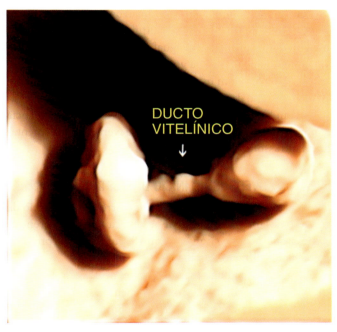

Figura 3.13 Varredura 3D do ducto vitelínico.

Embrião

Ecos embrionários poderão ser vistos como linhas ecogênicas ou área de espessamento ecogênico, surgindo a partir da borda da VV entre o 34º e o 35º dia de gestação.

Durante a sexta semana de gestação, entre o 38º e o 44º dia, há o fechamento do tubo neural, e a coluna espinhal pode ser visibilizada como duas linhas ecogênicas paralelas no dorso embrionário a partir da sétima semana. As três áreas anecoicas que formaram o cérebro primário – prosencéfalo, mesencéfalo e rombencéfalo – já podem ser vistas. O rombencéfalo não deve ser confundido com uma lesão cística do cérebro. O prosencéfalo formará o telencéfalo e o diencéfalo, que originarão os ventrículos laterais e o terceiro ventrículo, respectivamente. O metencéfalo e o mielencéfalo surgirão a partir do tronco cerebral (Figura 3.14).

Os lábios e o nariz só poderão ser contemplados à ecografia transvaginal no final do primeiro trimestre, mas as estruturas da face se desenvolvem a partir da quinta semana de gestação.

A cauda pode ser vista excedendo os membros inferiores por volta da sétima semana, período em que já poderão ser vistos ambos os brotos que corresponderão aos membros superiores e inferiores. Os pés estarão completamente desenvolvidos a partir da décima semana, e os dedos estarão formados ao final da oitava semana. A fisionomia do embrião assumirá uma aparência caracteristicamente humana a partir da décima semana, quando os membros já estarão alongados e os pés e as mãos poderão ser visibilizados ventralmente.

Os centros de calcificação óssea podem ser vistos inicialmente nos ossos claviculares e posteriormente na face, na calvária e nos ossos longos entre a sétima e a oitava semana.

É possível observar, na face ventral do tronco embrionário, herniação umbilical fisiológica preenchida por alças intestinais em formato de U, decorrente do crescimento do comprimento intestinal e do tamanho do fígado, que forçam para que o processo de rotação intestinal ocorra fora do abdome. Esse processo se inicia por volta da sétima semana e se estende até a 11ª semana, não devendo ser confundido com onfalocele ou gastrosquise.

Normalmente, os rins não podem ser visibilizados no início da gestação, mas a bexiga se torna visível a partir da oitava semana (Figura 3.15).

O tronco pode ser visto separadamente da cabeça a partir do 49º dia de gestação, e por volta da décima semana o tamanho da cabeça equivale quase à metade da massa embrionária. A calvária embrionária com os hemisférios cerebrais já divididos pode ser vista nessa fase.

A medida do comprimento que se estende entre a extremidade caudal do embrião e a região de sua nuca representa o principal parâmetro para o cálculo da idade gestacional até a nona semana e para a medida entre a extremidade caudal e a extremidade cefálica a partir da décima semana até o final do

de embrião com batimentos cardíacos visíveis após 2 semanas de observação de um SG sem VV ou 11 dias ou mais após ultrassonografia prévia em que se visualizou SG com VV.
- **Gravidez tópica de viabilidade incerta:** consiste em gestações iniciais com teste de gravidez positivo e com SG dentro do útero, mas ainda sem o registro de batimentos cardíacos embrionários. Situações em que há a presença de batimentos cardíacos, mas com queixa de dor, sangramento vaginal, presença de hematoma retrocoriônico e crescimento embrionário ou do tamanho médio do SG aquém do esperado para o tempo de evolução podem gerar dúvidas quanto à viabilidade da gestação. Sempre que houver dúvida quanto à viabilidade gestacional, é prudente solicitar uma nova ecografia em 7 dias.
- **Saco gestacional vazio:** SG sem estruturas visíveis em seu interior, apenas mínimos debris e sem batimentos cardíacos.
- **Perda fetal:** é considerada a perda fetal quando há a parada dos batimentos cardíacos embrionários, batimentos observados em exame ultrassonográfico prévio.
- **Aborto tardio ou perda gestacional precoce:** trata-se de evento observado após a constatação de gravidez intrauterina viável que, ao final do primeiro trimestre, evolui com parada dos BCF e/ou déficit de crescimento do CCN equivalente ou maior do que 1 semana. Também poderá ser considerada a persistência do SG vazio por mais de 12 semanas.
- **Gravidez ectópica:** trata-se de gestação confirmada pelos testes hormonais de gravidez e localização do SG em qualquer região, exceto no interior da cavidade endometrial. Pode ser tubária, ovariana, intersticial ou cornual, cervical e no local da cicatriz da cesariana (Figuras 3.16 e 3.17).
- **Gravidez heterotópica:** evento extremamente raro de acontecer naturalmente (1:30.000), mas que exibe alta incidência em mulheres submetidas a tratamentos de fertilização assistida (1:100 a 500). Trata-se de uma gravidez gemelar ectópica juntamente com outra eutópica.
- **Gravidez de localização indefinida:** gravidez confirmada por testes hormonais pelo sangue e urina, mas não visualizada ao exame ultrassonográfico (Tabela 3.5).

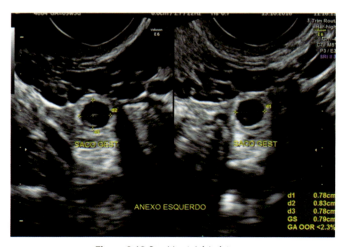

Figura 3.16 Gravidez tubária íntegra.

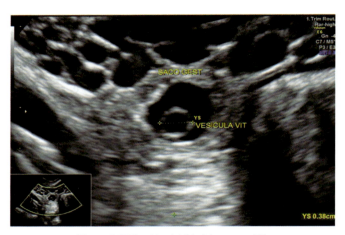

Figura 3.17 Gravidez tubária íntegra com VV.

Tabela 3.5 Protocolo para manejo de pacientes com gestação de localização indefinida

Progesterona nmol/L	β-HCG	Diagnóstico provável	Conduta
< 20	> 25	Aborto completo	Seguimento com β-HCG urinário ou sanguíneo
20 a 60	> 25	Gestação inviável ou ectópica com risco moderado	Dosagem de β-HCG sérico em 2 dias
> 60	< 1.500	Gravidez normal ou gravidez ectópica	USG se β-HCG esperado > 1.000
> 60	> 1.500	Gravidez ectópica com alto risco de rotura	Repetir USG no mesmo dia com *experts*

Fonte: Ultrasound Obstet Gynecol 2009; 33(6):704-10.

RECOMENDAÇÕES FINAIS PARA O ESTUDO ULTRASSONOGRÁFICO DE PRIMEIRO TRIMESTRE

- O estudo ultrassonográfico de primeiro trimestre visa à certificação da normalidade e do desenvolvimento do embrião, do SG e da VV a partir da quarta semana de atraso menstrual, preferencialmente pela via transvaginal.
- Deve-se estabelecer, dentro dos critérios terminológicos, a viabilidade da gestação.
- Em caso de dúvida a respeito da viabilidade gestacional, repete-se a avaliação ultrassonográfica em 1 semana.
- Durante a avaliação de primeiro trimestre é recomendável realizar uma varredura pélvica, do útero, dos ovários e dos anexos uterinos com a finalidade de diagnosticar uma gravidez ectópica ou heterotópica.
- Nas gestações de localização indeterminada, cabe lançar mão da dosagem de progesterona e do β-HCG quantitativo para o manejo adequado.
- Convém sempre suspeitar de gestação molar nos casos de sangramento acompanhado de tecido trofoblástico com aspecto peculiar e outros artefatos, como cistos tecaluteínicos, embrião de aspecto anormal e dosagem de β-HCG extremamente elevada.
- Em caso de dúvida quanto à localização da gestação, repete-se o exame ultrassonográfico em 2 dias.

Leitura complementar

American College of Obstetricians and Gynecologists (ACOG). Method for estimating due date. Obs Gynecol [Internet] 2014; 124(124):863-6. Disponível em: https://www.acog.org/-/media/Committee-Opinions/Co-mmittee-on-ObstetricPractice/co611.pdf?dmc =1&ts=20141218T06461298 88.

Campion EW, Doubilet PM, Benson CB, Bourne T, Blaivas M. Diagnostic criteria for nonviable pregnancy early in the first trimester. N Engl J Med [Internet] 2013; 369(15):1443-51. Disponível em: http://www.nejm.org/ doi/ abs/10.1056/NEJMra1302417.

Carnegie Foundation. The Carnegie Classification of Institutions of Higher Education [Internet]. Carnegie Found. Adv. Teach 2013; Disponível em: http:// classifications.carnegiefoundation.org/lookup_listings/institution.php

Day A, Sawyer E, Mavrelos D, Tailor A, Helmy S, Jurkovic D. Use of serum progesterone measurements to reduce need for follow-up in women with pregnancies of unknown location. Ultrasound Obstet Gynecol 2009; 33(6):704-10.

Farquharson RG, Jauniaux E, Exalto N. Updated and revised nomenclature for description of early pregnancy events. Hum Reprod 2005; 20(11):3008-11.

Hammond N. The Carnegie Maya: the Carnegie Institution of Washington Maya Research Program, 1913-1957. Antiquity 2008; 82(315):231-2.

Knez J, Day A, Jurkovic D. Ultrasound imaging in the management of bleeding and pain in early pregnancy. Best Pract Res Clin Obstet Gynaecol [Internet] 2014; 28(5):621-36. Disponível em: http://linkinghub.elsevier. com/retrieve/pii/S1521693414000601

Kurjak A, Pooh RK, Merce LT, Carrera JM, Salihagic-Kadic A, Andonotopo W. Structural and functional early human development assessed by three-dimensional and four-dimensional sonography. Fertil Steril. 2005; 84(5):1285-99.

O'Rahilly R, Müller F. Developmental stages in human embryos: Revised and new measurements. Cells Tissues Organs 2010; 192(2):73-84.

Ohuma EO, Papageorghiou AT, Villar J, Altman DG. Estimation of gestational age in early pregnancy from crown-rump length when gestational age range is truncated: the case study of the INTERGROWTH-21st Project. BMC Med Res Methodol [Internet] 2013;13:151. Disponível http://www.ncbi.nlm. nih.gov/pubmed/24314232%5Cnhttp://www.pubmedcentral.nih.gov/articlerender.fcgi?artid=PMC4029763.

Pooh RK, Kurjak A. Novel application of three-dimensional HDlive imaging in prenatal diagnosis from the first trimester. J Perinat Med 2015; 43(2): 147-58.

Pooh RK, Shiota K, Kurjak A. Imaging of the human embryo with magnetic resonance imaging microscopy and high-resolution transvaginal 3-dimensional sonography: human embryology in the 21st century. Am J Obstet Gynecol 2011; 204(1).

Pooh RK, Shiota K, Kurjak A. Imaging of the human embryo with magnetic resonance imaging microscopy and high-resolution transvaginal 3-dimensional sonography: Human embryology in the 21st century. Am J Obstet Gynecol 2011; 204(1).

Pooh RK. Neurosonoembryology by three-dimensional ultrasound. Semin Fetal Neonatal Med 2012; 17(5):261-8.

Salomon LJ, Alfirevic Z, Berghella V et al. Practice guidelines for performance of the routine mid-trimester fetal ultrasound scan. Ultrasound Obstet Gynecol 2011; 37(1):116-26.

Villar J, Cheikh Ismail L, Victora CG et al. International standards for newborn weight, length, and head circumference by gestational age and sex: the Newborn Cross-Sectional Study of the INTERGROWTH-21 st Project. Www-ThelancetCom 2014; 384:857-68.

CAPÍTULO 4

Ultrassonografia Morfológica do Primeiro Trimestre

Jesús Rodrigez Calvo
Danielle Bittencourt Sodré Barmpas
Robert Lachman

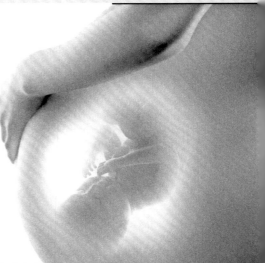

INTRODUÇÃO

Os objetivos primordiais do exame ultrassonográfico do primeiro trimestre são o estabelecimento da idade gestacional pela medida do comprimento cabeça-nádega (CCN) fetal, a detecção de gestações múltiplas e a determinação da corionicidade, por ser este o marcador prognóstico mais importante nessas gestações. Além disso, é possível e útil verificar os marcadores de anormalidades cromossômicas (espessura da translucência nucal [TN], fluxo no ducto venoso [DV], fluxo pela valva tricúspide e osso nasal).

A qualidade das imagens ultrassonográficas melhorou em anos recentes e essa melhoria encorajou os pesquisadores a incrementarem a detecção de anormalidades fetais até então não observáveis no primeiro trimestre. Em consequência, o exame ultrassonográfico do primeiro trimestre evoluiu mediante a inclusão de um inventário básico para o exame da anatomia fetal visando ao diagnóstico de anormalidades fetais que são letais ou se associam a deficiências graves, de modo que possam ser planejados acompanhamento e tratamento multidisciplinares e os pais possam ter como opção um término mais precoce e mais seguro da gestação nos países em que essa prática é legal.

O esforço para melhorar a detecção precoce de defeitos fetais não deve ser desencorajado pela ausência de opções de tratamento pré-natal, pois o exame da nuca proporciona a oportunidade de avaliação das anormalidades estruturais de maior gravidade, e há muitas vantagens no exame e da anatomia fetal no primeiro trimestre:

- A detecção precoce de uma anormalidade fornece mais tempo para a investigação e a decisão quanto às opções apropriadas de controle e tratamento.
- Em caso de detecção de uma anormalidade estrutural grave, pode-se oferecer a interrupção da gravidez sem a necessidade de outros testes invasivos, como a amostragem das vilosidades coriônicas ou a amniocentese.
- Possibilita a opção entre o término precoce e o tardio da gravidez com consequente diminuição nas complicações cirúrgicas e na morbidade psiquiátrica.
- Pode ajudar a proteger a privacidade da paciente se o casal optar pelo término da gravidez, pois esta, em geral, não é fisicamente evidente nesse estágio e muitos casais decidem retardar o anúncio para o final do primeiro trimestre.
- Pode identificar fetos com anormalidades que ocasionariam um aborto espontâneo, proporcionando a oportunidade de investigação da causa das anormalidades, como, por exemplo, por um cariótipo.
- A tranquilização quanto à normalidade é benéfica, especialmente em gestações de alto risco.

Segundo o conceito de "inversão da pirâmide de cuidados", introduzido pelo Professor Kypros Nicolaides em 2010, por ocasião do rastreio do primeiro trimestre há três subgrupos de anormalidades fetais: defeitos sempre detectáveis, defeitos potencialmente detectáveis e defeitos que até o momento não podem ser detectados.

As medidas padronizadas entre a 11ª e 13ª semana mais 6 dias de gestação são o CCN e a TN. A circunferência cefálica pode ser utilizada para o cálculo da idade gestacional a partir da 14ª semana. O mesmo corte sagital para obtenção da medida da TN entre 11 e 13 semanas mais 6 dias pode ser usado para identificar a população de alto risco para: espinha bífida aberta, anormalidades císticas da fossa posterior (malformações de Dandy-Walker), agenesia do corpo caloso e ferida labial e palatina.

Um levantamento anatômico detalhado torna possível aumentar a frequência de detecção entre 20 e 22 semanas, porém muitas estruturas anatômicas já podem ser identificadas entre 11 e 13 semanas de gestação. A visibilização dos detalhes depende de vários fatores, como tamanho fetal (45 a 84mm), via (transvaginal *vs.* transabdominal), compleição corporal materna, resolução do aparelho de ultrassonografia e treinamento do operador. Em muitos casos é possível obter uma avaliação fidedigna pela via transabdominal.

Há evidências de que uma TN aumentada constitui por si só um bom marcador dos defeitos fetais, uma vez que o risco de defeitos fetais específicos se encontra aumentado em fetos com TN aumentada. A frequência de anormalidades de maior gravidade é mostrada na Tabela 4.1 e foi descrita por Kypros Nicolaides. As anormalidades que se associam tipicamente a uma TN aumentada são defeitos cardíacos graves, hérnia diafragmática congênita, onfalocele, megabexiga, anomalias do pedículo corporal e anormalidades do esqueleto. Uma TN normal é vista tipicamente em fetos apresentando acrania, ventriculomegalia, holoprosencefalia, espinha bífida e gastrosquise.

EXAME ULTRASSONOGRÁFICO PRECOCE DE ANOMALIAS FETAIS

Podem ser comumente avaliadas as seguintes estruturas:

Cabeça e cérebro

A cabeça e o cérebro podem ser avaliados simultaneamente ao se medir o DBP. Em corte transverso é possível demonstrar o formato ovoide da cabeça fetal, o osso craniano intacto e a foice cerebral separando os dois hemisférios. Ambos os plexos coroides são proeminentes no início da gestação, enchendo quase que completamente os ventrículos laterais, por vezes de maneira ligeiramente assimétrica. Um corte sagital médio da cabeça fetal constitui a base para a medida da TN. Outras estruturas do cérebro fetal na fossa posterior também devem ser consideradas, como o quarto ventrículo, a translucência intracraniana (TI), a cisterna magna, o

Tabela 4.1 Associação entre translucência nucal aumentada e frequência de anormalidades fetais graves em fetos com cariótipo normal

Translucência nucal	Anormalidades fetais graves com cariótipo normal
< 95º percentil	1,6%
95º ao 99º percentil	2,5%
3,5 a 4,4mm	10%
4,5 a 5,4mm	18,5%
5,5 a 6,4mm	24,2%
> 6,5mm	46,2%

Fonte: Nicolaides K, 2004.

tronco encefálico e a razão tronco encefálico-osso occipital, as quais podem ser úteis para detecção precoce de espinha bífida aberta.

Face

A melhor maneira de visibilização da face é por um plano sagital médio (em perfil) em tomadas frontal e/ou coronal, demonstrando os olhos, e a maxila e a mandíbula.

Pescoço e coluna

A tomada padrão para a medida da TN é um plano sagital médio dorsoposterior ou dorsoanterior do feto. Se a transparência nucal se mostrar aumentada, tomadas transversais adicionais poderão ser úteis para uma avaliação mais detalhada. Uma TN aumentada está associada a risco elevado de anomalias fetais. O melhor meio de visibilização da coluna é por planos sagitais e transversos, porém muitas anomalias podem não ser detectadas entre 11 e 13 semanas mais 6 dias.

Coração e tórax

O coração, os pulmões e o tórax podem ser mais bem visibilizados com o corte das quatro câmaras. Os pulmões devem parecer simétricos com ecogenicidade homogênea e sem derrames. O coração ocupa cerca de um terço do tórax. É possível medir a frequência cardíaca.

A medida da TN e do fluxo através da valva tricúspide e no DV constitui um método de rastreamento para defeitos cardíacos fetais.

Os princípios básicos da ecocardiografia são os mesmos do exame ultrassonográfico do coração no segundo ou terceiro trimestre, porém o mapeamento do fluxo colorido tem papel mais importante no primeiro trimestre. Deve-se adotar uma abordagem sistemática que inclua a avaliação da posição e da orientação do feto, o exame do plano das quatro câmaras para avaliação do tamanho, da posição, do tamanho das câmaras e do pilar do coração, a avaliação da valva tricúspide e um movimento ascendente lento em direção à cabeça a partir do plano das quatro câmaras para a identificação das grandes artérias.

Avaliação da posição e orientação do feto

A posição da aorta abdominal e da veia cava inferior no nível do diafragma pode estar clara o bastante para determinação do *situs* atrial. O estômago e o ápice cardíaco podem ser sempre identificados e ambos devem estar à esquerda.

Exame do plano das quatro câmaras

Esse exame deve ser feito tanto em tomada apical como septal. O ápice cardíaco deve apontar para a esquerda e seu eixo deve estar em torno de 45 graus. O mapeamento do fluxo colorido deve delinear o fluxo para ambos os ventrículos e fornece uma indicação do tamanho ventricular.

Avaliação da valva tricúspide

A presença ou ausência de regurgitação tricúspide (RT) é determinada pelo Doppler de ondas pulsadas durante a quiescência fetal. A presença de RT é mais bem detectada por meio do mapeamento do fluxo colorido. Caso a RT seja vista em cores, posiciona-se um volume de amostra de 2 a 3mm acima da valva tricúspide em um corte de quatro câmaras apical de tal maneira que o ângulo em direção ao fluxo seja < 20 graus. O Doppler colorido vai demonstrar a direção do jato de regurgitação, que pode ter sua direção variando no átrio direito. A regurgitação tricúspide é diagnosticada caso cubra pelo menos metade da sístole e a uma velocidade máxima de > 80cm/s, pois o fluxo arterial aórtico ou pulmonar nessa etapa da gestação pode produzir uma velocidade máxima de 50cm/s. São exemplos de cardiopatias congênitas associadas à RT: defeito septal atrioventricular, anomalia de Ebstein e atresia pulmonar com septo ventricular intacto.

Movimento ascendente lento em direção à cabeça a partir do plano das quatro câmaras

O fluxo sanguíneo à esquerda aparece inicialmente no coração com conexões ventriculoarteriais concordantes e continua como a aorta, dirigido inicialmente para o ombro direito. A artéria pulmonar se origina do ventrículo direito em um nível ligeiramente superior e segue quase que diretamente em sentido posterior, em continuidade com o canal arterial. Em um nível ainda um pouco mais superior, o arco aórtico é visto próximo ao lado direito do canal arterial, no ponto em que os dois convergem para encontrar a aorta descendente em seu formato habitual de V. O mapeamento do fluxo colorido ajuda a delinear as grandes artérias.

A não visibilização das duas grandes artérias deve levantar a suspeita de uma anormalidade cardíaca. A identificação de um único vaso sanguíneo pode se associar ao diagnóstico de um tronco arterial comum, atresia ou coarctação grave da aorta, atresia pulmonar com septo ventricular intacto ou tetralogia de Fallot. É necessário excluir a transposição das grandes artérias caso não seja vista a relação de "cruzamento" normal entre a aorta e a artéria pulmonar.

Abdome

Tanto a tomada sagital como a transversal são importantes para avaliação da parede abdominal anterior e dos órgãos abdominais internos. Devem ser procurados os seguintes marcos: estômago, bexiga e parede abdominal intacta. Com o uso do Doppler colorido é possível visibilizar as artérias umbilicais em torno da bexiga. Ocasionalmente é possível visibilizar os rins e as glândulas suprarrenais. Uma onfalocele fisiológica pode ser notada em 9 a 11 semanas mais 4 dias.

Membros

Em geral, os membros podem ser demonstrados claramente. Deve-se verificar a presença de três segmentos e dos componentes ósseos de cada membro. Dígitos e artelhos podem ser visibilizados. Nesses casos podem ser contadas as falanges terminais dos dedos.

Placenta e líquido amniótico

Devem ser verificados o local e a morfologia da placenta. A corionicidade e a amnionicidade devem ser documentadas em casos de gestação múltipla. O diagnóstico de placenta prévia ou placentação anormal deve ser feito em estágio mais adiantado da gravidez. Com frequência, é possível a avaliação da inserção do cordão umbilical na placenta. O líquido amniótico se mostra habitualmente normal no início da gravidez.

TRATAMENTO DE ACHADOS ANORMAIS OU SUSPEITOS

Em fetos com anatomia anormal, porém com cariótipo normal com o uso da citogenética convencional, os pais devem ser aconselhados quanto à possibilidade da *Comparative Genomic Hibridization array analisys* (a-CGH). Se a TN estiver > 95º percentil, deve ser considerada a associação a síndromes genéticas e anormalidades estruturais, como defeito cardíaco. Nesses casos pode ser útil um exame para detectar anomalias entre a 16ª e a 20ª semana, incluindo a ecocardiografia fetal. O aconselhamento genético pode ajudar a identificar transtornos familiares de genes individuais que podem ser passíveis de sequenciamento na gravidez atual.

A importância das anomalias fetais diagnosticadas precocemente é por vezes de difícil predição, pois pode ocorrer a resolução ou o agravamento espontâneo da condição. O prognóstico pode ficar mais claro em exames seriados. Deve-se procurar obter a segunda opinião de um especialista e uma abordagem interdisciplinar.

ANORMALIDADES

A avaliação da anatomia fetal por meio do exame ultrassonográfico do primeiro trimestre tem limitações porque a anatomia se encontra em estágio inicial de desenvolvimento, mesmo em mãos experientes e com um exame sistemático. A paciente deve ser informada sobre as limitações e deve ser sempre recomendado rastreio do segundo trimestre em busca de anomalias.

Há três grupos diagnósticos importantes:

1. **Anormalidades sempre detectáveis:** uma ultrassonografia básica deve identificar todos os casos de anomalias do pedículo corporal, anencefalia, holoprosencefalia alobar, onfalocele, gastrosquise e megacistite:
   - A *anomalia do pedículo corporal (limb body wall complex)* se caracteriza pela presença de um defeito grave da parede abdominal por cifoescoliose grave e cordão umbilical curto, de modo que o feto está muito próximo da placenta. Sua incidência é de 1 a cada 7.500 fetos. A hipótese mais aceita é a de que seja causada por rotura precoce das membranas amnióticas, de modo que metade do corpo se encontra na cavidade amniótica e a outra metade na cavidade celômica.

- A *anencefalia* tem a acrania como característica patognomônica no primeiro trimestre. A aparência do cérebro pode ser normal ou demonstrar graus variáveis de distorção e rotura, porque o cérebro exposto degenera com o tempo devido ao ambiente nocivo. Essa é a anomalia que mais comumente afeta o sistema nervoso central, com incidência de 0,3 a 1 a cada 1.000 gestações. O risco de recorrência é de 1,9%, mas o uso do ácido fólico tem eficácia preventiva em 70% dos casos.
- A *holoprosencefalia alobar* é diagnosticada quando são observadas a fusão dos cornos anteriores dos ventrículos laterais e dos tálamos e a ausência do sinal da borboleta em um corte transversal do cérebro fetal após a décima semana de gestação, porque as estruturas da linha média não se desenvolvem antes disso. A prevalência é de 1 a cada 1.300 gestações. Em 66% dos casos diagnosticados no primeiro trimestre há uma aneuplodia subjacente, predominantemente a trissomia do cromossomo 13, mas também a do 18. O restante dos casos é euploide. O risco de recorrência é de 10% quando aneuploide e de 1% quando euploide. Por vezes, a cavidade ventricular única pode estar conectada posteriormente a uma grande estrutura cística: o saco dorsal. Três variedades podem ser distinguidas, dependendo do grau de pregueamento do córtex sobre a cavidade ventricular: panqueca, xícara e bola. Muitos dos fetos com holoprosencefalia grave vão evidenciar uma combinação de hipotelorismo, nariz chato e lábio/palato fendido mediano. A anomalia facial mais comumente encontrada na holoprosencefalia é o hipotelorismo, que tem como característica uma diminuição acentuada na distância entre as órbitas. A probóscide, que também se associa à holoprosencefalia, é um anexo com uma abertura única que não se comunica com as fossas nasais e pode ser encontrada acima (etmocefalia) ou abaixo das órbitas (cebocefalia). Com o uso de um modo 3D máximo foi demonstrado que os fetos portadores de holoprosencefalia têm ausência da sutura frontal com fusão do osso frontal.
- A *megacistite* é definida por um comprimento vesical de 7mm ou mais, é encontrada em aproximadamente 1 a cada 1.500 gestações, e em cerca de 30% dos casos há uma aneuploidia associada, principalmente trissomia do 13 ou do 18. No grupo euploide, o prognóstico depende do comprimento vesical; em 90% dos casos em que o comprimento vesical é < 16mm há resolução espontânea da megacistite, enquanto naqueles com comprimento vesical ≥ 16mm habitualmente há a progressão para uropatia obstrutiva grave.
- A *onfalocele* consiste em uma hérnia umbilical contendo alças intestinais e/ou fígado. Em aproximadamente metade dos fetos com onfalocele diagnosticada entre 11 e 13 semanas há uma aneuploidia associada, predominantemente a trissomia do 18. A associação à trissomia do 18 é mais provável quando estão incluídas apenas alças intestinais. No grupo euploide há a resolução espontânea da onfalocele em cerca de 95% dos casos em que o saco contenha apenas alças intestinais. Por outro lado, se o conteúdo incluir o fígado, a onfalocele persiste por toda a gravidez e torna necessária a correção cirúrgica no período neonatal. A onfalocele deve ser diferenciada da herniação intestinal fisiológica, que se inicia em torno da oitava semana de gestação e desaparece por volta da 12ª semana. Essa herniação fisiológica do trato digestório médio é considerada um achado sonográfico normal e é evidenciada por uma massa no local de inserção do cordão umbilical contendo alças intestinais, porém nunca o fígado, e em geral mede menos de 7mm. Uma onfalocele isolada ocorre em aproximadamente 0,5 a cada 10.000 nascidos vivos e parece ser mais comum em mulheres grávidas nos extremos da idade reprodutiva (< 20 anos e > 40 anos). Muitos dos fetos portadores de onfalocele (70% a 90%) apresentam anomalias associadas, metade das quais é constituída de defeitos cardíacos.
- A *gastrosquise* é um defeito da parede abdominal anterior através do qual o conteúdo abdominal faz protrusão livremente. Em consequência, alças intestinais flutuando livremente e não recobertas por membranas são visibilizadas durante o exame ultrassonográfico do primeiro trimestre. O risco de aneuploidias não está aumentado, mas a condição persiste em todos os casos durante toda a gravidez. A condição é mais comum na presença de idade materna < 25 anos. Cerca de 5% dos fetos portadores de gastrosquise apresentam outras anomalias estruturais associadas. A incidência dessa anomalia é de 0,5 a 4 a cada 10.000 nascidos vivos, sendo mais comum em crianças do sexo masculino. Em cerca de 60% dos casos as crianças nascem prematuramente. A gastrosquise raramente se associa a outras anomalias, porém rotação anômala e fixação anômala do intestino estão sempre presentes.

2. **Anormalidades até aqui indetectáveis e/ou com frequência muito baixa de detecção:** são em muitos casos defeitos potencialmente detectáveis entre 11 e 13 semanas e que antes só eram detectáveis durante o segundo ou o terceiro trimestre da gravidez. Incluem: microcefalia, agenesia do corpo caloso, ventriculomegalia, espinha bífida aberta, malformações císticas da fossa posterior como a malformação de Dandy-Walker, lábio e palato fendidos, tumores fetais, hidronefrose, lesões ecogênicas do pulmão, atresia duodenal ou do intestino delgado:

- *Microcefalia*, na ausência de holoprosencefalia ou de outros defeitos cerebrais, é comumente diagnosticada depois da 30ª semana em razão da pequena medida progressivamente desproporcional da circunferência cefálica fetal em relação ao restante da biometria.
- *Agenesia do corpo caloso.* O corpo caloso se desenvolve normalmente entre 14 e 19 semanas de gestação. A agenesia do corpo caloso, todavia, pode ser suspeitada por-

que em fetos apresentando essa condição, em comparação a fetos normais, o diâmetro mesencefálico é mais alto como expressão do terceiro ventrículo elevado, o diâmetro da foice é consequentemente menor e a razão diâmetro mesencefálico-diâmetro da foice é maior. Além disso, Conturso e cols. descreveram que é útil a visibilização direta da artéria pericalosa em uma abordagem combinada utilizando o Doppler colorido.

- A *ventriculomegalia secundária* a infecções ou hemorragias cerebrais congênitas se manifesta após o evento, habitualmente no segundo ou no terceiro trimestre. Entretanto, há evidências de que a maioria dos casos de ventriculomegalia pode ser potencialmente detectada entre 11 e 13 semanas com o uso de cortes transversais axiais.

- *Tumores fetais*, incluindo neuroblastomas, teratomas nasofaríngeos, cardíacos e sacrococcígeos, os quais se desenvolvem predominantemente depois do primeiro trimestre.

- Os *cistos ovarianos*, na maioria dos casos unilaterais, são causados pela estimulação do ovário fetal por gonadotrofinas fetais, estrógeno materno e gonadotrofina coriônica placentária e se desenvolvem habitualmente no terceiro trimestre da gravidez (> 28 semanas).

- A *malformação adenomatoide cística* e o *sequestro pulmonar* são lesões ecogênicas dos pulmões. A idade gestacional mais precoce relatada para o diagnóstico é de 16 semanas. Presumivelmente, a produção de líquido pulmonar e sua retenção no interior do pulmão em desenvolvimento anormal, acarretando hipogenicidade detectável, ocorrem somente após o início da fase canalicular do desenvolvimento pulmonar, na 16ª semanas.

- A *atresia duodenal* e a *obstrução intestinal* são diagnosticadas por meio da detecção de suas manifestações de polidrâmnio e da aparência de dupla bolha do estômago e do duodeno proximal no caso da primeira condição e de alças intestinais distendidas proximalmente à obstrução no caso da segunda. A distensão intestinal e o polidrâmnio se desenvolvem somente quando a quantidade de líquido amniótico deglutido supera a capacidade absortiva do estômago e do duodeno proximal, o que costuma ocorrer depois da 20ª semana.

- A *hidronefrose* decorrente de estenose ureteral ou refluxo vesicoureteral, em contraste com a ocasionada por obstrução uretral e que se manifesta inicialmente por megacistite, não se evidencia senão no segundo ou terceiro trimestre, uma vez que no início da gravidez a razão de produção fetal de urina é muito baixa para acarretar retenção no trato urinário inferior.

- O diagnóstico de *fendas faciais* se baseia na avaliação do triângulo retronasal (coronal) e do hiato maxilar (sagital). Foi descrito recentemente um novo marcador mensurável: o diâmetro palatino-maxilar, que está diminuído na maioria esmagadora dos casos quando se usa o plano sagital médio para a medida da TN.

- *Malformações císticas da fossa posterior*, como a malformação de Dandy-Walker, são suspeitadas nos casos em que uma fossa posterior anormal é observada na mesma tomada sagital média da face fetal utilizada para a medida da TN fetal e para a avaliação do osso nasal. Na 20ª semana, o quarto ventrículo e a cisterna magna se comunicam e são visíveis como um superventrículo aumentado. Isso se reflete em um tronco encefálico ligeiramente menor, uma medida do tronco encefálico-osso occipital (TEOO) aumentada, que reflete o complexo quarto ventrículo-cisterna magna, e, por conseguinte, em uma redução na razão do diâmetro do tronco encefálico para a distância do tronco encefálico ao osso occipital. A mesma aparência foi confirmada para todas as outras malformações císticas da fossa posterior, como a megacisterna magna, a hipoplasia do vérmis e o cisto da bolsa de Blake.

- A *espinha bífida aberta* é suspeitada nos casos em que uma fossa posterior anormal é observada na mesma tomada sagital média da face fetal empregada na medida da TN fetal e na avaliação do osso nasal. A espinha bífida aberta se associa à malformação de Arnold-Chiari II, que é supostamente uma consequência do vazamento de liquor cefalorraquidiano para a cavidade amniótica e de hipotensão nos espaços subaracnoides, levando ao deslocamento caudal do tronco encefálico e à obliteração da cisterna magna. Em casos de espinha bífida aberta, portanto, pode-se observar um desvio do cérebro posterior em direção ao osso occipital como sinal do vazamento de líquido. Isso se reflete em espessamento do tronco encefálico (TE), encurtamento da distância entre o tronco encefálico e o osso occipital e aumento da razão do diâmetro do TE para a distância tronco encefálico-osso occipital (TEOO). O sinal da linha única é visível na maioria desses casos devido ao colapso da cisterna magna. O estudo *Berlin-IT* mostrou que, usando-se como ponto de corte o 95º percentil, a razão TE-TEOO é o melhor marcador (frequência de detecção de 82%), seguida pela largura da cisterna magna (frequência de detecção de 74%). A medida isoladamente da TI apresentou frequência de detecção de menos de 50%. A detecção precoce da espinha bífida aberta é fundamental para o encaminhamento oportuno em uma época em que novas técnicas de reparo intrauterino estão evoluindo rapidamente, modificando o prognóstico dessas crianças.

3. **Anormalidades potencialmente detectáveis:** defeitos cardíacos, displasias ósseas, amputações de membros, defeitos abertos do tubo neural, agenesia renal, defeitos faciais, hérnias diafragmáticas e agenesia do canal venoso:

- A *agenesia renal bilateral* e os *rins multicísticos* são suspeitados nos casos em que a bexiga fetal não é visível em todo o exame ultrassonográfico. O líquido amniótico geralmente se mostra normal no primeiro trimestre, pois um oligoidrâmnio grave ou um anidrâmnio só se manifesta após a 16ª semana, com o aumento na produção urinária fetal.

- Os *defeitos cardíacos* são as mais frequentes anomalias congênitas, sendo 6,5 e quatro vezes mais comuns do que as aneuploidias e os defeitos do tubo neural, respectivamente. Além disso, são as principais causas congênitas de morte no primeiro ano de vida. Podem ser detectados no primeiro trimestre, caso seja realizado um exame detalhado do coração. Os defeitos cardíacos se associam frequentemente a anormalidades cromossômicas, porém 90% deles ocorrem em gestações de baixo risco. São suspeitados na presença de marcadores ultrassonográficos no exame do primeiro trimestre. Esses marcadores são: alta TN e fluxo sanguíneo anormal pela valva tricúspide e o DV. Uma TN elevada foi observada em cerca de 65% dos fetos com defeitos cardíacos diagnosticados no primeiro trimestre, e uma TN aumentada foi encontrada em 35% dos fetos com defeitos cardíacos graves. Contudo, alguns defeitos cardíacos são progressivos e podem não ser detectáveis entre 11 e 13 semanas mesmo por especialistas.
- Uma *displasia óssea letal* e uma *hérnia diafragmática* também podem ser reveladas mediante a presença de uma TN alta. A hérnia diafragmática, em virtude de congestão venosa na cabeça e no pescoço, seria observada unicamente naqueles casos em que a herniação das vísceras abdominais se dá no primeiro trimestre e não mais tardiamente na gravidez.
- A *agenesia do DV* é uma anomalia vascular no padrão de fluxo através do fígado fetal. O DV acelera o fluxo do sangue oxigenado entre a veia porta esquerda e a veia cava inferior, de modo que este chega ao átrio direito em alta velocidade, passa pelo forame oval para o lado esquerdo do coração e é desviado para a aorta ascendente. Isso aumenta a saturação de oxigênio no sangue que chega às coronárias e ao cérebro. A ausência do DV entre 11 e 13 semanas acontece em aproximadamente 1 a cada 2.500 gestações. Em mais da metade dos casos de ausência do DV, a TN fetal está acima do 95º percentil e mais de 40% dos fetos nesse grupo apresentam anormalidades cromossômicas. Em muitos fetos com TN abaixo do 95º percentil, por outro lado, a ausência do DV é um achado isolado e as gestações produzem crianças que nascem vivas e saudáveis.

CONSIDERAÇÕES FINAIS

Um exame ultrassonográfico inicial em busca de anomalias, realizado entre 11 e 14 semanas de gravidez, diagnostica efetivamente várias anormalidades fetais graves ou letais. Há uma busca científica ativa dos marcadores de anormalidades no primeiro trimestre da gravidez, visando melhorar a frequência de detecção. Todavia, há limitações técnicas e, como as anomalias fetais podem se manifestar em idades gestacionais variáveis, o exame ultrassonográfico padrão do segundo trimestre (18 a 21 semanas) continua a ser um complemento necessário do exame inicial para detectar anomalias. A detecção precoce das anomalias possibilita mais tempo para o encaminhamento a um especialista em unidades de Medicina Fetal e para o planejamento oportuno do acompanhamento e tratamento interdisciplinar, incluindo término mais precoce e mais seguro da gravidez em situações com suporte legal. Por outro lado, não se deve subestimar a importância da detecção precoce da normalidade para aliviar a ansiedade dos pais, especialmente daqueles que já tiveram filhos com anomalias. A detecção precoce das anomalias é um pilar de sustentação da inversão da pirâmide do cuidado pré-natal, especialmente em combinação com a avaliação do risco de parto prematuro, aborto, pré-eclâmpsia, restrição do crescimento fetal, macrossomia e diabetes gestacional. Entretanto, como muitos desses estudos pilotos acabaram de ser publicados, estudos prospectivos se fazem necessários para confirmar o valor desses achados em uma população sob rastreio.

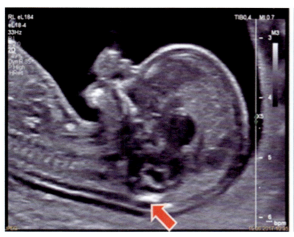 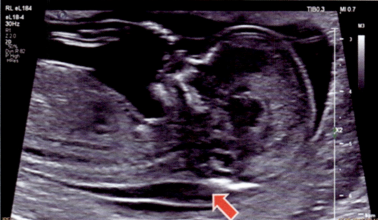

Figura 4.1 Plano sagital médio para medida da translucência nucal (TN). **A** Feto com TN normal. **B** Feto com TN > 3,5mm.

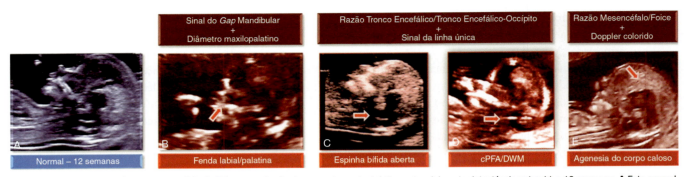

Figura 4.2 Plano sagital médio para a medida da TN com avaliação de marcadores de defeitos potencialmente detectáveis entre 11 e 13 semanas. **A** Feto normal. **B** Feto com lábio e palato fendidos e diâmetro palatino-maxilar encurtado. **C** Feto portador de espinha bífida aberta com aumento da razão TE-TEO e colapso da cisterna magna. **D** Feto em alto risco de malformação de Dandy-Walker com diminuição da razão TE-TEO e sinal da linha única. **E** Feto com agenesia do corpo caloso com aumento da razão do diâmetro mesencéfalo-foice > 1.

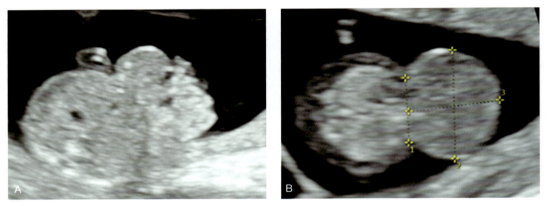

Figura 4.3 Plano axial no local de inserção do cordão umbilical na gastrosquise (**A**) e na exonfalia (**B**).

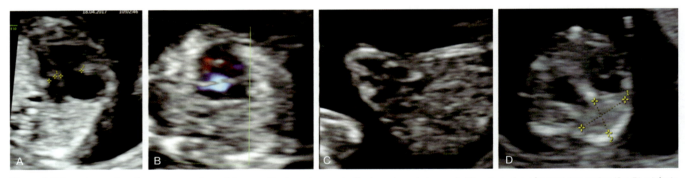

Figura 4.4 Plano das quatro câmaras anormais em feto com alto risco de coarctação da aorta e síndrome de hipoplasia das câmaras esquerdas (**A** e **B**) e hérnia diafragmática congênita (**C** e **D**).

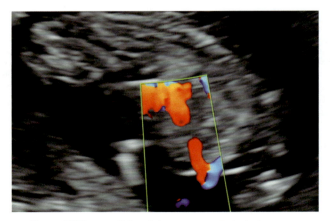

Figura 4.5 Plano sagital em feto com agenesia do ducto venoso.

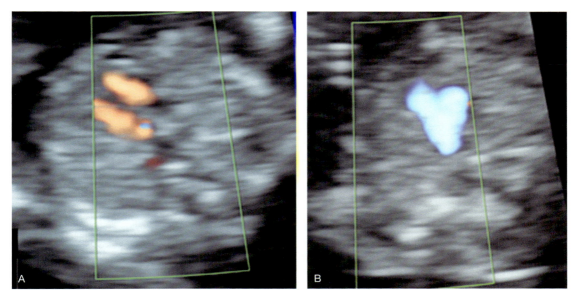

Figura 4.6 Avaliação do coração fetal mostrando plano de quatro câmaras normal (**A**), tomada da traqueia e três vasos (**B**).

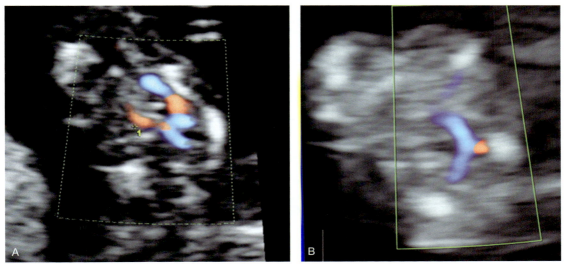

Figura 4.7 Artéria subclávia direita aberrante (**A**) e artéria subclávia direita normal (**B**).

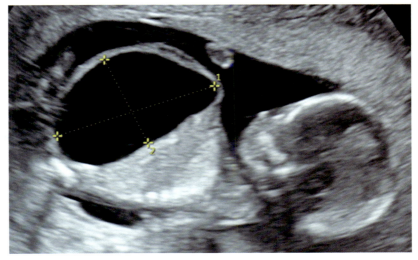

Figura 4.8 Avaliação da bexiga fetal utilizando o plano sagital médio, que mostra megabexiga.

Leitura complementar

Carvoretto P, Molina F, Poggi S, Davenport M, Nicolaides KH. Prenatal diagnosis and outcome of echogenic fetal lung lesions. Ultrasound Obstet Gynecol 2008; 32:769-83

Chaoui R, Orosz G, Heling KS, Sarut-Lopez A, Nicolaides KH. Maxillary gap at 11-13 weeks' gestation: marker of cleft lip and palate. Ultrasound Obstet Gynecol 2015 Dec; 46(6):665-9.

Chaoui R, Benoit B, Mitkowska-Wozniak H, Heling KS, Nicolaides KH. Assessment of intracranial translucency (IT) in the detection of spina bifida at the 11-13 week scan. Ultrasound Obstet Gynecol 2009 Sep; 34(3):249-52.

Chen FC, Gerhardt J, Entezami M, Chaoui R, Henrich W. Detection of Spina Bifida by First Trimester Screening – Results of the Prospective Multicenter Berlin IT-Study. Ultraschall Med 2017 Apr; 38(2):151-7.

Chromosomal microarray versus karyotyping for prenatal diagnosis. N Engl J Med 2012 Dec 6; 367(23): 2175-84.

Conturso R, Contro E, Bellussi F et al. Demonstration of the pericallosal artery at 11-13 weeks of gestation using 3D ultrasound. Fetal Diagn Ther 2015; 37(4):305-9.

Guraya SS. The associations of nuchal translucency and fetal abnormalities; significance and implications. J Clin Diagn Res 2013 May; 7(5): 936-41.

Kagan KO, Staboulidou I, Syngelaki A, Cruz J, Nicolaides KH. The 11-13 week scan: diagnosis and outcome of holoprosencephaly, exomphalos and megacystis.Ultrasound Obstet Gynecol 2010 Jul; 36(1):10-4.

Khalil A, Nicolaides KH. Fetal heart defects: potential and pitfalls of first trimester detection. Seminars in Fetal & Neonatal Medicine 2013; 18:251-60.

Lachmann R, Chaoui R, Moratalla J, Picciarelli G, Nicolaides KH. Posterior brain in fetuses with open spina bifida at 11 to 13 weeks. Prenat Diagn. 2011 Jan; 31(1):103-6.

Lachmann R, Picciarelli G, Moratalla J, Greene N, Nicolaides KH. Fronto-maxillary facial angle in fetuses with spina bifida at 11-13 weeks' gestation. Ultrasound Obstet Gynecol 2010.

Lachmann R, Schilling U, Brückmann D, Weichert A, Brückmann A. Isolated cleft lip and palate at 11-13 weeks. Paper presented at "17th FMF-World Congress in Fetal Medicine"; 2017 June 25-29th; Ljubljana, Slovenia.

Lachmann R, Sinkovskaya E, Abuhamad A. Posterior brain in fetuses with Dandy-Walker malformation with complete agenesis of the cerebellar vermis at 11-13 weeks: a pilot study. Prenat Diagn 2012 Aug; 32(8):765-9.

Lachmann R, Sodre D, Barmpas M, Akolekar R, Nicolaides KH. Midbrain and falx in fetuses with absent corpus callosum at 11-13 weeks.

Lachmann R. Correspondence regarding research letter published by Arigita et al. Prenat Diagn 2012 Feb; 32(2):201; author reply 202-3.

Liao AW, Sebire NJ, Geerts L, Cicero S, Nicolaides KH. Megacystis at 10-14 weeks of gestation: chromosomal defects and outcome according to bladder length. Ultrasound Obstet Gynecol 2003 Apr; 21(4):338-41.

Manegold-Brauer G, Oseledchyk A, Floeck A, Berg C, Gembruch U, Geipel A. Approach to the sonographic evaluation of fetal ventriculomegaly at 11 to 14 weeks gestation. BMC Pregnancy Childbirth 2016; 16:3.

Nicolaides K. Increased Nuchal translucency with normal karyotype. In: The 11-13+6 weeks scan. Fetal Medicine Foundation, London: 2004: 73.

Nicolaides KH. Screening for fetal aneuploidies at 11 to 13 weeks. Prenat Diagn 2011; 31:7-15.

Nicolaides KH. Turning the pyramid of prenatal care. Fetal Diagn Ther 2011; 29:183-196.

Pereira S, Ganapathy R, Syngelaki A, Maiz N, Nicolaides KH.Contribution of fetal tricuspid regurgitation in first trimester screening for major cardiac defects. Obstet Gynecol 2011 Jun; 117(6):1384-91.

Ren T, Anderson A, Shen WB et al. Imaging, anatomical, and molecular analysis of callosal formation in the developing human fetal brain. Anat Rec A Discov Mol Cell Evol Biol 2006; 288:191-204.

Robinson HP. Sonar measurement of fetal crown-rump length as means of assessing maturity in first trimester of pregnancy. BMJ 1973; 4:28-31.

Scheier M, Lachmann R, P troš M, Nicolaides KH. Three-dimensional sonography of the posterior fossa in fetuses with open spina bifida at 11-13 weeks' gestation. Ultrasound Obstet Gynecol 2011 Dec; 38(6):625-9.

Sepulveda W, Wong AE, Martinez-Ten P, Perez-Pedregosa J. Retronasal triangle: a sonographic landmark for the screening of cleft palate in the first trimester. Ultrasound Obstet Gynecol 2010 Jan; 35(1):7-13.

Staboulidou I, Pereira S, de Jesus Cruz J, Syngelaki A, Nicolaides KH. Prevalence and outcome of absence of ductus venosus at 11+0 to 13+6 weeks. Fetal Diagn Ther 2011; 30:35-40.

Syngelaki A, Chelemen T, Dagklis T, Allan L, Nicolaides KH. Challenges in the diagnosis of fetal non-chromosomal abnormalities at 11-13 weeks. Prenat Diagn 2011 Jan; 31(1):90-102.

The associations of nuchal translucency and fetal abnormalities; significance and implications. J Clin Diagn Res 2013 May; 7(5):936-41.

Von Kaisenberg C , Chaoui R, Häusler M, Kagan KO, Kozlowsky P. Quality requirements for the early fetal ultrasound assessment at 11-13+6 weeks of gestation. Ultraschall in Med 2016; 37:297-302.

Wye D, Benzie R. The value of screening for mayor fetal abnormalities during the nuchal translucency examination. Australas J Ultrasound Med 2009 Feb; 12(1):38-43.

CAPÍTULO 5

Rastreamento Bioquímico e Testes Não Invasivos para Aneuploidias

Jader de Jesus Cruz

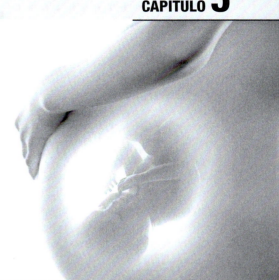

INTRODUÇÃO

O diagnóstico pré-natal de anomalias cromossômicas é estabelecido a partir de testes invasivos. Os dois principais exames são a biópsia de vilo corial (BVC), realizada entre 11 e 16 semanas, e a amniocentese, após as 16 semanas. No entanto, tanto a amniocentese como a BVC têm risco de aborto inerente à técnica, que corresponde a cerca de 0,1% a 0,5%. Por apresentarem algum risco de aborto, os testes invasivos devem ser reservados para as situações em que é identificado risco aumentado de problemas cromossômicos ou quando a gestante opta por esse teste ciente dos riscos envolvidos. Na gravidez, os testes de rastreamento para as trissomias mais comuns (trissomias dos cromossomos 21, 18 e 13) podem ser aplicados universalmente, uma vez que não representam riscos para a gestante ou para o feto.

Nos anos 1970, o principal método de rastreamento para aneuploidias era a idade materna. Na década de 1980, o rastreamento passou a ser realizado por meio de bioquímica do soro materno e do exame ultrassonográfico detalhado no segundo trimestre. Mais tarde, a ênfase foi direcionada para o primeiro trimestre, ao se perceber que a maioria dos fetos com trissomia 21 poderia ser detectada pela combinação entre a idade materna e a medida da espessura da translucência nucal (TN). Esse método de rastreamento, descrito por Kypros Nicolaides nos anos 1990, apresenta uma taxa de detecção de 80% para trissomia 21 com 5% de falso-positivo.

Nos últimos 20 anos, outros marcadores ultrassonográficos e bioquímicos foram descritos e incorporados ao rastreamento das trissomias 21, 18 e 13 no primeiro trimestre de gestação. A combinação desses vários marcadores tornou possível um teste de rastreamento entre 11 e 13 semanas mais 6 dias com taxas de detecção de cerca de 95% a 97% e com falso-positivo de 3% a 5%. Neste capítulo será discutido o impacto dos marcadores bioquímicos no rastreamento de aneuploidias entre 11 e 13 semanas mais 6 dias e de uma nova técnica de rastreamento, a pesquisa de DNA fetal livre no sangue materno.

MARCADORES BIOQUÍMICOS DE ANEUPLOIDIAS

As gestações com trissomias 21, 18 e 13 estão associadas a níveis alterados de vários metabólitos do complexo feto-materno. No segundo trimestre da gravidez é possível realizar o rastreio para essas alterações cromossômicas utilizando a combinação de idade materna, fração beta livre da gonadotrofina coriônica humana (β-HCG livre), alfafetoproteína (AFP), estriol (uE3) e inibina A (iA). Esse teste de rastreio tem taxa de detecção de cerca de 70% para um falso-positivo de 5%. No primeiro trimestre da gravidez, os principais marcadores bioquímicos utilizados são o β-HCG livre, a proteína plasmática A associada à gravidez (PAPP-A) e o fator de crescimento placentárco (PlGF).

Fração beta livre da gonadotrofina coriônica humana (β-HCG livre) e proteína plasmática A associada à gravidez (PAPP-A)

A concentração sérica de β-HCG livre e PAPP-A é diretamente influenciada por fatores maternos, como idade gestacional, peso, etnia, tabagismo e método de concepção, bem como por outros fatores técnicos, como tipo de equipamento utilizado no laboratório e reagentes para o teste. Por essa razão, o valor dosado no soro materno necessita ser convertido em múltiplos

Tabela 5.1 Níveis médios de β-HCG livre e PAPP-A corrigidos em MoM para as alterações cromossômicas mais comuns

	β-HCG livre (MoM)	PAPP-A (MoM)
Trissomia 21	2,0	0,5
Trissomia 18	0,2	0,2
Trissomia 13	0,3	0,3
Turner	1,2	0,5

da mediana (MoM) específicos para uma gravidez com as mesmas características. Por exemplo, em gestações euploides, mulheres que engravidam por fertilização *in vitro* têm níveis séricos de PAPP-A mais baixos do que gestantes que engravidam naturalmente, o que também serve para as mulheres que fumam. A não correção dos valores por esses fatores implicaria um aumento dos falso-positivos, uma vez que os níveis de PAPP-A são menores nessa população mesmo em fetos euploides.

Em gestações com trissomia 21, o β-HCG livre tem níveis duas vezes maiores do que os encontrados em gestações euploides. Essa diferença entre euploides e trissomia 21 é maior na 13ª do que na 11ª semana. Os níveis de PAPP-A em fetos com trissomia 21 são a metade dos encontrados em gestações euploides. A diferença entre euploides e trissomia 21 é maior na 11ª do que na 13ª semana para o PAPP-A. A discrepância entre euploides e trissomia 21 documentada nos níveis de PAPP-A na 11ª semana é mais significativa do que a presente nos níveis de β-HCG livre na 13ª semana; portanto, o desempenho do rastreio bioquímico é melhor na 11ª do que na 13ª semana. O rastreamento somente com os marcadores bioquímicos no primeiro trimestre pode identificar 65% dos fetos com trissomia 21 para uma taxa de falso-positivo de 5%, porém, quando associados à medida da TN, passam a apresentar uma taxa de detecção de 80% para os mesmos 5% de falso-positivo.

Nas trissomias 18 e 13, os níveis séricos de β-HCG livre e PAPP-A também estão alterados. Na trissomia 18, β-HCG livre e PAPP-A estão reduzidos a cerca de um quinto dos níveis encontrados em gestações euploides. Na trissomia 13, os níveis desses marcadores estão reduzidos a cerca de um terço dos valores normais (Tabela 5.1).

Fator de crescimento placentário (PlGF)

A ecografia realizada entre a 11ª e a 13ª semana mais 6 dias abrange muito mais do que o rastreamento de cromossomopatias. Existem cada vez mais evidências de que é possível realizar rastreios para outras condições materno-fetais simultaneamente ao rastreio de cromossomopatias com importante impacto na prevenção e no resultado da gravidez, como é o caso da pré-eclâmpsia. No rastreio para pré-eclâmpsia precoce, o PlGF é considerado um marcador importante, o qual também pode ser usado para aneuploidias, uma vez que se encontra reduzido em gestações com trissomia 21 quando comparado a fetos euploides.

Considerações

- A idade materna foi um marcador importante para aneuploidias no passado, mas hoje não se justifica a classificação de "alto risco" para gestantes com mais de 35 anos.
- Os marcadores bioquímicos (β-HCG livre e PAPP-A) devem ser solicitados, sempre que possível, para o rastreio de aneuploidias, uma vez que aumentam as taxas de detecção, ao mesmo tempo que reduzem as taxas de falso-positivo no rastreamento de aneuploidias.
- Os valores de β-HCG livre e PAPP-A devem ser convertidos em MoM, uma vez que são influenciados por fatores maternos e técnicos que são corrigidos com a conversão para MoM. O uso dos marcadores bioquímicos sem a conversão para MoM é um erro que deve ser evitado.
- É possível introduzir outros marcadores bioquímicos, como o PlGF. O impacto nas taxas de detecção e falso-positivos e o custo-benefício do uso desse marcador para o rastreio de aneuploidias devem ser mais bem avaliados. Para outros testes de rastreios como a pré-eclâmpsia, sua utilização e importância estão bem definidas.

Pesquisa de DNA fetal livre

Nos últimos anos foi desenvolvido um novo método de rastreamento para as principais anomalias cromossômicas (trissomias 21, 18 e 13), o qual se baseia na pesquisa de fragmentos de DNA fetal livres no sangue materno (cffDNA – *cell free fetal DNA*). O plasma das gestantes contém uma pequena porção de DNA livre de origem fetal, provavelmente proveniente da placenta. Esse DNA livre está presente na circulação materna a partir da quarta semana e representa, após a décima semana de gestação, mais de 4% de todo o DNA livre. Indetectável dentro de 2 horas após o parto, um teste pré-natal com base em cffDNA não é influenciado pelo DNA fetal de gestações anteriores. Estudos recentes demonstram que os testes de cffDNA podem detectar cerca de 99% dos casos de trissomia 21, 98% dos de trissomia 18 e 99% dos de trissomia 13 com taxas combinadas de falso-positivo de 0,13%. Essas taxas de detecção são superiores à de qualquer outro método de rastreio já utilizado (Tabela 5.2). Em gestações gemelares, os estudos atuais mostram resultados promissores, porém o cffDNA ainda não deve ser o principal método de rastreamento nessa população.

Tabela 5.2 Tabela comparativa do desempenho dos diferentes métodos de rastreamento de trissomia 21 na gravidez

	Taxas de detecção (%)	Taxas de falso-positivos (%)
IM	30	5
IM + TN + β-HCG e PAPP-A	90	5
IM + TN + OME + β-HCG e PAPP-A	93 a 96	2 a 3
cffDNA	99	0,1

IM: idade materna; TN: translucência nucal; OME: outros marcadores ecográficos (ossos nasais, regurgitação tricúspide, índice de pulsatilidade do ducto venoso); β-HCG: fração beta livre de gonadotrofina coriônica humana; PAPP-A: proteína plasmática A associada à gravidez; cffDNA: fragmentos de DNA fetal livres no sangue materno.

O cffDNA pode ser utilizado para rastrear outras trissomias, monossomias e alterações estruturais dos cromossomos (deleções e duplicações, como, por exemplo, 22q del). Todavia, a utilidade clínica dessa abordagem deve ser mais bem avaliada, uma vez que implica aumento significativo das taxas combinadas de falso-positivo do teste, bem como seu custo.

A principal limitação dos testes de cffDNA é a possibilidade de o teste não obter resultado em virtude da quantidade insuficiente de DNA fetal livre encontrada no sangue materno (chamado de fração fetal). Isso ocorre em cerca de 3% e 9% dos casos de gestações únicas e gestações gemelares, respectivamente. É possível a repetição do teste com uma nova coleta de sangue. Esse procedimento alcança taxa de sucesso de cerca de 99% para a obtenção do resultado. Cabe lembrar o risco maior de trissomias 18 e 13 quando há falha em obter o resultado, uma vez que esses casos têm uma fração fetal mais baixa. A falha no resultado não aumenta o risco de trissomia 21.

A fração fetal tem impacto significativo no desempenho do rastreio por cffDNA, ou seja, um teste em que a fração fetal seja de 4% tem taxa de detecção inferior à de um teste com fração fetal de 5% ou mais.

A fração fetal é inversamente proporcional ao índice de massa corporal da gestante e à idade materna, sendo mais baixa quando os valores de PAPP-A são baixos e nas gestações por técnicas de fertilização assistida.

Existem duas possibilidades de utilização do rastreio por cffDNA na prática clínica. A avaliação do DNA fetal livre no sangue materno poderá ser utilizada por todas as gestantes como rastreamento universal (Figura 5.1) ou ser um teste de rastreamento contingente (Figura 5.2) ou sequencial com base nos resultados do rastreio ou teste combinado (idade materna associada a marcadores ecográficos e bioquímicos).

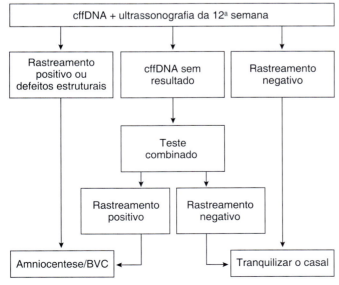

Figura 5.1 Rastreio universal.

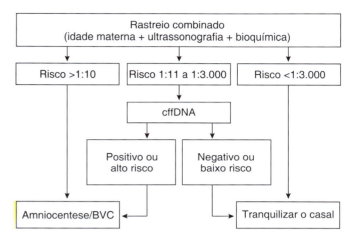

Figura 5.2 Rastreio contingente.

Rastreio universal

A principal vantagem do teste de cffDNA para rastreio universal consiste nas altas taxas de detecção para as trissomias 21, 18 e 13 (99%, 98% e 99%, respectivamente). Para essa forma de aplicação do teste a estratégia ideal consiste em coletar sangue materno na décima semana de gestação para cffDNA. O resultado desse teste está disponível no momento do exame ultrassonográfico do primeiro trimestre, idealmente realizado na 12ª semana de gestação. Essa estratégia tem como vantagem possibilitar o rastreamento combinado nos casos em que o rastreio por cffDNA falha por fração fetal insuficiente. A principal desvantagem dessa abordagem está no custo do teste de cffDNA, sendo possível que nos próximos anos esse método de rastreio tenha custos mais baixos, tornando mais acessível sua utilização universal.

É muito importante salientar que a utilização universal do rastreio por cffDNA não exclui a necessidade de um exame ecográfico detalhado entre 11 e 13 semanas, nem da avaliação dos marcadores ecográficos, principalmente a TN. Nessa fase, a ecografia desempenha muitos outros papéis além do rastreio de aneuploidias, como detecção de anomalias estruturais maiores (em que são importantes marcadores como TN e regurgitação tricúspide) e rastreio de condições maternas, como pré-eclâmpsia. O diagnóstico de uma malformação estrutural pode indicar um estudo invasivo para diagnóstico de anomalias cromossômicas ou genéticas independentemente do resultado do cffDNA. Também, em caso de medida da TN > percentil 99 deve ser considerado o estudo invasivo para diagnóstico independentemente do resultado do cffDNA, uma vez que esse grupo de fetos tem risco maior de apresentar outras alterações cromossômicas além das trissomias 21, 18 e 13, bem como síndromes genéticas.

Rastreio contingente

Nessa abordagem, o teste combinado de primeiro trimestre é usado para dividir a população em três grupos: o grupo de risco muito alto (≥ 1:10), o grupo de risco intermediário (1:11 a 1:3.000) e o grupo de baixo risco (< 1:3.000).

Para o grupo de alto risco (≥ 1:10) estaria indicada a realização de BVC ou amniocentese, se a grávida assim decidir. Para o grupo de baixo risco (< 1:3.000) o aconselhamento pode ser voltado para a tranquilização do casal em relação à baixa probabilidade de que o feto apresente uma das três principais anomalias cromossômicas. No grupo de risco intermediário (1:11 a 1:3.000) seria realizado o teste de cffDNA, e o teste invasivo estaria indicado apenas para os casos em que o teste de DNA fetal fosse positivo. Essa estratégia identificaria cerca de 96%, 95% e 91% dos fetos com trissomias 21, 18 e 13, respectivamente, com taxa global de falso-positivo de 1%. Ainda nesse grupo, para os casos em que o cffDNA não fornece um resultado, a decisão final de se proceder a um teste diagnóstico invasivo pode ser tomada com base no resultado do rastreio combinado realizado anteriormente.

A pesquisa do cffDNA como teste de contingência, após o rastreio combinado, mantém as principais vantagens da análise de DNA fetal livre, ou seja, aumento considerável da taxa de detecção com diminuição do falso-positivo, além de apresentar um custo significativamente menor. Além disso, mantém as vantagens da ultrassonografia do primeiro trimestre com rastreamentos de grandes defeitos fetais, pré-eclâmpsia e outras patologias materno-fetais.

Independentemente da estratégia utilizada, é importante lembrar que nos casos em que o rastreio por cffDNA é positivo os resultados devem ser sempre confirmados por um teste diagnóstico invasivo. Se o rastreio positivo em questão for o de trissomia 21, pode ser realizada a BVC. Caso o rastreio seja positivo para trissomia 13 ou 18, é aconselhável realizar uma ecografia detalhada com a finalidade de procurar as anomalias estruturais características dessas síndromes. Se as anomalias forem detectadas na ultrassonografia, a BVC poderá ser realizada. Na eventualidade de não haver anomalias estruturais, deve-se proceder à amniocentese com o objetivo de evitar resultados dúbios por mosaicismos confinados à placenta.

Um resultado negativo ou de baixo risco por cffDNA é tranquilizador e representa uma baixa probabilidade de o feto ser afetado pelas trissomias estudadas. O risco final específico de cada gravidez pode ser determinado ao se multiplicar o risco inicial pelo valor de verossimilhança negativo (VVN) para cada trissomia. A título de exemplo, podem ser utilizados os resultados obtidos por Gil e cols. em uma metanálise que avaliou mais de 200.000 gestações únicas, incluindo 1.963 casos de trissomia 21, 516 casos de trissomia 18 e 119 casos de trissomia 13. Nesse estudo, os VVN para as trissomias 21, 18 e 13 foram de 333, 56 e 100, respectivamente. Conhecendo esses valores, é possível determinar que, se uma gestante com risco de 1 em 100 para trissomia 21 (determinado por rastreamento combinado, por exemplo) fizer o teste de cffDNA e ele der um resultado negativo (ou baixo risco), ela passará a ter um risco final de 1 em 33.300 ($100 \times 333 = 33.300$ ou risco inicial $\times$ VVN = risco final). Essa mesma lógica pode ser aplicada para os resultados das trissomias 18 e 13, utilizando o devido fator de correção (VVN).

Considerações

- A pesquisa de cffDNA no sangue materno é um ótimo teste de rastreio, porém não substitui os testes diagnósticos (amniocentese ou BVC), e um resultado positivo deve ser sempre confirmado.
- A pesquisa de cffDNA não elimina a necessidade de ecografia entre 11 e 13 semanas mais 6 dias, uma vez que, além do diagnóstico de anomalias estruturais, ela possibilita o rastreio de outras condições materno-fetais, como a pré-eclâmpsia. A identificação de malformações fetais maiores também pode levar à indicação de testes diagnósticos invasivos mesmo quando o resultado do cffDNA é negativo.
- Existem duas estratégias para incorporar o cffDNA na prática clínica: o rastreio universal, utilizado por todas as gestantes como o método de primeira linha; e o rastreio contingente, em que as gestantes são selecionadas com base no teste combinado no primeiro trimestre (idade materna + ultrassonografia + bioquímica).
- É possível determinar o risco específico de cada gestante por meio da multiplicação do VVN com o risco *a priori*.

Leitura complementar

Akolekar R, Beta J, Picciarelli G, Ogilvie C, D'Antonio F. Procedure-related risk of miscarriage following amniocentesis and chorionic villus sampling: a systematic review and meta-analysis. Ultrasound Obstet Gynecol 2015; 45(1):16-26. doi:10.1002/uog.14636.

Ashoor G, Syngelaki A, Wagner M, Birdir C, Nicolaides KH. Chromosome-selective sequencing of maternal plasma cell–free DNA for first-trimester detection of trisomy 21 and trisomy 18. YMOB 2012; 206(4):322.e1-322.e5. doi:10.1016/j.ajog.2012.01.029.

Ashoor G, Syngelaki A, Wang E et al. Trisomy 13 detection in the first trimester of pregnancy using a chromosome-selective cell-free DNA analysis method. Ultrasound Obstet Gynecol 2012; 41(1):21-5. doi:10.1002/uog.12299.

Bevilacqua E, Gil MM, Nicolaides KH et al. Performance of screening for aneuploidies by cell-free DNA analysis of maternal blood in twin pregnancies. Ultrasound in Obstetrics & Gynecology 2015; 45(1):61-6. doi:10.1002/uog.14690.

Brizot ML, Snijders RJ, Bersinger NA, Kuhn P, Nicolaides KH. Maternal serum pregnancy-associated plasma protein A and fetal nuchal translucency thickness for the prediction of fetal trisomies in early pregnancy. Obstet Gynecol 1994; 84(6):918-22.

Cruz J, Cruz G, Minekawa R, Maiz N, Nicolaides KH. Effect of temperature on free β-human chorionic gonadotropin and pregnancy-associated plasma protein-A concentration. Ultrasound Obstet Gynecol. 2010; 36(2):141-6. doi:10.1002/uog.7688.

Cuckle H. cfDNA screening performance: accounting for and reducing test failures. Ultrasound Obstet Gynecol 2017; 49(6):689-92. doi:10.1002/uog.17492.

del Mar Gil M, Quezada MS, Bregant B, Syngelaki A, Nicolaides KH. Cell-free DNA analysis for trisomy risk assessment in first-trimester twin pregnancies. Fetal Diagn Ther 2014; 35(3):204-11. doi:10.1159/000356495.

Gil MM, Accurti V, Santacruz B, Plana MN, Nicolaides KH. Analysis of cell-free DNA in maternal blood in screening for aneuploidies: updated meta-analysis. Ultrasound Obstet Gynecol April 2017; 1-37. doi:10.1002/uog.17484.

Grati FR, Kagan KO. No test result rate of cfDNA analysis and its influence on test performance metrics. Ultrasound Obstet Gynecol October 2016. doi:10.1002/uog.17330.

Hui L, Teoh M, da Silva Costa F, et al. Clinical implementation of cell-free DNA-based aneuploidy screening: perspectives from a national audit. Ultrasound Obstet Gynecol 2015; 45(1):10-5. doi:10.1002/uog.14699.

Kagan KO, Hoopmann M, Abele H, Alkier R, Lüthgens K. First trimester combined screening for trisomy 21 with different combinations of placental growth factor, free β-human chorionic gonadotropin and pregnancy-associated plasma protein-A. Ultrasound in Obstetrics & Gynecology 2012; 40(5):530-5. doi:10.1002/uog.11173.

Kagan KO, Wright D, Nicolaides KH. First-trimester contingent screening for trisomies 21, 18 and 13 by fetal nuchal translucency and ductus venosus flow and maternal blood cell-free DNA testing. Ultrasound Obstet Gynecol 2014; 45(1):42-7. doi:10.1002/uog.14691.

Kagan KO, Wright D, Nicolaides KH. First-trimester contingent screening for trisomies 21, 18 and 13 by fetal nuchal translucency and ductus venosus flow and maternal blood cell-free DNA testing. Ultrasound Obstet Gynecol 2015; 45(1):42-7. doi:10.1002/uog.14691.

Madsen HN, Ball S, Wright D, et al. A reassessment of biochemical marker distributions in trisomy 21-affected and unaffected twin pregnancies in the first trimester. Ultrasound Obstet Gynecol 2010; 37(1):38-47. doi:10.1002/uog.8845.

Nicolaides KH, Spencer K, Avgidou K, Faiola S, Falcon O. Multicenter study of first-trimester screening for trisomy 21 in 75 821 pregnancies: results and estimation of the potential impact of individual risk-orientated two-stage first-trimester screening. Ultrasound Obstet Gynecol 2005; 25(3):221-6. doi:10.1002/uog.1860.

Nicolaides KH, Syngelaki A, Gil M, Atanasova V, Markova D. Validation of targeted sequencing of single-nucleotide polymorphisms for non-invasive prenatal detection of aneuploidy of chromosomes 13, 18, 21, X, and Y. Chitty LS, Bianchi DW (eds.) Prenat Diagn 2013; 33(6):575-9. doi:10.1002/pd.4103.

Nicolaides KH. A model for a new pyramid of prenatal care based on the 11 to 13 weeks' assessment. In: Chitty LS, Lau TK (eds.) Prenat Diagn 2011; 31(1):3-6. doi:10.1002/pd.2685.

Nicolaides KH. Screening for chromosomal defects. Ultrasound Obstet Gynecol 2003; 21(4):313-21. doi:10.1002/uog.128.

Nicolaides KH. Screening for fetal aneuploidies at 11 to 13 weeks. Prenat Diagn 2011; 31(1):7-15. doi:10.1002/pd.2637.

Ogilvie C, Akolekar R. Pregnancy loss following amniocentesis or CVS sampling-time for a reassessment of risk. J Clin Med 2014; 3(3):741-6. doi:10.3390/jcm3030741.

Poon LCY, Musci T, Song K, Syngelaki A, Nicolaides KH. Maternal plasma cell-free fetal and maternal DNA at 11-13 weeks' gestation: relation to fetal and maternal characteristics and pregnancy outcomes. Fetal Diagn Ther 2013; 33(4):215-23. doi:10.1159/000346806.

Quezada MS, Gil MM, Francisco C, Oròsz G, Nicolaides KH. Screening for trisomies 21, 18 and 13 by cell-free DNA analysis of maternal blood at 10-11 weeks' gestation and the combined test at 11-13 weeks. Ultrasound Obstet Gynecol 2015; 45(1):36-41. doi:10.1002/uog.14664.

Rolnik DL, Wright D, Poon LC et al. Aspirin versus placebo in pregnancies at high risk for preterm preeclampsia. N Engl J Med June 2017: doi:10.1056/NEJMoa1704559.

Salomon LJ, Alfirevic Z, Audibert F, et al. ISUOG updated consensus statement on the impact of cfDNA aneuploidy testing on screening policies and prenatal ultrasound practice. Ultrasound Obstet Gynecol 2017; 49(6):815-6. doi:10.1002/uog.17483.

Santorum M, Wright D, Syngelaki A, Karagioti N, Nicolaides KH. Accuracy of first-trimester combined test in screening for trisomies 21, 18 and 13. Ultrasound in Obstetrics & Gynecology. 2017; 49(6):714-20. doi:10.1002/uog.17283.

Sarno L, Revello R, Hanson E, Akolekar R, Nicolaides KH. Prospective first-trimester screening for trisomies by cell-free DNA testing of maternal blood in twin pregnancy. Ultrasound in Obstetrics & Gynecology 2016; 47(6):705-11. doi:10.1002/uog.15913.

Song K, Musci T, Caughey AB. Clinical utility and cost of non-invasive prenatal testing with cfDNA analysis in high risk women based on a U.S. population. J Matern Fetal Neonatal Med January 2013. doi:10.3109/14767058.2013.770464.

Spencer K, Nicolaides KH. A first trimester trisomy 13/trisomy 18 risk algorithm combining fetal nuchal translucency thickness, maternal serum free β-hCG and PAPP-A. Prenat Diagn 2002; 22(10):877-9. doi:10.1002/pd.420.

Spencer K, Ong CY, Liao AW, Papademetriou D, Nicolaides KH. First trimester markers of trisomy 21 and the influence of maternal cigarette smoking status. Prenat Diagn 2000; 20(10):852-3.

Spencer K, Souter V, Tul N, Snijders R, Nicolaides KH. A screening program for trisomy 21 at 10-14 weeks using fetal nuchal translucency, maternal serum free beta-human chorionic gonadotropin and pregnancy-associated plasma protein-A. Ultrasound Obstet Gynecol. 1999; 13(4):231-7. doi:10.1046/j.1469-0705.1999.13040231.x.

Spencer K, Spencer CE, Power M, Dawson C, Nicolaides KH. Screening for chromosomal abnormalities in the first trimester using ultrasound and maternal serum biochemistry in a one-stop clinic: a review of three years prospective experience. BJOG: An International Journal of Obstetrics & Gynaecology 2003; 110(3):281-6. doi:10.1046/j.1471-0528.2003.02246.x.

Spencer K, Staboulidou I, De Jesus Cruz J, Karagiannis G, Nicolaides KH. Maternal serum screening marker levels in women with a previous aneuploidy pregnancy. Prenat Diagn 2009; 29(13):1242-3. doi:10.1002/pd.2395.

Struble CA, Syngelaki A, Oliphant A, Song K, Nicolaides KH. Fetal fraction estimate in twin pregnancies using directed cell-free DNA analysis. Fetal Diagn Ther 2014; 35(3):199-203. doi:10.1159/000355653.

Tabor A, Philip J, Madsen M, Bang J, Obel EB, Nørgaard-Pedersen B. Randomised controlled trial of genetic amniocentesis in 4606 low-risk women. Lancet 1986; 1(8493):1287-93.

Tabor A, Vestergaard CHF, Lidegaard Ø. Fetal loss rate after chorionic villus sampling and amniocentesis: an 11-year national registry study. Ultrasound Obstet Gynecol 2009; 34(1):19-24. doi:10.1002/uog.6377.

Wright D, Spencer K, Kagan KK et al. First-trimester combined screening for trisomy 21 at 7-14 weeks' gestation. Ultrasound Obstet Gynecol 2010; 36(4):404-11. doi:10.1002/uog.7755.

Wright D, Wright A, Nicolaides KH. A unified approach to risk assessment for fetal aneuploidies. Ultrasound Obstet Gynecol 2015; 45(1):48-54. doi:10.1002/uog.14694.

CAPÍTULO 6

Rastreamento de Pré-Eclâmpsia e Restrição de Crescimento Intrauterino

Ana de Fátima de Azevedo Ferreira

INTRODUÇÃO

A pré-eclâmpsia (PE) e a restrição de crescimento intrauterino (RCIU) são causas importantes de mortalidade e morbidade perinatais. Acredita-se que as duas condições sejam consequências de inadequada invasão trofoblástica das artérias espiraladas maternas e da redução fisiológica da resistência vascular na circulação uteroplacentária. A PE acomete 2% a 3% de todas as gestações e nas últimas décadas tem sido exaustivamente estudada, principalmente para identificação das mulheres consideradas de alto risco para o desenvolvimento da doença, além do desenvolvimento de métodos de redução da incidência através de intervenção farmacológica, objetivos da assistência obstétrica moderna.

O método tradicional de rastreamento da PE consiste na identificação de fatores de risco de características demográficas maternas e da história clínica. Os dois protocolos mais utilizados para o rastreamento são o do National Institute for Health and Care Excellence (NICE) e o do American College of Obstetricians and Gynecologists (ACOG). No protololo do NICE, as mulheres são consideradas de alto risco quando apresentam um fator de risco alto ou dois fatores de risco moderado. Os fatores de alto risco são: história de doença hipertensiva em gestação anterior, doença renal crônica, doença autoimune, *diabetes mellitus* ou hipertensão crônica. Os fatores de risco moderado são: primeira gestação, idade materna ≥ 40 anos, intervalo entre as gestações < 10 anos, índice de massa corporal na primeira visita $\geq 35kg/m^2$ ou história familiar de PE.

O protocolo do ACOG considera como fatores de risco: nuliparidade, idade > 40 anos, índice de massa corporal

$\geq 30kg/m^2$, concepção por fertilização *in vitro,* história de gestação anterior com eclâmpsia, história familiar de PE, hipertensão crônica, doença renal crônica, *diabetes mellitus*, lúpus eritematoso sistêmico ou trombofilia. O método de rastreamento tradicional, utilizando características demográficas maternas e história médica, consegue identificar apenas 35% de todas as gestações com PE e aproximadamente 40% das PE pré-termo, com taxa de falso-positivo de 10%.

Como abordagem alternativa, a Fetal Medicine Foundation (FMF) desenvolveu um método de rastreamento que combina o risco inicial, utilizando as características maternas e a história médica (fatores maternos), com os resultados de várias medidas biofísicas e bioquímicas. Essa forma de rastreamento é capaz de detectar 100% das gestações que desenvolvem PE < 32 semanas, 75% das gestações com PE < 37 semanas e 43% das gestações com PE ≥ 37 semanas.

DESCRIÇÃO TÉCNICA, VANTAGENS E LIMITAÇÕES DO MÉTODO DIAGNÓSTICO

Rastreamento pela história materna

Várias características maternas e a história médica podem ser úteis no rastreamento de PE. O Quadro 6.1 mostra os fatores de risco maternos para PE.

Esses fatores de risco são importantes quando incorporados em uma fórmula matemática para cálculo de risco e em geral variam em se tratando de PE precoce ou tardia, o que leva a pensar na hipótese de que seriam desordens diferentes ou alternativamente uma desordem em espectro: quanto mais severa a doença, mais precoce a idade gestacional do parto.

Quadro 6.1 Fatores de risco reconhecidos para PE

PE prévia
PE prévia de início precoce e parto pré-termo < 34 semanas de gestação
PE em mais de uma gestação anterior
Doença crônica renal
Doença autoimune, como lúpus eritematoso sistêmico ou síndrome antifosfolípide
Trombofilia hereditária
Diabetes mellitus tipo 1 ou 2
Hipertensão crônica
Primeira gestação
Intervalo gestacional > 10 anos
Novo parceiro
Técnicas de reprodução assistida
História familiar de PE (mãe ou irmã)
Ganho excessivo de peso na gestação
Infecção durante a gestação
Doença trofoblástica gestacional
Gestação múltipla
Idade ≥ 40 anos
Etnia: nórdica, negra, sul-asiática e ilhas do Pacífico
Índice de massa corporal ≥ 35kg/m² na primeira consulta de pré-natal
Pressão arteria sistólica > 130mmHg ou pressão arterial diastólica > 80mmHg na primeira consulta de pré-natal
Aumento do triglicerídeo pré-gestacional
História familiar de doença cardiovascular de início precoce
Status socioeconômico baixo
Usuárias de cocaína e metanfetaminas
Não fumantes

Dentre os fatores que atuam como protetores contra o desenvolvimento de PE destacam-se a altura da mulher – quanto mais alta, menor o risco – e mulheres com gestação anterior sem história de PE.

Rastreamento por marcadores biofísicos

Doppler das artérias uterinas

O Doppler das artérias uterinas é um método não invasivo para o estudo da circulação uteroplacentária. Nas gestações normais, a impedância das artérias uterinas decresce com o avançar da gestação, provavelmente refletindo a invasão trofoblástica das artérias espiraladas e a conversão em vasos de baixa resistência. O achado de perfusão placentária deficiente, demonstrado pelo aumento do índice de pulsatilidade (IP) da artéria uterina, é associado ao desenvolvimento de PE, embasando a teoria de uma placentação inadequada.

Estudos iniciais no segundo trimestre de gestação já haviam demonstrado a relação do Doppler das artérias uterinas com o desenvolvimento de PE e RCIU. Em população não selecionada, o Doppler das artérias uterinas pode identificar aproximadamente 40% das gestações que desenvolverão PE e 20% das que desenvolverão RCIU. Tanto a técnica transabdominal como a transvaginal podem ser utilizadas para o rastreamento. O rastreamento no primeiro trimestre da gestação começou a ser adotado com o objetivo de promover uma avaliação precoce e, assim, iniciar um acompanhamento personalizado e adotar medidas farmacológicas eficazes para diminuir a incidência.

Para obter medidas com confiabilidade e acurácia, protocolos foram desenvolvidos pela FMF. No primeiro trimestre, utiliza-se preferencialmente a técnica transabdominal (Figura 6.1). Em corte sagital do útero, identificam-se o canal cervical e o orifício cervical interno; em seguida, o transdutor é gentilmente inclinado de lado a lado e o mapa de cor é utilizado para identificar a artéria uterina de cada lado no nível do orifício cervical interno. Coloca-se então o Doppler pulsado com o tamanho da amostra de 2mm para cobrir todo o vaso. O ângulo de insonação deverá ser < 30 graus e o pico de velocidade sistólica > 60cm/s.

Quando são obtidas três ondas similares consecutivas, procede-se à medida do IP. A média do IP é calculada após as medidas do IP das artérias uterinas direita e esquerda. O IP das artérias uterinas é influenciado por idade gestacional, idade materna, peso, origem racial e história de PE em gestação anterior; portanto, deve ser expresso em múltiplos da mediana (MoM) após todos esses fatores serem considerados. A utilização do IP da artéria uterina melhora a taxa de detecção de 41% para 44% para PE em geral, de 50% para 59% para PE < 37 semanas e de 58% para 70% para PE < 34 semanas, com taxa de falso-positivo de 10%. No primeiro trimestre, o Doppler da artéria uterina pela via transvaginal apresenta um IP maior em comparação com a via transabdominal e deve ser levado em consideração no momento do rastreamento e do cálculo do risco.

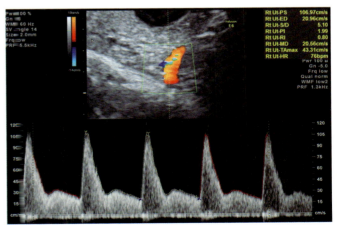

Figura 6.1 Dopplervelocimetria da artéria uterina direita por via abdominal.

Pressão arterial (PA)

A importância da aferição da PA não pode ser subestimada. A primeira aferição, durante o repouso, costuma ser a maior e vai decrescendo à medida que a paciente vai se familiarizando com o procedimento; portanto, uma série de medidas devem ser tomadas até que seja alcançada a estabilidade. O uso de esfigmomanômetro de mercúrio é considerado o padrão-ouro para monitorização não invasiva da PA, porém, por motivos de segurança (toxicidade do mercúrio), deve ser substituído por equipamentos automatizados validados para aferição da PA em gestantes.

As aferições devem ser realizadas com a gestante sentada em cadeira com as costas encostadas, pernas descruzadas e braços no nível do coração. O tamanho do manguito deverá ser adequado ao tamanho do braço, e as medidas devem ser feitas simultaneamente nos dois braços. São realizadas duas medidas em cada braço, e a média das quatro medidas é utilizada para o cálculo do risco. A pressão arterial média (PAM) é melhor preditora de PE do que a pressão sistólica ou diastólica. A PAM é influenciada por idade gestacional, idade materna, peso, altura, origem afro-caribenha, uso de cigarros, história familiar de PE, história prévia de PE, intervalo entre as gestações, hipertensão crônica e *diabetes mellitus*; portanto, a medida deve ser expressa em MoM após os ajustes desses fatores para o cálculo do risco. Os fatores maternos associados à PAM melhoram a taxa de detecção de 41% para 48% para PE em geral, de 50% para 60% para PE < 37 semanas e de 58% para 65% para PE < 34 semanas, com taxa de falso-positivo de 10%.

Quando, além dos fatores maternos, são utilizados os dois fatores biofísicos, para uma taxa de falso-positivo de 10%, é possível observar uma taxa de detecção de 52% para PE em geral, 70% para PE < 37 semanas e 80% para PE < 34 semanas.

Rastreamento por marcadores bioquímicos

Vários marcadores bioquímicos têm sido estudados para a predição de PE. Como se trata de uma desordem complexa, é possível que não exista um marcador único. Muitos dos marcadores disponíveis são derivados de uma placentação inadequada, resultado de uma má perfusão e secundária a uma invasão trofoblástica deficiente das artérias espiraladas. A isquemia causada pela má perfusão libera fatores inflamatórios e ocasiona ativação plaquetária, disfunção endotelial, disfunção renal materna e estresse oxidativo. Os dois marcadores mais estudados, e que têm mostrado resultados promissores na predição de PE precoce, são a PAPP-A (*pregnancy-associated plasma protein A*) e o PlGF (*placental growth factor*). A PAPP-A é uma proteína secretada pelo sinciciotrofoblasto com um importante papel no crescimento e desenvolvimento da placenta. A PE tem sido associada a níveis reduzidos de PAPP-A. Em gestações cromossomicamente normais, PAPP-A reduzida, abaixo do percentil 5, é encontrada em apenas 8%

a 23% das mulheres com PE; portanto, não tem boa acurácia como marcador isolado.

O PlGF é secretado pelas células trofoblásticas e integra a família do fator de crescimento endotelial vascular angiogênico, exercendo função na vasculogênese e na angiogênese. Tanto no primeiro como no segundo trimestre da gestação, a redução da concentração sérica do PlGF precede o início clínico da PE. As medidas tanto da PAPP-A como do PlGF precisam ser ajustadas de acordo com as características maternas e da gestação, assim como a máquina e os reagentes utilizados, para que apresentem boa acurácia. Os valores são expressos em MoM do normal.

Ao contrário do que ocorre com os marcadores biofísicos, os valores da PAPP-A e do PlGF são menores entre 11 e 13 semanas de gestação em mulheres que desenvolvem subsequentemente PE. Existe ainda uma significativa correlação linear positiva entre os valores de MoM desses marcadores e a idade gestacional em que ocorreu o parto.

O rastreamento por meio de fatores maternos e marcadores bioquímicos melhora a taxa de detecção de 41% para 48% para todas as PE, de 50% para 67% para PE antes de 37 semanas e de 58% para 77% para PE antes de 34 semanas, utilizando uma taxa de falso-positivo de 10%.

Uma das limitações do rastreamento atual é a dificuldade na obtenção de uma boa taxa de detecção de PE tardia. Enquanto a PE precoce está relacionada principalmente com fatores placentários com uma perfusão placentária deficiente, a PE tardia parece estar relacionada com outros fatores, como inflamação sistêmica materna. Múltiplos mecanismos da doença podem ser responsáveis pelo aparecimento de PE, e existe um padrão clínico comum caracterizado pela presença de hipertensão e proteinúria.

INDICAÇÕES E APLICABILIDADE CLÍNICA

O principal objetivo do rastreamento é determinar os grupos de risco que se beneficiariam de um acompanhamento adequado e de intervenção farmacológica para redução da prevalência da doença, bem como minimizar os eventos perinatais adversos para as gestações complicadas por PE, determinando o local e a época ideal do parto. O rastreamento universal estaria indicado, uma vez que já na primeira gestação é possível intervir de maneira adequada e minimizar os riscos na gestação atual.

CONSIDERAÇÕES FINAIS

Avanço considerável tem sido observado nas últimas décadas no sentido de melhorar o rastreamento e, consequentemente, reduzir a incidência de PE. Em uma metanálise que avaliou o uso diário de 50 a 150mg de ácido acetilsalicílico (AAS) antes de 16 semanas e após 16 semanas foi observada redução significativa tanto de PE como de RCIU quando a terapia foi iniciada antes de 16 semanas; a redução foi mais importante com o uso de doses maiores, ou seja, dose-dependente. Entretanto, não foi observada redução da incidência de PE quando a terapia for iniciada após 16 semanas. Em estudo recente duplo-cego, randomizado, comparando doses baixas de AAS (150mg/dia) e placebo, iniciadas entre 11 e 14 semanas até 36 semanas em gestantes de alto risco, foi observada importante redução da incidência de PE precoce (< 34 semanas), promovendo impacto considerável na assistência obstétrica atual. Outras drogas também estão associadas à redução de PE, como a metformina, utilizada em gestantes obesas não diabéticas. Muitos estudos estão em andamento, como o que avalia a utilização das estatinas na tentativa de reduzir a PE e seus desfechos.

Leitura complementar

Aardema MW, Oosterhof H, Timmer A, Rooy I, Aarnoudse JG. Uterine artery Doppler flow and uteroplacental vascular pathology in normal pregnancies and pregnancies complicated by preeclampsia and small for gestational age fetuses. Placenta 2001; 22:405-11.

ACOG. First-trimester risk assessment for early-onset preeclampsia. Committee opinion No. 638. Obstet Gynecol 2015; 126:e25-7.

Akolekar R, Syngelaki A, Poon L, Wright D, Nicolaides KH. Competing risks model in early screening for preeclampsia by biophysical and biochemical markers. Fetal Diagn Ther 2013; 33:8-15.

Albaiges G, Missfelder-Lobos H, Lees C, Parra M, Nicolaides KH.

Campbell S, Diaz-Recasens JD, Griffin DR et al. New Doppler technique for assessing uteroplacental blood flow. Lancet 1983; i:675-7.

Campbell S, Griffin DR, Pearce JM et al. New Doppler technique for assessing uteroplacental blood flow. Lancet 1983; i:675.

Cnossen JS, Vollebregt KC, de Vrieze N et al. Accuracy of mean arterial pressure and blood pressure measurements in predicting pre-eclampsia: meta-analysis and systematic review. BMJ 2008; 336:1117-20.

Granger JP, Alexander BT, Llinas MT, Bennett WA, Khalil RA. Pathophysiology of hypertension during preeclampsia linking placental ischemia with endothelial dysfunction. Hypertension 2001; 38:718-22.

Khong TY, De Wolf F, Robertson WB, Brosens I. Inadequate maternal vascular response to placentation in pregnancies complicated by pre-eclampsia and by small-for-gestational age infants. Br J Obstet Gynaecol 1986; 93:1049-59.

Krauss T, Pauer HU, Augustin HG. Prospective analysis of placenta growth factor (PIGF) concentrations in the plasma of women with normal pregnancy and pregnancies complicated by preeclampsia. Hypertens Pregnancy 2004; 23:101-11.

National Collaborating Centre for Women's and Children's Health (UK). Hypertension in pregnancy: the management of hypertensive disorders during pregnancy. London: RCOG Press, 2010.

Ogge G, Chaiworapongsa T, Romero R et al. Placental lesions associated with maternal underperfusion are more frequent in early-onset than in late-onset preeclampsia. J Perinat Med 2011; 39:641-52.

O'Gorman N, Wright D, Syngelaki A et al. Competing risks model in screening for preeclampsia by maternal factors and biomarkers at 11-13 weeks gestation. Am J Obstet Gynecol 2016; 214:103.e1-103.e12.

O'Gorman N, Nicolaides KH, Poon LC. The use of ultrasound and other markers for early detection of preeclampsia. Womens Health (Lond) 2016;12: 199-207.

O'Gorman N, Wright D, Poon LC et al. Multicenter screening for preeclampsia by maternal factors and biomarkers at 11-13 weeks' gestation: comparison to NICE guidelines and ACOG recommendations. Ultrasound Obstet Gynecol DOI: 10.1002/uog.17455.

One-stage screening for pregnancy complications by color Doppler assessment of the uterine arteries at 23 weeks' gestation. Obstet Gynecol 2000; 96: 559–64.

Papageorghiou AT, Yu CK, Bindra R, Pandis G, Nicolaides KH; Fetal Medicine Foundation Second Trimester Screening Group. Multicenter screening for pre-eclampsia and fetal growth restriction by transvaginal uterine artery Doppler at 23 weeks of gestation. Ultrasound Obstet Gynecol 2001 Nov; 18(5):441-9.

Papageorghiou AT, Yu CK, Cicero S, Bower S, Nicolaides KH. Second-trimester uterine artery Doppler screening in unselected populations: a review. J Matern Fetal Neonatal Med 2002; 12:78-88.

Plasencia W, Barber MA, Alvarez EE, Segura J, Valle L, Garcia-Hernandez JA. Comparative study of transabdominal and transvaginal uterine artery Doppler pulsatility indices at 11-13 + 6 weeks. Hypertens Pregnancy 2011; 30(4):414-20. doi: 10.3109/10641955.2010.506232. Epub 2010 Dec 21.

Plasencia W, Maiz N, Bonino S, Kaihura C, Nicolaides KH. Uterine artery Doppler at 11 + 0 to 13 + 6 weeks in the prediction of pre-eclampsia. Ultrasound Obstet Gynecol 2007; 30:742-9.

Poon LC, Zymeri NA, Zamprakou A, Syngelaki A, Nicolaides KH. Protocol for measurement of mean arterial pressure at 11–13 weeks' gestation. Fetal Diagn Ther 2012; 31:42-8.

Roberge S, Nicolaides K, Demers S, Hyett J, Chaillet N, Bujold E. The role of aspirin dose on the prevention of preeclampsia and fetal growth restriction: systematic review and meta-analysis. Am J Obstet Gynecol 2017; 216:110-20.e6.

Rolnik DL, Wright D, Poon LC et al. Aspirin versus placebo in pregnancies at high risk for preterm preeclampsia. N Engl J Med 2017; 377:613-22.

Syngelaki A, Nicolaides KH, Balani J et al. Metformin versus placebo in obese pregnant women without diabetes mellitus. N Engl J Med 2016; 374:434-43.

Wright D, Syngelaki A, Akolekar R, Poon LC, Nicolaides KH. Competing risks model in screening for preeclampsia by maternal characteristics and medical history. Am J Obstet Gynecol 2015; 213:62.e1-10.

CAPÍTULO **7**

Ultrassonografia Morfológica de Segundo Trimestre

Angélica Lemos Debs Diniz
Daniela Pereira da Silva

INTRODUÇÃO

O atendimento pré-natal vem sofrendo modificações importantes nas últimas décadas, o que se deve especialmente à inserção ativa do método ultrassonográfico como ferramenta complementar obrigatória na rotina pré-natal. Essas mudanças vêm ocorrendo em virtude da rápida melhoria da qualidade dos equipamentos de ultrassom e do acúmulo de experiência e aperfeiçoamento técnico dos profissionais envolvidos na execução desse exame.

A ultrassonografia de segundo trimestre, também denominada ultrassonografia morfológica, atualmente muito popular em nosso meio, visa avaliar minuciosamente todos os aspectos anatômicos fetais acessíveis ao método nessa fase. Esse exame deve objetivar a análise e a detecção das malformações maiores e de diversas outras consideradas sutis à ultrassonografia, o que tem como objetivo auxiliar o obstetra na condução do pré-natal. Cabe ressaltar que a ultrassonografia morfológica, além de promover o diagnóstico de malformações fetais, pode ser usada como método rastreador de cromossomopatias, bem como avaliar o bem-estar fetal e o ritmo de crescimento. O diagnóstico oportuno de malformações fetais é importante por possibilitar, em alguns casos, intervenções terapêuticas intraútero, planejamento individualizado de seguimento pré-natal, bem como orientação sobre o local ideal para a realização do parto, quando a assistência pós-natal necessária envolver hospital terciário com equipe multidisciplinar.

A ultrassonografia morfológica foi proposta com base nas observações relatadas no estudo RADIUS (*Routine Antenatal Diagnostic Ultrasound*), em 1994, onde foi detectado um número pequeno de casos com malformações fetais à ultrassonografia (cerca de 30% a 40% dos casos examinados), trazendo à tona a necessidade de uma discussão mais profunda sobre as melhorias do método. Outro estudo que teve impacto na consolidação da ultrassonografia morfológica de segundo trimestre foi o Eurofetus, publicado em 1999. Tratou-se de um projeto multicêntrico que envolveu 61 unidades de ultrassonografia obstétrica de 14 países europeus e analisou a precisão da ultrassonografia de segundo trimestre de rotina em populações não selecionadas. O método detectou mais da metade (56%) de 4.615 malformações, e 55% das anomalias grosseiras foram identificadas antes de 24 semanas de gestação.

Vale ressaltar que a ultrassonografia morfológica tem como base a observação ampla e mais completa possível das estruturas anatômicas fetais no segundo trimestre. A sistematização do exame é fundamental para a melhora do desempenho do examinador, bem como para otimizar o tempo de execução do procedimento. O protocolo do exame deve incluir avaliação da biometria, morfologia fetal e bem-estar, assim como o estudo do colo uterino materno.

QUAL O MELHOR PERÍODO PARA REALIZAÇÃO DA ULTRASSONOGRAFIA MORFOLÓGICA?

O momento ideal para realização da ultrassonografia morfológica é entre 18 e 24 semanas, quando o feto já atingiu a dimensão em que os órgãos serão visibilizados ao ultrassom. Além disso, nessa fase a cavidade amniótica é ampla em relação ao tamanho do feto, o que permite a movimentação ativa deste, otimizando a exposição das partes fetais para o estudo completo. O National Institute for Health and Clinical Excellence

(NICE), em 2008, recomendou a realização da ultrassonografia morfológica na população geral entre 18 semanas mais 7 dias e 20 semanas mais 7 dias. Segundo alguns autores, a sensibilidade diagnóstica das malformações fetais maiores parece ser maior quando se realiza o exame entre 20 e 24 semanas. Já em estudo prospectivo e randomizado que envolveu 1.366 mulheres não selecionadas submetidas à ultrassonografia obstétrica, divididas em três grupos (18, 20 ou 22 semanas), os autores concluíram que as datas ideais para execução do exame, com maior taxa de detecção de anomalias estruturais, foram na 20ª e 22ª semanas.

QUEM DEVE REALIZAR A ULTRASSONOGRAFIA MORFOLÓGICA?

Indivíduos que realizam rotineiramente exames ultrassonográficos obstétricos deveriam ter treinamento especializado para a prática da ultrassonografia morfológica em mulheres grávidas. No entanto, os requisitos para essa atividade podem variar de acordo com o país. A fim de alcançar os melhores resultados de exames de rastreamento de rotina, sugere-se que estes sejam realizados por médicos que preencham os seguintes critérios: sejam treinados no uso da ultrassonografia diagnóstica e nas questões de segurança relacionadas; realizem regularmente exames de ultrassom fetal; participem de atividades de educação médica continuada; tenham estabelecido padrões de referência apropriados para resultados suspeitos ou anormais.

QUAIS AS INDICAÇÕES, A APLICABILIDADE CLÍNICA E AS LIMITAÇÕES DA ULTRASSONOGRAFIA MORFOLÓGICA?

O desenvolvimento da ultrassonografia representou um dos maiores avanços tecnológicos para a medicina, em especial para a Obstetrícia, pois tornou possível a avaliação das estruturas fetais em seus detalhes anatômicos.

Um dos maiores progressos em Medicina Fetal nos últimos anos foi o aumento da sensibilidade do rastreamento ultrassonográfico de malformações fetais, principalmente em razão da melhoria dos equipamentos de ultrassom e do aperfeiçoamento técnico dos profissionais envolvidos.

Em cerca de 90% dos casos de fetos malformados não há qualquer fator de risco identificável. Portanto, o exame ultrassonográfico morfológico de segundo trimestre deve ser estendido a todas as gestantes, mesmo aquelas de baixo risco. Apesar da baixa incidência de malformações (2% a 6% dos nascidos vivos), estas são responsáveis por cerca de 30% das mortes perinatais em países desenvolvidos. Por isso, o objetivo principal da ultrassonografia obstétrica morfológica é orientar o pré-natalista quanto ao possível diagnóstico fetal, ao prognóstico fetal, ao planejamento de condutas obstétricas e à realização de procedimentos diagnósticos ou terapêuticos. Sua realização visa à avaliação do crescimento fetal, ao estudo detalhado da anatomia, ao diagnóstico de malformações, ao rastreamento sequencial de anomalias cromossômicas, ao rastreamento de trabalho de parto prematuro e, no caso das gestações gemelares, irá direcionar a forma de seguimento e tratamento dos fetos.

A sensibilidade da ultrassonografia na detecção de anomalias fetais depende de vários fatores, como experiência do examinador, tipo de equipamento ultrassonográfico empregado e dificuldades técnicas que envolvem a má qualidade de imagens obtidas nos exames realizados em gestantes obesas, como, por exemplo, posicionamento desfavorável do feto, alteração do líquido amniótico e gestação múltipla, dentre outras.

TÉCNICA DO EXAME

Como descrito previamente, o exame ultrassonográfico morfológico deve obedecer a uma sequência padronizada em três grandes passos: estudo dos territórios materno, fetal e anexos.

Território materno

O útero deve ser examinado com o intuito de identificar eventuais malformações ou massas miometriais. Quando diagnosticados, os miomas deverão ser medidos e suas topografias deverão ser citadas, uma vez que em alguns casos poderão obstruir o parto, bem como se deve descrever a presença de sinais de degeneração ou necrose.

Embora controverso, o estudo do colo uterino tende a adquirir importância nessa fase, já que o risco do trabalho de parto prematuro só poderá ser suspeitado nas primigestas, antes de sua expressão clínica, por meio da identificação de colo uterino encurtado. Há autores que sugerem a medida universal do colo uterino e a avaliação do *status* do orifício interno em conjunto com a ultrassonografia morfológica, de preferência pelo acesso transvaginal, com a bexiga vazia.

Território fetal

Não há dúvida de que o feto deverá ser o principal foco de atenção durante o exame, o qual deverá começar pelo polo cefálico, passando pelo tronco e finalizando pelas extremidades. A avaliação da apresentação, situação e dorso deve ser acompanhada pelo estudo da frequência cardíaca fetal e sua biometria com cálculo do peso em todos os exames.

Crânio

A regularidade, a integridade e o formato da calota craniana deverão ser avaliados na rotina, bem como a textura da mineralização óssea. O crânio tem formato oval, e o julgamento sobre o padrão do formato deverá ser fundamentado na visão subjetiva, bem como na análise do índice cefálico, que consiste na razão entre os diâmetros biparietal (DBP) e occipitofrontal (DOF) multiplicada por 100. A razão entre o DBP e o DOF situa-se normalmente entre 75% e 85%. Quando essa razão está aumentada, o crânio é denominado braquicefálico, ou seja, tende a ser arredondado, o que pode estar associado a fatores constitucionais ou a cromossomopatias, como a síndrome de Down. Quando a razão se encontra reduzida, denomina-se dolicocefalia, ou seja, tem formato mais ovalado, o que geralmente ocorre na apresentação pélvica e no oligoidrâmnio. As formas cranianas classicamente reconhecidas como anormais são o crânio em trevo, associado à displasia tanatofórica, e o crânio em limão, presente em casos de defeito de fechamento do tubo neural (síndrone de Arnold-Chiari tipo II) e em algumas cromossomopatias (Figura 7.1).

A integridade da superfície da calota craniana também deve ser cuidadosamente examinada, e nenhum defeito ósseo deve estar presente. As encefaloceles serão identificadas mediante a saída de tecido cerebral através do defeito ósseo craniano.

A biometria craniana é parte importante no julgamento sobre a normalidade e o ritmo de crescimento e deve ser embasada nas seguintes medidas: diâmetro biparietal, diâmetro occipitofrontal, circunferência craniana e índice cefálico. O diagnóstico de microcefalia é de extrema importância, em especial no Brasil, onde os arbovírus se encontram em fase endêmica, provocando a síndrome do Zika vírus, que tem como ponto alto a microcefalia.

Estruturas do sistema nervoso central

O cérebro sofre modificações fisiológicas e morfológicas ao longo dos três trimestres gestacionais, as quais serão identificadas no exame ultrassonográfico morfológico. No segundo trimestre, o cérebro começa a esboçar as primeiras circunvoluções e o aumento da massa cortical com rápida modificação da relação entre as dimensões dos ventrículos laterais e o córtex com o aumento progressivo deste último em relação ao primeiro. Na análise detalhada da anatomia das estruturas cerebrais, devem ser observados: formato, ecotextura, tamanho, posição, simetria, limites, regularidade, anormalidades estruturais e eventuais ausências de estruturas anatômicas.

As avaliações qualitativas do sistema nervoso central estão descritas a seguir e obedecem às diretrizes modificadas da International Society of Ultrasound in Obstetrics and Gynecology (ISUOG) publicadas *online* em 2016 (http://www.isuog.org).

Dois planos axiais possibilitam a visibilização das estruturas cerebrais relevantes para a avaliação da integridade anatômica do cérebro: o transventricular e o transcerebelar. Um terceiro plano, denominado transtalâmico, é frequentemente adicionado com o propósito principal de realizar a biometria. As estruturas que devem ser identificadas no exame rotineiro são os ventrículos laterais, o cerebelo e a cisterna magna e o *cavum* do septo pelúcido (CSP). O formato da cabeça e a textura cerebral também devem ser observados nesses planos.

Plano transventricular

Esse plano torna possível a identificação das porções anterior e posterior dos ventrículos laterais. A porção anterior dos ventrículos laterais (cornos anteriores ou frontais) aparece como duas estruturas com o formato de vírgula. Essas estruturas são preenchidas por fluido, apresentam paredes laterais bem delimitadas e são separadas medialmente pelo CSP, uma cavidade preenchida com fluido entre duas membranas delgadas. No final da gestação ou no período neonatal precoce essas duas membranas geralmente se fundem, formando o septo pelúcido. A não identificação do CSP à ultrassonografia morfológica pode levar à suspeita do diagnóstico de agenesia do corpo caloso e holoprosencefalia lobar.

A partir da 16ª semana de gestação, aproximadamente, a porção posterior dos ventrículos laterais (também conhecida como cornos posteriores) passa a ser na realidade um complexo formado pelo átrio que continua posteriormente com o corno occipital. O átrio é caracterizado pela presença do plexo coroide, o qual é intensamente ecogênico, enquanto o corno é preenchido com fluido. Em circunstâncias normais, o plexo coroide preenche quase completamente a cavidade do ventrículo no nível do átrio, localizando-se muito próximo a

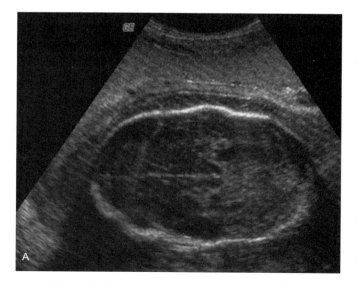
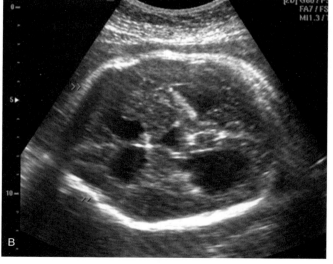

Figura 7.1A Crânio normal com formato dolicocefálico. **B** Crânio com formato de limão e afilamento dos ossos frontais, representados por setas.

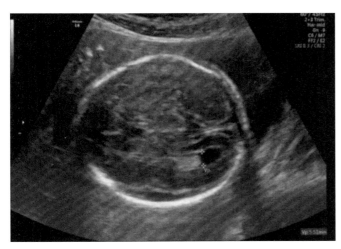

Figura 7.2 Vista transversal do crânio, no plano transventricular, com identificação da medida do corno posterior do ventrículo lateral, cujo diâmetro não deve ultrapassar 10mm.

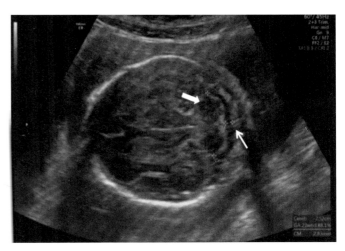

Figura 7.3 Vista transversal do crânio, no plano transcerebelar, com identificação do cerebelo com a medida do diâmetro cerebelar transverso (*seta grossa*) e da cisterna magna (*seta fina*).

ambas as paredes mediais e laterais; entretanto, em alguns casos normais, uma pequena quantidade de líquido pode estar presente entre a parede medial e o plexo coroide (Figura 7.2).

No plano transventricular padrão, o hemisfério cerebral próximo ao transdutor tem sua imagem distorcida pela presença de reverberações da calota craniana; portanto, o hemisfério cerebral é mais bem visibilizado no lado mais distante do transdutor. Contudo, as lesões cerebrais mais severas são bilaterais e/ou associadas a desvio ou distorção da linha média; desse modo, sugere-se que em exames básicos seja assumida a simetria cerebral, mesmo quando se avalia apenas um dos hemisférios.

Plano transcerebelar

Esse plano é obtido em um nível ligeiramente mais baixo do que o utilizado para o plano transventricular e com ligeira inclinação posterior, incluindo a visibilização dos cornos frontais dos ventrículos laterais, CSP, tálamo, cerebelo e cisterna magna. O cerebelo aparece como uma estrutura em formato de borboleta com os dois hemisférios arredondados unidos na linha média pelo vérmis cerebelar, ligeiramente mais ecogênico. A cisterna magna, ou cisterna cerebelomedular, é um espaço preenchido por fluido posterior ao cerebelo. Na segunda metade da gestação, a profundidade da cisterna magna é estável e deve se situar entre 2 e 10mm (Figura 7.3).

Plano transtalâmico

Esse plano é obtido em um nível intermediário e frequentemente é usado na avaliação ultrassonográfica da cabeça fetal, sendo comumente denominado plano do diâmetro biparietal. Os pontos de referência anatômicos incluem os cornos frontais dos ventrículos laterais, o CSP, o tálamo e os giros do hipocampo. Esse plano será usado para a biometria da cabeça fetal.

O cérebro também poderá ser avaliado nos planos coronal e sagital, sendo este último de difícil aquisição e dependente da apresentação e posição fetais. Embora não faça parte da rotina, se for necessária a complementação diagnóstica, esses planos na apresentação cefálica serão mais facilmente obtidos pela via transvaginal. No plano sagital mediano, o corpo caloso (CC) poderá ser mais bem identificado por meio de faixa hipoecoica ou anecoica logo acima do CSP. O tronco cerebral, a ponte, o vérmis e a fossa posterior também poderão ser visibilizados nesse corte. A artéria pericalosa pode ser identificada na mesma imagem com o acionamento do Doppler colorido, pois essa artéria margeia o CC. Já os cortes parassagitais retratam todo o ventrículo lateral, o plexo coroide, o tecido paraventricular e o córtex.

Avaliação quantitativa do crânio e do cérebro fetal

A biometria é parte essencial do exame ultrassonográfico da cabeça fetal. No segundo trimestre, o exame padrão comumente inclui a medida do diâmetro biparietal, da circunferência craniana e do diâmetro interno do átrio. O diâmetro cerebelar transverso e a profundidade da cisterna magna também devem ser medidos.

O diâmetro biparietal e a circunferência craniana são comumente usados para estimativa da idade e do crescimento fetal, além de poderem ser úteis na identificação de algumas anormalidades cerebrais. Ambos podem ser medidos tanto no plano transventricular como no transtalâmico.

A medida do átrio é recomendada porque diversos estudos sugeriram que esta seria a abordagem mais efetiva para avaliação da integridade do sistema ventricular, e a ventriculomegalia é um marcador frequente do desenvolvimento cerebral anormal. A medida é obtida no nível do plexo coroide, perpendicular à cavidade ventricular, posicionando-se os cursores internamente aos ecos gerados pelas paredes laterais. A medida é estável no segundo e no início do terceiro trimestre, com diâmetro médio de 6 a 8mm, e é considerada normal quando < 10mm.

A maior parte dos estudos de biometria do tamanho dos ventrículos laterais utilizou equipamentos que fornecem a medida em milímetros. Cabe lembrar que as hidrocefalias são responsáveis por mais da metade das malformações do sistema nervoso central, o que torna obrigatória a mensuração dos ventrículos laterais no segundo trimestre. Além disso, as ventriculomegalias leves estão mais associadas às cromossomopatias do que as hidrocefalias graves.

O diâmetro cerebelar transverso aumenta cerca de 1mm por semana gestacional entre 14 e 21 semanas de amenorreia. Essa medida, associada à circunferência craniana e ao diâmetro biparietal, é útil na avaliação do crescimento fetal. A profundidade da cisterna magna medida entre o vérmis cerebelar e a face interna do osso occipital costuma ser de 2 a 10mm, conforme descrito previamente. Na presença de dolicocefalia, medidas > 10mm podem ser normalmente encontradas. A biometria da espessura do córtex cerebral e a análise da razão dessa medida com a medida do átrio do ventrículo lateral não são obrigatórias na rotina e deverão ser realizadas na presença de hidrocefalia.

Face fetal

O estudo da face fetal, além de obrigatório, oferece informações valiosas para o diagnóstico de doenças sindrômicas cujo fenótipo da face é característico. Uma das principais limitações do estudo da face acontece quando o dorso fetal está em posição anterior e o feto está mirando para a região posterior, assim como quando o feto mantém os membros na frente da face ou quando o líquido amniótico está reduzido, limitando a mudança de posição fetal. Convém ressaltar no laudo a não visibilização da face, quando isso ocorrer, o que deixará o exame incompleto, tornando necessária a reconvocação da gestante em casos específicos para complementação do exame. A ultrassonografia tridimensional com reconstrução renderizada não é obrigatória, mas pode facilitar o diagnóstico da normalidade da face e auxiliar o entendimento do casal acerca das malformações faciais (Figura 7.4).

O plano sagital possibilita a identificação do perfil fetal, promovendo o estudo do osso nasal (ON), que deverá ser mensurado em milímetros (a redução do diâmetro do ON está presente na síndrome de Down), do contorno da face, do

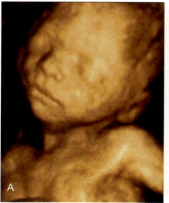 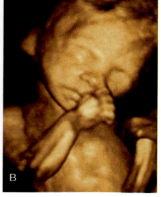

Figura 7.4A e B Imagens tridimensionais renderizadas da face fetal normal exibindo lábio, olhos, nariz e orelha de implantação normal.

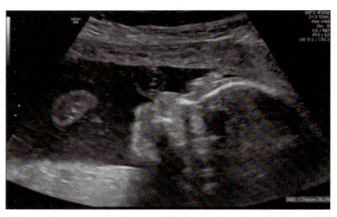

Figura 7.5 Corte sagital do polo cefálico com aquisição da imagem do perfil. É possível avaliar a harmonia do perfil e fazer a medida do osso nasal.

posicionamento e alinhamento de fronte e mento fetais (diagnóstico de retro e prognatismo), lábio, língua, palato ósseo, mandíbula e maxila (Figura 7.5).

Lateralmente, o plano sagital dará acesso à imagem das orelhas, possibilitando o estudo de seu formato e da altura de implantação. O plano transversal deverá ser realizado na altura dos olhos para avaliação das órbitas, com mensuração de seus diâmetros e das distâncias binoculares interna e externa, o que favorecerá o diagnóstico de hipotelorismo, microftalmia e ciclopia. Quando realizado mais caudalmente na face, dará acesso à imagem da arcada dentária, palato duro e língua.

O plano coronal é muito útil para a complementação do estudo das órbitas com melhor identificação do formato, assim como favorece a visibilização dos cristalinos como estruturas anecoicas com halo ecogênico (em caso de cristalinos ecogênicos, pode-se antecipar o diagnóstico de catarata congênita). A integridade dos lábios e a identificação dos dois ON serão mais bem avaliadas no plano coronal, facilitando o diagnóstico de lábio leporino.

O nariz deverá ser avaliado quanto à posição das narinas e das fossas nasais. O diagnóstico de lábio leporino deverá ser associado ao de fenda palatina. Para isso é sugerido o estudo dessa região da boca nos três planos supracitados. O Doppler colorido também poderá auxiliar a identificação da fenda palatina, em casos específicos, mediante a associação de perda da continuidade da linha ecogênica do palato duro no plano sagital à identificação de passagem líquida nesse espaço durante a deglutição e respiração fetais (Figura 7.6).

Região cervical

Embora pouco valorizado no exame rotineiro, para a realização completa do exame morfológico é recomendado o estudo da região cervical. Nesse ponto, deve-se realizar o estudo nos planos axial e sagital na tentativa de caracterizar a regularidade da superfície do pescoço e a ausência de tumorações nessa região. O pescoço tem normalmente aparência cilíndrica, sem protuberâncias, massas ou coleções fluidas. Massas cervicais, como higroma cístico ou teratoma, devem ser mensuradas e documentadas.

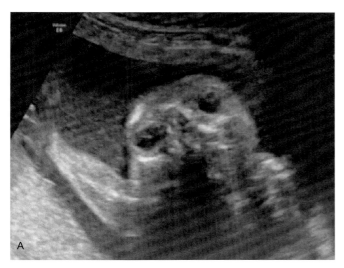 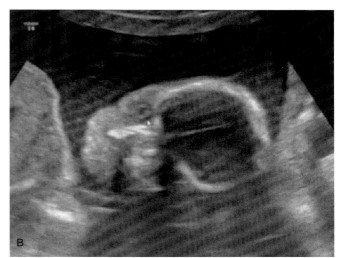

Figura 7.6A Visão axial da face na altura dos olhos com identificação das órbitas e ossos nasais. **B** Cristalino ocular normal com halo ecogênico e centro anecoico representado pela seta no corte coronal anterior da face.

Não se deve esquecer da presença da glândula tireoide na face anterior do pescoço, que habitualmente não é identificada ou mensurável no feto normal, mas em alguns casos poderá ocorrer o aumento da tireoide com bócio.

Tórax

A avaliação do tórax inclui o arcabouço ósseo e seu formato, bem como os pulmões, o diafragma, eventualmente o timo e, finalmente, o coração. O tórax deve ter formato regular com transição suave para o abdome. As costelas que compõem o arcabouço ósseo do tórax devem ter curvatura normal, sem deformidades, além de textura hiperecogênica. As displasias esqueléticas letais cursarão com redução e anormalidades do arcabouço ósseo torácico, culminando em hipoplasia pulmonar, em virtude da restrição causada pela estrutura óssea anormal.

Ambos os pulmões devem aparecer homogêneos e sem evidência de desvio de mediastino ou massas. A textura dos pulmões pode aumentar com o avançar da idade gestacional e sua biometria será importante somente nos casos de hérnia diafragmática com o objetivo de predizer viabilidade respiratória no período pós-natal. A interface diafragmática deve ser identificada como uma linha divisória hipoecoica entre o conteúdo torácico e o abdominal (separando o fígado e o estômago do pulmão). A não visibilização da linha diafragmática em toda sua extensão, associada ao desvio do mediastino com imagem anecoica correspondendo ao estômago intratorácico, leva ao diagnóstico de hérnia diafragmática (Figura 7.7).

Para o estudo do coração fetal, o *preset* do equipamento deve ser modificado temporariamente para o *preset* cardíaco fetal. Além disso, o examinador deverá ampliar o coração de modo que ocupe a maior parte da área (cerca de metade da tela), visando otimizar o diagnóstico. O exame do coração tem por objetivo aumentar a detecção de doenças cardíacas congênitas durante o exame de segundo trimestre. As cardiopatias fetais

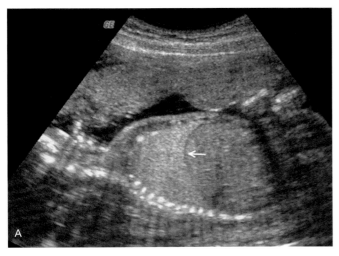 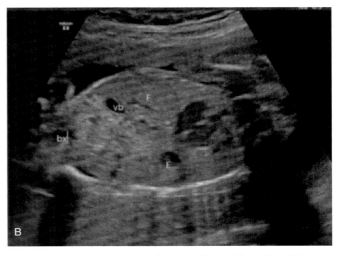

Figura 7.7A Eixo longitudinal do tronco fetal para ressaltar a imagem do músculo diafragma (*seta*) e afastar o diagnóstico de hérnia diafragmática. **B** Imagem coronal do tronco com identificação do estômago (*E*), fígado (*F*), vesícula biliar (*vb*) e bexiga (*bx*).

estão fortemente associadas a cromossomopatias e síndromes fetais não cromossômicas, e seu diagnóstico poderá ser útil para orientar o encaminhamento da gestante para o especialista em Medicina Fetal e a programação do nascimento em hospital terciário, de acordo com a complexidade da cardiopatia.

O exame cardíaco básico é realizado a partir do plano de quatro câmaras do coração fetal, cuja sensibilidade para detecção de cardiopatia gira em torno de 50%. A frequência cardíaca fetal é rítmica, regular e oscila entre 120 e 160 batimentos por minuto. O coração deve estar localizado do lado esquerdo do tórax e homolateral ao estômago no abdome, caracterizando o *situs solitus*. O coração ocupa um terço da área torácica, e não deve ser idenficado líquido no espaço pericárdico. O coração é normalmente rodado em cerca de 45 ± 20 graus para o lado esquerdo do feto. No corte de quatro câmaras devem ser identificadas as estruturas apresentadas na Figura 7.8 e descritas a seguir:

- O ventrículo direito tem morfologia caracterizada pela presença da banda moderadora e feixe muscular próximo ao ápice do ventrículo. O ventrículo direito tem topografia anterior em relação à parede torácica e ao esterno.
- O ventrículo esquerdo tem ápice liso e dimensões internas quase iguais às do ventrículo direito.
- O átrio direito está relacionado com o ventrículo homolateral.
- O átrio esquerdo é mais posterior, próximo da coluna vertebral e com *flap* do forame oval se movimentando em seu interior.
- A válvula tricúspide se insere um pouco mais baixo em relação à mitral no complexo valvular.
- O septo interventricular é composto por uma parte muscular mais espessa e outra membranosa que é mais fina e próxima ao centro do coração. O septo será mais bem visibilizado quando o ângulo de insonação for perpendicular, o que evitará o falso diagnóstico de comunicação interventricular.
- O septo interatrial tem a abertura correspondente ao *shunt* do forame oval com seu *flap* que se abre para a região esquerda do coração. A margem inferior do tecido do septo atrial, chamado septo *primum*, deve estar presente.
- As veias pulmonares podem ser vistas entrando no átrio esquerdo, sendo facilmente identificadas no eixo transversal do coração.

O exame cardíaco básico estendido deverá ser executado durante a ultrassonografia morfológica com identificação da saída das grandes artérias dos respectivos ventrículos, o que aumentará para aproximadamente 85% a sensibilidade diagnóstica das cardiopatias. Planos adicionais aos do exame básico auxiliam a identificação de anomalias conotruncais, como tetralogia de Fallot, transposição das grandes artérias, dupla via de saída do ventrículo direito e *truncus arteriosus*. Os grandes vasos normais são aproximadamente iguais em tamanho e devem apresentar cruzamento entre si em ângulo reto, assim que saem de suas respectivas câmaras ventriculares (Figura 7.9).

A avaliação do plano de três vasos e da traqueia (3VT) tem ganhado muito espaço no exame de rotina do coração fetal por otimizar o diagnóstico das cardiopatias. Nesse plano são identificadas, respectivamente, da esquerda para direita e com diâmetros decrescentes, a artéria pulmonar, a aorta ascendente e a veia cava superior. O corte 3VT anormal pode auxiliar o diagnóstico de transposição completa das grandes artérias, tetralogia de Fallot e atresia pulmonar com comunicação interventricular, dentre outras doenças, mesmo diante do plano de quatro câmaras normal.

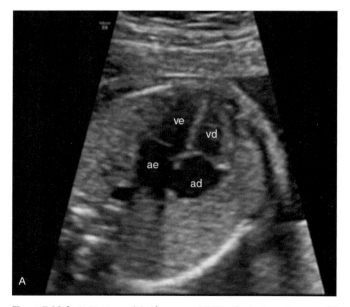 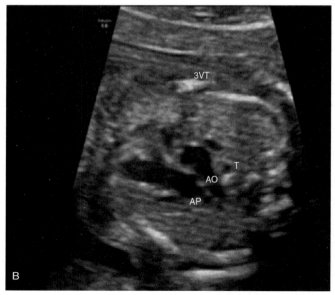

Figura 7.8A Corte transversal do tórax com visibilização do plano transversal do coração e átrio direito (*ad*), ventrículo direito (*vd*), átrio esquerdo (*ae*) e ventrículo esquerdo (*ve*). A imagem anecoica arredondada posterior ao átrio esquerdo corresponde à artéria aorta no eixo transversal. **B** Corte 3VT, artéria pulmonar (*AP*), artéria aorta (*AO*) e traqueia (*T*).

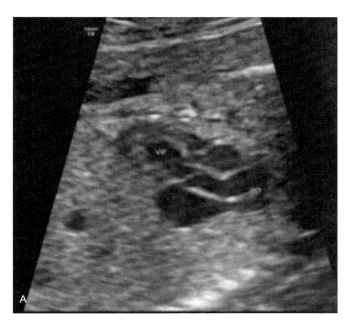 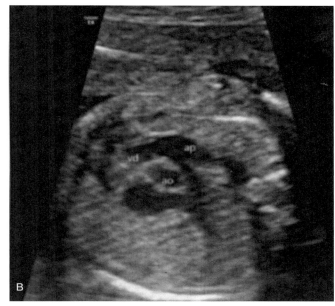

Figura 7.9A Eixo longo do coração com ventrículo esquerdo (*ve*) e saída da artéria aorta (*ao*). **B** Imagem do ventrícuo direito (*vd*) anterior no tórax com a saída da artéria pulmonar (*ap*) longitudinalmente e se bifurcando em ramos direito e esquerdo. A artéria aorta (*ao*) está demonstrada no eixo transversal.

Abdome

O estudo do abdome inicia com a análise da integridade de sua parede e das características da inserção do cordão umbilical. Deverá ser realizada a biometria da circunferência abdominal no corte axial, mantendo na imagem o estômago, o ducto venoso e a aorta central, sem identificação dos rins.

Os órgãos passíveis de identificação no estudo do abdome são o fígado, a vesícula biliar, o baço, o estômago, os rins, as alças intestinais e a bexiga. O fígado, classicamente conhecido como a maior víscera humana, na vida fetal ocupará grande parte do andar superior do abdome, localizado mais à direita, com textura homogênea e hipoecoica, com identificação dos vasos hepáticos, do ducto venoso e da veia porta. Em casos de infecções é possível detectar calcificações e o aumento do tamanho do fígado, e a avaliação de seu volume poderá ser realizada por meio da ultrassonografia tridimensional em modo vocal, método pouco factível na rotina.

A vesícula biliar é habitualmente identificada à direita, no andar superior do abdome, em estreito contato com o fígado, em formato de gota, com paredes lisas, sendo possível sua diferenciação de vasos sanguíneos por meio do emprego do Doppler colorido.

O baço é uma víscera de pequena importância no contexto das doenças fetais e, portanto, pouca atenção é dada ao estudo rotineiro desse órgão. Pode ser identificado como imagem hipoecoica localizada à esquerda, posterolateralmente ao estômago, com ecotextura similar à dos rins.

O estômago deverá ser sempre identificado como estrutura anecoica, contendo líquido amniótico, localizada à esquerda do abdome em seu andar superior, com formato típico de uma bolha; quando a imagem é caracterizada por duplicação da bolha, deve-se pensar na presença de atresia duodenal, frequentemente associada a cromossomopatias. Quando não se identifica o estômago repleto, situação obrigatória a partir de 11 semanas completas até o termo, associada ao polidrâmnio, deve-se pensar em atresia de esôfago.

Os rins se encontram na região posterior do abdome, junto ao retroperitônio, e é obrigatória sua identificação bilateralmente. Trata-se de estrutura de formato reniforme, em número de dois, com textura hipoecoica no segundo trimestre e dimensões que variam e crescem de acordo com a idade gestacional. Em caso de suspeita de agenesia renal, a não identificação das artérias renais emergindo da aorta pelo Doppler colorido poderá auxiliar o diagnóstico.

A pelve renal é facilmente identificada por meio da ultrassonografia morfológica, apresentando frequentemente líquido em seu interior, o que a torna anecoica. O corte transversal é usado para a medida do diâmetro anteroposterior da pelve renal fetal, e geralmente sua medida não ultrapassa 4mm em condições fisiológicas em virtude das altas taxas de micção fetal e da ação da progesterona materna sobre a musculatura lisa da pelve e os ureteres. Quando os diâmetros da pelve renal ultrapassam 10mm, cabe ficar atento à presença de doenças obstrutivas.

Vale também ressaltar que as alterações do trato urinário estão entre as mais prevalentes no período pré-natal. O exame da bexiga integra o estudo do trato urinário fetal e ela será identificada na região central da pelve com aspecto anecoico, devendo estar sempre com grau de repleção observado à ultrassonografia (Figura 7.10).

As suprarrenais são estruturas sólidas identificadas acima dos rins, sendo a direita a mais facilmente identificada, com textura

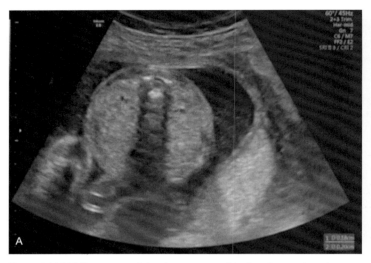
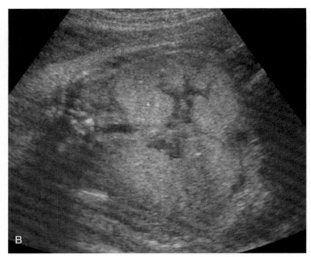

Figura 7.10A Visão transversal dos rins com a medida da pelve renal, neste caso com padrão de ectasia fisiológica. **B** Imagem coronal do abdome posterior, identificando-se os rins com aspecto hiperecogênico e aumentado longitudinalmente, compatível com doença policística renal.

hipoecoica e centro ecogênico identificado no segundo trimestre. Não é necessário proceder à biometria dessas glândulas.

Genitália

O determinação do sexo fetal tem importância no contexto social e em alguns casos de doenças relacionadas com o sexo fetal. Essa determinação está ligada à visibilização da genitália externa fetal a partir do segundo trimestre de gestação. A genitália feminina é caracterizada pelos grandes lábios e a rima vulvar, e a não identificação do pênis não lhe confere o diagnóstico de sexo feminino. Já a genitália masculina é caracterizada pela identificação do pênis e da bolsa escrotal com testículos visibilizados mais frequentemente na bolsa escrotal a partir do final do segundo trimestre, por volta de 26 semanas. O pênis deve estar retificado, e sua curvatura geralmente se associa à hipospádia. Pode-se identificar pequena quantidade de líquido na bolsa escrotal sem associação a doenças (Figura 7.11).

Sistema esquelético e extremidades

No que se refere ao estudo do sistema esquelético, deve-se focar na análise de todos os ossos longos do esqueleto axial (cabeça, coluna e costelas) e apendicular (extremidades) em relação aos seguintes fatores: ecogenicidade óssea, formato, diâmetro, simetria e regularidade de superfícies. É importante o estudo do posicionamento das mãos e dos pés em relação ao antebraço e às pernas (Figura 7.12). Sugere-se a realização da biometria rotineira dos ossos longos bilateralmente, envolvendo úmero, fêmur, rádio, ulna, tíbia e fíbula. A observação da movimentação fetal é muito importante, pois, além de ser parâmetro valorizado no estudo da vitalidade fetal, atesta a normalidade do sistema esquelético, o que não ocorre na presença

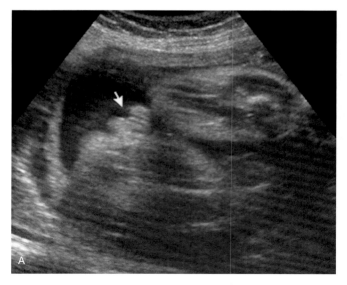
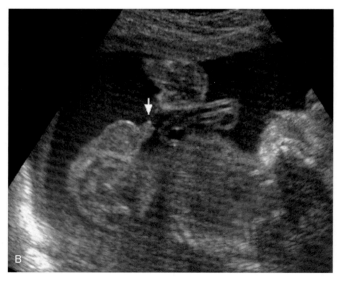

Figura 7.11 Genitálias feminina (**A**) e masculina (**B**) com idade gestacional de 24 semanas.

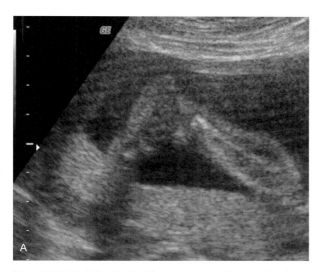
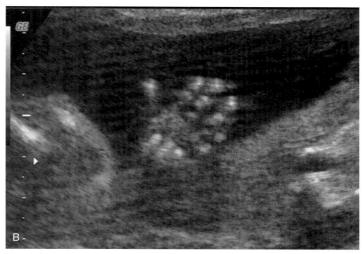

Figura 7.12A Corte longitudinal da perna com posicionamento adequado do pé em 90 graus na imagem. **B** Imagem da mão com visibilização dos cinco dedos.

de artrogripose. Nem sempre é possível a visibilização de todos os dedos das mãos e dos pés, sendo aconselhável que a mão seja vista aberta em algum momento do exame, o que, além de facilitar a contagem dos dedos, promove o diagnóstico de mãos em garra.

O estudo detalhado da coluna fetal é obrigatório na ultrassonografia morfológica e envolve a análise em três eixos: longitudinal, axial e sagital. A coluna deverá ser estudada em toda a sua extensão, o que pode ser dificultado caso a posição fetal seja inadequada. Em condições normais, o corte longitudinal da coluna demonstra três núcleos de ossificação das vértebras (um dentro do corpo vertebral e um de cada lado na junção entre a lâmina e o pedículo) que circundam o canal medular. Além disso, deve-se tentar observar a integridade da pele que recobre a coluna por meio do plano transversal ou longitudinal (Figura 7.13).

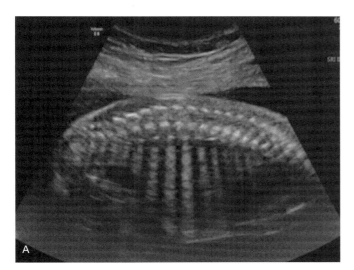
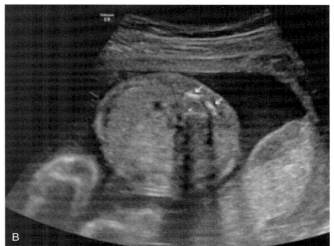
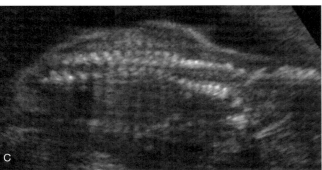

Figura 7.13A Coluna vertebral no eixo longitudinal com pele rebocrindo os corpos vertebrais em toda sua extensão. **B** Corte transversal com identificação do corpo vertebral representado por duas imagens ecogênicas posteriores (*setas maiores*) e uma anterior (*seta menor*), representando um corpo vertebral normal. **C** Imagem sagital da coluna vertebral – corte obrigatório no estudo morfológico de segundo trimestre.

A integridade do canal medular é inferida pela disposição regular dos núcleos de ossificação da coluna e pela presença de tecido mole recobrindo a coluna. Os defeitos de fechamento da coluna vertebral geralmente estão associados a dilatações ventriculares e queda do cerebelo no eixo da fossa posterior, levando à mudança do formato do cerebelo; dependendo da gravidade, há mudança no formato do crânio.

Anexos fetais

Líquido amniótico

A avaliação do líquido amniótico pode ser realizada de maneira subjetiva ou com base na utilização de um método semiquantitativo, sendo os mais utilizados a medida do maior bolsão vertical (MBV) e o cálculo do índice de líquido amniótico (ILA) (Figuras 7.14 e 7.15).

A avaliação subjetiva torna possível deduzir se o volume de líquido é normal ao estimar a proporção entre o volume fetal e as dimensões da cavidade amniótica, principalmente quando se identifica bolsão líquido na região da face e genitália fetal. Essa avaliação pode ser pouco reprodutível e é examinador-dependente.

A medida do maior bolsão vertical é oferecida com o transdutor posicionado perpendicularmente à parede abdominal materna e medindo-se o diâmetro vertical do maior bolsão de líquido amniótico livre de partes fetais e alças de cordão umbilical (Figura 7.14 e Tabela 7.1).

A medida do ILA é determinada pelo somatório, em centímetros, dos diâmetros verticais do maior bolsão livre de cada quadrante abdominal (Figura 7.15 e Tabela 7.2). O abdome materno é dividido em quatro quadrantes determinados pela linha *nigra* como eixo longitudinal e pelo eixo transversal, que tem como referência a cicatriz umbilical.

Estudos randomizados controlados que compararam os métodos semiquantitativos não verificaram diferença nos resultados perinatais; entretanto, proporção significativamente maior de induções é realizada no grupo randomizado para a avaliação pelo ILA, sendo recomendada a técnica do maior bolsão.

Placenta

A avaliação ultrassonográfica da placenta consiste na observação dos seguintes parâmetros: localização, morfologia, grau de maturidade (classificação de Grannum), textura (análise do tecido placentário e de possíveis alterações encontradas), espessura, local de inserção do cordão umbilical, sua relação com o orifício cervical interno, análise da placa corial (face fetal), placa basal (face materna) e região retroplacentária (Figura 7.16).

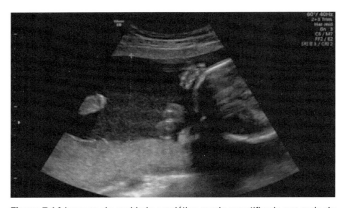

Figura 7.14 Imagem da cavidade amniótica sendo quantificada por meio da medida do maior bolsão vertical. Neste caso, o transdutor deverá ser posicionado perpendicularmente à parede abdominal materna e a medida realizada no ponto onde não há cordão umbilical.

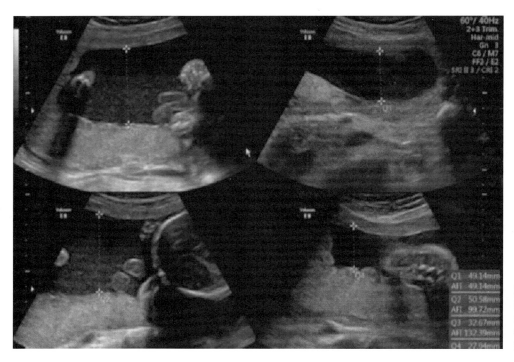

Figura 7.15 Cavidade amniótica dividida em quatro quadrantes, com a medida dos quatro eixos verticais da cavidade amniótica, contemplando quatro medidas de maior bolsão em centímetros.

Tabela 7.1 Classificação do volume de líquido amniótico (LA) de acordo com a medida do maior bolsão vertical livre

Diâmetro do maior bolsão de LA (cm)	Classificação
< 1	Oligoâmnio grave
< 2	Oligoâmnio
2 a 3	Reduzido
3 a 8	Normal
8 a 12	Polidrâmnio leve
12 a 15	Polidrâmnio moderado
> 16	Polidrâmnio grave

Tabela 7.2 Classificação do volume de líquido amniótico de acordo com a medida do índice de líquido aminiótico (ILA)

ILA (cm)	Classificação
≤ 3	Oligoâmnio grave
≤ 5	Oligoâmnio
5 a 8	Reduzido
8 a 18	Normal
18 a 25	Aumentado
> 25	Polidrâmnio

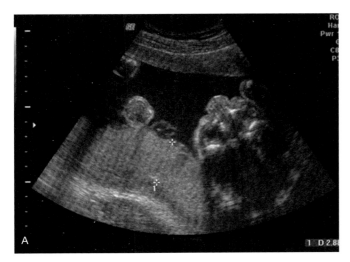
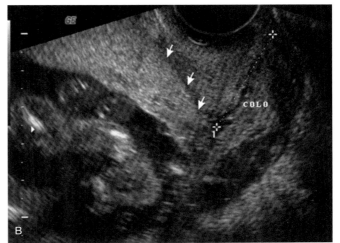

Figura 7.16A Placenta com inserção corporal posterior, hipoecoica, com medida de sua espessura. Convém destacar a presença do miométrio na parede posterior à placenta, que não deve ser incluído na medida da espessura da placenta. **B** Placenta (*seta*) com inserção anterior próxima do orifício interno do colo, que está medido no eixo longitudinal.

Cordão umbilical

O cordão umbilical é constituído de três vasos (duas artérias e uma veia) que podem ser visibilizados em cortes transversais e longitudinais. Quando diagnosticada artéria umbilical única na composição do cordão, é imprescindível a busca de outras anomalias fetais, em especial renais, cardíacas e esqueléticas.

O estudo ultrassonográfico completo do cordão umbilical tem como objetivos: quantificar o número de vasos, mais bem identificados em corte transversal ou mediante a identificação das duas artérias laterais à bexiga fetal pelo Doppler colorido; observar a inserção do cordão junto à parede abdominal fetal, o que ajuda a classificar defeitos de fechamento da parede abdominal; e, finalmente, analisar o ponto de inserção do cordão na placenta, o que auxilia o diagnóstico de inserção velamentosa ou em raquete, quando a inserção se dá nas membranas amniocoriais ou na borda placentária, respectivamente.

CONSIDERAÇÕES FINAIS

Está bem estabelecido que a ultrassonografia morfológica de segundo trimestre deve ser realizada em todas as gestantes de baixo e alto risco. Além disso, deverá ser realizada por médico qualificado e treinado para a execução completa do exame. Embora não seja adotada de maneira protocolar em nosso país, a auditoria seria uma conduta positiva tanto para manter a qualidade dos exames, o que beneficiaria diretamente a população de gestantes avaliadas, como teria caráter educativo e incentivador de reciclagens da equipe médica executora.

Leitura complementar

Achiron R, Schimmel M, Achiron A, Mashiach S. Fetal mild idiopathic lateral ventriculomegaly: is there a correlation with fetal trisomy? Ultrasound Obstet Gynecol 1993; 3:89-92.

Alfirevic Z, Stampalija T, Gyte GM. Fetal and umbilical Doppler ultrasound in high-risk pregnancies. Cochrane Database Syst Rev 2013 Nov 12 (11).

Allan LD, Campbell S, Tynan M. The feasibility of fetal echocardiography in the prediction of congenital heart disease. Ultrasound Med Biol 1983; (suppl 2):565-8.

Blaas HG, Eik-Nes SH. Sonographic development of the normal foetal thorax and abdomen across gestation. Prenat Diagn 2008; 28:568-80.

Cahill AG, Odibo AO, Caughey AB et al. Universal cervical length screening and treatment with vaginal progesterone to prevent preterm birth: a decision and economic analysis. Am J Obstet Gynecol 2010 Jun; 202(6):548.e1-8.

Callen AL, Filly RA. Supratentorial abnormalities in the Chiari II malformation, I: the ventricular "point". J Ultrasound Med 2008 Jan; 27(1):33-8.

Cardoza JD, Filly RA, Podrasky AE. The dangling choroid plexus: a sonographic observation of value in excluding ventriculomegaly. AJR Am J Roentgenol 1988; 151: 767-70.

Cardoza JD, Goldstein RB, Filly RA. Exclusion of fetal ventriculomegaly with a single measurement: the width of the lateral ventricular atrium. Radiology 1988; 169:711-4.

Carvalho FH. Response to "Associated ultrasonographic findings in fetuses with microcephaly because of suspected Zika virus (ZIKV) infection during pregnancy". Prenat Diagn 2017 Feb; 37(2):207-8.

Coleman BG, Langer JE, Horii SC. The diagnostic features of spina bifida: the role of ultrasound.Fetal Diagn Ther 2015; 37(3):179-96.

Comstock CH. Normal fetal heart axis and position. Obstet Gynecol 1987; 70: 255-9.

Conde-Agudelo A, Romero R. Predictive accuracy of changes in transvaginal sonographic cervical length over time for preterm birth: a systematic review and metaanalysis. Am J Obstet Gynecol 2015 Dec; 213(6):789-801.

Dar P, Gross SJ. Craniofacial and neck anomalies. Clin Perinatol 2000; 27:813-37.

Dias T, Sairam S, Kumarasiri S. Ultrasound diagnosis of fetal renal abnormalities. Best Pract Res Clin Obstet Gynaecol 2014 Apr; 28(3):403-15.

Dos Santos Rizzi MC, Araujo Júnior E, Nardozza LM, Diniz AL, Rolo LC, Moron AF. Nomogram of fetal liver volume by three-dimensional ultrasonography at 27 to 38 weeks of pregnancy using a new multiplanar technique. Am J Perinatol. 2010 Sep; 27(8):641-8.

Filly RA, Cardoza JD, Goldstein RB, Barkovich AJ. Detection of fetal central nervous system anomalies: a practical level of effort for a routine sonogram. Radiology 1989; 172:403-8.

Gabbe SG. Routine versus indicated scans. In: Sabbaga RE (ed.) Diagnostic ultrasound applied to obstetrics and gynecology. Philadelphia: JB Lippincott, 1994:67.

Gaglioti P, DanelonD, Bontempo S, MombroM, Cardaropoli S, Todros T. Fetal cerebral ventriculomegaly: outcome in 176 cases. Ultrasound Obstet Gynecol 2005; 25:372-7.

Gonçalves LF. Acurácia da ultra-sonografia pré-natal na detecção de anomalias congênitas maiores. Rev Soc Bras Med Fetal 2000; 5:5-12.

Grandjean H, Larroque D, Levi S. The performance of routine ultrasonographic screening of pregnancies in the Eurofetus Study. Am J Obstet Gynecol 1999; 181:446-54.

Grandjean H, Larroque D, Levi S. The performance of routine ultrasonographic screening of pregnancies in the Eurofetus Study. Am J Obstet Gynecol 1999; 181:446-54.

Grignon et al. Urinary tract dilatation in utero: classification and clinical applications. Radiology 1986 Sep; 160(3):645-7.

Heiserman J, Filly RA, Goldstein RB. Effect of measurement errors on sonographic evaluation of ventriculomegaly. J Ultrasound Med 1991; 10:121-4.

Huang L. Ultrasound technology: the RADIUS (Routine Antenatal Diagnostic Imaging with Ultrasound) study & national policy. J Clin Eng 1994 Jul-Aug; 19(4):297-309.

International Society of Ultrasound in Obstetrics and Gynecology. Cardiac screening examination of the fetus: guidelines for performing the 'basic' and 'extended basic' cardiac scan. Ultrasound Obstet Gynecol 2006; 27:107-13.

Kelly EN, Allen VM, Seaward G, Windrim R, Ryan G. Mild ventriculomegaly in the fetus, natural history, associated findings and outcome of isolated mild ventriculomegaly: a literature review. Prenat Diagn 2001; 21:697-700.

Laskin MD, Kingdom J, Toi A, Chitayat D, Ohlsson A. Perinatal and neurodevelopmental outcome with isolated fetal ventriculomegaly: a systematic review. J Matern Fetal Neonatal Med 2005; 18:289-98.

Levi S. Ultrasound in prenatal diagnosis: polemics around routine ultrasound screening for second trimester fetal malformations. Prenat Diagn 2002; 20:22-9.

Levi S. Ultrasound in prenatal diagnosis:polemics aroud routine ultrasound screening for second trimester fetal malformations. Prenatal Diagn 2002; 22:285-95.

Magann EF, Chauhan SP, Doherty DA et al. The evidence for abandoning the amniotic fluid index in favor of the single deepest pocket. Am J Perinatol 2007; 24(9):549-55.

Mahony BS, Callen PW, Filly RA, Hoddick WK. The fetal cisterna magna. Radiology 1984; 153: 73-6.

Mahony BS, Nyberg DA, Hirsch JH, Petty CN, Hendricks SK, Mack LA. Mild idiopathic lateral cerebral ventricular dilatation in utero: sonographic evaluation. Radiology 1988; 169:715-21.

Nabhan AE, Abdelmoula YA. Aminiotic fluid index versus single deepest vertical pocket as a screening test for preventing adverse pregnancy outcome. Cochrane Database Syst Ver 2008; 3:CD006593.

Nabhan AE, Abdelmoula YA. Aminiotic fluid index versus single deepest vertical pocket: a meta analysis of randomized controled trials. Int J Gynaecol Obstet 2009; 104(3):184-8.

Nguyen H et al. Multidisciplinary consensus on the classification of prenatal and postnatal urinary tract dilatation (UTD classification). J Pediatr Urol 2014 Dec; 10(6):982-98.

Oliveira Melo AS, Malinger G, Ximenes R, Szejnfeld PO, Alves Sampaio S, Bispo de Filippis AM. Zika virus intrauterine infection causes fetal brain abnormality and microcephaly: tip of the iceberg? Ultrasound Obstet Gynecol 2016 Jan; 47(1):6-7.

Orientações práticas para a realização da triagem ultrassonográfica fetal de rotina no segundo trimestre (ultrassom morfológico) (online). 2017. Disponível em: http://www.isuog.com.

Pastore AR, Moron AF. Ultrassonografia morfológica de segundo e terceiro trimestre da gestação. In: Pastore AR (ed.) Ultrassonografia em ginecologia e obstetrícia. Rio de Janeiro: Revinter, 2010:263-83.

Pilu G, Falco P, Gabrielli S, Perolo A, Sandri F, Bovicelli L. The clinical significance of fetal isolated cerebral borderline ventriculomegaly: report of 31 cases and review of the literature. Ultrasound Obstet Gynecol 1999; 14:320-6.

Pilu G, Reece EA, Goldstein I, Hobbins JC, Bovicelli L. Sonographic evaluation of the normal developmental anatomy of the fetal cerebral ventricles: II. The atria. Obstet Gynecol 1989; 73:250-6.

Rao R, Platt LD. Ultrasound screening: Status of markers and efficacy of screening for structural abnormalities. Semin Perinatol 2016 Feb; 40 (1):67-78.

Rink BD.Arthrogryposis: a review and approach to prenatal diagnosis. Obstet Gynecol Surv 2011 Jun; 66(6):369-77.

Romero R. Prevention of spontaneous preterm birth: the role of sonographic cervical length in identifying patients who may benefit from progesterone treatment. Ultrasound Obstet Gynecol 2007 Oct; 30(5):675-86.

Ruano R, Benachi A, Aubry MC et al. Prenatal sonographic diagnosis of congenital hiatal hernia. Prenat Diagn 2004; 24:26-30.

Rumi Kataguiri M, Araujo Júnior E, Silva Bussamra LC, Nardozza LM, Fernandes Moron A. Influence of second-trimester ultrasound markers for Down syndrome in pregnant women of advanced maternal age. J Pregnancy 2014; Article ID785730:1-6.

Schwärzler P, Senat MV, Holden D, Bernard JP, Masroor T, Ville Y. Feasibility of the second-trimester fetal ultrasound examination in an unselected population at 18, 20 or 22 weeks of pregnancy: a randomized trial. Ultrasound Obstet Gynecol 1999 Aug; 14(2):92-79.

Shepard M, Filly RA. A standardized plane for biparietal diameter measurement. J Ultrasound Med 1982; 1:145-50.

Shulman A, Mazkereth R, Zalel Y et al. Prenatal identification of esophageal atresia: the role of ultrasonography for evaluation of functional anatomy. Prenat Diagn. 2002 Aug; 22(8):669-7445.

Silverman NH, Golbus MS. Echocardiographic techniques for assessing normal and abnormal fetal cardiac anatomy. J Am Coll Cardiol 1985; 5:20S-29S.

Sonek J, Croom C. Second trimester ultrasound markers of fetal aneuploidy. Clin Obstet Gynecol 2014 Mar; 57(1):159-81.

Wax JR, Bookman L, Cartin A, Pinette MG, Blackstone J. Mild fetal cerebral ventriculomegaly: diagnosis, clinical associations, and outcomes. Obstet Gynecol Surv 2003; 58:407-14.

Yagel S, Arbel R, Anteby EY, Raveh D, Achiron R. The three vessels and trachea view (3VT) in fetal cardiac scanning. Ultrasound Obstet Gynecol 2002; 20:340-5.

CAPÍTULO 8

Avaliação do Colo Uterino e Prevenção do Parto Pré-Termo

Przemyslaw Kosinski

INTRODUÇÃO

A cada ano, 15 milhões de crianças nascem prematuramente em todo o mundo. O parto pré-termo é uma preocupação importante dos obstetras em todo o globo terrestre, afetando mais de 1 a cada 10 bebês. Os que nascem antes da 37ª semana de gestação têm maior propensão a apresentar complicações precoces, logo após o parto, mas também diversos problemas de saúde de longa duração, como os transtornos do desenvolvimento associados à prematuridade.

Apesar dos importantes avanços da medicina, a prevalência do parto pré-termo vem aumentando no mundo. As crianças nascidas prematuramente (antes da 37ª semana) têm compreensivelmente menor probabilidade de apresentar complicações médicas graves em comparação com os bebês com prematuridade extrema (antes da 32ª semana).

Quase 1 milhão de crianças morrem a cada ano em decorrência de complicações do parto pré-termo. Os bebês que nascem com prematuridade extrema estão associados a uma taxa de mortalidade elevada (10% a 15%) e risco mais alto de paralisia cerebral (5% a 10%). Condições neonatais que incluem a síndrome de angústia respiratória (SAR), hemorragias intraventriculares (HIV), enterocolite necrosante (ECN) ou septicemia se associam inversamente à idade gestacional ao nascimento.

Muitas publicações recentes descrevem a maneira pela qual a prematuridade aumenta o risco de desenvolvimento de doenças crônicas na idade adulta. Os diferentes tipos de parto pré-termo são apresentados no Quadro 8.1.

Até 80% dos partos pré-termo são espontâneos, seja em decorrência de contrações uterinas espontâneas, levando à aber-

Quadro 8.1 Tipos de parto pré-termo

Critérios da idade gestacional	
Organização Mundial da Saúde	
Pré-termo moderado a tardio	32 a < 37 semanas
Muito pré-termo	28 a < 32 semanas
Extremamente pré-termo	< 28 semanas
Centers for Disease Control and Prevention	
Pré-termo	< 37 semanas
Pré-termo tardio	34 a 36 semanas
Pré-termo precoce	< 34 semanas
Critérios do peso ao nascimento	
Peso baixo ao nascimento (PBN)	< 2.500 gramas
Peso muito baixo ao nascimento (PMBN)	< 1.500 gramas
Peso extremamente baixo ao nascimento (PEBN)	< 1.000 gramas

tura cervical e ao trabalho de parto pré-termo (40% a 50%), seja em razão da rotura prematura pré-termo espontânea da bolsa (20% a 30%) (Figura 8.1).

Infelizmente os 20% a 30% dos partos pré-termo restantes são iatrogênicos. Muitos deles são recomendados por obstetras por causa de complicações maternas ou fetais. Condições clínicas como placenta prévia, restrição do crescimento fetal, gestação múltipla e pré-eclâmpsia são as complicações que mais comumente afetam a difícil decisão de um médico quanto ao momento do parto induzido de lactentes prematuros.

A prevalência dos partos pré-termo foi estimada em torno de 10% em todo o mundo, e o Brasil está entre as regiões com a mais alta prevalência de parto pré-termo, juntamente

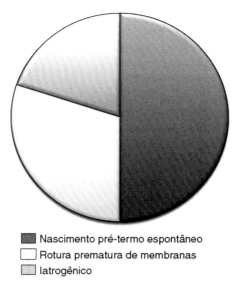

Figura 8.1 Causas básicas de nascimento prematuro.

com EUA, China, Índia, Paquistão, Nigéria e Indonésia. Infelizmente, apesar de a medicina moderna oferecer muitas soluções avançadas em Obstetrícia, a frequência de partos pré-termo aumentou nos EUA em mais de um terço entre 1980 e 2006. No entanto, graças ao estado da arte dos procedimentos neonatológicos, a mortalidade perinatal e neonatal diminuiu.

O que precisa ser colocado em discussão é não apenas a influência negativa do parto pré-termo e do recém-nascido pré-termo sobre o estado emocional dos pais (estresse, ansiedade, incerteza), mas também os cuidados clínicos de longo prazo relacionados com despesas extremas tanto para o sistema de cuidados médicos como para os pais. Em 2005, nos EUA, foi computado um gasto total de mais de US$ 26 bilhões para todos os custos relacionados com parto prematuro e prematuridade neonatal. Uma quantia ainda maior precisa ser gasta com os cuidados médicos especiais de crianças deficientes e incapacitadas, ajustado às necessidades especiais do sistema de educação de crianças incapacitadas e também à reabilitação médica.

ETIOLOGIA E FATORES DE RISCO

A patogênese do parto pré-termo espontâneo não foi estabelecida. Alguns autores sugeriram não haver um desencadeador único que leve ao início do parto, mas uma gama de diferentes causas que dão início a uma cascata de alterações bioquímicas e biofísicas, ocasionando o trabalho de parto. Romero e cols. destacaram uma diferença substancial nos mecanismos do parto a termo e do parto pré-termo. O nascimento pré-termo consiste em um aglomerado complexo de problemas com um conjunto de fatores de influência que se superpõem. O parto a termo e o pré-termo têm em comum uma via constituída de contratilidade uterina, dilatação cervical e ativação da bolsa amniótica, mas o parto pré-termo decorre da sinalização e ativação patológicas de um ou mais componentes da via comum de parto.

Mecanismos-chave responsáveis pelo parto pré-termo

- Distensão uterina excessiva.
- Infecção e inflamação intrauterina.
- Isquemia uteroplacentária.
- Reação anormal ao aloenxerto.
- Transtornos cervicais.
- Fenômenos alérgicos.
- Transtornos hormonais.

Em alguns casos é possível determinar os fatores de risco de fundo pelo estudo da história médica da mãe. Os fatores de risco mais importantes do parto pré-termo estão relacionados no Quadro 8.2.

Distensão uterina excessiva

Uma das mais reconhecidas complicações da gravidez relacionadas com o parto pré-termo diz respeito à distensão uterina excessiva em razão da gestação múltipla. Apesar do crescimento do feto e da placenta, a pressão intra-amniótica permanece relativamente constante em virtude do relaxamento progressivo do miométrio e dos efeitos da progesterona. As gestações multifetais apresentam risco seis vezes maior de parto pré-termo em comparação com as unifetais. O risco aumenta com o número de fetos e/ou com o aumento do volume de líquido amniótico (polidrâmnio).

A idade gestacional média para gêmeos, trigêmeos e quadrigêmeos é, respectivamente, de 36, 33 e 29 semanas. As forças mecânicas associadas à distensão uterina excessiva também podem ocasionar a ativação de mecanismos que levam à rotura da bolsa amniótica, ao amadurecimento cervical prematuro

Quadro 8.2 Fatores de risco para nascimento pré-termo

Polidrâmnio
Baixo nível socioeconômico
Gestações múltiplas
Parto pré-termo anterior
Cirurgia abdominal durante a gravidez
Anomalias uterinas, leiomiomas
Rotura prematura pré-termo da bolsa amniótica
História de aborto no segundo trimestre
História de cirurgia cervical
Infecções sistêmicas, pielonefrite, pneumonia
Bacteriúria
Placenta prévia
Descolamento da placenta
Restrições ao crescimento fetal
Tabagismo
Idade materna (< 18 anos ou > 40 anos)
Etnia afro-americana
Anemia materna (hemoglobina < 10g/dL)

(devido à síntese de IL-8, MMP-1, prostaglandinas e óxido nítrico) e à expressão excessiva de receptores para ocitocina.

Infecção e inflamação intrauterina

Outro fator de risco é uma infecção intrauterina que leva ao aumento da síntese de prostaglandinas, causando contrações uterinas, encurtamento cervical ou rotura prematura da bolsa amniótica. A colonização e a infecção intrauterina podem ocorrer na decídua, no espaço corioamniótico ou na cavidade amniótica. Os microrganismos podem ter acesso à cavidade amniótica e ao feto por uma das seguintes vias:

- Via ascendente a partir da vagina e do colo uterino.
- Infecção transplacentária.
- A partir da cavidade peritoneal pela trompa de Falópio.
- Introdução iatrogênica por ocasião de procedimentos invasivos, como amniocentese, cordocentese, amostragem de vilosidades coriônicas ou derivações.

Muitos locais de infecção podem aumentar o risco de bacteriemia e rotura pré-termo prematura da bolsa amniótica: vaginose bacteriana, bacteriúria, infecções renais, mas também uma infecção sistêmica.

Todavia, a crença comum de que não há bactérias no líquido amniótico em uma gravidez normal está sendo atualmente questionada. Alguns estudos demonstraram a presença de bactérias no corioâmnio de mulheres que dão à luz lactentes sadios. Isso indica que a presença de bactérias no corioâmnio nem sempre produz uma resposta inflamatória que leva ao trabalho de parto e ao parto pré-termo.

Por outro lado, alguns pesquisadores sugeriram a possibilidade de "envolvimento fetal'" no risco aumentado de parto prétermo. Bacteriemia fetal foi detectada em 30% das mulheres com rotura prematura de membranas e confirmada cultura do líquido amniótico positiva para microrganismos. Infecções extragenitais, como pielonefrite, bacteriúria assintomática, pneumonia e apendicite, também se associam ao parto pré-termo por mecanismos ainda não plenamente esclarecidos.

A frequência de evolução adversa da gravidez (perda fetal, parto pré-termo e baixo peso ao nascimento) foi significativamente mais alta em mulheres com cultura do líquido amniótico positiva. Em muitos casos de trabalho de parto pré-termo não houve nenhuma evidência de *Mycoplasma hominis, Ureaplasma urealyticum* ou *Fusobacterium*.

Isquemia uteroplacentária

Lesões vasculares maternas podem levar ao trabalho de parto pré-termo por causarem isquemia uteroplacentária. Até 20% dos partos pré-termo podem estar relacionados com isquemia uteroplacentária. Os mecanismos responsáveis pelo desencadeamento do parto pré-termo em mulheres com isquemia uteroplacentária não foram definitivamente estabelecidos, mas foi postulado um papel para o sistema da renina-angiotensina. Arias e cols. relataram lesões vasculares em

vasos deciduais ligados à placenta em 34% das mulheres em trabalho de parto espontâneo e com bolsa intacta. Em casos de isquemia uteroplacentária grave, necrose decidual e hemorragia, é a trombina que pode desencadear o parto por estimular a contratilidade do miométrio.

Reação anormal ao aloenxerto

Diversos fatores imunológicos parecem estar igualmente envolvidos no parto prematuro. Durante a gravidez, à tolerância materno-fetal se associam vários fatores imunossupressores produzidos pela placenta. Sabe-se que, durante a gravidez, o sistema imune materno participa ativamente do crescimento e desenvolvimento de um feto semialogênico. Na gravidez normal, o feto e a placenta são considerados o "enxerto" mais bem-sucedido da natureza.

Em casos de parto pré-termo foi confirmada uma vilite crônica de etiologia desconhecida, dando assim um suporte indireto ao conceito de que anormalidades imunes podem ser responsáveis pelo parto pré-termo. Nesse caso, a vilite crônica pode ser descrita como "rejeição placentária". Alguns autores sugeriram que anormalidades no reconhecimento e na adaptação a um conjunto de antígenos estranhos (fetais) podem constituir um mecanismo de defesa responsável por diversas das complicações da gravidez (incluindo a pré-eclâmpsia ou o parto pré-termo).

Estudos recentes confirmaram que o parto pré-termo pode não estar relacionado com a presença de microrganismos. Uma combinação de técnicas de cultivo e técnicas moleculares não demonstrou nenhuma evidência de microrganismos, indicando um papel para a inflamação intra-amniótica estéril. Haveria, portanto, alguns mecanismos imunogênicos que sub--regulam a imunidade pró-inflamatória até um nível suficiente para impedir o desencadeamento do parto pré-termo na presença de uma inflamação (estéril). Parece que o equilíbrio entre a imunidade inata e a adquirida pode ser determinante no resultado final da gravidez.

Transtornos cervicais

A insuficiência cervical é uma síndrome cuja característica predominante é o amadurecimento cervical. Ela é considerada tradicionalmente uma causa potencial de perda recorrente da gravidez na metade do terceiro trimestre ou de parto pré-termo que se manifesta por uma bolsa amniótica saliente na ausência de contratilidade uterina significativa ou de rotura da bolsa.

Infecção intrauterina foi demonstrada em quase 50% das mulheres com quadro clínico consistente com insuficiência cervical aguda. A insuficiência cervical também pode ser consequente a um colo uterino hipoplásico ou a danos traumáticos à integridade estrutural do colo durante a dilatação cervical repetida associada ao término da gravidez. Assim, mulheres tratadas de displasia cervical por meio de excisão eletrocirúrgica em alça (LEEP) ou por conização cervical com o emprego de *laser* ou bisturi a frio também apresentam risco aumentado de parto pré-termo posteriormente.

Fenômenos alérgicos

Alguns autores sugeriram que no parto pré-termo pode haver um mecanismo imunologicamente mediado induzido por uma alergia. Uma resposta imune semelhante à alergia pode se associar ao parto pré-termo. Produtos dos mastócitos em reações alérgicas, as prostaglandinas e a histamina podem levar à contratilidade uterina. A decídua humana contém células imunes capazes de identificar antígenos focais, incluindo macrófagos, células B, células T e células dendríticas.

Romero e cols. confirmaram a presença de eosinófilos no líquido amniótico em um subgrupo de mulheres em parto pré-termo. A presença de eosinófilos pode sugerir, portanto, uma resposta imune anormal, levando a contrações uterinas e ao trabalho de parto pré-termo.

Transtornos hormonais

A importância do sistema hormonal na gravidez normal é uma condição bem reconhecida para o desenvolvimento de um feto em crescimento e para impedir o trabalho de parto prematuro. Anormalidades na concentração de hormônios, especialmente a progesterona, ou uma função hormonal anormal (isto é, um defeito na resposta endometrial à progesterona) poderiam ocasionar dificuldades na concepção ou um trabalho de parto prematuro.

A progesterona promove a inatividade do miométrio, inibe o amadurecimento cervical e diminui a produção de quimiocinas. Ensaios clínicos randomizados mostraram que a administração de progesterona a mulheres com história de parto pré-termo anterior ou colo uterino curto reduz a frequência de nascimentos pré-termo espontâneos. De acordo com dados publicados recentemente, isso também ocorre nas gestações de gêmeos.

Outros mecanismos do parto pré-termo

Outro fator de risco estabelecido é um sangramento vaginal de origem incerta, que também foi associado a nascimentos pré-termo espontâneos, especialmente nos casos em que o sangramento é recorrente ou persistente. As gestações concebidas com o uso de técnicas de reprodução artificial estão sob risco particularmente maior de parto pré-termo e rotura prematura da bolsa amniótica — especialmente os casos de sangramentos vaginais repetidos.

O aumento na prevalência de nascimentos pré-termo observado nas últimas décadas foi causado, também, pelo número crescente de gestações multifetais em decorrência do cuidado de fertilidade e por alterações na prática que favoreceram a indução do parto em relação ao controle expectante no cuidado de nascimentos singulares pré-termo tardios complicados.

Sem dúvida, o uso generalizado de corticoides para maturação dos pulmões fetais também influenciou a abordagem obstétrica a decidir mais facilmente pela indução iatrogênica do parto pré-termo.

DIAGNÓSTICO

O parto pré-termo, por definição, afeta gestações entre 22 e 37 semanas. Em muitas pacientes, a dilatação e o apagamento cervical são avaliados por meio do exame digital ou pela confirmação da rotura da bolsa amniótica. Em alguns casos pode ser útil a confirmação do parto pré-termo prestes a ocorrer por meio de alguns testes diagnósticos (fibronectina fetal na secreção vaginal, por exemplo).

O diagnóstico e o tratamento do trabalho de parto pré-termo continuam a ser um desafio. A sequência e a escala temporal dos eventos que precedem o trabalho de parto pré-termo não foram plenamente esclarecidas. Os critérios tradicionais para o diagnóstico do trabalho de parto pré-termo (contrações uterinas dolorosas acompanhadas de alterações cervicais) carecem de precisão, o que acarreta um diagnóstico com frequência superior àquela de fato existente em até 40% a 70% das mulheres diagnosticadas como apresentando trabalho de parto pré-termo.

Os marcadores clínicos do alto risco de parto pré-termo iminente em mulheres que apresentam sintomas incluem rotura da bolsa amniótica, sangramento vaginal e dilatação cervical ≥ 2cm. Infelizmente, o exame vaginal e o uso do escore de Bishop (o método mais comumente empregado na avaliação manual do colo uterino) são muito subjetivos. Por esse motivo, o exame ultrassonográfico do colo uterino com o uso da sonda transvaginal ajuda a objetivar o método.

Já está bem estabelecido o fato de que o risco de parto pré-termo espontâneo está inversamente relacionado com o comprimento cervical medido por ultrassonografia transvaginal em 20 a 24 semanas de gestação. O risco de parto pré-termo antes da 35ª semana de gestação é aproximadamente seis vezes maior em mulheres cujo comprimento cervical está abaixo do 10º percentil (25mm) do que em mulheres com comprimento cervical acima do 75º percentil (40mm).

Uma revisão sistemática também confirmou que o risco de parto pré-termo antes da 34ª semana de gestação é 6,3 vezes maior em mulheres com comprimento cervical < 25mm, quando o comprimento é medido antes da 20ª semana de gestação, do que naquelas com comprimento cervical > 25mm.

Conforme referido anteriormente, em mulheres com colo uterino curto, a administração de progesterona reduz em torno de 45% o risco de parto pré-termo precoce espontâneo. Todavia, a progesterona não é tão eficaz em mulheres com comprimento cervical ≤ 10mm quanto naquelas com comprimento de 10 a 20mm. Por conseguinte, pode ser preferível medir o comprimento cervical em todas as pacientes para detecção de um colo curto antes de ser atingido o comprimento crítico de 10mm.

Pelo menos alguns critérios precisam ser satisfeitos para a obtenção de medidas de boa qualidade do colo uterino. As pacientes precisam esvaziar a bexiga e devem ser colocadas na po-

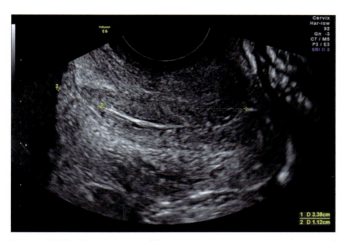

Figura 8.2 Medida ultrassonográfica transvaginal do comprimento cervical com o uso da sonda transvaginal. A primeira medida representa o comprimento do canal cervical, e a segunda medida mostra o istmo cervical.

sição de litotomia dorsal. Com o uso do transdutor transvaginal introduzido no fórnice anterior da vagina, deve-se obter uma tomada sagital de todo o comprimento do canal cervical. Conforme descrito pelo Prof. Kypros Nicolaides, do King's College Hospital, a sonda deve ser então retirada até que a imagem fique indistinta e em seguida avançada cuidadosamente até que a imagem seja restaurada, sem que seja exercida uma pressão excessiva sobre o colo uterino. Deve-se usar um calibrador para medir a distância linear entre as duas extremidades da área glandular em torno do canal endocervical (Figura 8.2). Uma pressão excessiva sobre o colo uterino durante o exame é um erro comum que acarreta uma cérvice artificialmente mais longa em consequência da compressão do lábio cervical anterior e do segmento uterino inferior; portanto, deve-se evitar pressão excessiva ao se medir o comprimento cervical.

Uma abordagem com múltiplos marcadores se faz necessária de modo a melhorar a avaliação de triagem quanto ao parto pré-termo. O modelo de predição do parto pré-termo é melhorado mediante o uso combinado não apenas do comprimento cervical, mas também da idade materna, altura, raça e história obstétrica da mãe e/ou fibronectina fetal na secreção vaginal. A Fetal Medicine Foundation oferece um dispositivo de cálculo *online* para avaliação do risco de parto espontâneo antes da 34ª semana (http://www.fetalmedicine.org/research/assess/preterm).

ESTRATÉGIAS SELECIONADAS EM PACIENTES DE ALTO RISCO

Progesterona

Conforme referido anteriormente, é extremamente importante o papel da progesterona na gravidez normal. Em um ensaio, a administração profilática de progesterona, iniciada na metade da gestação, a mulheres que tiveram parto pré-termo anteriormente reduziu à metade a frequência de recorrências. Os resultados desse ensaio clínico randomizado demonstraram que em mulheres com colo uterino curto a administração

vaginal diária de 200mg de progesterona da 24ª à 34ª semana de gestação reduziu significativamente a frequência de parto pré-termo espontâneo. Assim, o American College of Obstetricians and Gynecologists Committee on Obstetric Practice recomendou que mulheres que tiveram parto pré-termo anteriormente deveriam ser consideradas para tratamento com progesterona em gravidez subsequente.

Agentes tocolíticos

Os estudos sobre o uso de agentes tocolíticos para profilaxia do parto pré-termo não demonstraram benefícios evidentes. A administração desses fármacos pode reduzir a força e a frequência das contrações uterinas. O objetivo da terapia tocolítica é impedir o trabalho de parto pré-termo e retardar o parto em pelo menos 48 horas para a terapia plena pré-natal com corticoide.

As pacientes com recomendação adequada para tocólise são mulheres que não apresentam dilatação cervical avançada. A tocólise está indicada nos casos em que os benefícios totais da postergação do parto superam os riscos. A tocólise é geralmente recomendada entre 24 e 34 semanas de gestação.

Os agentes tocolíticos mais populares são atosibana, beta-agonistas, bloqueadores dos canais de cálcio e inibidores da ciclixigenase. Há muitos outros agentes tocolíticos com indicações e efeitos colaterais específicos, mas a descrição detalhada de todos vai além do escopo deste capítulo.

Corticoides

Os corticoides pré-natais promovem a maturação do feto em desenvolvimento. Nos pulmões, os corticoides promovem a síntese do surfactante, aumentam a complacência pulmonar, reduzem a permeabilidade vascular e melhoram a resposta pós-natal ao surfactante. Estudos mostraram de maneira conclusiva que a administração de betametasona ou dexametasona antes do parto reduz o risco de morte neonatal, síndrome de angústia respiratória, hemorragias intraventriculares, persistência do canal arterial e enterocolite necrosante.

O tratamento consiste em duas doses de 12mg de betametasona (uma combinação de 6mg de acetato de betametasona e 6mg de fosfato de betametasona), administradas por via intramuscular a intervalos de 24 horas, ou em quatro doses de 6mg de dexametasona administradas por via intramuscular a cada 12 horas. Doses repetidas em vez do período único de corticoides no pré-natal de mulheres sob risco de parto pré-termo não têm um impacto claro sobre o risco de complicações neonatais, como a paralisia cerebral.

Intervenções cirúrgicas

O reconhecimento de que alguns nascimentos pré-termo precoces podem ser decorrentes de apresentações clínicas variantes da insuficiência cervical levou à consideração do tratamento por cerclagem cervical em mulheres com esse tipo de história. Esse procedimento cirúrgico envolve o uso de suturas, fios ou fita adesiva sintética para reforçar o colo uterino.

A cerclagem cervical foi introduzida em 1955 por V. N. Shirodkar, Professor da Midwifery and Gynecology do Grant Medical College de Bombaim. Somente 2 anos mais tarde, Ian McDonald, do Royal Melbourne Hospital, relatou sua própria experiência com a cerclagem cervical. Com base em um estudo multicêntrico, a cerclagem cervical em mulheres com nascimento pré-termo anterior reduz o risco de parto pré-termo recorrente em mulheres cujo colo uterino seja curto (< 25mm) e é particularmente eficaz em mulheres com colo muito curto (≤ 15mm).

Uma revisão recente da Biblioteca Cochrane sobre estudos de cerclagem *versus* não cerclagem em gestações únicas concluiu que a cerclagem cervical reduz o risco de nascimento pré-termo em mulheres em alto risco de parto pré-termo e provavelmente reduz o risco de mortes perinatais. Por outro lado, ainda não foi investigado de maneira adequada o efeito da cerclagem em mulheres com gestações singulares, sem história de parto pré-termo e com colo uterino curto (≤ 20mm), que sejam tratadas com progesterona. As indicações atuais da cerclagem estão descritas no Quadro 8.3.

Antes de se proceder à cerclagem, é necessário um exame ultrassonográfico para a avaliação das anomalias cromossômicas e estruturais identificáveis.

Não se dispõe de dados suficientes para demonstrar diferenças significativas no resultado final da gravidez entre a cerclagem de McDonald e a de Shirodkar e, por conseguinte, a decisão quanto ao tipo de cerclagem depende basicamente da experiência do cirurgião. É preciso ressaltar que a cerclagem cervical tem sido o tratamento de escolha de pacientes com fraqueza do colo uterino, mas sua eficácia foi comprovada em um grupo selecionado de pacientes.

Quadro 8.3 Indicações da cerclagem cervical

Indicação	Tipo	Definição	Idade gestacional
História materna	Profilática, eletiva	≥ 3 nascimentos pré-termo precoces ou perdas recorrentes no segundo trimestre	12 a 14 semanas
Ultrassonografia	Terapêutica de salvamento	Colo uterino curto (< 25mm) antes da 24ª semana em gestações singulares com parto pré-termo anterior	14 a 23 semanas
Exame físico	De socorro, de emergência, urgente	Colo uterino ≥ 1cm, dilatado, ou com detecção de bolsa amniótica em prolapso ao exame físico	16 a 23 semanas

CONSIDERAÇÕES FINAIS

O nascimento pré-termo é o principal problema não resolvido da medicina perinatal. A predição e a prevenção dessa complicação constituem um grande desafio para os cuidados na gravidez. Embora todos os nascimentos antes da 37ª semana de gestação sejam definidos como pré-termo, a maioria esmagadora dos relatos de mortalidade e morbidade está relacionada com parto precoce antes da 34ª semana.

Múltiplos processos patológicos podem levar a contrações miometriais, ativação da bolsa amniótica/decídua e amadurecimento cervical. Ainda não se sabe com certeza quais são as subpopulações de pacientes sob risco maior de parto pré-termo e se todas as mulheres vão se beneficiar da medida cervical, de pessários de progesterona ou de uma cerclagem. Por essa razão, são necessárias pesquisas extensas e urgentes para a identificação e o tratamento apropriado desse grupo de pacientes.

Leitura complementar

Alfirevic Z, Stampalija T, Medley N. Cervical stitch (cerclage) for preventing preterm birth in singleton pregnancy. Cochrane Database Syst Rev 2017; 6:CD008991.

Andrade KC, Bortoletto TG, Almeida CM et al. Reference ranges for ultrasonographic measurements of the uterine cervix in low-risk pregnant women. Rev Bras Ginecol Obstet 2017.

Arias F, Rodriquez L, Rayne SC, Kraus FT. Maternal placental vasculopathy and infection: two distinct subgroups among patients with preterm labor and preterm ruptured membranes. Am J Obstet Gynecol 1993; 168:585-91.

Behrman RE, Butler AS (eds.) Preterm birth: causes, consequences, and prevention. Washington (DC), 2007.

Celik E, To M, Gajewska K, Smith GC, Nicolaides KH. Fetal Medicine Foundation Second Trimester Screening G. Cervical length and obstetric history predict spontaneous preterm birth: development and validation of a model to provide individualized risk assessment. Ultrasound Obstet Gynecol 2008; 31:549-54.

De Sutter P, Bontinck J, Schutysers V et al. First-trimester bleeding and pregnancy outcome in singletons after assisted reproduction. Hum Reprod 2006; 21:1907-11.

Elovitz MA, Baron J, Phillippe M. The role of thrombin in preterm parturition. Am J Obstet Gynecol 2001; 185:1059-63.

Fonseca EB, Celik E, Parra M, Singh M, Nicolaides KH, Fetal Medicine Foundation Second Trimester Screening G. Progesterone and the risk of preterm birth among women with a short cervix. N Engl J Med 2007; 357:462-9.

Goldenberg RL, Culhane JF, Johnson DC. Maternal infection and adverse fetal and neonatal outcomes. Clin Perinatol 2005; 32:523-59.

Greco E, Lange A, Ushakov F, Calvo JR, Nicolaides KH. Prediction of spontaneous preterm delivery from endocervical length at 11 to 13 weeks. Prenat Diagn 2011; 31:84-9.

Hassan SS, Romero R, Vidyadhari D et al. Vaginal progesterone reduces the rate of preterm birth in women with a sonographic short cervix: a multicenter, randomized, double-blind, placebo-controlled trial. Ultrasound Obstet Gynecol 2011; 38:18-31.

Honest H, Bachmann LM, Coomarasamy A et al. Accuracy of cervical transvaginal sonography in predicting preterm birth: a systematic review. Ultrasound Obstet Gynecol 2003; 22:305-22.

Kammerer U, Schoppet M, McLellan AD et al. Human decidua contains potent immunostimulatory CD83(+) dendritic cells. Am J Pathol 2000; 157:159-69.

Owen J, Hankins G, Iams JD et al. Multicenter randomized trial of cerclage for preterm birth prevention in high-risk women with shortened midtrimester cervical length. Am J Obstet Gynecol 2009; 201:375 e371-378.

Poisner AM. The human placental renin-angiotensin system. Front Neuroendocrinol 1998; 19:232-52.

Romero R, Conde-Agudelo A, El-Refaie W et al. Vaginal progesterone decreases preterm birth and neonatal morbidity and mortality in women with a twin gestation and a short cervix: an updated meta-analysis of individual patient data. Ultrasound Obstet Gynecol 2017; 49:303-14.

Romero R, Espinoza J, Kusanovic JP et al. The preterm parturition syndrome. BJOG 2006; 113 Suppl 3:17-42.

Romero R, Gonzalez R, Sepulveda W et al. Infection and labor. VIII. Microbial invasion of the amniotic cavity in patients with suspected cervical incompetence: prevalence and clinical significance. Am J Obstet Gynecol 1992; 167:1086-91.

Romero R, Nicolaides KH, Conde-Agudelo A et al. Vaginal progesterone decreases preterm birth </= 34 weeks of gestation in women with a singleton pregnancy and a short cervix: an updated meta-analysis including data from the OPPTIMUM study. Ultrasound Obstet Gynecol 2016; 48:308-17.

Romero R, Sirtori M, Oyarzun E et al. Infection and labor. V. Prevalence, microbiology, and clinical significance of intraamniotic infection in women with preterm labor and intact membranes. Am J Obstet Gynecol 1989; 161:817-24.

Rudolph MI, Bardisa L, Cruz MA, Reinicke K. Mast cells mediators evoke contractility and potentiate each other in mouse uterine horns. Gen Pharmacol 1992; 23:833-6.

Shepherd E, Salam RA, Middleton P et al. Antenatal and intrapartum interventions for preventing cerebral palsy: an overview of Cochrane systematic reviews. Cochrane Database Syst Rev 2017; 8:CD012077.

Steel JH, Malatos S, Kennea N et al. Bacteria and inflammatory cells in fetal membranes do not always cause preterm labor. Pediatr Res 2005; 57:404-11.

To MS, Skentou CA, Royston P, Yu CK, Nicolaides KH. Prediction of patient-specific risk of early preterm delivery using maternal history and sonographic measurement of cervical length: a population-based prospective study. Ultrasound Obstet Gynecol 2006; 27:362-7.

Treyvaud K. Parent and family outcomes following very preterm or very low birth weight birth: a review. Semin Fetal Neonatal Med 2014; 19:131-5.

Vor Linsingen R, Bicalho MDG, de Carvalho NS. Baby born too soon: an overview and the impact beyond the infection. J Matern Fetal Neonatal Med 2017; 30:1238-42.

Yang J, Hartmann KE, Savitz DAet al. Vaginal bleeding during pregnancy and preterm birth. Am J Epidemiol 2004; 160:118-25.

CAPÍTULO 9

Ultrassonografia Tridimensional em Obstetrícia

Edward Araujo Júnior
Eduardo Felix Martins Santana
Liliam Cristine Rolo Paiato

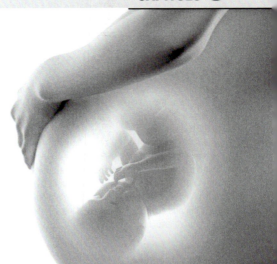

INTRODUÇÃO

Nos últimos anos, a ultrassonografia tridimensional (3D) ganhou destacado reconhecimento no âmbito diagnóstico, melhorando muito a avaliação bidimensional convencional. Desse modo, possibilitou a melhor condução da prática obstétrica segura e o avanço nos diagnósticos e na terapêutica fetal. Entretanto, ainda existe grande dificuldade, sobretudo em nosso país, em direcionar investimentos para uma tecnologia dessa magnitude e na estruturação de laboratórios adequados.

Neste capítulo abordaremos as principais aplicações da ultrassonografia 3D e destacaremos o estudo da anatomia cerebral do feto, face fetal, ecocardiograma fetal, volume pulmonar fetal, estimativa de peso fetal ao nascimento, ultrassonografia tridimensional com *Power* Doppler e assoalho pélvico.

ASPECTOS TÉCNICOS DA ULTRASSONOGRAFIA TRIDIMENSIONAL

O primeiro registro da utilização da ultrassonografia 3D foi apresentado à literatura por Baba e cols. em 1989. Mediante o uso de um transdutor bidimensional (2D) conectado a um braço mecânico, era feito um escaneamento de todo o abdome materno com envio de múltiplos planos 3D para a reconstrução 3D em um computador externo. Essa técnica era evidentemente precária e consumia muito tempo, além de apresentar pobre qualidade das imagens.

No ano seguinte, um grupo em Taiwan descreveu pela primeira vez a visibilização da face (Figura 9.1), do cerebelo e da coluna cervical do feto com a utilização de um transdutor convexo, inaugurando o primeiro equipamento usado na prática clínica.

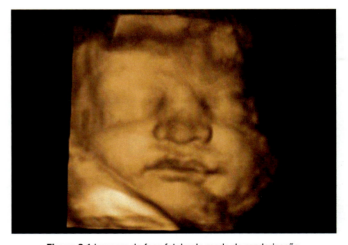

Figura 9.1 Imagem da face fetal pelo modo de renderização.

O primeiro registro de anomalias fetais apareceu 5 anos mais tarde com a comparação das imagens 2D e 3D, evidenciando um dos grandes passos que a ultrassonografia 3D passava a ocupar no entendimento dos defeitos fetais. As imagens 3D eram obtidas em um volume final a partir de múltiplos planos 2D em diferentes orientações. Dessa maneira, um programa de computador criava as imagens 3D com base na distância e na angulação entre os planos 2D.

Essas imagens podem ser vistas, armazenadas, manipuladas e medidas em computadores diferentes, possibilitando, assim, um diagnóstico adequado, o aprendizado e o avanço das pesquisas científicas.

A aquisição adequada das imagens 2D também é necessária para melhor aplicação da técnica. O ultrassonografista deve receber treinamento adequado em centro de referência com padronização do exame e consentimento clínico do paciente. Os quatro passos em um exame ultrassonográfico 3D incluem a coleta de dados para a aquisição da imagem, a visualização 3D, a interpretação da imagem e/ou do volume obtido e o armazenamento. Os dados volumétricos podem ser adquiridos com escaneamento linear, em cunha, livre e rotacional. A técnica da imagem pode ser subdividida em multiplanar e renderização (superfície). Pode-se manipular a imagem nos eixos sagital, axial e coronal para melhorar a qualidade dos achados.

Cabe lembrar que fatores como quantidade adequada de líquido amniótico, obesidade materna e movimentação fetal excessiva dificultam a qualidade de todos os exames 3D.

ANATOMIA CEREBRAL DO FETO – NEUROSSONOGRAFIA TRIDIMENSIONAL

A ultrassonografia 2D já tem papel estabelecido nas diretrizes oficiais do exame neurossonográfico segundo a Sociedade Internacional de Ultrassonografia em Obstetrícia e Ginecologia (ISUOG) desde 2007. No entanto, o desempenho 3D parece ser mais efetivo na identificação de estruturas cerebrais maiores e também de áreas deficitárias, não bem visibilizadas no corte transabdominal axial 2D.

A aquisição de volume pela visão axial da cabeça e a análise *off-line* da reconstrução multiplanar possibilitam boa observação dos planos diagnósticos e reduzem a dependência do operador, o que aumenta a taxa de detecção de anomalias do sistema nervoso central (SNC). Estudos já mostraram a superioridade do 3D na avaliação axial do SNC quando comparado ao 2D. As estruturas da linha média, corpo caloso e vérmis cerebelar também são avaliadas com grande qualidade após 20 semanas de gestação pela ultrassonografia 3D (Figuras 9.2 e 9.3).

Pesquisadores brasileiros demonstraram boa correlação da imagem 3D pelo *Virtual Organ Computer-aided AnaLysis* (VOCAL) com os achados de ressonância magnética para medida dos ventrículos laterais de fetos com ventriculomegalia (Figura 9.4). Curvas de referência para o volume do cere-

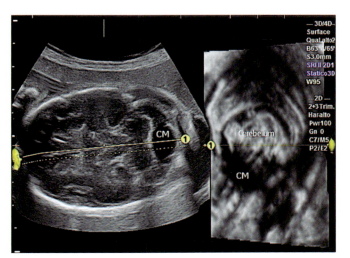

Figura 9.2 Megacisterna magna fetal avaliada no plano axial pelo *software* OmniView.

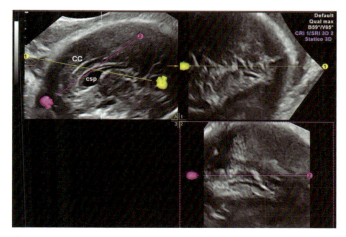

Figura 9.3 Corpo caloso fetal avaliado no plano sagital pelo *software Omniview*.

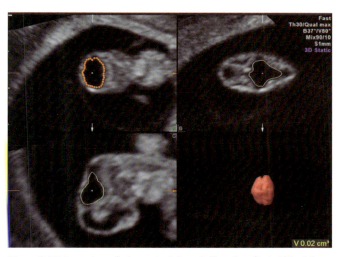

Figura 9.4 Volume da vesícula cerebral de embrião pelo método *Virtual Organ Computer-aided AnaLysis* (VOCAL).

belo também promoveram acurácia animadora no diagnóstico antenatal de hipoplasia cerebelar encontrada em fetos com trissomia do cromossomo 21, restrição de crescimento e múltiplas doenças genéticas.

Rolo e cols. realizaram estudo em que compararam a ultrassonografia 2D, 3D e ressonância magnética para detecção de anormalidades dos sulcos e giros cerebrais. Apesar da melhor acurácia da ressonância magnética para detecção, a técnica 3D mostrou-se superior à 2D, revelando que a ultrassonografia 3D pode ser útil no acompanhamento do desenvolvimento cortical e sua diferenciação.

Cabe lembrar que a técnica 3D para esses casos tem grande vantagem por ser mais rápida e de menor custo que a ressonância magnética, o que implica melhor assistência em termos de saúde pública.

ULTRASSONOGRAFIA TRIDIMENSIONAL NO DIAGNÓSTICO DE FENDA LABIAL E LABIOPALATINA

Embora o diagnóstico de fenda labial e palatina possa ser realizado com a imagem 2D, a ultrassonografia 3D promove melhor visualização da face fetal e melhora a detecção de casos suspeitos em exames de rotina (Figuras 9.5 a 9.7).

Alguns autores demonstraram que a avaliação oblíqua representa o melhor método quando há suspeita de defeito no palato fetal com taxa de detecção próxima a 100%. O desafio consiste em diagnosticar os casos de defeito que atingem o palato mole.

Em 2005, Tonni e cols. mostraram que a melhor época para o *screening* das fendas faciais se situa entre 18 e 23 semanas de gestação, o que corresponde ao período da avaliação morfológica do segundo trimestre.

A ultrassonografia 3D parece ser mais precisa para visualização do palato fetal quando a técnica 2D fica limitada por sombra acústica. Wang e cols. apresentaram aumento da taxa de detecção pré-natal da fenda palatina de 22,2% para 88,9% quando comparada com a da 2D isoladamente.

Talvez o ponto de maior destaque, apesar da melhora na taxa de diagnóstico das fendas, seja a busca pelo maior entendimento e aceitação da malformação por parte da família após o detalhamento 2D.

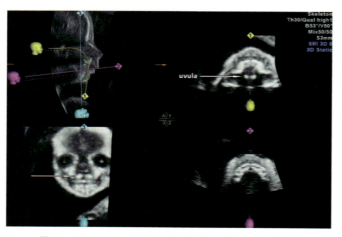

Figura 9.5 Avaliação do palato fetal pelo *software OmniView*.

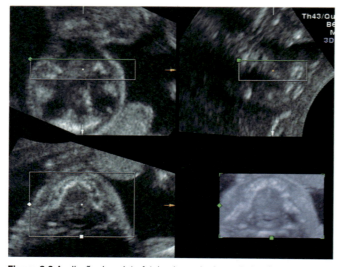

Figura 9.6 Avaliação do palato fetal pelo modo de renderização em transparência máxima.

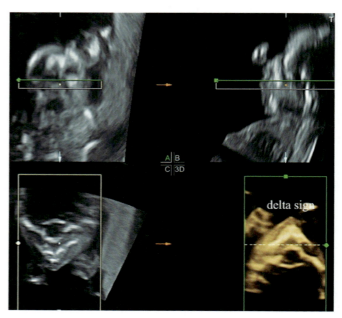

Figura 9.7 Avaliação do palato fetal no primeiro trimestre de gestação pelo método do triângulo nasal.

ULTRASSONOGRAFIA TRIDIMENSIONAL NO ESTUDO DAS ESTRUTURAS CRANIANAS E FONTANELAS

A visibilização de suturas cranianas e fontanelas sempre foi considerada um ponto difícil na prática da Medicina Fetal. Doenças como a craniossinostose devem ser identificadas antes do nascimento, de modo a possibilitar o preparo multidisciplinar e o entendimento familiar (Figura 9.8).

Os primeiros estudos que compararam as técnicas 2D e 3D relataram resultados muito semelhantes na identificação dessas estruturas. Atualmente, acredita-se que haja de fato melhora na avaliação complementar 3D.

Ginath e cols. compararam a acurácia 2D *vs.* 3D no estudo das estruturas cranianas e fontanelas entre 15 e 16 semanas de gestação e chegaram à conclusão de que a imagem 3D parece ser um método mais adequado para acessar a sutura sagital do feto.

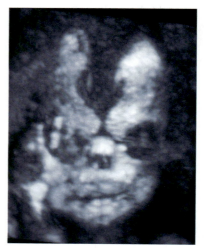

Figura 9.8 Craniossinostose fetal avaliada no modo de renderização em transparência máxima.

ULTRASSONOGRAFIA TRIDIMENSIONAL DO CORAÇÃO FETAL (STIC – *Spatio-Temporal Image Correlation*)

A detecção das cardiopatias congênitas continua sendo assunto de grande importância no rastreamento pré-natal, sobretudo por serem os defeitos fetais de maior incidência na raça humana. Ademais, sabe-se que essas alterações, embora associadas a fatores já conhecidos de risco materno, fetal e familiar, em 90% das vezes estão presentes no grupo de baixo risco. O plano de quatro câmaras apresenta sensibilidade de aproximadamente 48% para detecção e, quando associado às imagens das vias de saída esquerda, direita e ao plano de três vasos e traqueia, atinge sensibilidade em torno de 78%.

A imagem cardíaca tridimensional possibilita a obtenção do volume cardíaco e a manipulação deste pelos eixos cartesianos. Essa informação multiplanar pode ser estudada de maneira estática ou dinâmica, como é o caso do STIC, um *software* que torna possível a aquisição de imagens volumétricas do coração e seus vasos com a possibilidade de observação nos modos multiplanar e renderizado. Os diagnósticos obtidos são menos dependentes da experiência do operador, necessitam de menos tempo para a realização do exame, a imagem pode ser construída após a saída do paciente e podem ser estudadas tanto a morfologia como a função.

O volume cardíaco obtido pelo modo estático ou pela técnica quadridimensional (4D) avalia o ciclo completo do coração. Assim, podem ser observados a anatomia cardíaca em diferentes profundidades e o fluxo sanguíneo pelas cavidades cardíacas e vasos de interesse (Figuras 9.9 e 9.10).

A ultrassonografia 4D com STIC poderia ser associada ao VOCAL, com ângulo de rotação de 15 a 30 graus, para acesso à função cardíaca fetal. Desse modo, Simioni e cols. demonstraram aumento exponencial no volume sistólico e no débito cardíaco ao longo da gestação, enquanto a fração de ejeção permanecia constante. A ecocardiografia 4D no modo renderizado possibilita a observação dos planos virtuais dos septos atrioventriculares e das valvas. Rolo e cols. (2013) mostraram que as áreas médias das valvas tricúspide e mitral calculadas variavam de 0,19 a 0,20cm^2 com 18 semanas e 0,93 a 1,06cm^2 na 33ª semana. Nardozza e cols., no mesmo ano, publicaram a curva de referência para a área do septo interventricular fetal, observando correlação com a idade gestacional (r = 0,81)

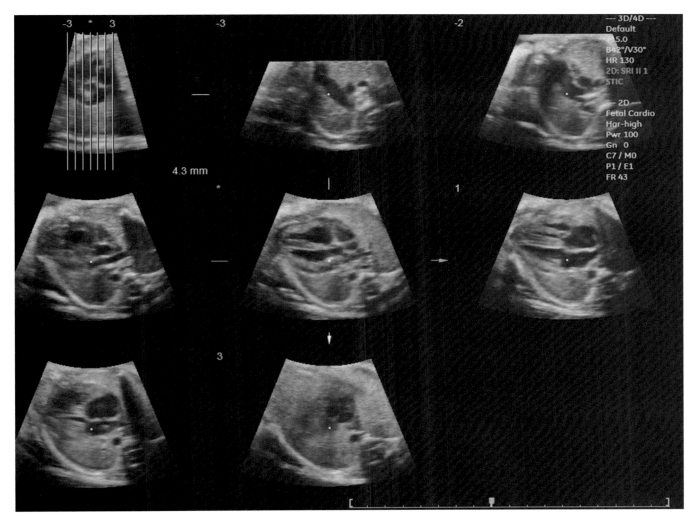

Figura 9.9 Avaliação dos planos ecocardiográficos padrões do coração fetal pelo *software* STIC associado ao *software Tomographic Ultrasound Imaging* (TUI).

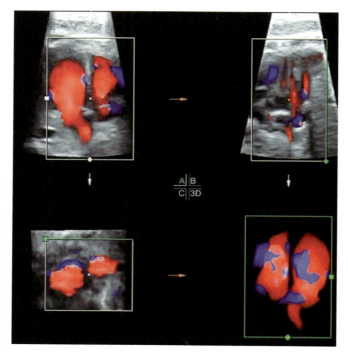

Figura 9.10 Avaliação do coração fetal pelo *software* STIC associado ao Doppler colorido.

e aumento de 0,47cm² com 18 semanas para 2,42cm² com 33 semanas de gestação, respectivamente.

O ecocardiograma 4D e a prática da telemedicina podem ajudar no diagnóstico fetal de anormalidades cardíacas mediante a avaliação a distância dos exames realizados e a consulta por parte dos centros terciários, prática vantajosa para assistência, ensino e pesquisa na área.

ULTRASSONOGRAFIA TRIDIMENSIONAL PARA VOLUMETRIA DE ÓRGÃOS FETAIS E ESTIMATIVA DE PESO AO NASCIMENTO

O estudo dos órgãos fetais pela ultrassonografia 3D foi uma das primeiras aplicações da técnica na Obstetrícia. Essa primeira aplicação foi publicada em 1995 em Taiwan, uma vez que o cálculo do volume dos órgãos pela técnica 2D era passível de muitos erros.

Um grupo brasileiro realizou estudo sobre a volumetria pulmonar em 51 fetos entre 20 e 35 semanas de gestação comparando o 3D (VOCAL) com o 2D (elipsoide – comprimento, largura e altura × 0,523). Esse estudo mostrou que o volume era sempre superestimado na técnica 2D. Entretanto, quando esses autores estabeleceram uma nova constante para ser incorporada no cálculo do volume pela ultrassonografia 2D (0,152 para o pulmão direito e 0,167 para o pulmão esquerdo, respectivamente), ambas as técnicas, 2D e 3D, tornaram-se concordantes. A ultrassonografia 3D, nesse caso, teve grande importância para o diagnóstico de hipoplasia pulmonar, condição grave e altamente relacionada com a taxa de morbimortalidade neonatal. Os casos de hérnia diafragmática congênita também se beneficiaram da volumetria pulmonar 3D, que pode predizer a gravidade da hipertensão pulmonar associada à retenção de fluidos, característica dessa anomalia.

Do mesmo modo, muitos artigos foram publicados com curvas de referência para órgãos fetais, como rins, fígado, cerebelo, cérebro e glândulas suprarrenais. Outros volumes, como o placentário e o saco gestacional, também foram detalhadamente estudados (Figuras 9.11 e 9.12).

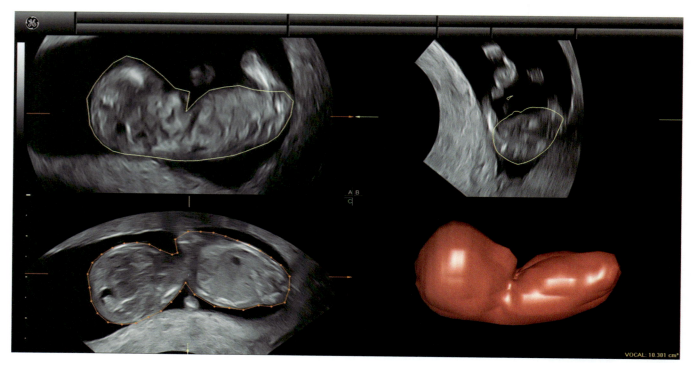

Figura 9.11 Cálculo de volume da cabeça e do tronco fetal pelo método VOCAL.

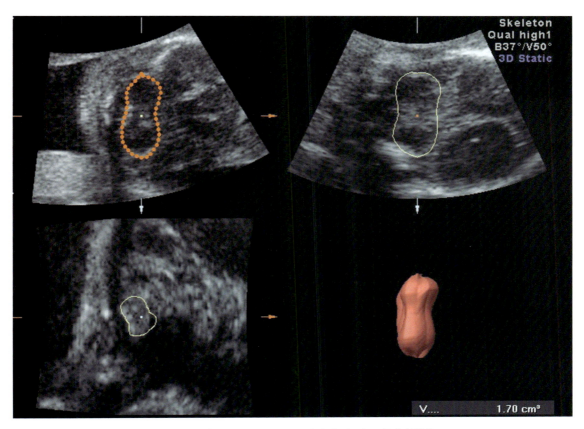

Figura 9.12 Cálculo do volume do cerebelo fetal pelo método VOCAL.

As anormalidades do crescimento fetal constituem um grande problema de saúde pública com impacto na grande maioria das nações. Das quatro milhões de mortes neonatais que ocorrem todos os anos, cerca de 60% a 80% se relacionam com o baixo peso ao nascer. Essas crianças são propensas a apresentar hipoglicemia, hipocalcemia, danos neurológicos, risco de óbito neonatal e, até mesmo, risco de síndrome metabólica na vida adulta. Para a prática obstétrica, o estudo desse grupo de fetos precisou ser ampliado. Em 2010, Nardozza e cols. lideraram estudo que avaliou a estimativa de peso fetal pela ultrassonografia 3D que, quando comparada ao exame 2D, tornava possível uma melhor estimativa de peso ao nascimento. Atualmente, o mesmo grupo desenvolve estudo com o volume dos membros fetais pelo método *eXtended Imaging Virtual Organ Computer-aided AnaLysis* (XI VOCAL), a partir de curvas de referência, e correlação com os achados pós-natais, o qual é o pioneiro na avaliação nutricional de fetos restritos.

ULTRASSONOGRAFIA *POWER* DOPPLER TRIDIMENSIONAL

Descrita há mais de uma década, a ultrassonografia *Power* Doppler tridimensional (3D-PD) sempre despertou o interesse de muitos pesquisadores. O grande motivo estava na informação obtida pelo fluxo e a vascularização de um órgão inteiro ou tecido. Sem dúvida, era interessante utilizar algo não invasivo, simples e seguro para eliminar a necessidade de uso de contraste e a exposição à radiação em pacientes dos quais se desejava estudar vasos sanguíneos e perfusão.

O 3D-PD quantifica o sinal em uma região de interesse por meio de três índices: vascularização (IV), fluxo (IF) e vascularização e fluxo (IVF). A correlação entre esses índices e a perfusão real foi demonstrada *in vitro* e em modelos *in vivo* por Jones em 2009. Essa ferramenta apresenta algumas limitações práticas, que incluem dependência da atenuação sonora, calibragem da máquina e volume da amostra (Figura 9.13).

Estudos mais recentes descrevem a grande utilidade na angiologia para detecção de condições de risco, como crescimento fetal restrito, pré-eclâmpsia e insuficiência placentária. No entanto, ainda há alguns entraves na técnica, como discrepância na reprodutibilidade dos estudos.

Fases precoces da gestação (11 a 14 semanas) também foram estudadas com essa técnica para compreensão da formação vascular da placenta e seu fluxo. Mudanças circulatórias no cérebro fetal e a avaliação da vascularização pulmonar nos casos de hipertensão por hérnia diafragmática congênita também foram estudadas desse modo.

AVALIAÇÃO DO ASSOALHO PÉLVICO

A ultrassonografia tem evidenciado trauma no músculo levantador do ânus em 15% a 30% dos partos por via vaginal.

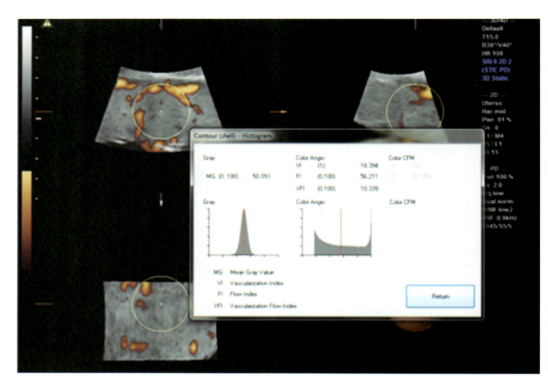

Figura 9.13 Avaliação da placenta com *Power* Doppler tridimensional mostrando os índices de vascularização (IV), fluxo (IF) e vascularização e fluxo (IVF).

Recentemente, a ultrassonografia 3D passou a ser utilizada para avaliação do compartimento posterior do assoalho pélvico em virtude da possibilidade de produzir informações semelhantes às obtidas pela tomografia computadorizada e a ressonância magnética, da capacidade de pós-processamento das imagens e da melhor padronização dos planos de avaliação e medida.

A área do hiato do levantador do ânus pode ser facilmente estudada por meio do plano axial da ultrassonografia 3D por via translabial, e anormalidades morfológicas podem ser claramente identificadas. A área do hiato do levantador do ânus varia de 6 a 36cm² na mulher jovem nulípara, alcançando entre 70 e 90cm² ao termo da gestação (com base em uma circunferência craniana de 30 a 35cm – Figura 9.14). Em estudo

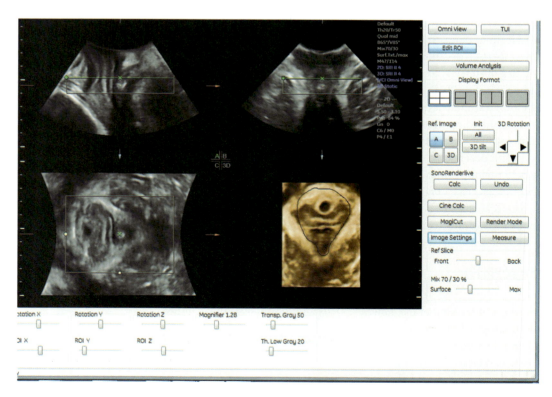

Figura 9.14 Área do músculo levantador do ânus em mulher nulípara na imagem renderizada do assoalho pélvico por meio da ultrassonografia 3D translabial.

envolvendo 61 nulíparas com idade gestacional média de 37,7 semanas – 49 com parto vaginal e 11 submetidas à cesariana de emergência – não foram observadas diferenças significativas nas medidas da área do hiato do levantador do ânus, em repouso, durante a contração dos músculos do assoalho pélvico ou em manobra de Valsalva. Entretanto, observou-se correlação positiva entre a duração da segunda fase do trabalho de parto e a dimensão do hiato em todas as mulheres que tiveram parto vaginal.

A ultrassonografia 3D transperineal apresenta capacidade de predizer rotura do músculo levantador do ânus, sendo essa lesão identificada como uma área de descontinuidade do músculo na imagem renderizada (Figura 9.15). Valsky e cols. avaliaram 210 primíparas em 24 a 72 horas após o parto vaginal, entre as quais foram avaliadas como controles 32 nulíparas entre 35 e 41 semanas e 15 primíparas que realizaram cesariana. A lesão do músculo levantador do ânus foi diagnosticada em 39 pacientes (18,9%) que tiveram partos vaginais e em nenhuma do grupo de controle. Correlação significativa foi encontrada entre a circunferência craniana do feto, a duração da segunda fase do trabalho de parto e a lesão do levantador do ânus.

CONSIDERAÇÕES FINAIS

A ultrassonografia 3D pode contribuir de maneira substancial para o diagnóstico adicional realizado inicialmente pela técnica 2D. Em alguns casos é possível ampliar a detecção correta de anomalias fetais, tornando factíveis o diagnóstico precoce e a terapêutica adequada. A compreensão das anomalias do feto por parte dos pais fica esclarecida e com melhor condução psicológica (Figura 9.16). Além disso, a tecnologia 3D torna possível o trabalho das imagens fora do ambiente do paciente, com discussão e análise pormenorizada dos casos e a possibilidade de envio das mensagens a centros de referência terciários. Muitos estudos ainda são necessários e certamente farão parte dessa importante ferramenta diagnóstica.

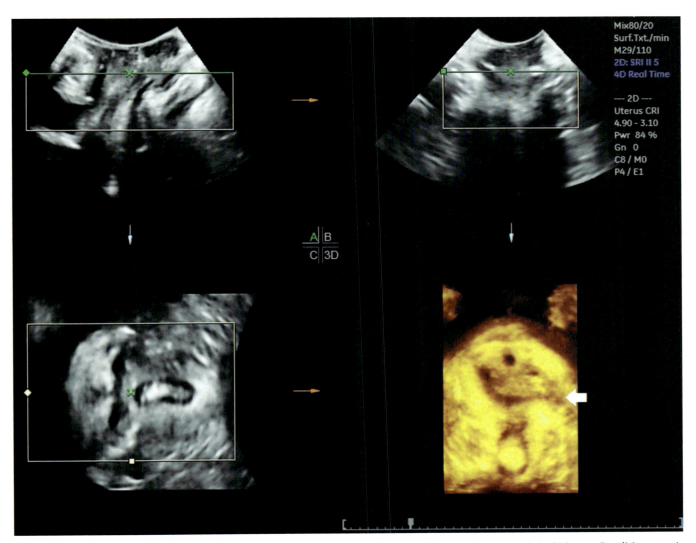

Figura 9.15 Área de descontinuidade no músculo levantandor do ânus (*seta branca*) após parto por fórceps na imagem renderizada do assoalho pélvico por meio da ultrassonografia 3D translabial.

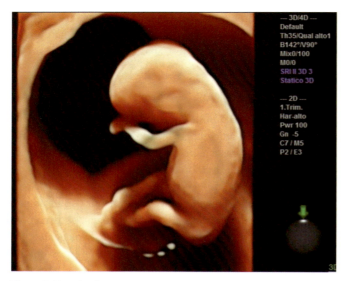

Figura 9.16 Avaliação de feto com 11 semanas pelo *software High Definition Live* com incidência luminosa em 12 horas.

Leitura complementar

Araujo Junior E, Nardozza LM, Nowak PM, Rolo LC, Guimaraes Filho HA, Moron AF. Three-dimensional power Doppler placental vascularisation indices in early pregnancy: a pilot study. J Obstet Gynaecol 2011; 31:283-5.

Araujo Junior E, Nardozza LM, Pires CR, Filho HA, Moron AF. Comparison of the two-dimensional and multiplanar methods and establishment of a new constant for the measurement of fetal lung volume. J Matern Fetal Neonatal Med 2008; 21:81-8.

Araujo Junior E, Nardozza LM, Pires CR, Filho HA, Moron AF. Comparison of the two-dimensional and multiplanar methods and establishment of a new constant for the measurement of fetal lung volume. J Matern Fetal Neonatal Med 2008; 21:81-8.

Araujo Junior E, Nardozza LM, Rodrigues Pires C, Filho HA, Moron AF. Comparison of two- and three-dimensional ultrasonography in lung volume measurement of normal fetuses. J Perinat Med 2007; 35:415-21.

Baba K, Satoh K, Sakamoto S, Okai T, Ishii S. Development of an ultrasonic system for three-dimensional reconstruction of the fetus. J Perinat Med 1989; 17:19-24.

Cavalcante RO, Araujo Junior E, Nardozza LM, Rolo LC, Moron AF. Nomogram of fetal upper arm volume by three-dimensional ultrasound using extended imaging virtual organ computer-aided analysis (XI VOCAL). J Perinat Med 2011; 39:717-24.

Chitty LS, Pilu G. The challenge of imaging the fetal central nervous system: an aid to prenatal diagnosis, management and prognosis. Prenat Diagn 2009; 29:301-2.

Ginath S, Debby A, Malinger G. Demonstration of cranial sutures and fontanelles at 15 to 16 weeks of gestation: a comparison between two-dimensional and three-dimensional ultrasonography. Prenat Diagn 2004; 24:812-5.

Haratz KK, Oliveira PS, Rolo LC et al. Fetal cerebral ventricle volumetry: comparison between 3D ultrasound and magnetic resonance imaging in fetuses with ventriculomegaly. J Matern Fetal Neonatal Med 2011; 24:1384-91.

Jones NW, Hutchinson ES, Brownbill P et al. In vitro dual perfusion of human placental lobules as a flow phantom to investigate the relationship between fetoplacental flow and quantitative 3D power doppler angiography. Placenta 2009; 30:130-5.

Kuo HC, Chang FM, Wu CH, Yao B, Liu CH. The primary application of three-dimensional ultrasonography in obstetrics. Am J Obstet Gynecol 1992; 166:880-6.

Lanzarone V, Dietz HP. Three-dimensional ultrasound imaging of the levator hiatus in late pregnancy and associations with delivery outcomes. Aus N Z J Obstet Gynaecol 2007; 47:176-80.

Merz E, Bahlmann F, Weber G, Macchiella D. Three-dimensional ultrasonography in prenatal diagnosis. J Perinat Med 1995; 23:213-22.

Nardozza LM, Araujo Junior E, Vieira MF, Rolo LC, Moron AF. [Estimate of birth weight using two- and three-dimensional ultrasonography]. Rev Assoc Med Bras 2010; 56:204-8.

Nardozza LM, Rolo LC, Araujo Junior E et al. Reference range for fetal interventricular septum area by means of four-dimensional ultrasonography using spatiotemporal image correlation. Fetal Diagn Ther 2013; 33:110-5.

Nelson TR, Pretorius DH. Three-dimensional ultrasound imaging. Ultrasound Med Biol 1998; 24:1243-70.

Rizzo G, Abuhamad AZ, Benacerraf BR et al. Collaborative study on 3-dimensional sonography for the prenatal diagnosis of central nervous system defects. J Ultrasound Med 2011; 30:1003-8.

Rolo LC, Araujo Junior E, Nardozza LM, de Oliveira PS, Ajzen SA, Moron AF. Development of fetal brain sulci and gyri: assessment through two and three-dimensional ultrasound and magnetic resonance imaging. Arch Gynecol Obstet 2011; 283:149-58.

Rolo LC, Nardozza LM, Araujo Junior E et al. Reference ranges of atrioventricular valve areas by means of four-dimensional ultrasonography using spatiotemporal image correlation in the rendering mode. Prenat Diagn 2013; 33:50-5.

Rotmensch S, Goldstein I, Liberati M, Shalev J, Ben-Rafael Z, Copel JA. Fetal transcerebellar diameter in Down syndrome. Obstet Gynecol 1997; 89:534-7.

Ruano R, Aubry MC, Barthe B, Mitanchez D, Dumez Y, Benachi A. Quantitative analysis of fetal pulmonary vasculature by 3-dimensional power Doppler ultrasonography in isolated congenital diaphragmatic hernia. Am J Obstet Gynecol 2006; 195:1720-8.

Simioni C, Nardozza LM, Araujo Junior E et al. Heart stroke volume, cardiac output, and ejection fraction in 265 normal fetus in the second half of gestation assessed by 4D ultrasound using spatio-temporal image correlation. J Matern Fetal Neonatal Med 2011; 24:1159-67.

Tonni G, Centini G, Rosignoli L. Prenatal screening for fetal face and clefting in a prospective study on low-risk population: can 3- and 4-dimensional ultrasound enhance visualization and detection rate? Oral Surg Oral Med Oral Pathol Oral Radiol Endod 2005; 100:420-6.

Valsky DV, Lipschuetz M, Bord A et al. Fetal head circumference and length of second stage of labor are risk factors for levator ani muscle injury, diagnosed by 3-dimensional transperineal ultrasound in primiparous women. Am J Obstet Gynecol 2009; 201:91.e1-7.

Valsky DV, Yagel S. Three-dimensional transperineal ultrasonography of the pelvic floor: improving visualization for new clinical applications and better functional assessment. J Ultrasound Med 2007; 26:1373-87.

Wang LM, Leung KY, Tang M. Prenatal evaluation of facial clefts by three--dimensional extended imaging. Prenat Diagn 2007; 27:722-9.

CAPÍTULO 10

Ressonância Magnética em Medicina Fetal

Heron Werner Júnior
Bianca Guedes Ribeiro

INTRODUÇÃO

O potencial da ressonância magnética (RM) na Medicina Fetal foi inicialmente descrito no início da década de 1980. O primeiro exame de RM em Obstetrícia foi realizado por Smith em 1983. Desde então, seu uso para o estudo do feto aumentou progressivamente, principalmente na avaliação do sistema nervoso central (SNC). Apesar de a ultrassonografia (USG) ainda ser considerada o método de escolha na investigação e rastreio das patologias fetais, em virtude de seu baixo custo, maior disponibilidade de aparelhos, segurança, boa sensibilidade e capacidade de análise em tempo real, a RM tem grande potencial na avaliação morfológica daqueles fetos difíceis de serem bem avaliados pela USG.

A primeira questão a ser considerada em relação ao uso da RM diz respeito à sua segurança para a gestante e o feto. Estudos realizados em animais não mostraram efeito teratogênico do método, mas aconselha-se que não seja realizado no primeiro trimestre da gestação, período crítico para a teratogênese e no qual ainda não há a identificação de potenciais benefícios do uso precoce dessa técnica de imagem. O *Safety Committee* da Society of Magnetic Resonance Imaging recomenda o uso da RM apenas quando a USG não é conclusiva. A legislação brasileira não adota uma norma específica. Contudo, a posição geral é de que a RM pode ser utilizada com bom senso na gestação a partir do segundo trimestre, sem restrições quanto à indicação do exame.

DESCRIÇÃO TÉCNICA, VANTAGENS E LIMITAÇÕES DO MÉTODO DIAGNÓSTICO

Aparelhos de alto campo magnético (1,5 ou 3,0 Tesla) são ideais para o estudo do feto com gradientes potentes para as

sequências ultrarrápidas para obtenção de imagens de alta qualidade.

Os primeiros exames de RM para avaliação fetal apresentaram limitações resultantes da grande quantidade de artefatos causados pelos movimentos fetais. Esses foram abrandados inicialmente mediante a curarização fetal com a punção prévia do cordão umbilical. Essa solução inicial estava distante de ser a ideal, pois a RM, em si um método não invasivo, necessitava previamente de propedêutica invasiva para sua realização com todos os riscos inerentes à punção, como rotura prematura das membranas, abortamento ou trabalho de parto prematuro e infecção. Felizmente, as técnicas de exame foram se modernizando com o desenvolvimento de novas sequências ultrarrápidas, e no início da década de 1990 esses artefatos foram abrandados com a sedação materna e a obtenção de sequências rápidas durante um breve período de apneia materna.

O posicionamento para esses exames deve ser realizado com a paciente em decúbito dorsal ou lateral esquerdo (Figura 10.1). A idade gestacional ideal para o exame é a partir da 20ª semana, e a presença de um familiar deve ser encorajada para oferecer maior conforto à paciente. Não existe um preparo prévio à realização do exame. O uso de sedativos maternos não se faz necessário na grande maioria dos casos. Entretanto, na presença de polidrâmnio, por exemplo, pode ser necessária sedação materna com benzodiazepínicos (5 a 10mg) por via oral cerca de 15 minutos antes, objetivando reduzir uma possível ansiedade materna ou os movimentos fetais, que são os responsáveis pela degradação de uma boa imagem.

Uma vez a paciente posicionada no magneto, a localização fetal é inicialmente definida a partir de sequências multiplanares (planos axial, coronal e sagital) e então são iniciadas

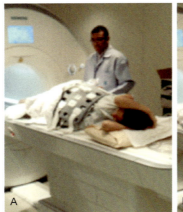 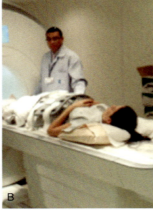

Figura 10.1A e B Posicionamento da paciente para o exame de ressonância magnética fetal.

sequências rápidas, como HASTE (*Half-Fourier Single Shot Turbo spin-Echo*), FSSE (*Fast Single Shot Echo*) ou *true-FISP* (*Free Induction Steady State Precession*), que tornam possíveis aquisições em curto espaço de tempo, evitando artefatos de movimento. Cada sequência tem a duração de cerca de 20 a 25 segundos, sendo feitos cortes finos de 1mm ou maiores (cerca de 4 a 6mm), dependendo da área a ser estudada. Para o estudo completo do feto são necessários cerca de 20 a 30 minutos. A injeção de meio de contraste (gadolínio endovenoso) deve ser evitada durante toda a gestação, uma vez que o meio de contraste é capaz de atravessar a barreira placentária, entrando na circulação fetal segundos após sua administração, além de não haver interesse em seu uso na maior parte dos casos indicados.

A RM oferece excelente imagem da anatomia fetal, principalmente quando realizada a partir da 22ª semana de gestação. As principais vantagens da RM fetal incluem auxiliar a USG quando a posição do polo cefálico fetal é inadequada para uma boa avaliação ecográfica; nos casos em que há sombra acústica da calota craniana no terceiro trimestre, dificultando uma boa avaliação da anatomia cerebral; quando há aumento da distância entre o transdutor e as estruturas cerebrais na vigência de hidrocefalia importante; na presença de sombra acústica oriunda da mandíbula e da base do crânio fetal, dificultando um bom estudo ecográfico da região cervical; nos casos de obesidade materna e na presença de polidrâmnio ou oligoidrâmnio acentuados.

As contraindicações absolutas ao exame de RM são: marca-passo cardíaco não compatível com RM de alto campo, desfibriladores/cardioversores, implantes otológicos cocleares, prótese valvar mitral Starr-Edwards, *Clamp poppen-blaylock* da artéria carótida e clipe de aneurisma cerebral ferromagnético. Não estão contraindicados à RM: próteses ortopédicas, implantes dentários, projéteis de arma de fogo distantes da estrutura vital, clipes de aneurisma cerebral não ferromagnéticos (titânio), *stents* e filtros intravasculares após 3 meses de posicionamento.

A RM vem assumindo um papel expressivo na exploração do feto. Esse exame não veio substituir a USG, mas tornou-se um método complementar, oferecendo imagens adicionais da estrutura fetal. Trata-se de um exame que avalia a morfologia fetal, podendo ser usado sem contraindicações absolutas relacionadas com a gestação, lembrando que seu uso deve ser restrito aos casos em que o resultado ultrassonográfico seja duvidoso. A acuidade diagnóstica melhora com o aumento da idade gestacional, não sendo perturbada por oligoidrâmnio acentuado, obesidade materna ou estática fetal.

INDICAÇÕES E APLICABILIDADE CLÍNICA

Uma das principais indicações da RM é o estudo das malformações do SNC do feto (Figura 10.2). No entanto, a RM também vem ganhando importância na avaliação de massas inespecíficas toracoabdominais, tumores e malformações do aparelho urinário.

Além do estudo morfológico do feto, a RM pode fornecer informações adicionais à USG na prática obstétrica, notadamente nos casos de acretização placentária. Nesses casos não se visibiliza a decídua basal, havendo maior aderência da placenta ao miométrio (Figura 10.3).

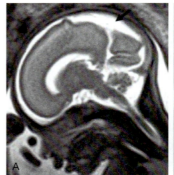 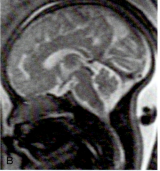

Figura 10.2 Imagens sagitais T2 do polo cefálico normal de feto com 26 semanas (**A**) e 36 semanas (**B**). Note o espaço pericerebral amplo em idade gestacional mais precoce (*seta*).

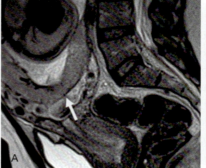 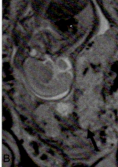

Figura 10.3 Imagens sagitais T2 de placenta prévia total. Em **A**, visibiliza-se com facilidade a placa basal, demonstrando não haver acretização placentária (*seta branca*). Em **B**, não é visibilizada a placa basal, o que demonstra haver acretização placentária (*seta preta*).

A RM pode ter grande valia ao auxiliar a USG no estudo da gestação ectópica. Sua contribuição é maior nas gestações abdominais avançadas, possibilitando a aquisição de imagens com maior definição espacial do feto.

Outra aplicação promissora da RM é para a avaliação da anatomia materna, como na pelvimetria, avaliação de massas anexiais e no estudo da hidronefrose, causa mais comum de dilatação do sistema urinário durante a gestação.

Sistema nervoso central

Uma das indicações da RM do SNC é o diagnóstico da agenesia do corpo caloso (ACC). O corpo caloso é uma importante comissura cerebral que conecta os hemisférios cerebrais. Sua ausência pode ser detectada à USG, porém a RM tem condições de avaliar melhor as malformações cerebrais associadas (Figura 10.4). Os principais achados a respeito da ACC são: dilatação ventricular moderada, fissura inter-hemisférica proeminente, elevação do terceiro ventrículo, não visibilização do giro do cíngulo, disposição radial dos giros para o terceiro ventrículo, não visibilização do *cavum* do septo pelúcido e outras anomalias do SNC em 50% dos casos.

A hidrocefalia é uma doença congênita grave, de prognóstico difícil quando o diagnóstico é estabelecido intraútero, sendo definida como a resultante do desequilíbrio entre a produção e a reabsorção do líquido cefalorraquidiano (LCR). A associação da hidrocefalia a outras anomalias ocorre em cerca de 70% a 85% dos casos, incluindo a mielomeningocele, presente em torno de 30% dos casos. A RM é útil na avaliação do parênquima cerebral, que pode estar comprometido pela hidrocefalia, e na avaliação de malformações associadas, principalmente as do SNC. Devem ser procuradas associações a malformações cardíacas, torácicas, renais, de parede abdominal, da face e das extremidades.

A RM apresenta melhores condições para avaliar os diferentes padrões de sulcação cerebral de acordo com a idade gestacional, detectando possível retardo na formação dos giros cerebrais, lisencefalia, paquigíria e/ou polimicrogíria, além de também ser possível detectar displasia cortical.

Reveste-se de grande importância a avaliação de cérebros de fetos de mães portadoras de infecções, como citomegalovírus

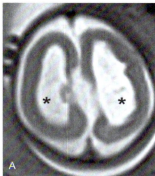
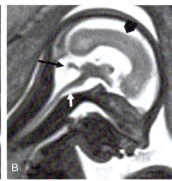

Figura 10.5 Imagens axial (**A**) e sagital T2 (**B**) de feto microcefálico portador de Zika vírus (34 semanas). Note a importante dilatação ventricular (*), lisencefalia (*cabeça de seta*), hipoplasia do vérmis cerebelar (*seta preta*) e hipoplasia do tronco cerebral (*seta branca*).

(CMV), toxoplasmose e Zika vírus (ZIKV – Figura 10.5). Nos casos de infecção por CMV, quando a infecção fetal é precoce, esta pode ocorrer exatamente nas primeiras fases de migração neuronal, levando à lisencefalia.

A recente epidemia de ZIKV que acometeu a América Latina a partir de 2014 tornou-se uma emergência de saúde pública em virtude do tropismo do vírus pelo SNC dos fetos cujas mães foram infectadas durante diferentes períodos da gestação. Houve aumento de cerca de 20 vezes na incidência de microcefalia durante a epidemia, usualmente relacionada com calcificações, achados que podem ser detectados pela USG. No entanto, a avaliação por RM fetal deve ser realizada nesses casos para estudo complementar do SNC em busca das inúmeras malformações que podem estar associadas à infecção congênita por ZIKV, como anomalias do desenvolvimento cortical, atrofia cortical, ventriculomegalia, disgenesia do corpo caloso e malformações do tronco cerebral e cerebelo.

A malformação de Chiari é uma das principais anomalias da fossa posterior. As formas mais frequentes são as dos tipos I e II. O tipo Chiari I consiste no deslocamento das tonsilas cerebelares para o canal cervical superior, enquanto o Chiari II corresponde a uma herniação da parte inferior do vérmis cerebelar e do quarto ventrículo. O Chiari II é encontrado em 65% a 100% das formas graves de espinha bífida. A fossa posterior é pequena, os hemisférios cerebelares são hipoplásicos e uma dilatação ventricular está quase sempre presente. Existe outra forma grave de malformação de Chiari, que é a do tipo III. Essa é uma forma rara e consiste em encefalocele com herniação de conteúdo da fossa posterior e algumas vezes do lobo occipital (cefalocele). O tecido herniado é sempre anormal, apresentando áreas de necrose, gliose e fibrose.

A malformação de Dandy-Walker é caracterizada pela dilatação cística do quarto ventrículo e alargamento da fossa posterior com deslocamento superior do tentório e da tórcula de Herófilo (confluência dos seios venosos) e com grau variável de aplasia ou hipoplasia vermiana. Na megacisterna magna, o vérmis e os hemisférios cerebelares são normais, assim como o quarto ventrículo. A RM auxilia a USG na caracterização

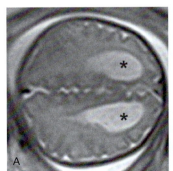
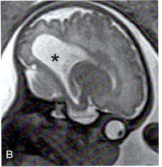

Figura 10.4A Imagens axial (**A**) e sagital T2 (**B**) de feto portador de agenesia do corpo caloso (30 semanas) demonstrando colpocefalia (*).

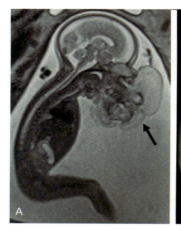 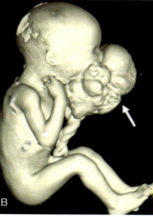

Figura 10.6 Imagem sagital T2 (**A**) e com reconstrução 3D (**B**) de feto portador de epignato (*setas*).

de uma malformação de Dandy-Walker e na confirmação de um bom prognóstico da megacisterna magna.

A RM também é o método complementar ideal da USG nos casos de lesões expansivas intra e extracranianas por promover melhor caracterização da anatomia cerebral, da dilatação do sistema ventricular e das lesões expansivas (Figura 10.6).

A malformação da veia de Galeno (MVG) consiste em um grupo heterogêneo de anomalias caracterizadas pela dilatação das estruturas venosas do sistema galênico e comunicações arteriovenosas anômalas na linha média. A veia de Galeno aparece dilatada e se comunica com as artérias de aparência normal. Os principais achados à RM são: lesão expansiva com sinal heterogêneo, predominantemente hipointenso em todas as sequências em função da turbulência do fluxo; alterações parenquimatosas associadas a hemorragia secundária à trombose; dilatação de estruturas venosas e arteriais adjacentes; hidrocefalia.

Outra patologia em que a RM demonstra seu valor é na detecção da esclerose tuberosa no pré-natal. Essa patologia se caracteriza pela presença de lesões hamartomatosas em muitos tecidos, especialmente cérebro, pele, coração e rins. Os rabdomiomas cardíacos constituem a principal anormalidade detectada pela USG. Entretanto, a confirmação do diagnóstico da esclerose tuberosa no feto é possível em razão da visualização pela RM de hamartomas corticais e subependimários na parede dos ventrículos laterais. O diagnóstico de esclerose tuberosa intraútero, possível somente mediante a complementação da RM, altera completamente o prognóstico fetal em virtude da frequência aumentada de retardo mental e convulsões (80%).

Anomalias cervicais

Os linfangiomas são malformações congênitas dos vasos linfáticos e constituem cerca de 6% de todas as lesões benignas da infância e adolescência. Ocorrem mais comumente na cabeça, no pescoço ou na axila, embora possam estar presentes em qualquer local do sistema linfático em desenvolvimento.

A RM pode determinar mais precisamente a extensão da lesão e sua relação com as estruturas vizinhas, possibilitando um planejamento cirúrgico mais adequado. A RM é importante no diagnóstico diferencial dos linfangiomas, principalmente com encefalocele, mielomeningocele cervical, teratoma e hemangioma, que apresentam diferentes tratamentos e prognósticos.

Anomalias torácicas

Os pulmões do feto são estruturas bem visibilizadas à RM, facilitando o estudo da hipoplasia pulmonar, muitas vezes difícil de ser avaliada à USG.

A RM pode ser útil no diagnóstico diferencial de hérnia diafragmática e na avaliação do parênquima pulmonar.

A malformação adenomatoide cística (MAC) é uma lesão caracterizada por crescimento excessivo de estruturas brônquicas, em detrimento dos espaços alveolares, associado ao suprimento aéreo anômalo.

O sequestro pulmonar é um tecido pulmonar anômalo sem comunicação com a árvore brônquica central e cujo suprimento vascular vem de artéria anômala sistêmica, que pode ter origem na aorta ou em um de seus ramos. A apresentação mais comum é de massa sólida à esquerda, junto ao diafragma, visibilizada pela primeira vez à USG do segundo trimestre da gestação. O sequestro pulmonar pode ser da forma intralobar ou extralobar, sendo esta última a mais frequentemente diagnosticada no período pré-natal. As lesões podem involuir espontaneamente ainda na fase intrauterina. Em relação ao sequestro pulmonar, convém destacar que a dopplerfluxometria colorida pode auxiliar a identificação do suprimento sanguíneo; a RM tem mostrado que, em algumas fases, a lesão pode ser virtualmente invisível à USG, mas ainda facilmente identificada pela RM, que é útil na avaliação do diagnóstico diferencial com neuroblastoma e hemorragia da suprarrenal.

O cisto broncogênico é a lesão cística mais comum do mediastino e tem origem na anomalia do desenvolvimento do broto ventral respiratório a partir do intestino primitivo, o que ocorre por volta de 26 a 40 dias de vida embrionária. A localização mais frequente do cisto broncogênico é a mediastinal, junto à carina, podendo ocorrer na forma de lesões intraparenquimatosas pulmonares (geralmente lobos inferiores), pleurais ou diafragmáticas. A associação a outras malformações do mesmo grupo (MAC, sequestro) é habitual.

A RM pode ser útil no diagnóstico diferencial, principalmente com MAC e cisto neuroentérico. Contudo, o diagnóstico será preciso somente com o exame anatomopatológico.

A hérnia diafragmática congênita (HDC) consiste na falta de desenvolvimento parcial ou completo do diafragma, possibilitando a migração de estruturas abdominais para o tórax, comprimindo o pulmão e comprometendo seu desenvolvimento. Os órgãos abdominais podem desenvolver-se dentro do tórax ou migrar para este após pleno desenvolvimento. O tipo mais comum de HDC é a posterior esquerda (Bochdalek), quando é visibilizado o desvio do mediastino para a direita, acompanhado pela presença de alças de delgado e de estômago na cavidade torácica. A mortalidade nos casos de HDC é alta, e a RM pode ajudar na avaliação do prognóstico.

São critérios de mau prognóstico para HDC: diagnóstico precoce (< 25 semanas), coexistência de malformações associadas, anomalias cromossomiais e migração do fígado para o tórax.

Quando o prognóstico é sombrio, o tratamento intraútero pode ser realizado com a colocação do balão para oclusão traqueal e consequente estímulo do crescimento do parênquima pulmonar.

As principais estruturas do coração fetal podem ser identificadas pela RM através de sequências específicas, evitando os artefatos de movimento. Rabdomiomas e teratomas são os tumores cardíacos fetais mais frequentes. Nos casos de rabdomiomas, deve-se complementar a investigação em busca de lesões cerebrais associadas nos casos de esclerose tuberosa.

Anomalias abdominais

As estruturas do aparelho digestório alto são bem visibilizadas pela RM em razão do líquido amniótico deglutido. As alças intestinais são identificadas como estruturas serpiginosas de alto sinal nas imagens em T2 e baixo sinal nas imagens em T1. O cólon sigmoide e o reto têm sinais variáveis em virtude da presença ou não do mecônio. O fígado é facilmente visto à RM. A composição química do hepatócito varia com a idade gestacional em função do aumento do glicogênio fetal próximo ao termo. Assim, a intensidade de sinal pode sofrer alterações ao longo da gestação.

A onfalocele e a gastrosquise são os defeitos mais comuns de fechamento da parede abdominal. O diagnóstico é feito pela USG, geralmente no início do segundo trimestre da gestação. Em alguns casos, o diagnóstico no final da gestação, assim como a diferenciação entre a onfalocele e a gastrosquise, pode ser de difícil realização pela USG em função da redução fisiológica do líquido amniótico, além da estática fetal, muitas vezes inadequada. A ressonância tem papel importante nesses casos (Figura 10.7).

Nos casos de hérnia diafragmática, a RM tem papel importante na avaliação de possível hipoplasia pulmonar, além de caracterizar melhor o conteúdo herniário. A RM demonstra claramente se existe ou não a presença do fígado no interior do tórax, o que acarreta um impacto muito grande na avaliação do prognóstico fetal. O volvo gástrico intratorácico também pode ser facilmente visibilizado quando existe uma posição da maior curvatura superior à pequena curvatura gástrica.

Os rins e a bexiga são facilmente identificados à RM, o que facilita o diagnóstico de agenesia renal bilateral diante do quadro de oligoidrâmnio acentuado. Além disso, pode também ser usada para complementar a USG nos casos de ectopia renal, hipoplasia renal, rins multicísticos displásicos bilaterais, doença renal policística recessiva e válvula de uretra posterior (Figura 10.8).

Nos casos raros de gemelaridade imperfeita, a RM proporciona melhor identificação das estruturas toracoabdominais, tornando possível uma melhor avaliação do prognóstico, como na definição da viabilidade cirúrgica pós-natal. Na presença de gestação múltipla em que exista malformação de um dos gemelares,

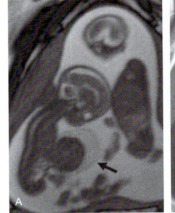
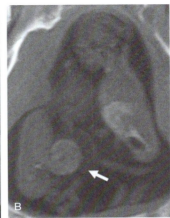

Figura 10.7 Imagens sagitais T2 (**A**) e T1 (**B**) de gestação gemelar dicoriônica e diamniótica (25 semanas), demonstrando o gemelar 1 portador de onfalocele (*setas*). Note o hipersinal do fígado na sequência pesada em T1 (*seta branca*).

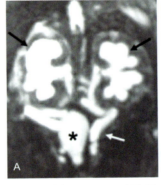
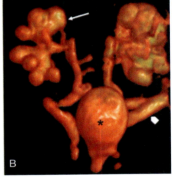

Figura 10.8 Imagem coronal T2 (**A**) com reconstrução 3D (**B**) por RM do aparelho urinário de feto com 31 semanas portador de válvula de uretra posterior. Note hidronefrose bilateral (*setas pretas* e *branca* na reconstrução 3D), dilatação ureteral (*seta branca*) e bexiga aumentada de volume (*).

a USG do gemelar malformado pode ser extremamente difícil quando em termo mais avançado. Assim, a RM seria uma boa opção para melhor avaliação da morfologia fetal, promovendo melhor definição do prognóstico (Figuras 10.9 e 10.10).

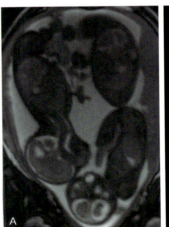
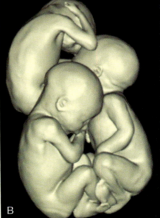

Figura 10.9 Imagem coronal T2 (**A**) de mãe com reconstrução 3D (**B**) demonstrando gestação trigemelar normal de 26 semanas.

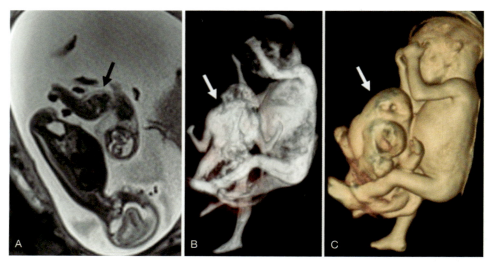

Figura 10.10 Imagem sagital (**A**) T2 com reconstrução 3D (**B** e **C**) de gestação gemelar monocoriônica e monoamniótica demonstrando um feto normal e o outro acárdico (*seta*).

Miscelânea

O teratoma sacrococcígeo é o tumor mais comum no feto (1 a cada 49.000 crianças) com predomínio no sexo feminino (75%). Trata-se de tumores originários de qualquer uma das três camadas germinativas (tecidos ectodérmicos, mesodérmicos e endodérmicos).

A RM pode ajudar no diagnóstico diferencial com meningocele, principalmente quando seu maior componente for cístico, e facilitar a avaliação de grandes tumores fetais, em especial no curso do terceiro trimestre. A RM oferece uma boa visão do tumor como um todo em razão de seu grande campo de visibilização, tornando possível identificar a relação entre lesão e tecidos adjacentes, além do grau de sua extensão intrapélvica e abdominal.

CONSIDERAÇÕES FINAIS

Apesar de suas principais indicações no feto estarem relacionadas com as patologias do SNC, a RM vem se mostrando de grande utilidade também na avaliação de tórax, abdome, aparelho urinário e placenta. Assim, com a crescente aplicação de seu uso a gravidez, alguns centros de excelência no atendimento de gestantes com fetos portadores de algum tipo de anomalia passaram a dar mais importância a seu emprego com o intuito de aprimorar o diagnóstico e a avaliação do prognóstico de alguns tipos de malformação.

A RM vem se mostrando uma técnica de imagem segura durante a gestação, não invasiva e capaz de fornecer uma boa diferenciação de contraste entre os tecidos, sem exposição do feto ou da mãe à radiação ionizante, promovendo melhor acuidade diagnóstica com o aumento da idade gestacional. A imagem não é prejudicada por oligoidrâmnio, obesidade materna ou estática fetal.

Nos últimos anos, a RM demonstrou ser uma técnica de grande utilidade na avaliação de certas patologias fetais, passando a ser um valioso complemento do exame ecográfico, quando informações adicionais são necessárias tanto para o diagnóstico como para a avaliação do prognóstico fetal.

Leitura complementar

Amim B, Werner Jr H, Daltro PA et al. O valor da ultra-sonografia e da ressonância magnética fetal na avaliação das hérnias diafragmáticas. Radiol Bras 2008; 41:1-6.

Antunes E, Werner Jr H, Daltro PA et al. Correlação entre os achados ultra-sonográficos e da ressonância magnética no teratoma sacrococcígeo fetal. Radiol Bras 2008; 41:163-6.

Barseghyan K, Jackson HA, Chmait R et al. Complementary roles of sonography and magnetic resonance imaging in the assessment of fetal urinary tract anomalies. J Ultrasound Med 2008; 27:1563-9.

Benacerraf BR, Sadow PM, Barnewolt CE et al. Cleft of the secondary palate without cleft lip diagnosed with three-dimensional ultrasound and magnetic resonance imaging in a fetus with Fryns`syndrome. Ultrasound Obstet Gynecol 2006; 27:566-70.

Brugger PC, Stuhr F, Lindner C, Prayer D. Methods of fetal MR: beyond T2--weighted imaging. Eur J Radiol 2006; 57:172-81.

Campadelli P, Casiraghi E, Lombardi G et al. 3D volume reconstruction and biometric analysis of fetal brain from MR images. Berlin Heidelberg: Springer-Verlag, 2009.

Chen MM, Coakley FV, Kaimal A, Laros RK Jr. Guidelines for computed tomography and magnetic resonance imaging use during pregnancy and lactation. Obstet Gynecol 2008; 112:333-40.

Daltro P, Werner H, Gasparetto TD et al. Congenital chest malformations: a multimodality approach with emphasis on fetal MR imaging. Radiographics 2010; 30:385-95.

Daltro P, Werner H. Fetal MRI of the chest. In: Lucaya J, Strife JL (eds.) Pediatric chest imaging. Berlin Heidelberg: Springer-Verlag, 2008:397-416.

Frates MC, Kumar AJ, Benson CB, Ward VL, Tempany CM. Fetal anomalies: comparison of MR imaging and US for diagnosis. Radiologyan 2004; 232:398-404.

Gressens P, Luton D. Fetal MRI: obstetrical and neurological perspectives. Pediatr Radiol 2004; 34:682-4.

Jani J, Cannie M, Done E et al. Relationship between lung area at ultrasound examination and lung volume assessment with magnetic resonance imaging in isolated congenital diaphragmatic hernia. Ultrasound Obstet Gynecol 2007; 30:855-60.

Malinger G, Werner H, Rodriguez Leonel JC et al. Prenatal brain imaging in congenital toxoplasmosis. Prenat Diagn 2011; 31:881-6.

Perrone A, Savelli S, Maggi C et al. Magnetic resonance imaging versus ultrasonography in fetal pathology. Radiol Med 2008; 113:225-41.

Prayer D, Brugger PC, Kasprian G et al. MRI of fetal acquired brain lesions. Europ J Radiol 2006; 57:233-49.

Prayer D, Brugger PC, Prayer L. Fetal MRI: techniques and protocols. Pediatr Radiol 2004; 34:685-93.

Saleem SN. Feasibility of MRI of the fetal heart with balanced steady-state free precession sequence along fetal body and cardiac planes. AJR Am J Roentgenol 2008; 191:1208-15.

Salomon LJ, Garel C. Magnetic resonance imaging examination of the fetal brain. Ultrasound Obstet Gynecol 2007; 30:1019-32.

Santos XM, Papanna R, Johnson A et al. The use of combined ultrasound and magnetic resonance imaging in the detection of fetal anomalies. Prenat Diagn 2010; 30:402-7.

Smith FW, Adam AH, Phillips WD. NMR imaging in pregnancy. Lancet 1983; 1(8314-8315):61-2.

Wang GB, Shan RQ, Ma YX et al. Fetal central nervous system anomalies: comparison of magnetic resonance imaging and ultrasonography for diagnosis. Chin Med J (Engl) 2006; 119 (15):1272-7.

Werner H, Brandão A, Daltro P. Ressonância magnética em obstetrícia e ginecologia. Rio de Janeiro: Revinter, 2003.

Werner H, Daltro P. Ressonância magnética. In: Couto JCF, Andrade GMQ, Tonelli E (eds.) Infecções perinatais. Rio de Janeiro: Guanabara Koogan, 2006:98-103.

Werner H, dos Santos JR, Fontes R et al. The use of rapid prototyping didactic models in the study of fetal malformations. Ultrasound Obstet Gynecol 2008; 32:955-6.

Werner H, dos Santos JRL, Fontes R et al. Additive manufacturing models of fetuses built from three-dimensional ultrasound, magnetic resonance imaging and computed tomography scan data. Ultrasound Obstet Gynecol 2010; 36:355-61.

Werner H, Dos Santos JRL, Fontes R et al. Virtual bronchoscopy for evaluating cervical tumors of the fetus. Ultrasound Obstet Gynecol 2013; 41:90-4.

Werner H, Dos Santos JRL, Fontes R et al. Virtual bronchoscopy in the fetus. Ultrasound Obstet Gynecol 2011; 37:113-5.

Werner H, Mirlesse V, Jacquemard F et al. Prenatal management of tuberous sclerosis. Use of magnetic resonance imaging and its implications for prognosis. Prenatal Diagnosis 1994; 14:1151-5.

Werner H, Sodré D, Hygino C et al. First-trimester intrauterine Zika virus infection and brain pathology: prenatal and postnatal neuroimaging findings. Prenatal Diagnosis 2016; 36(8):785-9.

Weston MJ. Magnetic resonance imaging in fetal medicine: a pictorial review of current and developing indications. Postgrad Med J 2010; 86: 42-51.

Wright C, Sibley CP, Baker PN. The role of fetal magnetic resonance imaging. Arch Dis Child Fetal Neonatal 2010; 95:137-41.

Neurossonografia Fetal

Nicola Volpe
Brunella Muto
Tullio Ghi

O exame ultrassonográfico do cérebro e da coluna vertebral fetais constitui parte importante do exame de rotina do segundo trimestre, sendo geralmente oferecido a todas as mulheres grávidas em torno de 18 a 22 semanas de gestação. A incidência de anormalidades fetais que afetam o sistema nervoso central (SNC) é de até 1% de todos os nascimentos, sendo de aproximadamente 0,61% em séries pediátricas. De acordo com a Eurocat Network, a prevalência de anomalias do SNC é de cerca de 2,4 casos por 1.000 bebês, incluindo os defeitos do tubo neural (DTN), que constituem aproximadamente 38% das ocorrências. A avaliação ultrassonográfica pré-natal do SNC possibilita a identificação da maioria dos defeitos com sensibilidade entre 68% e 92% em estudos multicêntricos.

A aquisição de imagens pré-natais do SNC fetal pode ser um desafio e frequentemente exige a participação de um especialista para descrição adequada da anormalidade e de seu prognóstico. A boa sensibilidade da avaliação pré-natal está provavelmente relacionada com a padronização das tomadas ultrassonográficas do SNC, recomendada tanto para biometria como para avaliação anatômica da cabeça fetal. De fato, o rastreio das anomalias do SNC se baseia na aquisição ultrassonográfica de planos simples, tornando necessária a avaliação de alguns marcos anatômicos, também sem alto grau de perícia. Todavia, o rastreio básico geralmente apenas levanta a suspeita de uma anormalidade, exigindo com frequência a avaliação subsequente de um especialista para melhor definição da anomalia. Neste capítulo será descrita a avaliação ultrassonográfica do SNC fetal, focalizando tanto a avaliação básica, recomendada para rastreio de rotina, como a análise anatômica avançada (neurossonograma), que visa a uma avaliação diagnóstica e prognóstica definitiva.

AVALIAÇÃO BÁSICA
Indicações

A avaliação básica do cérebro e da coluna vertebral fetais integra o exame do segundo trimestre e é oferecido de maneira rotineira a todas as mulheres grávidas como avaliação de triagem quanto a anormalidades fetais. A idade gestacional mais adequada parece ser em torno de 20 semanas, variando entre 18 e 22 semanas de acordo com diferentes diretrizes. Uma avaliação básica do cérebro fetal parece ser possível também em etapas anteriores da gestação, ainda que não seja considerada o padrão de cuidado. Mais detalhes sobre a abordagem do cérebro e da coluna vertebral fetais no primeiro trimestre serão discutidos mais adiante neste capítulo.

Planos ultrassonográficos padrões para a avaliação básica: cabeça fetal

A avaliação ultrassonográfica do cérebro fetal pode ser realizada pela análise dos detalhes anatômicos mostrados em planos de exame selecionados. A definição precisa desses planos mediante a identificação de marcos anatômicos específicos deve ajudar os operadores a obterem medidas e imagens reprodutíveis. O objetivo desta seção é descrever os marcos anatômicos que definem os planos sonográficos para uma avaliação anatômica básica do cérebro fetal.

O estudo necessário para o rastreamento do cérebro fetal se baseia principalmente em planos axiais, obtidos por uma abordagem transabdominal. Esses planos são obtidos tanto para medida da cabeça fetal como para análise anatômica. Os planos padrões são:

- Plano transventricular.
- Plano transcerebelar.
- Plano transtalâmico.

Em termos de *metodologia*, começando da abóbada da calvária fetal com o feto mirando na direção de 3 ou 9 horas, uma leve descida caudal da sonda torna possível a obtenção de três planos axiais da cabeça fetal (Figura 11.1). A linha média cerebral (*foice cerebral*) é visível em todos esses planos, e os hemisférios em suas laterais devem ser mantidos do mesmo tamanho para se obter um corte axial correto. Cada um dos planos é definido por marcos anatômicos específicos:

- O *plano transventricular* inclui, da frente para trás:
  - O *cavum* do septo pelúcido (CSP), interrompendo anteriormente a linha média após um terço de seu comprimento.
  - Os ventrículos laterais.
- O *plano transtalâmico* situa-se imediatamente abaixo do transventricular e imediatamente acima da fossa posterior. Inclui, da frente para trás:
  - O CSP.
  - Os tálamos, simétricos no meio do cérebro.
- Começando a partir de um desses dois planos, o *plano transcerebelar* é obtido por leve angulação caudal da sonda em direção à fossa posterior (plano oblíquo). O plano transcerebelar deve incluir, da frente para trás:
  - O CSP, os tálamos e os pedúnculos cerebrais.
  - O cerebelo.
  - A cisterna magna.

O plano transventricular (Figura 11.2) possibilita a avaliação anatômica de várias estruturas. A forma da cabeça e os ossos da calvária são vistos com facilidade no corte axial: formato oval e sinal ósseo com orla hipoecoica somente no nível das suturas, especialmente a sutura coronal, entre o os-

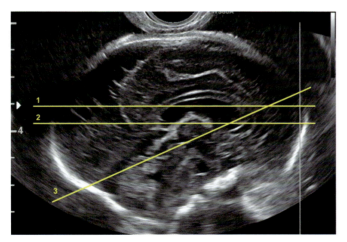

Figura 11.1 Planos axiais: (*1*) transventricular; (*2*) transtalâmico; (*3*) transcerebelar.

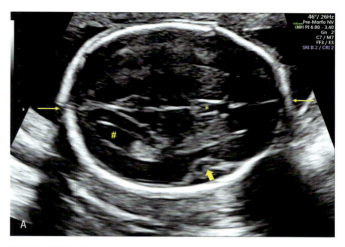

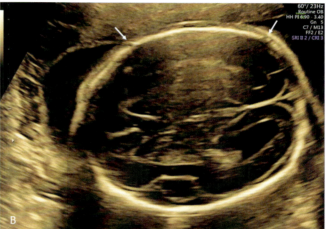

Figura 11.2 Plano transventricular. **A** Convém visibilizar nesse plano a foice cerebelar (*setas finas*), O CSP (*), o corno posterior (#) do ventrículo lateral e a fissura de Sylvius (*seta grossa*). **B** As setas mostram as suturas cranianas, que constituem janelas sonográficas através do aspecto proximal da calvária.

so frontal e o parietal. As suturas cranianas constituem janelas sonográficas fisiológicas, tornando possível a visibilização das estruturas intracranianas. Por outro lado, os ossos da calvária constituem uma barreira à transmissão de ondas sonoras em relação a seu grau progressivo de calcificação. A visibilização do aspecto proximal do hemisfério cerebral não é boa entre 20 e 22 semanas e piora gradativamente durante toda a gravidez (Figura 11.2). A título de exemplo, geralmente não se consegue identificar nem medir o átrio do ventrículo lateral no hemisfério proximal em virtude da sombra lançada sobre ele pelo osso craniano anteriormente. Em consequência, uma visibilização detalhada da anatomia cerebral no terceiro trimestre exige frequentemente a insonação da cabeça fetal através das suturas e fontanelas, assim como a abordagem transvaginal, conforme descrito na seção sobre o neurossonograma.

Conforme referido anteriormente, no plano transventricular é possível a avaliação da foice na linha média (*foice cerebral*), da cavidade do septo pelúcido, dos ventrículos laterais (o corno anterior/frontal, parte do átrio e o corno posterior/occipital) contendo o plexo coroide, o córtex cerebral e, particularmente, a fissura de Sylvius.

A *foice cerebral* deve ser insonada por um ângulo o mais próximo possível dos 90 graus e deve aparecer como uma linha reta sem interrupções. A única interrupção deve ser o CSP. Considerando a foice dividida em três partes, a cavidade se posiciona idealmente após um terço do comprimento da linha média. Cabe suspeitar de anormalidade cerebral caso a linha pareça desviada lateralmente ou interrompida em locais diferentes da cavidade.

O CSP é uma estrutura de formato retangular cheia de líquido que interrompe a foice da linha média, conforme descrito. O CSP deve ser sempre visível entre 18 e 37 semanas de gestação (em torno de 44 a 88mm do diâmetro biparietal). De fato, por volta de 16 a 18 semanas os septos pelúcidos se desenvolvem entre o corpo caloso e o fórnix e uma pequena quantidade de liquor cefalorraquidiano se acumula entre eles, formando o *cavum*. O CSP permanece visível até aproximadamente 37 semanas, quando o liquor desaparece e o *cavum* é fechado pela fusão das duas camadas do septo pelúcido. O *cavum* constitui um marco anatômico-chave nos principais cortes sonográficos axiais do cérebro fetal e deve ser visibilizado claramente. Convém suspeitar de uma anormalidade cerebral quando o CSP não é visibilizado claramente ou evidencia formato/posição anormal. Já foram publicados alguns dados sobre nomogramas de CSP em diferentes estágios da gravidez, mas até o momento não é recomendada a medida de rotina dessa estrutura.

Os *ventrículos laterais* são visíveis como estruturas alongadas cheias de líquido, lateralmente ao eco da linha média, contendo o plexo coroide hiperecoico. As paredes do ventrículo aparecem como uma linha curva hiperecoica com bordas bem nítidas. Tanto a extremidade anterior como a posterior do ventrículo lateral têm o típico formato de chifre (corno frontal e corno occipital, respectivamente). O ponto de interseção do corno occipital (posterior) com o corno temporal (inferior) é comumente visível no plano transventricular e representa o átrio do ventrículo lateral, contendo o glomo do plexo coroide.

O plexo coroide está em contato com as paredes laterais do ventrículo ou está separado delas por uma pequena quantidade de líquido. Convém medir a largura axial do átrio, que deve ser < 10mm, independentemente da idade gestacional. O plano transventricular constitui a seção recomendada para a medida: a linha deve ser traçada perpendicularmente ao eixo do corno posterior no nível do glomo. Alguns autores sugerem o uso da fissura parieto-occipital como marco para melhorar a reprodutibilidade dessa medida. Os *calipers* devem ser colocados "internamente a internamente", como mostra a Figura 11.3. Convém efetuar rotineiramente a avaliação de ambos os ventrículos laterais, mas a medida do ventrículo proximal é geralmente difícil, uma vez que o hemisfério cerebral próximo à sonda está frequentemente obscurecido por artefatos. O conteúdo líquido do ventrículo deve parecer uniformemente anecoico, e deve ser notada a presença de achados adicionais além do plexo coroide no ventrículo, como septações, cistos e quaisquer coleções ecoicas. A borda do ventrículo também deve ser observada para a exclusão de interrupções do contorno ou sinais anormais nas paredes externas, especialmente um halo periventricular, cistos, áreas hiperecogênicas ou manchas. Finalmente, o plexo coroide deve mostrar-se uniformemente hiperecoico, e deve ser afastada a presença de cistos em sua estrutura.

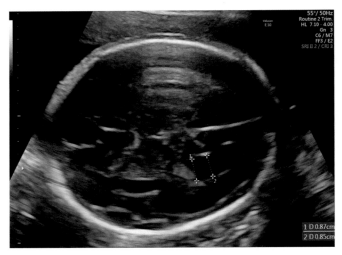

Figura 11.3 O diâmetro atrial do ventrículo lateral pode ser medido tanto no nível do glomo coroide (*1*) como no da fissura parieto-occipital, de acordo com diferentes autores.

A superfície externa do córtex cerebral também deve ser visibilizada de modo a afastar a presença de anormalidades dos principais sulcos e fissuras do córtex. Mais especificamente, a *fissura de Sylvius* pode ser visibilizada desde o segundo trimestre, e as alterações em seu aspecto e tamanho (opercularização) podem ser avaliadas durante toda a gravidez para confirmação do desenvolvimento cortical normal (Figura 11.4).

O *plano transtalâmico* (Figura 11.5) é um plano axial que passa pelo CSP e os tálamos, conforme descrito anteriormente. Situa-se logo abaixo do plano transventricular e possibilita a visibilização dos tálamos, localizados posteriormente ao CSP, aparecendo simetricamente como duas estruturas triangulares hipoecoicas simétricas. Convém avaliar também os ventrículos laterais (principalmente os cornos frontais) e o tecido cerebral circunvizinho, como descrito para o plano transventricular. Mais especificamente, devem ser notados os giros hipocampais atrás dos tálamos.

O *plano transcerebelar* (Figura 11.6) é um plano oblíquo que passa através do CSP e do cerebelo, conforme descrito. Esse corte é obtido principalmente para avaliação da fossa posterior. O cerebelo aparece como uma estrutura em formato de 8 atrás dos tálamos com seus hemisférios de formato arredondado e o vérmis no meio, ligeiramente mais ecogênico. Os hemisférios cerebelares devem ser homogêneos e de formato simetricamente

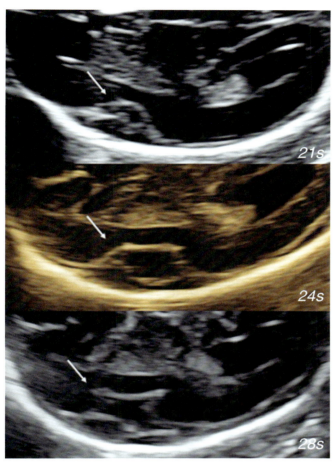

Figura 11.4 Aspecto da fissura de Sylvius (*seta*) em diferentes idades gestacionais.

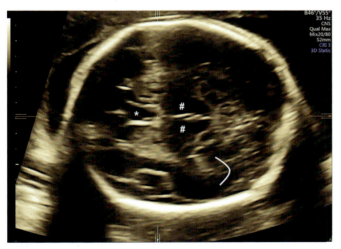

Figura 11.5 Plano transtalâmico: são geralmente visíveis nesse plano o *cavum* do septo pelúcido (*), os tálamos (#) e o giro do hipocampo (*linha curva*).

arredondado com bordas lisas. O diâmetro transcerebelar deve ser medido nesse corte como a distância entre suas bordas laterais. Antes de 20 a 21 semanas de gestação, aumenta aproximadamente 1mm por semana, com o diâmetro correspondendo em milímetros à idade gestacional em semanas (p. ex., aproximadamente 16mm em 16 semanas).

O vérmis deve ser visibilizado claramente nesse plano de exame depois de 18 a 20 semanas de gestação e, movendo-se a sonda ligeiramente em sentido descendente, o quarto ventrículo também é visível como um diminuto espaço anecoico entre o vérmis e o tronco encefálico. Um espaço hipoecoico cheio de líquido, constituído pela cisterna magna (CM), situa-se entre o cerebelo e o osso occipital e deve ser avaliado em exames de rotina. O diâmetro da CM pode ser medido nesse corte, porém isso não é recomendado no sonograma básico do cérebro fetal. O diâmetro anteroposterior da CM é a distância entre o vérmis e a borda interna do osso occipital e não deve ser superior a 10mm. Septos finos podem ser visibilizados atrás do cerebelo na cisterna magna, sendo considerados um achado embriológico normal (bolsa de Blake) quando o diâmetro da cisterna e a aparência do vérmis são normais.

Medidas biométricas (Figuras 11.6 e 11.7) da cabeça fetal são exigidas do ultrassonografista ao efetuar um exame básico em busca de anomalias durante o segundo trimestre. São elas o diâmetro biparietal (DBP) e a circunferência cefálica (CC). Tanto o DBP como a CC devem ser medidos no plano transventricular ou transtalâmico. O DBP deve ser medido com o compasso de calibre nas bordas externas dos ossos parietais (externo-externo) ou com apenas um *caliper* na borda externa e o outro na borda interna desses ossos, de acordo com a metodologia descrita para os gráficos de crescimento escolhidos. A circunferência cefálica deve ser medida ajustando-se o *caliper* elíptico do aparelho de ultrassonografia sobre a calvária ou pode ser calculada pela fórmula elipsoide depois de combinadas as medidas do DBP ao diâmetro occipitofrontal.

Planos ultrassonográficos padrões para avaliação básica: coluna vertebral fetal

A avaliação ultrassonográfica da coluna vertebral fetal baseia-se na avaliação dos corpos vertebrais e da pele sobrejacente. Para uma avaliação abrangente há necessidade de um corte sagital da coluna vertebral com o dorso fetal virado para cima em relação à sonda. Faz-se também necessária uma varredura em plano coronal ou axial da coluna, que pode mostrar-se útil para uma avaliação mais detalhada dos corpos vertebrais, mas a abordagem multiplanar não é necessária no exame de rotina, fazendo parte de uma avaliação avançada da coluna vertebral.

A coluna vertebral fetal normal aparece no plano sagital como uma linha hiperecogênica pontilhada da extremidade craniana à caudal, representando os núcleos de ossificação dos corpos vertebrais. Uma segunda linha pontilhada, de ecogenicidade inferior, é comumente visível passando paralela e superiormente à anterior, representando os núcleos de ossificação das lâminas posteriores (Figura 11.8).

A posição da coluna voltada para cima é recomendada para avaliação da continuidade tanto das duas linhas como da pele sobrejacente. Não é possível a avaliação adequada da integridade da coluna vertebral se a pele do dorso fetal está em contato estreito com a parede uterina.

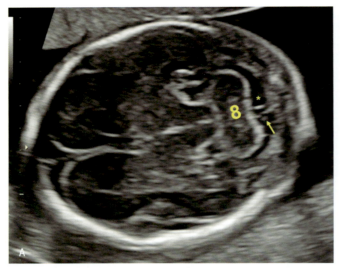
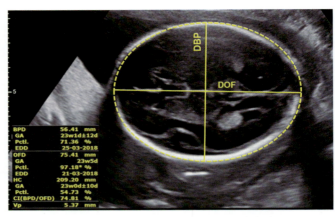

Figura 11.7 Medidas biométricas no plano transventricular: diâmetro biparietal (*DBP*), diâmetro occipital frontal (*DOF*) e circunferência cefálica (*linha pontilhada*).

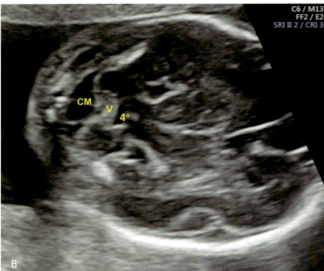
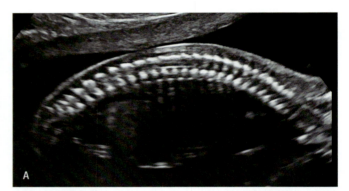
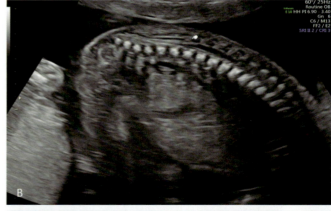
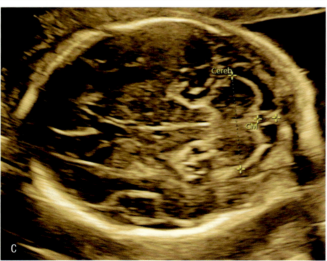
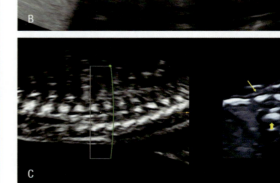

Figura 11.6 Planos transcerebelares. **A** O plano inclui o cerebelo (*8*) acima do quarto ventrículo. Atrás do cerebelo são visíveis a cisterna magna (***) e os septos finos (*seta*) em seu interior. **B** Movendo-se um pouco para baixo, torna-se visível o quarto ventrículo (*4º*), com o vérmis (*V*) e a cisterna magna (*CM*) atrás dele. **C** No plano transcerebelar, acima do quarto ventrículo, é possível medir o cerebelo (*cereb*) e a cisterna magna (*CM*).

Figura 11.8A Tomada sagital média da coluna vertebral fetal mostrando duas linhas pontilhadas: a linha interna dos corpos vertebrais e a linha externa das lâminas vertebrais. **B** A extremidade inferior da medula espinhal é visível como um cone, o cone medular. **C** Representação 3D em "cortes grossos" coronais da coluna torácica mostrando, em uma única vértebra, os núcleos de ossificação do corpo vertebral (*seta grossa*) e as lâminas (*setas finas*).

A metodologia e a utilidade clínica das tomadas coronal e axial serão descritas na seção dedicada à avaliação avançada da coluna vertebral.

Tratamento de achados anormais

As estruturas anatômicas descritas nos planos axiais de avaliação do SNC devem ser examinadas de rotina. Sua aparência normal e os achados anormais mais comuns encontram-se listados no Quadro 11.1. Todo e qualquer achado anormal deve ser relatado e descrito. Nesses casos, deve ser recomendada uma avaliação cerebral com especialista.

AVALIAÇÃO AVANÇADA: O NEUROSSONOGRAMA FETAL
Indicações

O risco maior de anormalidades do SNC constitui a principal indicação do neurossonograma fetal avançado. Na maioria esmagadora dos casos, a avaliação avançada do SNC fetal é efetuada em razão dos achados suspeitos ou anormais observados na avaliação básica do SNC no segundo trimestre. História anterior de anomalias fetais do SNC ou de transtornos genéticos, suspeita de infecções materno-fetais (principalmente por citomegalovírus ou *Toxoplasma gondii*) ou exposição a drogas também são consideradas indicações válidas para o neurossonograma fetal.

Planos ultrassonográficos para avaliação avançada: cabeça fetal

Para a avaliação avançada do cérebro fetal é necessária uma abordagem multiplanar, incluindo a combinação de planos tanto coronais como sagitais da cabeça, além dos planos axiais anteriormente descritos.

Uma abordagem transvaginal pode tornar-se útil para a obtenção desses planos adicionais em casos de apresentação cefálica, uma vez que facilita uma insonação mais profunda do cérebro fetal através das suturas e das fontanelas, proporcionando melhor resolução da imagem em virtude das características da sonda (frequência mais alta) e da distância curta em relação às estruturas anatômicas.

Um conhecimento profundo da anatomia do SNC fetal é necessário para o examinador avaliar da maneira mais apropriada a aparência normal do cérebro em todos os diferentes estágios da gravidez e caracterizar os diferentes tipos de anomalias estruturais.

Quadro 11.1 Características normais das principais estruturas do SNC e possíveis achados anormais

Estrutura	Plano(s)	Características normais	Anomalias possíveis
Crânio	tV, tT, tC	Formato oval, uniformemente hiperecoico, interrupção fisiológica → suturas	Formato anormal (folha de trevo, bossas frontais etc.) Descontinuidade com tecido em protrusão (isto é, cefalocele)
CSP	tV, tT, tC	Forma quadrada Local: foice da linha média, entre o terço anterior e os dois terços posteriores	Pequena/ausente Deslocada
Foice da linha média	tV	Reta Linha média Sem interrupções Hiperecoica	Ausente Desvios laterais Interrupções da continuidade da linha média
Ventrículos laterais	tV	Anecoicos Borda sem interrupção Margens nítidas Largura < 10mm	Dilatação Cistos Septos Irregularidades das bordas
Plexo coroide	tV	Homogêneo Hiperecoico Próximo à borda do ventrículo	Cistos do plexo coroide
Fissura de Sylvius	tV, tT	Forma correlacionada à idade gestacional	Alargada/lisa
Tálamos	tT	Hipoecoicos, simétricos	
Cerebelo	tC	Hemisférios homogêneos, simétricos Córtex uniforme e sem interrupções	Cerebelo hipoplásico Hemisférios assimétricos Áreas hiperecoicas (hemorragias)
Vérmis/quarto ventrículo	tC	Vérmis hiperecoico entre os hemisférios Quarto ventrículo entre o vérmis e o tronco encefálico	Ausência do vérmis (hemisférios fundidos) Verme pequeno Comunicação quarto ventrículo-cisterna
Cisterna magna	tC	Anecoica Largura < 10mm	Megacisterna
Coluna vertebral	Sm	Duas fileiras retas sem interrupções	Curvatura anormal Interrupções
Pele dorsal	Sm	Pele sem interrupções	Membranas salientes

tV: transventricular; tT: transtalâmico; tC: transcerebelar; Sm: sagital médio.

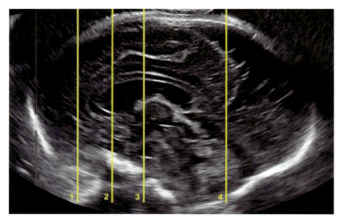

Figura 11.9 Planos coronais: (*1*) transfrontal; (*2*) transcaudado; (*3*) transtalâmico; (*4*) transcerebelar.

As principais *tomadas coronais* utilizadas na avaliação avançada do cérebro fetal são:

- Plano coronal transfrontal.
- Plano coronal transcaudado.
- Plano coronal transtalâmico.
- Plano coronal transcerebelar.

Esses planos são obtidos em sequência, alinhando-se o feixe ultrassonográfico perpendicularmente à sutura sagital e movendo-se a sonda do polo frontal até o polo occipital da cabeça fetal. O plano transfrontal é obtido nessa abordagem quando o feixe ultrassonográfico entra no crânio fetal na confluência da sutura coronal com a sagital, que é representada anatomicamente pela fontanela anterior. Começando desse último plano, um movimento paralelo da sonda em direção ao occípito fetal possibilita a obtenção dos outros planos coronais anteriormente citados (Figura 11.9):

- **Plano coronal transfrontal:**
  - Deve incluir a fissura inter-hemisférica não interrompida e os cornos anteriores dos dois ventrículos laterais.
  - O CSP e o corpo caloso (CC) não são visíveis nesse plano imediatamente anteriores a eles.
- **Plano coronal transcaudal:**
  - Deve incluir o CSP e o CC acima dele, interrompendo a fissura inter-hemisférica.
  - Os cornos frontais dos ventrículos laterais são visíveis
  - O plano é imediatamente anterior aos tálamos.
- **Plano coronal transtalâmico:**
  - Deve incluir o CSP e o CC acima dele, interrompendo a fissura inter-hemisférica.
  - Deve incluir os tálamos (diencéfalo) abaixo do CSP.
- **Plano coronal transcerebelar:**
  - Deve incluir os cornos posteriores dos dois ventrículos laterais de cada lado da fissura inter-hemisférica não interrompida, que culmina no tentório.
  - Deve incluir a fossa posterior e o cerebelo abaixo do tentório.
  - O CSP e o CC não são visíveis por ser esse plano posterior a eles.

O *plano coronal transfrontal* (Figura 11.10) possibilita a avaliação tanto da fissura inter-hemisférica, cuja imagem deve ser obtida como uma linha em dupla camada reta e sem interrupções, como dos cornos anteriores dos ventrículos laterais, que têm aproximadamente o mesmo tamanho e a mesma distância da linha média. Devem ser avaliados o formato, o perfil e o conteúdo dos ventrículos anteriores para revelação ou exclusão dos achados anormais (p. ex., cistos, septos etc.), como referido previamente. O tecido cerebral circunvizinho (substância branca) deve ter aparência homogênea, e os dois hemisférios devem ser simétricos quanto ao formato e ao tamanho. Nesse plano é possível a visibilização do osso esfenoide e das órbitas fetais.

No *plano coronal transcaudado* (Figura 11.11) é possível visibilizar a fissura inter-hemisférica interrompida pelo CSP e, de cada lado dessa última estrutura, os cornos frontais dos dois ventrículos laterais. Deve ser demonstrada uma separação clara dos dois cornos relativamente ao CSP pelos septos pelúcidos.

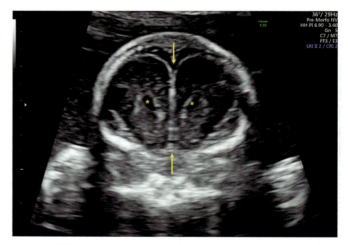

Figura 11.10 Plano coronal transfrontal: são geralmente visíveis nesse plano a fissura inter-hemisférica (*setas*) e ambos os cornos frontais (*) dos ventrículos laterais.

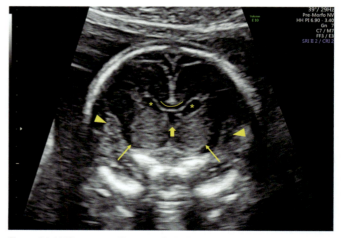

Figura 11.11 Plano coronal transcaudado: devem ser visibilizados nesse plano o *cavum* do septo pelúcido (*seta grossa*), ambos os cornos frontais (*) dos ventrículos laterais, o corpo caloso (*linha curva*), as fissuras de Sylvius (*pontas de seta*) e os núcleos caudados (*setas finas*).

Espera-se que o CSP apareça como uma estrutura quadrangular anecoica cheia de líquido. Nesse plano, o corpo caloso é visibilizado como uma ponte hipoecoica cruzando a linha média imediatamente acima do CSP. Lateralmente, na superfície do cérebro, é possível avaliar o córtex cerebral e especialmente a fissura de Sylvius, cuja forma se modifica de acordo com a idade gestacional, conforme referido anteriormente.

No *plano coronal transtalâmico* (Figura 11.12) é possível visibilizar os tálamos e os gânglios da base, mas não se identificam os núcleos caudados. É possível visibilizar e avaliar a fissura inter-hemisférica, o CSP, o CC e os ventrículos laterais. Por vezes, o terceiro ventrículo pode ser visível nesse plano, assim como, ocasionalmente, os forames de Monro ligando o terceiro ventrículo aos ventrículos laterais. Os tálamos e os gânglios da base são vistos abaixo da CSP. Nesse plano, no nível da base do crânio (de preferência por uma abordagem transvaginal), é possível visibilizar as artérias carótidas internas passando pelos seios cavernosos hipoecoicos e o quiasma óptico entre elas.

No *plano coronal transcerebelar* (Figura 11.13), os ventrículos laterais podem ser visibilizados no nível dos cornos posteriores e, entre eles, a fissura inter-hemisférica chega ao tentório cerebelar. Abaixo do tentório, é possível visibilizar a cisterna magna e o cerebelo com os dois hemisférios laterais arredondados hipoecoicos e o vérmis mais ecoico no meio.

As principais *tomadas sagitais* são:

- Plano sagital médio.
- Planos parassagitais.

Esses planos são obtidos alinhando-se o feixe ultrassonográfico paralelamente à sutura sagital e em seguida inclinando-se/movendo-se a sonda de um lado da cabeça fetal para o outro. Nessa abordagem, o plano sagital médio ou plano mediano é obtido quando o feixe ultrassonográfico entra no cérebro fetal exatamente no nível da sutura sagital, em orientação perpendicular. Os planos parassagitais podem ser obtidos começando-se

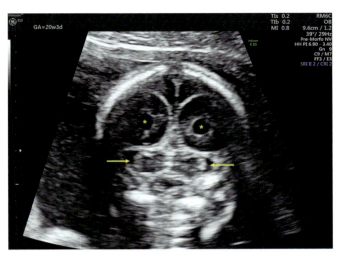

Figura 11.13 Plano coronal transcerebelar: são visíveis nesse corte o cerebelo (*setas*) e ambos os cornos occipitais (*) dos ventrículos laterais.

a partir deste último plano com um movimento paralelo da sonda de qualquer dos lados da cabeça fetal ou pela inclinação da própria sonda (Figura 11.14).

A visibilização de marcos anatômicos específicos possibilita a confirmação da aquisição correta dos planos sagitais:

- O plano sagital médio deve incluir, de frente para trás:
  - O CSP e o CC inteiramente visíveis.
  - O vérmis cerebelar.
  - Os hemisférios cerebelares não devem ser visíveis nesse plano.
- Cada plano parassagital deve incluir: os três cornos do ventrículo lateral desse lado (frontal/anterior, occipital/posterior e temporal).

O CSP deve ser claramente visível no *plano sagital médio* (Figura 11.15) com formato de gota, cheio de líquido anecoico. O CC é uma estrutura hipoecoica curva, em formato de seio, circundando por cima o CSP e terminando posteriormente logo acima da *placa quadrigêmea*. Ele tem espessura e ecogenicidade homogêneas em toda a sua extensão.

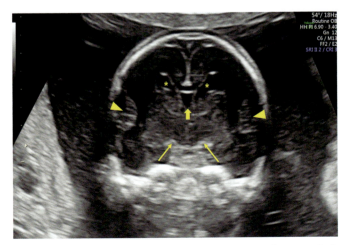

Figura 11.12 Plano coronal transtalâmico. São mostradas na figura as principais estruturas visíveis nesse plano: o *cavum* do septo pelúcido (*seta grossa*), ambos os cornos frontais (*) dos ventrículos laterais, as fissuras de Sylvius (*pontas de seta*) e os tálamos (*setas finas*).

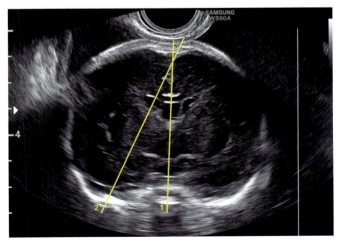

Figura 11.14 Planos sagitais: (*1*) sagital médio; (*2*) parassagital.

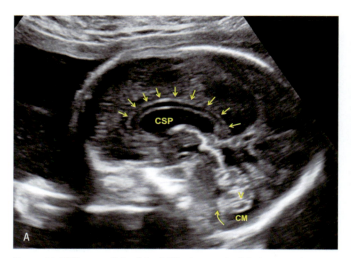 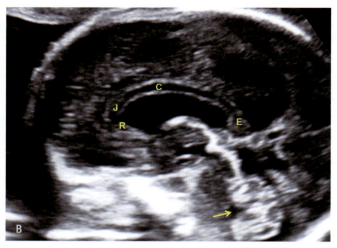

Figura 11.15 Plano sagital médio. **A** São claramente visíveis nesse plano o *cavum* do septo pelúcido (*CSP*) e o corpo caloso acima dele (*setas*). Na fossa posterior devem ser também visibilizados o vérmis (*V*), o quarto ventrículo (*seta curva*) e a cisterna magna (*CM*). **B** Anatomia do corpo caloso: são visíveis, da frente para trás, o rostro (*R*), o joelho (*J*), o corpo (*C*) e o esplênio (*E*). Na fossa posterior, uma avaliação detalhada do vérmis deveria mostrar o fastígio (*seta*) em sua superfície ventral.

As diferentes partes do CC, de frente para trás, são designadas da seguinte maneira: *rostro* (parte anterior-inferior), *joelho* (parte anterior-superior), *corpo* (parte horizontal) e *esplênio* (parte mais posterior oblíqua-vertical). O CSP costuma terminar posteriormente logo antes do esplênio, mas pode ocasionalmente ser proeminente, acompanhando o CC em toda a sua extensão ao longo do esplênio, terminando além das colunas do fórnice; esta é geralmente considerada uma variante normal e é designada como ventrículo de Verga.

Outra variante do CSP é a cavidade da tela coróidea do terceiro ventrículo, que chega posteriormente até a *tela coróidea*, adiante do esplênio, até as veias cerebrais internas. O terceiro ventrículo é ocasionalmente visível na linha média como um pequeno orifício abaixo do CSP.

No corte sagital médio é possível visibilizar o tronco cerebral, o vérmis cerebelar e o quarto ventrículo como um fino espaço anecoico separando essas duas estruturas no nível da ponte. O vérmis cerebelar tem o formato de grão de feijão com um sulco em sua parte ventral, denominado *fastígio*, e uma tira hiperecoica na parte superior de sua superfície dorsal, designada como fissura primária. O vérmis deve ter tamanho normal e estar bem próximo do tronco encefálico, com a maior parte de sua área ventral situada sobre ele e fechando o quarto ventrículo com sua parte inferior. Por trás do vérmis deve ser possível visibilizar a cisterna magna anecoica enchendo a fossa posterior e circundada superiormente pelo *tentório* cerebelar. Não deve ser notada nenhuma comunicação entre o quarto ventrículo e a fossa posterior.

Os *planos parassagitais* (Figura 11.16) são mais comumente oblíquos do que sagitais, possibilitando a visibilização de todo o ventrículo lateral com a possibilidade de avaliação no mesmo plano (plano de três cornos) de todos os três cornos — anterior/frontal, posterior/occipital e temporal. O plexo

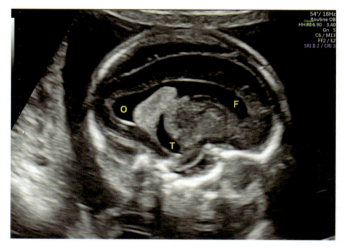

Figura 11.16 Plano parassagital. São visíveis os três cornos dos ventrículos laterais: o corno frontal (*F*), o occipital (*O*) e o temporal (*T*).

coroide e o espaço periventricular também são visíveis nesses planos de exame.

Planos ultrassonográficos para avaliação avançada: coluna vertebral fetal

Uma avaliação avançada da coluna vertebral fetal deve ser feita por operadores experientes e que sejam capazes de obter, além das tomadas sagitais, as tomadas coronais e axiais.

A abordagem *sagital* da coluna vertebral fetal já foi descrita e visa à verificação da integridade dos arcos posteriores dos corpos vertebrais (lâminas) e da pele sobrejacente (Figura 11.8) em um único plano de exame. No corte sagital médio com a coluna vertebral fetal para cima é igualmente possível visibilizar a medula espinhal como uma estrutura tubular anecoica logo acima dos corpos vertebrais, terminando com uma extremidade cônica, o *cone medular*, no nível de L2-L3 (veja a Figura 11.8). Uma posição anormal do cone medular deve suscitar a suspeita de uma anormalidade subjacente.

No caso de suspeita de uma anomalia vertebral deve-se proceder à avaliação axial da coluna vertebral, seja no nível do defeito, seja em toda a extensão da coluna, possibilitando a avaliação comparativa do segmento anormal com os segmentos vizinhos. O aspecto das vértebras em cortes axiais depende principalmente da idade gestacional e do nível espinhal (cervical, torácico, lombar, sacro). Os corpos vertebrais são mais largos e quadrangulares no nível cervical superior, tornando-se mais triangulares nos níveis torácico e lombar e mostrando-se achatados no sacro. A varredura axial possibilita a visibilização não apenas dos corpos vertebrais um depois do outro, mas também das lâminas (arcos posteriores) fechando posteriormente a medula espinhal e mantendo a mesma posição relativa em toda a extensão da coluna.

Uma abordagem coronal é também recomendada durante avaliação avançada da coluna vertebral, possibilitando, principalmente, afastar desvios laterais da coluna, depois que a aparência normal das linhas ósseas foi igualmente confirmada ao corte coronal. As linhas brancas pontilhadas visibilizadas na abordagem coronal são duas, ao serem insonados os núcleos das lâminas, ou três, quando os corpos vertebrais aparecem entre elas.

O QUE VERIFICAR? O QUE EXCLUIR?

Um conhecimento profundo da aparência normal e anormal das principais estruturas cerebrais é necessário para um estudo avançado do cérebro fetal e uma avaliação abrangente dessas estruturas. Nesta seção será descrito de que maneira deve ser efetuada uma avaliação detalhada do cérebro fetal para o diagnóstico ou afastamento das principais anormalidades.

Complexo anterior

O complexo anterior (Figura 11.17) constitui um grupo de estruturas anatômicas visíveis ao plano axial transventricular e inclui a fissura inter-hemisférica, o corpo caloso, o joelho do corpo caloso, o CSP e, lateralmente, os cornos anteriores dos ventrículos laterais. Esse complexo está ausente ou substancialmente alterado na holoprosencefalia (HPE), tanto alobar como semilobar, em virtude de uma fusão total/parcial dos dois hemisférios cerebrais anteriormente.

O CSP deve ser claramente visibilizado durante um exame básico nos planos axiais e um neurossonograma deve ser realizado se ele não estiver visível ou se mostrar assimétrico ou proeminente. No caso de um CSP proeminente aos planos axiais, deve-se suspeitar de um *ventrículo de Verga/cavidade da tela coróidea* do terceiro ventrículo; a aparência normal das estruturas da linha média em um plano sagital médio, como descrito, possibilita o diagnóstico dessas variantes normais. A ausência de CSP, por outro lado, pode estar relacionada com um espectro de anormalidades do SNC, principalmente com a agenesia do CC, mas também com a HPE lobar e a agenesia dos septos pelúcidos, seja isoladamente, seja em associação à displasia septo-óptica.

Além disso, é importante verificar a presença e a aparência da *fissura inter-hemisférica* anteriormente; na ausência dela é possível suspeitar da HPE, enquanto sua interrupção ou alargamento pode ser um sinal indireto da agenesia calosa. É igualmente necessário verificar a presença do *joelho do corpo caloso* (não visível no caso de agenesia calosa).

Os *cornos anteriores* não devem estar dilatados e devem estar bem separados: os cornos posteriores devem ser avaliados caso estejam dilatados, pois isso pode indicar uma

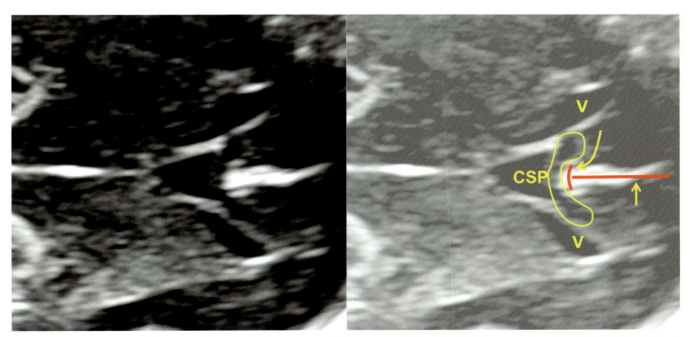

Figura 11.17 As estruturas incluídas no complexo anterior são os cornos anteriores dos ventrículos laterais (*V*), o *cavum* do septo pelúcido (*CSP*), o joelho do corpo caloso (área em formato de banana), o sulco caloso (*seta curva*) e a fissura inter-hemisférica (*seta reta*).

ventriculomegalia; deve-se suspeitar de uma HPE lobar ou de agenesia dos septos pelúcidos na presença de uma fusão dos cornos anteriores.

Um neurossonograma multiplanar avançado deve ser realizado em caso de aparência anormal do complexo anterior. Resumidamente, as anormalidades mais frequentes envolvendo o complexo anterior são:

1. Agenesia do corpo caloso (ACC).
2. HPE lobar.
3. Agenesia isolada dos septos pelúcidos (SP).
4. Agenesia dos SP em associação à displasia septo-óptica (DSO).

O diagnóstico diferencial dessas condições distintas pode ser efetuado graças à contribuição de outros planos. Um *plano sagital médio* possibilita a visibilização clara do CC quando este está presente; esse plano é útil para afastar uma ACC (isoladamente ou em associação a uma HPE lobar). Outros sinais de ACC são a colpocefalia (ventriculomegalia envolvendo unicamente os corpos posteriores de ventrículos laterais em formato de gota), a dilatação da fissura inter-hemisférica e a dilatação do terceiro ventrículo, que pode simular um pequeno CSP. Em casos de ACC, uma avaliação coronal no nível do terceiro ventrículo mostraria uma distância aumentada entre os cornos anteriores em virtude da proeminência dos feixes de Probst, típica da ACC.

O uso de *planos coronais* transcaudados/transventriculares auxiliaria ainda mais a classificação das anomalias anteriormente referidas. Conforme descrito previamente, a CSP normal tem formato triangular em corte coronal e se encontra bem separada dos cornos anteriores dos ventrículos laterais pelos SP, com o CC bem visível acima dela. Em casos de:

- **ACC:** o terceiro ventrículo mostra-se proeminente e deslocado superiormente, enquanto os cornos anteriores estão desviados em relação à linha média pelos feixes de Probst hipertrofiados.
- **Agenesia dos SP (+ DSO):** os cornos anteriores estão fundidos e os SP não são visíveis. O CC é visível acima dos cornos fundidos, enquanto os corpos do fórnice são vistos como duas estruturas arredondadas separadas no interior deles, aparecendo como uma incisura no assoalho da área de fusão (Figura 11.18). Nesses casos, convém investigar a presença do quiasma óptico para o diagnóstico/afastamento de uma DSO. O quiasma é visível como uma estrutura em formato de ampulheta na linha média, acima da base do crânio, no interior da cisterna basal, que pareceria "vazia" no caso de sua ausência (DSO).
- **HPE lobar:** de modo semelhante à agenesia dos SP, os cornos anteriores se abrem em uma área central cheia de líquido, visível na linha média em lugar do CSP. O CC não é visível. A parte inferior dessa área tem formato arredondado, sem "entalhe" do fórnice. A artéria cerebral anterior pode assumir uma posição anormal.

Fossa posterior

A fossa posterior é avaliada rotineiramente pelo plano axial transcerebelar, mostrando os hemisférios e o vérmis do cerebelo, como descrito anteriormente. Em condições normais, os dois hemisférios cerebelares aparecem homogeneamente hipoecoicos e simétricos em termos de posição e tamanho. A presença de áreas anecoicas ou hiperecogênicas nos hemisférios cerebelares deve ser investigada como um possível sinal de lesões focais, como lesões clásticas/císticas. Além disso, é igualmente importante avaliar a aparência e o tamanho do vérmis e o quarto ventrículo, constituído do próprio vérmis e do tronco encefálico.

Em toda essa avaliação, a fossa posterior deve ser examinada e medida e:

- Uma anomalia *cística* deve ser suspeitada quando > 10mm ou em caso de comunicação entre o quarto ventrículo e a cisterna magna (Figura 11.19).
- Deve-se suspeitar de uma anomalia cerebelar ou *não cística* quando o cerebelo é demasiado pequeno (abaixo do quinto percentil), com ou sem uma cisterna magna pequena (Figura 11.19).

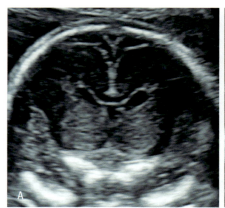 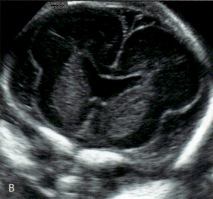 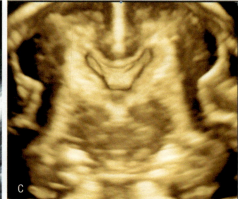

Figura 11.18 Plano coronal transcaudado em pessoa normal (**A**) e em um caso de agenesia isolada dos septos pelúcidos (**B**). Uma representação 3D em "cortes grossos" no mesmo plano (**C**) melhora a visibilização das características anatômicas desse caso.

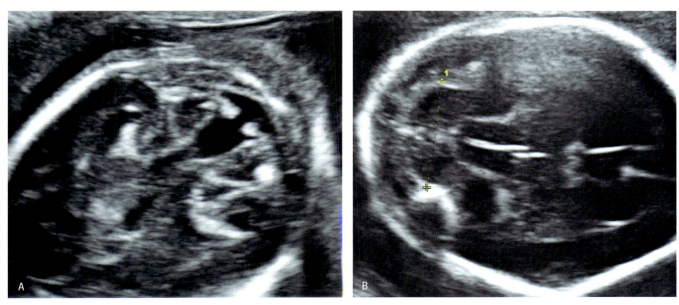

Figura 11.19 Plano axial transcerebelar em um caso de comunicação entre o quarto ventrículo e a cisterna magna (**A**) e em um caso de malformação de Chiari II (**B**) com cerebelo em formato de banana (*1*).

As *anomalias císticas* da fossa posterior são consideradas um *continuum*, indo da malformação de Dandy-Walker (MDW) à hipoplasia do vérmis isolada (HVi), ao cisto da bolsa de Baker (CBB) e à megacisterna magna (MCM). Outra anomalia possível, mas que não faz parte desse *continuum*, é o cisto aracnoide (CA). Para definição dessas diferentes condições, duas características do vérmis devem ser avaliadas no plano sagital médio: tamanho e posição em relação ao tronco encefálico (ângulo entre o vérmis e o tronco encefálico – ângulo TEV).

Se o *tamanho* do vérmis estiver *reduzido*, deve-se suspeitar principalmente de uma MDW ou de uma HVi:

- Na MDW (Figura 11.20), a posição do vérmis é macroscopicamente anormal em razão de uma considerável rotação ascendente em relação ao tronco encefálico (ângulo TEV > 45 graus). O tamanho global do vérmis está reduzido e sua estrutura, em geral, também se mostra anormal. Estão presentes, com frequência, outros achados sonográficos, como ventriculomegalia, hipoplasia cerebelar e deslocamento superior do tentório cerebelar.
- Na HVi é geralmente notada uma ligeira rotação ascendente do vérmis (ângulo TEV geralmente < 45 graus). A parte inferior do vérmis se mostra hipoplásica, mas a estrutura está comumente preservada.

Se o *tamanho* do vérmis estiver *normal*, o diagnóstico mais provável pode ser um CBB, uma MCM ou um CA:

- No caso do CBB, o ângulo TEV está *ligeiramente aumentado, porém < 45 graus*. A anatomia do vérmis está intacta, pois o CBB é considerado um defeito da fenestração do forame de Magendie e não uma anomalia primária do vérmis.

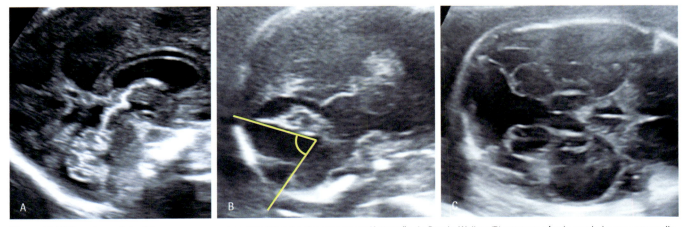

Figura 11.20 Tomada sagital média em uma pessoa normal (**A**) e em um caso de malformação de Dandy-Walker (**B**) com um vérmis cerebelar pequeno e dismórfico. O ângulo tronco encefálico-vérmis aumentado, claramente > 45 graus, também é mostrado em **B**. É claramente visível no plano axial transcerebelar (**C**) a comunicação entre o quarto ventrículo e a cisterna magna.

- No caso da MCM, o vérmis apresenta *tamanho e posição normais*. A largura da cisterna é > 10mm.
- No caso do CA, a posição do verme é geralmente anormal em virtude do *efeito de massa tumoral* do cisto. O ângulo TEV não é relevante nesse caso.

Conforme referido anteriormente, uma *anomalia não cística* da fossa posterior deve ser suspeitada se o cerebelo estiver pequeno ou a cisterna parecer ter tamanho reduzido, juntamente com o cerebelo.

Se o cerebelo estiver pequeno, mas a cisterna parecer normal, o diagnóstico possível pode ser uma hipoplasia cerebelar isolada ou uma rombencefalossinapse:

- Em caso de rombencefalossinapse, o cerebelo é pequeno em virtude da ausência do vérmis por causa da fusão dos hemisférios na linha média.
- Em caso de hipoplasia cerebelar isolada, o cerebelo está pequeno, mas o vérmis está presente.

Uma malformação de Chiari deverá ser suspeitada quando a cisterna magna parecer pequena. O cerebelo tem o típico formato de banana e pode estar deslocado em direção ao forame magno (malformação de Chiari II) ou a um defeito do crânio, geralmente occipital (malformação de Chiari III). Em ambos os casos, a condição subjacente é um defeito do tubo neural:

- Em caso de Chiari II, a anormalidade mais provavelmente associada é um defeito no nível da coluna vertebral, como uma espinha bífida aberta (Figura 11.21). A avaliação avançada da coluna vertebral é obrigatória nesse caso, demonstrando, na maioria dos casos, características típicas de mielocele/mielomeningocele: nos planos axiais, as lâminas podem aparecer como se "abrindo" para trás e membranas salientes podem ser visibilizadas no mesmo nível espinhal. O cone medular parece estar abaixo de L2-L3 nesses casos, chegando frequentemente até as vértebras sacras.
- Em caso de Chiari II, um defeito no crânio está comumente associado, como uma cefalocele occipital. A avaliação do crânio possibilita a identificação das membranas salientes da encefalocele/meningocele por um defeito ósseo, geralmente na linha média.

Córtex e fissuras

A avaliação ultrassonográfica do córtex cerebral fetal é um desafio nos estágios iniciais da gravidez e costuma ser considerada possível somente após 26 a 28 semanas de gestação, quando a maioria das fissuras corticais se torna claramente visível. Na maioria dos casos, porém, as fissuras e os sulcos principais podem ser visibilizados já ao exame do segundo trimestre. Uma abordagem 3D possibilita uma avaliação sistemática das fissuras principais bilateralmente.

Uma avaliação do córtex é recomendada como parte de uma avaliação avançada do cérebro fetal, mas está particularmente indicada em casos de cabeça pequena à biometria (< − 3DP ou terceiro percentil) em virtude da possível associação a anomalias focais ou difusas da migração neuronal (como lisencefalia, polimicrogíria etc.).

Em condições normais, o manto cerebral deve estar muito próximo da superfície interna da calvária e separado dos ossos por uma fina camada de líquido subaracnoide. Uma separação ampla entre o córtex e o crânio, seja focal, seja geral, deve suscitar a suspeita de desenvolvimento cortical anormal. As fissuras dos dois hemisférios devem ter tamanho e morfologia semelhantes de acordo com a idade gestacional. Uma anormalidade focal do córtex deve ser suspeitada caso se note assimetria no desenvolvimento de dois sulcos ou duas fissuras pareados.

As principais estruturas do córtex que podem ser avaliadas à ultrassonografia 2D/3D são:

- A fissura de Sylvius (Figuras 11.2, 11.4 e 11.22), que é claramente visível nos planos axiais e coronais, como já descrito. Suas características sonográficas e alterações durante

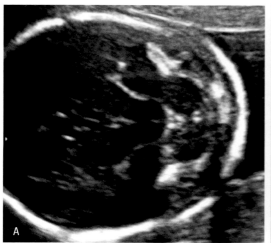
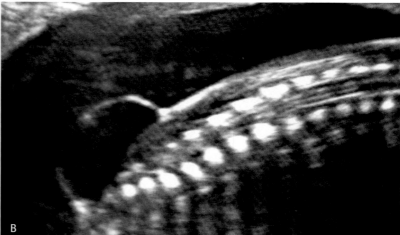

Figura 11.21 Em caso de espinha bífida aberta, o defeito espinhal (**B**) se associa a uma malformação de Chiari II na fossa posterior (**A**).

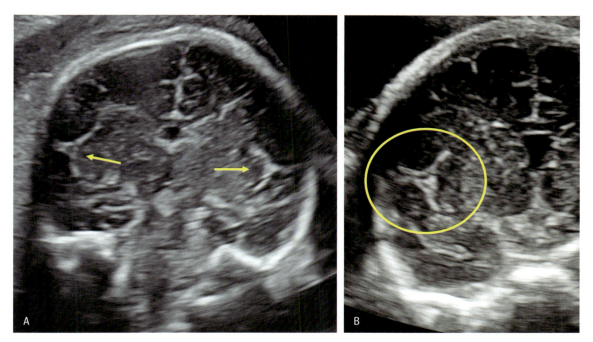

Figura 11.22 A fissura de Sylvius pode ser visibilizada em planos coronais, como o transtalâmico (**A**), em que é visível de ambos os lados (*setas*). Em um plano coronal transcaudado, no terceiro trimestre a fissura de Sylvius apresenta formato de T (*círculo*) em virtude de sua opercularização.

toda a gestação foram descritas recentemente e um retardo do desenvolvimento cortical pode ser suspeitado em caso de inconsistência entre os aspectos sonográficos e a idade gestacional.

- A fissura parieto-occipital (Figura 11.23), que é visível predominantemente nos planos axiais e sagitais. Recentemente, passou a ser considerada como um marco para a medida do diâmetro do ventrículo lateral. Nas tomadas sagitais é possível visibilizar sua relação espacial com a fissura calcarina, formando uma estrutura em formato de L denominada *cúneo*.
- A fissura calcarina (Figura 11.23), que é visível predominantemente nos planos coronais e sagitais. Nos planos coronais é visível medialmente aos cornos posteriores dos ventrículos laterais. Nos sagitais, une-se em sentido craniano à fissura parieto-occipital, formando o cúneo, conforme mencionado.

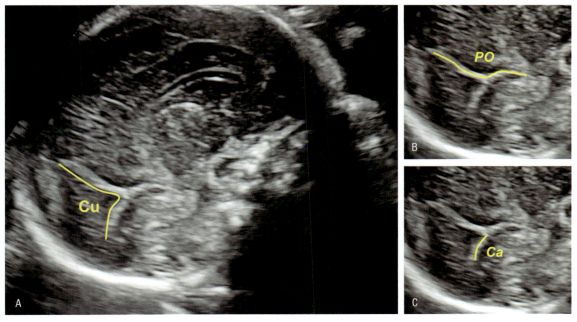

Figura 11.23 O cúneo (*Cu*) é visibilizado em um plano sagital (**A**) próximo ao sagital médio, mostrando a superfície medial do córtex, entre a fissura parieto-occipital e a calcarina. Em **B**, é mostrado que a fissura parieto-occipital (*PO*) tem orientação vertical, voltando-se para diante depois de encontrar a fissura calcarina (*Ca*), que está orientada em sentido anteroposterior (**C**).

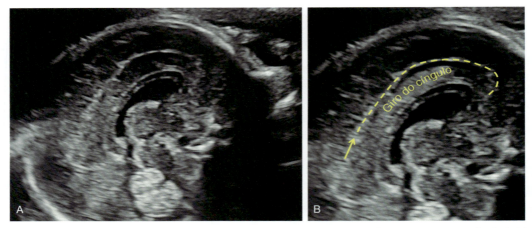

Figura 11.24A e B O sulco cingulado (*linha pontilhada*) é paralelo ao corpo caloso no plano sagital médio, em que o giro do cíngulo é visível entre eles.

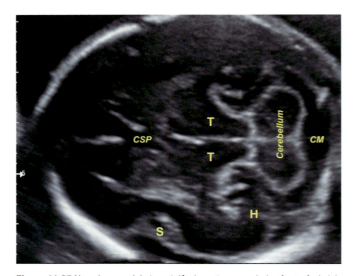

Figura 11.25 Nos planos axiais transtalâmico e transcerebelar é possível visibilizar o giro hipocampal (*H*). Em um plano transcerebelar são visíveis outras estruturas relevantes, como o *cavum* do septo pelúcido (*CSP*), os tálamos (*T*), a fissura de Sylvius (*S*), o cerebelo e a cisterna magna (*CM*).

- O sulco cingulado (Figura 11.24), que é visível predominantemente no plano sagital médio, circundando o CC por cima de forma paralela.
- O giro do hipocampo (Figura 11.25), que pode ser visibilizado em planos axiais, especialmente o transtalâmico, imediatamente por trás dos tálamos. Também em tomadas coronais, ele é visível como uma estrutura em formato de gancho no nível dos pedúnculos cerebrais.

AVALIAÇÃO DO SNC FETAL NO PRIMEIRO TRIMESTRE

No primeiro trimestre, as estruturas do cérebro fetal apresentam uma aparência sonográfica diferente em comparação àquela do segundo/terceiro trimestre. O cérebro pode ser avaliado principalmente por meio de planos axiais e sagitais durante o exame de 11 + 0-13 + 6 semanas:

- Na tomada axial (Figura 11.26) é possível examinar o formato da calvária, sua integridade e calcificação. Já nesse estágio deve ser notada a ausência de ossos cranianos

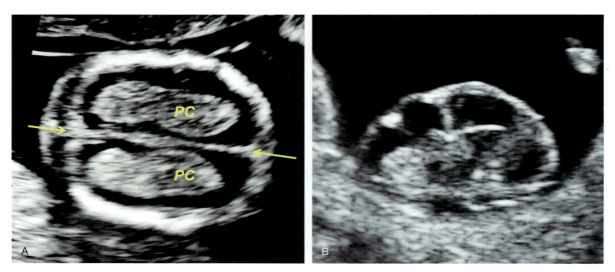

Figura 11.26 Uma tomada axial da cabeça fetal (**A**) possibilita, já no primeiro trimestre, a visibilização da foice na linha média (*setas*), dos ventrículos laterais e do plexo coroide (*PC*) no interior deles e da calvária óssea circundando-os. Essas estruturas não são visíveis no caso de uma acrania (**B**).

propriamente ditos circundando o cérebro: quando a calvária está ausente nesses estágios iniciais, o cérebro assume um formato ondulado típico e deve ser diagnosticada uma acrania/anencefalia. Em fetos normais, é igualmente possível visibilizar a foice na linha média, que aparece como uma linha hiperecoica reta sem interrupções, dividindo o cérebro em duas partes iguais e simétricas. De ambos os lados da linha média, o plexo coroide enche totalmente os dois ventrículos laterais, assemelhando-se a uma borboleta. Uma HPE alobar apareceria tipicamente nesse estágio como uma interrupção ampla da foice com a fusão anterior dos ventrículos laterais na linha média.

- A tomada sagital média da cabeça fetal se situa no mesmo plano necessário para a medida da translucência nucal. Nesse plano, o diencéfalo é visível no meio do cérebro como uma estrutura hipoecoica de formato arredondado, continuando abaixo pelo mesencéfalo e o tronco encefálico (TE) (Figura 11.27). O osso esfenoide é frequentemente visível nesse estágio em frente ao TE. Na tomada sagital média, as estruturas da fossa posterior do cérebro são visíveis entre o osso esfenoide e o occipital. Ao exame de 11 + 0-13 + 6 semanas, três espaços são visíveis na fossa posterior: o TE, o quarto ventrículo (translucência intracraniana [IT]) e a cisterna magna (CM). Demonstrou-se que uma aparência anormal desses espaços no primeiro trimestre é um fator de predição precoce da espinha bífida aberta (EBA). Mais especificamente, em casos de EBA associada à malformação de Chiari II, a CM é visível apenas em um estágio muito inicial da gravidez. Uma publicação recente demonstrou que o risco de anomalias da fossa posterior ou de defeitos do tubo neural abertos é muito mais baixo quando os três espaços negros da fossa posterior são vistos entre 11 e 13 semanas, enquanto uma anormalidade grave, como a EBA (Figura 11.28) ou a MDW, deve ser suspeitada caso sejam visíveis apenas dois espaços em vez de três.

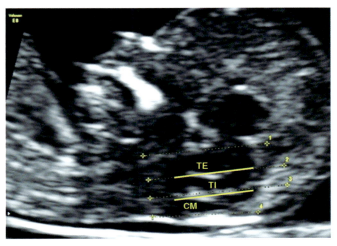

Figura 11.27 No plano sagital médio é possível avaliar as estruturas da fossa posterior já no primeiro trimestre: três espaços são geralmente visíveis, incluindo o tronco encefálico (*TE*), o quarto ventrículo (translucência intracraniana [*TI*]) e a cisterna magna (*CM*).

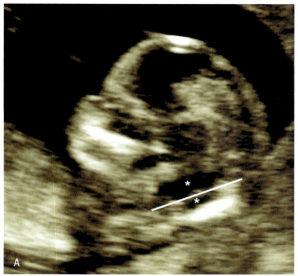
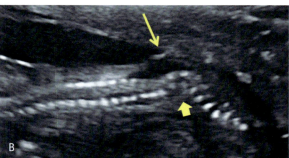
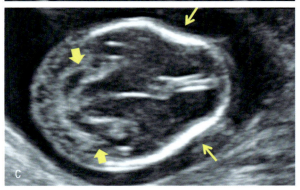

Figura 11.28 Um caso de espinha bífida aberta e cifoescoliose associada diagnosticado no primeiro trimestre: são visíveis apenas dois espaços na fossa posterior (**A**); no nível da coluna (**B**) são visíveis características ultrassonográficas de uma mielomeningocele associada (*seta fina*) e de cifoescoliose (*seta grossa*). Nos planos axiais da cabeça fetal (**C**) são também visíveis as características ultrassonográficas típicas associadas à EBA (formato de limão da calvária [*setas finas*]; formato de banana do cerebelo [*setas grossas*]).

Leitura complementar

Chapman T, Mahalingam S, Ishak GE, Nixon JN, Siebert J, Dighe MK. Diagnostic imaging of posterior fossa anomalies in the fetus and neonate: part 1, normal anatomy and classification of anomalies. Clinical Imaging 2015; 39:1-8.

Chapman T, Mahalingam S, Ishak GE, Nixon JN, Siebert J, Dighe MK. Diagnostic imaging of posterior fossa anomalies in the fetus and neonate: part 2, posterior fossa disorders. Clinical Imaging 2015; 39:167-75.

Contro E, Salsi G, Montaguti E et al. Sequential analysis of the normal fetal fissures with three-dimensional ultrasound: a longitudinal study. Prenat Diagn 2015 May; 35(5):493-9. doi: 10.1002/pd.4565.

De Keersmaecker B, Claus F, De Catte L. Imaging the fetal central nervous system. Facts Views Vis Obgyn 2011; 3(3):135-49.

Gandolfi Colleoni G, Contro E et al. Prenatal diagnosis and outcome of fetal posterior fossa fluid collections. Ultrasound Obstet Gynecol 2012; 39: 625-31.

Gindes L, Malach S, Weisz B et al. Measuring the perimeter and area of the Sylvian fissure in fetal brain during normal pregnancies using 3-dimensional ultrasound. Prenatal Diagnosis 2015; 35:1097-105.

Guibaud L. Fetal cerebral ventricular measurement and ventriculomegaly: time for procedure standardization. Ultrasound Obstet Gynecol 2009; 34: 127-30.

Hadzagić-Catibusić F, Maksić H, uzicanin S et al. Congenital malformations of the central nervous system: clinical approach. Bosn J Basic Med Sci 2008; 8:356-60.

Lachmann R, Chaoui R, Moratalla J, Picciarelli G, Nicolaides KH. Posterior brain in fetuses with open spina bifida at 11 to 13 weeks. Prenat Diagn 2011; 31:103-6.

Paladini D, Volpe P. Ultrasound of congenital fetal anomalies. Differential diagnosis and prognostic indicators. 2. Ed. Boca Raton, FL: CRC Press, Taylor & Francis Group, LLC, 2014

Pinar H, Tatevosyants N, Singer DB. central nervous system malformations in a perinatal/neonatal autopsy series. Pediatr Dev Pathol 1998; 1:42-8.

Quarello E, Stirnemann J, Ville Y, Guibaud L. Assessment of fetal Sylvian fissure operculization between 22 and 32 weeks: a subjective approach. Ultrasound Obstet Gynecol 2008; 32:44-9.

Reddy UM, Filly RA, Copel JA. Prenatal imaging: ultrasonography and magnetic resonance imaging. Obstet Gynecol 2008; 112:145-57.

Salomon LJ, Alfirevic Z, Berghella V et al. On behalf of the ISUOG Clinical Standards Committee. Practice guidelines for performance of the routine midtrimester fetal ultrasound scan. Ultrasound Obstet Gynecol 2010.

Salomon LJ, Alfirevic Z, Bilardo CM et al. ISUOG Practice Guidelines: performance of first-trimester fetal ultrasound scan. Ultrasound Obstet Gynecol 2013; 41:102-13.

SIEOG Guidelines – Linee Guida della Società Italiana di Ecografia Ostetrico Ginecologica e Metodologie Biofisiche – Edizione 2015 – EDITEAM Gruppo Editoriale, Cento (FE) Italy 2015 – http://www.sieog.it.

Sonographic examination of the fetal central nervous system: guidelines for performing the 'basic examination' and the 'fetal neurosonogram'. Ultrasound Obstet Gynecol 29:109-16.

Vinals F, Correa F, Goncalves-Pereira PM. Anterior and posterior complexes: a step towards improving neurosonographic screening of midline and cortical anomalies. Ultrasound Obstet Gynecol 2015; 46:585-94.

Volpe P, Campobasso G, De Robertis V, Rembouskos G. Disorders of prosencephalic development. Prenat Diagn 2009; 29:340-54.

Volpe P, Contro E, De Musso F et al. Brainstem-vermis and brainstem-tentorium angles allow accurate categorization of fetal upward rotation of cerebellar vermis. Ultrasound Obstet Gynecol 2012; 39:632-5.

Volpe P, Contro E, Fanelli T, Muto B, Pilu G, Gentile M. Appearance of fetal posterior fossa at 11–14 weeks in fetuseswith Dandy-Walker malformation or chromosomal anomalies. Ultrasound Obstet Gynecol 2016; 47:720-5.

CAPÍTULO 12

Ecocardiografia Fetal Estrutural

Luciane Alves da Rocha

INTRODUÇÃO

A incidência de defeitos cardíacos no feto é seis vezes maior do que de anomalias cromossômicas e quatro vezes maior do que de defeitos no tubo neural. Segundo os dados da Organização Mundial da Saúde, a taxa de mortalidade infantil atribuída às malformações cardíacas foi de 42% entre os anos 1950 e 1994. O diagnóstico precoce é fundamental para o tratamento oportuno de diversas doenças e representa mais chances de vida aos pacientes. No caso das cardiopatias congênitas não é diferente. A cada ano nascem 28.000 bebês com doença cardíaca congênita no Brasil. Muitos deles morrem nos primeiros dias de vida sem que seu problema de saúde seja diagnosticado.

Essa realidade evidencia a importância do diagnóstico pré-natal da cardiopatia congênita, pois a detecção precoce torna possível: aconselhar os familiares sobre a natureza e a gravidade da doença; definir a intervenção intrauterina quando esta é necessária, caso se encontrem disponíveis a infraestrutura hospitalar e a experiência profissional necessária para esse tipo de procedimento, e possibilitar que os familiares e a equipe multiprofissional planejem adequadamente o parto, sempre com o intuito de melhorar o prognóstico dessa criança, diminuindo assim as taxas de mortalidade e de morbidade infantil.

Com o rastreamento cardíaco por meio da ultrassonografia morfológica percebe-se o aumento dos casos de suspeita de anomalias cardíacas e, consequentemente, a taxa maior de detecção de doenças cardíacas no feto por profissionais mais experientes no diagnóstico dessas doenças. A taxa de detecção dos defeitos cardíacos vem aumentando desde a introdução do conceito de triagem cardíaca, especialmente após a padronização de planos ecocardiográficos básicos pela Sociedade Internacional de Ultrassonografia em Obstetrícia e Ginecologia (ISUOG).

O exame ecocardiográfico fetal completo inclui a avaliação estrutural e funcional do coração. Neste capítulo será descrita a técnica sistematizada e prática do coração fetal e enfatizados os pontos essenciais para uma boa avaliação cardíaca do feto.

DESCRIÇÃO TÉCNICA, VANTAGENS E LIMITAÇÕES DO MÉTODO DIAGNÓSTICO

O exame do coração fetal deve ser idealmente realizado com uma boa máquina de ultrassonografia, utilizando as ferramentas bidimensionais com o Doppler colorido e o pulsado. A avaliação cardíaca inicia com o posicionamento fetal, sendo necessário o conhecimento dos lados esquerdo e direito, anterior e posterior, superior e inferior do feto.

No plano transversal do abdome fetal é possível localizar o estômago à esquerda e o fígado à direita; quando o transdutor é direcionado levemente para a porção torácica do feto, é possível registrar melhor a aorta abdominal posicionada posteriormente (próxima do corpo vertebral) e mais à esquerda do feto, além da veia cava inferior, localizada mais à direita e em posição anterior (Figura 12.1).

No plano transversal do feto, em região torácica, localiza-se o coração ocupando um terço da área torácica e apresentando um eixo em torno de 45 graus (mais ou menos 20 graus) quando são traçadas duas linhas imaginárias: uma entre o corpo vertebral e o esterno do feto e a outra tangenciando o septo interventricular do coração fetal (Figura 12.2).

Até esse momento é possível caracterizar o *situs*, a posição e o ápice cardíaco, que fazem parte da avaliação cardíaca.

109

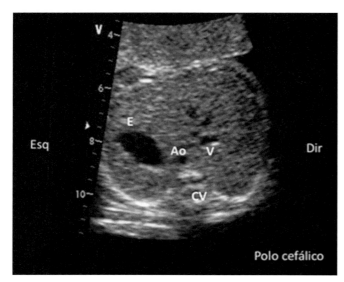

Figura 12.1 Plano transversal do abdome fetal. *Situs solitus abdominal.* Posicionamento fetal: cefálico com dorso posterior. (*Esq.*: esquerdo; *Dir.*: direito; *E*: estômago; *Ao*: aorta; *V*: veia cava inferior; *CV*: corpo vertebral.)

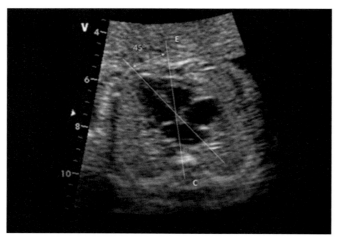

Figura 12.2 Plano transversal do tórax fetal. Eixo cardíaco em torno de 45 graus. Traçadas duas linhas imaginárias: uma entre o corpo vertebral (*C*) e o esterno (*E*) do feto e a outra tangenciando o septo interventricular (*S*) do coração fetal.

Ainda no plano transversal do tórax do feto é visibilizado o coração com suas quatro câmaras. Nesse plano, várias estruturas podem ser analisadas: as cavidades cardíacas, o retorno venoso pulmonar, os átrios, os ventrículos e as valvas atrioventriculares (Figura 12.3).

- **Avaliação das cavidades cardíacas:** as dimensões proporcionais das cavidades cardíacas podem ser observadas de maneira mais global para que depois sejam detalhadas suas características internas de maneira sequencial e segmentar (Figura 12.3).
- **Retorno venoso pulmonar:** avaliação das veias pulmonares drenando para o átrio esquerdo. Essas estruturas podem ser visibilizadas com relativa facilidade quando se usa o Doppler colorido com velocidade mais baixa (entre 30 e 40cm/s – Figura 12.4).
- **Observação dos átrios:** avaliam-se a dimensão dos átrios e o septo interatrial. O átrio morfologicamente esquerdo, localizado no lado esquerdo do feto, tem drenagem visível de pelo menos duas veias pulmonares e presença da lâmina do forame oval com boa mobilidade para seu interior. O átrio morfologicamente direito, que está localizado no lado direito do feto, apresenta fluxo sanguíneo direcionado tanto para o ventrículo direito, através da valva tricúspide, como para o átrio esquerdo, através da lâmina do forame oval, visibilizado com o auxílio do Doppler colorido (Figura 12.3).
- **Valvas atrioventriculares (mitral e tricúspide):** a valva mitral está relacionada com as cavidades cardíacas esquerdas e a valva tricúspide com as cavidades cardíacas direitas. A tricúspide está localizada ligeiramente mais apical do que a mitral. Deve ser observada a mobilidade das valvas e se existe insuficiência valvar com auxílio do Doppler colorido e do pulsado (veja a Figura 12.3).
- **Observação dos ventrículos:** avaliam-se o tamanho e a proporção dos ventrículos, além do septo ventricular, que deve estar intacto. No ventrículo direito é observada a presença da banda moderadora típica dessa cavidade (veja a Figura 12.3).

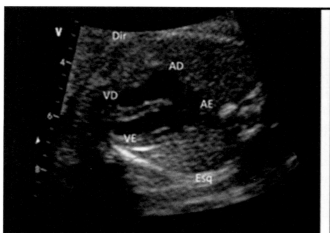 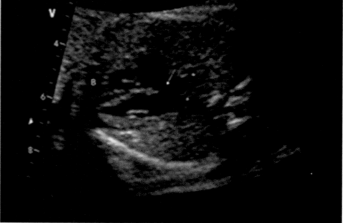

Figura 12.3 Plano transversal do tórax fetal. Plano de quatro câmaras. (*AD*: átrio direito; *AE*: átrio esquerdo; *VD*: ventrículo direito; *VE*: ventrículo esquerdo; *Dir*: direita do feto; *Esq*: esquerda do feto; *B*: banda moderadora; *seta*: lâmina do forame oval; *: veias pulmonares.)

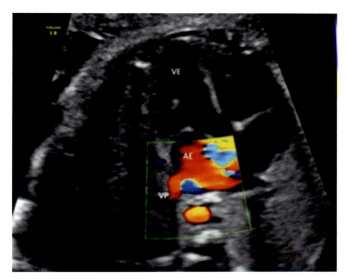

Figura 12.4 Plano transversal do tórax fetal evidenciando o plano de quatro câmaras. Ampliação da imagem para evidenciar a presença da veia pulmonar chegando ao átrio esquerdo com auxílio do Doppler colorido. (*VE*: ventrículo esquerdo; *AE*: átrio esquerdo; *VP*: veia pulmonar.)

A *via de saída do ventrículo esquerdo* é a conexão do ventrículo esquerdo com a artéria aorta. Aqui, devem ser avaliadas a integridade do septo interventricular, a espessura da parede do ventrículo, a mobilidade da valva aórtica e a aorta ascendente (Figura 12.5).

A *via de saída do ventrículo direito* consiste na conexão do ventrículo direito com a artéria pulmonar. Observam-se a relação da artéria pulmonar com o ventrículo direito, a parede do ventrículo e a mobilidade da valva pulmonar. É possível observar a divisão da artéria pulmonar com seus ramos pulmonares direito e esquerdo, diferentemente do que se observa na artéria aorta, que emite normalmente o tronco braquiocefálico, a artéria carótida esquerda e a artéria subclávia esquerda, continuando como artéria aorta descendente (Figura 12.6).

Ainda no plano transversal do tórax fetal, o examinador deverá mover levemente o transdutor em direção à porção cranial do feto. Com esse ligeiro movimento é possível observar os vasos que saem do coração (artérias aorta e pulmonar), uma porção da veia cava superior e a traqueia. Nesse ângulo é visibilizado o plano denominado "três vasos e traqueia". Durante esse movimento de báscula, o examinador deve observar a via de saída do ventrículo esquerdo, a via de saída do ventrículo direito e o plano dos três vasos e traqueia (Figuras 12.5 a 12.7). Nesse movimento de báscula, realizado com o auxílio do Doppler colorido, o examinador observa claramente o cruzamento dos grandes vasos característico de um coração normal.

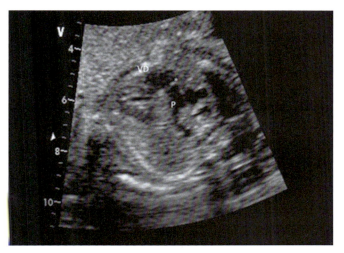

Figura 12.6 Conexão do ventrículo direito à artéria pulmonar. Observa-se a relação da artéria pulmonar com o ventrículo direito, a parede do ventrículo, a valva pulmonar e o tronco pulmonar. (*VD*: ventrículo direito; *P*: tronco pulmonar; *: valva pulmonar.)

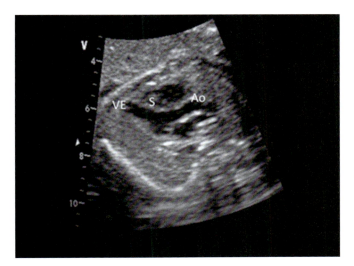

Figura 12.5 Plano longitudinal do coração fetal. Observa-se a via de saída do ventrículo esquerdo, avaliando a integridade do septo interventricular, a espessura da parede do ventrículo esquerdo, a valva aórtica e a aorta ascendente. (*VE*: ventrículo esquerdo; *S*: septo interventricular; *Ao*: aorta ascendente.)

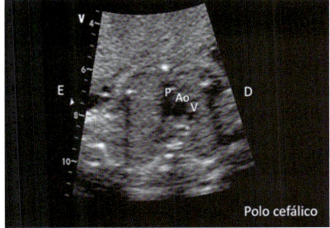

Figura 12.7 Plano transversal do tórax fetal. A partir do plano de quatro câmaras, o examinador realiza um discreto movimento de báscula direcionado para o polo cefálico do feto e obtém a imagem dos três vasos e da traqueia. (*P*: tronco pulmonar; *Ao*: aorta ascendente; *V*: veia cava superior; *T*: traqueia; *E*: esquerda; *D*: direita.)

Finalmente, no *plano dos três vasos e traqueia*, o examinador avalia, da esquerda para a direita e no sentido anterior-posterior do feto, a artéria pulmonar, a artéria aorta, a veia cava superior e a traqueia (Figura 12.7). A artéria pulmonar apresenta dimensão maior do que a artéria aorta e esta, maior do que a veia cava superior. Por meio do Doppler colorido deve ser observado o mesmo sentido do fluxo sanguíneo na artéria pulmonar e na artéria aorta; caso contrário, suspeita-se de obstrução em alguma região no trajeto do vaso que apresenta fluxo retrógrado.

A traqueia pode ser de difícil percepção, pois seu tamanho reduzido pode ser confundido com alguma estrutura vascular. Utiliza-se geralmente a ferramenta do Doppler colorido para essa diferenciação. A artéria pulmonar emite os ramos direito e esquerdo e o ducto arterioso, que se comunica com o arco aórtico mais distal. Essa junção está à esquerda da traqueia.

Essa descrição anatômica se torna importante para a percepção do examinador para o diagnóstico do arco aórtico à direita, quando se observa a traqueia posicionada entre a artéria pulmonar e a artéria aorta. Cabe salientar, também, que é possível existir um quarto vaso nesse plano dos três vasos e traqueia, o que se deve à presença de uma veia cava superior esquerda persistente que pode estar relacionada com alguma obstrução do arco aórtico.

Vários estudos demonstram que a avaliação cardíaca do feto por meio do plano de quatro câmaras e do plano dos três vasos e traqueia é capaz de detectar a grande maioria das cardiopatias congênitas no feto. Xu e cols. (2009), em estudo prospectivo com 5.000 mulheres grávidas, detectaram que 1,5% dos fetos apresentava cardiopatia congênita, 31,5% dos quais foram detectados apenas com o plano de quatro câmaras, enquanto 69% foram detectados mediante a combinação do plano de quatro câmaras com o plano dos três vasos e traqueia.

A avaliação dos arcos aórtico e ductal não faz parte das orientações de rastreamento da ISUOG. No entanto, o profissional que se disponha a realizar a avaliação estrutural do coração fetal deve fazê-lo de modo completo, amplo e minucioso, pois há detalhes da cardiopatia congênita que se tornam perigosos se não são avaliados com cautela e paciência (p. ex., as ligeiras disparidades entre as câmaras cardíacas, especialmente com predomínio de câmaras direitas, pois algum grau de obstrução do arco aórtico pode indicar doença cardíaca congênita, especialmente a coarctação da aorta).

Os arcos do coração são avaliados através do plano sagital do feto (Figuras 12.8 e 12.9). Normalmente, posiciona-se o transdutor no plano sagital em direção oposta à coluna do feto de modo a minimizar os artefatos de imagem ocasionados pelo corpo vertebral e pelos arcos intercostais do feto.

No plano do arco ductal observa-se o átrio direito se comunicando com o ventrículo direito e este com a artéria pulmonar, que se divide nos ramos pulmonares (direito e esquerdo) e emite o canal arterial (ducto arterioso), que se comunica com a aorta descendente (Figura 12.8).

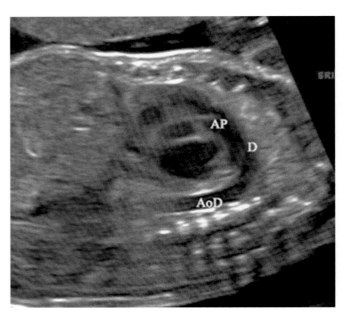

Figura 12.8 Plano sagital do feto. Arco ductal demonstrando a artéria pulmonar, o ducto arterioso e a aorta descendente. (*AP*: artéria pulmonar; *D*: ducto arterioso ou canal arterial; *AoD*: aorta descendente.)

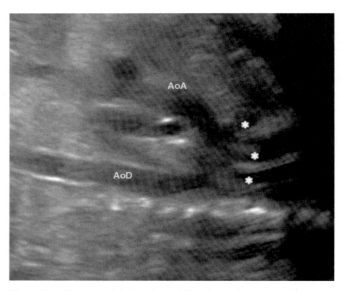

Figura 12.9 Plano sagital do feto. Arco aórtico demonstrando a porção ascendente, o arco transverso (com os vasos do pescoço) e a porção descendente da aorta. (AoA: aorta ascendente; AoD: aorta descendente; *: vasos do pescoço.)

No plano do arco aórtico, o examinador deve visibilizar a aorta ascendente, que se continua com o arco transverso, o qual dá origem aos vasos do pescoço – tronco braquiocefálico, artéria carótida esquerda e artéria subclávia esquerda – e segue a aorta descendente (Figura 12.9).

Uma das principais vantagens da ecocardiografia fetal reside no fato de ser um método diagnóstico não invasivo, não causando qualquer perigo à gestante ou ao feto. Assim, deveria ser realizada em todas as gestantes como parte complementar da ultrassonografia morfológica. No entanto, uma limitação é o fato de ser um exame no qual muitos detalhes precisam ser avaliados, e muitas doenças são de difícil diagnóstico e têm manejo complexo. Infelizmente, não há profissionais suficientemente capacitados para a realização minuciosa desse exame. Essa limitação reforça a ideia de que um rastreamento adequado, com posterior encaminhamento a um profissional capacitado, pode aumentar as taxas de diagnóstico precoce das cardiopatias congênitas no feto.

A ecocardiografia fetal é um método diagnóstico fortemente relacionado com a experiência e os conhecimentos do examinador. Quanto maiores a experiência e o conhecimento, além de um bom equipamento ultrassonográfico, melhores serão as imagens obtidas e mais corretas as conclusões acerca dos exames realizados, a não ser quando a gestante apresenta algumas peculiaridades que dificultam a realização adequada do exame (p. ex., obesidade, cicatrizes no abdome gravídico, líquido amniótico muito aumentado ou diminuído e idade gestacional avançada, que podem atenuar o feixe sonoro do ultrassom).

Outro fator limitante é a existência de algumas cardiopatias congênitas que não são passíveis de diagnóstico no período intrauterino. Dentre elas, podem ser citadas comunicações interatriais tipo fossa oval, comunicações interventriculares pequenas, alterações valvares leves, canal arterial persisten-te e algumas situações referentes à coarctação de aorta. Nos casos de comunicação interatrial e canal arterial persistente, não se consegue estabelecer o diagnóstico no período intrauterino porque essas estruturas estão pérvias na vida fetal. As demais cardiopatias relacionadas podem passar sem diagnóstico no período intrauterino em virtude de se tratar de alterações muito discretas, e o diagnóstico só se torna possível no período neonatal, na grande maioria das vezes sem risco de morte da criança.

INDICAÇÕES E APLICABILIDADE CLÍNICA

Segundo as diretrizes da ISUOG, todas as gestantes de alto risco devem ser submetidas a ecocardiografia fetal mais detalhada e aquelas que apresentam menos risco devem se submeter, pelo menos, ao rastreamento cardíaco.

Os fatores de risco para anomalia cardíaca são classificados em maternos, familiares e fetais. Algumas indicações podem ser encontradas no Quadro 12.1.

Pesquisas recentes relatam que as gestantes de baixo risco apresentam mais casos de filhos com cardiopatia congênita do que as gestantes do grupo de alto risco. De acordo com um estudo retrospectivo realizado em 1.395 fetos na Turquia, 19% dos fetos de mulheres nos grupos de baixo risco foram diagnosticados com cardiopatia congênita, em oposição a 7% dos

Quadro 12.1 Indicações comuns de ecocardiografia fetal e cardiopatias congênitas geralmente associadas

Fatores de risco	Indicações	Exemplos de cardiopatia associada
Fatores maternos		
Doença cardíaca congênita materna	Defeito de septo atrioventricular	Incidência de 10% a 12% maior de o filho apresentar anomalia cardíaca congênita
Doença metabólica preexistente	Lesões obstrutivas à esquerda	Incidência de 6% a 10%
	Lesões conotruncais com síndrome de DiGeorge	Incidência de até 25%
	Diabetes mellitus (insulino-dependente ou diabetes gestacional)	Cardiomiopatia hipertrófica, transposição dos grandes vasos
	Fenilcetonúria (fenilalanina > 600μmol/L entre a 1ª e a 8ª semanas de gestação)	Anomalias conotruncais, como tetralogia de Fallot, lesões obstrutivas do lado esquerdo, comunicação interventricular
Infecção materna	Rubéola	Persistência do canal arterial, estenose de ramos pulmonares
	Parvovírus B19, coxsáckie e toxoplasmose	
	Adenovírus, influenza	Miocardite, cardiomiopatia dilatada
Exposição a agentes teratogênicos	Acido retinoico, carbamazepina, lítio, ácido valproico, fenitoína	Anomalia de Ebstein (lítio), comunicação interventricular, lesões complexas
Anticorpos maternos	Anti-Ro (SSA), anti-La (SSB)	Bloqueio atrioventricular, cardiomiopatia, fibroelastose
Fatores familiares		
Filho anterior com cardiopatia congênita		Incidência aumenta para 25% na próxima gestação
Dois filhos ou gestações anteriores com cardiopatia congênita		Incidência aumenta para 10% na próxima gestação
Fatores fetais		
Suspeita de anomalia cardíaca no feto		
Cariótipo fetal alterado		
Anomalia fetal extracardíaca		
Translucência nucal	> 3,5mm antes de 14 semanas de gestação	
Distúrbios no ritmo fetal	Bradicardia ou taquicardia persistente, ritmo cardíaco irregular	

fetos de mulheres nos grupos de alto risco. Assim, é reforçada a ideia de que todas as gestantes deveriam ser submetidas à triagem cardíaca.

O diagnóstico precoce das cardiopatias fetais associado ao avanço tecnológico tem possibilitado a realização de algumas intervenções intrauterinas. A valvoplastia pulmonar, a valvoplastia aórtica e a atriosseptoplastia (nos casos de estenose valvar pulmonar crítica, estenose valvar aórtica com evolução para coração esquerdo hipoplásico e síndrome do coração esquerdo hipoplásico com forame oval restrito, respectivamente) são as intervenções cardíacas fetais realizadas em todo o mundo.

São poucas as anomalias congênitas cardíacas passíveis de intervenção intrauterina, e os centros de referência que realizam esses procedimentos também são restritos. Observa-se taxa elevada de sucesso nas técnicas iniciais de intervenção com baixo risco materno; no entanto, é considerável o risco de morbimortalidade fetal. Contudo, o aperfeiçoamento tecnológico e da equipe intervencionista, associado à troca de experiência entre os centros hospitalares de referência espalhados pelo mundo, será fundamental para um resultado cada vez mais favorável.

CONSIDERAÇÕES FINAIS

Na avaliação das estruturas cardíacas deve ser considerada a análise segmentar do coração, o que possibilita a visibilização de todos os componentes do coração e a elaboração de um roteiro sequencial para a pesquisa de anormalidades.

A ISUOG utiliza a imagem bidimensional em escala de cinza para o rastreamento das doenças cardíacas. No entanto, defendemos o uso de uma ferramenta muito simples, o Doppler colorido, que aumenta a acurácia na análise de estruturas cardíacas. Um estudo recente avaliou o uso adicional do Doppler colorido nas imagens em escala de cinza em uma população de baixo risco. Os autores mostraram que o Doppler colorido aumentou de 49 para 67 o percentual de casos diagnosticados. Assim, apoiamos a ideia de que a adição do Doppler colorido à análise das estruturas é uma ferramenta importante para o rastreamento cardíaco fetal.

Segundo as diretrizes para a indicação da ecocardiografia da Sociedade Brasileira de Cardiologia, o ecocardiograma fetal está indicado para detecção ou exclusão de anormalidades cardíacas fetais estruturais ou funcionais como rotina na avaliação pré-natal, independentemente da presença de fatores de risco para cardiopatias. O exame pode ser realizado no primeiro trimestre tanto por via transvaginal como transabdominal. Entretanto, a maioria das alterações estruturais ou funcionais do coração fetal pode ser identificada a partir da 18ª semana de gestação até o termo. Para evitar grandes artefatos em virtude do tamanho do feto, deve-se evitar a realização muito tardia desse exame, sendo o período mais apropriado para a realização do ecocardiograma fetal aquele situado entre 20 e 28 semanas de gestação.

Com os avanços tecnológicos e as dificuldades técnicas para o rastreamento de doenças cardíacas foram surgindo novas ferramentas, como o STIC (*Spatio-Temporal Image Correlation* – ou correlação temporoespacial da imagem), que se utiliza da imagem tridimensional (3D) e da tetradimensional (4D) para incrementar as informações morfofuncionais do coração fetal. Vários estudos descrevem as vantagens e desvantagens dessa nova ferramenta com o intuito de melhorar sua aplicabilidade.

A ecocardiografia fetal é fundamental para o diagnóstico da cardiopatia congênita precoce. Muitas cardiopatias graves, com necessidade de atendimento clínico-cirúrgico de emergência logo após o nascimento, podem ter seu diagnóstico conhecido ainda na vida intrauterina, propiciando o planejamento antecipado das ações a serem adotadas pela equipe médica no pós-parto imediato ou mesmo durante a vida fetal. A taxa de diagnóstico intrauterino de doença cardíaca congênita deve aumentar para que se possa promover um melhor planejamento do parto, reduzindo assim a taxa de mortalidade e morbidade infantil por anomalias cardíacas.

Leitura complementar

Allan L, Hornberger L, Sharland G. Textbook of fetal cardiology. Greenwich Medical Media, London, 2000:3-13.

Allan L. Prenatal diagnosis of structural cardiac defects. Am J Med Genet C Semin Med Genet 2007; 145C:73-6.

Araujo Júnior E, Rolo LC, Rocha LA, Nardozza LM, Moron AF. The value of 3D and 4D assessments of the fetal heart. Int J Womens Health. 2014 May 15; 6:501-7. doi: 10.2147/IJWH.S47074. eCollection 2014. Review. PubMed PMID: 24868174.

Barbosa MM, Nunes MCP, Campos Filho O et al. Sociedade Brasileira de Cardiologia. Diretrizes das Indicações da Ecocardiografia. Arq Bras Cardiol 2009; 93(6 supl.3):e265-e302.

Carvalho JS, Mavrides E, Shinebourne EA, Campbell S, Thilaganathan B. Improving the effectiveness of routine prenatal screening for major congenital heart defects. Heart 2002; 88: 387-91.

Cuneo BF, Curran LF, Davis N, Elrad H. Trends in prenatal diagnosis of critical cardiac defects in an integrated obstetric and pediatric cardiac imaging center. J Perinatol 2004; 24:674-8.

Eggebo TM, Heien C, Berget M, Ellingsen CL. Routine use of color Doppler in fetal heart scanning in a low-risk population. ISRN Obstet Gynecol 2012; 2012:496935.

Ferencz C, Rubin JD, McCarter RJ et al. Congenital heart disease: prevalence at live birth. The Baltimore–Washington infant study. Am J Epidemiol 1985; 121:31-6.

Hikoro M, Mats M, Michael R, Hana J, Helena MG. Morphological and physiological predictors of fetal aortic coarctation. Circulation 2000; 118: 1793-801.

International Society of Ultrasound in Obstetrics & Gynecology. Cardiac screening examination of the fetus: guidelines for performing the 'basic' and 'extended basic' cardiac scan. Ultrasound Obstet Gynecol 2006; 27:107-13.

Jantzen DW, Moon-Grady AJ, Morris SA et al. Hypoplastic left heart syndrome with intact or restrictive atrial septum. a report from the International Fetal Cardiac Intervention Registry. Circulation 2017; 136:1346-9. doi: 10.1161.

Kirk JS, Riggs TW, Comstock CH, Lee W, Yang SS, Weinhouse E. Prenatal screening for cardiac anomalies: the value of routine addition of the aortic root to the four-chamber view. Obstet Gynecol 1994; 84:427-31.

Lee W, Allan L, Carvalho JS, et al. ISUOG consensus statement: what constitutes a fetal echocardiogram? Ultrasound Obstet Gynecol 2008; 32: 239-42.

Moon-Grady AJ, Morris SA, Belfort M et al. International Fetal Cardiac Intervention Registry. A Worldwide Collaborative Description and Preliminary Outcomes. Journal of the American College Cardiology 2015; 66(4): issn 0735-1097.

Ozkutlu S, Akça T, Kafali G, Beksaç S. The results of fetal echocardiography in a tertiary center and comparison of low- and high-risk pregnancies for fetal congenital heart defects. Anadolu Kardiyol Derg 2010; 10:263-9.

Rocha LA, Araujo Júnior E, Rolo LC et al. Screening of congenital heart disease in the second trimester of pregnancy: current knowledge and new perspectives to the clinical practice. Cardiology in the Young 2014; 24:388-96, doi:10.1017/S1047951113001558.

Rocha LA, Rolo LC, Barros FS, Nardozza LM, Moron AF, Araujo Júnior E. Assessment of quality of fetal heart views by 3D/4D ultrasonography using spatio-temporal image correlation in the second and third trimesters of pregnancy. Echocardiography 2015 Jun; 32(6):1015-21. doi: 10.1111/echo. 12743.

Rosano A, Botto LD, Botting B, Mastroiacovo P. Infant mortality and congenital anomalies from 1950 to 1994: an international perspective. J Epidemiol Community Health 2000; 54:660-6.

Vettraino IM, Lee W, Bronsteen RA, Comstock CH. Sonographic evaluation of the ventricular cardiac outflow tracts. J Ultrasound Med 2005; 24:566.

Vinals F, Heredia F, Giuliano A. The role of the three vessels and trachea view (3VT) in the diagnosis of congenital heart defects. Ultrasound Obstet Gynecol 2003; 22:358-67.

Viñals F, Poblete P, Giuliano A. Spatio-temporal image correlation (STIC): a new tool for the prenatal screening of congenital heart defects. Ultrasound Obstet Gynecol 2003; 22:388-94.

Xu Y, Hu YL, Gu Y, Yang Y, Dai CY. Importance of "Guidelines for performing fetal cardiac scan" in prenatal screening for fetal congenital heart disease. Zhonghua Fu Chan Ke Za Zhi 2009; 44:103-7.

Yagel S, Arbel R, Anteby EY, Raveh D, Achiron R. The three vessels and trachea view (3VT) in fetal cardiac scanning. Ultrasound Obstet Gynecol 2002; 20:340-5.

CAPÍTULO 13

Ecocardiografia Fetal Funcional

Alberto Borges Peixoto
Nathalie Jeanne Magioli Bravo-Valenzuela
Edward Araujo Júnior

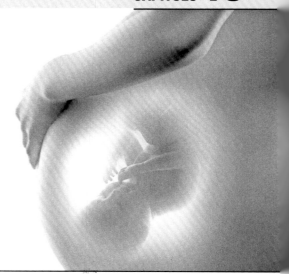

INTRODUÇÃO

O rastreamento pré-natal das cardiopatias congênitas (CC) anatômicas e funcionais por meio da ultrassonografia e da ecocardiografia fetal possibilita o diagnóstico pré-natal precoce, favorecendo o prognóstico pós-natal por viabilizar o planejamento do parto e, em alguns casos, a terapêutica pré-natal. A avaliação detalhada da função cardíaca realizada rotineiramente em fetos com CC vem sendo atualmente aplicada em fetos sem malformações cardíacas anatômicas e que apresentam fatores de risco para disfunção miocárdica e insuficiência cardíaca. Vários parâmetros ecocardiográficos utilizados na avaliação da função cardíaca fetal podem auxiliar o manejo pré-natal desses fetos, além de prederem riscos perinatais e cardiovasculares a longo prazo.

Consequentemente, a ecocardiografia fetal funcional deve ser realizada tanto em fetos com CC como naqueles sem CC estrutural e que apresentem condições extracardíacas que possam afetar o estado hemodinâmico e a adaptação cardiovascular fetal, como restrição do crescimento fetal (RCF), tumores fetais, síndrome da transfusão feto-fetal, anemia fetal, infecções congênitas e doenças sistêmicas maternas, como o *diabetes mellitus* e a hipertensão arterial crônica. Neste capítulo serão abordadas as principais técnicas disponíveis para a avaliação da função cardíaca fetal e sua aplicabilidade clínica em algumas condições que possam comprometer a dinâmica cardíaca fetal.

FISIOLOGIA CARDIOVASCULAR FETAL

Para avaliação adequada da função cardíaca fetal é importante o bom entendimento do ciclo cardíaco normal, que envolve a sístole e a diástole. Durante a sístole ventricular o coração contrai e ejeta o sangue para a circulação sistêmica, enquanto durante a diástole os ventrículos permitem a entrada do sangue após relaxamento do miocárdio.

O ciclo cardíaco se subdivide em cinco períodos (Figura 13.1): (1) fase de relaxamento isovolumétrico, que é o tempo entre o fechamento das valvas semilunares e a abertura das valvas atrioventriculares, sem alteração do volume intraventricular; (2) fase de enchimento passivo, em que ocorre o enchimento ventricular com aumento do fluxo atrioventricular até alcançar um pico, o que corresponde à onda E no registro do fluxo das valvas atrioventriculares ao Doppler; (3) fase de enchimento ventricular ativo ou contração atrial, que corresponde à onda A no registro do Doppler das valvas atrioventri-

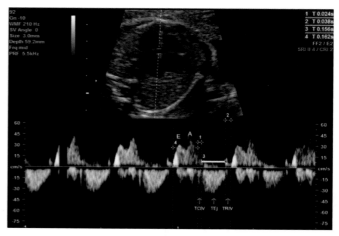

Figura 13.1 Doppler dos fluxos de via de entrada e de saída ventricular com as fases do ciclo cardíaco. (*TRIV*: tempo de relaxamento isovolumétrico, enchimento rápido [onda E] e enchimento lento [onda A]; *TCIV*: tempo de contração isovolumétrico; *TEj*: tempo de ejeção.)

culares e do Doppler venoso (veia pulmonar, veia cava e ducto venoso); (4) fase de contração isovolumétrica, que é o período após o fechamento das valvas mitral e tricúspide e antes da abertura das valvas aórtica e pulmonar; e (5) fase de ejeção, em que a pressão ventricular aumenta o suficiente para abrir as valvas aórtica e pulmonar e ejetar o sangue.

Além da fisiologia do ciclo cardíaco normal, outro aspecto fundamental para avaliação da dinâmica cardíaca do feto é o adequado conhecimento da fisiologia cardiovascular fetal. A circulação fetal apresenta peculiaridades que influenciam sua análise, pois o ducto venoso, o forame oval e o ducto arterioso permitem que as circulações dos lados esquerdo e direito do coração se comuniquem. Consequentemente, ambos os ventrículos se relacionam com a circulação sistêmica, sendo o direito responsável pela irrigação da metade inferior do corpo e o esquerdo pelo cérebro, miocárdio e membros superiores. O istmo aórtico conecta o fluxo sanguíneo da parte superior com a parte inferior do corpo do feto.

Como os ventrículos são interdependentes, o retorno venoso pulmonar pela veia cava inferior, o tamanho do forame oval e o enchimento do ventrículo direito (VD) são fatores importantes para avaliação da função do ventrículo esquerdo (VE). Do mesmo modo, a função ventricular esquerda, o fluxo das veias cavas e o tamanho do forame oval influenciam a função do VD. Dessa maneira, os parâmetros ecocardiográficos utilizados na avaliação da função cardíaca pós-natal, embora aplicáveis ao coração fetal, se tornam insuficientes e outros índices que avaliem a dinâmica cardíaca fetal devem ser acrescidos a essa avaliação.

A insuficiência cardíaca ocorre quando o coração se torna incapaz de atender às necessidades metabólicas tissulares. A insuficiência cardíaca fetal pode ser identificada a partir de achados ultrassonográficos, como cardiomegalia, insuficiência das valvas atrioventriculares e hidropisia. Os cálculos das frações de encurtamento circunferencial (delta-D) ou de ejeção mediante a utilização do modo M tornam possível a avaliação da contratilidade global do coração fetal. Entretanto, esses parâmetros somente estarão alterados em uma fase tardia da disfunção miocárdica. Considerando que o coração sofre remodelamento durante as fases iniciais da disfunção cardíaca, torna-se importante a utilização de parâmetros ecocardiográficos que possibilitem a detecção mais precoce das alterações da função miocárdica. Na maioria dos casos, as alterações diastólicas precedem as sistólicas. Assim, alguns parâmetros Doppler ecocardiográficos de avaliação da função diastólica ou que combinam a avaliação das funções sistólica e diastólica, como o índice de *performance* miocárdico (IPM), podem contribuir para o tratamento precoce dos fetos com disfunção cardíaca.

Além do IPM, inúmeros parâmetros podem ser utilizados para a avaliação da função cardíaca fetal, como biometria cardíaca (índice cardiotorácico – ICT), tempo do ciclo cardíaco, modo M, Doppler colorido bidimensional, Doppler espectral convencional, Doppler tecidual colorido, Doppler tecidual espectral e *speckle tracking imaging*. Cada um desses métodos apresenta vantagens e limitações.

BIOMETRIA CARDÍACA

A abordagem inicial de um feto com insuficiência cardíaca ou que apresente risco de disfunção miocárdica inclui a determinação da presença ou não de cardiomegalia pela análise qualitativa e pelo ICT. Para o cálculo do ICT é necessária a identificação do plano de quatro câmaras do coração em um corte transversal do tórax. O ICT corresponde à razão entre a circunferência cardíaca e a circunferência torácica (normal ≤ 0,5) ou a razão entre as áreas cardíaca e torácica (normal ≤ 0,35 – Figura 13.2).

O aumento da área cardíaca pode ser decorrente de uma doença primária do miocárdio, como uma cardiomiopatia, ou secundária a causas extracardíacas, como anemia, transfusão feto-fetal e infecções. Em geral, o ICT encontra-se alterado em situações que cursam com cardiomegalia global. Por outro lado, condições que cursam com aumento de apenas um lado do coração, como no canal arterial restritivo ou na coarctação da aorta, na qual se observa aumento das câmaras direitas, o ICT pode não se alterar.

A espessura do miocárdio pode ser facilmente mensurada por meio da ecocardiografia bidimensional e do modo M (Figura 13.3). Consideram-se como hipertrofia do miocárdio valores das paredes ventriculares e do septo interventricular ≥ 2 desvios-padrão da curva de referência. Em virtude do hiperinsulinismo fetal, o *diabetes mellitus* materno é a causa mais comum de cardiomiopatia hipertrófica.

No *diabetes mellitus*, a hipertrofia miocárdica pode ser observada na parede livre dos ventrículos e, mais frequentemente, no septo interventricular. Outras possíveis causas de cardiomiopatia hipertrófica são: fatores genéticos (familiar, síndrome de Noonan e anormalidades cromossômicas), doenças metabólicas (mitocondriais), malformações renais (agenesia renal, rim multicístico) e transfusão feto-fetal. Nos fetos com RCF decorrente de insuficiência placentária também pode ocorrer hipertrofia do VE com alteração de sua geometria, caracteri-

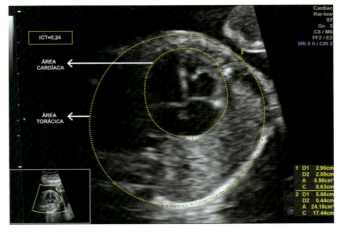

Figura 13.2 Relação entre as áreas cardíaca e torácica obtidas por planimetria em um plano transverso do tórax. (*ICT*: área cardíaca/área torácica; *CTR*: 0,24.)

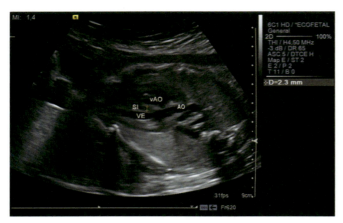

Figura 13.3 Mensuração da espessura do septo interventricular no plano de via de saída do VE no final da diástole. (*SI*: septo interventricular; *AO*: aorta; *VE*: ventrículo esquerdo.)

zada por um formato mais globoso do coração. Essa modificação vem sendo relacionada com a disfunção miocárdica em fetos com RCF e pode ser avaliada pelo índice de esfericidade do VE (razão entre os diâmetros longitudinal e transverso do VE). Esse índice possibilita uma avaliação morfométrica do VE que, em situações de isquemia miocárdica, como na insuficiência placentária, pode perder sua configuração elíptica normal e adquirir uma geometria mais esférica ("globosa"). Para o cálculo do índice de esfericidade, os diâmetros longitudinal (da base até o ápice) e transverso do VE são mensurados no final da diástole no plano de quatro câmaras e via de saída do VE (Figura 13.4*A* e *B*). Em geral, nos corações globosos, os valores do índice de esfericidade do VE em fetos com RCF estão abaixo de 1,7.

DÉBITO CARDÍACO

O volume sistólico (VS) ou volume ejetado pelo coração fetal pode ser calculado para cada ventrículo pelo método bidimensional (2D), multiplicando-se a área valvar de sua via de saída pela velocidade média por tempo integral (VTI) do fluxo de saída ventricular (Figura 13.5). Também pode ser calculado pelo método tridimensional (3D) através da seguinte fórmula: volume diastólico final (VDF) – volume sistólico final (VSF). O débito cardíaco combinado (DC) pode ser calculado multiplicando-se a soma dos VS dos dois ventrículos pela frequência cardíaca (bpm) (DC = VSVD + VSVE × frequência

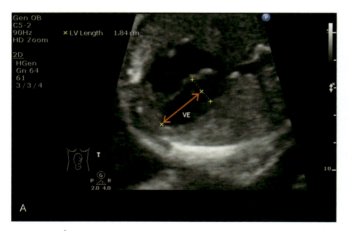
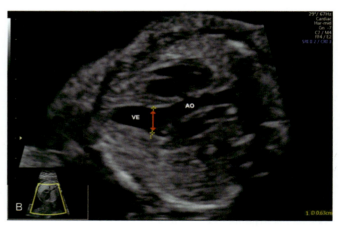

Figura 13.4 Índice de esfericidade calculado pela razão entre o diâmetro máximo longitudinal do VE (obtido pelo plano de quatro câmaras no final da diástole – **A**) e o diâmetro transverso máximo do VE (obtido pelo plano de cinco câmaras: via de saída do VE – **B**).

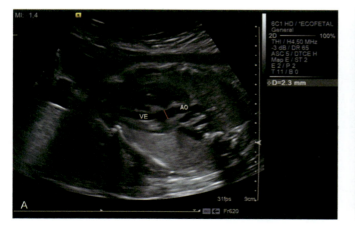
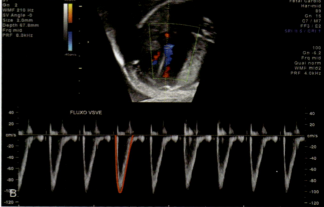

Figura 13.5 Cálculo do volume sistólico ou volume ejetado pelo ventrículo esquerdo pelo método bidimensional – VS = diâmetro da via de saída do ventrículo esquerdo × VTI do fluxo de VSV. **A** Via de saída do ventrículo esquerdo mensurada no plano apical de cinco câmaras cardíacas (*seta amarela*). **B** VTI do fluxo da via de saída do ventrículo esquerdo (*VSVE*) obtido no plano de cinco câmaras cardíacas. (*VS*: volume sistólico; *VTI*: velocidade média por tempo integral.)

cardíaca). Assim como o VS, o DC aumenta com a idade gestacional, sendo considerados normais valores entre 400 e 500mL/kg/min. Em situações como de fístulas arteriovenosas, teratomas e transfusão feto-fetal, o DC está aumentado. Por outro lado, encontra-se diminuído nos casos em que há déficit da contratilidade global; entretanto, altera-se em uma fase mais tardia da disfunção miocárdica. A principal limitação desse parâmetro é a dificuldade em se obter um ângulo de insonação adequado do Doppler, dependendo da posição fetal. O índice cardíaco (IC) pode ainda ser calculado dividindo-se o DC pelo peso fetal.

FRAÇÃO DE EJEÇÃO E FRAÇÃO DE ENCURTAMENTO CIRCUNFERENCIAL OU DELTA-D

A fração de ejeção reflete a porcentagem de sangue ejetado pelos ventrículos em cada ciclo cardíaco. A fração de encurtamento corresponde a um índice que avalia a redução do diâmetro ventricular da telediástole para a sístole. Utilizando-se o modo unidimensional (modo M) no plano de quatro câmaras cardíacas, longitudinal ou transverso dos ventrículos, podem ser obtidos os diâmetros máximo e mínimo de cada ventrículo, que são mensurados, respectivamente, no final da diástole (DDf) e no final da sístole (DSf). Esse índice pode ser calculado separadamente para cada ventrículo por meio da seguinte fórmula: DDf – DSf/DDf (Figura 13.6). São considerados alterados os valores de fração de encurtamento circunferencial (Fenc) < 0,28.

Calcula-se a fração de ejeção elevando ao cubo os diâmetros diastólico e sistólico final de cada ventrículo e aplicando a fórmula: $DDf^3 - DSf^3/DDf^3$, o que equivale ao cálculo do volume telediastólico final – volume telessistólico final/volume telediastólico pelo método 3D. O cálculo da fração de ejeção do coração fetal pelo modo M não é recomendado pela ultrassonografia 2D, pois qualquer erro na mensuração estará elevado ao cubo. A Fej e a Fenc são parâmetros que refletem a função sistólica e, por avaliarem a contratilidade global radial/circunferencial, alteram-se em uma fase mais tardia da disfunção sistólica. A posição fetal pode representar uma limitação para a obtenção de um alinhamento adequado do modo M para a mensuração ventricular.

EXCURSÃO SISTÓLICA MÁXIMA DA VALVA MITRAL, DA VALVA TRICÚSPIDE E DO SEPTO INTERVENTRICULAR (MAPSE, TAPSE E SAPSE)

Possibilita a avaliação da função sistólica longitudinal por meio da mensuração do movimento anular atrioventricular, utilizando o modo unidimensional (modo M) do ecocardiograma. Para aferição é necessária a obtenção do plano de quatro câmaras do coração. O modo M deve ser posicionado na junção entre os anéis mitral (MAPSE) e tricúspide (TAPSE) e a parede livre ventricular para aferição da excursão sistólica máxima das respectivas valvas. Para aferição da excursão sistólica máxima do septo interventricular (SAPSE), o modo M deve ser posicionado na cruz do coração (Figura 13.7). Esses parâmetros, além da fácil obtenção, alteram-se em fases iniciais da disfunção cardíaca e apresentam boa correlação com o Doppler tecidual na avaliação da função diastólica do miocárdio fetal. Os valores de referência de MAPSE e TAPSE aumentam com a idade gestacional, sendo os de TAPSE (3,6 ± 1,1 mm com 21 semanas e 8,3± 1,4mm com 39 semanas) maiores que os de MAPSE (2,5 ± 1,8mm). Em fetos de diabéticas com hipertrofia miocárdica e na RCF, os valores de TAPSE e do MAPSE encontram-se diminuídos.

DERIVADA DE PRESSÃO EM RELAÇÃO AO TEMPO (DP/DT)

Na presença de regurgitação tricúspide ou mitral, o desempenho sistólico (contrátil) do VD ou do VE pode ser mais bem quantificado por meio da análise do dP/dt, em que o P representa pressão e o t é o tempo, refletindo a variação na pressão sistólica gerada durante a contração isovolumétrica. O dP/dt pode ser obtido por meio do registro de boa qualidade do Doppler do jato de regurgitação tricúspide ou mitral e calculado dividindo-se o gradiente VD-AD ou VE-AE (dP) pelo intervalo de tempo (dt) necessário para essa variação de pressão (Figura 13.8). Quanto mais rápido essa variação ocorrer, maior será a contratilidade ventricular. Consideram-se normais valores de dP/dt > 1.000mmHg/s, enquanto valores < 400mmHg/s correspondem a déficit contrátil grave.

ÍNDICE DE *PERFORMANCE* DO MIOCÁRDIO (IPM OU TEI)

O IPM ou índice de Tei é um método quantitativo, não invasivo e que pode ser utilizado para avaliação da função sistólica e diastólica. O IPM é obtido para cada ventrículo no plano de cinco câmaras por meio do registro simultâneo dos fluxos de entrada (mitral ou tricúspide) e de saída (aórtico ou pulmonar) ventricular, seja pelo Doppler convencional, seja pelo tecidual, e possibilita, também, a mensuração de cada intervalo do ci-

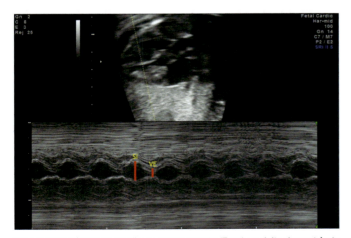

Figura 13.6 Cálculo da fração de encurtamento (Fenc) ou delta do ventrículo esquerdo, utilizando-se o modo M no plano de quatro câmaras cardíacas longitudinal – Fenc = DDf – DSf/DDf. (*Fenc*: fração de encurtamento; *DDf*: diâmetro máximo do ventrículo ou telediastólico; *DSf*: diâmetro mínimo do ventrículo ou telessistólico.)

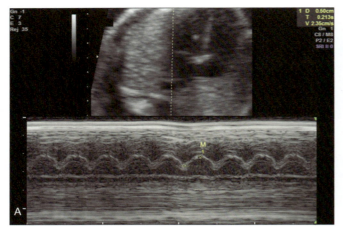
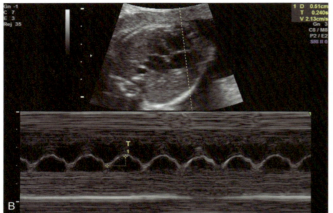
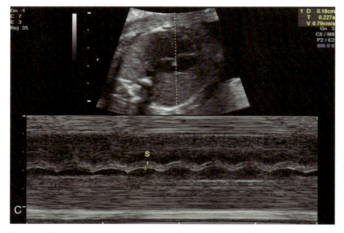

Figura 13.7 No plano apical de quatro câmaras do coração fetal o modo M é posicionado na junção entre a parede livre ventricular e a valva atrioventricular ou entre a parede ventricular e o septo interventricular para mensurar a excursão sistólica máxima das valvas mitral (MAPSE), tricúspide (TAPSE) ou do septo interventricular (SAPSE), calculando-se, respectivamente, o MAPSE (**A**), o TAPSE (**B**) e o SAPSE (**C**). (*M*: MAPSE – 5,0mm; *T*: TAPSE – 5,1mm; *S*: SAPSE – 1,8mm.)

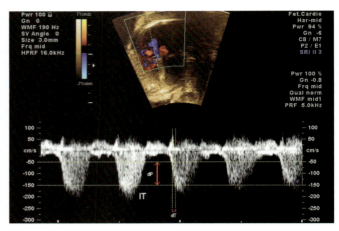

Figura 13.8 Dp/Dt da insuficiência tricúspide, calculado dividindo-se a variação de pressão (*Dp*) pelo intervalo de tempo (*Dt*) para essa variação.

5mm, reduzindo o ganho ao máximo para adequada visibilização dos cliques de abertura e fechamento das valvas, o que tornará possível a mensuração adequada.

O Doppler das vias de entrada e saída deve ser obtido três vezes e realizadas as mensurações dos intervalos para o cálculo do IPM e da FC. Caso exista uma diferença de mais de 10 batimentos na FC, um novo registro do Doppler deve ser obtido. O IPM pode ser calculado através da fórmula: tempo de contração isovolumétrico (TCIV) + tempo de relaxamento isovolumétrico (TRIV)/tempo de ejeção (TEj). Na prática, a soma do TCIV e do TRIV pode ser calculada mediante a diferença do intervalo entre o fechamento e a abertura da valva atrioventricular (intervalo a) e o TEj (intervalo b) (Figura 13.9). A disfunção miocárdica pode ocasionar o prolongamento dos intervalos isovolumétricos e a diminuição do tempo de ejeção, provocando o aumento do IPM. Em geral,

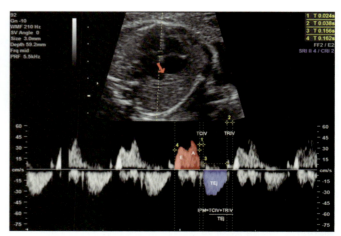

Figura 13.9 Índice de *performance* do miocárdio (IPM) do ventrículo esquerdo, calculado pelo Doppler pulsado com os fluxos de via de entrada e via de saída do ventrículo esquerdo (*VE*). Tempo de contração isovolumétrica (*TCIV*): do início do fechamento da valva mitral até a abertura da valva aórtica; tempo de ejeção (*TEj*): do início da abertura até o início do fechamento da valva aórtica; tempo de relaxamento isovolumétrico (*TRIV*): do início do fechamento da valva aórtica até o início da abertura da valva mitral. IPM = TCIV + TRIV/TEj.

clo cardíaco. O IPM do VE pode ser obtido em qualquer idade gestacional, e o IPM do VD, em até 16 semanas, pois após esse período, em virtude da geometria do VD, o aumento da distância entre as valvas tricúspide e pulmonar não possibilita seu registro simultâneo. Recomendam-se um ângulo de insonação inferior a 20 graus e um tamanho de amostra-Doppler de 3 a os valores do IPM estão normais quando < 0,48 e se mantêm relativamente estáveis durante a gestação, apresentando uma variação bastante discreta.

O TCIV representa um período de tempo curto em que ocorre o início da contração ventricular (após fechamento das valvas AV), mas ainda não ocorreu a abertura das valvas aórtica e pulmonar. Durante esse período, há aumento da pressão intraventricular sem modificações do volume do VD e do VE (isovolumétrico). O TE inicia-se quando a pressão no interior dos ventrículos é suficiente para promover abertura das valvas aórtica e pulmonar e, com isso, ocorre deformação do miocárdio e os ventrículos ejetam o sangue. O TRIV inicia-se com a diástole, após o fechamento das valvas aórtica e pulmonar. Nesse momento, há relaxamento isovolumétrico ventricular e não há entrada ou saída de sangue nos ventrículos, ao passo que a pressão intraventricular declina gradativamente. O TRIV é um parâmetro precoce de disfunção cardíaca e avaliação da função diastólica. O TRIV, quando aumentado (> 43ms), reflete aumento no tempo necessário para o relaxamento do miocárdio (ou seja, relaxamento anormal).

O IPM é um marcador precoce de disfunção miocárdica (fase subclínica da disfunção cardíaca) e apresenta altas sensibilidade e especificidade para predição de morbidade e mortalidade perinatal em fetos de gestantes com *diabetes mellitus*, na RCF e na síndrome de transfusão feto-fetal (feto receptor).

RELAÇÃO E-A

A avaliação clássica da função diastólica fetal se utiliza do registro dos fluxos das valvas mitral e tricúspide para o cálculo da relação entre suas ondas E (enchimento ventricular passivo) e A (contração atrial – Figura 13.10*A*). Após a nona semana de gestação, é possível identificar as ondas E e A, que mantêm uma relação E/A sempre < 1,0 até o termo, pois o coração fetal é mais rígido devido ao maior conteúdo de colágeno. Para obtenção adequada das ondas E e A, tanto mitral como tricúspide, o volume da amostra do Doppler pulsado (2 a 4mm) deve ser posicionado em cada ventrículo imediatamente distal às valvas atrioventriculares com ângulo de insonação < 20 graus no plano de quatro câmaras.

DOPPLER TECIDUAL

A relação E/A pode ser obtida por meio da utilização do Doppler espectral tecidual, bem como do Doppler espectral clássico (Figura 13.10*B*). O Doppler tecidual, através da razão E'/A', apresenta maiores sensibilidade e acurácia do que o espectral clássico para o cálculo da razão E/A e não se modifica com a idade gestacional. Os sinais teciduais (segmentos do miocárdio) têm amplitude mais alta e frequência mais baixa do que os sinais do sangue circulante. O Doppler tissular contém um filtro que possibilita a captação de frequências de alta amplitude e baixa velocidade, como as do músculo cardíaco, viabilizando a avaliação da função diastólica segmentar nos planos anular mitral e tricúspide (tecidual medial), septal e paredes dos ventrículos (tecidual lateral).

Pelo Doppler espectral tecidual (tissular) espectral podem ser mensuradas as velocidades de pico das ondas E', A' e S', tornando possível a análise das diversas fases do ciclo cardíaco: diástole inicial, diástole final ou contração atrial e sístole ventricular. Os valores de referência para a idade gestacional e biometria fetal das ondas do Doppler tissular podem ser quantificados em Z escores, utilizando-se programas de cálculo disponíveis *online*. Os tempos de relaxamento e contração isovolumétricos, o tempo de ejeção e o cálculo do IPM também podem ser obtidos pelo Doppler tissular (Figura 13.11). Do mesmo modo que no Doppler convencional, o alinhamento do Doppler tecidual com a região a ser estudada é um aspecto importante. Consequentemente, a posição e a movimentação fetal podem constituir limitações para a aquisição do Doppler tecidual.

À semelhança do Doppler pulsado convencional, o mapeamento de fluxo em cores pode ser utilizado no Doppler tecidual associado à imagem bidimensional. A codificação de cores por essa técnica é chamada de imageamento miocárdico com Doppler colorido (CDMI), em que as velocidades

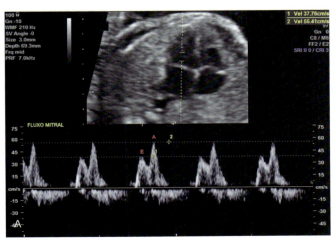 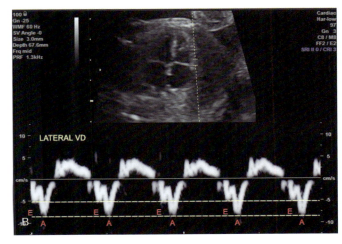

Figura 13.10 Relação E-A avaliada através do Doppler pulsado da valva mitral (**A**) e do Doppler tecidual lateral do ventrículo direito (**B**).

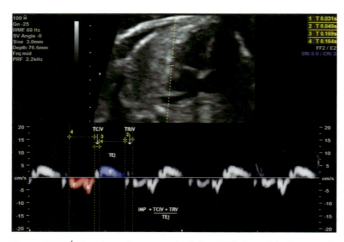

Figura 13.11 Índice de *performance* miocárdico (IPM) do ventrículo esquerdo (VE) calculado pelo Doppler tecidual.

que se aproximam do transdutor estão em vermelho e as que se afastam estão em azul, assim como no Doppler convencional. Essa técnica possibilita a avaliação do movimento dos segmentos do miocárdio pela variação da tonalidade (função sistólica segmentar).

DOPPLER VENOSO: DUCTO VENOSO, VEIA UMBILICAL E VEIA PULMONAR

Índice de pulsatilidade do ducto venoso

O ducto venoso (DV) apresenta papel importante na hemodinâmica fetal, pois o sangue saturado que atravessa o forame oval depende da velocidade do fluxo que vem do DV. Em situações fisiológicas é trifásico e com onda A positiva (Figura 13.12). O DV reflete a dinâmica atrial direita e pré-carga do VD, sendo um parâmetro de avaliação da função diastólica (relaxamento do VD). Em várias situações patológicas com deterioração fetal, como na RCF, observam-se aumento de seu IP e diminuição ou reversão da onda A. O IP é calculado por meio da seguinte fórmula: velocidade máxima (sistólica ou diastólica) – velocidade pré-sistólica/velocidade média.

Doppler da veia umbilical

Preconiza-se a análise qualitativa da morfologia do fluxo da veia umbilical com ou sem pulsações (pulsátil ou contínuo). Para sua análise, a amostra do Doppler pulsado deve ser posicionada em alça livre do cordão umbilical e incluir todo o diâmetro transverso do vaso. O fluxo da veia umbilical torna-se progressivamente contínuo após 13 semanas de gestação. Entretanto, pulsações monofásicas podem ocorrer em 20% dos fetos normais no terceiro trimestre de gestação. Em caso de disfunção cardíaca, o aumento da pressão atrial direita pode ser transmitido retrogradamente, gerando pulsações bifásicas ou trifásicas no fluxo da veia umbilical. O fluxo pulsátil da veia umbilical é um sinal de hipoxemia e em fetos hidrópicos com insuficiência cardíaca está associado a maior mortalidade perinatal.

Índice de pulsatilidade da veia pulmonar

O fluxo da veia pulmonar é trifásico como o do DV e reflete a dinâmica atrial esquerda, sendo um parâmetro de avaliação da função diastólica. Nas situações de menor complacência do VE, haverá aumento da pressão atrial esquerda com diminuição da velocidade pré-sistólica ou fluxo reverso (onda A) e aumento de seu IP. Para obtenção do IP da veia pulmonar o volume de amostra do Doppler pulsado deve ser posicionado na veia pulmonar superior direita, o mais próximo possível de sua junção com o AE. O IP é calculado por meio da fórmula de IP para vasos venosos (igual à do DV). Nas situações de aumento da pressão atrial esquerda, como em fetos de gestantes com *diabetes mellitus* com hipertrofia miocárdica e naqueles com RCF, a velocidade pré-sistólica está reduzida com aumento do IP da veia pulmonar (> 1,2 – Figura 13.13).

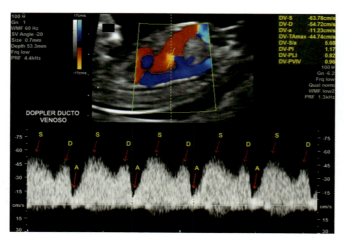

Figura 13.12 Doppler do ducto venoso normal com fluxo normal trifásico (onda A positiva) obtido com o volume de amostra do Doppler pulsado no plano sagital. (*S*: onda sistólica; *D*: onda diastólica; *A*: onda pré-sistólica.)

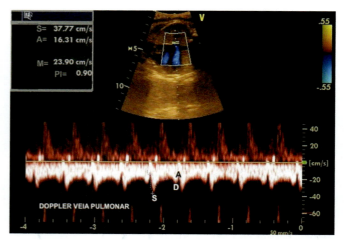

Figura 13.13 Doppler de veia pulmonar obtido em plano de quatro câmaras cardíacas na junção venoatrial, veia pulmonar superior direita com átrio esquerdo, demonstrando fluxo trifásico (ondas S, D, A) normal com IP = 0,9. Fórmula para cálculo do IP da veia pulmonar: IP = velocidade máxima (onda S ou D) – velocidade pré-sistólica (onda A)/onda A (normal até 1,2).

TÉCNICAS AVANÇADAS PARA AVALIAÇÃO DA FUNÇÃO MIOCÁRDICA

Spatio-temporal image correlation (STIC) 3D/4D

A ultrassonografia tridimensional (3DUS) por meio do *software 4D-Spatio-Temporal Image Correlation* (STIC) torna possível a análise completa do ciclo cardíaco. Essa tecnologia, descrita inicialmente por De Vore e cols., possibilita a aquisição de volumes cardíacos por meio de um transdutor volumétrico durante uma única varredura em um período de 7,5 a 15 segundos com a aquisição de 150 imagens bidimensionais por segundo. Os volumes 3D/4D adquiridos contêm "blocos" de informações sobre o ciclo cardíaco completo que podem ser armazenados para análise a qualquer momento, mesmo na ausência da paciente por meio do *software 4D view* (GE Medical System, Healthcare, Zipf, Áustria). As imagens são adquiridas com mais rapidez do que no 2D, além de poderem ser enviadas via *link* de internet para análise em centros terciários. As mensurações e os cálculos de função realizados pelo modo 2D também podem ser executados com maior precisão pelo 3D.

As limitações do STIC são semelhantes às da ultrassonografia 2D convencional: idade gestacional precoce (< 13 semanas), posição fetal desfavorável com dorso posicionado entre 11 e 13 horas (sombras acústicas das costelas), obesidade materna e cirurgias abdominais prévias. Além disso, o excesso de movimentação fetal e os movimentos respiratórios podem prejudicar a qualidade do volume adquirido durante a varredura.

A quantificação dos volumes ventriculares durante a diástole e a sístole associada ao *software Virtual Organ Computer-aided AnaLyses* (VOCAL) torna possíveis os cálculos do débito cardíaco e do volume sistólico final e da fração de ejeção de cada ventrículo pela ultrassonografia 3D modo 4D-STIC (Figura 13.14). O sono-AVC é outro programa que torna possível calcular o VSf e a Fej por meio da tecnologia 3D. São limitações dessa técnica: mais tempo para a mensuração, embora possa ser realizada posteriormente (*offline*), e não disponibilidade desse recurso em todos os aparelhos de ultrassonografia.

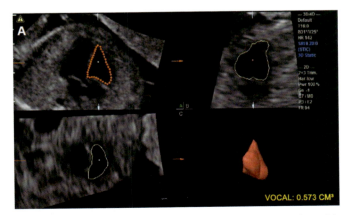

Figura 13.14 Reconstrução do volume ventricular direito a partir da aquisição pelo método STIC utilizando o *software* VOCAL para este cálculo *offline*. VOCAL = 0,573cm³.

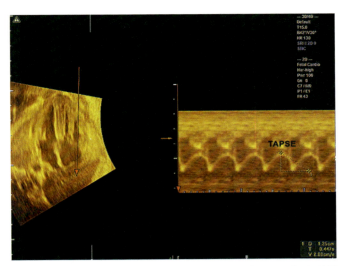

Figura 13.15 Cálculo do TAPSE a partir de uma aquisição pelo método STIC modo M *offline*. TAPSE = 12,5mm.

O modo STIC-M também possibilita os cálculos da Fej e de Fenc do VE e do VD mediante mensuração dos diâmetros telediastólico e telessistólico de cada ventrículo, e já foi demonstrada sua eficácia em fetos com hidropisia (Figura 13.15). O modo STIC-M apresenta como vantagem, em relação ao modo M convencional, a possibilidade de otimizar a imagem mediante a rotação do volume obtido, facilitando as mensurações da Fenc, TAPSE e MAPSE e minimizando as dificuldades da posição fetal.

Imageamento do *strain/strain rate*

O mesmo princípio adotado para o imageamento miocárdico com Doppler colorido (CDMI) foi aplicado ao imageamento ultrassonográfico da deformidade miocárdica (*strain*). O *strain* representa o grau de deformação do miocárdio, ou seja, a variação percentual do comprimento da fibra cardíaca durante a contração do coração. O *strain rate* é a taxa dessa deformação, que pode ser calculada dividindo-se a diferença das velocidades obtidas entre dois segmentos miocárdicos (dois pontos) pela distância entre eles. É importante obter um clipe de boa qualidade técnica do plano de quatro câmaras (basal ou apical) na ausência de movimentos fetais em um tempo mínimo de 5 segundos. As imagens 2D associadas ao mapeamento de fluxo a cores pelo Doppler tissular obtidas nesses clipes irão possibilitar a análise *offline* do *strain* e *strain rate*. Esses parâmetros se alteram precocemente e possibilitam a análise da função cardíaca sistólica longitudinal (global e segmentar). São limitações: posição e movimentação fetal e impossibilidade de sincronização com registro eletrocardiográfico, sendo a correlação com os eventos do ciclo cardíaco estabelecida por meio de métodos alternativos (movimento das valvas).

2D speckle tracking

Outra técnica que possibilita a avaliação da deformidade miocárdica é o *speckle tracking*. O 2D espectral *tracking* é

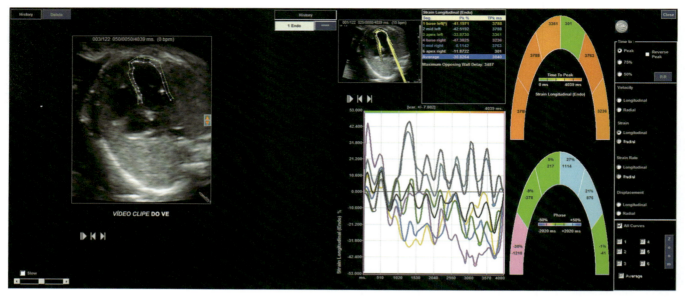

Figura 13.16 Aquisição de um videoclipe de 5 segundos de um plano de quatro câmaras cardíacas para análise da deformação do VE pela técnica de 2D *speckle tracking offline*.

uma técnica ângulo-independente que se baseia no rastreamento de marcadores acústicos (*speckle*) e promove melhor acurácia na avaliação de índices de deformação miocárdica (*strain* e *strain rate*). Possibilita a quantificação do movimento e da deformidade miocárdica, utilizando o mapeamento de áreas miocárdicas brilhantes (*speckle* – Figura 13.16). Esses parâmetros complementares se tornam importantes no estudo da função diastólica segmentar e na avaliação da deformidade cardíaca (remodelamento). As imagens 2D obtidas em um plano de quatro câmaras podem ser armazenadas e as curvas de deformidade miocárdica obtidas posteriormente. Entretanto, essa técnica precisa ser validada em fetos. São limitações da técnica: utilização de métodos alternativos para temporalidade das fases do ciclo cardíaco, como abertura e fechamento das valvas, por não estar sincronizada com o eletrocardiograma nos fetos, e a interferência dos movimentos fetais.

OUTROS PARÂMETROS PARA AVALIAÇÃO DA FUNÇÃO CARDÍACA

O fluxo do istmo aórtico representa funcionalmente o único *shunt* arterial verdadeiro do feto e depende tanto do volume ejetado pelos dois ventrículos como das resistências cerebral fetal e placentária. Desse modo, a análise da morfologia da onda do fluxo do istmo aórtico (ondas S e D) possibilita a avaliação da hemodinâmica fetal. A presença de fluxo retrógrado diastólico no istmo aórtico indica que existe baixa resistência vascular cerebral (resistência na porção superior do corpo menor do que na inferior), ou seja, que esse feto não está conseguindo manter a oxigenação cerebral adequada. Outro parâmetro que pode ser avaliado é o índice de fluxo ístmico (IFI). O IFI pode ser calculado por meio da fórmula: integral velocidade-tempo sistólica + integral velocidade-tempo diastólica/integral velocidade-tempo sistólica, obtido pelo Doppler do istmo aórtico (IFI normal > 1,2 – Figura 13.17). O IFI pode alterar-se nas situações de aumento da pressão no AE, como nos fetos de mães diabéticas e na RCF.

Na avaliação detalhada da função cardíaca, também podem ser utilizados alguns parâmetros de avaliação da dinâmica atrial esquerda, como o IP do forame oval (IPFO; normal < 2,5), o grau de movimentação da membrana ou índice de excursão do *septum primum* (IESPM; normal > 0,45 – Figura 13.18*A*) e a fração de encurtamento do AE (Fenc do AE; normal > 0,45 – Figura 13.18*B*). Esses índices de avaliação da função diastólica refletem a complacência do VE e podem

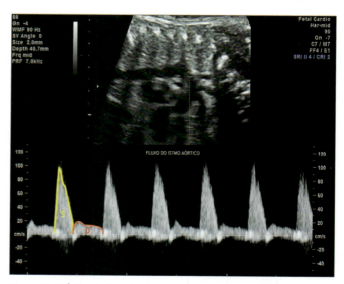

Figura 13.17 Índice de fluxo ístmico (IFI) com a amostra de volume do Doppler pulsado no istmo aórtico, próximo à artéria subclávia esquerda, no plano longitudinal do arco aórtico. IFI = velocidade tempo integral (VTI) sístole – VTI diástole/ VTI sístole. (*S*: sístole; *D*: diástole.)

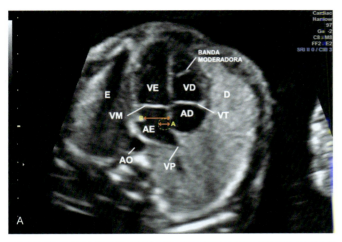

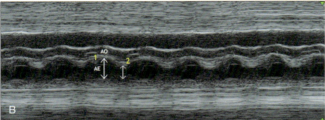

Figura 13.18 Índice de excursão do *septum primum*: razão entre o deslocamento máximo do *septum primum* (**A**) e o diâmetro máximo do átrio esquerdo em um plano de quatro câmaras cardíacas (**B**). Índice de excursão ou deslocamento do *septum primum* (IESPM) = A/B (**A**). Fração de encurtamento do átrio esquerdo: razão entre os diâmetros máximo (*1*) e mínimo (*2*) do AE em um plano de longo eixo do VE (**B**). (*AE*: átrio esquerdo; *Ao*: aorta).

estar alterados em fetos de gestantes diabéticas e com hipertrofia septal e em fetos com RCF.

ESCORE DE FUNÇÃO MIOCÁRDICA FETAL

Com o objetivo de otimizar o desfecho perinatal e predizer riscos foi validado um escore cardiovascular para avaliação da insuficiência cardíaca fetal. Esse escore, conhecido como escore dos 10 pontos, se utiliza de alguns dos parâmetros básicos da ecocardiografia funcional citados neste capítulo, incluindo cinco categorias com 2 pontos por cada categoria (hidropisia, Doppler de veia umbilical e ducto venoso, relação área do coração/tórax, função cardíaca e Doppler da artéria umbilical. Considera-se normal um escore igual a 10, enquanto valores < 7 estão relacionados com maiores morbidade e mortalidade perinatais.

O escore cardiovascular é muito útil durante a avaliação de rotina da função cardíaca fetal e deve ser usado em fetos com insuficiência cardíaca e com condições extracardíacas que possam ocasionar descompensação hemodinâmica fetal. Esse escore pode auxiliar a predição do prognóstico desses fetos com risco de evolução para hidropisia e até mesmo para o óbito fetal. As alterações do Doppler venoso, como o fluxo alterado do DV alterado (IP aumentado, culminando com onda A reversa), e o padrão pulsátil do Doppler da veia umbilical são conhecidos como fortes preditores de morbimortalidade (Quadro 13.1)

CONSIDERAÇÕES FINAIS

Neste capítulo foram descritos os principais aspectos da função cardíaca fetal e diversas técnicas para sua avaliação, possibilitando a adequada seleção dos diversos parâmetros a serem utilizados. O Quadro 13.2 descreve os parâmetros mais importantes utilizados na ecocardiografia fetal funcional, os métodos e suas indicações.

No CFR, dentre os parâmetros de deterioração do feto, são importantes o IPM e o fluxo do istmo aórtico. O IPM aumentado reflete dano celular miocárdico, enquanto o fluxo reverso no istmo aórtico reflete baixa oxigenação cerebral, podendo preceder a deterioração hemodinâmica fetal em cerca 26 dias e 12 dias, respectivamente. Apesar de os parâmetros anteriormente citados poderem ser utilizados como preditores da deterioração fetal no CFR, ainda não existem parâmetros universalmente aceitos para o monitoramento da função cardíaca nessa situação.

Quadro 13.1 Parâmetros utilizados no escore cardiovascular para avaliação da insuficiência cardíaca fetal – escore normal = 10

Parâmetros	Normal	–1 ponto	–2 pontos
Hidropisia	Não (+ 2 pontos)	Ascite ou derrame pleural ou derrame pericárdico	Edema de pele
Doppler venoso (VU/DV)	DV normal (+ 2 pontos) VU normal (+ 2 pontos)	DV onda A reversa VU normal	VU fluxo pulsátil
Área cardíaca	≤ 0,35 (+ 2 pontos)	> 0,35 a 0,5	> 0,5 ou < 0,2
Função cardíaca	VT e VM sem refluxo holo Fenc VE/VD > 0,28 Fluxo de entrada ventricular bifásico (+ 2 pontos)	IT holossistólico VD/VE Fenc < 0,28	IM holossistólica ou dP/dT IT < 400 ou fluxo de entrada ventricular monofásico
Doppler da AU	Normal (+ 2 pontos)	AU diástole zero	AU diástole reversa

AU: artéria umbilical; DV: ducto venoso; Fenc: fração de encurtamento, IM: insuficiência mitral; IT: insuficiência tricúspide; VU: veia umbilical.

Quadro 13.2 Principais parâmetros utilizados na ecocardiografia fetal funcional, métodos e indicações

Parâmetro	Função diastólica	Função sistólica	Técnicas
Fenc ventricular	Não	Sim	2D modo M 3D modo 4D-STIC–M
Débito cardíaco	Não	Sim	2D Doppler 3D modo 4D-STIC–M
Movimento anular valvar M ou T	Não	Sim	2D modo M 3D modo 4D-STIC–M
Relação E-A	Sim	Não	2D Doppler
Relação E'/A' Velocidades E', A', S	Sim	Não	2D Doppler tecidual
Doppler venoso (DV/DP)	Sim	Não	2D Doppler
TRIV	Sim	Não	2D Doppler 2D Doppler tecidual
IPM	Sim	Sim	2D Doppler 2D Doppler tecidual

Fenc: fração de encurtamento; M: valva mitral; T: valva tricúspide; DV: ducto venoso; VP: veia pulmonar; TRIV: tempo de relaxamento isovolumétrico; IPM: índice de *performance* do miocárdio.

Desse modo, os parâmetros de avaliação do miocárdio fetal a serem utilizados nessa análise devem ser selecionados de maneira que se considere a situação a ser avaliada. Por exemplo, no teratoma sacrococcígeno e na anemia fetal é importante avaliar o DC e o ICT, que, em geral, se encontram aumentados (alto débito e cardiomegalia). Na transfusão feto--fetal, além do DC e do ICT, que podem estar aumentados no feto receptor, a contratilidade e a função diastólica do VD podem estar alteradas e devem ser avaliadas. Da mesma maneira, o ICT pode estar aumentado no DM em razão da hipertrofia septal ou menos comumente do VD. No Quadro 13.3 estão descritos os parâmetros de função miocárdica mais frequentemente alterados nessas condições extracardíacas. Em

situações específicas, em que a análise detalhada da função diastólica está indicada, podem ser incluídos os parâmetros de avaliação da dinâmica atrial.

A ecocardiografia funcional fetal possibilita a avaliação da dinâmica cardíaca, e a combinação de diferentes parâmetros de avaliação do miocárdio fetal pode ser utilizada nessa análise, sempre considerando aplicações específicas para determinadas doenças. A avaliação detalhada e precoce da função cardíaca oferece informações importantes sobre o estado hemodinâmico e a adaptação cardiovascular do feto, objetivando otimizar o melhor momento para o parto e reduzir a morbidade e a mortalidade perinatal (Quadro 13.4).

Quadro 13.4 Fórmulas para avaliação da função cardíaca fetal

Parâmetro	Fórmula
Volume sistólico (VS) 2D	Diâmetro valvar × VTI
Volume sistólico (VS) 3D	VDF – VSF
Débito cardíaco combinado (DC)	(VSVD + VSVE) × FCF
Índice cardíaco (IC)	DC/peso fetal estimado
Índice cardiotorácico (ICT) – área	Área cardíaca/área torácica
Índice cardiotorácico (ICT) – circunferência	Circunferência cardíaca/circunferência torácica
Índice de esfericidade do coração	DLVE/DTVE
Fração de encurtamento	DDf – DSf/DDf
Fração de ejeção	$(DDf)^3 – (DSf)^3/(DDf)^3$
Índice de *performance* do miocárdio (IPM)	TCI + TRI/TEj
Índice de pulsatilidade	Velocidade máxima (sistólica ou diastólica) – velocidade pré-sistólica/velocidade média
Índice de fluxo ístmico (IFI)	VTI sistólica + VTI diastólica/VTI sistólica
Índice de excursão septo *primum* (SP)	Deslocamento máximo do SP/diâmetro máximo do átrio esquerdo

VTI: velocidade tempo integral; VDF: volume diastólico final; VSF: volume sistólico final; VSVD: volume sistólico do ventrículo direito; VSVE: volume sistólico do ventrículo esquerdo; DLVE: diâmetro longitudinal do ventrículo esquerdo; DTVE: diâmetro transverso do ventrículo esquerdo; DDf: diâmetro diastólico final; DSf: diâmetro sistólico final; TCI: tempo de contração isovolumétrico; TRI: tempo de relaxamento isovolumétrico; TEj: tempo de ejeção.

Quadro 13.3 Parâmetros de função miocárdica fetal que mais frequentemente podem estar alterados por condições extracardíacas de risco para insuficiência cardíaca

Condição extracardíaca	Biometria cardíaca	Débito cardíaco	Função diastólica	Função sistólica
DM	Normal ou cardiomegalia Hipertrofia SI Hipertrofia VD	Normal	Disfunção AE Disfunção VD/VE	Normal ou levemente diminuída
RCF	Normal ou cardiomegalia VE globoso	Normal ou débito preferencial VE	Disfunção AE Disfunção VD/VE (IPM ↑)	Normal
STT (receptor)	Normal ou cardiomegalia VE globoso	Normal ou diminuído	Disfunção VD > VE (IPM ↑/CHOP/escore CV)	Normal ou diminuída (fase tardia)
Anemia fetal	Cardiomegalia	Aumentado	Normal	Aumentada
Teratoma MF AV cerebral	Cardiomegalia	Aumentado	Normal	Aumentada

STT: síndrome transfusor-tranfundido (gemelar); IPM: índice de *performance* do miocárdio; escore CV: escore cardiovascular; MF AV: malformação arteriovenosa cerebral (Galeno).

Leitura complementar

Araujo Júnior E, Tedesco GD, Carrilho MC, Peixoto AB, Carvalho FHC. 4D fetal echocardiography in clinical practice. Donald School Journal of Ultrasound in Obstetrics and Gynecology 2015; 9(4):382-96.

Baschat AA, Turan OM, Turan S. Ductus venosus blood-flow patterns: more than meets the eye? Ultrasound Obstet Gynecol 2012; 39(5):598-9.

Bravo-Valenzuela NJ, Zielinsky P, Huhta JC et al. Dynamics of pulmonary venous flow in fetuses with intrauterine growth restriction. Prenat Diagn 2015; 35(3):249-53.

Crispi F, Bijnens B, Figueras F et al. Fetal growth restriction results in remodeled and less efficient hearts in children. Circulation 2010; 121(22):2427-36.

Crispi F, Gratácos E. Fetal cardiac function: technical considerations and potential research and clinical applications. Fetal Diagn Ther 2012; 32(1-2):47-64.

Cruz-Lemini M, Crispi F, Valenzuela-Alcaraz B et al. Value of annular M-mode displacement vs tissue Doppler velocities to assess cardiac function in intrauterine growth restriction. Ultrasound Obstet Gynecol 2013; 42(2):175-81.

Cruz-Martinez R, Figueras F, Benavides-Serralde A et al. Sequence of changes in myocardial performance index in relation to aortic isthmus and ductus venosus Doppler in fetuses with early-onset intrauterine growth restriction. Ultrasound Obstet Gynecol 2011; 38:179-84.

Devore GR, Falkensammer P, Sklansky MS, Platt LD. Spatio-temporal image correlation (STIC): new technology for evaluation of the fetal heart. Ultrasound Obstet Gynecol 2003; 22:380-7.

DeVore, Polanco B, Satou G, Sklanky M. Two-dimensional speckle tracking of the fetal heart: a practical step-by-step approach for the fetal sonologist. J Ultrasound Med 2016; 35(8):1765-81.

Donofrio MT, Moon-Grady AJ, Hornberger LK et al.; on behalf of the American Heart Association Adults With Congenital Heart Disease Joint Committee of the Council on Cardiovascular Disease in the Young and Council on Clinical Cardiology, Council on Cardiovascular Surgery and Anesthesia, and Council on Cardiovascular and Stroke Nursing. Diagnosis and treatment of fetal cardiac disease. Circulation 2014; 129:2183-242.

Firpo C, Zielinsky P. Behavior of septum primum mobility in third-trimester fetuses with myocardial hypertrophy. Ultrasound Obstet Gynecol 2003; 21(5):445-50.

Fouron JC, Gosselin J, Raboisson MJ et al. The relationship between an aortic isthmus blood flow velocity index and the postnatal neurodevelopmental status of fetuses with placental circulatory insufficiency. Am J Obstet Gynecol 2005; 192:497-503.

Fouron JC, Siles A, Montanari L et al. Feasibility and reliability of Doppler flow recordings in the fetal aortic isthmus: a multicenter evaluation. Ultrasound Obstet Gynecol 2009; 33(6):690-3.

Gudmundsson S, Huhta JC, Wood DC, Tulzer G, Cohen AW, Weiner S. Venous Doppler ultrasonography in the fetus with nonimmune hydrops. Am J Obstet Gynecol 1991 Jan; 164(1 Pt 1):33-7.

Hamill N, Yeo L, Romero R et al. Fetal cardiac ventricular volume, cardiac output, and ejection fraction determined with 4-dimensional ultrasound using spatiotemporal image correlation and virtual organ computer-aided analysis. Am J Obstet Gynecol 2011; 205(1):76.e1-10.

Hernandez-Andrade E, Benavides-Serralde JA, Cruz-Martinez R, Welsh A, Mancilla-Ramirez J. Evaluation of conventional Doppler fetal cardiac function parameters: E/A ratios, outflow tracts, and myocardial performance index. Fetal Diagn Ther 2012; 32(1-2):22-9.

Hernandez-Andrade E, Figueroa-Diesel H, Kottman C et al. Gestational-age--adjusted reference values for the modified myocardial performance index for evaluation of fetal left cardiac function. Ultrasound Obstet Gynecol 2007; 29(3):321-5.

Huhta JC, Paul JJ. Doppler in fetal heart failure. Clin Obstet Gynecol 2010; 53:915-29.

Huhta JC. Fetal congestive heart failure. Sem Fetal Neonatal Med 2005; 10(6):542-52.

Huhta JC. Fetal congestive heart failure. Sem Fetal Neonatal Med 2005; 10(6):542-52.

Huhta JC. Guidelines for the evaluation of heart failure in the fetus with or without hydrops. Pediatr Cardiol 2004; 25:274-86.

Kiserud T, Acharya G. The fetal circulation. Prenat Diagn 2004; 24(13):1049-59.

Mao YK, Zhao BW, Wang B. Z-Score reference ranges for angular m-mode displacement at 22-40 weeks' gestation. Fetal Diagn Ther 2017; 41:115-26. (DOI: 10.1159/000446071).

Messing B, Cohen SM, Valsky DV et al. Fetal heart ventricular mass obtained by STIC acquisition combined with inversion mode and VOCAL. Ultrasound Obstet Gynecol; 2011 (38):191-7. doi: 10.1002/uog.8980. 61.

Messing B, Gilboa Y, Lipschuetz M, Valsky DV, Cohen SM, Yagel S. Fetal tricuspid annular plane systolic excursion (f-TAPSE): evaluation of fetal right heart systolic function with conventional M-mode ultrasound and spatiotemporal image correlation (STIC) M-mode. Ultrasound Obstet Gynecol 2013; 42(2):182-8.

Molina FS, Faro C, Sotiriadis A, Dagklis T, Nicolaides KH. Heart stroke volume and cardiac output by four-dimensional ultrasound in normal fetuses. Ultrasound Obstet Gynecol 2008; 32:181-7.

Nardozza LM, Rolo LC, Araujo Júnior E et al. Reference range for fetal interventricular septum area by means of four-dimensional ultrasonography using spatiotemporal image correlation. Fetal Diagn Ther 2013; 33(2):110-5.

Naujorks AA, Zielinsky P, Klein C et al. Myocardial velocities, dynamics of the septum primum, and placental dysfunction in fetuses with growth restriction. Congenit Heart Dis 2014; 9(2):138-43.

Parameter(z): fetal echo Z-scores. Acesso em 23 de abril de 2017. Disponível em: parameterz.blogspot.com/2008/09/fetal-echo-z-scores.html.

Passarella G, Trifirò G, Gasparetto M, Moreolo GS, Milanesi O. Disorders in glucidic metabolism and congenital heart diseases: detection and prevention. Pediatr Cardiol 2013; 34(4):931-7.

Rizzo G, Capponi A, Pietrolucci ME, Arduini D. Role of sonographic automatic volume calculation in measuring fetal cardiac ventricular volumes using 4-dimensional sonography: comparison with virtual organ computer-aided analysis. Journal of Ultrasound in Medicine February 2010; 29:261-70.

Rudolph AM. Circulation in the normal fetus and cardiovascular adaptations to birth. In: Yagel S, Silverman NH, Gembruch U (edits). Fetal cardiology: embryology, genetics, physiology, echocardiographic evaluation, diagnosis and perinatal management of cardiac diseases. 2. ed. New York: Informa Heathcare, 2009:131-51.

Ruskamp J, Fouron JC, Gosselin J, Raboisson MJ, Infante-Rivard C, Proulx F. Reference values for an index of fetal aortic isthmus blood flow during the second half of pregnancy. Ultrasound Obstet Gynecol 2003; 21(5):441.

Sarvari SI, Rodriguez-Lopez M, Nuñez-Garcia M et al. Persistence of cardiac remodeling in preadolescents with fetal growth restriction. Circulation: Cardiovascular Imaging 2017; 10:e005270.

Simioni C, Nardozza LM, Araujo Júnior E et al. Fetal cardiac function assessed by spatio-temporal image correlation. Arch Gynecol Obstet. 2011; 284(1):253-60.

Tedesco GD, de Souza Bezerra M, Barros FS et al. Reference ranges of fetal cardiac biometric parameters using three-dimensional ultrasound with spatiotemporal image correlation m mode and their applicability in congenital heart diseases. Pediatr Cardiol 2017; 38(2):271-9.

Tei C, Ling LH, Hodge DO et al. New index of combined systolic and diastolic myocardial performance: a simple and reproducible measure of cardiac function-a study in normals and dilated cardiomyopathy. J Cardiol 1995; 26(6):357-66.

Thakur V, Fouron JC, Mertens L, Jaeggi ET. Diagnosis and management of fetal heart failure. Can J Cardiol 2013; 29(7):759-67.

Tongsong T, Wanapirak C, Piyamongkol W, Sirichotiyakul S, Tongprasert F, Srisupundit K, Luewan S. Fetal ventricular shortening fraction in hydrops fetalis. Obstet Gynecol 2011; 117(1):84-91.

Turan OM, Turan S, Berg C, Gembruch U, Nicolaides KH, Harman CR, Baschat AA. Duration of persistent abnormal ductus venosus flow and its impact on perinatal outcome in fetal growth restriction. Ultrasound Obstet Gynecol 2011; 38(3):295-302.

Van Mieghem T, Gucciardo L, Lewi P et al. Validation of the fetal myocardial performance index in the second and third trimesters of gestation. Ultrasound Obstet Gynecol 2009; 33(1):58-63.

Van Mieghem T, Hodges R, Jaeggi E, Ryan G. Functional echocardiography in the fetus with non-cardiac disease. Prenat Diagn 2014; 34(1):23-32.

Volpe P, De Robertis V, Campobasso G, Tempesta A, Volpe G, Rembouskos G. Diagnosis of congenital heart disease by early and second-trimester fetal echocardiography. J Ultrasound Med 2012; 31(4):563-8.

Zielinsky P, Beltrame PA, Manica JL et al. Dynamics of the septum primum in fetuses with intrauterine growth restriction. J Clin Ultrasound 2009; 37(6):342-6.

Zielinsky P, Piccoli A Jr, Gus E et al. Dynamics of the pulmonary venous flow in the fetus and its association with vascular diameter. Circulation 2003; 108(19):2377-80.

Zielinsky P, Piccoli AL Jr. Myocardial hypertrophy and dysfunction in maternal diabetes. Early Hum Dev 2012; 88(5):273-8.

Zielinsky P. The fetus and hermeneutic of the diastole. Arq Bras Cardiol 2002; 79(6):640-3.

CAPÍTULO 14

Distúrbios do Ritmo Cardíaco Fetal

Adriana Mello Rodrigues dos Santos

INTRODUÇÃO

As arritmias fetais ocorrem em pequena porcentagem das gestações, sendo em sua maioria benignas; entretanto, algumas são associadas a importante morbimortalidade. Como as arritmias ocultas podem contribuir com altas taxas de perdas fetais (cerca de 3% a 10%), hidropisia e prematuridade, são importantes diagnóstico preciso e conduta terapêutica adequada.

CLASSIFICAÇÃO
Ritmo cardíaco irregular

O ritmo cardíaco irregular é a causa mais comum de encaminhamento para ecocardiografia fetal em virtude de arritmia.

A principal causa de irregularidade no ritmo cardíaco fetal é a extrassístolia supraventricular (batimentos ectópicos atriais), que ocorre mais comumente do fim do segundo trimestre gestacional até o termo, em cerca de 1% a 2% das gestações, é geralmente benigna, podendo ser conduzida aos ventrículos ou bloqueada no nó atrioventricular e, desse modo, pode se manifestar como um batimento extra (Figura 14.1) ou como a falta de um batimento à ausculta ou ao exame ultrassonográfico (Figura 14.2).

As extrassístoles supraventriculares podem estar associadas a cardiopatias congênitas em 1% a 2% dos casos e progredir para taquicardia sustentada intraútero ou até nas primeiras semanas de vida em 2% a 3% dos casos, sendo esse risco de 0,5% nas ectopias simples (extrassístoles isoladas, bigeminismo ou trigeminismo) e de 6% a 10% quando há ectopia complexa (extrassístoles pareadas ou em salvas de três).

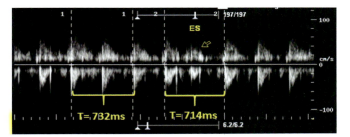

Figura 14.1 Doppler de fluxo aórtico mostrando extrassístole supraventricular conduzida aos ventrículos. Medida de dois ciclos cardíacos normais de 732ms; medida de dois ciclos cardíacos contendo a extrassístole de 714ms. A pausa é do tipo não compensatória (menor que dois ciclos cardíacos normais).

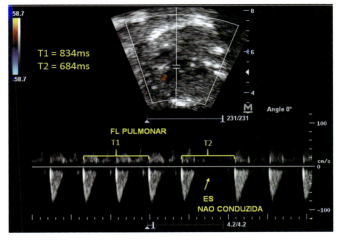

Figura 14.2 Doppler de fluxo pulmonar mostrando extrassístole supraventricular não conduzida aos ventrículos. Medida de dois ciclos cardíacos normais de 834ms; medida de dois ciclos cardíacos contendo a extrassístole (não conduzida) de 684ms. A pausa é do tipo não compensatória (menor que dois ciclos cardíacos normais).

Outro fator de risco para a progressão de extrassístoles supraventriculares para taquicardia supraventricular seria a frequência cardíaca (FC) baixa em razão de múltiplos batimentos atriais ectópicos bloqueados. Cabe salientar que a presença de extrassístoles supraventriculares em fetos com disfunção cardíaca ou hidropisia deve alertar para a possibilidade de períodos de taquicardia supraventricular não detectados durante o exame ultrassonográfico. Nesses casos, é importante a complementação diagnóstica com a cardiotocografia.

Mais raramente, as extrassístoles podem se originar dos ventrículos, sendo também benignas em sua maioria, mas podendo estar associadas a miocardite e síndrome do QT longo.

Como as extrassístoles ventriculares podem conduzir retrogradamente aos átrios (ainda que raramente), para diferenciar as extrassístoles conduzidas atriais das ventriculares é importante a mensuração da pausa pós-extrassistólica. Toda extrassístole é seguida de pausa pós-extrassistólica. Na extrassístole atrial, a pausa é do tipo não compensatória (curta), caracterizando-se por ser menor que dois ciclos cardíacos normais. Na extrassístole ventricular, a pausa é do tipo compensatória (longa), caracterizando-se como maior ou igual a dois ciclos cardíacos normais.

Não há necessidade de tratamento nos casos de extrassístoles atriais nem ventriculares, já que na maioria dos casos a resolução será espontânea. Recomendam-se às mães moderação na ingesta de cafeína e interrupção do uso de drogas cardioestimuladoras, como os betassimpaticomiméticos, quando possível. O acompanhamento poderá ser semanal ou quinzenal, pelo obstetra, com o objetivo de monitorizar a frequência e o ritmo cardíaco, além de detectar progressão para taquicardia.

Bradiarritmias

A bradicardia fetal é definida como *frequência cardíaca sustentada < 110bpm*. Episódios transitórios de bradicardia são geralmente benignos e resultantes de estímulo vagal em consequência da compressão abdominal pelo transdutor de ultrassom. As causas de bradiarritmia fetal são bradicardia sinusal, bigeminismo ou trigeminismo atrial bloqueado e bloqueio atrioventricular (BAV) avançado.

Bradicardia sinusal

A condução atrioventricular é 1:1 (para cada contração atrial há uma contração ventricular), mas com frequência cardíaca < 110bpm. A bradicardia sinusal é rara, podendo ser causada por disfunção do nó sinusal, hipoxemia fetal, síndrome do QT longo, presença de autoanticorpos contra complexos ribonucleicos SSA/Ro e SSB/La e anomalias cardíacas, como as heterotaxias (isomerismo atrial direito ou esquerdo).

Quando há bradicardia sinusal fetal persistente (geralmente com FC variando de 110bpm até o limite inferior da normalidade para a idade gestacional), é recomendada o ele-

trocardiograma (ECG) dos pais, já que muitas formas de síndrome do QT longo são autossômicas dominantes. A importância do diagnóstico precoce da síndrome do QT longo se deve à sua associação a arritmias ventriculares potencialmente fatais, à possibilidade de desencadeamento dessas arritmias malignas com drogas que aumentam o intervalo QT (e que por isso devem ser evitadas já na gestação) e à possibilidade de instituição do tratamento precoce. A ecocardiografia fetal é capaz de aferir alguns dos intervalos medidos ao ECG, mas há outros, como duração da onda p, duração do QRS e intervalo QT, que não podem ser medidos pelo método. A síndrome do QT longo também deve ser suspeitada em caso de história familiar de morte súbita em idade jovem, perdas fetais ou neonatais, história de surdez na família e quando há períodos de taquicardia fetal com BAV 2:1.

Não há necessidade de tratamento da bradicardia sinusal, mas a *síndrome do QT longo* pode causar, além de bradicardia, taquicardias ventriculares, inclusive *torsades de pointes* no feto, que devem ser tratadas. Nesses casos, deve-se ter cuidado especial no sentido de evitar distúrbios hidroeletrolíticos maternos, principalmente hipomagnesemia e hipocalcemia, além do uso de drogas que prolonguem o intervalo QT durante a gestação e também durante a anestesia.

Uma lista atualizada dessas drogas pode ser encontrada no *site* www.torsades.org.

Bigeminismo ou trigeminismo atrial persistente bloqueado

A FC atrial é superior à ventricular, mas o intervalo entre as contrações atriais a cada dois (bigeminismo – Figura 14.3*A* a *C*) ou três batimentos (trigeminismo) é reduzido. No bigeminismo atrial bloqueado, a FC ventricular situa-se tipicamente entre 75 e 90bpm. É muito importante a diferenciação entre esse tipo de bradicardia e o BAV total (BAVT). As extrassístoles atriais bloqueadas são benignas e tendem a se resolver com o aumento da atividade fetal, e por isso não exigem tratamento específico. Em contrapartida, o prognóstico do BAVT congênito pode ser reservado, como veremos na próxima seção, necessitando, por vezes, de tratamento específico, além de monitorização rigorosa.

Bloqueio atrioventricular congênito

Os BAV podem ser classificados de acordo com a gravidade em:

- **BAV de primeiro grau** (apenas prolongamento do intervalo pR, que corresponde ao tempo de condução dos átrios até os ventrículos, sem alteração da FC): o intervalo pR elétrico pode ser aferido pelo ECG e pela magnetocardiografia fetais, que ainda têm uso limitado; no entanto, o intervalo pR mecânico pode ser facilmente medido ao ecocardiograma fetal. Com o posicionamento da amostra do Doppler pulsado na extremidade dos folhetos da valva mitral no corte apical de via de saída do VE é possível registrar, além do fluxo de via de entrada do VE, também sua via de saída em razão da

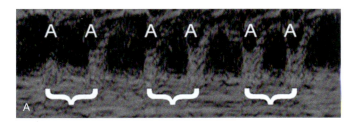

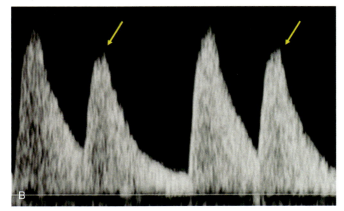

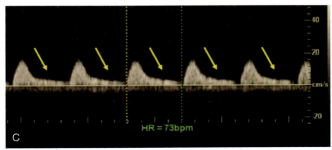

Figura 14.3A Modo M no nível da parede atrial mostrando bigeminismo atrial. **B** Doppler de artéria umbilical mostrando FC = 145bpm; extrassístoles atriais em bigeminismo (*setas*) conduzidas aos ventrículos em feto de 35 semanas. **C** Doppler de artéria umbilical no mesmo feto com 37 semanas, FC = 73bpm, extrassístoles atriais em bigeminismo (*setas*) não conduzidas aos ventrículos.

continuidade mitroaórtica. O fluxo de via de entrada dos ventrículos é bifásico: a primeira onda (E) corresponde ao enchimento ventricular rápido e a segunda onda (A) corresponde à contração atrial. A medida do início da onda A mitral até o início da contração ventricular (fluxo na via de saída do VE) corresponde ao intervalo pR mecânico (Figura 14.4). Há várias outras maneiras de aferir o intervalo pR mecânico utilizando o Doppler pulsado: através dos fluxos de aorta (R) e veia cava superior (p); artéria (R) e veia (p) pulmonares ou artéria (R) e veia (p) renais. O BAV de primeiro grau já foi definido como o intervalo pR > 150ms em qualquer idade gestacional (intervalo de confiança > 99%). Atualmente, preferimos a utilização de curvas específicas para cada idade gestacional e FC, também adotando o intervalo de confiança de 99% para o diagnóstico de BAV de primeiro grau, usando o Doppler pulsado em via de entrada e via de saída do VE. Wojakowski e cols. advogam o uso de valores de referência específicos à idade gestacional, uma vez que com o uso de valores fixos alguns intervalos pR pro-

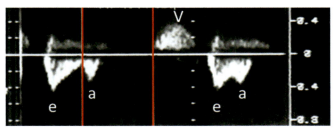

Figura 14.4 Bloqueio atrioventricular de primeiro grau. Doppler de via de entrada e via de saída do VE. Intervalo pR mecânico (*entre barras vermelhas*) medido do início da contração atrial (onda a mitral) até o início da ejeção ventricular (V) de 400ms.

longados (superiores ao percentil 99) não seriam diagnosticados no segundo trimestre e em contrapartida alguns valores normais poderiam ser erroneamente interpretados como anormais no terceiro trimestre. Alguns autores defendem o uso do *Doppler tecidual* da parede livre do VD como método preferencial para a medida do intervalo AV (pR mecânico) por ter melhor correlação com o ECG fetal e por acreditarem que o intervalo pR aferido pelo Doppler pulsado possa estar superestimado. O mais importante, no entanto, é utilizar sempre o mesmo método e valores de referência específicos a determinada técnica.

- **BAV de segundo grau tipo I:** o intervalo atrioventricular (pR mecânico) aumenta progressivamente até que um impulso seja bloqueado (ocorre a contração da parede atrial, mas não da parede ventricular). O ritmo geralmente é irregular (Figura 14.5), mas a FC costuma ser normal.
- **BAV de segundo grau tipo II:** o intervalo atrioventricular (pR mecânico) é normal, mas alguns impulsos são bloqueados. A FC (ventricular) em geral é baixa e o ritmo regular, sendo comum a condução 2:1, ou seja, a cada duas contrações da parede atrial ocorre uma contração da parede ventricular (Figura 14.6). O BAV de segundo grau tipo II e o BAVT são considerados graus avançados de BAV.

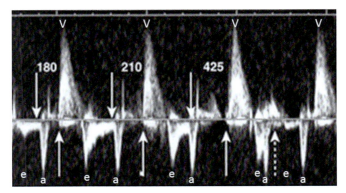

Figura 14.5 Bloqueio atrioventricular de segundo grau Mobitz tipo I. O intervalo atrioventricular aumenta progressivamente até que uma das contrações atriais não é seguida de contração ventricular: o primeiro intervalo pR mecânico (*entre setas sólidas*) medido do início da onda até o início da ejeção ventricular (V) foi de 180ms, aumentando para 210ms no segundo intervalo pR e para 425ms no terceiro. A quarta contração atrial (a) não conduz (*seta pontilhada*).

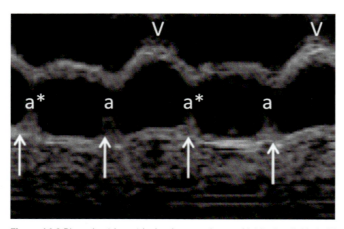

Figura 14.6 Bloqueio atrioventricular de segundo grau Mobitz tipo II. Modo M no nível dos átrios e ventrículos. A cada dois batimentos atriais (a), apenas um é conduzido aos ventrículos (V). A primeira e terceira contrações atriais (a*) não são conduzidas aos ventrículos.

- **BAVT ou de terceiro grau:** a FC atrial é superior à ventricular, mas, diferentemente das extrassístoles atriais bloqueadas, no BAV o intervalo entre as contrações atriais é relativamente constante (o ritmo atrial é regular e normal). As contrações atriais são independentes das contrações ventriculares. A FC ventricular é baixa e o ritmo também é regular (Figura 14.7).

Dos BAV congênitos, 20% a 40% são associados a cardiopatias congênitas, principalmente isomerismo atrial esquerdo (heterotaxia) e transposição corrigida das grandes artérias (discordância atrioventricular e ventriculoarterial). Nos 60% a 80% restantes, não há cardiopatia estrutural associada (BAV isolado), sendo a causa, na maioria dos casos, a presença de autoanticorpos contra complexos ribonucleicos SSA/Ro e SSB/La na circulação materno-fetal.

A prevalência do BAV nos conceptos de mães anti-SSa/RO-positivas é de cerca de 1% a 4% quando não há história de filho anterior afetado, podendo, entretanto, elevar-se até cerca de 14% a 25% quando a gestante já tiver filho anterior com BAVT ou *rash* cutâneo (manifestação cutânea da síndrome do lúpus neonatal). O BAVT ocorre independentemente dos sintomas maternos de doenças reumatológicas definidas, como lúpus eritematoso sistêmico (LES) ou síndrome de Sjögren, sendo cerca de 50% a 85% dessas gestantes assintomáticas.

As lesões imunologicamente mediadas incluem, além das anormalidades de condução, disfunção miocárdica, lesões valvares e fibroelastose endocárdica (espessamento endocárdico com deposição de elastina e colágeno, que pode ser identificado à ultrassonografia fetal como áreas hiperecogênicas no endocárdio dos átrios, ventrículos, músculos papilares e cordas tendíneas), sendo os títulos de anti-Ro ($\geq 50U/mL$), mais do que a simples presença desses anticorpos, associados às lesões cardíacas fetais.

A mortalidade nos casos de BAVT congênitos é de cerca de 70% a 85% quando há cardiopatia estrutural associada, de 20% a 30% nos BAVT isolados, mas imunomediados, e de ótimo prognóstico nos BAVT isolados e não relacionados com anticorpos antinucleares. Outra importante distinção quanto ao prognóstico fetal nos BAVT seria a presença ou não de hidropisia. Hidropisia na presença de BAVT tem mortalidade próxima de 100%. No entanto, o derrame pericárdico isolado pode estar relacionado com o processo inflamatório autoimune e não se associa a prognóstico tão reservado. Além disso, os fetos com FC < 55bpm, não responsiva, têm maior risco de desenvolver hidropisia fetal ou insuficiência cardíaca neonatal.

Como o BAVT imunomediado apresenta mortalidade elevada e até o presente não há tratamento medicamentoso eficaz para sua reversão, alguns autores recomendam ecocardiografia semanal a partir de 16 semanas até a 24ª semana nas gestantes com autoanticorpos circulantes para que seja possível detectar alguma alteração que sinalize a possibilidade de progressão para BAVT. Entretanto, o BAVT nem sempre é precedido por BAV menos avançados, e embora existam relatos iniciais de reversão de BAV de primeiro e segundo graus com uso de dexametasona, a reversão ou não progressão desses bloqueios também ocorre de maneira espontânea em fetos não tratados.

A triagem desses pacientes com ecocardiografia seriada semanal, além de onerosa, pode ser ineficaz na prevenção do BAVT na maioria dos casos, justificando-se, porém, nos casos em que a gestante tenha filho anterior com BAV ou lúpus neonatal. O acompanhamento desses fetos deve incluir não só a mensuração do intervalo pR, FC e avaliação do ritmo, mas também a vigilância quanto ao aparecimento de regurgitação (maior que fisiológica) tricúspide ou de outras valvas, disfunção miocárdica, densidades nas paredes atriais (que podem representar fibroelastose endocárdica) e efusões, que podem ser marcadores de inflamação cardíaca com possibilidade de progressão para BAVT. Não existe consenso se ou quando o prolongamento do intervalo AV deva ser tratado, já que a resolução, progressão ou não progressão podem ocorrer com ou sem tratamento.

Sugere-se, portanto, que o tratamento intraútero seja restrito aos fetos com bloqueio AV progressivo ou com achados adicionais sugestivos de alterações inflamatórias, como

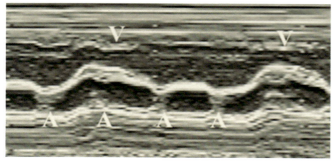

Figura 14.7 Modo M da parede atrial (FC = 145bpm) e da parede ventricular (FC = 58bpm). Bloqueio atrioventricular total em feto de 24 semanas mostrando dissociação atrioventricular.

fibroelastose e efusões. Nesses casos, pode ser tentado o tratamento com dexametasona, inicialmente 8mg/dia, reduzida para 4mg/dia após 2 semanas e para 2mg/dia após a 28ª semana. Nos casos de BAVT, a dexametasona também deve ser usada com o objetivo de evitar a progressão para cardiomiopatia dilatada, parecendo haver benefício também na redução de outras complicações imunomediadas, como a hepatite. É importante, no entanto, salientar os riscos que a dexametasona possa causar à mãe (hipertensão, diabetes, infecções, perda de massa óssea e catarata) e ao feto (oligoâmnio, constrição do ducto arterial, restrição de crescimento e lesão do sistema nervoso central), devendo a droga ser descontinuada em caso de efeito colateral significativo materno ou fetal.

Nos casos de BAVT imunomediado sem outras lesões inflamatórias associadas (derrames, endomiocardiofibrose etc.), após a 32ª semana e com FC > 50bpm, o tratamento transplacentário não é recomendado, sendo preferível, nesses casos, a resolução do parto em centro terciário com disponibilidade de UTI neonatal e cardiológica.

Nos BAV de primeiro grau isolado (ou seja, sem sinais cardíacos de inflamação, como regurgitação valvar, ecogenicidades, disfunção miocárdica ou efusões), mesmo com prolongamento expressivo do intervalo pR mecânico, é recomendada a monitorização rigorosa sem tratamento.

Quando há disfunção sistólica miocárdica e/ou fibroelastose, associadas ou não ao BAVT induzido por anticorpos maternos, existem evidências de que o uso da imunoglobulina endovenosa associada à dexametasona possa reduzir os anticorpos circulantes e também modular o sistema imune fetal, reduzindo com isso a lesão miocárdica fetal imunomediada. A dose de *imunoglobulina* administrada à gestante é de *1g/kg*, podendo ser repetida nos casos de melhora inicial com piora posterior, durante a gestação, e também no recém-nascido. Essa associação melhora a sobrevida dos pacientes com cardiomiopatia/fibroelastose de cerca de 20% para 80%.

O tratamento com betassimpaticomiméticos, como a terbutalina e o salbutamol, tem sido usado em todos os tipos de BAVT com o objetivo de elevar a FC fetal quando esta estiver ≤ 55bpm. Isso pode melhorar a insuficiência cardíaca (há reversão de sinais de insuficiência cardíaca principalmente nos casos de BAVT não associados a cardiopatias congênitas). A *terbutalina* costuma ser bem tolerada, sendo observada nas gestantes, além da elevação da FC, a presença de ectopia benigna. A terbutalina pode ser dada à gestante na dose de 2,5 a 7,5mg a cada 4 a 6 horas por via oral (dose diária total de 10 a 30mg). A dose é titulada para manter a FC materna entre 95 e 115bpm e pode ser associada à dexametasona e à imunoglobulina nos casos de BAVT imunomediados com melhora da sobrevida em comparação com os fetos não tratados.

Finalmente, alterações da repolarização, notavelmente prolongamento do intervalo QT, são comumente associadas ao BAVT imunomediado, podendo aumentar o risco de morte súbita nesses pacientes. Como o intervalo QT não pode ser medido ao ecocardiograma, recomenda-se cuidado adicional ao se analisar o ECG do recém-nascido com intuito de detectar essa associação. Durante a gravidez, seria interessante determinar os níveis séricos de vitamina D maternos, já que a exposição solar pode ser subótima nas gestantes lúpicas, o que poderia acarretar alterações no balanço do cálcio, as quais também ocasionam o prolongamento do intervalo QT. Além disso, deve-se evitar o uso de drogas maternas que prolonguem o intervalo QT e otimizar a nutrição da gestante durante toda a gravidez, evitando a possibilidade de arritmias fetais induzidas por condições como hipomagnesemia e hipocalcemia.

Taquiarritmias (FC > 180bpm)

A taquicardia fetal é definida por *FC > 180bpm*, podendo causar significativa morbimortalidade fetal e exigindo, por isso, diagnóstico preciso com rapidez na adequada conduta terapêutica.

Taquicardia sinusal

A taquicardia sinusal é caracterizada por condução AV 1:1, ou seja, FC atrial igual à FC ventricular, que em geral variam de 180 a 200bpm. A duração do intervalo AV é normal (pR mecânico) e existe certa variabilidade na FC. Pode ser causada por febre materna, infecções, hipertireoidismo, drogas maternas, como simpaticomiméticos, anemia fetal e sofrimento fetal. Seu manejo tem por objetivos a identificação e o tratamento da causa de base, quando possível.

Taquicardia supraventricular

A taquicardia supraventricular é a causa mais comum de taquicardia fetal. A FC fica em torno de 220 a 240bpm. A condução AV é 1:1 e a FC é fixa, não havendo variabilidade da FC atrial ou ventricular (Figura 14.8). O principal mecanismo desse tipo de taquicardia é a reentrada com condução retrógrada dos ventrículos aos átrios em razão da presença de uma via acessória, sendo esse o mecanismo responsável por cerca de 90%

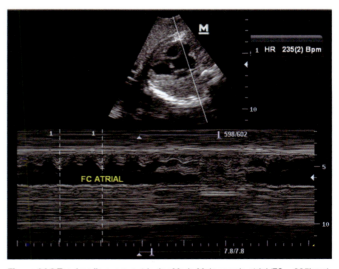

Figura 14.8 Taquicardia supraventricular. Modo M da parede atrial (FC = 235bpm).

das taquicardias supraventriculares no feto. Dez a 20% desses conceptos podem ter a síndrome de Wolff-Parkinson-White.

Outras formas de taquicardia supraventricular são a taquicardia atrial ectópica e a taquicardia juncional ectópica que, diferentemente da taquicardia supraventricular por reentrada, são bem mais raras, refratárias ao tratamento e estão mais comumente associadas a anomalias congênitas, como os rabdomiomas, embora menos associadas à hidropisia em relação às taquicardias supraventriculares por reentrada. Na taquicardia supraventricular por reentrada, o intervalo de ativação ventriculoatrial (VA) é curto (a via retrógrada, ou seja, a via que conduz do ventrículo para o átrio é rápida), enquanto nas taquicardias atriais ectópicas e taquicardias juncionais ectópicas esse intervalo é longo, resultando em taquicardias por reentrada em um intervalo Rp curto ao ECG (a onda R corresponde à ativação ventricular e a onda p à ativação atrial).

Nas taquicardias atriais e juncionais ectópicas, o intervalo Rp é longo. Essa constatação pode ser observada também ao ECG fetal: ao traçarmos o modo M simultaneamente pelos átrios e ventrículos, a contração da parede atrial (A) corresponde à onda p do ECG e a contração da parede ventricular (V) à onda R do ECG. É possível, portanto, medir os intervalos AV (análogo ao intervalo pR) e VA (análogo ao intervalo Rp). A razão entre os intervalos VA/AV pode diferenciar esses dois grupos de taquicardia supraventricular. Segundo Jaeggi e cols., o grupo com intervalo VA curto (taquicardia supraventricular por reentrada) apresentou relação VA/AV de 0,34 ± 0,16, o que veio diferir significativamente do grupo com intervalo VA longo (taquicardias atriais e taquicardias juncionais ectópicas) com relação VA/AV 3,84 ± 0,82.

Flutter atrial

O *flutter* atrial é responsável por 10% a 30% dos casos de taquicardia fetal. A FC atrial é de 300 a 600bpm, mas há graus variados de BAV, resultando em FC ventricular mais lenta, em geral de 150 a 250bpm (Figura 14.9). Em 80% dos casos, o BAV é 2:1, sendo o bloqueio 3:1 o segundo em frequência, mas a condução pode variar de 1:1 a 4:1. O *flutter* atrial é mais frequente no final do terceiro trimestre de gestação. O ritmo é mais frequentemente irregular, já que o tipo de BAV pode ser variável. A conversão do *flutter* para ritmo sinusal é mais difícil do que a taquicardia supraventricular, mas após o nascimento, uma vez convertido a ritmo sinusal, não costuma recorrer e não há necessidade de uso a longo prazo de antiarrítmico.

Tratamento das taquicardias supraventriculares e do flutter atrial

Se a taquicardia supraventricular ou o *flutter* atrial é intermitente (< 50% do tempo) e não associados a disfunção miocárdica ou valvar significativa, não é necessário tratamento, embora seja necessária a monitorização rigorosa por vezes diária ou a cada 2 dias. Se a taquicardia é persistente ou houver hidropisia após 35 semanas de gestação, podem ser preferidos a realização do parto e o tratamento pós-natal.

Para o tratamento da taquicardia supraventricular sustentada com ou sem hidropisia ou disfunção ventricular são considerados como primeiro ou segunda escolha a digoxina, o sotalol ou a flecainida (embora esta última ainda não esteja disponível no Brasil) como monoterapia. A digoxina e a flecainida parecem superiores ao sotalol na conversão da taquicardia supraventricular. Nos casos de taquicardia supraventricular com hidropisia ou disfunção ventricular, pode ser necessário o tratamento do feto (além do tratamento transplacentário), especialmente naqueles com hidropisia importante e perfil biofísico fetal alterado. Nessa situação, a digoxina intramuscular parece ser preferível à digoxina/amiodarona por cordocentese.

Nos casos de *flutter* atrial, o sotalol é o agente mais eficaz na conversão, sendo a droga de escolha, mas a digoxina também pode ser usada, pois, apesar de menos eficaz em relação à conversão, parece promover maior queda da FC (−13% da FC) nos casos não convertidos em relação ao sotalol (−5% da FC). Ambas as drogas também poderão ser utilizadas nos casos associados a hidropisia ou disfunção ventricular.

Na literatura existe o relato de vários esquemas terapêuticos para o uso da *digoxina*. Utilizamos o "esquema 6, 5, 4", preconizado por Lopes: seis comprimidos de digoxina no primeiro dia (três comprimidos de 0,25mg a cada 12 horas), cinco comprimidos no segundo dia (três comprimidos pela manhã e dois à noite) e quatro comprimidos no terceiro dia (dois comprimidos a cada 12 horas). Com esse esquema, os níveis séricos de digoxina na gestante costumam estar em torno de 2ng/mL na manhã do quarto dia. O nível sérico deve ser coletado em jejum e 12 horas após a última dose. A dose de manutenção é de 0,5 a 0,75mg (dois a três comprimidos ao dia até o parto). O objetivo é a conversão da arritmia fetal ou, quando não for possível, a redução da FC fetal, mantendo o nível sérico de digoxina materna no limite terapêutico superior (1,5 a 2,5ng/mL). Além da digoxinemia sérica, é importante a monitorização da gestante por meio de ECG, níveis séricos de eletrólitos e funções hepática e renal.

No feto, a dose de *digoxina intramuscular (nos casos de hidropisia fetal importante)* é de 60 a 88μg/kg de peso seco fetal estimado a cada 12 horas (máximo de três injeções).

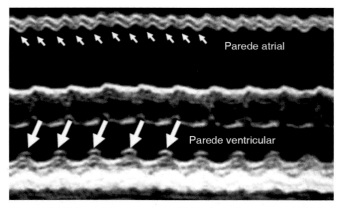

Figura 14.9 *Flutter* atrial com condução AV 2:1. Modo M da parede atrial (FC = 300bpm) e da parede ventricular (FC = 150bpm).

O *sotalol* pode ser usado na dose de 80 a 480mg/dia (em média, a dose necessária para tratamento de taquicardia supraventricular [TSV] e fibrilação atrial [FA] é de 160mg/dia), em duas a três tomadas. Quando há hidropisia associada, a dose inicial é de 320mg/dia, sendo o sotalol um dos poucos agentes antiarrítmicos com boa transferência placentária em vigência de hidropisia. A monitorização da mãe deve ser realizada por meio da medida do intervalo QT ao ECG e da checagem de eletrólitos.

A dose de ataque da *flecainida* é de 200 a 450mg/dia (média de 300mg/dia) a cada 8 horas, por 3 dias, seguida de dose de manutenção de 100mg/dia. É necessária a monitorização diária com ECG materno para verificar a possibilidade de alargamento do QRS ou do intervalo QT, durante a fase de ataque. Apesar de ainda não disponível no Brasil, é possível comprá-la em *sites* de medicamentos importados.

Taquicardia ventricular

A taquicardia ventricular é responsável por apenas 1% a 2% das taquicardias fetais. A FC ventricular geralmente é maior do que a FC atrial (Figura 14.10), embora exista a possibilidade de condução retrógrada para o átrio, quando o aspecto ecocardiográfico seria o mesmo de uma taquicardia supraventricular, não sendo possível o diagnóstico diferencial por esse método.

A taquicardia ventricular pode estar associada à miocardite imunomediada nos conceptos de gestantes anti-Ro/La-positivas, miocardites virais e síndrome do QT longo (esta última deve ser fortemente suspeitada diante da ocorrência de BAV variável após a conversão da taquicardia, mas deve também ser pesquisada por meio de ECG dos pais, já que a maioria dos casos de QT longo é autossômica dominante, embora haja a possibilidade de herança autossômica recessiva e também casos de mutações novas, quando os pais não serão acometidos).

A taquicardia ventricular, mesmo intermitente, com FC > 200bpm, deve ser tratada. A primeira escolha para o tratamento de taquicardia ventricular com ou sem hidropisia é o magnésio (endovenoso), podendo também ser usados a lidocaína (endovenosa), o propranolol (via oral) e mexiletina (via oral). Em geral, ao tratamento com o magnésio por curto período de tempo são associados lidocaína (principalmente se há hidropisia associada), propranolol ou mexiletina. Como segunda escolha estariam a flecainida, o sotalol ou a amiodarona; no entanto, essas três drogas estão contraindicadas nos casos de taquicardia ventricular com suspeita de associação à síndrome do QT longo. Nos casos de associação de TV a miocardites (virais ou imunomediadas), além do antiarrítmico, a *dexametasona*, por 1 a 2 semanas, e a *imunoglobulina* podem se mostrar benéficas.

A dose de ataque do *sulfato de magnésio* é de 2 a 6g, endovenosa, em 20 minutos, seguida da dose de 1 a 2g/h. O tratamento por mais de 48 horas não é recomendado, embora a dose possa ser repetida se a taquicardia ventricular recorrer. A droga deve ser interrompida no caso de perda do reflexo patelar e/ou nível sérico de magnésio materno > 6mEq/L. Níveis séricos > 5mEq/L podem estar associados a alterações eletrocardiográficas e pró-arritmia.

A dose de ataque da *lidocaína* é de 1 a 1,5mg/kg, endovenosa, seguida da infusão de 1 a 4mg/min, mantendo seu nível sérico entre 1,5 e 5µg/mL. Sua toxicidade está associada a náusea/vômitos (ambos comuns), sintomas neurológicos e pró-arritmia.

O *propranolol* é usado na dose de 60 a 320mg/dia, divididos a cada 6 horas, por via oral, mantendo-se o nível sérico entre 25 e 140mg/mL. A toxicidade pode estar associada a bradicardia e hipotensão da gestante (ambas muito comuns), fadiga, BAV, restrição do crescimento fetal e aumento do tônus uterino.

A *mexiletina* é usada na dose de 600 a 900mg/dia, divididos a cada 8 horas, por via oral. O nível sérico deve ser mantido entre 0,5 e 2µg/mL, e sua toxicidade está associada a náusea/vômitos (ambos comuns), sintomas neurológicos e pró-arritmia.

A *amiodarona* pode ser usada como droga de segunda linha, mas como está contraindicada nos casos de QT longo fetal deve ser usada com muita cautela em virtude da dificuldade desse diagnóstico intraútero quando o ECG e/ou a magnetocardiografia não estão disponíveis. A dose de ataque é de 1.600 a 2.400mg/dia, via oral, divididos a cada 6 horas por 48 horas, e 800mg/dia na manutenção (durante 6 semanas ou até o parto). Manter nível sérico entre 0,7 e 2,8µg/mL. Sua toxicidade está associada a náusea/vômitos, disfunção tireoidiana, *rash* cutâneo, trombocitopenia, bloqueios de ramo, intervalo QT corrigido ≥ 0,48s, pró-arritmia materna/fetal, taquicardia ventricular tipo *torsade de pointes* nos casos de QT longo e problemas neurológicos. A droga deve ser descontinuada, fazendo a transição para outro agente antiarrítmico assim que o ritmo sinusal estiver restabelecido ou a hidropisia resolvida.

É importante salientar que o tratamento de todas as taquicardias fetais deve ser iniciado preferencialmente em ambiente hospitalar, com equipe multidisciplinar, envolvendo a atuação de um cardiologista de adultos (arritmologista), obstetra e cardiologista fetal. A possibilidade de lesão cerebral nos casos de hidropisia fetal associada às taquiarritmias deve ser exposta aos familiares, o que pode ocorrer mesmo nos casos de con-

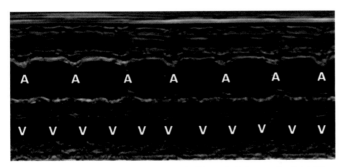

Figura 14.10 Taquicardia ventricular. Modo M no nível da parede atrial (FC = 140bpm) e no nível da parede ventricular (FC = 230bpm).

versão da arritmia intraútero, enfatizando a importância da necessidade de tratamento adequado em tempo hábil que, em geral, tem como objetivo não a conversão total e definitiva a ritmo sinusal, mas, pelo menos, o estabelecimento ao ritmo sinusal suficiente para permitir a resolução da hidropisia e da disfunção ventricular.

Leitura complementar

Abuhamad A, Chaoui R. Fetal arrhythmias. In: A practical guide to fetal echocardiography 2010:351-65.

ACOG Practice Bulletin No. 106: Intrapartum fetal heart rate monitoring: nomenclature, interpretation, and general management principles. Obstet Gynecol 2009; 114(1):192-202.

Carvalho J, Viana V, Cruz R, Bonfá E. Síndrome do lúpus neonatal. Rev Bras Reumatol 2005; 45(3):153-60.

Crotti L, Tester DJ, White WM et al. Long QT syndrome-associated mutations in intrauterine fetal death. JAMA 2013; 309(14):1473-82.

Cuneo BF, Strasburger JF. Management strategy for fetal tachycardia. Obstet Gynecol 2000; 96(4):575-81.

Cuneo BF, Ambrose SE, Tworetzky W. Detection and successful treatment of emergent anti-SSA-mediated fetal atrioventricular block. Am J Obstet Gynecol 2016; 215(4):527-8.

Cuneo BF, Zhao H, Strasburger JF, Ovadia M, Huhta JC, Wakai RT. Atrial and ventricular rate response and patterns of heart rate acceleration during maternal-fetal terbutaline treatment of fetal complete heart block. Am J Cardiol 2007; 100(4):661-5.

Donofrio MT, Moon-Grady AJ, Hornberger LK et al. Diagnosis and treatment of fetal cardiac disease: a scientific statement from the American Heart Association. Circulation 2014; 129(21):2183-242.

Friedman DM, Kim MY, Copel JA et al. Utility of cardiac monitoring in fetuses at risk for congenital heart block: the PR Interval and Dexamethasone Evaluation (PRIDE) prospective study. Circulation 2008; 117(4):485-93.

Groves AM, Allan LD, Rosenthal E. Therapeutic trial of sympathomimetics in three cases of complete heart block in the fetus. Circulation 1995; 92(12):3394-6.

Ishikawa S, Yamada T, Kuwata T, Morikawa M, Matsubara S, Minakami H. Fetal presentation of long QT syndrome – evaluation of prenatal risk factors: a systematic review. Fetal Diagn Ther 2013; 33(1):1-7.

Jaeggi E, Laskin C, Hamilton R, Kingdom J, Silverman E. The importance of the level of maternal anti-Ro/SSA antibodies as a prognostic marker of the development of cardiac neonatal lupus erythematosus a prospective study of 186 antibody-exposed fetuses and infants. J Am Coll Cardiol 2010; 55(24):2778-84.

Jaeggi ET, Silverman ED, Laskin C, Kingdom J, Golding F, Weber R. Prolongation of the atrioventricular conduction in fetuses exposed to maternal anti-Ro/SSA and anti-La/SSB antibodies did not predict progressive heart block. A prospective observational study on the effects of maternal antibodies on 165 fetuses. J Am Coll Cardiol 2011; 57(13):1487-92.

Jaeggi E, Fouron JC, Fournier A, van Doesburg N, Drblik SP, Proulx F. Ventriculo-atrial time interval measured on M mode echocardiography: a determining element in diagnosis, treatment, and prognosis of fetal supraventricular tachycardia. Heart 1998; 79(6):582-7.

Jaeggi ET, Carvalho JS, De Groot E et al. Comparison of transplacental treatment of fetal supraventricular tachyarrhythmias with digoxin, flecainide, and sotalol: results of a nonrandomized multicenter study. Circulation 2011; 124(16):1747-54.

Jaeggi ET, Fouron JC, Silverman ED, Ryan G, Smallhorn J, Hornberger LK. Transplacental fetal treatment improves the outcome of prenatally diagnosed complete atrioventricular block without structural heart disease. Circulation 2004; 110(12):1542-8.

Lopes L. Arritmias fetais. In: Ecocardiografia Fetal. 2016.

Nii M, Hamilton RM, Fenwick L, Kingdom JC, Roman KS, Jaeggi ET. Assessment of fetal atrioventricular time intervals by tissue Doppler and pulse Doppler echocardiography: normal values and correlation with fetal electrocardiography. Heart 2006; 92(12):1831-7.

Simpson JM, Maxwell D, Rosenthal E, Gill H. Fetal ventricular tachycardia secondary to long QT syndrome treated with maternal intravenous magnesium: case report and review of the literature. Ultrasound Obstet Gynecol 2009; 34(4):475-80.

Strasburger JF, Wakai RT. Fetal cardiac arrhythmia detection and in utero therapy. Nat Rev Cardiol 2010; 7(5):277-90.

Trucco SM, Jaeggi E, Cuneo B et al. Use of intravenous gamma globulin and corticosteroids in the treatment of maternal autoantibody-mediated cardiomyopathy. J Am Coll Cardiol 2011; 57(6):715-23.

Weber R, Stambach D, Jaeggi E. Diagnosis and management of common fetal arrhythmias. J Saudi Heart Assoc 2011; 23(2):61-6.

Wacker-Gussmann A, Strasburger JF, Cuneo BF, Wakai RT. Diagnosis and treatment of fetal arrhythmia. Am J Perinatol 2014; 31(7):617-28.

Wojakowski A, Izbizky G, Carcano ME, Aiello H, Marantz P, Otano L. Fetal Doppler mechanical PR interval: correlation with fetal heart rate, gestational age and fetal sex. Ultrasound Obstet Gynecol 2009; 34(5):538-42.

Schade RP, Stoutenbeek P, de Vries LS, Meijboom EJ. Neurological morbidity after fetal supraventricular tachyarrhythmia. Ultrasound Obstet Gynecol 1999; 13(1):43-7.

CAPÍTULO 15

Dopplervelocimetria

Francisco Eduardo de Carvalho Lima
Aristóteles dos Santos Chaves

INTRODUÇÃO

A dopplervelocimetria é um método muito usado no campo da Medicina Fetal com aplicações no rastreamento, diagnóstico e acompanhamento de diversas situações que acometem o binômio materno-fetal.

Neste capítulo serão abordados os princípios básicos do Doppler, a técnica para obtenção dos sonogramas nos principais vasos utilizados na Medicina Fetal e suas indicações clínicas, além da sua aplicação para o esclarecimento diagnóstico de outras condições durante o exame de ultrassonografia obstétrica. Não será descrito o papel do Doppler no estudo do coração fetal.

PRINCÍPIOS BÁSICOS
Efeito Doppler

O efeito Doppler consiste na mudança na frequência ou no comprimento de onda como resultado de movimentação, seja da fonte, seja do receptor ou de estruturas refletoras que se posicionem ao longo de seu trajeto. O objetivo do Doppler é detectar e quantificar a presença, direção, velocidade e tipo de fluxo nos vasos sanguíneos.

A diferença entre as frequências (frequência Doppler), no caso do fluxo sanguíneo, é proporcional à frequência do som emitido e à velocidade das hemácias dentro do vaso. Essa relação pode ser representada pela equação:

$$FD = \frac{2V \times FE \times cos\alpha}{C}$$

Onde:
FD: frequência Doppler em Hz.
FE: frequência de emissão.
V: velocidade do fluxo sanguíneo.
C: velocidade do som nos tecidos (1.540m/s).
cosα: cosseno do ângulo entre o feixe sonoro e a direção do fluxo.

Na circulação sanguínea, as hemácias agem como receptores e depois como fontes em movimento (transmissor). Este é o motivo da multiplicação por 2 na equação.

Importância do ângulo de insonação

O ângulo de incidência sonora é importante para a obtenção de bons sonogramas. Como o cosseno de um ângulo varia de zero a 1, a posição do transdutor em relação ao vaso influencia a frequência Doppler obtida. Quando o ângulo de incidência do feixe aumenta, a variação da frequência diminui; então, no ângulo de 90 graus, a variação Doppler está virtualmente ausente. Quando o feixe de ultrassom está paralelo (ângulo próximo de 0 grau) ao eixo do fluxo, a variação da frequência aumenta.

Uma correta obtenção do ângulo de incidência é necessária para uma adequada quantificação do fluxo, já que este é baseado na avaliação da velocidade do fluxo. Quando aumenta o ângulo entre a direção do fluxo e o feixe sonoro, a velocidade medida é menor do que a real. Erros na calibração do ângulo podem induzir erros significativos na estimativa do fluxo e da medida da velocidade. Daí a importância de o ângulo entre o feixe sonoro e o fluxo sanguíneo em estudo estar na mesma direção (próximo de 0 grau).

Volume de amostra

O volume de amostra é a região em que são obtidos os sinais de variação de frequência Doppler. O volume de amostra no Doppler pulsátil pode ser controlado pelo examinador (a localização e a dimensão axial), visando diminuir o espectro de ecos recebidos (interferência de outros vasos) e melhorando a qualidade da medida das velocidades de fluxo.

Frequência de repetição de pulso (PRF – *pulse repetition frequency*)

A PRF é usada para determinar os limites de variação de velocidade a ser analisada nos sonogramas e dentro da caixa de cor. A PRF pode ser modificada pelo operador em função da profundidade do vaso e da velocidade do sangue. A diminuição da PRF é empregada para examinar fluxos lentos (p. ex., fluxo venoso).

Filtros

A função do filtro (passa-alto) é eliminar os componentes extrínsecos da frequência baixa do sinal Doppler, os quais são provenientes das paredes dos vasos ou de outras estruturas adjacentes em movimento.

Aliasing

Ocorre quando a velocidade do vaso em estudo é superior à PRF usada naquele momento do exame. Essa saturação do sistema impede a representação fiel do sentido do fluxo, fazendo com que parte da onda surja no canal de sentido oposto ao do fluxo real e gerando a falsa interpretação de fluxo bidirecional.

Modos de imagem de fluxo

Doppler colorido

O Doppler colorido consiste em uma descrição em tempo real dos padrões de fluxo sobreposto à imagem anatômica das estruturas no modo B. Pode ser usado para identificar vasos, a presença e a direção do fluxo e para fornecer a correção do ângulo feixe acústico/vaso para a medição da velocidade.

A relação da cor com as mudanças de frequência é geralmente fundamentada na direção (por convenção, a cor vermelha representa o fluxo vascular que se aproxima do transdutor e a cor azul o fluxo vascular que se afasta do transdutor) e na magnitude da velocidade do fluxo (a maior velocidade do fluxo é descrita pelo brilho maior e a velocidade mais baixa pelo brilho menor).

Para otimizar o Doppler colorido é necessário:

- Ajustar a caixa de cor para um tamanho apropriado. Uma caixa de cor menor melhora a taxa de quadros, a resolução e a sensibilidade da cor do fluxo.
- Certificar-se de que o foco está na região de interesse e ajustar o ganho para otimizar o sinal de cor.
- Posicionar o transdutor (direção do feixe acústico) para obter um ângulo feixe/vaso satisfatório.
- Ajustar a frequência e a escala (PRF) de acordo com a velocidade do fluxo. Uma PRF baixa é mais sensível a baixas velocidades, mas pode produzir *aliasing*. PRF elevada reduz o *aliasing*, mas é menos sensível para captar fluxo de baixa velocidade.

Doppler pulsátil

O Doppler pulsátil é utilizado para fornecer um sonograma (análise do fluxo) da artéria ou veia sob investigação (Figura 15.1). O sonograma fornece uma medida da mudança da velocidade

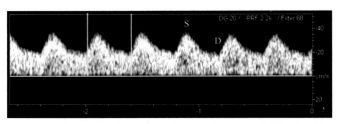

Figura 15.1 Sonograma da artéria umbilical no Doppler pulsátil. (*S*: sístole; *D*: diástole.)

do fluxo sanguíneo ao longo do ciclo cardíaco no ponto específico do vaso onde foi colocado o volume da amostra. Examina a forma de onda de fluxo e calcula a velocidade e os índices.

O sonograma pode oferecer informações sobre a resistência do fluxo em determinadas áreas de interesse. Quando a forma de onda de fluxo mostra velocidade alta no fluxo diastólico, indica baixa resistência distal. Nos casos em que a onda de fluxo apresenta baixa velocidade diastólica, é indicativo de alta resistência distal.

A melhor resolução do sonograma ocorre quando são congeladas a imagem em modo B e a imagem do Doppler colorido.

Para a avaliação do fluxo de um vaso sanguíneo foram desenvolvidos índices indiretos de medida. Os índices mais utilizados para avaliação dos sonogramas são:

- Índice de pulsatilidade (IP).
- Índice de resistência (IR).

Na prática clínica atual, o IP é mais utilizado por apresentar correlação mais exata com a resistência vascular e fornecer uma análise sobre uma ampla gama de padrões de forma de onda de fluxo. Os aparelhos de ultrassonografia realizam o cálculo de maneira automática.

Para a obtenção de bons sonogramas é necessário que:

- As ondas de fluxo sejam registradas durante a ausência de movimentos corporais e respiratórios do feto, se necessário, durante a suspensão temporária da respiração materna.
- A frequência cardíaca fetal esteja entre 110 e 160bpm.
- O feixe acústico e a direção do vaso estejam alinhados para permitir um bom ângulo de insonação (próximo de 0 grau) e garantir melhor condição de avaliação das velocidades absolutas e da forma da onda de fluxo.
- O volume de amostra seja ajustado à luz do vaso.
- Seja usado um filtro baixo (≤ 50 a 60Hz).
- A velocidade de varredura seja ajustada para a obtenção de quatro a seis ciclos cardíacos no *display*.
- A onda de fluxo ocupe pelo menos 75% do *display* (ajustar a PRF).
- O ganho seja ajustado para que se possa ver claramente a onda de fluxo sem a presença de artefatos no fundo do *display*.

Doppler de energia

No modo Doppler de energia é exibida a amplitude do sinal do fluxo de cor em vez da frequência. A amplitude é gerada pela intensidade do sinal produzido pelas hemácias dentro do vaso, sendo independente do ângulo de insonação. Esse modo é frequentemente usado para aumentar a sensibilidade a fluxos de baixa velocidade.

DOPPLERVELOCIMETRIA DAS ARTÉRIAS UTERINAS

A dopplervelocimetria das artérias uterinas tornou-se um método para avaliação indireta da circulação materno-placentária desde o primeiro trimestre da gestação e tem sido considerada uma potencial ferramenta de rastreamento para o desenvolvimento da pré-eclâmpsia, crescimento fetal restrito, descolamento prematuro de placenta e natimorto. Outra aplicação é para o prognóstico de fetos pequenos para a idade gestacional.

O achado de anormalidade nas artérias uterinas está correlacionado a desfecho materno e/ou perinatal adverso.

Técnica para obtenção da dopplervelocimetria das artérias uterinas

Para a avaliação das artérias uterinas podem ser utilizadas as vias transvaginal e abdominal. Devem ser obtidos os índices das artérias uterinas direita e esquerda, utilizando-se com maior frequência o IP. Em seguida, é calculada a média do IP das artérias uterinas, o chamado IP médio.

O intervalo de referência do IP médio das artérias uterinas utilizado deve ser o da via realizada. Existem tabelas para verificação da via transvaginal e da via abdominal (Tabela 15.1). As artérias uterinas são consideradas alteradas quando o IP médio está acima do percentil 95.

No casos de malformações uterinas, a avaliação do IP das artérias uterinas e sua interpretação não são confiáveis.

Avaliação das artérias uterinas no primeiro trimestre da gestação

Técnica abdominal

- Um plano sagital mediano do útero é realizado e o canal cervical identificado.
- O transdutor é movido lateralmente até o plexo vascular paracervical.
- Acionado o Doppler colorido, a artéria uterina é identificada com direção cranial ascendendo no corpo uterino.
- A medida é realizada nesse ponto, antes de a artéria uterina se ramificar nas artérias arqueadas.
- Realiza-se o mesmo processo no lado contralateral.

Técnica transvaginal

- A gestante deve esvaziar a bexiga e ficar na posição de litotomia.
- O transdutor é colocado no fórnix anterior e é realizado um plano sagital do colo; então, move-se a sonda lateralmente para visibilizar o plexo vascular paracervical.
- Acionado o Doppler colorido, identifica-se a artéria uterina no nível da junção cervicocorporal. A medida é realiza-

Tabela 15.1 Índice de pulsatilidade (IP) médio das artérias uterinas

Idade gestacional	Percentil 95 – IP das artérias uterinas
11	2,7
12	2,53
13	2,38
14	2,24
15	2,11
16	1,99
17	1,88
18	1,79
19	1,7
20	1,61
21	1,54
22	1,47
23	1,41
24	1,35
25	1,3
26	1,25
27	1,21
28	1,17
29	1,13
30	1,1
31	1,06
32	1,04
33	1,01
34	0,99
35	0,97
36	0,95
37	0,94
38	0,92
39	0,91
40	0,9
41	0,89

Fonte: Gomes e cols., 2008.

da nesse ponto, antes de a artéria se ramificar nas artérias arqueadas.
- Realiza-se o mesmo processo no lado contralateral.

Deve-se tomar cuidado para não insonar a artéria cervicovaginal (a direção do fluxo é cranial para caudal) ou as artérias arqueadas, que apresentam velocidade sistólica máxima < 50cm/s, enquanto as artérias uterinas apresentam valores maiores.

Avaliação das artérias uterinas no segundo trimestre da gestação

Técnica abdominal

- O transdutor é colocado longitudinalmente no quadrante lateral inferior do abdome com angulação mediana.

- Aciona-se o Doppler colorido para identificar a artéria uterina cruzando a artéria ilíaca externa.
- O volume da amostra é posicionado 1cm acima desse cruzamento.
- Em uma pequena proporção de casos, a artéria uterina se ramifica antes do cruzamento com a artéria ilíaca externa, e o volume da amostra é posicionado antes da bifurcação.
- Realiza-se o mesmo processo no lado contralateral.

Com o avançar da idade gestacional, o útero geralmente sofre uma dextrorrotação. Portanto, a artéria uterina esquerda não corre lateralmente como a artéria uterina direita.

Técnica transvaginal

- A gestante deve esvaziar a bexiga e ficar na posição de litotomia.
- O transdutor é colocado no fórnix lateral.
- Quando acionado o Doppler colorido, a artéria uterina é identificada no nível do orifício interno do colo uterino, onde se faz a medida.
- Realiza-se o mesmo processo no lado contralateral.

DOPPLERVELOCIMETRIA DA ARTÉRIA UMBILICAL

O padrão de onda Doppler na artéria umbilical reflete o estado da circulação placentária. Uma placentação normal apresenta um fluxo de baixa resistência com aumento no volume de fluxo diastólico final com o avançar da gestação (Figura 15.2A). Condições que aumentam a resistência da circulação placentária provocam a diminuição do fluxo diastólico final na artéria umbilical, podendo chegar à ausência ou à reversão do fluxo na diástole (Figura 15.2C e D). A gravidade das lesões vasculares da placenta e sua correlação com as alterações no fluxo ao Doppler da artéria umbilical ocorrem na seguinte sequência: quando pelo menos 30% da área da placenta estão comprometidos, observa-se aumento no IP da artéria umbilical; quando ocorre a diástole reversa, o comprometimento é da ordem de mais de 70% (Figura 15.2B e D). A alteração da dopplervelocimetria da artéria umbilical torna possível inferir a ocorrência da insuficiência placentária.

Há diferença significativa no IP medido em diferentes regiões ao longo do cordão umbilical. A resistência é maior na inserção do cordão junto ao abdome fetal e menor próximo à inserção na placenta. Por razões de consistência, a medida deve ser realizada na alça livre do cordão umbilical.

Nas gestações múltiplas, a avaliação no cordão umbilical deve ser realizada na inserção junto ao abdome fetal, uma vez que pode haver dificuldade em atribuir uma alça a um feto específico. No entanto, nos casos de gestação monocoriônica e diamniótica que evoluem com crescimento fetal restrito seletivo, deve-se insonar também o cordão do feto menor próximo à inserção na placenta para avaliar o padrão de onda na artéria umbilical e classificar o tipo de restrição seletiva.

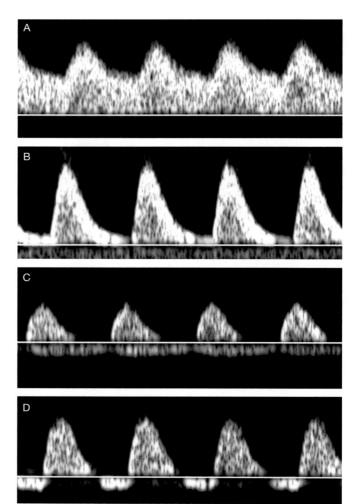

Figura 15.2 Padrões de onda de fluxo na artéria umbilical: (**A**) normal, (**B**) diástole diminuída, (**C**) diástole zero e (**D**) diástole reversa.

Considera-se a artéria umbilical alterada quando o IP está acima do percentil 95 (Tabela 15.2) ou quando a morfologia da onda mostra diástole zero ou reversa (Figura 15.2C e D).

DOPPLERVELOCIMETRIA DA ARTÉRIA CEREBRAL MÉDIA

A artéria cerebral média (ACM) é o vaso de escolha para a avaliação da circulação cerebral, apresentando como padrão normal onda de fluxo de alta resistência (fluxo diastólico final baixo – Figura 15.3B).

Nos casos de insuficiência placentária deve ser avaliada a resposta apresentada pelo feto à menor oferta de nutrientes e oxigênio. A depender da adaptação fetal nesse ambiente de hipoxemia, ocorre a redistribuição do fluxo sanguíneo para determinadas áreas do corpo, resultando em aumento do fluxo sanguíneo (vasodilatação) para cérebro, coração e suprarrenais, em um processo conhecido como centralização da circulação fetal, que é um mecanismo de defesa na adaptação fetal em uma condição intrauterina de hipoxemia. Essa vasodilatação cerebral pode ser demonstrada pela dopplervelocimetria quando o IP da ACM estiver abaixo do percentil 5 do intervalo de referência (Tabela 15.2).

Tabela 15.2 Valores dos índices Doppler mais usados em Obstetrícia

Idade gestacional	IP AU percentil 95	IP ACM percentil 5	RCP percentil 5	IP DV percentil 95	IP AUT percentil 95	PVS ACM 1,5 MoM
20	2,01	1,37	0,65	0,89	1,61	38
21	1,96	1,4	0,75	0,88	1,54	40
22	1,9	1,45	0,85	0,87	1,47	42
23	1,85	1,47	0,92	0,86	1,41	44
24	1,79	1,5	1	0,85	1,35	46
25	1,73	1,51	1,05	0,83	1,3	48
26	1,69	1,52	1,1	0,82	1,25	50
27	1,64	1,53	1,15	0,81	1,21	52
28	1,6	1,53	1,2	0,8	1,17	55
29	1,58	1,53	1,23	0,79	1,13	58
30	1,54	1,52	1,25	0,78	1,1	61
31	1,5	1,51	1,27	0,76	1,06	64
32	1,48	1,5	1,28	0,75	1,04	67
33	1,46	1,47	1,27	0,74	1,01	70
34	1,43	1,43	1,27	0,73	0,99	73
35	1,42	1,4	1,25	0,72	0,97	76
36	1,41	1,37	1,22	0,71	0,95	80
37	1,4	1,32	1,17	0,7	0,94	84
38	1,4	1,28	1,13	0,68	0,92	
39	1,4	1,21	1,08	0,89	0,91	
40	1,4	1,18	1	0,88	0,9	

Fontes: Arduini & Rizzo, 1990; Hecher e cols., 1994; Mari e cols., 2000; Baschat & Gembruch, 2003; Gómez e cols., 2008.
IP AU: índice de pulsatilidade da artéria umbilical; IP ACM: índice de pulsatilidade da artéria cerebral média; RCP: relação cerebroplacentária; IP DV: índice de pulsatilidade do ducto venoso; IP AUt: índice de pulsatilidade médio da artéria uterina; PVS ACM: pico de velocidade sistólica na artéria cerebral média; MoM: múltiplos da mediana.

Outra aplicação clínica da ACM é para a medida da velocidade sistólica máxima (PVS – pico de velocidade máxima) de modo a se avaliar o grau de anemia fetal nos casos de isoimunização Rh, infecção pelo parvovírus B19, hidropisia e gestação gemelar monocoriônica. O aumento do PVS-ACM parece estar relacionado com a queda da hemoglobina e seus mecanismos hemodinâmicos compensatórios. O feto é considerado de risco para anemia quando o valor do PVS-ACM está acima de 1,5 múltiplo da mediana (MoM) para determinada idade gestacional (Tabela 15.2).

Técnica para obtenção da dopplervelocimetria da artéria cerebral média

- Um plano transversal do cérebro, no nível do círculo de Willis, deve ser obtido e magnificado (Figura 15.3A).
- Aciona-se o Doppler colorido e identifica-se a ACM em seu eixo longo com seu trajeto quase paralelo ao feixe sonoro.
- O volume da amostra deve ser posicionado no terço proximal da ACM, próximo à origem da artéria carótida interna (a velocidade sistólica diminui com a distância a partir do ponto de origem do vaso).
- O ângulo de insonação deve ser mantido próximo de 0 grau.
- Deve-se evitar a pressão do transdutor no crânio.
- Calcula-se o IP e, nos casos de suspeita de anemia, realiza-se a medida do PVS.

DOPPLERVELOCIMETRIA DO DUCTO VENOSO

O ducto venoso (DV) é um *shunt* entre a veia umbilical intra-abdominal e a veia cava inferior, logo abaixo do diafragma, que direciona o sangue bem oxigenado, preferencialmente através do forame oval, para o átrio esquerdo.

O estudo do DV reflete o estado do ventrículo direito do coração e tem sido usado na avaliação da função cardíaca de fetos comprometidos por crescimento intrauterino restrito grave. O DV está alterado quando o IP está acima do percentil 95 (Tabela 15.2). A presença de alteração na morfologia da onda do DV (onda *a* ausente ou reversa) tem boa correlação com acidemia, o que o torna o parâmetro mais forte para prever o risco de morte fetal em curto prazo (Figura 15.4B). Esse sinal é considerado suficiente para recomendar o parto em idades gestacionais a partir das quais o feto é considerado viável.

Outra aplicação do DV é como marcador no rastreamento de cromossomopatias e malformações cardíacas no primeiro trimestre da gestação.

Técnica para obtenção da dopplervelocimetria do ducto venoso

- As ondas de fluxo devem ser registradas durante a ausência de movimentos corporais e respiratórios do feto.
- O DV pode ser identificado por um plano sagital mediano do tronco fetal, conectando a veia umbilical à veia cava in-

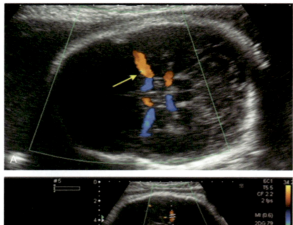
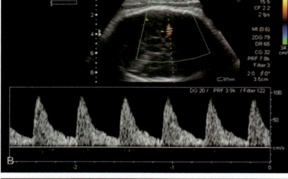
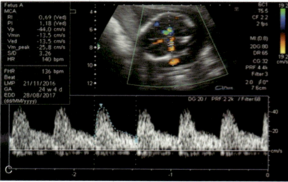

Figura 15.3 Artéria cerebral média. **A** Círculo de Willis, artéria cerebral média (*seta*). **B** Onda de fluxo de alta resistência na artéria cerebral média – padrão normal. **C** Onda de fluxo de baixa resistência na artéria cerebral média – padrão alterado.

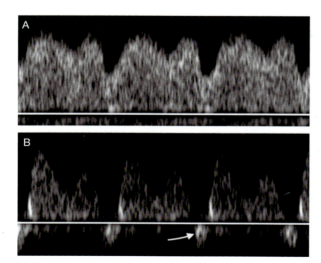

Figura 15.4 Padrão de onda de fluxo no ducto venoso. **A** Padrão normal. **B** Onda *a* reversa (*seta*).

ferior, ou por um plano transverso oblíquo através do abdome (Figura 15.5). O feixe sonoro deve estar na direção do fluxo sanguíneo no DV. Não se deve acessar o DV pela lateral do abdome fetal, pois assim não se obtém um ângulo de insonação apropriado.

- Amplifica-se a imagem da área de interesse.
- Aciona-se o Doppler colorido e visibiliza-se a presença de um fluxo turbulento (*aliasing*) na entrada do DV (Figura 15.5*B* e *C*), onde é confirmado o ponto para a colocação do volume da amostra, redução do volume da amostra (entre 0,7 e 1mm), ajuste do ângulo de insonação (< 30 graus) e realização da medida.

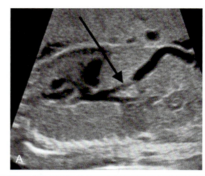
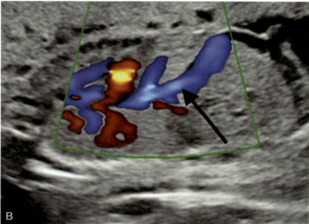
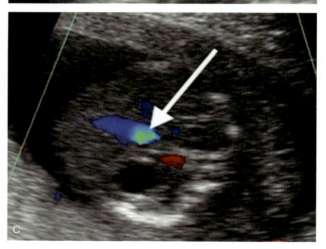

Figura 15.5 Ducto venoso. **A** Ducto venoso (*seta*) no modo B plano sagital. **B** Ducto venoso (*seta*) com Doppler colorido. **C** Ducto venoso (*seta*) no plano transverso – note o *aliasing*.

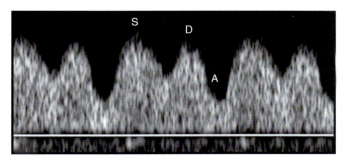

Figura 15.6 Ducto venoso. (*S:* sístole ventricular; *D:* diástole inicial; *A:* contração atrial.)

- A onda é geralmente trifásica (Figura 15.6).
- As velocidades são altas, entre 55 e 90cm/s, na segunda metade da gestação, e velocidades mais baixas são encontradas no primeiro trimestre da gestação.

DOPPLERVELOCIMETRIA DA VEIA UMBILICAL

A veia umbilical apresenta um traçado que é constante e sem pulsação (Figura 15.7).

O fluxo sanguíneo na veia umbilical pode ser avaliado na porção intra-abdominal ou no cordão adjacente ao abdome fetal.

A pulsação da veia umbilical tem sido usada na avaliação hemodinâmica de fetos gravemente comprometidos e foi considerada um achado tardio na hipoxia fetal (Figura 15.8).

DOPPLERVELOCIMETRIA DO ISTMO AÓRTICO

O istmo aórtico é um segmento da aorta localizado entre a origem da artéria subclávia esquerda e a conexão do ducto arterioso na aorta descendente. Durante a vida fetal, desempenha um papel importante na manutenção do equilíbrio entre a circulação braquiocefálica, que supre a parte superior do corpo, e a circulação subdiafragmática, que supre a parte inferior do corpo e a placenta.

Em condições fisiológicas e na ausência de malformações cardíacas (como na síndrome de hiploplasia do coração es-

Figura 15.7 Padrão de onda de fluxo normal na veia umbilical.

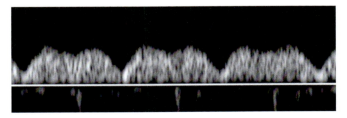

Figura 15.8 Pulsação na veia umbilical.

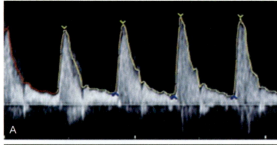

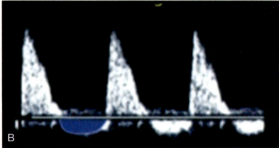

Figura 15.9 Onda de fluxo no istmo aórtico. **A** Normal. **B** Alterado.

querdo, estenose aórtica crítica e interrupção do arco aórtico), o fluxo no istmo aórtico é anterógrado (Figura 15.9A). A direção no fluxo do istmo aórtico é determinada pelo desempenho sistólico dos ventrículos e a resistência vascular periférica. Nas condições que levam ao aumento da pós-carga ventricular direita (crescimento intrauterino restrito por insuficiência placentária) ou à redução da pós-carga ventricular esquerda (hipoxemia e aneurisma cerebrovascular), pode causar um fluxo reverso durante a diástole no istmo aórtico, o que é considerado anormal (Figura 15.9B). O padrão anormal ao Doppler do fluxo sanguíneo no istmo aórtico está associado à centralização da circulação fetal. Nos quadros de insuficiência placentária, o uso do Doppler do istmo aórtico conseguiu predizer resultados perinatais e do neurodesenvolvimento a longo prazo de fetos com crescimento intrauterino restrito.

A dificuldade técnica para que se obtenha o Doppler do istmo aórtico ainda representa um desafio para sua aplicação na prática clínica.

Técnica para obtenção da dopplervelocimetria do istmo aórtico

- As ondas de fluxo devem ser registradas durante a ausência de movimentos corporais e respiratórios do feto.
- Pode ser usado um plano longitudinal ou transverso do tórax fetal. No plano longitudinal realiza-se o corte longitudinal do arco aórtico e no plano transverso, o corte de três vasos e traqueia (3VT).
- O volume da amostra deve ser posicionado no corte longitudinal do arco aórtico logo após a origem da artéria subclávia esquerda (Figura 15.10). No corte de 3VT, o volume da amostra deve ser posicionado na aorta, na junção desse vaso com o ducto arterioso.

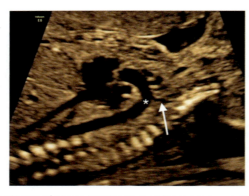

Figura 15.10 Arco aórtico no corte longitudinal (*: local de insonação do istmo aórtico). Artéria subclávia esquerda (*seta*).

OUTRAS APLICAÇÕES DO DOPPLER COLORIDO NO EXAME DE ULTRASSONOGRAFIA OBSTÉTRICA

O Doppler colorido desempenha um papel importante no diagnóstico das malformações cardíacas e na avaliação das respostas hemodinâmicas à hipoxemia e à anemia fetal. Entretanto, durante a realização do exame de ultrassonografia obstétrica, a dopplervelocimetria tem outras aplicações que ajudam no esclarecimento diagnóstico de determinadas condições:

1. Vasa prévia.
2. Corioangioma.
3. Artéria umbilical única.
4. Aneurisma ou variz da veia umbilical intra-abdominal.
5. Persistência da veia umbilical direita.
6. Agenesia do ducto venoso.
7. Gestação gemelar – na detecção do fluxo retrógrado na sequência TRAP e no entrelaçamento de cordão nos gêmeos monoamnióticos.
8. Avaliação dos vasos renais – ajuda no diagnóstico da agenesia renal bilateral, unilateral, rim pélvico e duplicação renal.
9. Aneurisma da veia de Galeno.
10. Na avaliação do curso da artéria pericalosa na agenesia do corpo caloso e no curso do ramo da artéria cerebral anterior que corre na direção da superfície do cérebro na holoprosencefalia lobar.
11. Sequestro broncopulmonar.
12. Avaliação da vascularização dos tumores fetais.
13. Como método adicional na avaliação do volume de líquido amniótico, possibilitando avaliar a presença de alças do cordão umbilical no bolsão em estudo pelo modo B. A região que apresenta cordão umbilical não é adicionada na medida do bolsão.

Leitura complementar

Acharya G. Technical aspects of aortic isthmus Doppler velocimetry in human fetuses. Ultrasound Obstet Gynecol 2009; 33:628-33.

Acharya G, Wllsgaard T, Berntsen G, Maltau J and Kiserud T. Reference ranges for serial measurements of blood velocity and pulsatility index at the intra-abdominal portion, and fetal and placental ends of the umbilical artery. Ultrasound Obstet Gynecol 2005; 26(2):162-9.

Arduini D, Rizzo G. Normal values of pulsatility index from fetal vessels: a cross-sectional study on 1556 healthy fetuses. J Perinat Med 1990; 18(3):165-72.

Baschat A, Gembruch U. The cerebroplacental Doppler ratio revisited. Ultrasound Obstet Gynecol 2003; 21:124-7.

Bernard JP, Drummond CL, Zaarour P, Molho M, Ville Y. A new clue to the prenatal diagnosis of lobar holoprosencephaly: the abnormal pathway of the anterior cerebral artery crawling under the skull. Ultrasound Obstet Gynecol 2002; 19(6):605-7.

Bhide A, Acharya G, Trudinger B et al. ISOUG Practice Guidelines: use of Doppler ultrasonography in obstetrics. Ultrasound Obstet Gynecol 2013; 41:233-9.

Dahlbäck C, Pihlsgard M, Gudmundsson S. Abnormal ductus venosus pulsatility index in the absence of concurrent umbilical vein pulsations does not indicate worsening fetal condition. Ultrasound Obstet Gynecol 2013; 42:322-8.

Figueras F, Gratacós E. Update on the diagnosis and classification of fetal growth restriction and proposal of a stage-based management protocol. Fetal Diagn Ther 2014; 36:86-98.

Gómez O, Figueras F, Gratacós E et al. Reference ranges for uterine artery mean pulsatility index at 11-41 weeks of gestation. Ultrasound Obstet Gynecol 2008; 32:128-32.

Gratacós E, Lewi L, Deprest J et al. A classification system for selective intrauterine growth restriction in monochorionic pregnancies according to umbilical artery Doppler flow in the smaller twin. Ultrasound Obstet Gynecol 2007; 30:28-34.

Hecher K, Campbell S, Snijders R, Nicolaides K. Reference ranges for fetal venous and atrioventricular blood flow parameters. Ultrasound Obstet Gynecol 1994; 4(5):381-90.

Khalil A, Nicolaides K. How to record uterine artery Doppler in the first trimester. Ultrasound Obstet Gynecol 2013; 42:478-9.

Maiz N, Nicolaides K. Ductus venosus in the first trimester: contribution to screening of chromosomal, cardiac defects and monochorionic twin complications. Fetal Diagn Ther 2010; 28:65-71.

Mari G, Russell D et al. Noninvasive diagnosis by Doppler ultrasonography of fetal anemia due maternal red-cell alloimmunization. N Engl J Med 2000; 342:9-14.

Martins W, Kiserud T. How to record ductus venosus blood velocity in the second half of pregnancy. Ultrasound Obstet Gynecol 2013; 42:245-6.

Nicolaides K, Rizzo G, Hecher K, Ximenes R. Doppler in Obstetrics. Disponível em: https://fetalmedicine.org/var/uploads/Doppler-in-Obstetrics.pdf.

CAPÍTULO 16

Perfil Biofísico Fetal

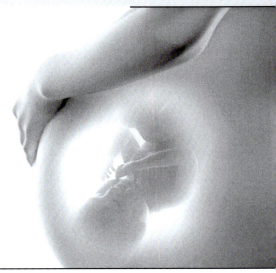

Cristina Kallás Hueb

INTRODUÇÃO

Teste utilizado para avaliação da vitalidade fetal em gestações de alto risco, o perfil biofísico fetal (PBF) foi proposto por Manning e cols. em 1980 e ainda apresenta alta aplicabilidade por ser método não invasivo, de baixo custo e fácil reprodução. Consiste na avaliação de quatro parâmetros ultrassonográficos: os movimentos fetais, o tônus fetal, os movimentos respiratórios fetais e o volume de líquido amniótico. Pode-se ainda associar uma avaliação dos batimentos cardíacos fetais, a cardiotocografia basal. Para cada um dos parâmetros ultrassonográficos e também para a cardiotocografia basal é dada uma pontuação de zero ou 2 pontos. Uma pontuação de 8 a 10 pontos é considerada normal com ausência de hipoxemia fetal. Uma pontuação ≤ 4 pode significar comprometimento fetal e, portanto, levar à necessidade de intervenção.

As atividades biofísicas são reguladas e controladas por centros cerebrais sensíveis a fatores locais e *feedback* de sensores periféricos. A presença de atividade biofísica normal é evidência presuntiva de que esses centros reguladores estão intactos, enquanto a perda de atividade biofísica normal pode ser um sinal de supressão neuronal por hipoxemia, acidemia e/ou isquemia. Por outro lado, estágios profundos de sono fetal, assim como agentes opiáceos e sedativos, podem acarretar supressão de um centro regulador de maneira transitória não patológica.

A hipoxemia estimula o sistema nervoso autônomo fetal, gerando uma resposta adaptativa e provocando aumento da resistência vascular periférica e aumento gradativo da frequência cardíaca fetal. Ocorre o direcionamento de maior proporção do fluxo sanguíneo proveniente da placenta, rico em oxigênio e nutrientes, para o cérebro, o coração e as suprarrenais com subsequente redução da perfusão renal, do trato gastrointestinal e do restante do corpo. Essa situação é habitualmente chamada de centralização fetal.

As atividades biofísicas fetais agudas respondem à hipoxemia em uma cascata previsível. Isso porque os centros reguladores do sistema nervoso central (SNC) têm limiares diferentes para a hipoxemia. Os centros reguladores do movimento fetal têm um limiar mais elevado para a hipoxemia do que aqueles para a respiração fetal ou a aceleração da frequência cardíaca fetal. O centro de tônus fetal tem o limiar mais alto de todos. Assim, os primeiros parâmetros a sofrerem alteração diante de hipoxemia são os movimentos respiratórios e a frequência cardíaca, seguidos de diminuição dos movimentos corporais e, finalmente, da perda do tônus fetal. Essa sequência torna possível a estimativa da presença e da gravidade da hipoxemia.

DESCRIÇÃO TÉCNICA

O PBF estuda em conjunto cinco atividades biofísicas descritas no Quadro 16.1 (movimentos respiratórios, movimentos corporais, tônus fetal, volume de líquido amniótico e cardiotocografia basal), que refletem a integridade funcional do SNC. Quatro desses parâmetros (movimentos respiratórios fetais, movimentos corporais fetais, tônus fetal e cardiotocografia basal) são agudamente afetados pela hipoxemia fetal e acidemia. O volume de líquido amniótico é um parâmetro não agudo, uma vez que diminuições no volume de líquido amniótico ocorrem gradualmente em resposta à redistribuição do fluxo sanguíneo fetal com perfusão renal prejudicada e menor diurese fetal. Cada um desses cinco parâmetros

Quadro 16.1 Variáveis avaliadas no perfil biofísico fetal

Variáveis	Normal (2 pontos)	Anormal (0 ponto)
Movimento corporal fetal	3 ou mais movimentos corporais ou de membros em 30 minutos	< 3 movimentos em 30 minutos
Movimento respiratório fetal	1 ou mais movimentos respiratórios com mais de 30 segundos em 30 minutos	Ausência de movimentos ou movimentos com duração < 30 segundos
Tônus fetal	1 ou mais episódios de extensão de extremidade ou da coluna vertebral com retorno à flexão em 30 minutos	Ausência de movimentos
Volume de líquido amniótico	Pelo menos 1 bolsão ≥ 2cm	Bolsão < 2cm
Cardiotocografia basal	2 acelerações de 15bpm com duração de 15 segundos em 20 minutos	< 2 acelerações em 20 minutos ou acelerações insatisfatórias

Fonte: adaptado de Melo e cols., 2011.

deve ser avaliado de maneira independente e classificado como normal (pontuando 2) ou anormal (pontuando 0). Desse modo, a pontuação máxima será 10/10 e a mínima, 0/10.

Como a grande maioria dos fetos apresenta-se normal, com as atividades biofísicas preservadas, a duração habitual do exame é de 5 minutos. Por outro lado, em razão da influência do ciclo sono-vigília, o feto deverá ser observado continuamente por pelo menos 30 minutos antes de receber pontuação zero para os parâmetros agudos. Nos casos de sono fetal, que eventualmente pode durar longos períodos (20 a 40 minutos), estímulos sonoros podem ser utilizados para tentar encurtar a duração do teste.

Movimentos corporais fetais

É considerada normal a presença de três ou mais movimentos discretos do corpo fetal ou dos membros fetais durante até 30 minutos de observação. Um episódio de movimento contínuo ativo é contado como um movimento.

Movimentos respiratórios fetais

Considera-se normal a ocorrência de um ou mais movimentos respiratórios rítmicos, com duração superior a 30 segundos cada, durante o período de observação de até 30 minutos.

Tônus fetal

É entendida como normal a ocorrência de um ou mais episódios de extensão de uma extremidade fetal ou da coluna vertebral fetal com retorno à flexão em até 30 minutos de observação ultrassonográfica.

Volume de líquido amniótico

A avaliação do volume de líquido amniótico é fundamentada na medida ultrassonográfica do maior bolsão. Para ser considerado normal e marcados 2 pontos na pontuação do PBF o maior bolsão deve ter profundidade vertical ≥ 2cm e diâmetro horizontal de pelo menos 1cm.

Cardiotocografia basal

Para pontuar 2 (valor máximo) o feto deve estar reativo, o que é definido como a presença de pelo menos duas acelerações transitórias de pelo menos 15 batimentos por minuto e duração de pelo menos 15 segundos, associadas ao movimento fetal dentro de um período de observação de 20 a 30 minutos.

Quando os parâmetros biofísicos ultrassonográficos são normais, a cardiotocografia basal não necessita ser realizada. Nessa situação, o valor preditivo dos parâmetros ultrassonográficos é equivalente ao observado quando se acrescenta a cardiotocografia. Esta deve ser realizada somente quando os parâmetros ultrassonográficos pontuarem abaixo de 8. Assim, reduz-se significativamente o tempo médio do teste por paciente.

Interpretação do escore final do PBF

- **10/10 ou 8/10 (com volume de líquido amniótico normal):** risco de asfixia fetal de 1/1.000 dentro de 1 semana, se não houver intervenção;
- **8/10 (com volume de líquido amniótico anormal):** risco de asfixia fetal de 89/1.000 dentro de 1 semana, se não houver intervenção;
- **6/10 (com volume de líquido amniótico normal):** teste inconclusivo, possível asfixia fetal; repetir o teste dentro de 24 horas no intuito de verificar se alguma das variáveis agudas que pontuaram zero retorna ao normal ou indicar a interrupção da gestação;
- **6/10 (com volume de líquido amniótico anormal):** risco de asfixia fetal de 89/1.000 dentro de 1 semana, se não houver intervenção obstétrica;
- **0 a 4/10:** risco de asfixia fetal de 91 a 600/1.000 dentro de 1 semana, em caso de conduta expectante.

Técnicas alternativas de PBF

Técnicas alternativas de PBF foram desenvolvidas com o intuito de simplificar o método, reduzindo o tempo necessário para sua realização:

- **Perfil biofísico fetal simplificado (PBF):** considera apenas a avaliação do bolsão de líquido amniótico e da cardiotocografia fetal basal e parece ser um preditor confiável do bem-estar fetal a longo prazo.
- **Perfil biofísico rápido (PBFr):** proposto pelo Tongsong e cols., consiste na medição do índice de líquido amniótico e na observação do movimento fetal provocado pelo estímulo sonoro. Um estudo subsequente mostrou que o PBFr

foi eficaz na predição de desfecho perinatal adverso com precisão de 98,18%. Os resultados promissores devem ser confirmados em estudos com número maior de pacientes.

VANTAGENS E LIMITAÇÕES DO MÉTODO DIAGNÓSTICO

O PBF apresenta falso-negativo de 0,07% para óbito fetal e falso-negativo de 5,1% para resultados perinatais adversos. Apesar de amplamente utilizado na avaliação do bem-estar fetal em gestantes de alto risco, não existem evidências científicas suficientes para recomendar seu uso rotineiro. Faltam estudos randomizados nos quais possam ser baseadas recomendações para melhor utilização do teste, especialmente no que se refere ao momento ideal para o início de sua aplicação, à frequência ideal de realização e à influência da idade gestacional sobre os resultados. De modo geral, a idade mínima para o PBF é aquela que representa o limite inferior para uma possível intervenção obstétrica diante de um resultado anormal. Essa idade gestacional é, para a maioria dos centros médicos, de 24 semanas.

Entretanto, o monitoramento da vitalidade fetal, apesar de poder ser iniciado tão precocemente na gestação, deverá ser feito diante de condições clínicas específicas que sugiram comprometimento fetal. Na grande maioria das gestações de alto risco, isso ocorre entre 32 e 34 semanas gestacionais. Quanto à frequência de realização do teste, se os resultados apresentam escores normais (8/10, 10/10), recomenda-se a repetição semanal do PBF ou duas vezes por semana até o parto, diante de uma condição de risco persistente, mas estável. O teste pode ser realizado com frequência maior caso haja deterioração do quadro clínico ou em situações de aumento do risco.

Alguns fatores podem interferir nos resultados do PBF. O uso pré-natal de corticoide, por exemplo, pode interferir na frequência cardíaca fetal, diminuindo sua variabilidade nos 2 a 3 dias que se seguem à sua administração, assim como ocasionar a diminuição dos movimentos respiratórios e corporais fetais. Todos esses parâmetros devem retornar à normalidade no quarto dia após o tratamento. A interferência de uma infecção intra-amniótica subclínica sobre o PBF é controversa. Não se conseguiu demonstrar a relação entre a diminuição dos movimentos respiratórios fetais e a existência de infecção subclínica mesmo na vigência de rotura prematura das membranas. Além disso, a diminuição dos movimentos respiratórios fetais também não se mostrou um bom preditor do trabalho de parto prematuro.

INDICAÇÕES E APLICABILIDADE CLÍNICA

O PBF é um método de vigilância fetal pré-parto e tem indicação nas gestações nas quais estão aumentados os riscos de hipoxemia e morte fetal intraútero. São inúmeras as condições clínicas que envolvem esse risco fetal, sendo consideradas as mais frequentes:

- Diabetes.
- Síndromes hipertensivas.
- Restrição do crescimento fetal.
- Gestação gemelar.
- Gestação prolongada.
- Lúpus eritematoso sistêmico.
- Síndrome antifosfolípide.
- Alterações do líquido amniótico (polidrâmnio e oligoâmnio).
- Aloimunização.
- Rotura prematura das membranas ovulares.
- Diminuição dos movimentos fetais.
- Anemia falciforme.
- Outras: cardiopatias e vasculopatias maternas não controladas.

CONSIDERAÇÕES FINAIS

Apesar de o PBF ser um método bem estabelecido para avaliação do bem-estar fetal anteparto, não existe consenso quanto à recomendação de sua realização. A maioria das sociedades internacionais recomenda sua aplicação apenas nas gestações de alto risco. Entretanto, estudos epidemiológicos sugerem risco fetal aumentado em uma série de condições adicionais, como idade materna avançada, obesidade e atividades laborais exaustivas, entre outras. Não se sabe se o uso generalizado de testes de vitalidade nesses grupos poderia reduzir o risco de morte ou lesão fetal. Desse modo, sugere-se que o uso do PBF, assim como de todo o arsenal de testes pré-natais de avaliação do bem-estar fetal, seja decidido perante a individualização dos casos.

Leitura complementar

Del Valle GO, Joffe GM, Izquierdo LA, Smith JF, Gilson GJ, Curet LB. The biophysical profile and the nonstress test: poor predictors of chorioamnionitis and fetal infection in prolonged preterm premature rupture of membranes. Obstet Gynecol 1992; 80(1):106-10.

Harman CR, Menticoglou S, Manning FA. Fetal oxygen uptake: test of placental reserve. Proc Soc Obstet Gynecol Canada 1993.

Honest H, Bachmann LM, Sengupta R, Gupta JK, Kleijnen J, Khan KS. Accuracy of absence of fetal breathing movements in predicting preterm birth: a systematic review. Ultrasound Obstet Gynecol 2004; 24(1):94-100.

Manning FA, Baskett TF, Morrison I, Lange I. Fetal biophysical profile scoring: a prospective study in 1,184 high-risk patients. Am J Obstet Gynecol 1981; 140:289.

Manning FA, Morrison I, Harman CR, Lange IR, Menticoglou S. Fetal assessment based on fetal biophysical profile scoring: experience in 19,221 referred high-risk pregnancies. II. An analysis of false-negative fetal deaths. Am J Obstet Gynecol 1987; 157(4 Pt 1):880-4.

Manning FA, Morrison I, Lange IR et al. Fetal biophysical profile scoring: selective use of the nonstress test. Am J Obstet Gynecol 1987; 156:709.

Manning FA, Platt LD, Sipos L. Antepartum fetal evaluation: development of a fetal biophysical profile. Am J O G. 1980; 136(6):787-95.

Manning FA. Dynamic ultrasound-based fetal assessment: the fetal biophysical profile score. Clin Obstet Gynecol 1995 Mar; 38(1):26-44.

Manning FA1, Morrison I, Harman CR, Lange IR, Menticoglou S. Fetal assessment based on fetal biophysical profile scoring: experience in 19,221 referred high-risk pregnancies. II. An analysis of false-negative fetal deaths. Am J Obstet Gynecol 1987 Oct; 157(4 Pt 1):880-4.

Melo OAS, Souza ASR, Amorim MMR. Avaliação biofísica complementar da vitalidade fetal. Femina 2011; 39(6):304-12.

Miller DA, Rabello YA, Paul RH. The modified biophysical profile: antepartum testing in the 1990s. Am J Obstet Gynecol 1996; 174:812.

Mulder EJ, Derks JB, Visser GH. Antenatal corticosteroid therapy and fetal behaviour: a randomised study of the effects of betamethasone and dexamethasone. Br J Obstet Gynaecol 1997; 104(11):1239.

Nageotte MP, Towers CV, Asrat T, Freeman RK, Dorchester W. The value of a negative antepartum test: contraction stress test and modified biophysical profile. Obstet Gynecol 1994; 84(2):231-4.

Nageotte MP, Towers CV, Asrat T, Freeman RK. Perinatal outcome with the modified biophysical profile. Am J Obstet Gynecol 1994; 170:1672.

Nomura R, Mieko Y, Miyadahira S, Zugaib M. Avaliação da vitalidade fetal anteparto. Revista Brasileira de Ginecologia e Obstetrícia 2009; 31(10): 513-26.

Nomura RMY, Miyadahira S, Zugaib M. Avaliação da vitalidade fetal anteparto. Rev Bras Ginecol Obstet 2009; 31(10):513-26.

Pillai M, James D. Behavioural states in normal mature human fetuses. Arch Dis Child 1990; 65:39.

Signore C, Freeman RK, Spong CY. Antenatal testing – a reevaluation: executive summary of a Eunice Kennedy Shriver National Institute of Child Health and Human Development Workshop. Obstetrics and Gynecology. 2009; 113(3):687-701.

Simpson L, Khati NJ, Deshmukh SP et al. ACR appropriateness criteria assessment of fetal well-being. J Am Coll Radiol 2016; 13:1483.

Tongprasert F, Jinpala S, Srisupandit K, Tongsong T. The rapid biophysical profile for early intrapartum fetal well-being assessment. Intern J Gynecol Obstet 2006; 95(1):14-7.

Tongsong T, Piyamongkol W, Anantachote A, Pulphutapong K. Therapid biophysical profile for assessment of fetal well-being. Journal of Obstetrics and Gynaecology Research 1999; 25(6):431-6.

Verdurmen KM, Renckens J, van Laar JO, Oei SG. The influence of corticosteroids on fetal heart rate variability: a systematic review of the literature. Obstet Gynecol Surv 2013 Dec; 68(12):811-24.

CAPÍTULO **17**

Monitoramento Antenatal da Frequência Cardíaca Fetal

Pedro Teixeira Castro
Ana Paula Pinho Matos
Osvaldo Luiz Aranda

INTRODUÇÃO

O exercício da Obstetrícia e da Ginecologia exige do especialista amplo entendimento e compreensão dos meios diagnósticos utilizados em sua área de atuação. A avaliação do bem-estar fetal antenatal constitui parte importante do acompanhamento da gestação, sendo sua principal função identificar fetos com risco de apresentar eventos adversos.

Portanto, é de extrema importância compreender o comportamento fetal normal no decorrer da gestação e, sobretudo, entender o contexto clínico em que são realizadas as avaliações. Considerando que a principal intervenção obstétrica consiste na realização do parto, sendo em geral a primeira escolha para o tratamento de complicações na gestação, visando facilitar o tratamento da mãe ou do feto, o diagnóstico de um potencial comprometimento fetal deverá ser cuidadosamente avaliado, assim como ponderadas as complicações da prematuridade.

MONITORAMENTO ANTENATAL DA FREQUÊNCIA CARDÍACA FETAL

A avaliação do bem-estar fetal por meio do registro da frequência cardíaca fetal (FCF) antes do início do trabalho de parto remonta ao início da década de 1960. Originalmente, o registro dos batimentos cardíacos fetais (BCF) era feito com o uso de pesados microfones posicionados sobre o abdome materno. Na maioria das vezes, a utilização desses aparatos fornecia leituras dúbias principalmente em virtude da dificuldade na manutenção do sinal. Apesar das dificuldades técnicas e da pouca acurácia, esses registros foram suficientes para determinar a linha de base e as variabilidades normais, além de documentar alterações que pareciam estar associadas ao comprometimento fetal, como as desacelerações recorrentes e a diminuição da variabilidade.

Em virtude do potencial desenvolvimento de um método diagnóstico, foram desenvolvidos vários sistemas adotando como base o sistema Doppler (decada de 1970), que começava então a apresentar traçados mais confiáveis.

Desde o início dos estudos da fisiologia e fisiopatologia da FCF, é descrita como normal a frequência que se encontra no intervalo entre 110 e 160bpm, ocorrendo declínio na linha de base entre 30 e 40 semanas conforme a gestação evolui. Nesses estudos foi determinado que a FCF é um reflexo da atuação do sistema nervoso autônomo simpático e parassimpático. Percebeu-se também que a FCF pode ser alterada por alguns fatores externos, como compressão do cordão umbilical, micção fetal, movimentos de esfregar os olhos, soluços e bocejos, assim como hipoxia fetal aguda e hipoxia leve, além de estresse, taquicardia e hipertermia maternas, que causam, nesses casos, aumento da FCF.

Mesmo com limitações no conhecimento da fisiologia da FCF, o uso dos aparelhos de monitoramento cardíaco fetal foi amplamente difundido e teve início para o acompanhamento de gestações de baixo e alto risco. Inúmeras publicações foram realizadas sobre sua utilização, mesmo havendo discordância sobre os padrões considerados normais ou anormais e a duração ideal do exame.

As variações na técnica e na aquisição de resultados, a associação a outros métodos e o estudo com interpretação automática surgiram logo após. Apesar de os estudos baseados em evidências não serem favoráveis ao método, o monitoramento cardíaco fetal é um dos métodos mais difundidos, acessíveis e de menor custo na avaliação do bem-estar fetal.

CARDIOTOCOGRAFIA (CTG) ANTENATAL

A CTG antenatal consiste no registro contínuo e simultâneo da FCF, da contratilidade uterina e dos movimentos fetais no período anteparto. Seu uso é indicado durante o rastreamento e para o diagnóstico de patologias maternas, fetais ou placentárias. Além disso, é um dos parâmetros em estudos sobre o bem-estar fetal, como o perfil biofísico fetal.

Classificação

Repouso ou basal

Esse é o método mais utilizado. Para o estudo, a paciente poderá ser colocada tanto na posição de Fowler, em decúbito dorsal com a cabeça mais alta do que os pés, como em decúbito lateral. Para monitoramento e observação do traçado da FCF, o transdutor deve ser posicionado no abdome materno e observados o posicionamento e a situação do dorso fetal.

Estimulada: estímulo mecânico ou vibroacústico

Nessa modalidade é adicionado um método complementar à CTG com o objetivo principal de modificar o estado de sono fetal para vigília na tentativa de reduzir a proporção de exames falso-positivos que ocorrem com frequência nas avaliações com a CTG de repouso. Schifrin e cols. descreveram que registros de CTG com traçado não reativo, que não apresentem acelerações definidas e uma linha de base com pouca variabilidade durante o tempo de monitoramento, apresentam falso-positivo entre 50% e 80% para comprometimento fetal

A estimulação fetal pode ser vibroacústica (estímulo sônico) ou mecânica (movimentação do polo cefálico). A fonte sonora deverá ser aplicada por 3 segundos no abdome materno, na região correspondente à posição do polo cefálico. Em fetos não comprometidos, após estimulação fetal, verificam-se as respostas motora (movimentação ampla e rápida) e cardíaca (aumento da FCF). No entanto, a estimulação vibroacústica pode causar reação tanto no feto que se encontra no estado de sono quieto como em alguns em estado hipóxico.

Com sobrecarga

- Teste do esforço.
- Teste do estímulo mamilar.
- Teste da ocitocina (prova de Pose).

Dos testes de sobrecarga, o mais utilizado é a prova de Pose, que consiste na indução de contrações mediante a infusão de ocitocina e na consequente avaliação da resposta fetal e da FCF. Alguns estudos indicaram alto índice de falso-positivo (em torno de 33%). A introdução de outros métodos de avaliação da vitalidade fetal, como a dopplervelocitometria, levou à sua substituição.

Cardiotocografia computadorizada

A análise computadorizada baseia-se no estudo da duração dos intervalos de tempo em milissegundos (ms) entre sucessivos batimentos cardíacos fetais. O sistema 8002 analisa o traçado cardiotocográfico em períodos de 3,75 segundos (1/16 de minuto), calculando a FCF média em cada período e também as diferenças entre períodos adjacentes. Os movimentos fetais são registrados pela gestante durante o exame ao acionar um dispositivo próprio. As contrações uterinas são detectadas quando ocorre aumento relativo da pressão uterina (superior a 16% em relação ao tônus basal de repouso) por pelo menos 30 segundos.

Os parâmetros da FCF analisados são:

- **FCF basal:** calculada pela média dos intervalos de pulso verificados em todos os períodos de baixa variação.
- **Acelerações:** identificadas pelo aumento de 10 ou 15bpm em relação à linha de base com duração superior a 15 segundos.
- **Desacelerações:** detectadas pela redução ≥ 20 *lost beats* (quantidade de batimentos a menos na FCF) em traçados com duração inferior a 30 minutos ou pela redução ≥ 50 *lost beats* em traçados com duração superior a 30 minutos.
- **Variação de curto prazo:** corresponde à média das diferenças dos valores da FCF média (expressa por intervalo de pulso em ms), observada entre os períodos adjacentes de 3,75 segundos.
- **Episódios de alta variação:** caracterizados quando pelo menos 5 de 6 minutos consecutivos do traçado apresentam variação pico a pico por minuto > 32ms.
- **Variação da FCF nos episódios de alta variação:** corresponde à variabilidade em batimentos por minuto observada nesses episódios e a episódios de baixa variação, definidos quando pelo menos 5 de 6 minutos consecutivos do traçado apresentam variação pico a pico por minuto < 30ms.

O sistema computadorizado 8002 (Sonicaid 8002) utiliza os critérios de Dawes/Redman. Para ser interpretado como normal é necessário que sejam alcançados os seguintes parâmetros:

- FCF basal entre 116 e 160bpm.
- Uma movimentação fetal ou três acelerações.
- Não há evidências de ritmo sinusoidal.
- Variações de curto prazo ≥ 3ms.
- No mínimo um episódio de alta variação.
- Variabilidade > 5bpm.
- Estimativa de contagem de movimentos fetais > 20 em 1 hora.

Parâmetros analisados na cardiotocografia

- **Contrações uterinas:** avaliar frequência, duração e coordenação das contrações.
- **Movimentos fetais:** avaliar o comportamento fetal (repouso, vigília) pelo número e tipo dos movimentos fetais (isolados, múltiplos, ausentes, soluços etc.).
- **Frequência cardíaca fetal.**
- **Nível da linha de base (média da frequência dos BCF).**

Interpretação dos parâmetros da FCF avaliados pela cardiotocografia

FCF basal – Traçado da linha de base

A linha de base representa a FCF média com variação de cinco batimentos a mais ou a menos. Considera-se uma linha de base normal aquela que apresenta frequência entre 110 e 160bpm.

A bradicardia fetal ocorre quando a média dos batimentos está < 110bpm, ao passo que a taquicardia fetal ocorre quando a média de batimentos é > 160bpm. Deverão ser sempre afastadas situações que não estão relacionadas com sofrimento fetal e que possam causar bradicardia (drogas, bloqueios cardíacos fetais etc.) e taquicardia (prematuridade, drogas, febre materna, somatório de acelerações etc.).

Variabilidade da FCF basal

A variabilidade é vista como "flutuações" na FCF, as quais são tipicamente irregulares tanto na amplitude como na frequência.

Pode ser classificada em:

- **Ausente:** quando a amplitude é indetectável.
- **Mínima:** quando a amplitude varia de 0 a 5bpm.
- **Moderada:** quando a amplitude varia de 6 a 25bpm.
- **Acentuada:** quando a amplitude é > 25bpm.

Acelerações

Considera-se aceleração o aumento da FCF acima do traçado da linha de base. Em gestações com mais de 32 semanas, considera-se aceleração o aumento de pelo menos 15bpm na linha de base que se mantenha por pelo menos 15 segundos (do início ao final da aceleração). Em gestações com menos de 32 semanas, considera-se o aumento ≥ 10bpm com duração mínima de 10 segundos. Acelerações prolongadas são aquelas que têm entre 2 e 10 minutos. Qualquer aceleração com duração superior a 10 minutos é considerada uma modificação da linha de base.

Quando em um traçado antenatal a linha de base demonstra taquicardia, as taquicardias estão mais comumente associadas à hipertermia materna ou à infecção fetal do que a estados de hipoxia. Desse modo, qualquer aumento na linha de base sem a presença de complicações deverá ser investigado para uma das causas citadas.

Desacelerações

Todas as desacelerações deverão ser descritas quanto à sua duração e à menor frequência registrada em relação à linha de base (nadir). As desacelerações recorrentes acompanham mais de 50% das contrações registradas em um período de 20 minutos.

Desacelerações prolongadas são aquelas que duram entre 2 e 10 minutos; quando a desaceleração dura mais de 10 minutos, classifica-se como modificação da linha de base.

E quando as desacelerações ocorrem durante traçados até então reativos? Tendo em vista o número limitado de causas para a desaceleração da FCF (como compressão de cordão e micção fetal), esse tipo de traçado deve ser considerado fisiológico.

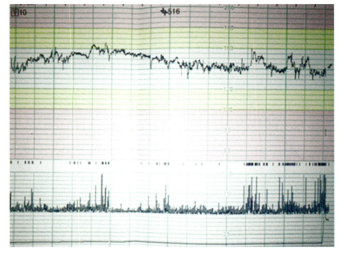

Figura 17.1 CTG normal reativa. Imagem de traçado de CTG reativo em feto a termo. Apresenta acelerações com aumento da frequência > 15bpm.

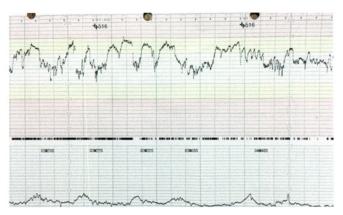

Figura 17.2 CTG normal padrão saltatório. Imagem de traçado de CTG reativo de feto a termo. Apresenta padrão saltatório coerente com estágio de feto acordado e ativo.

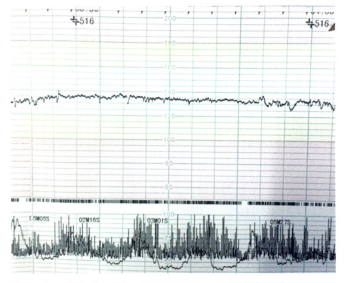

Figura 17.3 CTG não reativa. Imagem de traçado de CTG em feto a termo. Considerado traçado não reativo, apresenta variação de amplitude mínima a moderada.

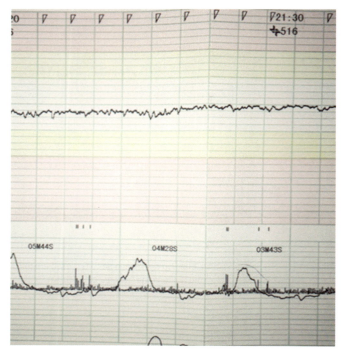

Figura 17.4 CTG com padrão comprimido. Imagem de CTG em feto a termo. Padrão comprimido com pouca variabilidade do traçado.

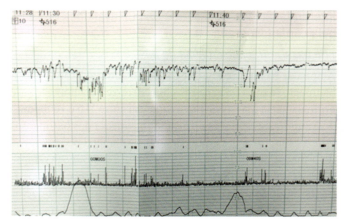

Figura 17.5 Desacelerações tardias. Traçado de CTG em feto a termo apresentando desacelerações tardias.

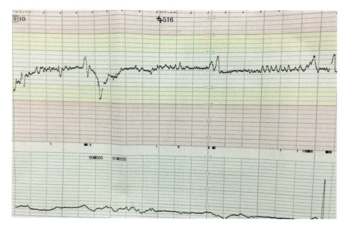

Figura 17.6 Desaceleração variável. Traçado de CTG em feto a termo mostrando desacelerações variáveis.

As desacelerações são divididas em quatro categorias:

- **Precoces:** apresentam queda gradual da FCF com retorno à linha de base associada às contrações. O nadir da desaceleração ocorre ao mesmo tempo que o ápice da contração e, em geral, o início da desaceleração, o nadir e a recuperação coincidem com o início, o ápice e o término da contração. Acredita-se que estejam associadas à compressão do crânio fetal durante a contração.
- **Tardias:** apresentam queda gradual da FCF, alcançando o nadir em torno de 30s, o que geralmente coincide com o ápice da contração. Na maioria dos casos, o início, o nadir e o retorno à linha de base ocorrem após o início, o ápice e o final da contração. Acredita-se que as desacelerações tardias sejam decorrentes da diminuição do fluxo sanguíneo uterino causada pela contração. O sangue relativamente pouco oxigenado proveniente da placenta é percebido pelos quimiorreceptores fetais, desencadeando estimulação vagal e consequente diminuição na FCF. Outro possível mecanismo é a depressão do miocárdio causada pela baixa oxigenação.
- **Variável:** são assim designadas porque podem ocorrer durante qualquer período da contração, variando também quanto ao nadir e à duração. Também não costumam apresentar padrão nas sucessivas contrações. Desacelerações variáveis estão comumente relacionadas com a compressão de cordão.
- **Padrão sinusoidal:** padrão ondulante, liso, com ondas em formato de sino e frequência de 3 a 5 ciclos por minuto com duração > 20 minutos.

Vantagens e limitações da cardiotocografia

O principal objetivo da avaliação fetal antenatal é a identificação dos fetos que apresentam risco de ocorrência de eventos adversos, levantando a oportunidade de uma atuação preventiva.

A CTG está entre os métodos mais comumente usados para a avaliação do bem-estar fetal, principalmente para o acompanhamento de gestações de alto risco. Apesar de diversos estudos não demonstrarem redução do risco de óbito fetal com seu uso, o método é um dos mais difundidos e acessíveis, estando presente na maioria dos centros obstétricos como integrante da rotina de assistência pré-natal. Além disso, a CTG possibilita a avaliação imediata do traçado, orientando o profissional de maneira eficaz, é simples de realizar, inócua e de fácil repetição.

Os estudos iniciais determinaram que a presença de acelerações (definidas como aumento de mais de 15bpm nas linha de base por mais de 15 segundos) assegura o bem-estar fetal quando acompanhada por movimentos fetais perceptíveis. Estudos foram feitos para definir quantos movimentos seriam necessários para classificá-los como reativos e chegou-se

Capítulo 17 • Monitoramento Antenatal da Frequência Cardíaca Fetal

à conclusão de que são suficientes dois movimentos em 10 minutos. A mortalidade fetal foi de 1/3.000 durante 24 horas após CTG reativa.

Limitações do método

O principal problema associado à aplicabilidade do teste é a dificuldade na definição do que realmente seja um teste com traçado anormal, o qual é considerado um teste não reativo, em virtude do alto percentual de falso-positivo. Desde meados da década de 1980, sabe-se que o coração dos fetos a termo não apresenta acelerações de maneira contínua. O mais comum é a ocorrência de períodos de aceleração entre períodos em que a CTG apresenta apenas a linha de base, sem acelerações e com variabilidade < 5bpm.

O feto normal, próximo ao termo, apresenta períodos fisiológicos de "não reatividade", são os períodos de sono quieto, cuja linha de base é normal, com variabilidade frequentemente < 5bpm (alguns períodos < 2) e sem acelerações para o movimento fetal. De acordo com os conhecimentos da fisiologia fetal, a interpretação da CTG, principalmente no período anteparto, deve ser fundamentada no comportamento fetal nesse período.

No estado de sono quieto (1F), o feto está fora do sono REM e o BCF diminui em variabilidade com uma linha de base normal. O feto apresenta movimentação esporádica de membros que não é acompanhada de acelerações.

O estado de sono ativo (2F) é o estado associado a um traçado de CTG muitas vezes definido como reativo. O traçado mostra frequência cardíaca normal e variabilidade de 5 a 25bpm com movimentações acompanhadas por acelerações.

No estado acordado e ativo (4F), o feto está acordado de olhos abertos e se movimenta constantemente. A linha de base é difícil de ser definida em razão das múltiplas acelerações e dos movimentos excessivos. No estado desperto sem movimentações (3F), o feto apresenta movimentação contínua dos globos oculares, associada ao aumento da variabilidade, mas sem a presença de acelerações. Trata-se de um estado de difícil reconhecimento.

A grande dificuldade, há muito enfrentada, reside em como diferenciar um padrão de batimentos apresentado por um feto normal em estado de sono quieto (1F) de um padrão não reativo causado por hipoxia, uma vez que na maioria dos casos de fetos normais a transição do estado de sono quieto para sono ativo ocorrerá em um período que pode variar de 40 a 120 minutos. Com essas informações se conclui que há um grande número de traçados falso-positivos em exames com duração < 40 minutos.

Um dos problemas para a avaliação da eficácia do método diz respeito à ausência de correlação entre a fisiologia fetal e o tempo de registro. Nos estudos iniciais realizados para determinar o benefício da realização de CTG antenatal em pacientes de alto risco, não houve menção quanto ao tempo de registro necessário para definir um traçado não reativo ou o

tempo de traçado foi limitado a 30 minutos ou, ainda, quando realizados por mais de 40 minutos, eram executados apenas uma vez por semana. A limitação temporal do registro levou à conclusão de que a presença de traçados não reativos em registros de CTG realizados em pacientes de alto risco não compromete o resultado dessas gestações.

Os prognósticos associados a traçados considerados patológicos estão mais bem definidos atualmente. Os traçados que apresentam desacelerações repetitivas, seja de maneira espontânea, seja quando associadas a contrações de Braxton Hicks com baixa variabilidade da linha de base, são universalmente aceitos como associados a alto grau de comprometimento fetal por hipoxia (quando não há doença metabólica materna ou desordem fetal congênita). De maneira análoga, a presença de bradicardia na linha de base sem variabilidade representa um prognóstico sombrio, caso o parto não seja realizado.

Monitorização antes de 32 a 34 semanas

Os avanços da Neonatologia possibilitaram altos índices de sobrevivência de fetos com idade gestacional inferior a 32 a 34 semanas. Com isso surgiu o desafio de monitorizar os fetos prematuros e, embora não haja evidências dos benefícios do uso de CTG em prematuros, a CTG é frequentemente utilizada para a monitorização de fetos em situação de risco, como hemorragia, pré-eclâmpsia, rotura prematura de membranas pré-termo e trabalho de parto prematuro. Como não existem dados sobre o uso da CTG nos casos de prematuridade, há a chance de que o uso da avaliação leve à realização do parto injustificado e à prematuridade iatrogênica.

Não há estudos sobre o uso de CTG em fetos antes de 33 semanas. Os únicos dados existentes são provenientes de relatos fundamentados em observações de exames realizados durante o trabalho de parto. Esses dados mostram que o feto normal desenvolve, entre 28 e 34 semanas, um padrão de reatividade maduro, semelhante ao do feto a termo. Antes da maturação, o traçado demonstra pouca variabilidade em uma linha de base relativamente elevada. Acelerações isoladas são pouco frequentes nesse período gestacional, sendo comum o incremento de 5 a 10bpm na FCF. Podem ocorrer também curtos períodos de diminuição da FCF, os quais são muitas vezes confundidos como desacelerações e são considerados comuns, devendo ser interpretados como variação da linha de base. No entanto, quando essas desacelerações prolongadas ocorrem de maneira repetitiva, faz-se necessária uma melhor investigação do estado de oxigenação fetal.

CONSIDERAÇÕES FINAIS

Apesar de os ensaios afirmarem que a CTG antenatal não melhora os resultados da gestação, o exame continua sendo realizado diariamente na grande maioria dos centros obstétricos e deverá ser considerado uma ferramenta valiosa, especialmente em unidades onde não estão disponíveis os exames de bem-estar fetal por meio da ultrassonografia (USG).

A longa história de utilização da CTG revela que a presença de um traçado reativo, onde se encontram ao menos duas acelerações em um período de 10 minutos, está associada a índice de mortalidade fetal < 0,5%. De modo similar, um traçado patológico que mostra desacelerações repetitivas ou bradicardia apresenta taxa muito pequena de falso-positivo e indica claramente a necessidade de avaliação adicional por USG ou realização do parto.

As controvérsias aparecem quando a CTG apresenta um traçado não reativo. Sabe-se que um feto normal pode permanecer entre 90 e 120 minutos no estado de sono, mesmo que ocorra aceleração nos primeiros 10 minutos e outra 100 minutos depois. Em um traçado que estava apenas não reativo, a presença de acelerações mostra um feto com oxigenação normal e que não está acidêmico. Ainda que estudos relatem que a decisão de atuar apenas quando ocorrem traçados não reativos por períodos maiores que 120 minutos reduz o índice de falso-positivo para 1,5%, o uso da determinação de não reativo exige maiores investigações.

Leitura complementar

Afors K, Chanderharan E. Use of continuous electronic fetal monitoring in a preterm fetus: clinical dilemmas and recommendations for practice. J Pregnancy 2011; 2011:848794.

Bracero LA, Schulman H, Baxi LV. Heart rate characteristics that provide confidence in the diagnosis of fetal well-being. Clin Obstet Gynecol 1986; 29:3-11.

Brown R, Patrick J. The nonstress test: how long is enough? Am J Obstet Gynecol 1981; 141:646-51.

Brown VA, Sawers RS, Parsons RJ et al. The value of antenatal cardiotocography in the management of high-risk pregnancy: a randomised control trial. Br J Obstet Gynaecol 1982; 89:716-22.

Carter MC. Signal processing and display-cardiotocographs. Br J Obstet Gynaecol 1993; 100:21-3.

Dawes GS, Moulden M, Redman CW. Improvements in computerized fetal heart rate analysis antepartum. J Perinat Med. 1996; 24(1):25-36.

Dawes GS, Moulden M, Redman CW. System 8000: computerized antenatal FHR analysis. J Perinat Med 1991; 19:46e51.

Hon EH. The electronic evaluation of the fetal heart rate; preliminary report. Am J Obstet Gynecol 1958; 75: 1215-30.

Kidd LC, Patel NB, Smith R. Non-stress antenatal cardiotocography – a prospective randomised clinical trial. Br J Obstet Gynaecol 1985; 92:1156-9.

Lavin JP, Miodovnik M, Barden TP. Relationship of nonstress test reactivity and gestational age. Obstet Gynecol 1984; 63:338-44.

Macones GA, Hankins GD, Spong CY, Hauth J, Moore T. The 2008 National Institute of Child Health and Human Development workshop report on electronic fetal monitoring: update on de nitions, interpretation, and research guidelines. Obstet Gynecol 2008; 112(3):661-6.

Nathan EB, Haberman S, Burgess T, Minkoff H. The relationship of maternal position to the result of brief non-stress tests: a randomized clinical trial. Am J Obstet Gynecol 2000; 182:1070-2.

Nijhuis JG, Prechtl HFR, Martin CB et al. Are there behavioural states in the human fetus? Early Hum Dev 1982; 6:177 e 95.

Nijhuis JG. Fetal behavioural states. In: Fetal monitoring. UK: JD Spencer Castle House Publications, 1989.

Nomura RMY, Miyadahara S, Zugaib M. Avaliação da vitalidade fetal anteparto. Rev Bras Ginecol Obstet 2009; 31(10):513-26.

Pattison N, McCowan L. Cardiotocography for antepartum fetal assessment. Cochrane Database Syst Rev 2000; (2):CD001068.

Phelan JP. Tests of fetal well-being using the fetal heart rate. In: Fetal monitoring. UK: JD Spencer Castle House Publications, 1989.

Schifrin BS, Clement D. Routine antepartum fetal heart rate monitoring. In: Fetal monitoring. UK: JD Spencer Castle House Publications, 1989.

Steer P. Commentary on 'Antenatal cardiotocogram quality and interpretation using computers'. BJOG 2014; 121(Suppl.7):9-13.

Stout MJ, Cahilll AG. Eletronic fetal monitoring: past, present, and future. Clio Perinatol 2011; 38:127-42.

Tan KH, Sabapathy A. Fetal manipulation for facilitating tests of fetal wellbeing. Cochrane Database Syst Rev 2001; (4):CD003396.

Westgate JA, Wibbens B, Bennet L, Wassink G, Parer JT, Gunn AJ. The intrapartum deceleration in center stage: a physiologic approach to the interpretation of fetal heart rate changes in labor. Am J Obstet Gynecol 2007; 197(3):236-1-11.

CAPÍTULO 18

Procedimentos Invasivos em Obstetrícia Guiados por Ultrassonografia

Carlos Henrique Mascarenhas Silva
Raquel Pinheiro Tavares
Luíza Meelhuysen Sousa Aguiar

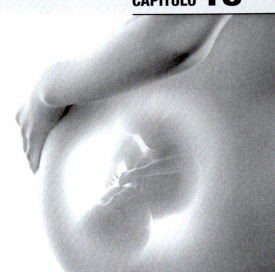

INTRODUÇÃO

A assistência pré-natal é um importante componente da atenção à saúde das mulheres no período gravídico-puerperal e, quando de qualidade, resulta em redução importante da morbidade e mortalidade materna e perinatal. Sabe-se que a incidência de anomalias aparentes e relevantes no momento do nascimento é de 2% a 3%, e várias delas podem ser detectadas durante o pré-natal. O diagnóstico pré-natal das anormalidades estruturais ou funcionais do feto adquire cada vez mais relevância e importância.

Fazem parte dessa estratégia diagnóstica pré-natal testes de rastreamento sequenciais aplicados universal e indistintamente a todas as gestantes de modo a identificar fetos com grande risco de portar alguma patologia e que, por isso mesmo, devem ser submetidos aos testes diagnósticos, os quais são muitas vezes invasivos. A ultrassonografia é elemento extremamente importante dessa estratégia, pois viabiliza a realização dos testes sequenciais de rastreamento e serve de guia para os diversos testes de diagnósticos, além de possibilitar a determinação acurada da idade gestacional, o diagnóstico e a classificação de gestações múltiplas e a avaliação da anatomia e da vitalidade fetal.

Os objetivos do diagnóstico pré-natal são informar os casais sobre o risco de defeitos congênitos ou distúrbios genéticos no feto, oferecer possibilidades diagnósticas e terapêuticas, informar sobre prognóstico e possibilitar que a equipe médica, composta por multiespecialistas e profissionais de outras áreas, se prepare para atender integralmente a família.

Os testes de rastreio não são invasivos e são fundamentados em marcadores ultrassonográficos já bem estabelecidos através da ultrassonografia e também na dosagem bioquímica de algumas substâncias no sangue materno, como proteínas e hormônios, que sofrem alterações quando o feto é portador de aneuploidias ou algumas malformações. O objetivo desses testes é identificar em quais gravidezes devem ser oferecidos os procedimentos diagnósticos invasivos. A realização desses exames invasivos apenas nas pacientes com rastreio positivo tem por objetivos diminuir a necessidade de testes invasivos, que levam ao risco direto de perda gestacional, e a otimização de recursos.

O rastreio no primeiro trimestre é idealmente realizado entre 11 e 13 semanas mais 6 dias de gestação e consiste na combinação de idade materna, marcadores ultrassonográficos e dosagem bioquímica sérica materna para o cálculo do risco de aneuploidia. Os marcadores utrassonográficos incluem a medida da translucência nucal, a avaliação da presença ou ausência do osso nasal e a impedância ao fluxo no ducto venoso e ao fluxo vascular através da valva tricúspide. As substâncias dosadas no sangue materno são a fração beta livre do hormônio gonodotrofina coriônica humana (β-HCG) e a proteína plasmática A associada à gestação (PAPP-A).

O rastreio no segundo trimestre consiste na realização da ultrassonografia morfológica. O chamado teste quádruplo, que consiste na dosagem de alfafetoproteína (AFP), inibina A, estriol não conjugado e β-HCG, está em desuso. As pacientes cujo rastreamento evidenciou alto risco de aneuploidias fetais devem ser orientadas e testes diagnósticos devem ser oferecidos.

Mais recentemente, foi desenvolvida outra linha de testes de rastreamento por meio da pesquisa e identificação de células fetais circulantes no sangue materno, que podem ser utilizadas para análise do DNA fetal. Esses testes, entretanto, não devem ser confundidos com exames de diagnóstico.

Os métodos de diagnóstico pré-natal incluem a realização de procedimentos invasivos, como biópsia de vilosidades coriônicas, amniocentese e cordocentese, para aquisição de células fetais, líquido amniótico ou sangue fetal para análise.

INDICAÇÕES DOS TESTES INVASIVOS

Além das aneuploidias, existem mais de 2.000 doenças para as quais estão disponíveis testes genéticos. Desse modo, os testes invasivos com estudo genético pré-natal devem ser indicados nas gestações em que há risco aumentado de uma condição genética pré-natal diagnosticável. Isso inclui:

- Idade materna avançada (> 35 anos).
- Pais portadores de condição hereditária.
- Gravidez prévia com feto portador de anormalidade cromossômica ou doença hereditária.
- Mãe portadora de gene de doença recessiva ligada ao X.
- Resultados positivos no rastreio do primeiro ou segundo trimestre.
- Detecção de anomalias estruturais do feto à ultrassonografia.
- Restrição do crescimento fetal (RCF).

Biópsia de vilo corial

A biópsia de vilosidades coriônicas ou biópsia de vilo corial, descrita pela primeira vez na década de 1960, consiste na retirada de pequena amostra do córion frondoso, que é geneticamente representativo do feto, para análise genética e molecular.

Esse procedimento é realizado com o objetivo de obter células para análise do cariótipo fetal, seja para os casos de rastreio de primeiro trimestre positivos, seja para o diagnóstico de fetos com risco de apresentar certas condições hereditárias ou mesmo por desejo materno. Pode ser realizada com segurança entre 11ª e a 13ª semana mais 6 dias de gestação, evidenciando aqui sua principal vantagem, que é a possibilidade de diagnóstico precoce em uma gestação ainda inicial. Quando realizado a partir de 12 semanas, alguns autores chamam esse procedimento de biópsia de placenta. A biópsia placentária pode ser realizada mais tarde na gestação para cariotipagem fetal rápida (fornece o resultado em 24 a 48 horas) ou quando existe oligoidrâmnio e não há um bolsão de líquido que possibilite a execução da amniocentese.

Tanto a análise das vilosidades coriônicas como a de células do líquido amniótico coletadas por meio da amniocentese, descrita adiante neste capítulo, oferecem a mesma informação referente a estado cromossômico, níveis enzimáticos e mutações genéticas. Um diagnóstico genético bem-sucedido pode ser obtido em 99,7% dos casos por meio da biópsia de vilo corial com uma taxa de falso-positivos de apenas 11 a cada 10 mil gravidezes. Já a taxa de falso-negativos é de 0,1%, ou seja, 1 a cada mil diagnósticos. A principal falha no diagnóstico está relacionada com áreas de mosaicismo, confinadas ou não à placenta, e que necessitam de confirmação posterior por meio de amniocentese ou cordocentese.

As amostras de vilosidades coriônicas podem ser obtidas por via transcervical ou transabdominal. De maneira geral, escolhe-se a via que promova acesso mais facil à topografia da placenta, de modo que nos casos de placentas fúndicas e anteriores se opta pela abordagem transabdominal e diante de placentas posteriores ou de inserção baixa é eleita a abordagem transcervical. Ambas as abordagens são igualmente seguras, apesar de metanálise recente mostrar maior risco relativo (79%) de não se obter material adequado pela via transcervical. Assim, uma ultrassonografia deve ser realizada imediatamente antes do procedimento com o objetivo de, além de avaliar a posição da placenta, determinar a idade gestacional e confirmar a atividade cardíaca fetal, visto que o procedimento não é mais justificável diante de um caso de abortamento.

Na técnica transcervical, a paciente é colocada na posição de litotomia e a vulva e a vagina são preparadas assepticamente com solução de clorexidina não alcoólica. Um espéculo é então inserido e o colo do útero é preparado de maneira semelhante. Um cateter de polietileno flexível com guia metálica é introduzido através do canal cervical em direção à placenta, paralelamente às membranas, sob visualização ultrassonográfica direta. Ao alcançar a borda placentária, a guia é retirada e uma seringa de 20mL, contendo meio de cultura, é acoplada ao cateter e pressão negativa é aplicada com o objetivo de coletar cerca de 10 a 25mg de vilosidades. O material obtido é inspecionado visualmente a olho nu, uma vez que estruturas brancas de ramificação das vilosidades flutuam no meio, confirmando a coleta correta. Algumas vezes, no entanto, é necessária a visualização das amostras em microscópio para confirmação da presença de vilosidades suficientes. Decídua materna também é obtida na amostra, mas é facilmente reconhecida por sua aparência amorfa. Se não houver vilosidades suficientes, pode ser tentada uma segunda inserção do cateter com efeitos adversos mínimos sob a gestação. A atividade cardíaca fetal deve ser documentada após o término do procedimento.

Para utilização da via transabdominal (Figura 18.1), o abdome é preparado com solução antisséptica e a pele é infiltrada com anestésico local. A ultrassonografia contínua é usada para direcionar uma agulha de 17 ou 18G em direção à placenta com uma seringa de 20mL acoplada contendo cerca de 2 a 5mL de meio de cultura conectada a ela. A agulha é orientada para a frente e para trás através da placenta, com movimentos suaves, enquanto a sucção por pressão negativa é aplicada na seringa de modo a possibilitar a coleta dos vilos coriais. Ao contrário da coleta transcervical, que é mais bem realizada antes de 14 semanas de gestação, o procedimento transabdominal pode, em teoria, ser realizado durante toda a gravidez e, portanto, constitui uma alternativa à amniocentese ou à cordocentese quando é necessário um cariótipo. O material obtido é analisado da mesma maneira adotada com a técnica transcervical para verificar se a amostragem é adequada.

Tanto a via cervical como a abdominal são aceitáveis, pois apresentam o mesmo perfil de segurança, porém, além da

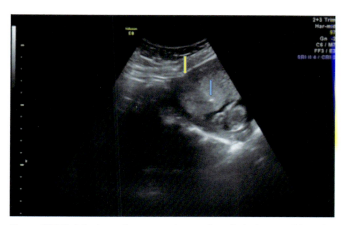

Figura 18.1 Trajeto da agulha na parede, e a placenta (*seta amarela*) mostra a ponta ecogênica da agulha (*seta azul*). (Imagem gentilmente cedida pelo Dr. Carlos Henrique Mascarenhas Silva.)

posição da placenta, em algumas situações uma delas é preferível à outra, como, por exemplo, nos casos de herpes genital, cervicite, útero bicorno, miomas cervicais e anteversão ou retroversão acentuadas, quando a abordagem transabdominal é a escolha. Por outro lado, o intestino pode atrapalhar a coleta transabdominal, sendo necessário o acesso cervical.

Em qualquer abordagem invasiva, a imunoglobulina anti-Rh deve ser administrada às pacientes Rh-negativas, Du-negativas, não sensibilizadas. Já as mulheres sensibilizadas devem aguardar até o momento em que possa ser realizada uma amniocentese, tendo em vista os relatos de exacerbação da sensibilização após a biópsia de vilosidades coriônicas.

A biópsia de vilosidades coriônicas é um procedimento seguro. O sangramento após a coleta é a queixa mais comum, podendo ocorrer em 7% a 10% das pacientes cuja coleta foi feita por via transcervical. Por outro lado, essa queixa é incomum após a coleta transabdominal, ocorrendo em 1% dos casos ou menos. Em ambos os casos, o sangramento cessa espontaneamente dentro de algumas semanas e raramente é associado a desfecho adverso. Os hematomas ocorrem quando o cateter utilizado na coleta transcervical é passado muito profundamente próximo à decídua basal, que é muito vascularizada. A coleta próxima a "lagos" placentários provoca sangramento e também pode ocasionar a formação de hematomas. Já a incidência de corioamnionite é extremamente baixa tanto após o procedimento transcervical como depois do transabdominal. O uso de um novo cateter estéril para cada inserção transcervical minimiza a ocorrência de infecções. Já a infecção após a biópsia transabdominal pode resultar da perfuração inadvertida do intestino pela agulha. Essas complicações, assim como a rotura de membranas, são extremamente raras em centros com experiência.

A taxa de abortamento aproxima-se à de risco, de 1 em 300 para 1 em 500 observada com a amniocentese no segundo trimestre. Isso foi constatado em vários estudos, incluindo estudos randomizados realizados nos EUA e na Itália. A prevalência de RCF, descolamento de placenta e parto prematuro não é maior em mulheres submetidas à biópsia de vilo corial do que na população em geral.

Relatos do início dos anos 1999 sobre a associação entre a coleta de vilosidades coriônicas e anomalias congênitas, principalmente redução de membros e hipogenesia do ramo da mandíbula, levantaram questionamentos e preocupações em relação a esse procedimento. No entanto, uma série de estudos posteriores demonstrou que, se realizada por médicos experientes após 11 semanas de gestação, a biópsia de vilosidades coriônicas não está associada a aumento do risco de malformações. A redução de membros pode ocorrer quando o procedimento é realizado mais precocemente na gestação, por volta de 7 semanas. Quando realizado após 9 semanas completas, o risco de redução de membros é baixo e não supera o da população em geral, que é de 6 por 10 mil procedimentos.

Em mãos experientes, a biópsia de vilo corial também é segura em gestações múltiplas, com especial atenção à corionicidade no momento da coleta, uma vez que em gestações monocoriônicas uma única amostra é suficiente. No caso de gestações gemelares dicoriônicas, ambas as placentas devem ser amostradas. Quando parecem estar fundidas, pode ser útil identificar os locais de inserção do cordão para evitar a contaminação cruzada do tecido coriônico.

Amniocentese

O líquido amniótico contém células de origem fetal que, após cultivadas, são utilizadas para análise cromossômica e do genoma fetal e também para o diagnóstico genético pré-natal de alguns distúrbios específicos, sendo essas suas principais indicações. Os primeiros relatos de punção da cavidade amniótica datam de 1880, quando era utilizada às cegas para descompressão de polidrâmnios. A amniocentese já foi muito utilizada no passado para dosagem de AFP, na avaliação de defeitos abertos do tubo neural e para espectrofotometria na determinação de grau de anemia fetal. A partir da década de 1950 passou a ser utilizada como ferramenta de diagnóstico fetal. Atualmente, além do cariótipo fetal, a obtenção de líquido amniótico também é feita para o diagnóstico de infecções congênitas por meio de proteína C reativa (PCR) e, mais raramente, para avaliação da maturidade pulmonar fetal. De modo terapêutico, é usada para drenagem de líquido amniótico nos casos de polidrâmnio e também para amnioinfusão em casos de oligoidrâmnio. Outra utilidade, muito pouca adotada, consiste na infusão de um corante, como índigo carmim, para avaliação de rotura de membranas.

A amniocentese consiste em punção da cavidade amniótica e aspiração de uma amostra de líquido amniótico por via transabdominal, guiada por ultrassom, realizada no segundo trimestre, mais especificamente após a 15ª/16ª semana de gestação, pois nessa idade gestacional a quantidade de líquido amniótico já é adequada (aproximadamente 150mL) com boa proporção de células viáveis para análise (Figuras 18.2 e 18.3). Já foi descrita a realização de amniocentese precoce, por volta

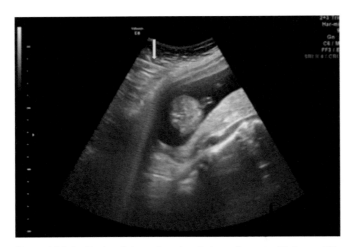

Figura 18.2 Agulha imediatamente antes de inserção na cavidade amniótica (*seta*). (Imagem gentilmente cedida pelo Dr. Carlos Henrique Mascarenhas Silva.)

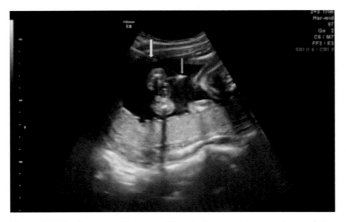

Figura 18.3 Agulha na cavidade amniótica (*seta amarela*) e a ponta ecogênica da agulha – área ecogênica (*seta azul*). (Imagem gentilmente cedida pelo Dr. Carlos Henrique Mascarenhas Silva.)

de 11 a 14 semanas de gestação, a qual não é aconselhável em razão da maior dificuldade na punção da cavidade amniótica, uma vez que não há fusão entre as membranas coriônicas e as amnióticas, o que aumenta o risco de punção da cavidade celômica, da menor disponibilidade de líquido para aspiração e de sua associação a taxas mais elevadas de complicações, como abortamento, perda de líquido amniótico e, principalmente, o *talipes* equinovaro (pé torto). Por isso, deve ser evitada e substituída pela biópsia de vilosidades coriônicas.

Antes do procedimento, ultrassonografia obstétrica é realizada para verificar a viabilidade fetal e confirmar a idade gestacional, o número de fetos e sua posição, o volume de líquido amniótico, a posição da placenta e, finalmente, a determinação do melhor local para punção. Após a escolha do local de inserção da agulha, o abdome materno é lavado com solução antisséptica, seguido da administração de anestésico local no sítio de punção. Guiada continuamente por ultrassom, uma agulha de 20 ou 22G é introduzida percutaneamente na cavidade amniótica com o cuidado de evitar o feto e o cordão umbilical (Figura 18.2). A visualização contínua da agulha pela ultrassonografia reduz significativamente a incidência de complicações. São aspirados aproximadamente 15 a 20mL de líquido amniótico, porém os primeiros 1 ou 2mL são coletados e descartados em seringa diferente para evitar a contaminação com células maternas que possam ter permanecido no interior da agulha (Figura 18.3). Após o procedimento, a ultrassonografia será utilizada para avaliar o local da punção de modo a observar possível sangramento e hematomas, além de documentar a frequência cardíaca e as atividades fetais, servindo ainda para tranquilizar o casal quanto ao bem-estar do feto.

A passagem transplacentária da agulha deve, sempre que possível, ser evitada, mas, quando inevitável para os casos de placentas anteriores, deve-se escolher a porção mais fina da placenta, longe de sua borda e da inserção do cordão umbilical. Nesses casos, o Doppler colorido é útil para evitar a punção de grandes vasos fetais. Quando essas recomendações são obedecidas, a amniocentese transplacentária não aumenta as taxas de perda fetal nas mãos de operadores experientes.

A amniocentese pode ser realizada em gestações múltiplas, sempre com o cuidado e a certeza de que está sendo obtido material genético de cada feto separadamente, evitando puncionar o mesmo saco amniótico repetidas vezes. Quando a distinção entre as duas bolsas amnióticas não está clara, uma técnica simples para garantir que o mesmo saco não seja puncionado duas vezes consiste em injetar 2 a 3mL de índigo carmim (corante azul) após a aspiração do líquido amniótico do primeiro saco, antes da retirada da agulha. A segunda punção é realizada em local escolhido após a visualização das membranas que separam as duas bolsas. A aspiração de fluido claro confirma que a segunda cavidade amniótica foi puncionada e não a primeira. Gestações com mais de dois fetos podem ser avaliadas de modo semelhante.

Após o procedimento, podem ocorrer cólicas abdominais, que duram cerca de 1 a 2 horas. Relatos de desconforto em baixo ventre podem persistir por até 48 horas após o procedimento e, de maneira geral, o desconforto é leve. Assim, as pacientes podem retornar às suas atividades habituais, de modo geral, 48 horas após a amniocentese. A imunoglobulina anti-Rh deve ser administrada às pacientes Rh-negativas, Du-negativas, não sensibilizadas, uma vez que a isoimunização pode ocorrer em 1% dos casos após a punção da cavidade amniótica.

A principal complicação associada à amniocentese é o aborto/parto espontâneo, cujo risco é de 1 a cada 300 a 500 perdas relacionadas com procedimento, o que representa um risco baixo. Essas taxas não parecem aumentar quando a amniocentese é realizada em gestações múltiplas. Alguns estudos demonstraram que a taxa de perda fetal aumenta com o número de punções. Marthin e cols. relataram uma taxa de perda relacionada com amniocentese de 3,8% após três tentativas em comparação com 1,2% após uma única punção. As taxas de perda não aumentam com a quantidade de procedimentos separados. Por isso, não devem ser feitas mais de duas tentativas de punção por amniocentese. Se as duas tentativas não lograrem êxito, a paciente deverá ser orientada a retornar em alguns dias.

Sangramento vaginal e perda de líquido amniótico, na maioria das vezes de natureza autolimitada, ocorrem em cerca de 2% a 3% das pacientes. Ocasionalmente, a perda de líquido amniótico pode persistir durante a gravidez, mas, se o volume de líquido amniótico permanece adequado, isso não interfere no prognóstico da gestação. Outras complicações são raras, incluindo infecção e lesão do feto por punção com agulha, além de hemorragia intra-abdominal materna. A amnionite sintomática ocorre raramente (0,1%). O mais grave é a sepse fulminante (por *Escherichia coli* ou espécies de *Clostridium*), que resulta em mortalidade materna, mas de ocorrência extraordinariamente rara.

Cordocentese

A cordocentese, também chamada de amostragem percutânea de sangue umbilical (PUBS), consiste na coleta de sangue diretamente do cordão umbilical guiada por ultrassonografia (Figura 18.4).

Descrito inicialmente por Daffos e cols. em 1983, esse procedimento é utilizado principalmente para avaliação e tratamento da anemia fetal nos casos de aloimunização eritrocitária e na avaliação da hidropisia fetal não imune. No entanto, o sangue coletado também pode ser usado para obtenção de células para análise genética, exames metabólicos e hematológicos, análise acidobásica, diagnóstico de infecções fetais e exames imunológicos. Essa técnica apresenta vantagens consideráveis em eficácia e segurança em relação aos métodos fetoscópicos anteriormente utilizados para a obtenção de sangue fetal.

As indicações mais frequentes da cordocentese são: achado de anomalia fetal pelo estudo ultrassonográfico, falha em obter resultado ou resultado ambíguo na amniocentese ou biópsia de vilo corial, quando se torna necessária a realização

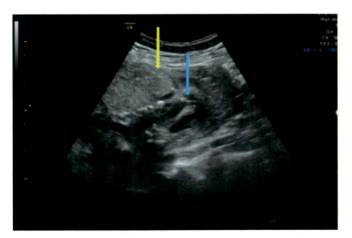

Figura 18.4 Trajeto da agulha na parede e na placenta (*seta amarela*) e a ponta da agulha visível dentro da veia umbilical (*seta azul*). (Imagem gentilmente cedida pelo Dr. Carlos Henrique Mascarenhas Silva.)

rápida de cariótipo (pode ser realizado em 24 a 48 horas) e para avaliação de doenças que só podem ser diagnosticadas por testes bioquímicos em plasma fetal ou células sanguíneas.

Habitualmente realizado a partir de 18 semanas de gestação, esse procedimento é tecnicamente mais difícil do que a coleta de vilosidades coriônicas e a amniocentese.

Uma ultrassonografia deve ser realizada antes do procedimento para avaliação da vitalidade fetal e de sua posição, localização placentária e do cordão umbilical, além da presença de anomalias tanto fetais como placentárias. O Doppler colorido também é importante ferramenta na avaliação do posicionamento do cordão e da placenta.

O sangue é obtido através de uma agulha de 20 a 22G inserida na veia umbilical situada no cordão umbilical através do abdome materno, guiada pelas imagens ultrassonográficas. A veia umbilical é preferida por ser maior do que as artérias e por ser menos provável que sua punção esteja associada a bradicardia fetal, hematomas e hemorragia significativa. A punção do cordão no local de inserção placentária é tecnicamente mais fácil, mas está associada a taxas mais altas de contaminação com sangue materno. As alças livres de cordão e a veia umbilical intra-hepática são locais alternativos de punção.

A posição da agulha é confirmada ultrassonograficamente mediante a observação de sua localização dentro da veia umbilical após a injeção de solução salina. Quando a agulha está na veia umbilical, as microbolhas podem ser vistas se movendo em direção ao feto. Outra maneira de confirmação do posicionamento da agulha e da coleta correta de sangue fetal consiste na análise do volume corpuscular médio (VCM) no sangue coletado, visto que as células do sangue fetal (140fL) são maiores do que as maternas (80fL). O VCM de uma amostra de sangue fetal deve ser no mínimo superior a 100fL. Uma alternativa útil, barata e simples que pode ser usada quando uma análise de sangue completa não pode ser realizada no momento consiste no teste de desnaturação alcalina da hemoglobina, especialmente antes de 28 semanas de gestação. Esse teste se baseia na capacidade da hemoglobina fetal de resistir à desnaturação em condições alcalinas em comparação com a hemoglobina materna.

Os movimentos fetais podem interferir no procedimento, o que aumenta o risco de complicações e a necessidade de novas punções do cordão. Em algumas situações pode ser útil um bloqueio neuromuscular fetal com injeção intravascular ou intramuscular de brometo de pancurônio (0,1 a 0,3mg/kg de peso fetal estimado). Isso é realizado, por exemplo, nas cordocenteses terapêuticas.

O sangramento do sítio de punção no cordão umbilical é a complicação mais comum da cordocentese (30% a 41%), seguido de bradicardia fetal (4% a 12%) e hematomas (17%). O sangramento no local da punção é maior após a punção arterial do que após a perfuração da veia umbilical, além de ser mais incidente após a punção transamniótica do cordão do que após a punção transplacentária. No entanto, a perda de sangue não costuma ser clinicamente significativa em ambos os casos.

A perda fetal é definida como morte fetal intrauterina dentro de 14 dias após o procedimento e sua incidência varia de 1% a 1,6%. Entretanto, essas taxas variam de acordo com a indicação do procedimento e a experiência do operador, e o risco exato é difícil de ser determinado, uma vez que muitos dos fetos estudados apresentam malformações congênitas severas ou já apresentam risco basal alto para resultados adversos e o óbito em virtude de suas patologias, muitas vezes não sendo associados à cordocentese propriamente dita. Ghidini e cols. realizaram uma metanálise que excluiu casos com condições patológicas e determinaram que a taxa de perda em uma população de baixo risco submetida à cordocentese foi de aproximadamente 1,4%. As principais causas de perda fetal são corioamnionite, rotura de membranas, sangramento no sítio de punção, bradicardia grave e trombose.

Outras complicações incluem infecção (1%), hemorragia feto-materna (40%) e parto pré-termo (7%), além de sensibilização pelo fator Rh e descolamento prematuro da placenta.

As complicações maternas são raras e incluem corioamnionite e hemorragia transplacentária. Existem relatos de casos de sepse severa, esta, porém, é extremamente rara. Embora não estejam disponíveis boas evidências, muitos centros usam antibióticos profiláticos antes do procedimento.

SITUAÇÕES ESPECIAIS

Os vírus transmitidos pelo sangue são uma preocupação durante a realização de procedimentos invasivos em razão do risco de transmissão materno-fetal. Os testes pré-natais invasivos, no entanto, podem ser realizados em mulheres portadoras de hepatite B ou C, pois, apesar das evidências limitadas, até o momento foi demonstrado que o risco de transmissão de hepatite B parece ser muito baixo e que a transmissão de hepatite C não aumenta após a amniocentese, por exemplo.

Por outro lado, esses procedimentos devem ser evitados em mulheres HIV-positivas, principalmente no terceiro trimestre, quando o risco relativo de transmissão é quatro vezes maior. Alguns autores sugerem que os procedimentos realizados no início da gravidez levariam a risco muito baixo de transmissão, desde que a terapia antirretroviral seja administrada e a carga viral materna seja baixa. Quando um teste invasivo é extremamente necessário, a amniocentese é preferida e deve-se evitar atravessar a placenta.

Assim, o conhecimento do estado sorológico materno é importante tanto para a indicação de um teste invasivo como para o aconselhamento da paciente sobre os riscos envolvidos e as poucas evidências acerca da transmissão nessa situação.

TESTE PRÉ-NATAL NÃO INVASIVO – *NIPT*

Atualmente, sabe-se que após 7 semanas de gestação o soro de uma mulher grávida contém DNA fetal livre que, embora misturado com DNA de origem materna, fornece uma amostra do genoma fetal que está disponível para análise sem a necessidade de um procedimento invasivo. Alguns estudos têm avaliado a

possibilidade de sua implantação como ferramenta de primeira linha para o rastreio de aneuploidias, mas esse teste ainda apresenta limitações em virtude de seu alto custo, por não detectar outras malformações estruturais, em razão de seus resultados duvidosos em gestações gemelares e por não ser possível obter material para análise em 1% a 8% das pacientes. Ressalte-se ainda que esses não são testes de diagnóstico, devendo essa diferença ser bem explicada aos pacientes.

CONSIDERAÇÕES FINAIS

O objetivo central dos exames de diagnóstico pré-natal é fornecer aos casais grávidos informações fidedignas, seguras e de alta confiabilidade, seja em razão do desejo intrínseco de se ter certeza quanto à normalidade do cariótipo, seja para definição de uma suspeita de distúrbios cromossômicos ou genéticos desencadeados a partir de testes de rastreamento positivos ou de ultrassonografia alterada. Além disso, há ainda a possibilidade terapêutica da amnioinfusão e da cordocentese, como citado anteriormente. Além da importância da disponibilização dessa informação ao casal, o diagnóstico de certeza no pré-natal possibilita que a equipe médica se prepare para atender de maneira mais adequada a família e o(a) filho(a) que vai nascer.

Os testes de rastreamento devem preceder os testes invasivos, de modo a rastrearem apenas os fetos sob risco de portar alguma patologia e que serão submetidos aos testes de diagnóstico, de modo que os riscos contrabalancem os benefícios desses procedimentos.

A biópsia de vilosidades coriônicas pode ser realizada, com segurança, entre a 11ª e a 13ª semana mais 6 dias, tendo como principal vantagem a possibilidade de diagnóstico precoce em uma gestação ainda inicial. A amniocentese consiste na punção da cavidade amniótica e na aspiração de uma amostra de líquido amniótico por via transabdominal, guiada por ultrassonografia a partir da 15ª/16ª semana de gestação, podendo também ser terapêutica, para promover alívio em casos de polidrâmnio, e para amnioinfusão em casos de oligoidrâmnio. A cordocentese é utilizada principalmente para diagnóstico e tratamento da anemia fetal nos casos de aloimunização eritrocitária e hidropisia fetal não imune. No entanto, o sangue coletado também pode ser usado para obtenção de células para análise genética, exames metabólicos e hematológicos, análise acidobásica, diagnóstico de infecções fetais e exames imunológicos.

Por fim, recentemente foi descoberta a presença de células fetais circulantes no sangue materno que podem ser utilizadas para análise do DNA, possibilitando, em algumas ocasiões, o diagnóstico sem a necessidade de submeter a paciente ao risco dos testes invasivos.

Leitura Complementar

Alfirevic Z, Navaratnan K, Mujezinovic F. Amniocentesis and chorionic villus sampling for prenatal diagnosis. Cochrane Database Syst Rev. 2017 Sep 4; 9:CD003252.

Capítulo 18 ▪ Procedimentos Invasivos em Obstetrícia Guiados por Ultrassonografia

American College of Obstetricians and Gynecologists Committee on Genetics. The use of chromosomal microarray analysis in prenatal diagnosis. Obstet Gynecol 2009; 122:1374-77.

American College of Obstetricians and Gynecologists Committee on Genetics. Non-invasive prenatal testing for fetal aneuploidy. Obstet Gynecol 2012; 120:1532-4.

American College of Obstetricians and Gynecologists Committee on Practice Bulletins. Screening for fetal chromosomal abnormalities. ACOG Practice Bulletin 77 (Jan 2007). Obstet Gynecol 2007; 109:217.

Cunningham FG, Leveno KJ, Bloom SL, Hauth JC, Rouse DJ, Spong CY. Obstetrícia de Williams. 23. ed. Artmed, 2012.

Driscoll AD, Simpson JL, Holzgreve W, Otaño L. Obstetrics: normal and problem pregnancies. Chapter 10, 193-218.

Geffen KT, Ben-Zvi O, Weitzner O, Peleg A, Biron-Shental T, Sukenik-Halevy R. The yield and complications of amniocentesis performed after 24 weeks of gestation. Arch Gynecol Obstet - May 24, 2017.

Hamar B. diagnostic ultrasound, Chapter 46, 1543-1555.

Invasive prenatal testing for aneuploidy. ACOG Pract Bull 88. Obstet Gynecol 2007; 110:1459-67.

Mujezinovic F, Alfirevic Z. Procedure-related complications of amniocentesis and chorionic villous sampling: a systematic review. Obstet Gynecol September 1, 2007; 110(3):687-94.

Nicolaides KH, Sebire NJ, Snijders RJM. The 11-14 week scan. New York: Parthenon, 1999.

Nicolaides KH. Nuchal transparency and other first trimester sonographic markers of chromosomal abnormalities. Am J Obstet Gynecol 2004; 191:45.

Nussbaum RL, McInnes RR, Huntington F, Thompson & Thompson Genetics in Medicine, 17, 349-367.

Prefumo F, Jauniaux E. Amniocentesis for fetal karyotyping: the end of an era? BJOG January 1, 2016; 123(1):99.

Ronald J, Wapner MD. Creasy and Resnik's maternal-fetal medicine: principles and practice. 30, 417-464.e11

SOGIMIG. Manual de ginecologia e obstetrícia da Associação de Ginecologistas e Obstetras de Minas Gerais. 6. ed. Belo Horizonte: COOPMED, 2017.

Tara F, Lotfalizadeh M, Moeindarbari S. The effect of diagnostic amniocentesis and its complications on early spontaneous abortion. Electron Physician August 1, 2016; 8(8):2787-92.

CAPÍTULO 19

Autópsia Fetal – Generalidades

Daniela Savi
Adilson Savi
José Roberto de Rezende Costa

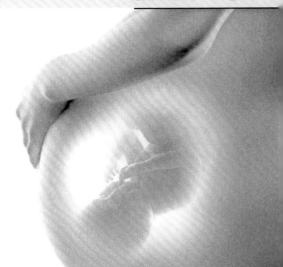

INTRODUÇÃO

A humanidade vai evoluindo ao longo dos séculos e se aprimorando no modo de vida, relações, conhecimentos e superações. Nesse sentido, é contínua a busca por respostas a tudo o que se passa, o que não é diferente em relação à vida, que se renova através do milagre da procriação e do nascimento. Afinal, é bíblica a expressão: "Sede fecundos, disse-lhes Ele, multiplicai-vos e enchei a terra" (Gênesis 9:1). Portanto, quando de um desfecho letal inusitado ao nascituro, nada mais compreensível do que a busca por respostas para o fato, notadamente as causas e como evitar que se repitam. Daí surge a importância dos esclarecimentos para aqueles casos em que há insucesso nas gestações com decessos imprevistos e, por vezes, um tanto intrigantes.

A autópsia é uma oportunidade ímpar de realizar um procedimento absolutamente único e representativo na investigação direta, tentando alcançar as causas demonstráveis para o óbito. Não obstante, muitas vezes a busca por esses esclarecimentos esbarra em questões culturais, sociais, econômicas e religiosas. Nossa cultura e nossos costumes entendem a morte como algo que deve ser rapidamente sobrepujado com o efeito da inumação, ainda que sem as devidas explicações, mesmo que pairem sentimentos sobre o inexplicável, e com pretextos da "vontade de Deus".

De fato, é justamente através das autópsias e dos demais estudos *perimortem* que se torna possível trazer explicações e fundamentações que poderão alentar os familiares, bem como a equipe profissional assistente. As autópsias podem subsidiar futuras condutas e políticas públicas de saúde em prol do bem-estar populacional.

ASPECTOS MÉDICO-LEGAIS

O termo *autópsia* tem raízes nos livros de Hipócrates, que enfatizam os aspectos do autoexame. *Necropsia* é um termo mais lógico para o exame dos mortos com o propósito de determinar as causas da morte.

A autópsia pode ter motivação clínica ou médico-legal. Quando clínica, sem suspeitas de violência, é imprescindível a autorização dos pais. Deve ser realizada no necrotério de hospitais, em serviços de verificação de óbito ou laboratórios de anatomia patológica devidamente preparados para esse mister. Nos casos de mortes violentas ou na suspeita de ter havido violência contra a gestante ou o feto, a autópsia é realizada no Instituto Médico-Legal e não exige autorização da família.

Em todas as mortes por causas externas, violentas ou suspeitas há interesse compulsório do Estado na averiguação de detalhes dos casos, devendo esses corpos, obrigatoriamente, ser encaminhados para perícia médico-legal, que é executada por perito oficial médico-legista (artigos 158 e 159 do CPP, artigo 84 do Código de Ética Médica, além da Resolução CFM 1.779/2005). Nesses casos, não se faculta à família, aos responsáveis legais pelo falecido, nem aos médicos assistentes a autorização ou a recusa para execução do exame necroscópico. O corpo passa a ser objeto de investigação do Estado e fica tutelado pelo poder público até a exaustão da prova. Um dos objetivos primordiais do estudo da Tanatologia Médico-Legal é estabelecer o diagnóstico da causa jurídica da morte, determinando se ocorreu homicídio, suicídio ou acidente. Já na Medicina, *lato sensu*, ocorre, de modo geral, a busca da causa biológica para a morte.

Toda morte pode ser de origem natural ou violenta, mas há casos em que a origem violenta pode ser afastada apenas após minucioso exame das circunstâncias e do local onde ocorreu o óbito, complementado por cuidadosa autópsia. A morte é considerada *suspeita* sempre que houver a possibilidade de sua causa não ter sido natural. Os motivos da suspeição ora decorrem das circunstâncias do local, ora dependem das características do cadáver. A morte súbita pode se enquadrar, em alguns casos, como morte suspeita, já que o conceito de morte súbita se prende mais à inexistência de uma enfermidade prévia que pudesse explicar o óbito. A morte súbita inclui tanto a morte fulminante, em que a pessoa aparentemente normal apresenta um mal súbito e morre, como os casos em que a doença se instala em indivíduo considerado sadio e evolui para óbito em torno de 1 dia.

A morte súbita inexplicada dos nascituros, crianças e jovens é incomum, embora sua magnitude real seja controversa. Suas características clínicas e fisiopatológicas estão mal definidas em muitos casos; no entanto, têm grande significado clínico, pois afetam as pessoas com boa saúde e ocorrem sem sintomas de advertência. Assim, a realização de uma autópsia minuciosa pode ser útil para a identificação de alterações que justifiquem o óbito, como anormalidades cardíacas, hemorragias intracranianas, processos infecciosos, dentre tantas outras.

Em relação ao óbito fetal, deve ser emitida declaração de óbito para gestações com duração ≥ 20 semanas ou para fetos de peso corporal ≥ 500g ou ainda estatura ≥ 25cm. Caso o médico assistente não tenha conhecimento da causa do óbito, é necessária a autópsia para tentar descobrir seu motivo com o consequente preenchimento correto do documento, que é fonte importante de dados não apenas para os familiares ou para o médico assistente, mas para programas de saúde pública e estatísticas do governo e dos hospitais.

No âmbito jurídico há outro aspecto de importância, uma vez que a autópsia contribui para a determinação do momento da morte, pois, se o nascituro vem à luz vivo ou morto, as consequências jurídicas são diferentes para cada caso. Para isso é importante a docimasia (do grego *dokimasia* e do francês *docimasie*, experiência, prova). Trata-se de um exame aplicado com a finalidade de verificar se uma criança nasceu com vida com base no fato de ter respirado ou não. Dois tipos de docimasia são mais utilizados em nosso meio: a docimasia pulmonar hidrostática de Galeno e a docimasia histológica.

Após a respiração, o feto tem os pulmões preenchidos com ar os quais, quando colocados em um vasilhame com água, flutuam, não acontecendo o mesmo com os pulmões não arejados. Se afundarem, é porque não houve respiração; se não afundarem, é porque houve respiração e, consequentemente, vida. Essa é a docimasia pulmonar hidrostática de Galeno.

A docimasia histológica é a prova mais perfeita, indispensável em casos duvidosos. Consiste no estudo microscópico dos pulmões por meio da técnica histológica comum. O pulmão de fetos natimortos apresenta padrão monótono e regular, em que os sacos alveolares e os ductos estão pouco distendidos, tendo

paredes como que pregueadas. Quando o pulmão é arejado pelas primeiras incursões respiratórias, o aspecto histológico muda bastante. Os ductos alveolares e os alvéolos têm suas paredes distendidas, de modo que perdem seu aspecto enrugado e evidenciam um desenho de formas mais precisas e linhas mais finas. Os bronquíolos passam a ter luz circular ou oval, dependendo da incidência do corte, e sua mucosa mostra um revestimento epitelial de superfície mais regular com achatamento das células epiteliais, além de haver aumento do volume dos capilares pelo afluxo sanguíneo. Entretanto, conforme será descrito mais adiante, deve ser assinalado que a autólise pode alterar os padrões histológicos comentados anteriormente.

Os gases formados pela putrefação oferecem maior dificuldade na realização da docimasia hidrostática. Cabe ressaltar que a putrefação dos corpos dos natimortos não segue os mesmos passos daquela que se instala em recém-nascidos que respiraram, visto que os pulmões dos fetos natimortos não apresentam contaminação pelas bactérias do meio ambiente. No entanto, é possível que no curso da decomposição do corpo como um todo haja invasão parcial dos pulmões pela flora putrefativa e se formem algumas bolhas gasosas na intimidade do parênquima pulmonar. Apesar de a distribuição e o número de bolhas serem muito maiores no pulmão dos que respiraram, o estudo histológico deve ser realizado para que se obtenha um resultado mais confiável.

No caso de se tratar de pulmão imaturo, a distensão dos espaços aéreos costuma ser irregular. Eles parecem insuflados sob pressão e estão separados uns dos outros por quantidade variada de septos conjuntivos, na dependência da idade gestacional.

A ocorrência de autólise, que não é rara em pulmões de recém-nascidos e natimortos levados a exame tardiamente, introduz modificações nos padrões histológicos descritos previamente. Tratando-se de pulmão fetal, que não respirou, a monotonia do parênquima é interrompida de modo esparso por bolhas volumosas da decomposição, bem demarcadas, que rechaçam os tecidos vizinhos e não guardam relação com os espaços aéreos, também comprimidos. Quando de recém-nascido que respirou, as bolhas de gás são muito mais numerosas, próximas entre si e se localizam, quase que totalmente, nos espaços aéreos, distendendo-os.

A histologia resolve problemas de falso-negativos (houve respiração, mas a docimasia hidrostática indica que não), como em casos de ocorrência de pneumonia de evolução rápida após o nascimento. Nesses casos, o exame mostra espaços alveolares ocupados por edema e pelo exsudato inflamatório. Além disso, mesmo tendo ocorrido respiração, durante as horas seguintes pode haver uma reabsorção do ar contido nos alvéolos, como a que ocorre na doença das membranas hialinas, fazendo com que o pulmão apresente o aspecto de colapsado e provocando também um falso-negativo à macroscopia.

Em casos de falso-positivos (não houve respiração, mas a docimasia hidrostática indica que sim), a histologia é determinante. Os principais mecanismos associados aos falso-positivos são a decomposição e a execução de manobras de ressuscitação. Nessas manobras, a ventilação por pressão positiva insufla as vias aéreas, mimetizando a respiração natural.

DESCRIÇÃO TÉCNICA, VANTAGENS E LIMITAÇÕES DO MÉTODO DIAGNÓSTICO

A palavra autópsia vem do grego e significa "visão com os próprios olhos". As definições mais modernas são "inspeção e dissecação de um corpo para detecção da causa da morte" e "exame pós-morte". As autópsias realizadas tanto em fetos como em recém-nascidos são consideradas autópsias perinatais, sendo as mesmas as habilidades necessárias para a execução de ambas.

A autópsia fetal é iniciada na sala de parto, uma vez que o médico assistente e sua equipe devem, nesse momento, não apenas estabelecer o diagnóstico da morte, mas também oferecer suporte aos pais. A seguir atuarão investigando detalhes do histórico, aspectos macroscópicos do feto e da placenta para tentar encontrar as causas daquele acontecimento. É necessário que o médico tenha conhecimentos mínimos sobre os métodos de diagnóstico que possam ser úteis, pois assim poderá explicar como deve ser conduzida essa situação, argumentando de maneira segura e explicando à família a necessidade da apuração ou confirmação da causa do óbito fetal. Caso os pais estejam relutantes em autorizar a autópsia, outras opções devem ser oferecidas de modo a obter as informações desejadas sem que haja desrespeito aos valores culturais e pessoais da família.

O treinamento com a equipe assistencial, preferencialmente de maneira sistematizada e interativa, contribui para o aumento do número de autópsias, pois, apesar de ter havido incontáveis avanços no cuidado à saúde ao longo das últimas décadas, os índices de natimortos não se alteraram significativamente, muitos continuando ainda sem explicação. Além disso, os números de autópsias fetais, apesar de ser maior do que em qualquer outra especialidade médica, tem se reduzido nas últimas décadas.

Com base no fato de que a saúde do feto é determinada por interações na interface feto-placenta-mãe, o acesso completo aos dados sobre a morte deve envolver o exame do feto e da placenta, bem como a revisão de toda a história da mãe, da gravidez, do parto, dos eventos perinatais e da propedêutica realizada. Mesmo que a família não concorde com a autópsia, o exame da placenta é obrigatório em todos os casos de natimorto. Estudos mostram que em até 60% dos casos de natimortos as anormalidades da placenta justificam a morte ou contribuem para sua causa.

O médico assistente deve fazer um exame da placenta, ainda na sala de parto, que inclua a inspeção das membranas, do cordão umbilical e das faces materna e fetal e a palpação do tecido viloso. Associados à história materno-fetal, esses procedimentos fornecerão informações importantes para o obstetra e para o patologista, além de auxiliar a identificação da possível causa do óbito.

As informações clínicas devem ser enviadas para o patologista antes da execução da autópsia e devem conter detalhes importantes de toda a história obstétrica, além da história familiar. É importante que também sejam enviados o sumário clínico e uma lista de hipóteses diagnósticas. O contato direto entre o médico assistente e o patologista deve ocorrer antes do início da autópsia para se avaliar a necessidade de outros exames ou procedimentos (exames radiológicos, coleta de fragmento de pele ou outros para análise do DNA, do sangue etc.). O Quadro 19.1 resume o processo da autópsia.

O patologista inicia o procedimento da autópsia fazendo o exame externo do corpo, procurando sinais de alterações, traumas, malformações, deformidades e presença de tubos ou quaisquer outros dispositivos médicos. Devem ser realizados, caso ainda não tenham sido, exames radiológicos (em casos indicados) e documentação fotográfica extensa, a qual deve incluir fotos do corpo em decúbito anterior e posterior, *close-ups* das mãos, pés, face e genitália externa, e das eventuais anormalidades presentes, sempre realizados com régua milimétrica justaposta com a finalidade de estabelecer a parametrização.

Ao exame externo, o corpo deve ser pesado e medido. As medidas para todos os casos devem ser feitas do comprimento crânio-calcâneo, comprimento crânio-nádega, medida dos pés, diâmetro biparietal e circunferência da cabeça e do tórax. As medidas devem ser comparadas, por meio de tabelas

Quadro 19.1 Etapas do procedimento da autópsia

Médico assistente

1. Constatação do óbito fetal
2. Comunicação do óbito à família pelo médico assistente
3. Inspeção do feto, da placenta e do cordão umbilical ainda na sala de parto
4. Conscientização dos pais pelo médico assistente e explicação sobre os exames necroscópicos e outros
5. Obtenção do consentimento da família para a realização da autópsia (se não houver envolvimento de causas externas ou suspeitas, sendo, nesses casos, compulsoriamente de interesse médico-legal)
6. Contato do médico assistente com o patologista

Patologista

1. Análise da história clínica, gestacional, fetal e exames laboratoriais, radiológicos etc.
2. Exame macroscópico do feto e da placenta (medidas antropológicas detalhadas, exame externo, interno, dissecção e evisceração, coleta de materiais indicados e fotografias)
3. Fixação, recorte da amostragem selecionada, processamento do material e confecção das lâminas em coloração de hematoxilina e eosina
4. Exame microscópico (análise detalhada das lâminas em associação a achados macroscópicos e documentos recebidos; fotomicrografias)
5. Verificação da necessidade de novas colorações, maior amostragem e confecção de outras lâminas, outros exames e sua análise
6. Elaboração do laudo final contendo descrições macroscópica e microscópica, conclusão e discussão, associando todos os achados à autópsia com os exames laboratoriais, imagenológicos e histórico enviados previamente

Prazo médio para conclusão: cerca de 30 dias

publicadas, com as esperadas para a idade informada. Observam-se o grau de maturação, a presença de maceração, possíveis anomalias de cabeça, cabelo, olhos, nariz, boca, orelhas, pescoço, tórax e mamilos, abdome, genitália, ânus e extremidades, e se há evidências de intervenções terapêuticas ou diagnósticas.

O exame interno é iniciado mediante a realização de uma incisão em Y, começando pelos ombros, passando através do tórax anterior até o apêndice xifoide, descendo pelo centro do abdome, lateralmente à esquerda do umbigo, e se estendendo até a sínfise púbica. Após rebatimento da pele e do plastrão condroesternal, as cavidades são inspecionadas em busca da presença de líquidos e verificando seu aspecto. Os órgãos internos são examinados, observando a localização anatômica, o volume, o formato, a cor e a consistência de cada um. São registradas quaisquer alterações, atentando para os graus de conservação e maceração dos órgãos.

Nos casos indicados, o grau de maceração deve ser avaliado na tentativa de estimar, com a maior precisão, o tempo de retenção intrauterina pós-morte, apesar de existir grande variação de descrições da maceração relacionada com esse tempo. O cordão umbilical adquire uma cor vermelho-amarronzada após 6 horas de óbito. A descamação da pele se inicia após 6 a 12 horas. Em aproximadamente 18 horas há a descamação de mais de 5% da pele ou em mais de uma área do corpo. Após 24 horas a pele adquire um tom acastanhado com descolamento moderado. Em cerca de 2 semanas já pode ocorrer a mumificação.

A evisceração consiste na retirada dos órgãos em bloco, começando pelo intestino, do ligamento de Treitz até o reto. Em seguida, todos os órgãos são removidos cuidadosamente, da base da língua até a região mais caudal da pelve. A partir desse momento, os órgãos são examinados individualmente. Há outras maneiras de se proceder a essa dissecção e remoção visceral, e todas podem ser usadas, desde que sistematizadas e orientadas.

O cérebro é retirado da cabeça por incisão "em ferradura" na pele do couro cabeludo, de orelha a orelha, passando pelo topo do crânio e cortes através das áreas não fundidas das suturas cranianas.

Todos os órgãos são pesados com subsequente documentação, e os dados são comparados a tabelas de parâmetros dos pesos de órgãos para idades gestacionais.

A placenta e o cordão umbilical são órgãos anexos e precisam ser examinados como parte da autópsia fetal. A face materna e a face fetal da placenta são inspecionadas e fotografadas. As membranas são observadas, assim como o local de sua rotura. Como as membranas corioamnióticas são muito finas e frágeis, costuma-se preparar esse material mediante manipulação com voltas sobre seu próprio eixo, formando os corriqueiramente denominados "rolinhos" de membrana, os quais serão examinados à microscopia através de cortes transversais, formando fatias. Depois de retirados o cordão umbilical e as

membranas e drenado o excesso de sangue, o disco placentário é pesado, medido e seccionado em cortes de 1cm de espessura a partir da face materna em direção à membrana coriônica. Essas fatias são inspecionadas detalhadamente à procura de lesões, alterações de cor, consistência e áreas de hemorragia que, se encontradas, devem ser medidas e descritas.

O comprimento e as características do cordão umbilical são aferidos. O cordão umbilical é inspecionado quanto a local de inserção, comprimento, espiralamento, características da geleia de Warthon, à procura de lesões focais, rotura, hemorragia, trombose e nós. Seus cortes transversais devem ser inspecionados para verificação do aspecto e do número dos vasos (normalmente, duas artérias e uma veia).

Após esses procedimentos, são obtidos fragmentos para exame microscópico tanto do feto como da placenta. O material, quando *in natura*, deve ser fixado primeiro em solução aquosa de formol a 10%. Em seguida, os tecidos são processados para serem embebidos em parafina e, após solidificação, formam blocos dos quais são cortadas fatias de aproximadamente 5μ de espessura. Essas fatias são colocadas em lâminas de vidro para exame microscópico.

Além de servir para especificar alguma eventual alteração macroscópica no feto ou na placenta (que por si só não possibilita o diagnóstico de uma doença específica), a análise microscópica pode determinar se o tecido é normal ou se existem doenças sem diagnóstico prévio. Ao exame microscópico é possível verificar o grau de imaturidade dos órgãos fetais, principalmente se comparados aos tecidos dos adultos. O músculo cardíaco contém mais glicogênio, e o pulmão imaturo varia conforme a idade gestacional, tornando-se menos tubular e mais alveolar com o passar do tempo. Abaixo de 36 semanas, uma zona de glomérulos imaturos é vista na região subcapsular do rim. O fígado, mesmo a termo, mostra hematopoese extramedular.

Nos casos de fetos pequenos, é necessário diagnosticar se são apenas prematuros ou se são pequenos para a idade gestacional com crescimento restrito. Através da autópsia é possível verificar a causa desse distúrbio, se fetal, placentária, materna ou mista.

Ao se avaliar a histologia do feto, o grau de maceração é levado em consideração, pois as alterações microscópicas são proporcionais à duração da retenção intrauterina pós-morte. A perda da basofilia nuclear é observada após 4 horas ou mais nas células dos túbulos da cortical renal, após 24 horas em células individuais do fígado e da camada interna do miocárdio, após 48 horas nas células da camada externa do miocárdio, após 96 horas nas células do epitélio brônquico e em todas as células do fígado. Após 7 dias, as alterações descritas surgem em todas as células da cartilagem traqueal, no trato gastrointestinal e na suprarrenal. Decorrido 1 mês, todas as células do rim perdem a basofilia nuclear. A placenta mostra, após 6 horas, cariorrexe intravascular nos vilos e septação multifocal dos troncos vilosos com obliteração em 48 horas, havendo acometimento geral em aproximadamente 2 semanas com fibrose dos vilos.

O exame anatomopatológico da placenta é aceito muito facilmente pelas famílias, fornecendo informação útil para a causa da morte em uma quantidade significativa de casos (11% a 84%). No estudo de Ptacek e cols., verificou-se que as causas de óbito mais comuns nos abortamentos são infecções, rotura dos vasos sanguíneos velamentosos, obstrução total do cordão umbilical, depósitos maciços de fibrina perivilosa em toda a extensão da placenta, descolamento, hidropisia placentária (por várias causas) e complicações de gestações múltiplas.

Uma das maiores dificuldades na interpretação dos trabalhos publicados nessa área diz respeito ao significado clínico das alterações histopatológicas encontradas, ou seja, a correlação clínico-patológica dos exames de placenta. Apesar de várias alterações específicas da placenta serem mais comuns em gestações complicadas, elas também são encontradas em placentas de nascimentos sem complicações. Isso torna muito difícil a interpretação dos achados histopatológicos em cada caso isoladamente.

As alterações causadas pela retenção placentária intrauterina também dificultam a interpretação microscópica. Quanto maior o tempo de permanência intrauterina pós-morte (da placenta e do feto), mais alterações aparecem e se confundem com as lesões ocorridas antes do óbito. Deve ser considerada ainda a extensão de cada lesão para determinar se foi a causa do óbito, se foi cofator ou se apenas um achado sem significado clínico. Por exemplo, os casos de vilosite discreta são geralmente achados incidentais, em oposição aos casos de vilosite acentuada, que podem ser causa de desfechos inesperados.

São de particular importância os diagnósticos de depósito maciço de fibrina perivilosa, que tem etiologia incerta e taxa de recorrência de 50% a 70%. O infarto placentário extenso, os depósitos maciços de fibrina perivilosa, a vilosite de etiologia não determinada e a intervilosite histiocitária são reconhecidos como causa de crescimento restrito, bem como de mortes fetais.

O laudo final da autópsia é passível de ser concluído em cerca de 30 dias, contendo um diagnóstico claro, com linguagem objetiva e técnica, utilizando sempre as classificações existentes para que não haja interpretações errôneas e dúbias. Em geral, ele mostra os resumos dos informes clínicos, dos exames de imagem e de outros exames disponíveis, além da suspeita clínica do óbito. A análise macroscópica é explicada detalhadamente com medidas, pesos, alterações e aspectos normais ou não observados ao exame externo e interno dos órgãos, assim como da placenta. Os achados microscópicos também são descritos minuciosamente, citando cada órgão e, principalmente, as alterações encontradas nos tecidos do feto e da placenta. A conclusão resume todos os achados, correlacionando-os.

A autópsia perinatal, o exame da placenta e o cariótipo são os testes mais importantes para definição da causa do óbito nos casos de natimortos. Enquanto alguns médicos, pacientes e até mesmo patologistas pensam que a maioria das autópsias fetais não define a causa do óbito, estudos mostram que a análise minuciosa do corpo e da placenta junto a um rigoroso sistema de classificação da morte perinatal pode estabelecer a causa da morte em mais de 75% dos casos.

De acordo com os resultados descritos por cinco estudos retrospectivos (análise transversal), os achados das autópsias coincidiram com o diagnóstico clínico em 28,6% a 89,8% dos casos, revelaram um novo diagnóstico ou alteraram o diagnóstico clínico em 10,2% a 38% dos casos. Informações adicionais, que não alteraram o diagnóstico clínico, foram obtidas na autópsia em 3,9% a 24,3% dos casos. Nesse ensaio, a causa do óbito permaneceu inexplicada em 40% dos casos.

Em outros dois estudos prospectivos, o exame isolado da placenta coincidiu e confirmou os achados clínicos, os dados da autópsia, ou de ambos, em até 75% dos casos. Em adição, ele pôde determinar o diagnóstico do óbito em 22,7% a 46,3% dos casos. A causa da morte pode permanecer inexplicada em cerca de 12% dos casos.

Um estudo realizado na Noruega mostrou que, excluindo as anomalias do desenvolvimento e anormalidades cromossômicas, um terço das mortes fetais pode continuar inexplicada, sendo mais comuns as autópsias inconclusivas nas fases iniciais da gestação. Nesse estudo, as alterações circulatórias placentárias causadoras de óbito fetal aumentaram mais próximo ao termo e as infecções estiveram distribuídas uniformemente dentre as mortes intrauterinas, porém abortos espontâneos foram verificados mais frequentemente no segundo trimestre. As mortes fetais mostraram pico de incidência no início do segundo trimestre e tardiamente no terceiro trimestre, próximo ao termo. Em aproximadamente um quarto dos casos inexplicados não foram obtidas informações sobre a placenta, mostrando a necessidade do exame tanto do feto como da placenta para estabelecer a causa da morte fetal. É comum o encontro apenas de sinais de asfixia nas mortes intrauterinas sem, entretanto, haver uma determinação de seu significado. Esse estudo confirmou que 30% das mortes fetais permanecem sem explicação e os fatores mais comuns para a indeterminação das causas são: maceração acentuada, placenta não disponível para exame e ausência de informações clínicas.

Em razão das mais de cinco milhões de mortes fetais a cada ano ao redor do mundo, a prevenção deve ser priorizada e para isso se torna evidente a importância do conhecimento preciso das verdadeiras causas dos óbitos, o que é muito difícil por vários motivos. Não existe ainda um sistema excelente de classificação mundialmente aceito para os óbitos fetais, principalmente porque estes ocorrem com muitas condições associadas. Como geralmente não se tem acesso ao momento exato do óbito, torna-se complicado saber qual dessas condições determinou o óbito ou se alguma delas foi a real causa da morte. Em diferentes circunstâncias, uma mesma condição pode ou não causar um óbito, sendo inúmeras as variáveis, isoladamente ou em conjunto. Assim, essas condições podem ser maternas (tabagismo, idade avançada, obesidade etc.), fetais (malformações, infecções etc.) e placentárias (insuficiência placentária em caso de hipertensão arterial crônica etc.).

Alguns sistemas de classificação de óbitos fetais determinam a causa com base em alterações do exame histopatológico apenas da placenta. Esses sistemas identificam a causa do óbito em grande proporção dos casos (até 65%). Várias anormalidades morfológicas das placentas não são específicas e estão presentes em grande porcentagem dos nascidos vivos.

No período de 2009 a 2014 foram identificados 81 sistemas para classificação (novos ou modificados) de óbitos fetais. Em 2016 foi publicado o primeiro sistema de classificação global para óbitos perinatais, a Classificação Internacional de Doenças da Organização Mundial da Saúde – Mortalidade Perinatal. Esses sistemas têm por objetivos definir as causas e condições associadas para a morte perinatal, estruturar e colocar regras e informações, padronizando a nomenclatura e facilitando o entendimento das causas (Quadro 19.2).

No caso de a família não consentir com a realização da autópsia completa, algumas opções podem ser oferecidas para colaborar com a tentativa de entender o ocorrido. Um dos métodos relatados é a ressonância nuclear magnética, que, comparada à autópsia, tem mostrado boa concordância na determinação da causa do óbito. Não se pode esquecer de que a autópsia oferece os resultados mais precisos e de que a ressonância magnética não possibilita a obtenção de material para exame histológico. Uma técnica de autópsia minimamente invasiva, chamada de *keyhole autopsy*, recentemente descrita, compreende ressonância magnética associada a exames endoscópicos de órgãos internos, de modo que "biópsias" podem ser realizadas por pequenas incisões. Outras técnicas de imagem utilizadas são a ultrassonografia e a tomografia computadorizada. Quando há a necessidade de responder questões específicas, outros métodos podem resolver, como amostragem de tecidos ou líquidos corporais através de pequenas incisões ou punções por agulha fina para exame cito/histológico, exame citogenético e *screening* metabólico. Culturas, fotografias e exames radiológicos geralmente são aceitos pelos pais por não serem invasivos, mas também exigem consentimento. "Autópsias" laparoscópicas já foram descritas em adultos, mas não em fetos.

Estudos radiológicos pós-morte tornam possível a identificação de anormalidades do esqueleto e de partes moles, algumas das quais podem não ser detectadas ao exame externo do corpo. A ultrassonografia pode ser usada para guiar punções por agulha. Entretanto, apesar de descritos na literatura, esses procedimentos não foram suficientemente testados quanto aos valores preditivos positivo e negativo. No estudo de Putnan (2007), constatou-se também que a ressonância magnética pode detectar algumas malformações e lesões macroscópicas e que, apesar de não substituir, pode ser de algum valor na impossibilidade de realização da autópsia.

INDICAÇÕES E APLICABILIDADE CLÍNICA

A avaliação pós-morte tem por objetivos determinar, verificar, eliminar ou corrigir causas de óbito em futuras gestações. Através da autópsia fetal é possível determinar a idade gestacional, documentar o desenvolvimento e o crescimento intrauterino, detectar anomalias congênitas, analisar o diagnóstico e a eventual causa da morte e determinar a prevenção ou o tratamento a serem instituídos.

As indicações para a autópsia perinatal são várias, dependendo da idade gestacional e das circunstâncias clínicas. Para fetos pré-viáveis (idade gestacional < 23 semanas), as indicações mais comuns são: término da gestação por anomalias, decesso fetal inesperado e aborto inevitável. Para óbitos fetais entre 23 semanas de gestação e o termo, uma das principais indicações é o decesso fetal intrauterino sem causa aparente. Entretanto, se a criança nasce viva e morre em seguida, pode haver uma série de condições fetais e neonatais que necessitem ser investigadas.

Os fetos com anomalias congênitas correspondem a 3% dos nascidos, sendo importante o diagnóstico preciso para a determinação de orientações corretas aos pais sobre o aconselhamento genético e para o cálculo dos riscos de recorrência familiar. Esse diagnóstico correto para as síndromes congênitas deve estar associado ao exame citogenético e ao estudo do DNA. Nas autópsias de fetos com anomalias, o exame macroscópico é muito importante, devendo ser realizado com todo cuidado e documentado com fotografias e anotações detalhadas. Muitas vezes, as malformações genéticas estão associadas a deformidades (não genéticas) que precisam ser diferenciadas.

Mediante o reconhecimento e a interpretação de todas as alterações patológicas descritas à autópsia, questões importantes podem ser respondidas, como a causa da morte,

---

Quadro 19.2 Informações fornecidas pelo laudo de autópsia perinatal*

1. Ajuste do crescimento intrauterino (comparado com a estimativa clínica durante a gestação) com base nas medidas múltiplas do corpo, peso do corpo e dos órgãos e comprimento dos ossos
2. Ajustes na maturação fetal com base no exame interno e externo e centros de ossificação primária
3. Estimativa do tempo de morte intraútero com base nos achados de maceração externa, interna e histológica
4. Caracterização de anomalias congênitas:
   Maiores, menores; algumas variações do normal
   Diagnóstico diferencial de síndrome conhecida, sequência ou defeitos de fechamento
5. Evidência de infecção com base nas análises macroscópica, histológica, microbiológica e molecular
6. Evidência histológica de sofrimento fetal
7. Outras alterações presentes que podem ou não estar relacionadas com a causa da morte
8. Caracterização de problemas placentários
9. Correlação clínico-patológica:
   Sumário de todos os achados patológicos e correlação com características clínicas
   Causa da morte possível ou provável

Fonte: adaptado de Ernst, 2015.

a presença de síndrome herdada e o risco de recorrência em gravidez subsequente. A autópsia pode identificar anomalias, infecções, anemias, hipoxia, restrição de crescimento e desordens metabólicas etc. A idade gestacional e o tempo de morte fetal também podem ser estimados, assim como a relação do óbito com o parto (se a morte ocorreu intraútero, peri ou pós-parto).

O estudo pós-morte pode revelar erros na condução médica como um todo, bem como no diagnóstico clínico, tratamentos ou complicações iatrogênicas. Por um lado, isso oferece a oportunidade de evitar a repetição do fato, prevenindo danos em outros casos futuros. Por outro lado, caso não haja a adequada relação médico-paciente, cria-se terreno fértil para o início de um contencioso ético/legal.

CONSIDERAÇÕES FINAIS

A autópsia convencional ainda é o método considerado padrão-ouro para a determinação da causa da morte. Por isso, é importante que os obstetras e patologistas sejam bem informados sobre as limitações e os benefícios da autópsia, bem como sobre os métodos alternativos, para que consigam informar e obter o consentimento das famílias. Mesmo em países mais desenvolvidos, a conclusão das causas de óbito pode permanecer inexplicada em aproximadamente 25% dos casos, ainda que tenha sido realizada autópsia minuciosa junto ao exame da placenta, associada a um rigoroso sistema de classificação de morte perinatal de natimortos.

É necessária uma abordagem multidisciplinar na interpretação dos achados à autópsia, não apenas para solucionar aquele caso específico, mas para promover pesquisas adicionais e encorajar alterações nas práticas clínicas a fim de reduzir a mortalidade perinatal. Os índices de natimortos estimados pela Organização Mundial da Saúde diferem de 6,1 por 1.000 na Europa a 28,1 por 1.000 na África, mostrando que a maioria das mortes intrauterinas e intraparto é evitável, se forem estabelecidos melhores cuidados obstétricos. O desafio consiste em encontrar medidas para a prevenção desses óbitos.

Para o aumento do número de autópsias e a subsequente determinação da causa dos óbitos fetais, os médicos assistentes devem desenvolver suas habilidades para comunicar de maneira sensível, bem como persuadir e convencer a família a autorizar sua realização.

Com base na verdade, é possível melhorar o atendimento e perpetuar a ciência médica e a busca de uma prática baseada em evidências. Com as baixas taxas de autópsia, muitos natimortos são mais "não investigados" do que "não explicados".

É muito importante que a análise dos achados da autópsia seja crítica e cuidadosa tanto pelo patologista como pelo médico assistente. Muitos dos achados à autópsia indubitavelmente presentes podem não ter sido a causa do óbito e sim alguma condição associada. É muito difícil definir o limite entre o inespecífico e o diagnóstico; por conseguinte, na ansiedade de se resolver pode ocorrer o *overdiagnosis*. Por isso, é necessária uma avaliação completa de cada caso, contemplando a história da mãe, a evolução obstétrica, exames laboratoriais e de imagem, além do contato estreito entre os médicos, refinando as informações e associando-as aos dados obtidos à autópsia. É sempre necessário o exame da placenta, em todos os casos de óbito fetal, para que assim sejam consideradas e definidas (de maneira mais completa possível) as causas reais.

Os obstetras mostram tendência a subestimar a importância do exame da placenta. Nos casos específicos em que não é realizada a autópsia, a placenta deve ser examinada, pois os estudos mostram que boa parte da natimortalidade é explicada pela patologia placentária. É necessário dar atenção às alterações que podem ocorrer tanto em fetos vivos como em mortos, e sua gravidade depende da localização, do volume e inclusive das condições de saúde do feto e da mãe.

Assim, seria aconselhável, desde as primeiras abordagens gineco-obstétricas junto à futura parturiente, a instrução a respeito da probabilidade de desfecho não intencional de morte, ainda que pouco comum. Portanto, caso ocorra o óbito fetal, todos devem estar preparados para a busca científica e explicações aplicáveis a cada caso, ainda que existam barreiras culturais e limitações da ciência médica para tanto.

Leitura Complementar

Barnen EG. Potter's pathology of the fetus and infant. Mosby-Year Book, Inc., 1997.

Bartlett K, Zuccollo J, Sadler L, Masson V. Rethinking placental pathology in the PSANZ classification of unexplained stillbirth at term. Aust N Z J Obstet Gynaecol 2017 Jun; 57(3):248-252. doi: 10.1111/ajo.12492. Epub 2016 Jun 24.

Bendon RW. Review of autopsies of stillborn infants with retroplacental hematoma or hemorrhage. Pediatr Dev Pathol. 2011 Jan-Feb; 14(1):10-5. doi: 10.2350/10-03-0803-OA.1. Epub 2010 May 21. PMID: 20491541 DOI: 10.2350/10-03-0803-OA.1.

Collins KA, Byard RW. Forensic pathology of infancy and childhood. New York: Springer-Verlag, 2014.

Corabian P, Scott NA, Lane C, Guyon G. Guidelines for investigating stillbirths: an update of a systematic review. J Obstet Gynaecol Can 2007 Jul; 29(7):560-7. Review. PMID: 17703545.

Couto RC. Perícias em medicina & odontologia legal. 1. ed. Rio de Janeiro: MedBook, 2011.

Désilets V, Oligny LL; Genetics Committee of the Society of Obstetricians and Gynaecology Canada; Family Physicians Advisory Committee; Medico-Legal Committee of the SOGC. Fetal and perinatal autopsy in prenatally diagnosed fetal abnormalities with normal karyotype. J Obstet Gynaecol Can 2011 Oct; 33(10):1047-57. Review. PMID: 22014783.

Disponível em: http://www.datasus.gov.br/cid10/V2008/WebHelp/definicoes. htm. Acesso em 02/10/2017.

Ernst LM. A pathologist's perspective on the perinatal autopsy. Semin Perinatol 2015 Feb; 39(1):55-63. doi: 10.1053/j.semperi.2014.10.008. Review. PMID: 25511296.

Flenady, Vicki et al. Classification of causes and associated conditions for stillbirths and neonatal deaths. Seminars in Fetal and Neonatal Medicine 22(3):176-85.

França GV. Medicina legal. 10. ed. Rio de Janeiro: Guanabara Koogan, 2015.

Headley E, Gordon A, Jeffery H. Reclassification of unexplained stillbirths using clinical practice guidelines. Aust N Z J Obstet Gynaecol. 2009 Jun; 49(3):285-9. doi: 10.1111/j.1479-828X.2009.00989.x. PMID: 19566561.

Heazell AE, Martindale EA. Can post-mortem examination of the placenta help determine the cause of stillbirth? J Obstet Gynaecol 2009 Apr; 29(3):225-8.

Heller DS, Faye-Petersen OM. Pathology of the stillborn infant for the general pathologist: part 1. Adv Anat Pathol. 2015 Jan; 22(1):1-28. doi: 10.1097/PAP.0000000000000054. Review. PMID: 25461778.

Ibiebele I, Boyle FM, Horey D et al. Predictors of autopsy following stillbirth in Queensland, Australia: a population-based study. Aust N Z J Obstet Gynaecol 2017 Feb; 57(1):33-39. doi: 10.1111/ajo.12563. Epub 2016 Nov 7. PMID: 28251632.

Kaplan CG. Postpartum examination of the placenta. Clin Obstet Gynecol 1996 Sep; 39(3):535-48.

Ministério da Saúde, Secretaria de Vigilância em Saúde, Departamento de Análise de Situação de Saúde. Manual de instruções para o preenchimento da declaração de óbito. Brasília: Ministério da Saúde, 2011.

Opsjøn BE, Vogt C. Explaining fetal death – What are the contributions of fetal autopsy and placenta examination? Pediatr Dev Pathol 2016 Jan-Feb; 19(1):24-30. doi: 10.2350/15-03-1614-OA.1. Epub 2015 Jul 31.

Finar H, Carpenter M. Placenta and umbilical cord abnormalities seen with stillbirth. Clin Obstet Gynecol 2010 Sep; 53(3):656-72. doi: 10.1097/GRF.0b013e3181eb68fe. Review. PMID: 20661050.

Ptacek I et al. Systematic review of placental pathology reported in association with stillbirth. Placenta 35(8):552-62.

Putman MA. Perinatal perimortem and postmortem examination: obligations and considerations for perinatal, neonatal, and pediatric clinicians. Adv Neonatal Care 2007 Dec; 7(6):281-8. Review. PMID: 18097209.

Resolução CFM 1779/2005 – Regulamenta a responsabilidade médica no fornecimento da Declaração de Óbito (Revoga a Resolução CFM 1601/2000).

Rodin ESO. Anomalias congênitas e aconselhamento genético. Ciência & Educação, Bauru, 1995; volume 2, número (1). ISSN versão on-line 1980-850X.

Tellefsen CH, Vogt C. How important is placental examination in cases of perinatal deaths? Pediatr Dev Pathol 2011 Mar-Apr; 14(2):99-104. doi: 10.2350/10-07-0870-OA.1. Epub 2010 Aug 18. PMID: 20718631.

Anexo

I – MODELO DE AUTORIZAÇÃO PARA AUTÓPSIA

Eu, _____, portador do

RG _____ e CPF _____, autorizo

o Dr._____, CRM_____ a realizar o exame necroscópico,

inclusive com retirada e retenção de órgãos/tecidos para exame, no

natimorto/neomorto de_____, portadora do

RG _____ e CPF _____

Belo Horizonte, ____de _____de 20__.

Testemunhas:

1

2

II – INFORMAÇÕES ÚTEIS

II.1 – Conceitos gerais

- **Feto:** o ser humano enquanto no útero materno, após a nona semana de gestação e até o seu nascimento.
- **Embrião:** ser humano em desenvolvimento desde a fertilização até o fim da oitava semana de gestação.
- **Morte neonatal (neomorto):** morte de nascido vivo que ocorre nas primeiras 4 semanas de vida.
- **Natimorto:** definido como feto de 20 ou mais semanas gestacionais que morre no útero ou intraparto. Outros autores consideram fetos após 28 semanas de vida sem sinais vitais.
- **Aborto:** produto expelido.
- **Abortamento:** ato de abortar.
- **Maceração:** alterações degenerativas que ocorrem no feto morto, no útero, como resultado de autólise ou desintegração espontânea dos tecidos e células pelas enzimas autógenas.
- **Síndrome:** conjunto de anomalias congênitas cujo fator etiológico é comum e podem envolver genes, cromossomos ou ambiente.
- **Anomalias congênitas:** defeitos físicos ou mentais que podem ser visualizados ao nascimento e podem ser hereditárias. São classificadas em três tipos:
    1. **Malformações:** quando a causa é endógena (envolve o material genético) e são hereditárias.
    2. **Disrupções:** quando a causa é exógena e afeta o indivíduo no período embrionário, como, por exemplo, o vírus da rubéola. Como o genótipo está intacto, elas não são hereditárias.
    3. **Deformações:** quando a causa é exógena e afeta o indivíduo no período fetal. Podem ter origem em um fator mecânico, como, por exemplo, anormalidades uterinas, insuficiências do líquido amniótico etc. Não são hereditárias.

II.2 – Definições adotadas pela Assembleia Mundial da Saúde (Resoluções WHA20.19 e WHA43.24) de acordo com o artigo 23 da Constituição da Organização Mundial da Saúde:

1. **Causas de morte:** as causas de morte, a serem registradas no atestado médico de morte, são todas aquelas doenças, estados mórbidos ou lesões que produziram a morte, ou que contribuíram para ela, e as circunstâncias do acidente ou da violência que produziu essas lesões.
2. **Causa básica de morte:** a causa básica de morte é (a) a doença ou lesão que iniciou a cadeia de acontecimentos patológicos que conduziram diretamente à morte ou (b) as circunstâncias do acidente ou violência que produziu a lesão fetal.
3. **Definições em relação à mortalidade fetal, perinatal, neonatal e infantil:**
    3.1. **Nascimento vivo:** nascimento vivo é a expulsão ou extração completa do corpo da mãe, independentemente da duração da gravidez, de um produto de concepção que, depois da separação, respire ou apresente qualquer outro sinal de vida, tal como batimentos do coração, pulsações do cordão umbilical ou movimentos efetivos dos músculos de contração voluntária, estando ou não cortado o cordão umbilical e estando ou não desprendida a placenta. Cada produto de um nascimento que reúna essas condições se considera como uma criança viva.
    3.2. **Óbito fetal:** óbito fetal é a morte de um produto da concepção, antes da expulsão ou da extração completa do corpo da mãe, independentemente da duração da gravidez; indica o óbito o fato do feto, depois da separação, não respirar nem apresentar nenhum outro sinal de vida, como batimentos do coração, pulsações do cordão umbilical ou movimentos efetivos dos músculos de contração voluntária.
    3.3. **Peso ao nascer:** é a primeira medida de peso do feto ou recém-nascido obtida após o nascimento.
    3.4. **Baixo peso ao nascer:** menos de 2.500g (até 2.499g, inclusive).
    3.5. **Peso muito baixo ao nascer:** menos de 1.500g (até 1.499g, inclusive).
    3.6. **Peso extremamente baixo ao nascer:** menos de 1.000g (até 999g, inclusive).
    3.7. **Idade gestacional:** a duração da gestação é medida a partir do primeiro dia do último período menstrual normal. A idade gestacional é expressa em dias ou semanas completas (por exemplo: eventos que ocorrem de 280 a 286 dias após o início do último período menstrual normal são considerados como ocorridos na marca de 40 semanas de gestação).
    3.8. **Pré-termo:** menos de 37 semanas completas (menos de 259 dias) de gestação.
    3.9. **Termo:** de 37 semanas a menos de 42 semanas completas (259 a 293 dias) de gestação.
    3.10. **Pós-termo:** 42 semanas completas ou mais (294 dias ou mais) de gestação.
    3.11. **Período perinatal:** o período perinatal começa em 22 semanas completas (154 dias) de gestação (época em que o peso de nascimento é normalmente de 500g) e termina com 7 dias completos após o nascimento.
    3.12. **Período neonatal:** o período neonatal começa no nascimento e termina após 28 dias completos depois do nascimento. As mortes neonatais (mortes entre nascidos vivos durante os primeiros 28 dias completos de vida) podem ser subdivididas em mortes neonatais precoces, que ocorrem durante os primeiros 7 dias de vida, e mortes neonatais tardias, que ocorrem após o sétimo dia, mas antes de 28 dias completos de vida.

Notas sobre as definições:

i. Para nascidos vivos, o peso ao nascer deve preferivelmente ser medido durante a primeira hora de vida antes que ocorra perda de peso pós-natal significativa. Embora as tabulações estatísticas incluam agrupamentos de 500g para o peso ao nascer, os pesos não devem ser registrados nesses agrupamentos. O peso real deve ser registrado de acordo com o grau de exatidão com o qual é medido.

ii. As definições de peso ao nascer "baixo", "muito baixo" e "extremamente baixo" não constituem categorias mutuamente exclusivas. Abaixo dos limites estabelecidos, elas são totalmente inclusivas e portanto se superpõem (i.e, "baixo" inclui "muito baixo" e "extremamente baixo", enquanto "muito baixo" inclui "extremamente baixo").

iii. A idade gestacional é frequentemente uma fonte de confusão quando os cálculos são baseados em datas menstruais. Para os propósitos de cálculos da idade gestacional a partir da data do primeiro dia do último período menstrual normal e a data do parto, deve-se ter em mente que o primeiro é dia zero e não o dia um; os dias 0 a 6 correspondem então à "semana zero completa", os dias 7 a 13 à "semana completa um" e a quadragésima semana da gravidez atual é sinônimo de "semana completa 39". Quando a data do último período menstrual normal não está disponível, a idade gestacional deve ser baseada na melhor estimativa clínica. Para se evitar confusão, as tabulações devem indicar tanto semanas quanto dias.

iv. A idade à morte durante o primeiro dia de vida (dia zero) deve ser registrada em unidades de minutos completos ou de horas completas de vida. Para o segundo (dia 1), terceiro (dia 2) e até 27 dias completos de vida, a idade à morte deve ser registrada em dias.

4. Definições relacionadas com a mortalidade materna:

4.1. Morte materna: define-se morte materna como a morte de uma mulher durante a gestação ou dentro de um período de 42 dias após o término da gestação, independente de duração ou da localização da gravidez, devida a qualquer causa relacionada com ou agravada pela gravidez ou por medidas em relação a ela, porém não devida a causas acidentais ou incidentais.

4.2. Morte materna tardia: morte materna tardia é a morte de uma mulher por causas obstétricas diretas ou indiretas mais de 42 dias, mas menos de 1 ano após o término da gravidez.

4.3. Morte relacionada com a gestação: morte relacionada com a gestação é a morte de uma mulher enquanto grávida ou dentro de 42 dias do término da gravidez, qualquer que tenha sido a causa da morte. As mortes maternas podem ser subdivididas em dois grupos:

4.4. Mortes obstétricas diretas: aquelas resultantes de complicações obstétricas na gravidez, parto e puerpério, devidas a intervenções, omissões, tratamento incorreto ou a uma cadeia de eventos resultantes de qualquer das causas acima mencionadas.

4.5. Mortes obstétricas indiretas: aquelas resultantes de doenças existentes antes da gravidez ou de doenças que se desenvolveram durante a gravidez, não devidas a causas obstétricas diretas, mas que foram agravadas pelo efeitos fisiológicos da gravidez.

II.3 – Condições para emissão da Declaração de Óbito (DO):

- Em todo óbito por causa natural ou por causa acidental e/ou violenta.
- No óbito fetal, se a gestação teve duração $\geq$ 20 semanas ou o feto teve peso corporal $\geq$ 500g e/ou estatura $\geq$ 25cm.
- No óbito não fetal, quando a criança nascer viva e morrer logo após o nascimento, independentemente da duração da gestação, do peso do recém-nascido e do tempo que tenha permanecido vivo.

II.4 – Condições para não emissão da DO

- No óbito fetal, se a gestação teve duração < 20 semanas ou o feto teve peso corporal < 500g e/ou estatura < 25cm. É facultado ao médico emitir uma DO nestes casos para atender a solicitação da família.
- No caso de peças anatômicas retiradas por ato cirúrgico ou de membros amputados. Nesses casos, o médico elaborará um relatório em papel timbrado do estabelecimento de saúde descrevendo o procedimento realizado. Esse documento será levado ao cemitério, caso o destino da peça venha a ser o sepultamento. Essas providências estão definidas na Resolução de Diretoria Colegiada 306 da ANVISA (2004).

CAPÍTULO 20

Aspectos Éticos e Médico-Legais em Medicina Fetal

Victor Hugo de Melo

INTRODUÇÃO

A importância da ética em Medicina remonta há quase 2.500 anos, quando Hipócrates já definia as virtudes que deveriam caracterizar o exercício da prática médica e o que se esperava do comportamento dos médicos no atendimento de seus pacientes. Fazer o bem, não causar dano, não prescrever substância abortiva e manter o sigilo de seu paciente são preceitos contidos no juramento hipocrático. Ao mesmo tempo, já se previam punições para aqueles que não obedecessem ao código de condutas proposto.

Nos últimos 50 anos a Medicina se desenvolveu de maneira acentuada em virtude da incorporação de novas técnicas cirúrgicas, anestésicas e medicamentosas, além da introdução de novas tecnologias que, de certo modo, revolucionaram a prática médica em benefício dos pacientes. Ginecologistas e obstetras tiveram de se adaptar a essa nova situação, que introduziu a genética, a ultrassonografia – e, em decorrência desta, a Medicina Fetal – e a reprodução assistida, entre outros avanços, no cenário da especialidade. O cuidado passou a ser realizado a partir do desejo da concepção, passando pelos procedimentos para que isso se concretizasse e, com a gestação, o binômio materno-fetal tornou-se o centro de atenção, demandando, muitas vezes, intervenções maternas e/ou fetais para se atingir um resultado final satisfatório para ambos. Dessa maneira, decisões sobre o cuidado materno e fetal tornaram-se mais complexas, envolvendo discussões sobre valores éticos, autonomia do paciente, interesses e direitos dos indivíduos e os deveres do médico assistente.

PRINCÍPIOS DA ÉTICA E DA BIOÉTICA

Diante da evolução dos direitos humanos, a partir dos pressupostos da Declaração Universal dos Direitos Humanos, adotada pelas Nações Unidas em 1948, a humanização da conduta ética dos profissionais de medicina também se concretizou. Passou-se a resguardar os direitos dos pacientes e dos profissionais, buscando a construção de uma relação médico-paciente que tivesse, em sua essência, a garantia da qualidade da assistência à saúde.

Tomando como base os princípios da Bioética, pode-se dizer que a Ética Médica está alicerçada nos seguintes pressupostos: (1) autonomia; (2) beneficência; (3) não maleficência; e (4) justiça.

Autonomia

O princípio da *autonomia* implica o respeito à escolha do paciente, entre aqueles com capacidade de deliberarem sobre suas próprias predileções, no processo de diagnóstico e tratamento. Implica aceitar que as pessoas têm o direito de decidir sobre as questões relacionadas com seu corpo e sua vida. Todo e qualquer ato médico deve ser autorizado pelo paciente. Diante de sua recusa, devem ser buscadas, com o diálogo, alternativas para solucionar ou aliviar o sofrimento. No caso de indivíduos vulneráveis (fetos, crianças, deficientes, idosos e outros), o princípio da autonomia deve ser exercido em seu nome pelo familiar mais próximo ou por seu responsável legal.

O respeito à autonomia torna possível estabelecer um sólido esteio moral para o consentimento livre e esclarecido, no qual o paciente, devidamente informado sobre suas condições de saúde – no caso da gestante, ela também deve ser informada sobre as condições fetais – e as terapêuticas disponíveis, escolhe livremente se deseja ou não se submeter ao tratamento. Deve ser lembrado, entretanto, que o respeito à autonomia do paciente não é absoluto, pois existem situações de conflito entre a autonomia e os outros princípios éticos.

Beneficência

O princípio da *beneficência* refere-se à obrigação ética de maximizar o benefício e minimizar o prejuízo. O médico deve ter convicção, capacitação e conhecimento técnico suficiente que lhe assegure que o ato médico proposto é benéfico para o paciente. A beneficência é uma manifestação da *benevolência* que, basicamente, significa fazer o bem para o outro.

Não maleficência

Este princípio implica que, sendo necessário realizar o ato médico, ele deve causar o menor dano ou o agravo mínimo à saúde do paciente. A *não maleficência* é mais fácil de ser entendida a partir da máxima hipocrática *"primum non nocere"*, que significa *"em primeiro lugar, não causar dano"*. Sabe-se que, eventualmente, o exercício da profissão médica pode causar danos para a obtenção de um benefício maior. Por exemplo, em pacientes com câncer, é provável que possam ocorrer danos ou eventos adversos em decorrência do tratamento. Na Medicina Fetal, a realização de procedimentos invasivos em benefício do concepto pode causar danos maternos ou fetais. Os princípios da beneficência e da não maleficência estão sempre interligados.

Justiça

O princípio da *justiça* estabelece como pressuposto fundamental a equidade, ou seja, a obrigação ética de tratar cada indivíduo conforme o que é moralmente correto e adequado, dando a cada um o que lhe é devido. Com base nesse princípio, o médico deve tratar seus pacientes com imparcialidade, evitando que aspectos sociais, culturais, religiosos, financeiros e outros interfiram na relação que estabelece com seu paciente.

Cabe lembrar que a Constituição Federal Brasileira (1988) estabeleceu no artigo 196: *"A saúde é direito de todos e dever do Estado, garantido mediante políticas sociais e econômicas que visem à redução do risco de doença e de outros agravos e ao acesso universal e igualitário às ações e serviços para sua promoção, proteção e recuperação."*

Destaca-se, por fim, que o modelo de relação médico-paciente mais recomendado atualmente é o de compartilhamento das decisões, no qual o paciente e seu médico assistente – diante das opções de intervenção em prol da saúde do paciente – deliberam qual é a opção mais adequada de tratamento ou mesmo o não tratamento. Não é infrequente que ocorram situações em que o médico se defronta com conflitos entre os princípios da beneficência, não maleficência e autonomia do paciente. Nesses casos, o médico deve definir quais princípios éticos devem ter prioridade diante do diagnóstico, da intervenção terapêutica proposta e do prognóstico. Nessas situações, cabe ao médico decidir se respeita ou não a escolha do paciente, fundamentado no que entende ser o melhor para o indivíduo. Permanecendo o conflito, ele deve encaminhar o paciente para outro médico.

ÉTICA MÉDICA

A responsabilidade do exercício profissional da Medicina é regulada por princípios éticos e pelos foros cível e criminal. Neste último, o médico pode ser processado judicialmente devido a suposto mau resultado de intervenção, em geral por imprudência, negligência ou imperícia, podendo ser absolvido ou apenado e, neste caso, inclusive com prisão. No foro cível, mais comumente o interesse do denunciante é receber uma verba indenizatória. O foro ético é de competência do Conselho Federal de Medicina e dos Conselhos Regionais, regulamentados pela Lei 3.268, de 30 de setembro de 1957, com definições bastante claras sobre os objetivos e limites de atuação dos conselhos:

Art. 1º – O Conselho Federal e os Conselhos Regionais de Medicina, instituídos pelo Decreto-Lei nº 7.955, de 13 de setembro de 1945, passam a constituir em seu conjunto uma autarquia, sendo cada um deles dotado de personalidade jurídica de direito público, com autonomia administrativa e financeira.

Art. 2º – O Conselho Federal e os Conselhos Regionais de Medicina são os órgãos supervisores da ética profissional em toda a República e, ao mesmo tempo, julgadores e disciplinadores da classe médica, cabendo-lhes zelar e trabalhar, por todos os meios ao seu alcance, pelo perfeito desempenho ético da medicina e pelo prestigio, e bom conceito da profissão e dos que a exerçam legalmente.

Supervisão ética do exercício profissional

Para exercer a profissão, o médico deve estar com sua situação regularizada no Conselho Regional de Medicina (CRM) de seu estado, mantendo atualizados os dados cadastrais – em especial as mudanças de endereço – e o pagamento da anuidade. Caso tenha obtido título de especialista – por meio da realização de Residência Médica credenciada ou por aprovação em exame de Sociedade Científica –, deve registrar essa especialidade no CRM para que sua qualificação como especialista seja reconhecida e, desse modo, possa divulgar sua especialidade sem problemas.

Os CRM recebem constantemente denúncias contra médicos, solicitações de informações a respeito dos mais diversos temas e consultas sobre questões específicas do exercício da profissão médica, além de demandas de órgãos oficiais. Todas essas manifestações são avaliadas pela Corregedoria Geral do Conselho, que procede aos encaminhamentos adequados.

Em relação à denúncia, a Corregedoria abre uma sindicância para que seja investigado o fato, nomeando um conselheiro para fazer a investigação correspondente, de modo que se possa obter material suficiente para elaborar um parecer conclusivo, que deve ser levado para julgamento de uma Câmara de Sindicância. Esta, em função dos fatos apurados, pode decidir pelo arquivamento da denúncia, por não vislumbrar infração ética ou pela abertura de Processo Ético Profissional (PEP), quando existirem indícios de possível infração ética.

Tendo a Câmara de Sindicância decidido pela instauração de PEP, a Corregedoria nomeia um outro conselheiro para instruir o processo, ou seja, aprofundar a investigação, buscando documentos médicos, ou outros, e ouvindo os interessados, as testemunhas e outras pessoas que possam estar ligadas à denúncia, ao mesmo tempo que é concedido ao médico denunciado o direito da ampla defesa e do contraditório. Terminada a instrução do processo ético, a Corregedoria nomeia um conselheiro relator e um conselheiro revisor e é marcado o julgamento. A decisão da Plenária de Julgamento pode ser pela absolvição ou apenação, sempre cabendo recurso ao Conselho Federal de Medicina (CFM). As penas disciplinares que podem ser aplicadas aos médicos estão definidas no artigo 22 da Lei 3.268, de 30 de setembro de 1957, já citada, e são as seguintes:

a. Advertência confidencial em aviso reservado.
b. Censura confidencial em aviso reservado.
c. Censura pública em publicação oficial.
d. Suspensão do exercício profissional por até 30 (trinta) dias.
e. Cassação do exercício profissional, *ad referendum* do Conselho Federal.

É importante assinalar que o CFM e os CRM não têm somente a função judicante, apesar de ser esta a que mais se sobressai. Entre outras funções, podem ser citadas: registrar os profissionais médicos como pessoas físicas e/ou jurídicas; registrar os médicos nas diversas especialidades médicas; zelar pelo bom conceito da profissão, pela autonomia do médico, pelo livre exercício da Medicina e pelos direitos dos médicos, respeitados os pressupostos legais; representar os médicos perante os poderes constituídos nas matérias de sua competência; atuar na capacitação científica e no aprimoramento técnico dos médicos junto às instâncias formadoras ou de maneira isolada; apoiar o desempenho digno da profissão, com remuneração e condições de trabalho adequadas; promover articulações com as entidades representativas dos médicos, visando ao fortalecimento da categoria.

O código de ética médica

Todas as profissões estão submetidas ao controle da conduta moral de quem as exerce com base em um código de comportamento ético-profissional e de mecanismos de fiscalização do exercício profissional. São regras que explicitam direitos e deveres. Evidentemente, os códigos – sejam quais forem – não eliminam a possibilidade da falha, do erro, mas oferecem ao profissional e ao paciente a indicação da boa conduta, amparada nos princípios éticos da autonomia, da beneficência, da não maleficência, da justiça, da dignidade, da veracidade e da honestidade.

O Código de Ética Médica (CEM) traz em seu bojo o compromisso voluntário, assumido individual e coletivamente, com o exercício da Medicina, representado em sua gênese pelo juramento de Hipócrates. Ao mesmo tempo, as constantes mudanças na sociedade, nas instâncias legais, econômicas e jurídicas, além da incorporação de novas tecnologias, exigem a revisão periódica do CEM, além da emissão de resoluções para suprir questões por ele não abordadas.

Um novo CEM encontra-se em ampla discussão no CFM com a participação dos Conselhos Regionais e de médicos de todo o Brasil e deve ser publicado em breve. O CEM em vigor, instituído pela Resolução CFM 1.931/2009, é composto de:

a. Vinte e cinco princípios fundamentais do exercício da Medicina, entre os quais se destacam:

I – A Medicina é uma profissão a serviço da saúde do ser humano e da coletividade e será exercida sem discriminação de nenhuma natureza.
II – O alvo de toda a atenção do médico é a saúde do ser humano, em benefício da qual deverá agir com o máximo de zelo e o melhor de sua capacidade profissional.

b. Dez itens que tratam dos direitos dos médicos, entre os quais se destaca:

É direito do médico: II – Indicar o procedimento adequado ao paciente, observadas as práticas cientificamente reconhecidas e respeitada a legislação vigente.

c. Oito capítulos envolvendo os mais diversos temas referentes ao exercício profissional, abordando: responsabilidade profissional, direitos humanos, relação com pacientes e familiares, doação e transplante de órgãos e tecidos, relação entre médicos, remuneração profissional, sigilo profissional, documentos médicos, auditoria e perícia médica, ensino e pesquisa médica e publicidade médica.

d. Os capítulos citados contêm 118 artigos que definem como deve ser o comportamento ético dos médicos. Caso ocorra infração ética a qualquer um desses artigos, o médico está sujeito a penas disciplinares previstas na Lei 3.268/1957.

e. Quatro disposições gerais.

A título de exemplo, destaca-se o artigo 1º do Capítulo III do CEM – Responsabilidade Profissional –, que é um dos mais citados nas denúncias cíveis ou criminais e que estabelece:

É vedado ao médico: Art. 1º Causar dano ao paciente, por ação ou omissão, caracterizável como imperícia, imprudência ou negligência. Parágrafo único. A responsabilidade médica é sempre pessoal e não pode ser presumida.

É importante relembrar alguns conceitos das ações, ou omissões, registradas nesse artigo:

a. Negligência: ocorre quando o profissional tem ciência da gravidade do quadro e protela sua atuação por omissão, indolência ou passividade e isso resulta em dano para o paciente, ou seja, ele deixa de tomar as providências cabíveis. Sucintamente, pode-se dizer que o médico fez menos pelo paciente do que deveria ter feito.

b. Imprudência: ocorre quando o profissional pratica um ato médico para o qual não está preparado tecnicamente ou o pratica em condições inadequadas, sem levar em conta os riscos inerentes, e que resulta em dano para o paciente, ou seja, o médico agiu sem a devida cautela, por leviandade ou não reflexão, o que resultou em dano para o paciente.

c. **Imperícia:** ocorre quando o profissional pratica um ato para o qual não está preparado tecnicamente ou o executa mesmo não tendo o conhecimento suficiente para fazê-lo, o que resulta em dano para o paciente, ou seja, o médico não cumpre as regras e preceitos técnicos adequados no atendimento do paciente. França (2010), entretanto, adverte que todo médico legalmente habilitado deve ser considerado perito em sua profissão e que, de fato, o erro médico, de causa pessoal, ocorre sempre por imprudência ou negligência, jamais por imperícia.

Ainda segundo França (2010), sem a existência de um dano real não se caracteriza a responsabilidade médica e, mais ainda, é indispensável a associação do dano ao ato médico para que se possa configurar culpa do ponto de vista jurídico. É por isso que o parágrafo do artigo 1º destaca que a responsabilidade médica pelo ato praticado não pode ser presumida, ou seja, ela deve ser provada.

Muitas das infrações éticas dos médicos decorrem do desconhecimento do CEM. Ressalta-se que é dever do médico ter conhecimento do CEM e das resoluções dos Conselhos Federal e Regionais de Medicina, que são amplamente divulgadas em seus *sites* e mídias impressas.

Termo de consentimento livre e esclarecido

Para que se estabeleça uma adequada e ética relação médico-paciente, deve-se fazer o esclarecimento de todas as etapas do tratamento, aplicar o Termo de Consentimento Livre e Esclarecido e realizar o registro completo e legível em prontuário. Estas também são práticas importantes para evitar denúncias e, ao mesmo tempo, podem ser úteis como provas de um atendimento correto. A esse respeito, o atual CEM dispõe, no artigo 22, do Capítulo de Direitos Humanos:

> *É vedado ao médico: Art. 22. Deixar de obter consentimento do paciente ou de seu representante legal após esclarecê-lo sobre o procedimento a ser realizado, salvo em caso de risco iminente de morte.*

Roquette (2016) faz uma análise atual do consentimento livre e esclarecido do paciente. Para ele não se pode iniciar tratamento clínico ou cirúrgico sem o devido consentimento do paciente. Lembra que é comum a prática de se anexar ao prontuário durante a internação um termo de responsabilidade assinado pelo paciente ou por seu representante legal, concordando com o tratamento a ser instituído na instituição. Esse documento é frágil, do ponto de vista jurídico, pois o paciente pode estar sendo movido somente por sua necessidade, e sua assinatura é meramente protocolar.

Ainda segundo Roquette (2016), o que se espera de um verdadeiro consentimento livre e esclarecido é um texto re-

digido especificamente sobre a intervenção proposta, em linguagem simples e compreensível para o leigo, explicando o procedimento e todas as possíveis complicações que podem dele decorrer e, ainda, deixando claro que o paciente tem o direito de abandonar o tratamento em curso, caso assim o desejar. Acrescenta que seria interessante um termo para cada etapa, por exemplo: o primeiro seria apresentado ainda no ambulatório, a partir do diagnóstico e da proposta de intervenção; o segundo, por ocasião da internação ou, caso a intervenção possa ocorrer em ambulatório, o termo seria assinado imediatamente antes da realização do procedimento.

O FETO COMO PACIENTE

O conhecimento mais adequado da fisiologia fetal a partir de experimentos em fetos de ovelhas e mais tarde em fetos humanos, com a melhoria da qualidade técnica e de imagem dos aparelhos de ultrassonografia, permitiu à Obstetrícia uma grande evolução no diagnóstico e tratamento do feto ainda no ventre materno. O acompanhamento do crescimento e do bem-estar fetal significou o início da Medicina Fetal, que praticamente revolucionou o entendimento de que o binômio materno-fetal, antes conectado aos cuidados diretos maternos, em benefício fetal, passou a se constituir, na verdade, no cuidado de dois pacientes, de maneira independente. Rastreamentos diagnósticos de anomalias cromossômicas, infecções perinatais, anomalias estruturais e outros, assim como o uso de procedimentos invasivos para diagnóstico e tratamento, tornaram-se corriqueiros nos tempos atuais. Tornando-se paciente, o feto demandou a discussão ética sobre a atuação do especialista nas inúmeras situações em que se torna necessário algum tipo de intervenção em benefício fetal, em especial naquelas em que pode haver um conflito entre o interesse materno e o fetal.

Direitos do feto

O início da vida é certamente um dos momentos mais controversos, a partir de perspectivas biológicas, bioéticas, filosóficas, religiosas, jurídicas e outras. Dificilmente chegar-se-á a um acordo diante de tantas interpretações. O fato é que o avanço das técnicas de reprodução assistida, ao estabelecer inúmeras possibilidades de manipulação de gametas, de embriões, e de utilização de tecido embrionário para a busca de cura para algumas doenças, suscitou uma necessidade prática de definição, do ponto de vista legal, se determinado procedimento pode ser considerado ou não um aborto.

Do ponto de vista biológico, é inegável que o início da vida, ou a constituição de um novo ser, se origina no momento em que o óvulo é fecundado pelo espermatozoide, independentemente se a gestação irá ou não evoluir.

De acordo com Barchifontaine (2010), existem cinco teorias para explicar a origem da vida:

a. **Genética:** a vida humana se inicia na fertilização, a partir da combinação dos genes masculinos e femininos, sendo gerado um novo indivíduo com direitos iguais aos de qualquer outro. Essa é a teoria aceita pela Igreja.

b. Embriológica: a vida começa na terceira semana de gestação, tendo em vista que até 12 dias após a fecundação o embrião ainda é capaz de se dividir e dar origem a duas ou mais pessoas. A partir daí ele se torna um indivíduo.

c. Neurológica: a vida se inicia quando o feto apresenta atividade elétrica cerebral igual à de uma pessoa. A questão é que não é consensual quando isso ocorre, pois as opiniões divergem, alegando que esse momento pode estar situado entre 8 e 20 semanas de gestação.

d. Ecológica: envolve a ideia de que a vida se inicia a partir do momento em que o feto está capacitado a sobreviver fora do útero. Esse foi o critério adotado pela Suprema Corte dos EUA para tomar a decisão que autorizou o aborto naquele país.

e. Metabólica: a discussão sobre o início da vida humana é irrelevante. Espermatozoides e óvulos são tão vivos como qualquer pessoa. O desenvolvimento de uma criança é um processo contínuo e não deve ter um marco inaugural.

A Constituição da República Federativa do Brasil, promulgada em 5 de outubro de 1988, estabelece, no artigo 5º:

Art. 5º – Todos são iguais perante a lei, sem distinção de qualquer natureza, garantindo-se aos brasileiros e aos estrangeiros residentes no País a inviolabilidade do direito à vida, à liberdade, à igualdade, à segurança e à propriedade.

Pode-se perceber que no Brasil, do ponto de vista jurídico, a teoria genética ou biológica é a mais aceita. Por exemplo, o Código Civil Brasileiro, na Lei 10.406, de 10 de janeiro de 2002, estabelece que:

Art. 2º – A personalidade civil da pessoa começa do nascimento com vida; mas a lei põe a salvo, desde a concepção, os direitos do nascituro.

Outro exemplo, na mesma linha de raciocínio, advém da Convenção Americana de Direitos Humanos (Pacto de San José da Costa Rica), subscrita em 22 de novembro de 1969 e ratificada pelo Brasil em 6 de novembro de 1992, que define, em seu seu artigo 4º:

Artigo 4º – Direito à vida. Toda pessoa tem o direito de que se respeite sua vida. Esse direito deve ser protegido pela lei e, em geral, desde o momento da concepção. Ninguém pode ser privado da vida arbitrariamente.

Por sua vez, o Código Penal Brasileiro (CPB), Decreto-lei 2.848, de 7 de dezembro de 1940, ainda em vigência, atesta em alguns artigos que o aborto é considerado crime, passível de punição com pena de reclusão:

É crime:
Art. 124. Provocar aborto em si mesma ou consentir que outrem lhe provoque. Pena: detenção, de um a três anos.

Art. 125. Provocar aborto sem o consentimento da gestante. Pena: reclusão, de três a dez anos.
Art.126. Provocar aborto com o consentimento da gestante. Pena: reclusão, de um a quatro anos.

É importante destacar que o CEM também se manifesta a esse respeito, vedando ao médico:

Art. 10. Acumpliciar-se com os que exercem ilegalmente a Medicina ou com profissionais ou instituições médicas nas quais se pratiquem atos ilícitos.
Art. 14. Praticar ou indicar atos médicos desnecessários ou proibidos pela legislação vigente no País.
Art. 15. Descumprir legislação específica nos casos de transplante de órgãos ou de tecidos, esterilização, fecundação artificial, abortamento, manipulação ou terapia genética.

Interrupção legal da gravidez

A legislação sobre o abortamento no Brasil está entre as mais restritivas do mundo e, conforme se viu anteriormente, é considerado crime de acordo com o disposto no Código Penal Brasileiro com penalidades para a mulher e para o médico que o praticam. No Brasil, o aborto é considerado, inclusive, um dos chamados "crimes contra a vida", sobre os quais as penas aplicadas são mais severas.

Por outro lado, existem duas situações em que o aborto é legal, o que está estabelecido no CPB:

Art. 128 – Não se pune o aborto praticado por médico:
I (aborto terapêutico) – se não há outro meio de salvar a vida da gestante;
II (aborto humanitário) – se a gravidez resulta de estupro e o aborto é precedido de consentimento da gestante ou, quando incapaz, de seu representante legal.

Nesses casos, o aborto deve ser precedido de consentimento por escrito da gestante ou, quando incapaz, de seu representante legal, além de outros documentos, e está completamente regulamentado pelo Ministério da Saúde (2011). O abortamento eugênico, ou seja, na presença de grave malformação fetal, não tem permissão legal no Brasil e somente poderá ser realizado se houver sentença judicial nesse sentido.

No mesmo sentido, destaca-se que a redução embrionária, ou fetal, nos casos de gestação múltipla deve ser considerada abortamento e, portanto, é um procedimento ilegal no Brasil. A esse respeito também se manifestou o CFM, em sua recente Resolução CFM 2.121, de 16 de julho de 2015, que estabelece as Normas Éticas para a Utilização das Técnicas de Reprodução Assistida (RA). Destaca-se o item 8:

8 – Em caso de gravidez múltipla, decorrente do uso de técnicas de RA, é proibida a utilização de procedimentos que visem à redução embrionária.

Anencefalia

A discussão sobre a legalidade da interrupção de gravidez de feto apresentando diagnóstico ecográfico de anencefalia foi encerrada em 12 de abril de 2012 com o acórdão da decisão do Supremo Tribunal Federal (STF), permitindo interromper a gestação de fetos nessa situação. Os ministros decidiram que os médicos responsáveis pela realização do procedimento e as gestantes que decidem interromper a gravidez não cometem qualquer espécie de crime.

Reitera-se que, a partir dessa decisão do STF, as mulheres não precisam de autorização judicial que as autorize, bastando existir o diagnóstico de anencefalia. É também importante destacar que às mulheres fica facultado decidir se desejam ou não interromper a gestação de feto anencéfalo, ou seja, não significa que o Poder Judiciário está impondo o abortamento, podendo a gestante decidir por uma ou outra alternativa, de acordo com seu foro íntimo.

Até a data do referido acórdão, a antecipação terapêutica do parto de feto anencéfalo somente poderia ser realizada no Brasil mediante autorização do Poder Judiciário ou do Ministério Público. Em 12 de abril de 2012, com a conclusão do julgamento da *Arguição de Descumprimento de Preceito Fundamental nº 54*, de 17 de junho de 2004 (ADPF-54), o Supremo Tribunal Federal decidiu que, à luz da Constituição Federal, a antecipação terapêutica do parto de feto anencéfalo não tipifica o crime de aborto previsto no Código Penal, dispensando, assim, autorização prévia.

Por sua vez, a Resolução CFM 1.989, de 12 de maio de 2012, publicada 30 dias após a decisão do STF, estabeleceu os critérios diagnósticos de anencefalia e os esclarecimentos que devem ser oferecidos à gestante para sua tomada de decisão:

Art. 1º Na ocorrência do diagnóstico inequívoco de anencefalia o médico pode, a pedido da gestante, independente de autorização do Estado, interromper a gravidez.

Art. 2º O diagnóstico de anencefalia é feito por exame ultrassonográfico realizado a partir da 12ª (décima segunda) semana de gestação e deve conter:

I – duas fotografias, identificadas e datadas: uma com a face do feto em posição sagital; a outra com a visualização do polo cefálico no corte transversal, demonstrando a ausência da calota craniana e de parênquima cerebral identificável;

II – laudo assinado por dois médicos, capacitados para tal diagnóstico.

Art. 3º Concluído o diagnóstico de anencefalia, o médico deve prestar à gestante todos os esclarecimentos que lhe forem solicitados, garantindo a ela o direito de decidir livremente sobre a conduta a ser adotada, sem impor sua autoridade para induzi-la a tomar qualquer decisão ou para limitá-la naquilo que decidir:

§1º É direito da gestante solicitar a realização de junta médica ou buscar outra opinião sobre o diagnóstico.

§2º Ante o diagnóstico de anencefalia, a gestante tem o direito de:

I – manter a gravidez;

II – interromper imediatamente a gravidez, independentemente do tempo de gestação, ou adiar essa decisão para outro momento.

§3º Qualquer que seja a decisão da gestante, o médico deve informá-la das consequências, incluindo os riscos decorrentes ou associados de cada uma.

§4º Se a gestante optar pela manutenção da gravidez, ser--lhe-á assegurada assistência médica pré-natal compatível com o diagnóstico.

§5º Tanto a gestante que optar pela manutenção da gravidez quanto a que optar por sua interrupção receberão, se assim o desejarem, assistência de equipe multiprofissional nos locais onde houver disponibilidade.

§6º A antecipação terapêutica do parto pode ser realizada apenas em hospital que disponha de estrutura adequada ao tratamento de complicações eventuais, inerentes aos respectivos procedimentos.

É importante destacar que, nas situações em que a gestante decidir pela interrupção da gestação, o médico que não se sentir confortável para realizar o procedimento abortivo, por questões de foro íntimo, não necessita fazê-lo. O CEM em vigor assegura, no item VII do Capítulo I – Princípios Fundamentais:

VII – O médico exercerá sua profissão com autonomia, não sendo obrigado a prestar serviços que contrariem os ditames de sua consciência ou a quem não deseje, excetuadas as situações de ausência de outro médico, em caso de urgência ou emergência, ou quando sua recusa possa trazer danos à saúde do paciente.

Desse modo, garantem-se ao médico a objeção de consciência e o direito de se recusar a realizar o abortamento, mesmo nas situações previstas em Lei, ressalvadas as situações em que ele não pode se negar a realizar o procedimento, por exemplo, se não houver outro profissional para fazê-lo. A posição do médico que manifesta objeção de consciência deve sempre ser respeitada. Esses profissionais não podem sofrer nenhuma forma de coerção, ameaça, intimidação ou discriminação por se recusarem a praticar o abortamento legal. Nesses casos, o médico deve declarar sua condição de objeção de consciência para a mulher, ou seu representante legal, e encaminhá-la para outro profissional que concorde em realizar o procedimento.

CONSIDERAÇÕES FINAIS

A despeito das particularidades éticas da especialidade de Ginecologia e Obstetrícia, e agora da Medicina Fetal, existem outros temas bastante relevantes para o correto exercício ético da Medicina e que devem ser seguidos por todos os médicos. Assim, destaca-se a necessidade de o médico: realizar o registro em prontuário de todas as consultas, intercorrências, internações etc., de todas as pacientes por ele atendidas; manter o sigilo profissional em todas as situações de atendimento de pacientes; não fazer publicidade sensacionalista e/ou enganosa e que possa sugerir autopromoção, concorrência desleal e a intenção de auferir lucros; não deixar de comparecer a plantões ou se ausentar deles sem deixar um substituto; não prescrever ou atestar sem que tenha sido realizada a consulta do paciente com o devido registro no prontuário; finalmente, recomenda-se especial atenção aos pacientes e a seus familiares, de modo a dar-lhes o devido acolhimento e o cuidado qualificado para que lhes possa oferecer o melhor que a ciência médica dispõe para o diagnóstico e o tratamento e com perspectivas de melhor prognóstico.

Leitura complementar

Almeida JJ. Aborto de feto anencéfalo: nova perspectiva após decisão do STF. Revista CEJ 2014; 64:26-31.

Barchifontaine CP. Bioética no início da vida. Rev Pistis Prax Teol Pastor 2010; 2(1):41-55.

Brasil. Código Civil Brasileiro. Novo Código Civil – Lei nº 10.406, de 10 de janeiro de 2002. Disponível em: http://licitacoes.ufsc.br/files/2014/10/Novo-C%C3%B3digo-Civil.pdf.

Brasil. Código Penal Brasileiro (CPB) – Decreto-lei nº 2.848, de 7 de dezembro de 1940. Disponível em: http://www.planalto.gov.br/ccivil_03/decreto-lei/Del2848.htm.

Brasil. Constituição da República Federativa do Brasil de 1988. Disponível em: http://www.planalto.gov.br/ccivil_03/constituicao/constituicao.htm.

Brasil. Lei 3.268, de 30 de setembro de 1957. Dispõe sobre os Conselhos de Medicina e dá outras providencias. Disponível em: http://www. pla-nalto. gov.br/ccivil_03/leis/L3268.htm.

Brasil. Ministério da Saúde. Secretaria de Atenção à Saúde. Atenção humanizada ao abortamento: norma técnica. 2. ed. Brasília: Ministério da Saúde, 2011. 60p.

Conselho Federal de Medicina. Código de Ética Médica. Resolução CFM nº 1.931, de 17 de setembro de 2009. Aprova o Código de Ética Médica. Disponível em: www.portalmedico.org.br.

Conselho Federal de Medicina. Resolução CFM nº 1.989, de 12 de maio de 2012. Dispõe sobre o diagnóstico de anencefalia para a interrupção terapêutica do parto e dá outras providências. Disponível em: www.portalmedico.org.br.

Conselho Federal de Medicina. Resolução CFM nº 2.121, de 16 de julho de 2015. Adota as normas éticas para a utilização das técnicas de reprodução assistida. Disponível em: www.portalmedico.org.br.

Convenção Americana sobre Direitos Humanos. Conferência Especializada Interamericana sobre Direitos Humanos. San José, Costa Rica, em 22 de novembro de 1969. Disponível em: https://www.cidh.oas.org/basicos/portugues/c.convencao_americana.htm.

França GV. Comentários ao Código de Ética Médica. 6. ed. Rio de Janeiro: Guanabara Koogan, 2010. 366p.

Roquette, ALB. Atuação ética e legal no ambulatório de ginecologia. In: Camargos AC, Melo VH, Murta EFC, Reis FM, Silva Filho AL. (eds.) Ginecologia ambulatorial: baseada em evidências científicas. 3. ed. Belo Horizonte: Coopmed. 2016:909-21.

Supremo Tribunal Federal. Arguição de Descumprimento de Preceito Fundamental nº 54, de 17 de junho de 2004. Relator ministro Marco Aurélio, plenário, sessão extraordinária, julgada em 12 de abril de 2012. Disponível em: http://stf.jusbrasil.com.br/jurisprudencia/14795715/arguicao-de-descumprimen-to-de-preceito-fundamental-adpf-54-df-stf.

The American College of Obstetricians and Gynecologists. Ethical Decision Making in Obstetrics and Gynecology. Committee Opinion No. 390. 2007. Disponível em: https://www.acog.org/Resources-And-Publications/Committee-Opinions/Committee-on-Ethics/Ethical-Decision-Making-in-Obstetrics-and-Gynecology.

SEÇÃO II

Terapêutica Fetal

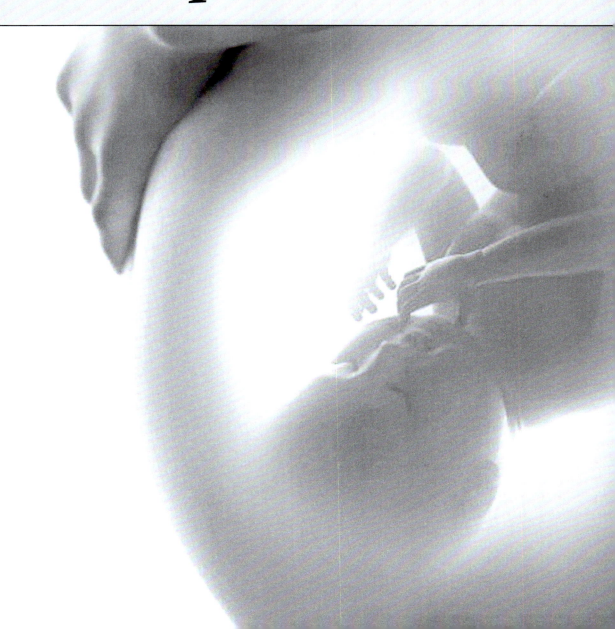

CAPÍTULO 21

Prevenção das Anomalias Fetais

Regina Amélia Lopes Pessoa de Aguiar

INTRODUÇÃO

A concepção humana é considerada um fenômeno tão vulnerável quanto robusto. Vulnerável porque a taxa de perda gestacional após a fertilização do óvulo é de aproximadamente 50%, mas grande parte dessas perdas é precoce, antes que a gravidez seja clinicamente reconhecida. Após a gestação ser clinicamente reconhecida, a taxa de abortamento se situa em torno de 15% e a taxa de natimortalidade, que é estimada em torno de 5 por 1.000 nascimentos em países de alta renda, pode alcançar níveis de 32 por 1.000 nascimentos em países subdesenvolvidos. Há a estimativa de que cerca de 25% dos óvulos e 3% a 4% dos espermatozoides sejam aneuploides, o que significa que 1 em cada 13 concepções resulta em embriões cromossomicamente anormais.

A concepção humana é considerada robusta porque, embora o número de concepções geneticamente anormal seja elevado, ao nascimento a frequência de anomalias é relativamente pequena. Estima-se que 2% a 4% dos recém-nascidos vivos apresentem algum defeito congênito identificável ao nascimento, o que equivale ao nascimento de 7,9 milhões de crianças ao ano no mundo com alguma malformação congênita maior. Ao final da primeira infância, esse número duplica. No entanto, a real incidência dessas anomalias é difícil de ser mensurada. Doenças cromossômicas, que representam apenas uma das causas de anomalias congênitas, são identificadas em 0,7% de todos os nascimentos.

As anomalias congênitas impactam de maneira importante a mortalidade infantil e as condições de vida dos sobreviventes. No Brasil, a mortalidade infantil, segundo dados disponibilizados no DATASUS para os anos de 2014 e 2015, foi de 12,9 e 12,4 por 1.000 nascidos vivos, respectivamente. Nesses mesmos anos, as malformações congênitas responderam por 21,8% e 22,3%, respectivamente, de todos os óbitos infantis. Esses dados demonstram apenas parte da realidade, já que é bastante conhecido o problema da subnotificação no país. Entre os sobreviventes, as anomalias congênitas são responsáveis por significativo comprometimento da qualidade de vida, incluindo deficiência intelectual, morbidade de longo prazo e diversas disfunções.

Considera-se anomalia congênita ou defeito congênito qualquer alteração no desenvolvimento morfológico, estrutural, funcional ou molecular presente ao nascimento, externa ou interna, familiar ou esporádica, hereditária ou não, única ou múltipla. À luz do conhecimento atual, 40% a 60% dos defeitos congênitos identificados nos nascidos vivos não têm uma causa determinada. Entre as causas conhecidas, os fatores ambientais ou teratógenos respondem por 20% a 25% dessas anomalias, as doenças genéticas, por 10% a 15%, e as doenças multifatoriais, por 20% a 25%. As causas ambientais incluem condições como doenças maternas, uso de substâncias de abuso ou medicamentos, infecções, radiação, hipertermia, exposição química e anormalidades uterinas. Nos dias atuais são conhecidas cerca de 7.000 doenças genéticas raras e mais de 3.400 mutações gênicas identificadas capazes de promover alterações fenotípicas.

Estudos epidemiológicos sugerem que até 50% das anomalias congênitas poderiam ser evitadas se medidas efetivas de prevenção fossem adequadamente instituídas. Essa prevenção pode ser sinteticamente dividida em três níveis: primária, secundária e terciária. A prevenção primária engloba a adoção de medidas com o objetivo de evitar a ocorrência dos defeitos congênitos e, por isso, é essencialmente realizada antes da concepção.

A prevenção secundária inclui medidas para evitar o nascimento de crianças com defeitos congênitos, ou seja, inclui intervenções instituídas durante a gestação para identificar a existência de um defeito congênito (diagnóstico pré-natal) e, em função disso, realizar medidas específicas de terapêutica fetal ou mesmo interrupção da gravidez. Existem poucas doenças fetais passíveis de tratamento intrauterino efetivo, e a legislação brasileira não contempla a possibilidade de interrupção voluntária da gestação por doença fetal, salvo nos casos de anencefalia. Diante do diagnóstico de uma doença fetal, o acompanhamento da gestação em centros terciários é essencial não apenas para garantir o cuidado obstétrico e neonatal especializado, mas também para prover condições de aconselhamento reprodutivo do casal para futuras gestações.

A prevenção terciária é essencialmente pós-natal e tem como objetivo reduzir as complicações dos defeitos congênitos, minimizando as limitações por eles impostas. Enquanto a prevenção secundária e a terciária exigem para sua efetivação tecnologias de ponta, especialistas e subespecialistas, instituições terciárias e quaternárias, legislações específicas e investimentos de grande monta, a prevenção primária, muitas vezes, tem custo baixo, é aplicável em qualquer local onde se atendam mulheres em idade reprodutiva e não demanda equipamentos sofisticados nem intervenções que exijam habilidades específicas. Neste capítulo daremos ênfase à prevenção primária dos defeitos congênitos. Os leitores interessados nos tópicos relativos à prevenção secundária devem se reportar a outros capítulos específicos deste livro.

PREVENÇÃO PRIMÁRIA DE ANOMALIAS CONGÊNITAS

Os clássicos pilares da prática médica de qualidade – "saber ouvir, saber examinar, saber explicar" – são essenciais para a prevenção primária das anomalias congênitas. Como já mencionado, o momento oportuno para a prevenção dos defeitos congênitos é antes da concepção. Portanto, o estímulo ao aconselhamento pré-concepcional como prática de saúde pública é fundamental para efetivar essa ação. Na verdade, o aconselhamento pré-concepcional contribui não apenas na redução de ocorrência ou recorrência de defeitos congênitos, mas também tem impacto extremamente significativo no número de mortes maternas e nas perdas gestacionais e neonatais.

Educação em saúde e planejamento reprodutivo seguro são ferramentas essenciais da prevenção primária dos defeitos congênitos. A pesquisa Nascer no Brasil, realizada com 23.894 mulheres, nos anos de 2011 e 2012 mostrou que 55% das gravidezes no Brasil não são planejadas, taxa próxima à encontrada também em países desenvolvidos. Em outras palavras, se deixarmos para realizar a prevenção primária de defeitos congênitos apenas nas mulheres que procuram a assistência para buscar orientações sobre uma gravidez segura, estaremos deixando de oferecer essa prática a uma parcela significativa de mulheres. Por isso, é imprescindível que os profissionais de saúde incorporem em sua prática diária o princípio de que todo atendimento ou contato com uma mulher em idade reprodutiva é uma oportunidade para o aconselhamento reprodutivo e estímulo ao planejamento pré-concepcional.

Fatores demográficos

Idade materna

A idade materna tem efeito direto e indireto no risco de defeitos congênitos. De maneira direta, é bem estabelecida a associação entre a idade materna e o risco de nascimento de crianças com doenças cromossômicas, essencialmente as trissomias. As trissomias mais comuns ao nascimento são as do cromossomo 21 (síndrome de Down), do cromossomo 18 (síndrome de Edwards) e do cromossomo 13 (síndrome de Patau). Embora não exista uma idade materna na qual o risco de ocorrência de doença cromossômica no feto seja zero, a partir de 35 anos esse risco aumenta de maneira mais substancial e a partir de 40 anos esse aumento é exponencial. Cabe ressaltar que o risco é independente de a mulher ter ou não gestações anteriores.

Além disso, a idade materna elevada também se associa a risco maior de malformações não cromossômicas, como cardiopatias, hérnia diafragmática, pé torto, atresia de esôfago, hipospadia e craniossinostose. No Brasil, em 2015, cerca de 13% das mulheres que tiveram nascidos vivos tinham 35 ou mais anos de idade.

Em que pese o fenômeno mundial do adiamento da maternidade, parcela significativa das gravidezes após os 35 anos acontece em mulheres que já têm prole estabelecida e engravidaram por falta de acesso ao planejamento familiar. A contracepção eficaz com objetivos de evitar gestações não planejadas em mulheres com 35 ou mais anos contribui com a redução do nascimento de crianças com trissomias cromossômicas. A gravidez em mulheres muito jovens – < 20 anos – é importante fator de risco para algumas malformações congênitas, como gastroquise e outras disrupções vasculares, bem como para prematuridade, que é ainda hoje a principal causa de disfunção neurológica na infância. Portanto, o enfrentamento da questão da gravidez na adolescência é parte integrante também da prevenção de defeitos congênitos. Indiretamente, a idade materna influencia o risco de malformações fetais em função da associação da idade materna elevada a doenças crônicas, ocorrência de gestação múltipla e multiparidade, tópicos que serão discutidos mais adiante.

Idade paterna elevada

A idade paterna elevada é associada a risco maior de ocorrência de doenças autossômicas dominantes, como acondroplasia e síndromes de Marfan, Appert, Waadenburg, Pfeiffer e Crouzon. Tem sido também sugerido que a idade paterna elevada se associa a algumas malformações não sindrômicas, como cardiopatia e atresia/fístula traqueoesofágica. Assim como para a mulher, é considerada elevada a idade paterna de 35 anos ou mais.

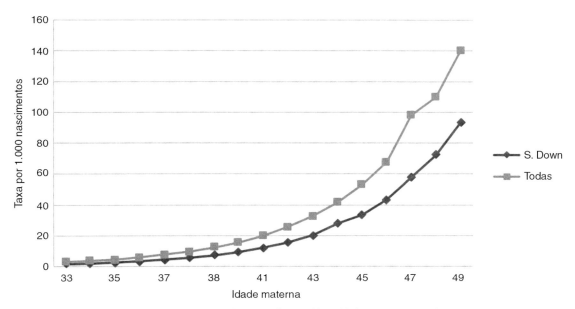

Figura 21.1 Risco de trissomias em recém-nascidos e idade materna ao nascimento.

Paridade

A multiparidade é um fator epidemiológico que tende a estar associada à idade materna e também a comorbidades maternas. Os riscos de defeitos congênitos associados à idade materna já foram discutidos, e mais adiante serão abordadas as doenças maternas. A associação entre multiparidade e risco para anencefalia é controversa na literatura. O aconselhamento reprodutivo e a individualização na orientação e escolha de métodos contraceptivos são as principais ferramentas a serviço da mulher para o pleno exercício dos direitos reprodutivos, que inclui a decisão de quando e quantos filhos ela deseja ter.

Consanguinidade

A consanguinidade aumenta o risco de perdas gestacionais e anomalias congênitas e, em especial, a ocorrência de doenças autossômicas recessivas. Casais consanguíneos se beneficiam do encaminhamento para aconselhamento genético antes de se decidirem por suas opções reprodutivas. O aconselhamento é fundamentado na história familiar do casal e no grau de consanguinidade. Na ausência de dados suficientes no heredograma, para o cálculo do risco são utilizadas tabelas de estimativas com base em estudos populacionais.

Embora a consanguinidade seja um fator de risco comprovado para resultado reprodutivo desfavorável, o risco absoluto de uma prole anormal para primos em primeiro grau é de 3% a 5%, ou seja, aproximadamente o dobro do risco geral, que é de 2% a 3% para a prole de casais sem consanguinidade. A partir do nível de parentesco de primos de quinto grau, não se considera existir risco adicional para a prole anormal.

Atualmente, uma possibilidade para um aconselhamento reprodutivo mais fundamentado e objetivo para casais consanguíneos em relação ao risco de doenças autossômicas recessivas na prole consiste na utilização dos chamados "painéis de portadores", nos quais, por meio de exames específicos, é possível identificar indivíduos sadios, mas com mutações para condições específicas. O rastreamento de portadores é discutido novamente no final deste capítulo.

Ocupação

O tipo de atividade laboral e as condições de habitação das mulheres podem determinar a exposição a substâncias com potencial teratogênico, destacando-se exposição a chumbo e mercúrio, pesticidas, contaminantes orgânicos e inorgânicos de fontes de água e do solo, a emissão industrial de gases tóxicos e radiação ionizante. Essas mulheres devem ser orientadas sobre o riscos associados a essa exposição e suas formas de prevenção e, no caso das trabalhadoras formais, deve-se encaminhar solicitação para mudança de função para proteção materna e fetal.

Hábitos/estilos de vida

A relação entre hábitos de vida e desenvolvimento fetal é cada vez mais valorizada. Como hábitos de vida se incluem não apenas o consumo de substâncias lesivas ao feto, como tabaco, cocaína e álcool, mas também aspectos ligados à nutrição materna que possam favorecer positivamente o desenvolvimento do feto, como as dietas ricas em ácido fólico, ou negativamente, nos casos de nutrição insatisfatória, privando o feto de oligoelementos essenciais para seu desenvolvimento ou, ainda, nos casos de consumo excessivo de algumas vitaminas.

Tabaco

O tabaco contém várias substâncias teratogênicas, com destaque para a nicotina, o monóxido de carbono, o chumbo e hidrocarbonetos. Seu consumo é associado a risco maior de fendas labiais isoladas ou associadas a fendas palatinas, gastrosquise, atresia anal, defeitos de redução de membros, cardiopatias, anomalias digitais e hipoplasia/agenesia renal bilateral. Além disso, é bem estabelecida a relação entre o tabagismo e a diminuição do peso ao nascimento, a ocorrência de doenças respiratórias e problemas comportamentais entre crianças expostas intraútero ao tabaco, maior mortalidade perinatal, descolamento prematuro de placenta, placenta prévia e prematuridade. O tabagismo é um dos mais importantes fatores de risco modificáveis. A inclusão de mulheres e gestantes tabagistas nos programas de combate ao tabagismo é fundamental. Não existem contraindicações ao uso das terapias de substituição da nicotina nem da farmacoterapia – bupropiona – utilizada nos programas antitabagismo durante a gestação.

Álcool

Os efeitos do álcool sobre o feto se correlacionam com a época da exposição e com a concentração alcoólica, sofrendo, ainda, influência da predisposição genética. A clássica síndrome alcoólica fetal, caracterizada por achado de restrição de crescimento pré e pós-natal, disfunção do sistema nervoso central e anomalias craniofaciais, como microcefalia, microftalmia ou fissura palpebral pequena, filtro labial pouco desenvolvido, lábio superior fino e hipoplasia de face média, é mais frequentemente vista em filhos de alcoolistas crônicas. A deficiência intelectual é a principal sequela da exposição intraútero ao álcool. Outras anomalias (cardíacas, esqueléticas, renais, oculares, fenda labial com ou sem palato fendido) são também relacionadas com o consumo de álcool. Como o desenvolvimento do cérebro só se completa após a infância tardia, o consumo de álcool em qualquer fase da gestação pode produzir alterações neurocomportamentais. Não existe dose de álcool considerada segura para ser ingerida durante a gestação. Assim, todas as mulheres devem ser encorajadas a manter abstinência total de álcool durante a gravidez e, para as alcoolistas crônicas (> 10 doses/semana), o estímulo à participação em programas de autoajuda deve ser instituído antes da concepção.

Drogas ilícitas

Os estudos sobre efeitos específicos de cada uma das drogas ilícitas no desenvolvimento fetal não é simples, pois não raramente existe o consumo de múltiplas drogas, bem como a associação a outros fatores, como nutrição insatisfatória, tabagismo e consumo de álcool. Mulheres usuárias de drogas devem ser orientadas sobre os malefícios da exposição fetal a essas substâncias, devendo ser encorajadas a buscar tratamento psicoterapêutico antes da gravidez.

O consumo de cocaína e *crack* na gravidez tem sido associado a prematuridade, crescimento intrauterino restrito, microcefalia, lesões cerebrais destrutivas, gastrosquise e descolamento prematuro de placenta.

Alguns estudos sugerem uma possível associação entre consumo de maconha, principalmente no primeiro mês após a concepção, e anencefalia.

Doenças maternas

Em mulheres com doenças crônicas, tanto a gestação pode agravar as condições de saúde da mulher como a doença materna pode afetar o desenvolvimento fetal, determinando, inclusive, anomalias congênitas. Além disso, medicamentos utilizados para o controle das doenças crônicas também podem interferir na embriogênese. Mulheres com doença crônica e/ou uso de medicamentos devem receber orientações específicas sobre a importância do planejamento pré-concepcional e ser estimuladas à utilização de contracepção eficaz que reduza o risco de uma gestação sem o necessário controle prévio. Qualquer atraso menstrual ou suspeita de gravidez em mulheres com doenças crônicas deve ser avaliado rapidamente a fim de garantir o acesso mais precoce possível aos cuidados especializados. Deve-se ter extrema cautela na suspensão de medicamentos em função do diagnóstico da gravidez em mulheres com doenças crônicas, pois, como regra, o risco da descompensação materna em razão da interrupção da medicação tende a ser maior do que o risco dos efeitos da droga no feto. Destacam-se aqui algumas doenças maternas mais associadas a defeitos congênitos.

Obesidade materna

A obesidade materna é fator de risco bem estabelecido tanto para abortamentos como para anomalias congênitas. Entre os defeitos congênitos associados à obesidade materna se destacam os defeitos de fechamento do tubo neural e as anomalias cardiovasculares. A ingestão calórica adequada e a prática de exercícios físicos para atingir um índice de massa corporal apropriado antes da concepção estão indicadas tanto para prevenir a ocorrência de defeitos congênitos como para reduzir o risco de perda gestacional. Além disso, a obesidade materna determina risco gestacional maior em virtude de sua associação ao diabetes gestacional e ao desenvolvimento de síndromes hipertensivas na gestação.

Diabetes materno

A hiperglicemia periconcepcional é um potente teratogênico e aumenta em quatro a cinco vezes o risco de malformações. O *diabetes mellitus* (tipos 1 e 2) com controle glicêmico insatisfatório se associa à ocorrência de anomalias cardíacas, defeitos do sistema nervoso central e malformações gastrointestinais, esqueléticas e geniturinárias. A clássica síndrome da regressão caudal é vista quase que exclusivamente em fetos de mulheres com diabetes tipo 1 sem controle pré-gestacional. O aconselhamento pré-concepcional para mulheres diabéticas em idade reprodutiva deve ser sistemático e intensivo. Para a redução do risco de defeitos congênitos na prole é necessário que a mulher mantenha, por pelo menos 3 meses antes da concepção (ideal 6 meses), níveis de hemoglobina glicada (A1c) < 7,0%, mas preferencialmente < 6,5%. Além disso, é necessária a adequação da medicação em uso com a substituição daquelas contraindicadas na gestação ainda durante a pré-concepção.

Lúpus eritematoso sistêmico (LES)

O LES é uma doença autoimune que, além dos riscos específicos para a saúde da mulher, determina a possibilidade de defeitos congênitos na prole. A síndrome do lúpus neonatal é caracterizada por manifestações cardíacas e/ou manifestações cutâneas e hematológicas e se associa à presença de autoanticorpos na circulação materno-fetal – anti-SSA/Ro e anti-SSB/La. A manifestação cardíaca mais comum do lúpus neonatal é o bloqueio cardíaco congênito, mas podem ocorrer também outros defeitos de condução, anormalidades estruturais, cardiomiopatia e insuficiência cardíaca congestiva. O bloqueio cardíaco congênito afeta 2% dos recém-nascidos de primigestas com anticorpos anti-Ro positivos e esse risco aumenta para 16% a 20% nas gestações subsequentes após o nascimento de uma criança afetada. Apesar de as principais características clínicas do quadro cardíaco da síndrome de lúpus neonatal incluírem o bloqueio cardíaco e a cardiomiopatia, outras anormalidades podem ser observadas, como prolongamento transitório do intervalo QT e bradicardia sinusal.

Os anticorpos anti-La (anti-SSB) são mais associados à manifestação cutânea do lúpus neonatal. As lesões aparecem poucos dias ou semanas após o nascimento, embora seu desenvolvimento mais tardio (até 5 meses) possa ocorrer em alguns casos. As lesões cutâneas são transitórias. Os riscos fetais estão relacionados não só com a gravidade da doença materna, mas também com o uso de medicamentos para controle. Idealmente, uma mulher com LES, na ausência de contraindicação absoluta para a gestação, só deve ter a gestação liberada após período de pelo menos 6 meses sem atividade da doença e em uso de medicações compatíveis com o período gestacional. Gestantes com anti-Ro positivo devem ser acompanhadas também com a realização de ecocardiograma fetal semanal entre 16 e 26 semanas, e após esse período o exame deve ser realizado a cada 2 semanas.

Embora a administração materna de corticoides fluorados tenha mostrado benefício fetal em alguns estudos nos quais se identificou bloqueio cardíaco fetal intermitente, os resultados não foram consistentes e os benefícios da terapia fetal devem ser pesados contra o risco de crescimento intrauterino restrito e parto pré-termo induzidos por essa intervenção. O tratamento do bloqueio cardíaco fetal total permanece ainda mais insatisfatório. O uso materno de hidroxicloroquina durante a gestação reduz o risco de manifestações cardíacas nos fetos em risco.

Epilepsia

A epilepsia afeta 1 em cada 300 mulheres em idade reprodutiva. Crescimento intrauterino restrito e microcefalia são consequências conhecidas da epilepsia materna. O uso de anticonvulsivantes também está associado a anomalias congênitas e será abordado mais adiante. Apesar disso, a maioria – cerca de 96% – das mulheres com epilepsia que fazem uso regular de anticonvulsivantes tem filhos sem anomalias congênitas. No período pré-concepcional deve-se avaliar a possibilidade de controle das crises convulsivas com o uso de agente anticonvulsivante único

(monoterapia), na menor dose efetiva e, se possível, evitando a utilização do ácido valproico e da difenil-hidantoína. Entretanto, a melhor conduta consiste na escolha do anticonvulsivante que melhor controle as crises convulsivas, já que as crises convulsivas são *per se* mais danosas à mãe e ao feto. O uso de ácido fólico deve ser iniciado pelo menos 30 dias antes da concepção e mantido durante toda a gestação. Não existe consenso sobre a dose ideal do ácido fólico para mulheres em uso de anticonvulsivantes. Algumas sociedades científicas internacionais recomendam o uso de 4 a 5mg no período pré-concepcional e no primeiro trimestre de gestação, enquanto outras recomendam a dose habitual de 0,4mg/dia.

Doenças genéticas

A história de doenças genéticas na mulher ou em parentes de primeiro grau (pais, irmãos ou filhos) exige intervenção especializada antes da concepção. Além disso, mulheres com história de perda gestacional repetida (duas ou mais perdas), com natimorto ou nascido vivo prévio com malformações deve ser encaminhada para aconselhamento genético antes de engravidar. O risco para a prole dependerá do tipo de doença genética e do parentesco do indivíduo afetado. Convém ressaltar que o aconselhamento genético deve ser preferencialmente direcionado ao casal e não apenas à mulher.

A fenilcetonúria (PKU) é doença autossômica recessiva e, portanto, o risco de ter filhos afetados pela doença, nos casos de mulheres com fenilcetonúria, não é aumentado, salvo quando o parceiro seja portador de mutação no gene da fenilcetonúria. Toda mulher em idade reprodutiva com diagnóstico de PKU deve ser encaminhada para aconselhamento genético. Entretanto, a maior preocupação com essas mulheres é com a ação da hiperfenilalaninemia como potente teratógeno na espécie humana. A fenilalanina materna atravessa a placenta e alcança os tecidos fetais, e níveis elevados de fenilalanina podem determinar danos fetais graves. O desenvolvimento do tecido neural e do coração fetal é particularmente vulnerável aos níveis de fenilalanina materno. O controle periconcepcional e durante toda a gestação dos níveis de fenilalanina materno, por meio de dieta, reduz significativamente as taxas de anomalias fetais (microcefalia, deficiência intelectual e cardiopatias). O risco e a gravidade dessas lesões estão diretamente relacionados com os níveis séricos de fenilalanina na mulher com PKU. Para a prevenção desses defeitos recomenda-se que o níveis de fenilalanina sejam mantidos < 6mg/dL (360µmol/L) nos 3 meses que antecedem a concepção e entre 2 e 6mg/dL (120 a 360µmol/L) durante toda a gestação. Para tanto, é imprescindível que, além da supervisão da adesão à dieta, a dosagem sérica da fenilalanina seja semanal.

Infecções

Qualquer infecção que a gestante adquira durante a gestação pode comprometer o desenvolvimento fetal ou mesmo determinar a morte do embrião ou do feto. Diversas infecções podem cursar com hipertermia, e a hipertermia materna, principalmente no primeiro trimestre da gestação, tem sido associada à indução de defeitos congênitos. Embora seja difícil estabelecer se o defeito congênito deriva da ação direta do agente infeccioso ou da hipertermia materna, recomenda-se evitar a hipertermia, principalmente ≥ 39ºC.

A prevenção primária de diversas infecções se faz por meio de imunização no período pré-concepcional (rubéola, hepatite B). Idealmente, as clássicas sorologias realizadas no acompanhamento pré-natal deveriam ser realizadas antes da gravidez. Essa ação possibilita a introdução das medidas preventivas antes da concepção e, em consequência, a não exposição do embrião a riscos desnecessários em uma fase na qual a mulher ainda não descobriu a gravidez. A prevenção da toxoplasmose congênita depende da adoção de medidas higiênico-dietéticas específicas que possam minimizar o risco de infecção aguda na gestação.

Orientações sobre o uso de vestimentas adequadas, de repelentes e de condom durante as relações sexuais são medidas essenciais para redução do risco da infecção materna pelo Zika vírus e outros vírus transmitidos por artrópodes. A orientação sobre medidas de higiene geral, com ênfase na lavagem frequente das mãos, principalmente após a troca de fraldas ou limpeza de secreções, não utilizar os mesmos utensílios de cozinha ou o mesmo copo que as crianças e não beijar crianças muito jovens na bochecha ou na boca são medidas importantes para a prevenção de várias infecções virais, em especial pelo citomegalovírus. O rastreamento e tratamento precoces da sífilis durante a gravidez ajudam a evitar as consequências dessa doença para o feto. Para abordagem detalhada de cada uma dessas infecções o leitor deverá se reportar aos capítulos específicos.

Uso de medicamentos

A maioria das informações disponíveis a respeito dos efeitos teratogênicos dos medicamentos e drogas é proveniente de estudos realizados em animais. Infelizmente, esses achados experimentais não podem ser extrapolados de espécie para espécie, muito menos de animais para humanos. Uma substância que não é teratogênica na espécie animal pode induzir defeitos congênitos no feto humano e vice-versa, ou seja, pode ser teratogênica no animal de experimentação e ser segura para o feto humano. Além disso, nos estudos em animais costumam ser utilizadas doses muito superiores às preconizadas nos tratamentos clínicos.

Tradicionalmente, os efeitos teratogênicos dos medicamentos têm sido identificados como malformações. A identificação de alterações funcionais e comportamentais provocadas pela exposição intrauterina a alguma substância administrada à gestante é muito mais difícil. Assim, é importante que todo profissional, ao prescrever qualquer medicamento para uma gestante ou mulher em idade fértil, esteja atento a seus potenciais efeitos no feto. Mulheres em idade reprodutiva que tenham indicação de uso de medicamentos sabidamente teratogênicos devem ter a possibilidade de gravidez excluída antes do início da terapia e, simultaneamente, devem receber também prescrição de contracepção eficaz. Mulheres em uso de medicações contraindicadas na gravidez devem ser orientadas quanto à importância de contracepção efetiva e avaliadas quanto à possibilidade de suspensão ou substituição da medicação antes da gravidez.

Em qualquer prescrição durante a gestação é importante se manter atento a alguns princípios básicos, a saber: (1) utilizar medicamentos somente se absolutamente indicados; (2) evitar, sempre que possível, terapias durante o primeiro trimestre de gestação; (3) optar por medicações que tenham mais estudos disponíveis sobre o uso na gravidez humana; (4) priorizar monoterapias; (5) usar a menor dose efetiva possível, e (6) desestimular o uso de medicação sem prescrição.

Não existe, à luz do conhecimento atual, uma classificação de drogas/medicamentos que contemple todas as necessidades para a escolha de uma prescrição segura. Uma das classificações mais difundidas no meio médico sobre segurança dos medicamentos na gestação é a utilizada pela U.S. Food and Drugs Administration (FDA), que agrupa os medicamentos da seguinte maneira:

- **Categoria A:** estudos adequados, bem controlados, em mulheres grávidas não mostraram risco para o feto em qualquer fase da gestação.
- **Categoria B:** estudos em animais não indicam riscos, mas não existem pesquisas em humanos ou as procedidas em animais evidenciaram riscos que não foram confirmados em estudos bem controlados realizados em humanos.
- **Categoria C:** não existem estudos adequados em animais nem em humanos, ou existem efeitos adversos nos estudos em animais, mas não existem dados em humanos.
- **Categoria D:** existe evidência de risco fetal em humanos.
- **Categoria X:** comprovadamente teratogênicos.

Há poucos medicamentos classificados na categoria A: doxilamina, cloreto, citrato e gluconato de potássio, levotiroxina e liotironina, insulina e vitaminas (A, B, C e D), desde que nas doses habitualmente recomendadas. Na categoria B são incluídos vários medicamentos, como penicilinas, dimenidrinato, clindamicina, eritromicina, clotrimazol, acetaminofeno, sulfato de magnésio, metoclopramida, insulina e prednisona, entre outros. A categoria C engloba a maioria dos medicamentos utilizados durante a gestação. Medicamentos classificados na categoria D podem ter seu uso justificado na gestação, desde que a não utilização do tratamento coloque a vida da mãe em risco e não exista outra possibilidade terapêutica. Na categoria X são incluídas as substâncias contraindicadas nas gestantes ou mulheres em risco de engravidar.

O Quadro 21.1 apresenta uma lista de medicamentos teratogênicos em humanos e os riscos fetais associados.

Quadro 21.1 Medicamentos teratogênicos em humanos

Substância	Categoria US FDA	Riscos fetais
Antidepressivos	C/D	Possível associação a hipertensão pulmonar neonatal persistente
Paroxetina	D	Malformações cardíacas (defeitos de septo atrial e ventricular, defeitos de saída do ventrículo direito), SNC (anencefalia, craniossinostose) e onfalocele
Antiepilépticos (ácido valproico, carbamazepina, fenitoína)	D	"Síndrome do valproato": anomalias craniofaciais, anomalias de membros, defeitos cardíacos, deficiência intelectual "Síndrome da carbamazepina": dismorfismos faciais, atraso de desenvolvimento, espinha bífida, hipoplasia de falange distal e unhas "Síndrome da fenitoína": dismorfismos faciais (hipertelorismo, microftalmia, pregas epicantais, ptose palpebral, orelhas anormais e de implantação baixa, fenda labial e palatina), defeitos cardíacos, hipoplasia de falange distal e unhas, deficiência intelectual
Antimicrobianos		
Estreptomicina e canamicina	D	Ototoxicidade/perda auditiva
Tetraciclina	D	Anomalia da decídua dos dentes, redução do crescimento ósseo, hispospadia, hérnia inguinal, hipoplasia de membros
Ciclofosfamida	D	Restrição de crescimento intrauterino, palato ogival, microcefalia, base do nariz achatada, sindactilia, hipoplasia de dedos Supressão hematológica do período neonatal
Contraceptivos orais	X	Possível associação à síndrome de anomalias múltiplas (anomalias de vértebras, cardíaca, anal, traqueoesofágica, renal e membros)
Danazol	X	Efeitos androgênicos em fetos do sexo feminino (atresia vaginal, hipertrofia de clitóris, fusão labial e genitália ambígua)
Diazepam	D	Possível aumento no risco de fendas orofaciais Depressão neonatal (dificuldade para sugar, hipotonia, períodos de apneia, sedação, limitação para resposta metabólica ao estresse), sintomas de abstinência no período neonatal
Dietilestilbestrol	X	Adenose vaginal, adenocarcinoma de células claras da vagina e colo uterino, septos vaginais (transverso e longitudinal), defeitos uterinos, infertilidade masculina e feminina
Fluconazol	C/D	Em doses altas e prolongadas: braquicefalia, anormalidades da face, desenvolvimento anormal da calota craniana, fendas labial e palatina, curvaturas anormais do fêmur, costelas magras e ossos longos, artrogripose e cardiopatias congênitas
Inibidores da enzima de conversão da angiotensina e bloqueadores do receptor da angiotensina	D	Exposição no primeiro trimestre: malformações cardiovasculares (defeitos de septos atrial e ventricular, estenose pulmonar) e do SNC (microcefalia, espinha bífida, anomalias oculares, coloboma). Exposição no segundo ou terceiro trimestre: oligoidrâmnio, hipocalvária, anúria, insuficiência renal, persistência de ducto arterioso, estenose de arco aórtico e óbito fetal
Iodo radioativo	X	Disfunção da tireoide
Isotretinoína	X	Anormalidades craniofaciais (microtia/anotia bilateral, estenose de conduto auditivo externo, micrognatia, fenda palatina, hipertelorismo, base do nariz deprimida), anomalias cardíacas (defeitos conotruncais – transposição de grandes vasos, tetralogia de Fallot, dupla via de saída de VD; CIV, hipoplasia de arco aórtico), anormalidades do SNC (hidrocefalia, microcefalia, malformação de fossa posterior – hipoplasia cerebelar, agenesia de vérmis cerebelar, microdisgenesia cerebelar, megacisterna), anomalias do timo Deficiência intelectual
Lítio	D	Arritmias cardíacas fetais e neonatais, polidrâmnio, prematuridade, hipotonia neonatal, hipoglicemia no período neonatal, *diabetes insipidus* nefrogênico, alterações na função tireoidiana do neonato Possível aumento no risco de anomalia de Ebstein
Metimazol	D	Hipotireoidismo congênito, aplasia *cutis*, atresia de esôfago e de cloanas
Metotrexato	D, X	Malformações fetais (anormalidades craniofaciais, esqueléticas, cardiopulmonares e gastrointestinais) e atraso do desenvolvimento
Misoprostol	X	Exposição no primeiro trimestre: defeitos do crânio, paralisia de nervos cranianos, malformações faciais e defeito de membros
Penicilamina	D	
Talidomida	X	Defeitos de redução de membros (focomelia), defeitos de orelhas (anotia), defeitos cardíacos, defeitos da musculatura intestinal (atresia duodenal) e anomalias renais
Varfarina	X	Síndrome varfarínica: crescimento intrauterino restrito, deficiência intelectual, anormalidades craniofaciais (hipoplasia nasal, base do nariz deprimida, entalhe entre aleta nasal e ponta do nariz), anormalidades esqueléticas (epífises – fêmur e vértebras – não calcificadas e pontilhadas), anormalidade de membros (dedos curtos, hipoplasia de unhas) Exposição no segundo e terceiro trimestres: defeitos secundários a sangramento em SNC, perda fetal, agenesia de corpo caloso, malformação de Dandy-Walker, atrofia cerebelar, microftalmia, atrofia ótica, cegueira, deficiência intelectual

História reprodutiva desfavorável

Existem controvérsias quanto ao conceito de aborto recorrente, sendo classicamente considerado quando se verificam pelo menos três perdas consecutivas. No entanto, a Sociedade Americana de Medicina Reprodutiva define a perda gestacional recorrente quando esta acontece ao menos duas vezes, documentada por ultrassonografia e/ou exame histopatológico, e sugere que alguma investigação seja feita após cada perda com avaliação completa após a terceira perda. Tendo em vista os conhecimentos atuais da fisiopatologia da perda gestacional, os riscos de recorrência de novas perdas e, principalmente, os aspectos emocionais envolvidos na perda de repetição, questiona-se a necessidade de aguardar a terceira perda para propor a investigação.

A prevalência de casais com perda de repetição varia de 0,4% a 1,0%. A investigação da causa da perda gestacional é, muitas vezes, tarefa árdua para o casal e para o médico que acompanha a paciente, embora de muita importância não só do ponto de vista médico, mas também do emocional, já que a compreensão do motivo da perda pode ajudar os casais a lidar com os sentimentos de culpa frequentemente envolvidos nesse processo.

As entidades clínicas que têm mais evidência científica de relação causa-efeito estabelecida na etiologia das perdas gestacionais de repetição são as anomalias cromossômicas do casal, as malformações uterinas maternas e a síndrome de anticorpos antifosfolípides. A história de duas ou mais perdas gestacionais, seja de abortamento, seja de natimorto, alerta para a possibilidade de um dos membros do casal ser portador de anomalia cromossômica estrutural com risco aumentado de novas perdas ou filhos com anomalias congênitas. Nesses casos, está indicado o estudo cromossômico do casal para o aconselhamento genético adequado. Em 2% a 4% dos casais com abortos espontâneos recorrentes um dos cônjuges apresenta uma anormalidade cromossômica estrutural, sendo a mais comum a translocação balanceada. O risco de novas perdas ou nascimento de crianças com anomalias cromossômicas não balanceadas será dependente do tipo de alteração identificada e se esta foi identificada no parceiro masculino ou feminino.

Casais que tiveram filhos natimortos ou falecidos no período neonatal com anomalias múltiplas sem diagnóstico bem estabelecido devem ser avaliados pelo geneticista na tentativa de definir o diagnóstico etiológico e determinar o risco de recorrência. Na maioria das vezes, será solicitado estudo cromossômico do casal. Algumas vezes, a história familiar com a construção do heredograma, bem como resultados de necropsias, fotografias, radiografias e outros exames complementares, poderá levar a uma possível causa etiológica.

Para casais nos quais foi identificada alteração no cariótipo associada a risco reprodutivo ou identificada doença gênica em filho anterior com risco de recorrência em futuras gestações, as opções de terapia de reprodução assistida com a utilização de diagnóstico pré-implantacional devem ser discutidas como alternativa de prevenção primária de anomalias congênitas. A opção do diagnóstico pré-natal, como mencionado no início deste capítulo, pode ser uma forma de prevenção secundária de anomalias congênitas.

Prevenção dos defeitos de fechamento do tubo neural (DTN)

Os DTN incluem anencefalia, espinha bífida (meningocele e mielomeningocele) e encefalocele. Afetam 1% a 2% dos recém-nascidos e são o segundo defeito congênito mais prevalente. Os DTN podem ocorrer em associação a outras anomalias congênitas, fazendo parte de síndromes genéticas. Como defeitos isolados, sua etiologia permanece não completamente esclarecida, mas tanto fatores nutricionais como genéticos têm sido identificados como relevantes.

O uso periconcepcional de ácido fólico é capaz de promover redução significativa de casos isolados. As evidências atuais mostram que o uso do ácido fólico como prevenção primária de defeitos de fechamento do tubo neural é altamente eficaz, podendo também reduzir o risco de outras anomalias congênitas, como, por exemplo, fendas orofaciais. O efeito dessa suplementação para prevenção de outros defeitos congênitos ainda está em estudo. Portanto, toda mulher que planeja uma gravidez deve receber a suplementação diária de 0,4 a 0,8mg (400 a 800μg) de ácido fólico.

Para alcançar o benefício da prevenção primária dos DTN o uso do ácido fólico deve ser iniciado pelo menos 1 mês antes da concepção e continuado durante os primeiros 2 ou 3 meses da gestação. Alguns estudos observacionais têm sugerido que o uso periconcepcional do ácido fólico reduz, também, o risco de alguns tipos específicos de cardiopatia congênita, em especial defeitos conotruncais. A manutenção do ácido fólico após os 3 meses de gestação ou sua introdução após o diagnóstico da gravidez pode ser realizada com o objetivo de prevenção da anemia materna por deficiência desse oligoelemento, mas não tem efeito na organogênese.

O ácido fólico, na dosagem recomendada para prevenção dos DTN (0,4 a 0,8mg/dia), é seguro e não parece causar danos demonstráveis para o desenvolvimento fetal durante a gestação nem para as gestantes. Doses elevadas de ácido fólico têm sido associadas a riscos adversos, como mascarar a deficiência da vitamina B_{12}, reações alérgicas, efeitos cancerígenos e outros efeitos epigenéticos. Portanto, é imprescindível que os profissionais façam a prescrição das doses seguras do ácido fólico periconcepcional e estejam atentos ao risco de uso excessivo dessa vitamina em virtude da associação em apresentações comerciais de polivitamínicos frequentemente utilizados na gestação.

Existe, entretanto, um grupo específico de mulheres nas quais a dose do ácido fólico periconcepcional deve ser diferenciada. Mulheres com fator de risco claramente associado a defeitos de tubo neural na prole devem receber 4,0mg de ácido fólico/dia pelo mesmo tempo mencionado. Os mais importantes fatores de risco para DTN são filho anterior com diagnóstico de DTN ou história pessoal de DTN e uso de medicamentos anticonvulsivantes. Para outros fatores de risco para filhos com DTN, como diabetes insulino-dependente, obesidade (IMC ≥ 35kg/m²), e síndromes de má absorção, incluindo cirurgia bariátrica, não existe consenso se a dose recomendada seria a habitual – 0,4 a 0,8mg de ácido fólico ao dia – ou a dose de 4,0mg/dia.

Triagem de portadores para doenças genéticas

O rastreamento de doenças mendelianas tem se tornado mais disponível, mas também mais complexo. Originalmente, o rastreamento foi introduzido no período neonatal – triagem neonatal – com o objetivo de identificar crianças assintomáticas, mas muito provavelmente afetadas por doenças mendelianas para as quais a introdução precoce de intervenções específicas promoveria benefícios. Obviamente, como para todo teste de triagem, é necessária a confirmação do diagnóstico antes de qualquer intervenção específica. Atualmente, o rastreamento pode também ser empregado para a identificação de portadores. Em genética, a palavra "portador" é aplicada a pessoas sadias que são heterozigotas para uma mutação de um gene de doença autossômica recessiva.

As doenças autossômicas recessivas ocorrem em função da presença de dois alelos mutados para a mesma condição no indivíduo afetado. O indivíduo afetado, por sua vez, herdou um alelo mutado de cada um dos genitores que, por sua vez, são denominados "portadores". Por outro lado, se ambos os potenciais pais são identificados como portadores de uma doença autossômica recessiva, eles terão uma chance em quatro de ter uma criança afetada em uma gestação subsequente.

Atualmente, existem cerca de 2.800 doenças autossômicas recessivas reconhecidas. São exemplos de doenças autossômicas recessivas: fibrose cística, fenilcetonúria, doença falciforme, hiperplasia congênita da suprarrenal, doença de Tay-Sachs, síndrome de Meckel-Gruber, doença renal policística tipo infantil e atrofia muscular espinhal. A história familiar positiva para alguma doença autossômica recessiva pode indicar a necessidade de investigação específica para a condição. Entretanto, nos últimos anos é crescente a tendência de incluir a triagem pré-concepcional de portadores mesmo em casais não identificados como de risco.

Não existe consenso, mesmo nos países desenvolvidos, sobre quais doenças devem ser rastreadas de maneira rotineira no período pré-concepcional, e a cada dia os painéis de triagem disponíveis são expandidos e podem, em alguns serviços, oferecer a triagem para todas as doenças autossômicas recessivas conhecidas. A justificativa para o uso dos denominados painéis expandidos é que com o avanço das terapias de reprodução assistida, principalmente no que se refere à utilização do diagnóstico pré-implantacional, a identificação de portadores pode oferecer ao casal a possibilidade da escolha reprodutiva mais segura.

Outra opção reprodutiva a ser discutida com o casal consiste no uso de doadores de gametas ou adoção. O Colégio Americano de Ginecologistas e Obstetras, em recente publicação (março de 2017), recomenda que, antes da concepção, deva ser oferecida a todos os casais a triagem para atrofia muscular espinhal, fibrose cística e hemoglobinopatias. Sugere, também, que outras doenças devam ser incluídas para etnias específicas, como triagem para doença de Tay-Sachs se algum dos cônjuges tiver ascendentes judeus Ashkenazi, ou francês-canadense ou Cajun.

Entretanto, é fundamental ter em mente que os testes atualmente disponíveis, bem como as técnicas de reprodução assistida, ainda apresentam custos bastante elevados para a grande maioria da população. Além disso, antes de oferecer qualquer teste de triagem é essencial que o profissional esteja apto para realizar, de modo claro, esclarecedor e completo, tanto o aconselhamento pré-teste como o pós-teste. O uso indevido dessas tecnologias pode gerar danos irreparáveis ao casal.

Algumas outras condições de portador de doenças genéticas também têm sido incluídas nas triagens pré-concepcionais. Um exemplo é a pesquisa de pré-mutação para X frágil em mulheres no período pré-concepcional. A síndrome do X frágil, que tem uma frequência de 1 para 3.000 a 4.000 nascidos do sexo masculino, é a forma mais comum de deficiência intelectual hereditária e é causada por uma expansão na repetição de trinucleotídeos CGG no gene FMR1 localizado no cromossomo X. Nas mulheres, apresenta penetrância de 50% a 60%. Nos indivíduos afetados pela síndrome do X frágil, o número de repetições CGC é de mais de 200 (mutação completa).

Recomenda-se abordagem genética especial em mulheres com antecedentes familiares de deficiência intelectual sugestivos de síndrome X frágil, deficiência intelectual inexplicada ou atraso no desenvolvimento, autismo ou insuficiência ovariana primária. Essas mulheres podem apresentar um estado intermediário de pré-mutação do X frágil que, ao ser transmitido para os filhos, apresenta tendência de expansão, determinando a ocorrência da doença na prole. Estima-se que a frequência de pré-mutação seja de 1 para cada 200 mulheres na população. No estado de pré-mutação, o número de repetições CGC seria de 55 a 200. Os homens com pré-mutação do X frágil apresentam risco aumentado de desenvolver ataxia na idade adulta, e as mulheres, falência ovariana prematura.

Uma questão essencial no rastreamento de portadores é o aconselhamento genético pré e pós-teste. O leitor interessado no tema do aconselhamento genético deve se reportar ao Capítulo 2.

Em síntese, a prevenção das anomalias congênitas exige do profissional de saúde a adequada utilização das ferramentas da clínica associada à incorporação de tecnologia laboratorial que vem apresentando profundas mudanças, incluindo as novas ferramentas da medicina genômica. Em todo esse processo, é imprescindível que o foco seja mantido no(na) paciente, com toda sua história de vida, crenças e expectativas.

Leitura complementar

ACOG. Committee Opinion No. 690: Carrier Screening in the Age of Genomic Medicine. Obstet Gynecol 2017; 129(3):e35-e40.

ACOG. Committee Opinion No. 691: Carrier Screening for Genetic Conditions. Obstet Gynecol 2017; 129(3):e41-e55.

Brasil. Datasus. Estatísticas vitais. Disponível em: http://datasus.saude. gov. br/informacoes-de-saude/tabnet/estatisticas-vitais. Acesso em 24 de julho de 2017.

Briggs GG, Freeman RK, Yafee SJ. Drugs in pregnancy and lactation. 9. ed. Philadelphia: Lippincot Williams & WilKins, 2012.

Cunningham FG, Leveno KJ, Bloom LS et al. Williams obstetrics. 24. ed. New York: McGraw-Hill, 2014.

de Jonge L, de Walle HEK, de Jong-van den Berg LTW, van Langen IM, Bakker MK. Actual use of medications prescribed during pregnancy: a cross-sectional study using data from a population-based congenital anomaly registry. Drug Saf 2015; 38:737-47.

Edwards JG, Feldman G, Goldberg J et al. Expanded carrier screening in reproductive medicine-points to consider: a joint statement of the American College of Medical Genetics and Genomics, American College of Obstetricians and Gynecologists, National Society of Genetic Counselors, Perinatal Quality Foundation, and Society for Maternal-Fetal Medicine. Obstet Gynecol 2015; 125(3):653-62.

EUROmediCAT Steering Group. EUROmediCAT Recommendations: European Pharmacovigilance concerning Safety of Medication Use in Pregnancy. Pharmacoepidemiol Drug Saf 2015; 24 Suppl 2:3-7.

Fisher SC, Van Zutphen AR, Werler MM et al. and the National Birth Defects Prevention Study. Maternal antihypertensive medication use and congenital heart defects: updated results from the National Birth Defects Prevention Study. Hypertension 2017; 69(5):798-805.

Gardner RJM, Sutherland GR, Shaffer LS. Chromosome abnormalities and genetic counseling. 4. ed. New York: Oxford, 2012. 634p.

Harris BS, Bishop KC, Kemeny HR, Walker JS, Rhee E, Kuller JA. Risk factors for birth defects. Obstet Gynecol Surv 2017; 72(2):123-35.

Kalter H. Teratology in the 20th century. Environmental causes of congenital malformations in humans and how they were established. Neurotoxicology and Teratology 2003; 25:131-282.

Lazarin GA, Goldberg JD. Current controversies in traditional and expanded carrier screening. Curr Opin Obstet Gynecol 2016; 28(2):136-41.

Lazarin GA, Haque IS. Expanded carrier screening: a review of early implementation and literature. Semin Perinatol 2016; 40(1):29-34.

Leal MC (org). Nascer no Brasil. Sumário Executivo Temático da Pesquisa. Disponível em:

McCarthy M. Use of prescription drugs is common during pregnancy, US study finds. BMJ 2015; 351:h4421.

McClatchey T, Lay E, Strassberg M, Van den Veyver IB. Missed opportunities: unidentified genetic risk factors in prenatal care. Prenat Diagn 2017; doi: 10.1002/pd.5048. [Epub ahead of print]

Milunsky A, Milunsky JM. Genetic disorders and the fetus. diagnosis, prevention and treatment. 8. ed. Wiley Blackwell, 2016. 1210p.

Nava-Ocampo AA, Koren G. Human teratogens and evidence-based teratogen risk counseling: the motherisk approach. Clin Obstet & Gynecol 2007; 50(1):123-31.

Nembhard WN, Tang X, Hu Z, MacLeod S, Stowe Z, Webber D; National Birth Defects Prevention Study. Maternal and infant genetic variants, maternal periconceptional use of selective serotonin reuptake inhibitors, and risk of congenital heart defects in offspring: population based study. BMJ 2017; 356:j832.

Rawlinson WD, Boppana SB, Fowler KB et al. Congenital cytomegalovirus infection in pregnancy and the neonate: consensus recommendations for prevention, diagnosis, and therapy. Lancet Infect Dis 2017; 17(6):e177-e188.

Schüler-Faccini L, Sanseverino MTV, Abeche AM, Vianna FSL, Silva AA (eds.) Manual de teratogênese em humanos. Febrasgo, 2011.

US Preventive Services Task Force, Bibbins-Domingo K, Grossman DC, Curry SJ et al. Folic acid supplementation for the prevention of neural tube defects: US Preventive Services Task Force Recommendation Statement. JAMA 2017; 317(2):183-9.

van Gelder MM, de Jong-van den Berg LT, Roeleveld N. Drugs associated with teratogenic mechanisms. Part II: a literature review of the evidence on human risks. Hum Reprod 2014; 29:168-83.

van Gelder MM, van Rooij1 IALM, Miller RK, Zielhuis GA, Jong-van den Berg LTW Roeleveld N. Teratogenic mechanisms of medical drugs. Hum Reprod Update 2010; 16:378-94.

Velasquez MM, von Sternberg KL, Floyd RL et al. Preventing alcohol and tobacco exposed pregnancies: CHOICES Plus in Primary Care. Am J Prev Med 2017; pii: S0749-3797(17)30159-9.

Wilson RD, Johnson JA, Summers A et al. Principles of human teratology: drug, chemical, and infectious exposure. Obstet Gynaecol Can 2007; 29(11):911-26.

CAPÍTULO 22

Terapêutica Medicamentosa Fetal

Sandra Frankfurt
Tatiana Bernáth Liao
Adolfo Liao

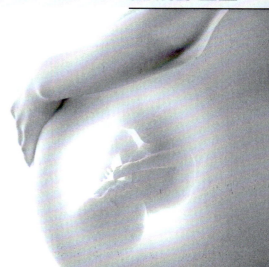

INTRODUÇÃO

Neste capítulo serão abordados o tratamento clínico da hiperplasia congênita da suprarrenal, que tem por objetivo evitar o desenvolvimento de genitália ambígua em fetos do sexo feminino acometidos pela doença, e os distúrbios tireoidianos fetais descompensados, que, em suas formas graves, estão associados a óbito fetal, trabalho de parto prematuro e retardo do desenvolvimento neuropsicomotor.

HIPERPLASIA CONGÊNITA DA SUPRARRENAL

A hiperplasia congênita da suprarrenal é doença autossômica recessiva e acomete cerca de 1 a cada 14.500 nascidos vivos.

Fisiopatologia

Em condições fisiológicas, a glândula suprarrenal produz cortisol, um hormônio fundamental para sobrevivência, a partir do estímulo do hormônio adrenocorticotrófico (ACTH). O cortisol, por sua vez, exerce *feedback* negativo na secreção do ACTH.

Quando há deficiência na produção do cortisol, a secreção de ACTH aumenta, levando à hiperplasia do córtex da glândula suprarrenal. Cinco enzimas estão envolvidas na biossíntese do cortisol, e a deficiência de qualquer uma dessas enzimas pode levar à doença.

Cerca de 95% dos casos de hiperplasia congênita da suprarrenal têm como causa a mutação do gene CYP21A2, que codifica a enzima 21-hidroxilase, responsável pela conversão de 17-hidroxiprogesterona em 11-desoxicortisol, um precursor do cortisol, e de progesterona em 11-desoxicorticosterona, precursor da aldosterona.

Apresentação clínica

A hiperplasia congênita da suprarrenal pode ser dividida em duas formas:

- **Clássica:** o excesso de hormônio androgênico durante a gestação ocasiona graus variados de ambiguidade da genitália externa feminina. Em 25% dos casos a produção de aldosterona é normal e os indivíduos apresentam apenas a virilização da genitália. Nos outros 75% dos casos da forma clássica, além da virilização da genitália, ocorre deficiência de aldosterona, sendo por esse motivo também conhecida como a forma clássica perdedora de sal.
- **Não clássica:** o quadro clínico é leve ou ausente em virtude da menor exposição aos hormônios androgênicos durante o período pré-natal.

Tratamento

O tratamento pré-natal é realizado em casais com histórico de hiperplasia congênita da suprarrenal em gestação anterior. Nesses casais, a chance de recorrência da doença é de 25% e o objetivo do tratamento pré-natal é reduzir a virilização da genitália em fetos do sexo feminino, a necessidade de cirurgia para reconstrução da genitália e o estresse emocional associado ao nascimento de uma criança com genitália ambígua.

A dexametasona é um glicocorticoide sintético que atravessa a barreira placentária e é biologicamente ativa no feto. Em fetos femininos acometidos, induz a supressão do hormônio ACTH e reduz o excesso de androgênios, evitando a virilização da genitália.

Uma vez que a diferenciação sexual embrionária se inicia entre 6 e 7 semanas de gestação, o tratamento com dexametasona deve ser iniciado precocemente, tão logo a gravidez seja diagnosticada, e preferencialmente antes da décima semana de gestação (20µg/kg/dia, divididos em três doses).

Quando disponível, a pesquisa de sequências do cromossomo Y em amostra de sangue materno torna possível determinar o sexo fetal em fases precoces do primeiro trimestre da gestação. Quando o feto é do sexo masculino, é desnecessário o tratamento pré-natal.

Nas gestações em que o feto é do sexo feminino, o diagnóstico definitivo da hiperplasia congênita da suprarrenal pode ser realizado a partir de 11 semanas de gestação por meio da biópsia de vilo corial. Nos casos confirmados, o tratamento deve ser mantido até o parto.

Quando o tratamento tem início antes da sétima semana, a genitália se desenvolve normalmente em 80% a 85% dos fetos femininos.

Complicações

Nas mães, os efeitos colaterais associados ao tratamento com altas doses de dexametasona são ganho de peso excessivo, desenvolvimento de diabetes gestacional, edema e estrias. No período pós-natal, a ocorrência de efeitos colaterais é controversa. Um estudo sueco, publicado em 2007, observou que crianças tratadas com dexametasona durante o desenvolvimento gestacional apresentavam problemas cognitivos, especialmente de memória. Contudo, uma metanálise realizada em 2010 não encontrou diferenças significativas.

Desse modo, recomenda-se que o tratamento da hiperplasia congênita da suprarrenal com dexametasona seja sempre realizado mediante termo de consentimento e acompanhamento a longo prazo das crianças tratadas.

DOENÇAS TIREOIDIANAS FETAIS

Durante a gestação, a partir de 12 semanas, a tireoide fetal é capaz de concentrar iodo, e essa captação aumenta a partir de 18 semanas, bem como a produção de hormônio tireoidiano, de modo que no final da gestação a produção hormonal fetal é semelhante à observada em adultos. Durante a primeira metade da gestação, em virtude da baixa produção pela glândula fetal, o aporte materno adequado se reveste de particular importância.

Dentre as diversas funções biológicas dos hormônios tireoidianos, a ação na promoção do desenvolvimento do sistema nervoso central fetal é a mais importante durante todas as fases da gestação e após o nascimento. Por esse motivo, alterações graves da função tireoidiana fetal constituem importante causa tratável e evitável de retardo mental grave.

Causas e fisiopatologia
Hipotireoidismo fetal

- **Hipertireoidismo materno:** medicamentos utilizados nessas situações, como propiltiouracila e metimazol, são classi-

ficados pelo Food and Drug Administration como classe D. Portanto, quando indicados, devem ser sempre prescritos na dose mínima necessária. Essas medicações também atravessam a placenta, podendo ocasionar o hipotireoidismo fetal em razão do bloqueio da produção hormonal pela tireoide fetal. Durante o primeiro trimestre de gestação é preferido o uso da propiltiouracila, uma vez que a administração do tiamazol está associada a risco maior de anomalias congênitas, como aplasia cútis, onfalocele, atresia esofágica e anomalias do ducto onfalomesentérico.

- **Bócio dismorfogenético:** dentre as causas fetais, é a que apresenta maior frequência e é de origem gênica autossômica recessiva.

Hipertireoidismo fetal

- **Doença de Graves materna:** a causa mais frequente do hipertireoidismo fetal, responde por mais de 85% dos casos. A fisiopatologia dessa condição envolve a ação de anticorpos maternos antirreceptores de TSH (TRAb), que atravessam a barreira placentária e podem agir diretamente na tireoide fetal.

Rastreamento e diagnóstico

Em gestantes com alterações tireoidianas, o rastreamento do quadro fetal é realizado por meio de exames ultrassonográficos periódicos com intervalos de 4 a 6 semanas.

Dentre os achados ultrassonográficos encontrados, ocorrem: aumento do volume da tireoide fetal, o que pode levar à compressão do esôfago, dificultando a deglutição de líquido amniótico pelo feto e induzindo o aumento do volume de líquido amniótico e polidrâmnio; restrição do crescimento; hiperatividade fetal; alterações do ritmo cardíaco, como taquicardia, e maturação óssea precoce. Em casos graves, ocorrem descompensação cardíaca e hidropisia fetal. Outro efeito descrito na literatura é a desorganização do sistema nervoso central com consequente retardo do desenvolvimento neuropsicomotor.

Por vezes, quando não está claro se o feto apresenta quadro de hiper ou hipotireoidismo, pode ser necessária a determinação dos níveis de TSH e T4 livre fetais por meio da cordocentese – um procedimento invasivo que está associado a risco de 1% a 2% de perda gestacional.

Tratamento
Hipotireoidismo fetal

Diante do aumento do volume da tireoide fetal em gestantes tratadas com agentes antitireoidianos, deve-se considerar a redução da dose ou a interrupção dessas medicações.

O tratamento intrauterino do hipotireoidismo fetal descompensado envolve a injeção intra-amniótica de levotiroxina por meio de amniocentese para que a droga, uma vez na cavidade amniótica, possa ser deglutida pelo feto. A dose administrada varia de 250 a 500µg, e o intervalo entre as doses é de 7 a 10 dias. Nos casos em que o bócio dificulta a deglutição de líquido amniótico pelo feto, a levotiroxina pode ser administrada diretamente ao feto por meio de injeção intramuscular ou intravascular.

Tendo em vista o caráter invasivo do tratamento proposto, o risco de complicações, como óbito fetal, rotura prematura das membranas e trabalho de parto prematuro, deve ser discutido com o casal (veja o Capítulo 18).

Quando há polidrâmnio associado, a amniodrenagem redutora pode ser realizada no mesmo momento.

Hipertireoidismo fetal

A terapia medicamentosa recomendada nesses casos consiste na administração de agentes antitireoidianos, como propiltiouracila ou tiamazol, à mãe com atenção especial ao risco de induzir um quadro de hipotireoidismo fetal secundário.

O controle do tratamento fetal é realizado por meio de exames ultrassonográficos que evidenciarão a redução do volume da tireoide fetal.

Leitura complementar

Corral E, Reascos M, Preiss Y, Rompel SM, Sepulveda W. Treatment of fetal goitrous hypothyroidism: value of direct intramuscular L-thyroxine therapy. Prenat Diagn 2010; 30:899-901.

David M, Forest MG. Prenatal treatment of congenital adrenal hyperplasia resulting from 21-hydroxylase deficiency. Journal of Pediatrics 1984; 105:799-803.

De Groot L, Abalovich M, Alexander EK et al. Management of thyroid dysfunction during pregnancy and postpartum: an Endocrine Society clinical practice guideline. J Clin Endocrinol Metab 2012 Aug; 97(8):2543-65.

Forest MG. Recent advances in the diagnosis and management of congenital adrenal hyperplasia due to 21-hydroxylase deficiency. Hum Reprod Update 2004; 10(6):469-85.

Glinoer D, Delange F. The potential repercussions of maternal, fetal, and neonatal hypothyroxinemia on the progeny. Thyroid 2000 Oct; 10(10):871-87.

Hirvikoski T, Nordenstrom A, Lindholm T et al. Cognitive functions in children at risk for congenital adrenal hyperplasia treated prenatally with dexamethasone. J Clin Endocrinol Metab 2007; 92(2):542-8.

Mandel SJ, Brent GA, Larsen PR. Review of antithyroid drug use during pregnancy and report of a case of aplasia cutis. Thyroid 1994; 4(1):129-33.

Mercê-Fernandez-Balsells M, Muthusamy K, Smushkin G et al. Prenatal dexamethasone use for the prevention of virilization in pregnancies at risk for classical congenital adrenal hyperplasia because 21-hidroxylase (CYP21A2) deficiency: a systematic review and meta-analyses. Clinical Endocrinology 2010; 73:436-44.

Miller WL, Witchel SF. Prenatal treatment of congenital adrenal hyperplasia: risks outweight benefits. Am J Obstet Gynecol 2013 May; 208(5):354-9.

New MI, Carlson A, Obeid J et al. Prenatal diagnosis for congenital adrenal hyperplasia in 532 pregnancies. Journal of Clinical Endocrinology and Metabolism 2001; 86:5651-7.

Rovet JF.Congenital hypothyroidism: long-term outcome. Thyroid 1999 Jul; 9(7): 741-8.

Speiser PW, Aziz R, Baskin LS et al. Congenital adrenal hyperplasia due to steroid 21-hydroxylase deficiency: an endocrine society clinical practice guideline. J Clin Endocrinol Metab 2010; 95(9):4133-60.

Yoshihara A, Noh JY, Yamaguchi T et al. Treatment of Graves disease with antithyroid drugs in the first trimester of pregnancy and the prevalence of congenital malformation. J Clin Endocrionol Metab 2012; 97:2396-403.

CAPÍTULO 23

Transfusão Fetal Intrauterina

Henrique Vitor Leite
Thais de Lira Caracas

INTRODUÇÃO

Os quadros de anemia fetal podem estar relacionados com doenças infecciosas, como a causada por parvovírus B19, sífilis, citomegalovírus, doenças cromossômicas, desordens metabólicas e outro grupo em que ocorre a destruição das hemácias por antígenos eritrocitários maternos e que atravessam a placenta, a aloimunização.

Dentre as doenças infecciosas, a relacionada com o parvovírus B19 é, sem dúvida, a mais frequente, sendo responsável por 10% a 27% dos casos de hidropisia fetal não imunitária com mortalidade perinatal variando de zero a 9%.

A causa mais frequente de anemia fetal é a aloimunização Rh, também descrita como isoimunização materno-fetal, doença hemolítica perinatal ou eritroblastose fetal, sendo uma doença fetal com grande espectro de gravidade e que cursa com anemia consequente à destruição de hemácias por anticorpos maternos que atravessam a placenta (hemólise). A destruição contínua das hemácias e, por consequência, a anemia fetal provocam liberação de glóbulos vermelhos nas formas jovens e imaturas da circulação fetal, os eritroblastos.

O fator desencadeante da doença é a imunoincompatibilidade sanguínea materno-fetal, o que leva à formação de anticorpos pelo sistema imune materno em resposta à exposição a antígenos de hemácias fetais. Na grande maioria dos casos, a aloimunização materna se deve à sensibilização pelo fator Rh, embora seja possível encontrar casos de sensibilização contra antígenos eritrocitários irregulares (Lewis, Kell, Duffy, Kidd e outros) e contra antígenos do sistema ABO. Os casos mais frequentes de anemia fetal grave estão relacionados com anti-D, anti-Kell e anti-c.

Diante de um quadro de feto anêmico, deve-se buscar o mais precocemente possível o tratamento mais adequado, seja a interrupção da gestação, seja a terapia intrauterina (TIU) mediante transfusão de sangue. O atraso na tomada de decisão pode levar ao quadro de hidropisia fetal com consequente óbito intraútero. A longo prazo, a anemia fetal está relacionada com paralisia cerebral, surdez e retardo no desenvolvimento. No estudo *Long-term follow-up after intra-uterine transfusions* (LOTUS), publicado em 2012, foi avaliada a incidência global de comprometimento do desenvolvimento neurológico em crianças com histórico de anemia fetal imune submetidas à TIU. Nesse estudo foram avaliados como desfechos desfavoráveis paralisia cerebral, atraso cognitivo grave, surdez bilateral e/ou cegueira bilateral, sendo encontrados em 4,8% dos casos. Dentre os diversos possíveis fatores de risco ligados à doença, como gravidade da anemia, número de transfusões realizadas e idade gestacional do parto, o diagnóstico de hidropisia fetal foi o mais forte preditor para desfechos neurológicos. Acredita-se que a hipoxia relacionada com a anemia grave esteja diretamente associada ao mecanismo de lesão cerebral.

A incidência da aloimunização materna pelo fator Rh vem se reduzindo muito a partir da identificação das gestantes Rh-negativas cujos parceiros são Rh-positivos, existindo, portanto, o risco de estarem gestando um feto Rh-positivo. O acompanhamento adequado dessas gestantes e a profilaxia com o uso de imunoglobulina anti-D nos casos indicados têm conseguido prevenir a sensibilização materna, tornando cada vez menos frequente a aloimunização em países com protocolos rígidos de seguimento.

BASES PARA A TERAPIA FETAL

Histórico

Desde os primeiros relatos da doença por Hipócrates (400 a.C), o estudo da isoimunização materno-fetal passou por várias etapas. Por décadas essa doença foi responsável por taxas elevadas de morbimortalidade perinatal. Somente no início da década de 1940, com a descoberta da etiologia da doença, esse quadro dramático começou a sofrer modificações. Após a descoberta de sua etiologia, tornaram-se possíveis o conhecimento da fisiopatologia da aloimunização materna pelo fator Rh e o desenvolvimento de recursos propedêuticos capazes de avaliar as condições intrauterinas do feto, o que possibilitou a adoção de medidas terapêuticas mais eficazes que contribuíram para melhorar os resultados perinatais. Contudo, a etapa decisiva na luta contra essa doença aconteceu na década de 1960 com a descoberta, a divulgação e o emprego clínico de um recurso capaz de preveni-la, a imunoglobulina humana anti-Rh. Esta, segundo Gorman, é capaz de prevenir a aloimunização pelo fator Rh em 100% dos casos, e este deve ser o objetivo.

Incidência

Nos EUA, a proporção de fetos sob risco de anemia em decorrência de doença hemolítica perinatal é estimada em 35 a cada 10.000 nascimentos. Dentre esses, 90% terão anemia de grau leve a moderado e 10% apresentarão grau acentuado, exigindo tratamento intrauterino. Nos países em desenvolvimento, apesar de não existirem dados estatísticos exatos, estima-se que esses números sejam ainda maiores. A combinação de profilaxia antenatal e pós-natal previne a isoimunização em 95% a 99% das gestantes de risco.

Fisiopatologia

As hemácias na espécie humana apresentam revestimento de mais de três dezenas de antígenos específicos, entre os quais se destacam os que compõem o chamado fator ou complexo Rh, formado pelos tipos Cc, Dd, Ee. Desses, o mais importante do ponto de vista imunológico é, sem dúvida, o antígeno D, que irá conferir ao indivíduo a classificação como Rh-positivo ou Rh-negativo na dependência de sua presença ou não no revestimento da hemácia.

A imunização de uma pessoa Rh-negativa ocorre quando seu organismo entra em contato com hemácias Rh-positivas. A quantidade de sangue incompatível para que a sensibilização ocorra é pequena, havendo o cálculo de que o volume de 1mL quase que certamente permite a sensibilização materna com a produção de anticorpos. A resposta desencadeada pode ser dividida em duas fases. A chamada resposta primária do indivíduo Rh-negativo se inicia cerca de 5 a 16 semanas após o contato e dura cerca de 4 meses. Essa fase da imunização é mediada pela imunoglobulina do tipo M; portanto, é incapaz de atravessar a placenta.

Caso haja novo contato de sangue fetal Rh-positivo com a circulação materna nesta ou em outra gestação subsequen-te, mesmo em quantidades mínimas (0,1mL) inicia-se a chamada resposta secundária, que será permanente e mediada pela imunoglobulina tipo G, capaz de atravessar livremente a placenta. Portanto, uma mulher Rh-negativa que tem contato com sangue Rh-positivo irá produzir anticorpos anti-Rh (IgG anti-Du) e na presença de feto portador de sangue Rh-positivo irá promover a passagem transplacentária da imunoglobulina com consequente hemólise do sangue fetal.

O feto Rh-positivo (origem do antígeno paterno) inicialmente pode desenvolver hemólise progressiva que estimula o sistema hematopoético a produzir a reposição de hemácias destruídas. O estímulo progressivo e intenso nos casos graves irá resultar nos quadros de eritroblastose fetal, quando se identificam a presença de células sanguíneas jovens em circulação no feto e o aumento progressivo de órgãos hematopoéticos (fígado, baço, timo e medula óssea).

Esses mecanismos compensatórios da anemia fetal não costumam ser suficientes para compensar a queda das hemácias, levando a formas graves de insuficiência cardíaca no feto. O comprometimento das funções cardíaca e hepática leva ao surgimento das efusões de líquido nas cavidades peritoneal, pleural e pericárdica, caracterizando o quadro da hidropisia fetal imunitária. O aumento da diurese fetal provoca o aumento do volume do líquido amniótico. A placenta assume também uma função hematopoética, apresentando aumento de espessura. A ausência de tratamento intrauterino por meio de transfusão sanguínea ou interrupção da gestação irá provocar piora progressiva do quadro fetal, o que invariavelmente levará ao óbito. As alterações na placenta que ocasionam hipoxia placentária são responsáveis pelo aumento dos casos de pré-eclâmpsia grave.

CAUSAS DA SENSIBILIZAÇÃO MATERNA

Muitas são as possibilidades de uma mulher portadora de sangue Rh-negativo ter contato com sangue incompatível (Rh-positivo). A transfusão sanguínea de urgência, utilizando sangue incompatível, é uma delas, assim como o compartilhamento de agulhas entre usuárias de drogas injetáveis. Atualmente, os cuidados transfusionais reduziram progressivamente essa forma de sensibilização materna.

Por outro lado, as causas obstétricas têm progressivamente assumido importância maior. O abortamento, a gravidez ectópica, os procedimentos propedêuticos ou terapêuticos invasivos (amniocentese, biópsia de vilo corial, cordocentese), as hemorragias gestacionais e o parto estão entre as causas obstétricas de sensibilização materna. A passagem de sangue do feto Rh-positivo em direção à circulação materna é observada desde o primeiro trimestre gestacional, acentuando-se nos últimos meses de gravidez. Essa passagem é discreta e raramente é capaz de sensibilizar a gestante. No parto, a passagem sanguínea torna-se mais exuberante e acredita-se que, em média, ocorra a transfusão feto-materna de 10 a 15mL de sangue. Os partos traumáticos, operatórios ou com uso da manobra de Kristeller aumentam esse risco em duas ou três vezes.

Diagnóstico da doença materna

Um dos principais objetivos do atendimento pré-natal é reconhecer as gestantes sob risco de sensibilização ou já sensibilizadas pelo fator Rh. Na primeira consulta de atendimento pré-natal deve ser solicitada a determinação do grupo sanguíneo e do fator Rh da gestante. Caso negativo, solicitam-se então o grupo sanguíneo e o fator Rh do parceiro.

No caso de incompatibilidade confirmada, deve-se solicitar o teste de Coombs indireto quantitativo e qualitativo para determinação da presença ou não de anticorpos no sangue materno e sua titulação. Alguns autores têm recomendado também a determinação do Coombs indireto nas pacientes Rh-positivas, principalmente naquelas que receberam transfusão sanguínea, para exclusão de sensibilização por antígenos que não pertençam ao sistema Rh, conhecidos como antígenos irregulares. O teste de Coombs é inespecífico, ou seja, torna-se positivo em todos os casos em que há anticorpos contra antígenos ertitrocitários.

Outro exame que deve ser realizado na paciente com teste de Coombs positivo é o painel de hemácias, que irá revelar o tipo de anticorpo responsável pela positividade do teste de Coombs. Na maioria das vezes, confirma-se a sensibilização exclusiva pelo antígeno D, mas podem ocorrer casos de sensibilização contra outros antígenos da superfície eritrocitária dentro do complexo Rh (Cc, Ee) ou mesmo fora dele (Kell, Dufy, Y e outros). Existem casos de sensibilização materna múltipla, que são mais graves para o prognóstico fetal.

Caso o teste de Coombs de uma gestante Rh-negativa seja negativo, deverá ser repetido mensalmente e a gestante deverá receber imunoprofilaxia no pós-parto caso tenha filho Rh-positivo.

Na gestante sensibilizada, ou seja, que apresente teste de Coombs positivo, procura-se identificar, por meio da anamnese, eventos que possam ter causado a imunização (p. ex., história de transfusões sanguíneas prévias ou durante a gestação atual, bem como se a gestante fez uso de imunoglobulina após o parto ou aborto). Deve-se questionar a evolução das gestações anteriores, relatos de fetos natimortos ou hidrópicos, a necessidade de tratamento fetal por meio de transfusões intrauterinas, fototerapia ou exsanguineotransfusões no período neonatal. A conduta nesses casos dependerá da história obstétrica e das condições fetais. A associação dos dados obtidos na história materna aos títulos de anticorpos pode predizer a gravidade da doença fetal em 62% dos casos. Dada a importância do diagnóstico correto do grau de acometimento fetal para a sobrevida, esses dois métodos não são suficientes, devendo ser complementados por outros que possibilitem melhor avaliação fetal.

Diagnóstico fetal: grau de anemia

Após reconhecida a sensibilização materna, deve-se tentar verificar se o feto apresenta algum grau de hemólise ou mesmo se está anêmico. A doença hemolítica tende a apresentar comprometimento mais grave e precoce em gestações subsequentes. Portanto, a determinação do risco e a instituição do tratamento devem sempre preceder a idade gestacional de acometimento da gestação anterior. De modo geral, a primeira avaliação fetal deve ser realizada entre 18 e 20 semanas de gestação. Existem métodos invasivos e não invasivos para avaliação do grau de comprometimento do concepto.

MÉTODOS INVASIVOS

Amniocentese

A análise do líquido amniótico coletado por amniocentese (espectrofotometria) foi utilizada por muitos anos para avaliação do risco de comprometimento fetal, porém foi substituída inicialmente pela análise direta do sangue fetal obtido por cordocentese e mais recentemente tem sido substituída pelos métodos não invasivos de detecção da anemia fetal.

A amniocentese era indicada nas gestações que apresentavam teste de Coombs indireto > 1/8 e história de mau passado obstétrico. Sabe-se que à medida que ocorre a lise das hemácias fetais há acúmulo de bilirrubina em decorrência do metabolismo do heme com eliminação urinária desse excesso de bilirrubina para o líquido amniótico. A espectrofotometria do líquido amniótico estima a concentração de bilirrubina nesse líquido através do desvio de densidade óptica detectada no espectrofotômetro. Portanto, determina de maneira indireta o nível de hemólise ocorrida no feto.

Algumas curvas correlacionam a concentração amniótica da bilirrubina à idade gestacional. A primeira curva descrita foi a de Lilley (1961) para gestações com mais de 27 semanas. Em 1966, essa curva foi modificada por Robertson, que subdividiu as três zonas descritas inicialmente por Lilley (I, II e III) em cinco zonas de gravidade distintas, mantendo, porém, o conceito descrito pela autora, correlacionando o provável valor de hemoglobina fetal e orientando quanto à conduta. A primeira zona (I) determina hemólise grave (compatível com hemoglobina fetal < 10g%), a zona II está associada à hemólise moderada (compatível com hemoglobina entre 10 e 14g%) e a zona III é sugestiva de ausência de hemólise (feto Rh-negativo) ou hemólise leve (hemoglobina fetal > 14 g%). No final do século passado, Queenan e cols. propuseram algumas mudanças nas curvas originais, incluindo valores de idade gestacional entre 14 e 40 semanas.

As informações quanto ao nível de hemólise fornecidas a partir da espectrofotometria do líquido amniótico são indiretas e evidenciam a situação em um momento específico. Sabe-se que a doença tem caráter progressivo e apresenta a tendência de ser mais grave. Outros dois fatores importantes são as complicações relacionadas com os procedimentos invasivos, como amniorrexe, infecção e, principalmente, a maior passagem de hemácias fetais Rh-positivas para a circulação materna, o que pode provocar a piora da doença.

Diante desses fatos, a amniocentese para o estudo do comprometimento fetal em gestantes Rh-positivas vem sendo

Cordocentese

A obtenção de uma amostra de sangue fetal através da cordocentese, na isoimunização materno-fetal, torna possível a determinação direta da concentração de hemoglobina e do hematócrito fetal, assim como a avaliação de outros parâmetros que se relacionam com o grau de anemia (reticulócitos, bilirrubina, Coombs direto).

A anemia fetal é definida como déficit de hemoglobina em relação ao esperado para determinada idade gestacional. Este critério é utilizado porque ao longo da gestação o valor normal da hemoglobina varia de 10g% na 21ª semana gestacional até 17g% no feto a termo. Para determinação do grau de anemia o valor de hemoglobina encontrado em determinada idade gestacional deve ser comparado com o esperado para aquela idade gestacional de acordo com os gráficos de normalidade.

Por se tratar de um procedimento tecnicamente mais difícil (necessitando de pessoal treinado) e apresentar risco mais elevado de complicações (1% a 5% dos procedimentos) e de hemorragia feto-materna capaz de provocar aumento na produção de anticorpos, agravando as condições fetais, atualmente a cordocentese está indicada somente nos casos de comprometimento fetal sugerido pelos exames não invasivos de detecção da anemia fetal, principalmente o Doppler da artéria cerebral média fetal e o índice cardiofemoral.

MÉTODOS NÃO INVASIVOS
Ultrassonografia

A ultrassonografia é útil na avaliação do grau de comprometimento fetal e também na avaliação do bem-estar fetal. O sinal ultrassonográfico mais precoce do comprometimento fetal ao ultrasom é o aumento do átrio direito decorrente do ajuste da circulação fetal à queda dos valores de hemoglobina. Com frequência, encontra-se também aumento do volume do líquido amniótico (polidrâmnio). Outros sinais ultrassonográficos de piora da anemia fetal incluem hepatomegalia, medida da circunferência esplênica, aumento da espessura placentária, derrame pericárdico, dilatação da veia umbilical e halo hipoecogênico ao redor do intestino.

No entanto, há relatos de que esses parâmetros, na ausência de hidropisia fetal, não se prestam para predizer a gravidade da doença.

Os sinais tardios correspondem a ascite, edema de tecido subcutâneo e derrames pleural e pericárdico, caracterizando anasarca fetal, sinal de descompensação cardíaca. Em fetos hidrópicos, a diminuição dos movimentos corporais e a ausência de movimentos respiratórios são indicativas de risco de óbito e necessidade de intervenção. Diminuição dos movimentos, do tônus e dos movimentos respiratórios associada à alteração da variabilidade da frequência cardíaca sugere comprometimento fetal.

A ultrassonografia também pode ser utilizada para guiar os procedimentos invasivos diagnósticos e terapêuticos, auxiliando o controle pós-transfusional.

Na busca de métodos não invasivos para identificação precoce do comprometimento fetal, a ultrassonografia sempre foi considerada uma ferramenta importante. Alguns autores relataram que, quanto maior o grau de anemia de um feto, maior a sobrecarga cardíaca compensatória a que é submetido, o que irá desencadear hipertrofia excêntrica da parede do ventrículo e, em última análise, cardiomegalia. A medida do diâmetro biventricular externo (DBVE) demonstrou boa acurácia na detecção de cardiomegalia fetal, assim como apresenta correlação inversa com a concentração da hemoglobina, independentemente da idade gestacional, o que consolidou sua utilização como preditor importante dos índices hematimétricos fetais.

O feto anêmico tem comportamento cardiológico típico de insuficiência cardíaca, apresentando dilatação de câmaras e hipertrofia do músculo cardíaco. Com base nesse aspecto cardiovascular, Cabral e cols., em 2008, descreveram um novo parâmetro não invasivo de detecção da anemia fetal que foi definido como índice cardiofemoral. Esse índice consiste na relação entre o DBVE do coração fetal na visão de quatro câmaras com o comprimento do fêmur (este é um recurso para ajustar a medida com relação à idade gestacional). Os estudos apontam para uma boa acuidade desse método em predizer a anemia moderada e grave quando a relação é > 0,60, selecionando os fetos para transfusão intrauterina de maneira não invasiva (Figura 23.1).

Cardiotocografia

O primeiro método não invasivo a ser utilizado para avaliação do bem-estar de fetos com suspeita de anemia anêmico foi a cardiotocografia. Os aspectos observados nesse exame consistem na normalidade da linha de base da frequência cardíaca fetal em sua variabilidade e na presença de acelerações transitórias durante o período de observação, particularmente após estímulos como a movimentação fetal ou intervenções externas através do estímulo vibroacústico.

Esse exame, mais do que o diagnóstico, indica o prognóstico do feto anêmico. Os fetos portadores de anemia grave e/ou hidropisia podem apresentar um padrão cardiotocográfico característico conhecido como sinusoidal em virtude da ausência de controle do sistema nervoso autônomo sobre o coração, da falência cardíaca de alto débito e/ou da hipoxia no nível do coração e do sistema nervoso central do concepto (Figura 23.2). O padrão sinusoidal associa-se à mortalidade perinatal em 50% a 75% dos casos.

A cardiotocografia basal tem sido considerada útil para o estabelecimento do prognóstico e no seguimento de fetos submetidos ao tratamento intrauterino, uma vez que fetos com bom prognóstico revertem o padrão cardiotocográfico para padrão reativo no período de até 12 horas após a transfusão, não sendo observado o mesmo comportamento em fetos

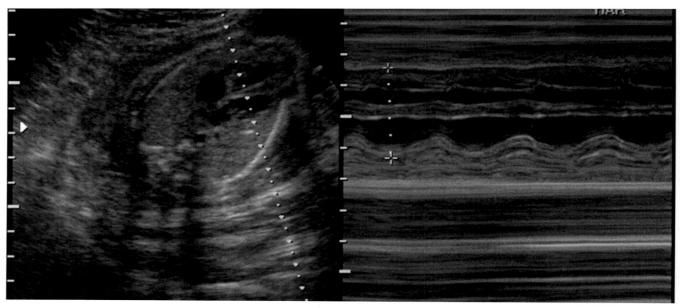

Figura 23.1 Medida do diâmetro biventricular externo (DBVE).

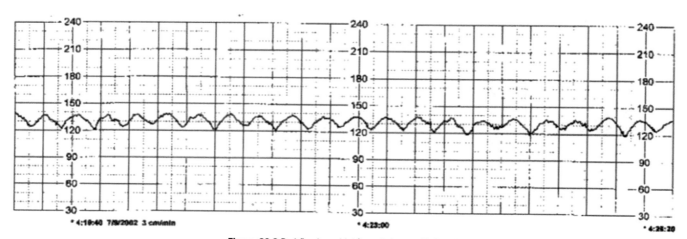

Figura 23.2 Padrão sinusoidal à cardiotocografia basal.

que não conseguiram corrigir a anemia e apresentam evolução desfavorável no período perinatal.

Dopplervelocimetria fetal

A dopplervelocimetria constitui exame não invasivo inócuo para a gestante e o feto e é utilizada na gestação tanto para avaliação de doenças maternas como fetais e placentárias. Em razão dos bons resultados apresentados pelos estudos, sua utilização na Obstetrícia vem crescendo a cada dia. Atualmente, é possível o estudo do compartimento arterial e venoso do feto através do Doppler, determinando com grande precisão a ocorrência de anemia moderada e grave sem a necessidade de procedimentos invasivos.

Dopplervelocimetria arterial

Partindo do conceito de que nos fetos anêmicos ocorre redução da viscosidade do sangue em virtude da menor concentração eritrocitária, este fato estaria relacionado com o aumento da velocidade do fluxo sanguíneo intravascular. Essas alterações podem ser detectadas mediante a observação do valor máximo registrado na curva de fluxo sistólico à dopplervelocimetria, denominado pico da velocidade sistólica (PVS).

As alterações na velocidade de fluxo arterial em fetos anêmicos podem ser decorrentes dos seguintes fatores: diminuição da viscosidade do sangue em razão da queda do hematócrito, resultando em aumento do retorno venoso; vasodilatação periférica decorrente de hipoxia tecidual e aumento da concentração de lactato; estímulo de quimiorreceptores, levando ao aumento da contratilidade miocárdica.

Adicionalmente, sabemos ainda que a integridade do tecido cerebral é altamenete dependente de concentrações regulares de oxigênio. Por isso, as artérias cerebrais respondem imediatamente à hipoxemia, e essas alterações podem ser facilmente identificadas à ultrassonografia quando é utilizada a técnica correta para insonação dessa artéria cerebral média (ângulo de zero grau entre o transdutor e a direção do fluxo sangíneo), proporcionando pequena variabilidade de registro intra e interobservador.

Vários estudos foram iniciados como o objetivo de determinar os valores de pico da velocidade sistólica na artéria cerebral média (PVS-ACM) que poderiam caracterizar a anemia fetal secundária à aloimunização. Os resultados foram inicialmente retratados por uma curva que correlaciona a idade gestacional à concentração de hemoglobina plasmática, incluindo 265 fetos hematologicamente normais e 111 fetos sob risco de anemia. A faixa de normalidade foi determinada pelos valores entre 0,84 e 1,16 múltiplos da mediana (correspondentes aos percentis 5 e 95 da curva, respectivamente), sendo considerados fetos anêmicos graves aqueles com concentração de hemoglobina < 0,55 múltiplos da mediana.

Posteriormente, os valores de hemoglobina dos fetos anêmicos graves foram correlacionados aos valores encontrados à dopplervelocimetria dos mesmos fetos, mostrando que valores > 1,55 múltiplos da mediana para o PVS-ACM indicam os fetos mais gravemente comprometidos (Figura 23.3).

Está bem estabelecido o aumento importante na velocidade sanguínea na artéria cerebral média (PVS-ACM) de fetos anêmicos. A partir dessa constatação, foi desenvolvida uma curva de valores com base em múltiplos da mediana de acordo com cada idade gestacional. Para detecção da anemia fetal, em fetos imunizados, o PVS-ACM deve estar acima de dois desvios de múltiplos da mediana.

Desde então, a dopplervelometria da ACM fetal é o principal método de detecção da anemia fetal, substituindo em grande parte a realização de procedimentos inavasivos.

O comportamento fisiológico de vasodilatação da ACM de fetos com idade gestacional > 35 semanas implica um certo cuidado na interpretação dos resultados do exame de dopplervelocimetria da ACM após essa idade gestacional.

Outro fator que limita o emprego dessa metodologia para a avaliação fetal diz respeito aos casos de fetos transfundidos. Os estudos têm demonstrado que nesses casos existe maior falha na determinação por meio do PVS-ACM do melhor momento de submeter o feto a uma nova transfusão intrauterina. Estudos evidenciam que o método não é capaz de predizer o momento ideal da próxima transfusão em um feto já submetido à cordocentese terapêutica, uma vez que a curva da dopplervelocimetria passa a refletir características mistas do sangue fetal e do sangue transfundido, que geralmente apresenta hematócrito e concentração eritrocitária elevados. Outros fatores relacionados incluem o fato de que hemácias de adultos apresentam diferentes propriedades que contribuem para o aumento geral da viscosidade, porém com decréscimo da capacidade total de carrear oxigênio, e de que as transfusões intrauterinas produzem efeitos vasculares agudos secundários a alterações no volume plasmático, na viscosidade sanguínea, no pH e na disponibilidade de oxigênio ligada ao 2,3-difosfoglicerato, fatores que também podem interferir nos resultados desse exame.

Dopplervelocimetria venosa

A anemia fetal induz aumento significativo no débito cardíaco, proporcional à queda no hematócrito, que é necessário para manter o aporte adequado de oxigênio ao organismo. Como consequência da hemólise fetal, ocorrerá redução na viscosidade sanguínea, levando ao aumento do retorno venoso ao coração direito, aumentando a pré-carga e gerando um estado hiperdinâmico. O aumento da pré-carga, por sua vez, levará ao aumento da pressão venosa central, achado comum na insuficiência cardíaca congestiva por anemia ou hipoxia.

Fetos anêmicos apresentam elevação na velocidade máxima de fluxo na veia umbilical. Do mesmo modo, ocorre aumento na velocidade de fluxo do ducto venoso, sugerindo

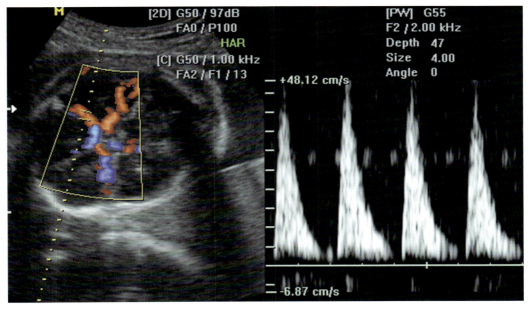

Figura 23.3 Pico da velocidade sistólica da artéria cerebral média.

ser esse um mecanismo compensatório que mantém o suprimento de oxigênio a órgãos vitais, como cérebro e coração. Fetos anêmicos apresentam redução da porcentagem de fluxo reverso durante a contratilidade atrial no traçado da dopplervelocimetria da veia cava inferior (VCI), sugerindo aumento no gradiente de pressão no nível do átrio direito com o objetivo de aumentar a contratilidade miocárdica em razão da anemia ou reduzir a viscosidade sanguínea.

Desse modo, a anemia fetal acarreta aumento da velocidade média do fluxo do ducto venoso e da VCI com diminuição do fluxo reverso na fase de contração atrial na veia cava inferior e aumento do fluxo diastólico final do ducto venoso. Com o agravamento da anemia ocorre aumento na pressão venosa central com diminuição da velocidade de fluxo na VCI e no ducto venoso, resultando em aumento do fluxo reverso durante a contração atrial na VCI e diminuição no fluxo diastólico final do ducto venoso. Embora esse método seja fidedigno para detecção da anemia fetal, não tem sido utilizado, por retardar mais a detecção do que o exame realizado no compartimento arterial.

TRATAMENTO

O objetivo da transfusão intrauterina é corrigir o nível de hemoglobina fetal, promovendo uma oxigenação adequada. O primeiro passo consiste na identificação adequada dos fetos que irão se beneficiar do tratamento. A melhora dos resultados após o tratamento intrauterino está relacionada com o procedimento, a experiência da equipe, a idade gestacional no momento da primeira transfusão e a presença ou não de hidropisia fetal.

O Serviço de Medicina Fetal do Hospital das Clínicas (HC-UFMG) vem realizando a transfusão intrauterina para o tratamento de fetos anêmicos há pouco mais de 30 anos e os resultados podem ser considerados satisfatórios em fetos sem hidropisia (> 90%) e nos fetos hidrópicos (> 76%).

A transfusão intrauterina já é bastante difundida, mas necessita de alguns cuidados imprescindíveis para a redução da incidência de complicações. Deve ser realizada por equipe experiente em procedimentos intrauterinos, contando com equipamento de ultrassonografia que possibilite a obtenção de imagens adequadas e um banco de sangue que prepare de maneira adequada as hemácias que serão utilizadas.

A opção por iniciar as transfusões mais precocemente visa promover um bloqueio na produção de hemácias pelo feto, as quais serão hemolisadas pela presença dos anticorpos maternos na circulação fetal. As hemácias transfundidas do grupo O negativo não irão sofrer o processo de hemólise e, portanto, irão corrigir a anemia de modo permanente.

Reconhecida a existência da anemia fetal pelos métodos não invasivos e confirmada pela avaliação direta do sangue fetal (cordocentese), a conduta será definida de acordo com a gravidade do quadro e a idade gestacional. Fetos gravemente anêmicos após a 34ª semana de gravidez devem ser retirados do útero e tratados no setor de Neonatologia por meio de transfusão sanguínea, exsanguineotransfusão e fototerapia

de acordo com a evolução neonatal e os níveis de hemoglobina e bilirrubina. Nos casos de fetos com hemólise leve ou moderada, deve-se interromper a gravidez no termo ou o mais próximo possível (37 semanas).

Têm indicação para tratamento intrauterino os fetos que apresentarem:

- Idade gestacional <34 semanas.
- Sinais de hidropisia fetal à ultrassonografia.
- Portadores de anemia grave identificados pelo índice cardiofemoral, dopplervelocimetria da artéria cerebral média (PVS-ACM) e cardiotocografia.

As técnicas de transfusão intrauterina consistem em punção da cavidade peritoneal, punção do cordão umbilical (cordocentese) e punção da porção intra-hepática da veia umbilical.

Transfusão intrauterina por via transperitoneal

A via intraperitoneal para o tratamento de fetos anêmicos foi adotada no início da terapia fetal, sendo durante 20 anos a única técnica empregada. Apresenta como vantagens a menor incidência de complicações e a menor necessidade de experiência da equipe assistencial, uma vez que é tecnicamente mais fácil puncionar a cavidade abdominal do feto do que o cordão umbilical.

Nos casos de placenta posterior ou em gestações com grave comprometimento fetal, quando não é possível aguardar a idade gestacional adequada para a cordocentese, a punção da cavidade peritoneal se apresenta como alternativa bastante satisfatória.

Os fatores que limitam a transfusão intraperitoneal são: o volume de sangue absorvido representa 50% do injetável, fetos hidrópicos absorvem volumes menores de hemácias, e grandes volumes podem implicar bradicardia fetal.

A técnica é semelhante à utilizada na cordocentese. Após a identificação da cavidade abdominal fetal pelo ultrassom, é realizada a antissepsia da parede abdominal da gestante e introduzida a agulha 20 ou 22G, a mesma utilizada para cordocentese na cavidade, evitando atingir o fígado fetal. O volume a ser transfundido é calculado subtraindo 20 da idade gestacional em semanas e multiplicando por 10. Acredita-se que o tempo de absorção desse sangue seja de 7 a 10 dias.

Abandonada após o advento da cordocentese, essa técnica vem aumentando de importância em virtude da possibilidade de realização da chamada transfusão combinada, quando se utilizam as técnicas intravascular e intraperitoneal. Isso possibilita a infusão de volume maior de sangue no mesmo momento, sendo parte injetada diretamente na circulação e com efeito imediato e parte funciona como um reservatório e será absorvida *a posteriori* (Figura 23.4).

Transfusão intrauterina por punção intracardíaca

Alguns autores descrevem a possibilidade de punção cardíaca para a infusão de sangue em situações especiais, mas a incidência extremamente elevada de complicações contraindica

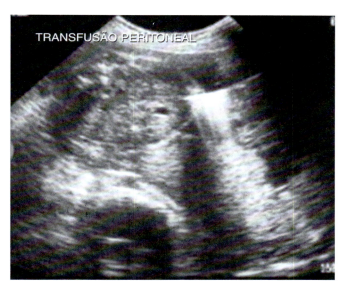

Figura 23.4 Transfusão peritoneal.

sua realização. Deve ser uma técnica utilizada apenas nos casos excepcionais, em que tanto a via transperitoneal como a intra-hepática ou a cordocentese não são possíveis e a gestação está muito longe do termo.

Transfusão intrauterina por cordocentese

Após sua descrição, a cordocentese tornou-se a primeira opção diante da necessidade de correção da anemia fetal. Várias são as vantagens relacionadas com a cordocentese, como a possibilidade de se obter o sangue fetal e determinar de maneira direta a concentração de hemácias, hematócrito, grupo sanguíneo e fator Rh, assim como o Coombs direto, além da possibilidade de correção praticamente imediata da anemia.

A transfusão intravascular (TIV) deve ser iniciada após avaliação fetal, determinação da idade gestacional e quando todo o material estiver disponível. O ideal é que seja realizada junto a um centro obstétrico que possibilite a interrupção da gestação em caso de complicações importantes, como bradicardia, que não apresenta reversão.

Por meio da cordocentese é considerada anemia fetal leve quando a hemoglobina apresenta déficit > 2g e < 5g em relação ao valor esperado para a idade gestacional, enquanto na anemia grave o déficit de hemoglobina está > 5g.

Existem algumas dúvidas sobre a real necessidade de que os fetos sejam submetidos a um agente paralisador, como o vecurônio, para redução da movimentação durante a realização do procedimento. Nos casos de placenta anterior e em que será puncionada a base do cordão umbilical não existe a necessidade de sedação fetal.

Guiado por ultrassom, é identificado o local de punção e, após antissepsia e anestesia da parede abdominal da gestante, é introduzida uma agulha 20 ou 22G de 15cm de comprimento até se atingir preferencialmente a veia umbilical. Punções da artéria umbilical se correlacionam com maior frequência à bradicardia fetal e, portanto, devem ser evitadas.

Após a punção da veia umbilical, devem ser aspirados em torno de 10mL de sangue fetal para a determinação do hematócrito e do nível de hemoglobina. Essas são medidas imprescindíveis para a determinação do volume de sangue a ser infundido. Após a infusão do volume determinado, antes da retirada da agulha, deve ser obtida uma amostra de 3mL de sangue para a avaliação final e a estimativa do tempo necessário para a próxima transfusão.

Quando da realização de uma nova TIV, após a coleta do sangue para a determinação da hemoglobina e do hematócrito, também deve ser determinado o percentual de hemácias transfundidas na circulação fetal por meio da coloração de Kleihauer-Betke, um método importante para a determinação do volume a ser transfundido, do momento da próxima transfusão e da real necessidade de um novo procedimento. Em casos graves e de início precoce de TIV é possível se surpreender com o teste de Kleihauer-Betke, que demonstra 100% de hemácias transfundidas e, portanto, sem risco de hemólise fetal (Figuras 23.5 e 23.6).

O sangue a ser infundido é O Rh-negativo, lavado e filtrado (para retirada de leucócitos), cruzado para a compatibilidade de grupos sanguíneos maternos menores, com hematócrito variando entre 80% e 90% a uma temperatura de 37°C.

O volume de hemácias para transfusão é calculado através de uma fórmula que incorpora o hematócrito inicial, o volume fetoplacentário e o hematócrito do sangue contido na bolsa, de modo que o hematócrito fetal após a transfusão atinja 40% a 50% do esperado para aquela idade gestacional. Isso possibilita maior intervalo de tempo até que haja a demanda por um novo procedimento.

Em fetos gravemente anêmicos, recomenda-se que o hematócrito final não ultrapasse quatro vezes o valor inicial, uma vez que nesses casos pode haver sobrecarga cardiovascular fetal a ponto de não conseguirem compensar as modificações agudas de volume e viscosidade sanguínea, evoluindo para óbito por insuficiência cardíaca. Cabe ressaltar que, em razão dos riscos relatados, quanto menos o procedimento for realizado e com a maior precisão possível, maiores serão as chances de sucesso da gestação.

A sobrevida conseguida com a TIV em fetos gravemente anêmicos supera os 90% nos casos não hidrópicos. Outra vantagem da TIV é a possibilidade de determinação da hemoglobina fetal, promovendo uma melhor programação da repetição da TIU e uma avaliação mais precisa do volume de sangue a ser transfundido e do intervalo entre os procedimentos. Esse volume varia de acordo com a estimativa do peso, o estado fetal e o nível de hemoglobina dosado no início do procedimento.

No feto não hidrópico, o objetivo é atingir um volume de transfusão de 50 a 60mL/kg de peso fetal estimado. No entanto, no feto hidrópico, por apresentar função cardíaca comprometida e não tolerar bem o aumento agudo do volume intravascular, os volumes das transfusões devem ser reduzidos. Após a primeira transfusão, o feto terá uma mistura de sangue

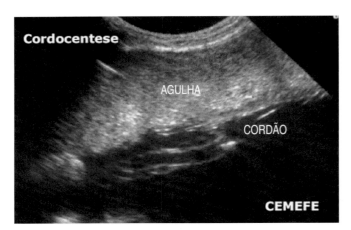

Figura 23.5 Transfusão intrauterina por cordocentese em placenta anterior.

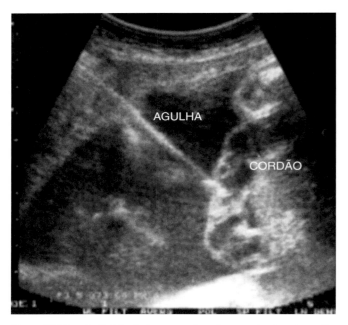

Figura 23.6 Transfusão intrauterina por cordocentese em alça livre de cordão.

fetal e adulto. A taxa de perda da hemoglobina fetal é difícil de predizer. A transfusão com sangue adulto produz profunda inibição na taxa de produção das hemácias fetais, mas não tem efeito sobre sua destruição.

Desse modo, a concentração da hemácia fetal cai rapidamente até se tornar ausente, ocorrendo então a substituição das hemácias fetais pelas hemácias de adulto à medida que as transfusões ocorrem e levam ao bloqueio da eritropoese fetal. Dessa maneira, a circulação fetal passa a apresentar apenas hemácia de adulto não sujeita a hemólise por ser Rh-negativo. A determinação de nova transfusão pode ser definida pelos métodos não invasivos de detecção da anemia fetal (Doppler da ACM e índice cardiofemoral). De modo geral, as TIV são repetidas no feto não hidrópico a intervalos de 2 a 3 semanas

A principal complicação da TIV é a hemorragia no local da punção do vaso umbilical. Após o procedimento, é comum um pequeno sangramento quando da retirada da agulha, principalmente em punções realizadas em alça livre. Entretanto, esse sangramento é autolimitado e de curta duração, em torno de 1 minuto. O sangramento prolongado é encontrado com mais frequência em fetos com trombocitopenia e hidropisia, podendo ser volumoso o suficiente para acarretar comprometimento ou mesmo óbito fetal.

Outra situação possível é a hemorragia feto-materna, responsável pelo aumento da sensibilização materna. A bradicardia fetal, principalmente quando ocorre punção inadvertida da artéria, é outra complicação que pode ser associada à TIV.

No entanto, de modo geral, a TIV tem sido considerada um procedimento seguro com taxa de perda perinatal de aproximadamente 1% a 3%.

O parto do feto comprometido pela anemia deverá ser monitorizado por meio de cardiotocografia em virtude do risco elevado de sofrimento agudo desencadeado pelas contrações uterinas diante de feto com nível de oxigenação comprometido pela anemia. O período neonatal deve receber a vigilância adequada. O neonato apresenta na circulação elevada concentração da imunoglobulina materna anti-Rh e, portanto, mantém a evolução da hemólise no mesmo ritmo da vida fetal. Agrava-se a concentração da bilirrubina, pois perde-se a remoção placentária que existia no período anteparto. A impregnação dos núcleos da base cerebral pela bilirrubina é complicação temível (*kernicterus*). A correção da anemia se faz com transfusões sanguíneas e a retirada de bilirrubina por meio de fototerapia nos casos moderados e de exsanguineotransfusão nos graves.

COMPLICAÇÕES

As complicações relacionadas com a transfusão intrauterina dependem da experiência da equipe envolvida, da gravidade do caso, da presença ou não de hidropisia, da idade gestacional, da localização da placenta e da técnica utilizada. A organização e a experiência da equipe assistencial reduzem o tempo de realização do procedimento.

Os procedimentos invasivos realizados durante a gestação devem ser bem selecionados em razão da possibilidade de complicações maternas e fetais. A melhora dos equipamentos utilizados, como os equipamentos de ultrassom e as agulhas, tem reduzido muito essas complicações.

A rotura prematura das membranas, o trabalho de parto prematuro e a corioamnionite são algumas das complicações relacionadas com os procedimentos realizados durante o período pré-natal.

A presença do polidrâmnio, muito frequente nos casos de hidropisia, apresenta maior correlação com o trabalho de parto prematuro, assim como a rotura das membranas.

A principal complicação associada à transfusão intraperitoneal está relacionada com a bradicardia, associada ao maior volume de sangue infundido na cavidade peritoneal e à punção inadvertida de órgão fetais, como o fígado, que pode provocar sangramento para a cavidade peritoneal, principalmente nos casos de plaquetopenia fetal.

A transfusão intracardíaca deve ser evitada por estar relacionada com casos de tamponamento cardíaco e quadros de bradicardia, apresentando muito mais complicações do que outros tratamentos.

A punção da porção intra-hepática da veia umbilical tem como principal complicação a possibilidade de hematoma intra-hepático.

CONSIDERAÇÕES FINAIS

Os casos de gestantes que necessitam de tratamento intrauterino por meio da transfusão de sangue têm-se reduzido muito nos últimos anos. Isso se deve, principalmente, à melhora da assistência pré-natal e à utilização de imunoglobulina anti-D nos casos indicados.

Infelizmente, ainda há o registro de casos extremamente graves e, diante do diagnóstico, essas pacientes devem ser tratadas e orientadas sobre a possibilidade de que os quadros tenham pior prognóstico em futuras gestações.

Diante de uma gestante, independentemente do fator Rh, o teste de Coombs indireto deve ser solicitado na primeira consulta de pré-natal. Caso o teste de Coombs indireto se apresente positivo, independentemente da titulação, o painel de hemácias deve ser solicitado para a determinação do anticorpo presente. Nas gestantes Rh-negativas e com Coombs indireto positivo, deve ser disponibilizada a determinação do Rh fetal em sangue materno, o que tornará possível identificar aqueles fetos que podem ter risco aumentado de hemólise por serem Rh-positivos. As gestantes cujos fetos foram identificados como Rh-negativos poderão permanecer no acompanhamento pré-natal sem grandes preocupações.

Ao se identificar a presença de anticorpo com risco de hemólise fetal, as gestantes devem ser encaminhadas o mais precocemente possível para serviços de Medicina Fetal que tenham a capacidade de determinar a necessidade de tratamento intrauterino.

Nos casos de mulheres isoimunizadas com níveis elevados de Coombs indireto e com perdas gestacionais repetidas relacionadas com anemia fetal deve ser discutida a possibilidade de fertilização *in vitro* de um homem Rh-negativo, o que irá possibilitar a gestação de um feto Rh-negativo e, portanto, sem risco de anemia durante a gestação.

Leitura complementar

Cabral AC, Reis ZS, Apocalypse IG, Osanan GC, Lage EM, Leite HV. Combined use of the cardiofemoral index and middle cerebral artery Doppler velocimetry for the prediction of fetal anemia. Int J Gynecol Obstet 2010; 111(3):205-8.

Cabral ACV, Barcelos TB, Apocalipse IGM, Leite HV, Reis ZSN. Índice cardiofemoral para avaliação da anemia de fetos de gestantes isoimunizadas. Rev Bras Ginecol Obstet 2005; 27(8):450-5.

Cabral ACV, Reis ZSN, Leite HV et al. Cardiofemoral Index as an ultrasound marker of foetal anaemia in isoimmunised pregnancy. Int J Gynecol Obstet 2008; 100:60-4.

Callen PW. Ultrassonografia em ginecologia e obstetrícia Rio de Janeiro: Elsevier, 2009.

Carbonne B, Castaigne V, Cynober E et al. Follow-up of pregnancies with red-cell allo-immunisation: state-of-the art. Gynecol Obstet Fertil 2010 Mar; 38(3):205-13. doi: 10.1016/j.gyobfe.2010.01.012. Epub 2010 Mar 6.

De Jong EP, Lindenburg IT, Van Klink JM et al. Intrauterine transfusion for parvovirus B19 infection: long-term neurodevelopmental outcome. Am J Obstet Gynecol. 2012 Mar; 206(3):204.e1-5. doi: 10.1016/j.ajog.2011.12.035. Epub 2012 Jan 18.

Ducellier-Azzola G, Pontvianne M, Weingertner AS et al. Outcome of in utero transfusion in case of fœtomaternal red blood cell incompatibility. Gynecol Obstet Fertil Senol 2017 Dec 21. pii: S2468-7189(17)30342-2. doi: 10.1016/j.gofs.2017.11.007.

Friszer S, Maisonneuve E, Macé G et al. Determination of optimal timing of serial in-utero transfusions in red-cell alloimmunization. Ultrasound Obstet Gynecol 2015 Nov;46(5):600-5.

Garabedian C, Rakza T, Thomas D et al. Neonatal outcome after fetal anemia managed by intrauterine transfusion. Eur J Pediatr 2015 Nov; 174(11):1535-9. doi: 10.1007/s00431-015-2573-x. Epub 2015 Jun 2.

Guilbaud L, Garabedian C, Cortey A, Rakza T, Carbonne B, Houfflin-Debarge V. In utero treatment of severe fetal anemia resulting from fetomaternal red blood cell incompatibility: a comparison of simple transfusion and exchange transfusion. Eur J Obstet Gynecol Reprod Biol 2016 Jun; 201:85-8. doi: 10.1016/j.ejogrb.2016.03.037. Epub 2016 Apr 1.

Lima MIM, CabraL, ACV, Correa MD. Padrão cardiotocográfico em relação à hemoglobina do cordão de pacientes isoimunizadas pelo fator Rh. J Bras Ginecol 1990: 100(1/2):21-3.

Lindenburg IT, Smits-Wintjens VE, Van Klink JM et al. LOTUS study group. Long-term neurodevelopmental outcome after intrauterine transfusion for hemolytic disease of fetus/newborn: the LOTUS study. Am J Obstet Gynecol 2012; 206:141.e1-8.

Mackie FL, Pretlove SJ, Martin WL, Donovan V, Kilby MD. Fetal intracardiac transfusions in hydropic fetuses with severe anemia. Fetal Diagn Ther 2015; 38(1):61-4. doi: 10.1159/000369798. Epub 2015 Feb 3.

Mari G. Middle cerebral artery peak systolic velocity: is it the standard of care for diagnosis of foetal anaemia? J Ultrasound Med 2005; 24:697-702

Mari G, Adrignolo A, Abuhamad AZ et al. Diagnosis of fetal anemia with Doppler ultrasound in the pregnancy complicated by maternal blood group immunization. Ultrasound Obstet Gynecol 1995; 5:400-5.

Mari G, Deter RL, Carpenter RL, Rahman F et al. Noninvasive diagnosis by Doppler ultrasonography of fetal anemia due to maternal red-cell alloimmunization. Collaborative Group for Doppler Assessment of the Blood Velocity in Anemic Fetuses. N Engl J Med 2000; 342(1):9-14.

Mari G, Detti L, OZ U, Zimmerman R, Duerig P, Stefos T. Accurate prediction of fetal hemoglobin by Doppler ultrasonography. Obstet Gynecol 2002; 99: 589-93.

Mari G, Norton ME, Stone J et al. Society for Maternal-Fetal Medicine (SMFM) Clinical Guideline #8: the fetus at risk for anemia – diagnosis and management. Am J Obstet Gynecol 2015 Jun; 212(6):697-710.

Moise JR, KJ. Doença hemolítica do feto e do recém nascido. In: Creasy e Resnik. Medicina materno-fetal – Princípios e práticas. 7. ed. 2016: 562-73

Oepkes D, Adama Van Scheltema P. Intrauterine fetal transfusions in the management of fetal anemia and fetal thrombocytopenia. Semin Fetal Neonatal Med 2007 Dec; 12(6):432-8. Epub 2007 Aug 13.

Queenan JT, Tomai TP, Ural SH, King JC. Deviation in amniotic fluid optical density at a wave lenght of 450 nm in Rh-immunized pregnancies from 14 to 40 weeks' gestation: a proposal for clinical management. Am J Obstet Gynecol 1993; 168:1370-6.

Taveira MR, Cabral ACV, Leite HV, Melo IG, Lopes APBM. Diagnóstico não invasivo da anemia fetal pela medida do pico de velocidade sistólica na dopplervelocimetria da artéria cerebral média. Rev Bras Ginecol Obstet 2004; 26(8):649-53.

Van Kamp IL, Klumper FJ, Meerman RH, Oepkes D, Scherjon SA, Kanhai HH. Treatment of fetal anemia due to red-cell alloimmunization with intrauterine transfusions in the Netherlands, 1988-1999. Acta Obstet Gynecol Scand 2004 Aug; 83(8):731-7.

Van Klink JM, Koopman HM, Oepkes D, Walther FJ, Lopriore E. Long-term neurodevelopmental outcome after intrauterine transfusion for fetal anemia. Early Hum Dev 2011 Sep; 87(9):589-93. doi: 10.1016/j.earlhumdev.2011.07.003. Epub 2011 Aug 9.

CAPÍTULO 24

Amnioinfusão e Amniorredução

Juliana Moysés Leite Abdalla
Júlio César de Faria Couto
Ana Isotton

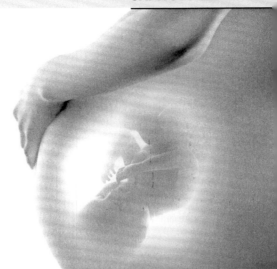

AMNIOINFUSÃO

A amnioinfusão consiste na introdução de líquido dentro da cavidade amniótica e foi utilizada pela primeira vez em 1983, por Miyazaki & Taylor, como método terapêutico em pacientes que apresentavam desacelerações variáveis dos batimentos cardiofetais durante o trabalho de parto. Somente em 1988, Gembruch & Hansmann propuseram sua utilização como método propedêutico em pacientes portadoras de oligoidrâmnio com o objetivo de possibilitar o estudo ultrassonográfico da morfologia fetal. Desde então, têm sido discutidas várias aplicações clínicas para a amnioinfusão. Como método diagnóstico, auxilia o estudo da morfologia fetal em gestações com oligoidrâmnio acentuado ou anidrâmnio. Como método propedêutico, sua aplicabilidade tem sido avaliada em gestações complicadas com rotura prematura de membranas, na diluição do líquido meconial e com o objetivo de evitar a compressão de cordão durante o trabalho de parto.

Descrição técnica

Após antissepsia e anestesia local, sob controle ultrassonográfico contínuo, uma agulha de 18G é introduzida na cavidade amniótica através da parede abdominal materna. A via transcervical tem sida descrita em alguns estudos, mas rotineiramente a via abdominal é a de escolha no Brasil. A amnioinfusão é realizada com soro fisiológico aquecido em infusão contínua a uma velocidade de 20mL/min. Deve ser realizado o monitoramento ultrassonográfico contínuo da frequência cardíaca fetal e do posicionamento da agulha. A infusão pode ser feita manualmente ou com a utilização de bomba de infusão.

Resultados da técnica empregada segundo a revisão da literatura

A rotura prematura pré-termo de membranas complicada com oligoidrâmnio é a principal indicação da amnioinfusão terapêutica. Nesses casos há aumento no risco de corioamnionite, sepse neonatal, compressão de cordão umbilical e parto prematuro. Além disso, quando ocorre precocemente a rotura prematura pré-termo de membranas, especialmente antes de 26 semanas, é um evento grave que pode levar à hipoplasia pulmonar, aumentando a morbimortalidade neonatal.

O objetivo da amnioinfusão terapêutica é restabelecer o volume de líquido amniótico com a finalidade de diminuir o risco de hipoplasia pulmonar, tornando possível que a gestação evolua até idades gestacionais mais avançadas e minimizando os riscos associados à prematuridade extrema.

Em 2013, a Cochrane Library publicou um estudo com base na análise de ensaios controlados randomizados no qual foram incluídas gestações complicadas por rotura prematura de membranas seguidas por oligoidrâmnio antes da 26ª semana. Foram incluídos 11 estudos, nove dos quais foram excluídos por não preencherem os critérios de inclusão, e os dois restantes ainda estão em andamento. Concluiu-se que até o momento não existem evidências suficientes para afirmar que a utilização da amnioinfusão em gestações com rotura prematura de membranas e oligoidrâmnio antes de 26 semanas diminua a incidência de hipoplasia pulmonar.

Em 2014, a Biblioteca Cochrane avaliou em ensaios clínicos randomizados o efeito da amnioinfusão em gestações complicadas por rotura prematura de membranas no terceiro trimestre, antes da 37ª semana, em relação a um grupo de controle. Foram incluídos cinco estudos, três deles com amnioinfusão realizada por via transcervical e dois pela via transabdominal. A amnioinfusão transcervical foi realizada em 72 mulheres em comparação com 75 controles. A amnioinfusão pela via abdominal foi realizada em 47 mulheres em comparação com 47 controles. A amnioinfusão transcervical foi correlacionada a pH fetal mais elevado na artéria umbilical ao nascimento e diminuição de desacelerações variáveis persistentes durante o trabalho de parto, porém sem benefícios bem definidos no prognóstico neonatal. Já a amnioinfusão pela via abdominal esteve associada à redução das taxas de morte, sepse neonatal e hipoplasia pulmonar em apenas um estudo. Os resultados foram inconclusivos em virtude do pequeno número de ensaios incluídos, não havendo, portanto, aplicabilidade clínica para a realização do procedimento até o momento em gestações com rotura prematura de membranas no terceiro trimestre.

Além da discussão sobre o uso da amnioinfusão na rotura prematura de membranas, discute-se ainda a aplicação do procedimento para minimizar as complicações decorrentes da aspiração meconial. A síndrome da aspiração meconial pode ocorrer antes ou durante o trabalho de parto e diz respeito à angústia respiratória do recém-nascido em virtude da presença do mecônio nas vias aéreas. Ocorre em 8% a 20% das gestações, principalmente a termo ou no pós-datismo. O procedimento seria capaz de diluir o mecônio e ao mesmo tempo corrigir o oligoidrâmnio.

Em 2014, a Biblioteca Cochrane incluiu 14 ensaios randomizados controlados, somando 4.435 gestantes, e comparou o efeito da amnioinfusão em gestantes em trabalho de parto com mecônio espesso a um grupo de controle. Não houve redução significativa na síndrome de aspiração meconial, na morbidade e mortalidade perinatais e na morbidade materna. A incidência de infecção puerperal foi similar em ambos os grupos. A identificação de mecônio abaixo das cordas vocais visibilizada à laringoscopia foi reduzida, assim como a necessidade de ventilação neonatal e a admissão em unidade de terapia intensiva, mas isso não se refletiu em diminuição da mortalidade neonatal. Portanto, não há evidências que embasem o uso da amnioinfusão em gestações complicadas pela presença de mecônio por ser um procedimento invasivo e sem resultados clínicos evidentes.

Outro papel terapêutico da amnioinfusão consiste na prevenção ou alívio da compressão de cordão umbilical durante o trabalho de parto. Entretanto, o número de estudos também é restrito nessa área, e ainda não há benefícios comprovados, como diminuição do número de cesarianas ou melhora do prognóstico neonatal desses fetos.

Finalmente, deve-se discutir o papel da amnioinfusão como ferramenta auxiliar na avaliação da morfologia fetal em gestações complicadas por oligoidrâmnio acentuado ou anidrâmnio. Entre janeiro de 1998 e junho de 2001, nosso grupo realizou um estudo prospectivo no qual foram incluídas 12 gestantes, uma delas com gestação gemelar. As pacientes foram encaminhadas com diagnóstico de oligoidrâmnio no segundo ou terceiro trimestre da gravidez. A idade gestacional média no momento do procedimento foi de 25 semanas. Nesse estudo foi possível observar melhora na qualidade da imagem ultrassonográfica em todas as pacientes, o que possibilitou o diagnóstico etiológico do oligoidrâmnio em nove dos 12 casos (75%). Após o procedimento, o oligoidrâmnio foi considerado idiopático em dois casos, assim permanecendo após o nascimento das crianças. Atualmente, com o avanço significativo dos equipamentos ultrassonográficos e a melhora na qualidade das imagens, a realização da amnioinfusão para fins diagnósticos deve ser cogitada apenas em casos individualizados e selecionados.

Complicações

As principais complicações fetais relacionadas com o procedimento são rotura prematura das membranas, corioamnionite, bradicardia, prematuridade e descolamento placentário. Cabe salientar que, embora possa haver algumas complicações associadas, o procedimento é extremamente seguro quando realizado por especialistas experientes.

Considerações sobre a amnioinfusão

Muito se tem discutido sobre o papel terapêutico da amnioinfusão em diversas situações na gestação, especialmente quando complicadas por oligoidrâmnio em razão de rotura prematura de membranas. Até o momento, ainda não existem comprovações dos benefícios do uso da amnioinfusão em nenhuma das situações descritas. Além disso, não se pode também subestimar o risco inerente à realização do procedimento invasivo. O diagnóstico por meio da amnioinfusão está em desuso, devendo ser limitado a casos selecionados.

AMNIORREDUÇÃO

Descrita pela primeira vez por Rivett, em 1933, com o objetivo de melhorar os sintomas maternos secundários ao polidrâmnio, a amniorredução é um procedimento de fácil execução com a finalidade de normalizar a quantidade de líquido amniótico e reduzir o desconforto materno.

Indicações e justificativas para a terapia fetal

Em gestações únicas, a grande indicação da amniorredução é para aliviar o polidrâmnio a fim de reduzir o desconforto respiratório materno e prolongar a gestação, diminuindo o risco de trabalho de parto prematuro e rotura prematura de membranas. O polidrâmnio é comum em diversas situações obstétricas, como malformações fetais, tumores placentários, *diabetes mellitus* materno e anemia fetal. Entretanto, em 40% a 50% dos casos o polidrâmnio é idiopático. Um estudo recente realizado por Pri-Paz e cols. demonstrou que um índice de líquido amniótico (ILA) aumentado estava associado à maior frequência de desfechos gestacionais adversos com incidência de prematuridade de 46% em fetos com polidrâmnio severo (ILA > 30cm).

Em gestações gemelares monocoriônicas, quando há síndrome de transfusão feto-fetal (STFF), a amniorredução pode ser realizada para reduzir a pressão na cavidade amniótica do feto doador e melhorar a perfusão uteroplacentária. No entanto, não inativa as anastomoses que propiciam o aparecimento da doença.

As contraindicações à realização do procedimento são distúrbios de coagulação maternos, trabalho de parto prematuro, suspeita de corioamnionite e infecções maternas, como HIV e hepatite B crônica.

Descrição técnica

A técnica consiste na retirada de líquido amniótico da cavidade uterina mediante a inserção de uma agulha no útero sob visão ultrassonográfica.

Antes do procedimento em si, recomenda-se a administração de três comprimidos de 20mg de nifedipina para evitar a contratilidade uterina. Posiciona-se a gestante e realiza-se a ultrassonografia. A punção é realizada normalmente com uma agulha 18 ou 20G por via transabdominal, evitando-se a via transplacentária. Pode ser realizada aspiração manual ou a vácuo. No segundo caso, a agulha é conectada a um sistema de vácuo-aspiração, sempre sob visualização ultrassonográfica, com drenagem do líquido amniótico a 100 a 125mL/min. O volume de líquido amniótico removido é diretamente dependente do volume do poidrâmnio e das condições clínicas da gestante durante o procedimento (atividade uterina), mas em geral não ultrapassa 2.000 a 2.500mL por procedimento.

Resultados da técnica empregada segundo a revisão da literatura

A amniorredução tem um papel importante no manejo das gestações complicadas pelo polidrâmnio. Além de aliviar os sintomas maternos (em geral, dispneia e dor abdominal), pode reduzir os riscos de parto prematuro. Entretanto, o procedimento pode provocar trabalho de parto prematuro, descolamento de placenta, rotura prematura de membranas e corioamnionite.

Em 2013, Thompson e cols. realizaram uma revisão sistemática da literatura sobre amniorredução em gestações únicas. A eficácia da amniorredução no alívio dos sintomas maternos parece óbvia, mas a hipótese de que possa prevenir trabalho de parto prematuro não ficou comprovada. Portanto, os dados dessa revisão demonstraram a necessidade de um ensaio clínico randomizado que compare a amniorredução *versus* a conduta conservadora na prevenção de trabalho de parto prematuro e outros efeitos adversos.

Outro estudo, realizado por Dickinson e cols. com 138 mulheres que apresentavam polidrâmnio sintomático, demonstrou que as complicações são incomuns, mas podem ocorrer principalmente nas 48 horas que se seguem à amniodrenagem em gestações únicas. Em três casos (1,1%) ocorreu

rotura prematura de membranas e em 11 casos (4,1%) o parto aconteceu nas primeiras 48 horas após o procedimento. Não foram observadas rotura prematura de membranas, bradicardia ou corioamnionite. Aproximadamente 45% das pacientes necessitaram de mais de uma amniodrenagem, e o volume médio removido foi de 2.100mL. O tempo entre a primeira amniodrenagem e o parto foi de 26 dias.

Kleine e cols. realizaram um estudo em que compararam o risco de complicações em gestantes com polidrâmnio severo e que necessitavam de amniorredução com gestantes que tinham risco basal para complicações pelo polidrâmnio, mas que não apresentavam a necessidade de se submeter ao procedimento. O primeiro grupo incluiu 44 pacientes e o segundo, 91 pacientes. O primeiro apresentava polidrâmnio severo (ILA > 30cm) associado a dispneia materna e dor abdominal persistente em razão da sobredistensão uterina.

A Tabela 24.1 apresenta as complicações encontradas nos dois grupos.

Em gestações gemelares monocoriônicas com quadro de transfusão feto-fetal grave, a amniodrenagem seriada foi durante muito tempo o tratamento de escolha para a doença e ainda vem sendo utilizada em muitos centros especializados em Medicina Fetal por ser um procedimento tecnicamente fácil e de baixo custo. No entanto, não elimina a causa da transfusão feto-fetal por não ser capaz de interromper o fluxo nas anastomoses arteriovenosas responsáveis pela fisiopatologia da doença. Os estudos mais importantes sobre o uso dessa técnica mostram sobrevida de 47% a 91% de pelo menos um dos fetos, mas a ocorrência de dano neurológico nos fetos sobreviventes é de 22% a 55%.

Em pacientes submetidas à ablação dos vasos placentários com o uso da laserterapia, a amniorredução é utilizada de maneira rotineira ao final do procedimento com o objetivo de reduzir o polidrâmnio e diminuir a distensão abdominal e o risco de prematuridade por trabalho de parto ou rotura prematura de membranas.

Complicações

Como descrito previamente, Kleine e cols. demonstraram que na amostra de gestantes com polidrâmnio severo não foi observado aumento do risco de complicações quando foi necessário o procedimento de amniodrenagem. Não houve

Tabela 24.1 Complicações da amniorredução

Complicações	Grupo 1	Grupo 2	OR (IC)
Prematuridade (n%)	18 (51,4%)	34 (43%)	1,41 (0,63 a 3,11)
Óbito fetal (n%)	9 (20,5%)	12 (13,2%)	1,69 (0,654 a 4,38)
Rotura prematura de membranas (n%)	5 (11,4 %)	6 (6,6%)	1,81 (0,52 a 6,31)
Descolamento de placenta (n%)	1 (2,3%)	3 (3,3%)	0,68 (0,07 a 6,75)
Coriamnionite (n%)	0	0	–
Complicações gerais (n%)	27 (61,4%)	47 (51,6%)	1,4 (0,46 a 1,26)

diferença estatisticamente significativa na idade gestacional no parto para ambos os grupos. A idade gestacional média no momento do parto foi de 36,8 semanas (26,1 a 41,2) no grupo 1 e de 37,14 (27,71 a 41,84) no grupo 2 (p = 0,168).

Outro estudo retrospectivo, realizado por Dickinson e cols., demonstrou rotura prematura de membranas 48 horas após o procedimento em três casos (1,1%) dentre 271 amniorreduções realizadas e parto prematuro em 11 casos (4,1%). Dos 11 casos que tiveram parto prematuro, cinco apresentavam anomalias letais. Não houve o registro de descolamento de placenta ou corioamnionite. Observou-se um óbito nas primeiras 24 horas do procedimento, cujo feto tinha trissomia do 18.

Considerações sobre a amniorredução

A amniorredução tem um papel importante no manejo do polidrâmnio em gestações únicas, principalmente para alívio dos sintomas maternos, e não aumenta estatisticamente o risco de complicações na gestação. Essas informações são válidas para aconselhar os casais, minimizando a ansiedade e o estresse gerados quando o procedimento se torna necessário.

Leitura complementar

Abele H, Starz S, Hoopman M, Yazdi B, Rall K, Kagan KO. Idiopathic polydramnios and postnatal abnormalities. Fetal Diagn Ther 2012; 32:251-5.

Cincotta RB, Gray PH, Phytian G, Rogers YM, Chan FY. Long term outcome of twin-twin transfusion syndrome. Arch Dis Child Fetal Neonatal Ed. 2000; 83(3):F171-6.

Coviello D, Bonati F, Montefusco SM, Mastromatteo C, Fabietti I, Rustico M. Amnioreduction. Acta Bio Medica Ateneo Parmense 2004; 75:31-3.

Dickinson JE, Evans SF. Obstetric and perinatal outcomes from Australian and New Zealand Twin-Twin Transfusion Syndrome Registry. Am J Obstet Gynecol 2000; 182:706-12.

Dickinson JE, Tijoe YY, Jude E et al. Amnioreduction in the management of polyhydramnios complicating singleton pregnancies. Am J Obstet Gynecol 2014; 211:434.e1-7.

Duncombe GJ, Dickinson JE, Evans SF. Perinatal characteristics and outcomes of pregnancies complicated by twin-twin transfusion syndrome. Obstet Gynecol 2003; 101:1190-6.

Hagen AK AS, Webb JB Wijesinghe D. Therapeutic amniodrainage in chorioangioma. J Obstet Gynecol 1997; 17(2):169-70.

Hofmeyr GJ, Eke AC, Lawrie TA. Amnioinfusion for third trimester preterm premature rupture of membranes (Review). Cochrane Database of Systematic Reviews 2014, Issue 3. Art No.:CD000942.

Hofmeyr GJ, Lawrie TA. Amnioinfusion for potencial or suspected umbilical cord compression in labour. Cochrane Database of Systematic Reviews 2012, Issue 18;1. Art No.:CD000013.

Hofmeyr GJ, XU H, Eke AC. Amnioinfusion for meconium-stained liquor in labour (Review). Cochrane Database of Systematic Reviews 2014, Issue 1. Art No.:CD000014.

Kleine RT, Bernardes LS, Carvalho MA, Carvalho MHB, Krebs VL, Francisco RPV. Pregnancy outcomes in severe polyhydramnios: no increase in risk in patients needing amnioreduction for maternal pain or respiratory distress. J Matern Fetal Neonatal Med 2016; 1-4.

Leite JM, Silva MVR, Melo RN et al. Utilização da amnioinfusão na propedêutica do oligoidrâmnio acentuado. RBGO 2002; 24(6):383-7.

Mari G, Roberts A, Detti L et al. Perinatal morbidity and mortality rates in severe twin-twin transfusion syndrome: results of the International Amnioreduction Registry. Am J Obstet Gynecol 2001; 185:708-15.

Moise KJ, Dormen K, Lamvu G et al. A randomized trial of amnioreduction versus septostomy jn the treatment of twin-twin transfusion syndrome. Am J Obstet Gynecol 2005; 193:701-7.

Peralta CFP, Ishikawa LE, Benini JR et al. Ablação dos vasos placentários com laser para tratamento da síndrome de transfusão feto-fetal grave – experiência de um centro universitário no Brasil. Rev Bras Ginecol Obstet 2010; 32(5):1-11.

Fri-Paz S, Khalek N, Fuchs KM, Simpson LL. Maximal amniotic fluid index as a prognostic fator in pregnancies complicated by polyhydramnios. Ultrasound Obstet Gynecol 2014; 211:434.e1-7.

Thompson A, Mone F, McComiskey M, Ong S. Amnioreduction in a singleton pregnancy: a systematic review. J Obstet Gynaecol 2013; 33:764-7.

Van Teeffelen S, Pajkrt E, Willekes C, Van Kuijk SMJ, Mol BWJ. Transabdominal amnioinfusion for imporving fetal oucomes after oligohydramnios secondary to preterm prelabour rupture of membranes before 26 weeks (Review). Cochrane Database of Systematic Reviews 2013, Issue 8. Art No.:CD009952.

CAPÍTULO 25

Derivações Intrauterinas

Enrique Gil Guevara

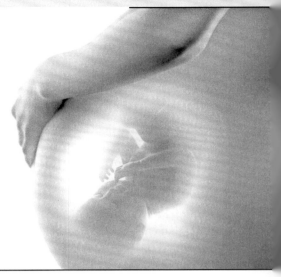

INTRODUÇÃO

A identificação das malformações congênitas continua aumentando durante o período pré-natal graças ao avanço das ferramentas de diagnóstico, como a ultrassonografia e a ressonância magnética fetal. O entendimento de como tratar essas patologias fetais melhora o prognóstico dos fetos que apresentam esse problema. Por esse motivo, neste capítulo serão abordados o cenário atual das derivações intrauterinas e suas principais aplicações.

Essas derivações intrauterinas estão indicadas em alguns casos de acúmulo de fluidos na estrutura fetal que causam transtornos ao desenvolvimento normal do feto.

INDICAÇÕES E JUSTIFICATIVA

Entender do ponto de vista ético se é necessário intervir, quando intervir e como intervir é fundamental no manejo do binômio mãe-feto. A decisão de aplicar uma derivação intrauterina deve reunir três critérios básicos: primeiro lugar, deve apresentar alta probabilidade de prevenir danos sérios e irreversíveis ao feto; em segundo, deve implicar baixo risco de mortalidade ou um risco tratável de dano importante no feto; e, por fim, o risco de morbimortalidade materna deve ser mínimo.

Por exemplo, se a condição não exige intervenção intrauterina e pode ser tratada após o nascimento, essa será sempre a melhor solução. Também pode ocorrer o contrário, quando nenhuma solução pré-natal planejada mudará o resultado negativo da condição. Por último, existem situações em que, se o bebê não for operado antes do nascimento, ele não sobreviverá ou terá uma qualidade de vida muito ruim, o que justifica o tratamento intrauterino.

ANALGESIA FETAL

O manejo da dor fetal deve ser considerado em todos os procedimentos depois da 26ª à 28ª semana de gestação, já que as vias sensoriais nociceptivas e a atividade eletroencefalográfica estão presentes na segunda metade da gravidez. A combinação de atropina, fentanil e vecurônio é habitualmente administrada ao feto diretamente via intramuscular, usando uma agulha de 20 a 22G guiada por ecografia. A dose é ajustada de acordo com o peso fetal estimado (20µg/kg de atropina, 15µg/kg de fentanil e 0,2mg/kg de vecurônio).

Os objetivos dessa combinação são suprimir qualquer resposta bradicárdica ao estresse, diminuir os movimentos fetais e controlar efetivamente qualquer tipo de dor durante e depois do procedimento, visto que o fentanil tem um tempo de vida média maior do que 12 horas na população fetal. Apesar da adição de atropina, a complicação mais preocupante é a depressão cardíaca fetal secundária a uma bradicardia severa.

O PRESENTE: DERIVAÇÕES TORACO E VESICOAMNIÓTICAS
Derivações toracoamnióticas
Hidrotórax fetal

O hidrotórax fetal representa uma entidade heterogênea de doenças que englobam formas primárias e secundárias. O quilotórax fetal é a forma mais comum de hidrotórax primário isolado. As formas secundárias incluem derrame pleural decorrente de aneuploidia, anemia, infecções virais, malformação adenomatoide cística (MAC) congênita pulmonar ou hérnia diafragmática congênita. As malformações congênitas ou aneuploidias concomitantes são observadas em 53% e 41%

dos casos, respectivamente. Como consequência, sua evolução clínica é muito variável e depende do momento do diagnóstico e da existência de derrame pleural bilateral e hidropisia fetal.

O hidrotórax fetal primário é causado, principalmente, por anomalias no desenvolvimento linfático. Os derrames pleurais secundários são decorrentes de anormalidades fetais cromossômicas ou estruturais.

Os grandes derrames pleurais do feto ou as lesões pulmonares podem comprimir as estruturas torácicas e causar importante deslocamento do mediastino com o consequente risco de hipoplasia pulmonar e desenvolvimento de hidropisia.

São considerados candidatos a uma intervenção fetal os fetos com derrame pleural que esteja causando disfunção cardíaca, a qual, por sua vez, leva ao desenvolvimento de hidropisia ou polidrâmnio.

Outros autores consideram critérios adicionais como indicação da intervenção fetal, como derrame isolado que atinja mais de 50% do espaço torácico, deslocamento do mediastino e aumento rápido do volume da efusão.

O procedimento consiste na colocação de um cateter duplo *pigtail* (Harrison ou Rocket) guiado por ultrassom em tempo real.

Considerações práticas:

1. Os *shunts* toracoamnióticos têm demonstrado segurança e efetividade no derrame pleural fetal e na descompressão de cistos de MAC.
2. Os cateteres de Harrison e Rocket são dois dispositivos amplamente utilizados.
3. É prudente tentar uma resolução permanente do hidrotórax fetal com toracocentese inicial e colocação de *shunt* para episódios recorrentes, evitando as complicações associadas à colocação da derivação.

Em virtude da raridade da doença, os dados atuais consistem em séries relativamente pequenas de pacientes com até 88 casos.

Rodeck e cols. introduziram a derivação toracoamniótica há mais de 20 anos. Desde então, poucos estudos abordaram seu desempenho na prevenção de sequelas do hidrotórax fetal a curto e longo prazo.

Embora os resultados da derivação toracoamniótica sejam alentadores de modo geral, os possíveis efeitos secundários e as complicações devem ser abordados com a assessoria das famílias afetadas. De acordo com estudos prévios, as complicações mais frequentes da derivação toracoamniótica foram o deslocamento (3% a 6%) e o bloqueio (4% a 7%) do cateter com necessidade de reintervenção. Outra complicação grave, a rotura prematura de membranas pré-termo, varia em torno de 10% (5,7% a 33,3%).

Em estudos previamente publicados, fatores como hidropisia na apresentação inicial ou progressão do derrame pleural apesar do tratamento estão associados à sobrevida.

Finalmente, a derivação toracoamniótica resulta em um índice de sobrevida global de aproximadamente 60%.

MAC com componente macrocístico

Outra anomalia congênita fetal que pode se beneficiar com a derivação toracoamniótica é o MAC com componente macrocístico.

A relação do volume do MAC com a cabeça fetal (CVR) é geralmente utilizada para avaliação do prognóstico e do risco de hidropisia nos casos com uma massa pulmonar fetal. O CVR é calculado de acordo com a seguinte fórmula:

$$\frac{(\text{Comprimento} \times \text{Altura} \times \text{Largura} \times 0,52)}{\text{Circunferência da cabeça}}$$

Um CVR > 1,6 está associado a alto risco de hidropisia (em torno de 80%). Esses casos devem ser monitorizados duas a três vezes por semana por meio da ultrassonografia.

Para os casos de MAC com hidropisia fetal, a drenagem pulmonar fetal está associada a melhor sobrevida.

Em geral, a MAC é uma malformação congênita do pulmão que ocorre em aproximadamente 1 a cada 30.000 gestações.

As lesões grandes podem causar deslocamento do mediastino e compressão da veia cava com posterior desenvolvimento de hidropisia. Nesses casos, foi relatado que a administração de esteroides no pré-natal promove a resolução das hidropisias em aproximadamente 78% dos casos. O mecanismo exato da ação do esteroide ainda não está claro; no entanto, tem sido postulado que pode ajudar na regressão da lesão.

Os fetos com lesões macrocísticas ou aqueles com cistos dominantes podem se beneficiar do *shunt* e da descompressão (derivação toracoamniótica) se houver hidropisia cardíaca associada.

As lesões macrocísticas (tipo Stocker I) apresentam pelo menos um cisto > 5mm, enquanto as lesões microcísticas (tipo III) não apresentam cistos e parecem hiperecogênicas.

As MAC microcísticas tendem a regredir espontaneamente depois de um pico de crescimento aproximadamente entre a 26ª e a 28ª semana de gestação, ao passo que as lesões macrocísticas geralmente não regridem, já que o líquido fica acumulado nos cistos.

As lesões muito grandes apresentam risco significativo de causar hipoplasia pulmonar em virtude da compressão do tecido pulmonar e da hidropisia fetal, provavelmente em razão de uma alteração no mediastino e da compressão da veia cava ou de um tamponamento cardíaco.

Originalmente, sugeriu-se que, tendo em vista o prognóstico desfavorável dos fetos hidrópicos com grandes lesões pulmonares císticas, deveria ser feita uma ressecção cirúrgica fetal aberta. Posteriormente ficou claro que esses fetos podem ser tratados com sucesso por meio da derivação toracoamniótica. Uma revisão sistemática recente mostrou um índice de sobrevida melhorada de 62% (15/24) em fetos hidrópicos tratados *versus* 3% (1/33) nos não tratados.

Em primeiro lugar, pode ser difícil prever a evolução de uma lesão macrocística pulmonar (seja o aumento ou a diminuição de tamanho) e a sequência ou momento de desenvolvimento da hidropisia. Em segundo lugar, não existem estudos aleatórios que comparem o tratamento *versus* o não tratamento em fetos não hidrópicos. A derivação costuma ser utilizada somente em casos mais graves, ou seja, naqueles com polidrâmnio, lesões grandes ou alterações graves no mediastino, enquanto os casos mais leves não costumam ser tratados.

O índice de sobrevida global foi de 75% (68% em fetos hidrópicos e 87,5% em fetos não hidrópicos). Os índices de rotura prematura de membranas relatados depois da derivação das lesões torácicas variam entre 1% e 16%.

Os marcadores prognósticos sugeridos incluem tamanho e tipo da lesão, presença de deslocamento do mediastino, polidrâmnio, hidropisia e CVR.

Derivações vesicoamnióticas

A atresia uretral e a síndrome de válvulas hipertrofiadas da uretra posterior são as causas mais comuns de obstrução do trato urinário baixo (LUTO, do inglês *Lower Urinary Tract Obstruction*). Sua incidência é em torno de 1 a cada 6.000 nascimentos, sendo muito mais frequente, embora não exclusiva, no sexo masculino.

Outras causas menos comuns são válvulas uretrais anteriores, atresia uretral, estenose uretral e ureterocele obstrutiva, que podem ocorrer tanto em homens como em mulheres.

A LUTO é comumente diagnosticada no momento da exploração anatômica fetal (18 a 20 semanas) por uma combinação de megabexiga, sinal ecográfico de fechadura (*lock sign*) devido a uma uretra proximal dilatada, hidronefrose bilateral, hidroureter bilateral e oligoidrâmnio. Os rins podem ou não apresentar alterações displásicas (cistos corticais renais e hiperecogenicidade). A LUTO completa está geralmente associada a alta mortalidade perinatal por hipoplasia pulmonar e insuficiência renal.

Vários procedimentos intervencionistas fetais foram descritos para o tratamento pré-natal da LUTO, incluindo derivação vesicoamniótica, cistoscopia fetal e vesicocentese de repetição. No entanto, é necessária uma avaliação cuidadosa dos casos para assegurar a seleção adequada dos candidatos à intervenção pré-natal, que incluem aqueles com LUTO isolada e com preservação da função renal.

Essa avaliação deve seguir um enfoque multidisciplinar padronizado que inclua ecografia obstétrica detalhada, ecocardiografia fetal, consulta genética, amniocentese genética e consulta com nefrologistas e urologistas pediátricos. A função renal fetal é avaliada por ecografia dos rins a fim de detectar casos com evidência de displasia (hiperecogenicidade, presença de cistos corticais renais e ausência de diferenciação corticomedular) e vesicocentese de repetição (potencialmente repetida até três vezes) da bioquímica urinária fetal depois de 18 semanas (Tabela 25.1).

A derivação vesicoamniótica é a terapia intrauterina mais comumente realizada nos casos com LUTO. O procedimento implica uma amnioinfusão seguida da inserção de um cateter duplo *pigtail* (Harrison ou Rocket) guiada por ultrassonografia. A extremidade distal do cateter fica dentro da bexiga fetal, enquanto a extremidade proximal fica no saco amniótico.

Tabela 25.1 Valores normais para a bioquímica urinária fetal entre a 18ª e a 22ª semana de gestação

Parâmetro	Valor normal
Sódio	< 100mmol/L
Cloreto	< 90mmol/L
Cálcio	< 8mg/L
Osmolaridade	< 200mOsm/L
β-2-microglobulina	< 6mg/L

Uma revisão sistemática recente e uma metanálise que avaliaram a efetividade da derivação vesicoamniótica em casos de LUTO demonstraram melhor sobrevida perinatal em fetos tratados; no entanto, a sobrevida de 1 a 2 anos e a função renal a longo prazo ainda são incertas.

Considerações práticas:

1. A ecografia é de grande valia não somente para definir a extensão da doença, mas também nos exames auxiliares, como amniocentese diagnóstica e colocação de derivações vesicoamnióticas.

2. A ressonância nuclear magnética é valiosa para melhor definição dos ureteres e da bexiga, particularmente em casos de oligoidrâmnio.

3. O valor da bioquímica urinária fetal seriada para determinar a idoneidade para a intervenção fetal continua sendo discutível.

4. É necessária uma amnioinfusão adequada para permitir o descolamento bem-sucedido da extremidade amniótica da derivação vesicoamniótica.

5. O *shunt* de Rocket está associado a maior probabilidade de permanecer em seu lugar em comparação com o *shunt* de Harrison.

6. A derivação vesicoamniótica deve ser colocada na parte inferior da bexiga fetal a fim de permitir uma drenagem adequada.

7. Evite perfurar a parede abdominal fetal e a bexiga diretamente, já que isso pode causar o desprendimento da extremidade proximal da derivação em direção à parede uterina. Em vez disso, o trocarte deve ser direcionado inicialmente para o saco do líquido amniótico e depois redirecionado para a bexiga fetal.

A taxa de complicações e perda fetal relacionada com o procedimento foi estimada em 4%.

Essas obstruções do trato urinário estão associadas às cromossomopatias, razão pela qual é necessário um exame genético prévio de modo a oferecer alguma alternativa terapêutica. Os fetos que podem ser beneficiados com o tratamento devem ser bem selecionados. É indispensável demonstrar que a função renal está preservada e para isso deve ser feito um exame bioquímico da urina fetal de amostras obtidas por vesicocentese em duas punções seriadas a fim de avaliar o estado renal.

Técnica de colocação

As derivações vesicoamnióticas e toracoamnióticas são realizadas com o cateter duplo *pigtail* de Harrison (Cook Urological Spencer, IN) ou com o de Rocket (Rocket KCH Fetal Bladder Catheter).

A técnica de colocação é descrita a seguir (Figura 25.1):

- Faz-se uma antissepsia rigorosa da parede abdominal materna.
- Com o ultrassom bidimensional e o Doppler colorido, o transdutor é coberto com plástico estéril e posicionado em uma área do abdome materno que possibilita uma punção livre de interferência dos vasos maternos, da placenta e do cordão umbilical, próxima ao alvo em questão (tórax ou bexiga, dependendo do caso). Caso se trate de uma derivação vesicoamniótica, é preferível entrar com o trocarte ou uma agulha de inserção na bexiga no ponto mais inferior possível a fim de evitar que o cateter saia da bexiga com a diminuição do tamanho em razão do esvaziamento. Em todo caso, deve-se ter cuidado especial com os vasos fetais. Uma vez inserido o trocarte, começa-se a introduzir o cateter através dele com um empurrador especial. Com a orientação contínua da ecografia, observa-se como a ponta do cateter recupera sua curvatura inicial ao sair da agulha.
- Uma vez que a curvatura do cateter se encontre fora da agulha, o trocarte de inserção não é mais empurrado. O empurrador é mantido fixo enquanto se remove a agulha de inserção até posicionar sua ponta fora do abdome ou do tórax fetal, conforme seja o caso.
- Em seguida, o ângulo da agulha de inserção é modificado e termina-se de empurrar o cateter em direção à cavidade amniótica. Posteriormente, verifica-se a localização das curvaturas na cavidade amniótica e na bexiga ou no tórax, conforme o caso, e da porção reta do cateter que fica localizada na espessura da parede torácica ou abdominal. Sugerimos o uso de anestesia fetal para realizar o procedimento com o objetivo de evitar os movimentos e a dor fetal, especialmente depois da 26ª semana.

Complicações

O cateter deve ser funcional até a resolução obstétrica; no entanto, foram descritos casos de expulsão, mau funcionamento ou tamponamento do cateter em até 40% das derivações.

Apesar das possíveis complicações do procedimento, como parto pré-termo, rotura prematura de membrana e possíveis lesões traumáticas pelo trocarte, a sobrevida dos fetos com obstrução urinária baixa e com acúmulo de fluidos pleurais e pulmonares melhora significativamente depois do procedimento.

O FUTURO: DERIVAÇÕES VENTRICULOAMNIÓTICAS

A ventriculomegalia severa é um diagnóstico pré-natal relativamente comum e ocorre em 0,3 a 0,5 a cada 1.000 nascimentos. A maioria dos casos de ventriculomegalia severa é secundária a um processo primário, como encefalocele, malformação de Dandy-Walker ou espinha bífida. Consequentemente, os resultados neurológicos costumam ser deprimentes.

No entanto, a estenose do aqueduto de Sylvius produz uma forma de ventriculomegalia severa do sistema nervoso central do feto que pode ter melhor resultado neurológico, já que a ventriculomegalia não é secundária a uma malformação subjacente, deformação ou processo destrutivo.

A estenose aquedutal leva a uma hidrocefalia fetal não comunicante por obstrução do fluxo do líquido cefalorraquidiano (LCR) no nível do aqueduto de Sylvius entre o terceiro e o quarto ventrículo, a porção mais estreita do sistema ventricular. São desconhecidas as causas e o momento da obstrução.

Embora ainda não sejam evidentes no primeiro trimestre, os achados ecográficos típicos podem ser observados na 20ª semana de gestação. A história natural da estenose aquedutal isolada continua sendo difícil de ser definida, já que muitos casos são finalizados ou analisados em conjunto com outras formas de ventriculomegalia severa.

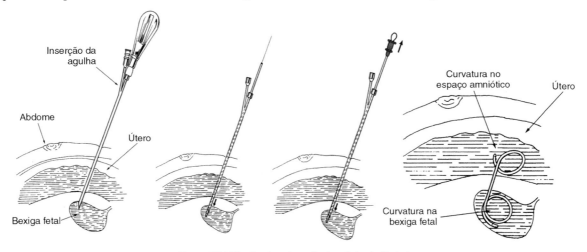

Figura 25.1 Técnica de colocação do cateter de Rocket.

À luz de nossa compreensão atual sobre a patogênese da estenose aquedutal, a obstrução do LCR no aqueduto de Sylvius resulta no aumento da pressão intracraniana. Essa hipertensão provoca diminuição do fluxo sanguíneo cerebral, isquemia regional e microambiente alterado dos neurônios periventriculares.

Esse prognóstico sombrio levou ao conceito de intervenção pré-natal com uma derivação ventriculoamniótica para aliviar a hipertensão intraventricular, normalizar o fluxo sanguíneo cerebral e o tamanho ventricular e prevenir a lesão neurológica progressiva.

Os requisitos para uma derivação ventriculoamniótica eficiente seriam a inserção percutânea guiada por ultrasssom, um mecanismo de ancoragem para evitar a migração, uma válvula unidirecional para prevenir o refluxo do líquido amniótico e evitar lesões cerebrais.

É importante reconhecer que os únicos pacientes que demonstraram benefício com a derivação pré-natal foram aqueles com o diagnóstico de estenose aquedutal na avaliação pós-natal. Desses pacientes, 42% se apresentavam normais no acompanhamento, enquanto 58% sofriam de uma alteração neurológica leve, moderada ou severa. Assim, pareceria razoável que a derivação fetal melhorasse os resultados neurológicos, minimizando o dano relacionado com a hidrocefalia durante o desenvolvimento precoce do cérebro. No entanto, os esforços nos seres humanos foram comprometidos pela escassa seleção de pacientes e as dificuldades técnicas.

Uma vez que a viabilidade e a segurança sejam demonstradas em modelos animais e a história natural da estenose aquedutal isolada seja mais bem definida por meio de uma coorte prospectiva, o dispositivo estará pronto para ensaios em humanos.

CONSIDERAÇÕES FINAIS

Uma derivação intrauterina consiste na conexão de um compartimento do corpo fetal (basicamente o líquido que circunda os pulmões ou uma bexiga muito grande) ao saco amniótico de modo que o líquido possa ser drenado no saco amniótico. Esses *shunts* são inseridos através de uma agulha especial guiada por ecografia.

Procedimentos de derivação intrauterina podem ser realizados em qualquer condição que cause acúmulo excessivo de líquido dentro do corpo fetal. Como exemplos estão os grandes derrames pleurais, as grandes massas císticas pulmonares ou as obstruções do trato urinário baixo.

Os principais riscos da inserção da derivação fetal são a rotura prematura das membranas pré-termo e o parto prematuro. Os *shunts* fetais também podem ser bloqueados ou deslocados. Assim, é necessária a vigilância ecográfica a cada 1 a 2 semanas depois da inserção da derivação.

Leitura complementar

Davenport M, Warne SA, Cacciaguerra S, Patel S, Greenough A, Nicolaides K. Current outcome of antenally diagnosed cystic lung disease. J Pediatr Surg 2004; 39:549-56.

Deurloo KL, Devlieger R, Lopriore E, Klumper FJ, Oepkes D. Isolated fetal hydrothorax with hydrops: a systematic review of prenatal treatment options. Prenat Diagn 2007; 27:893-9.

Emery SP, Greene S, Hogge WA. Fetal therapy for isolated aqueductal stenosis. Fetal Diagn Ther 2015; 38(2):81-5. doi: 10.1159/000382015. Epub 2015 May 13. Review.

Emery SP, Hogge WA, Hill LM. Accuracy of prenatal diagnosis of isolated aqueductal stenosis. Prenat Diagn 2015 Apr; 35(4):319-24. doi: 10.1002/pd.4520. Epub 2015 Feb 12.

Glick PL et al. Correction of congenital hydrocephalus in utero II: efficacy of in utero shunting. J Pediatr Surg 1984; 19:870-81.

Hannon T, Tennant PW, Rankin J, Robson SC. Epidemiology, natural history, progression, and postnatal outcome of severe fetal ventriculomegaly. Obstet Gynecol 2012 Dec; 120(6):1345-53. doi: http://10.1097/AOG.0b013e3182732b53.

Klam S, Bigras JL, Hudon L. Predicting outcome in primary fetal hydrothorax. Fetal Diagn Ther 2005; 20:366-70.

Mallmann MR, Graham V, Rösing B et al. Thoracoamniotic shunting for fetal hydrothorax: predictors of intrauterine course and postnatal outcome. Fetal Diagn Ther 2017; 41(1):58-65. doi: 10.1159/000446110. Epub 2016 May 13.

Manning FA, Harrison MR, Rodeck C. Catheter shunts for fetal hydronephrosis and hydrocephalus. Report of the International Fetal Surgery Registry. N Engl J Med 1986; 315:336-40.

Miller JA, Corteville JE, Langer JC. Congenital cystic adenomatoid malformation in the fetus: natural history and predictors of outcome. J Pediatr Surg 1996; 31:805-8.

Miyoshi T, Katsuragi S, Ikeda T et al. Retrospective review of thoracoamniotic shunting using a doublebasket catheter for fetal chylothorax. Fetal Diagn Ther 2013; 34:19-25.

Morris R, Khan K, Kilby M. Vesicoamniotic shunting for fetal lower urinary tract obstruction: an overview. Arch Dis Child Fetal Neonatal Ed 2007; 92:F166-8.

Morris RK, Malin GL, Quinlan-Jones E et al. Percutaneous vesicoamniotic shunting versus conservative management for fetal lower urinary tract obstruction (pluto): a randomised trial. Lancet 2013; 382:1496-506.

Myers LB, Cohen D, Galinkin J, Gaiser R, Kurth CD. Anaesthesia for fetal surgery. Paediatr Anaesth 2002; 12:569-78.

Nakayama DK et al. Correction of congenital hydrocephalus in utero I. The model: intracisternal kaolin produces hydrocephalus in fetal lambs and rhesus monkeys. J Pediatr Surg 1983; 18:331-8.

Nassr AA, Erfani H, Fisher JE et al. Fetal interventional procedures and surgeries: a practical approach. J Perinat Med 2017 May 24. pii:/j/jpme.ahead-of-print/jpm-2017-0015/jpm-2017-0015.xml. doi: 10.1515/jpm-2017-0015. [Epub ahead of print] Review.

Nicolini U, Fisk NM, Rodeck CH, Beacham J. Fetal urine biochemistry: an index of renal maturation and dysfunction. Br J Obstet Gynaecol 1992; 99:46-50.

Peranteau WH, Wilson RD, Liechty KW et al. Effect of maternal betamethasone administration on prenatal congenital cystic adenomatoid malformation growth and fetal survival. Fetal Diagn Ther 2007; 22:365-71.

Petersen S, Kaur R, Thomas JT, Cincotta R, Gardener G. The outcome of isolated primary fetal hydrothorax: a 10-year review from a tertiary center. Fetal Diagn Ther 2013; 34:69-76.

Ruano R, Ramalho AS, Cardoso AK, Moise K Jr, Zugaib M. Prenatal diagnosis and natural history of fetuses presenting with pleural effusion. Prenat Diagn 2011; 31:496-9.

Ruano R, Sananes N, Wilson C et al. Fetal lower urinary tract obstruction – a proposal of standardized multidisciplinary prenatal management based on disease severity. Ultrasound Obstet Gynecol 2016; 48:476-82.

Saxena KN. Anaesthesia for fetal surgeries. Indian J Anaesth 2009;53:554-9.

Schrey S, Kelly EN, Langer JC et al. Fetal thoracoamniotic shunting for large macrocystic congenital cystic adenomatoid malformations of the lung. Ultrasound Obstet Gynecol 2012 May; 39(5):515-20. doi: 10.1002/uog.11084.

Smith RP, Illanes S, Denbow ML, Soothill PW. Outcome of fetal pleural effusions treated by thoracoamniotic shunting. Ultrasound Obstet Gynecol 2005; 26:63-6.

Wilson RD, Baxter JK, Johnson MP et al. Thoracoamniotic shunts: fetal treatment of pleural effusions and congenital cystic adenomatoid malformations. Fetal Diagn Ther 2004; 19:413-20.

Witlox RS, Lopriore E, Oepkes D. Prenatal interventions for fetal lung lesions. Prenat Diagn 2011; 31:628-36.

CAPÍTULO 26

Terapêutica Intrauterina para a Síndrome de Transfusão Feto-Fetal

Juliana Costa Resende

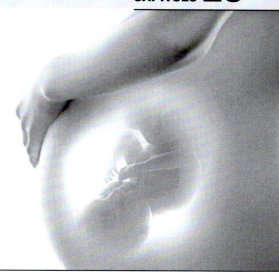

INTRODUÇÃO

Gestações gemelares monocoriônicas (MC) estão sujeitas a sérias complicações originadas de desequilíbrios ou anormalidades da placenta única. Essas complicações se apresentam como um grau significativo de discordância intergemelar, seja no tamanho do feto, seja no volume de líquido amniótico, na hemodinâmica fetoplacentária ou em defeitos estruturais. Dentre as complicações, podem ser citados: restrição de crescimento intrauterino seletiva, óbito de um dos fetos, óbito perinatal e discordância hemodinâmica com síndrome de transfusão feto-fetal (STFF), sequência anemia-policitemia (TAPS – do inglês *Twin Anemia-Polycytaemia Sequence*) ou síndrome do anencéfalo/acárdico (perfusão arterial reversa – TRAP – do inglês *Twin Reverse Arterial Perfusion*).

A STFF grave complica 10% a 15% das gestações MC independentemente do método de concepção. Resulta da discordância hemodinâmica, e provavelmente hormonal, secundária ao desequilíbrio do fluxo sanguíneo por anastomoses vasculares. Normalmente se manifesta entre 15 e 26 semanas de gestação.

A STFF grave não tratada está associada ao óbito intrauterino ou perinatal em 90% dos casos e à alteração no desenvolvimento neurológico em até 50% dos sobreviventes em consequência da prematuridade ou da morte de um dos gêmeos. O tratamento da STFF grave por ablação a *laser* dos vasos placentários intercomunicantes melhora o prognóstico de sobrevida de ambos os gêmeos em 50% a 70% dos casos e de pelo menos um em 70% a 90% dos casos.

O acompanhamento com ultrassonografia é essencial para detecção e tratamento da STFF. Suspeita-se da condição a partir da presença de polidrâmnio (maior bolsão vertical > 8cm até 20 semanas e > 10cm após 20 semanas) no feto receptor e oligoidrâmnio (bolsão vertical < 2cm) no doador. A condição, então, se subdivide em diferentes estágios de acordo com os achados do Doppler na artéria umbilical e no ducto venoso de cada feto. O estágio 1 se caracteriza pela sequência polidrâmnio/oligoidrâmnio com Doppler normal em ambos os fetos e bexiga visível no doador. No estágio II, os achados do Doppler também são normais em ambos os fetos, mas a bexiga do doador não é visível. No estágio III há diástole ausente na artéria umbilical e/ou onda a reversa no ducto venoso do doador e/ou do receptor, e no estágio IV o feto receptor se apresenta hidrópico. No estágio V observa-se o óbito de um dos fetos. Essa classificação é amplamente aceita e útil tanto para a indicação de cirurgia a *laser* como para a comparação entre os resultados obtidos por diferentes cirurgiões e centros (Figura 26.1).

A ultrassonografia de rotina realizada com 11 a 13 semanas de gestação contribui para o diagnóstico precoce de gemelaridade. Nessa idade gestacional, a corionicidade pode ser facilmente determinada pelo exame da membrana intergemelar na junção com a placenta; em gêmeos dicoriônicos (DC), o tecido placentário se estende pela base da membrana em forma de λ, ao passo que em gêmeos MC não há extensão da placenta e a junção tem formato de T (Figura 26.2). Na gestação gemelar DC, a ultrassonografia seguinte pode ser agendada para 20 semanas, assim como em gestações únicas. Entretanto, para gêmeos MC, exames regulares devem ser realizados a cada 2 semanas a partir de 16 semanas. Em cada exame, o ultrassonografista deve reparar e registrar indícios de dobramentos da membrana e medir o maior bolsão vertical de

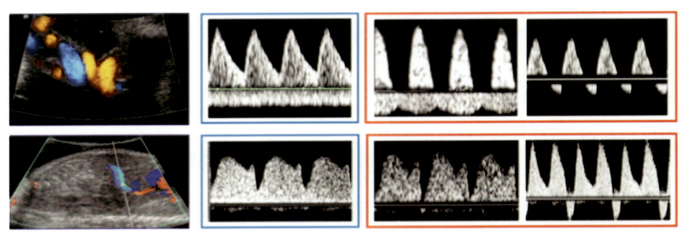

Figura 26.1 Representação das alterações dopplervelocimétricas na classificação da síndrome de transfusão feto-fetal segundo Quintero.

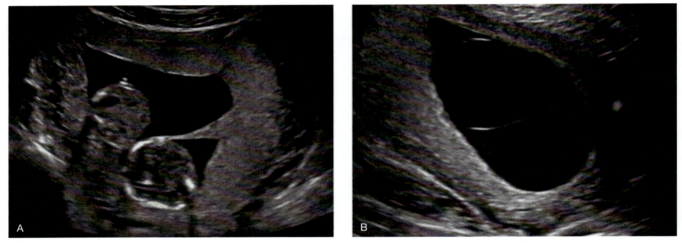

Figura 26.2 Gestação dicoriônica diamniótica, sinal do lambda (**A**) e gestação monocoriônica diamniótica, sinal do T (**B**). (Imagem gentilmente cedida pelo Professor Kypros Nicolaides.)

líquido amniótico para cada feto e, no caso de discordância significativa no líquido amniótico, serão necessárias ultrassonografias mais frequentes.

Gestações gemelares MC com discordância de líquido amniótico, mas que não se enquadram no critério 8cm/2cm e com Doppler normal, estão associadas a bom prognóstico (> 90% de sobrevida) e baixo risco (cerca de 15%) de progressão para STFF grave.

INDICAÇÕES E JUSTIFICATIVA PARA A TERAPIA FETAL

O único tratamento eficaz para a STFF é a coagulação endoscópica a *laser* dos vasos placentários comunicantes. Tratamentos alternativos com sucesso limitado incluem amniorredução e septostomia.

Antes do advento do *laser* por endoscopia, a amniorredução era considerada o tratamento principal. O objetivo do procedimento é aliviar a pressão intrauterina de maneira seriada mediante drenagem do excesso de líquido do saco amniótico do receptor de modo a prolongar a gestação. Os mecanismos implícitos da síndrome persistem e, dependendo da gravidade da condição, é necessária a repetição do procedimento múltiplas vezes até que a gravidez atinja uma idade gestacional razoável para o parto eletivo pré-termo. Apesar da aparente simplicidade, o procedimento tem alto risco de complicações, como rotura prematura da membrana amniótica (ROPREMA), descolamento de placenta e corioamnionite. O prognóstico global mostra ampla variabilidade entre estudos com taxas de sobrevida que variam entre 40% e 80% e taxa de morbidade neurológica de 5% a 50% entre os sobreviventes, bem como idade gestacional média de 28 semanas no momento do parto.

Na septostomia utiliza-se agulha de raquianestesia de 20 a 22G para puncionar a membrana entre os fetos. A lógica por trás da septostomia consiste em aliviar artificialmente a pressão do saco amniótico do receptor, o que possibilita que o líquido amniótico flua livremente de um saco gestacional para o outro com consequente equalização da pressão sobre a placenta. Contudo, há risco de complicações graves relacionadas com a pseudomonoamnionicidade iatrogênica, como entrelaçamento de cordão umbilical, óbito fetal intraútero, parto pré-termo e ROPREMA. Essa técnica foi, portanto, abandonada.

O melhor tratamento para a STFF diagnosticada antes de 26 semanas de gestação é a ablação a *laser*, que apresenta melhores resultados perinatais quando comparada com a amniorredução ou a septostomia. É amplamente aceito que pacientes classificadas como Quintero estágio II ou mais necessitam de tratamento. Quanto aos casos Quintero estágio I, tanto a conduta expectante com avaliação seriada como o tratamento com *laser* são considerados opções razoáveis. Faltam resultados de estudos comparativos randomizados entre as duas opções. No caso de se escolher a conduta expectante para as pacientes Quintero estágio I, a piora do polidrâmnio, o desconforto materno e o encurtamento cervical são considerados critérios de "resgate" que indicam a necessidade de prosseguir com o tratamento a *laser* por fetoscopia. Em avaliação sistemática do manejo de gestação com STFF estágio I, a sobrevida geral parece semelhante para as pacientes que recebem laserterapia e conduta expectante (85% e 86%, respectivamente), porém é ligeiramente menor para aquelas submetidas à amniorredução (77%).

DESCRIÇÃO DA TÉCNICA

A técnica da terapia a *laser* sofreu mudanças desde que foi desenvolvida. Inicialmente, De Lia realizava a LCPV (do inglês *Laser Coagulation of Placental Vessels*) utilizando um histeroscópio de 5mm inserido via histerotomia em bolsa de tabaco após exposição do útero por minilaparotomia. Posteriormente, a técnica foi bastante simplificada e passou-se a usar abordagem percutânea, minimamente invasiva, guiada por ultrassonografia e com anestesia local.

Um trocarte ou cânula pode ser inserido guiado por ultrassom, seja pela técnica de Seldinger para acesso vascular, seja diretamente usando trocartes reutilizáveis com ponta piramidal (2,5 a 4,7mm, 16 a 17cm de comprimento – Karl Storz).

O sítio de punção no abdome materno é escolhido de modo a tornar possível o acesso à inserção da membrana intergemelar na superfície da placenta através do saco amniótico do receptor. O fetoscópio deve ser direcionado perpendicularmente ao eixo longitudinal do feto doador para maximizar as chances de se encontrar a membrana. Essa posição também contribui para minimizar a amplitude de movimentos do endoscópio/trocarte na busca da inserção da membrana na superfície da placenta. Sempre que possível, a direção da óptica deve seguir uma linha imaginária que une as inserções dos cordões. Isso aumenta a chance de se visualizar o equador vascular da placenta em relação à membrana intergemelar (Figura 26.3).

No caso de placenta anterior, é mais difícil o acesso via parede abdominal. Para superar esse obstáculo foram propostos endoscópios curvos, mecanismos defletores, fibras com disparo lateral (*side-firing fibres*) e até mesmo acesso uterino posterior assistido por laparoscopia ou por laparotomia materna periumbilical. Atualmente, não há consenso sobre a melhor técnica para os casos de placenta anterior.

A variedade atual de fetoscópios inclui comprimentos de 20 a 30cm com diâmetros de 1,3 a 2mm. Para casos com mais de 20 semanas, a maioria dos cirurgiões usa um fetoscópio de 2mm com um introdutor adaptado. Antes de 20 semanas, fetoscópios menores (~1,2mm) são mais frequentemente utilizados. Passa-se a fibra óptica pelo canal operatório e aciona-se o *laser* a uma distância de aproximadamente 1cm, sobre um segmento de 1 a 2cm do vaso, até que fique branco e se possa visualizar a ausência de fluxo. Os *lasers* utilizados podem ser Nd:YAG ou diodo. Ambos convertem energia elétrica ou química em luminosa, o que resulta na concentração de grande quantidade de energia em área reduzida a uma certa distância. O impacto energético ótimo é obtido em um ângulo o mais próximo possível de 90 graus.

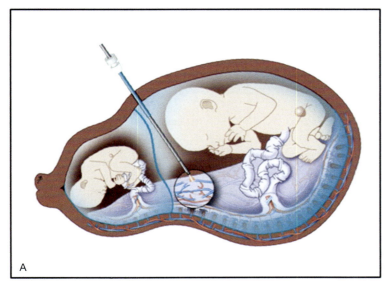 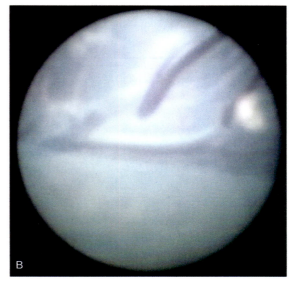

Figura 26.3 Esquema representando o sítio de entrada do fetoscópio (**A**). Identificação das anastomoses por fetoscopia (**B**). (Imagens gentilmente cedidas pelo Professor Kypros Nicolaides.)

Independentemente da profundidade de cada anastomose, suas ramificações aferentes e eferentes são superficiais e podem ser vistas na superfície da placenta. A identificação das anastomoses levou a uma abordagem mais seletiva que visa coagular apenas os vasos envolvidos na troca sanguínea entre os fetos: a fotocoagulação seletiva a *laser* dos vasos comunicantes (FSLVC). Posteriormente, a mesma equipe de pesquisadores (Quintero e cols., 2000) demonstrou que a FSLVC é superior à não FSLVC (NFSLVC) no tratamento de pacientes com STFF grave com taxa de sobrevida de pelo menos um feto maior no grupo FSLVC do que no grupo NFSLVC (83% contra 61%).

Uma modificação da FSLVC foi proposta para reduzir a taxa de anastomoses residuais e as complicações associadas. A modificação consiste em completar a fotocoagulação seletiva inicial com o uso do *laser* para conectar os locais de ablação. Desse modo, todo o equador vascular seria coagulado, o que ficou conhecido como a técnica de Salomão (*Solomon technique*). Ficou demonstrado que essa técnica reduz a taxa de recorrência da STFF e do desenvolvimento de TAPS (Figura 26.4).

Independentemente da técnica utilizada, o líquido amniótico deve ser drenado pela cânula ao final do procedimento, até que o maior bolsão meça no máximo 5 a 6cm.

A endoscopia a *laser* é normalmente realizada sob anestesia local (20mL de xilocaína 1% ou lidocaína 1% sem norepinefrina) injetada da pele até o miométrio com pausa para injeção também no peritônio, que é um local bastante sensível à dor; o procedimento é realizado sob controle ultrassonográfico contínuo. Administra-se antibiótico endovenoso profilático (cefazolina 2g) no início do procedimento. As pacientes geralmente recebem alta algumas horas após o procedimento, todavia, em alguns centros as pacientes são internadas por 24 a 48 horas após a cirurgia. O seguimento é realizado semanalmente para detecção da sequência anemia-policitemia, recorrência da STFF, restrição de crescimento ou dano neurológico subsequente em um ou ambos os fetos.

RESULTADOS DA TERAPÊUTICA EMPREGADA SEGUNDO REVISÃO DA LITERATURA

Estabeleceu-se a superioridade da laserterapia sobre outras modalidades, especialmente a amniorredução, por meio de um ensaio clínico randomizado (Senat e cols., 2004). O grupo *laser* teve maior probabilidade de sobrevida até 28 dias de idade de pelo menos um dos fetos (76% contra 56%).

Uma metanálise revisou a literatura entre 1997 e 2007 a respeito da controvérsia acerca da escolha do melhor tratamento e confirmou a superioridade da laserterapia em relação à amniorredução. Comparada à amniorredução seriada, a técnica do *laser* obteve taxa geral de sobrevida duas vezes maior.

LASERTERAPIA E NEURODESENVOLVIMENTO

O risco de paralisia cerebral em gêmeos é sete vezes maior do que em fetos únicos e está principalmente associado à monocorionicidade. A patogênese da lesão cerebral em STFF não está claramente definida, podendo ser secundária a uma lesão pré-natal ou ao desequilíbrio hemodinâmico e hematológico e/ou associada a prematuridade e baixo peso ao nascer.

Em comparação com a ablação por *laser*, a amniorredução resultou em risco sete vezes maior de dano cerebral grave nos neonatos. Nas crianças que sobreviveram ao período neonatal, a chance é três vezes maior no grupo da amniorredução.

A incidência de alterações neurológicas graves nos sobreviventes de STFF após terapia por *laser* varia de 6% a 18%. Esse risco está associado a procedimento realizado em idade gestacional avançada, prematuridade, baixo peso e estadiamento de Quintero avançado. Em análise multivariada, Lopriore e cols. evidenciaram que a baixa idade gestacional no parto foi o único fator independentemente associado a déficit neurológico aos 2 anos de idade.

A sobrevida geral na STFF vem aumentando com o passar do tempo com concomitante redução na incidência de atraso de neurodesenvolvimento.

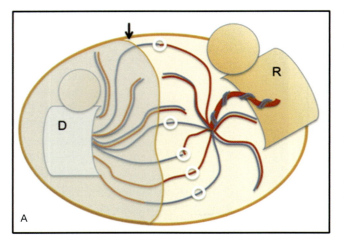
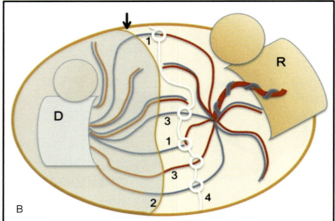

Figura 26.4 Técnica de Salomão: conexão com *laser* dos pontos de fotocoagulação seletiva. (*D:* feto doador; *R:* feto receptor; anastomoses arteriovenosa [*1*], venoarterial [*2*] e arterioarterial ou venovenosa [*3*]). (Imagens gentilmente cedidas pelo Professor Kypros Nicolaides.)

Van Klink e cols. não evidenciaram diferença na sobrevida livre de prejuízo de neurodesenvolvimento entre a técnica de Salomão e a ablação seletiva. Os autores recomendam, no entanto, a técnica de Salomão como a de escolha em virtude das menores taxas de complicações a curto e longo prazo.

COMPLICAÇÕES

Diversas complicações maternas foram descritas em pacientes submetidas à endoscopia a *laser*, inclusive embolia pulmonar, descolamento de placenta, internação na UTI, corioamnionite, hemorragia e vazamento do líquido amniótico na cavidade peritoneal. As complicações maternas tendem a ser subnotificadas. Apenas três estudos na literatura incluíram morbidade como parâmetro de resultado primário ou secundário. A soma das taxas de complicação foi de 17%.

Considera-se falha cirúrgica quando há STFF recorrente ou reversa, hemorragia feto-fetal manifestada como sequência TAPS, óbito intraútero de ambos os fetos ou sequelas hipotensivas no feto sobrevivente. As anastomoses residuais podem representar anastomoses não identificadas, seja por sua posição, seu tamanho reduzido, por compressão pelo polidrâmnio, seja por revascularização de vasos coagulados anteriormente e/ou vasos não completamente coagulados. Tanto a avaliação clínica como a histológica da placenta sugerem que a STFF recorrente tem maior probabilidade de se desenvolver quando são deixados vasos maiores, ao passo que a hemorragia feto-fetal tem maior probabilidade quando são deixados vasos menores.

A TAPS resulta de uma mudança unidirecional no fluxo sanguíneo de um feto para o outro, normalmente do ex-receptor para o ex-doador, e é cogitada quando se encontra discordância na aferição do pico de velocidade sistólica na artéria cerebral média (PVS-ACM): PVS-ACM >1,5MoM em um feto (anemia) e PVS-ACM <0,8MoM no outro feto (policitemia). O óbito fetal pós-operatório resulta na exsanguinação do feto sobrevivente para o outro. O diagnóstico é aventado se a PVS-ACM > 1,5MoM no sobrevivente. A anemia resultante em quaisquer das complicações citadas pode ser confirmada por análise do sangue fetal e então tratada com uma ou múltiplas transfusões. Em alguns casos, um *laser* subsequente é realizado para coagular as anastomoses. Contudo, apesar de a transfusão prevenir óbito, não há certeza se previne dano cerebral.

Após o óbito fetal pós-operatório de um feto, dano neurológico ocorre em cerca de 10% dos casos. Na maioria desses casos, o dano cerebral fica visível à ultrassonografia apenas 3 a 6 semanas após a lesão.

A recorrência da STFF pode acontecer em até várias semanas após a primeira intervenção, o que enfatiza a necessidade de vigilância contínua por ultrassonografia até o parto. O diagnóstico é confirmado quando há novamente o desenvolvimento de polidrâmnio poliúrico e oligoidrâmnio oligúrico. A STFF recorrente é um problema muito complexo cuja abordagem terapêutica ainda não foi definida. A repetição da laserterapia para STFF recorrente é comumente considerada de difícil realização.

A depender das condições técnicas, da idade gestacional, da posição da placenta e do *status* fetal, as opções de tratamento podem variar entre *laser*, amniodrenagem e coagulação seletiva de cordão umbilical do feto mais acometido com chance de sobrevida perinatal de 50%.

Rotura prematura de membranas ovulares ocorre em aproximadamente 5% dos casos após diagnóstico por fetoscopia e em mais de 30% após cirurgias complexas por fetoscopia.

Uma complicação que pode ocorrer com o procedimento é a perfuração não intencional das membranas que separam os fetos, resultando em gestação monoamniótica iatrogênica. Peeters e cols. (2014) encontraram prevalência de 20% de suspeita antenatal de gestação monoamniótica iatrogênica nas pacientes com STFF tratadas com laserterapia. Pacientes com monoamnionicidade iatrogênica tiveram maior probabilidade de ter parto prematuro do que aquelas com gestação gemelar com membranas intactas, o que foi associado a uma morbidade neonatal aumentada.

A isquemia de membros ocorre em aproximadamente 1% a 2% dos casos e pode ser decorrente de pseudobandas amnióticas, reportadas como consequência de laceração da membrana durante ou após a operação a *laser*. A constrição do membro pode ser aventada a partir de acompanhamento cuidadoso com ultrassonografia. Casos de constrição grave precoce podem se beneficiar de ablação cirúrgica pré-natal da banda amniótica.

Outras manifestações descritas em casos de STFF, tratadas por *laser* ou não, incluem *aplasia cutis* e atresia intestinal.

CONSIDERAÇÕES FINAIS

Atualmente, a coagulação endoscópica a *laser* é amplamente utilizada como primeira linha de tratamento para STFF. Antes de 26 semanas, a amniodrenagem deve ser considerada somente se for inviável a referência a um centro especializado equipado com *laser* pois a medida dificulta muito as chances de realização de *laser*, de "resgate". Isso também deveria desestimular uma amniocentese para teste anterior à referência, mesmo que o objetivo seja diminuir o nível de emergência em pacientes sintomáticas. Após 26 semanas, a opção mais razoável consiste em amniodrenagem, administração de corticoides e planejamento do parto, apesar de em alguns casos deva ser considerada a laserterapia. Por causa do alto risco de complicações pós-operatórias subsequentes, é necessário acompanhamento até o momento do parto com foco em exame Doppler e lesão cerebral em potencial. A ressonância nuclear magnética com cerca de 32 semanas pode rastrear pacientes com risco de lesão neurológica.

Leitura complementar

Banek CS, Hecher K, Hackeloer BJ, Bartmann P. Long-term neurodevelopmental outcome after intrauterine laser treatment for severe twin-twin transfusion syndrome. Am J Obstet Gynecol 2003; 188:876-80.

Benoit RM, Baschat AA. Twin-to-twin transfusion syndrome: prenatal diagnosis and treatment. American Journal of Perinatology 2014; 31(7):583-94.

Blickstein I. Cerebral palsy in multifoetal pregnancies. Dev Med Child Neurol 2002; 44:352-5.

Chaloui GE, Essaoui M, Stirnemann J et al. Laser therapy for twin-to-twin transfusion syndrome (TTTS). Prenat Diagn 2011; 31:637-46.

De Lia JE, Cruikshank DP, Keye W. Fetoscopic neodynium: YAG laser occlusion of placental vessels in severe twin-twin transfusion syndrome. Obstet Gynecol 1990; 75:1046-53.

De Lia JE, Kuhlmann RS, Harstad TW, Cruikshank. Fetoscopic laser ablation of placental vessels in severe previable twin-twin transfusion syndrome. Am J Obstet Gynecol 1995; 172:1202-8.

Deprest JA, Van Schourbroeck D, Van Ballaer PP, Flageole H, Van Assche FA, Vandenberghe K. Alternative technique for Nd:YAG laser coagulation in twin-to-twin transfusion syndrome with anterior placenta. Ultrasound Obstet Gynecol 1998; 11(5):347-52.

Feldman DM, Odibo A, Campbell WA, Rodis JF. Iatrogenic monoamniotic twins as a complication of therapeutics amniocentesis. Obstet Gynecol 1998; 91(5 Pt 2):815-6.

Garry D, Lysikiewicz A, Mays J, Canterino J, Tejani N. Intra-amniotic pressure reduction in twin-twin transfusion syndrome. J Perinatol 1998; 18(4): 284-6.

Gilbert WM, Davis SE, Kaplan C, Pretorius D, Merritt TA, Benirschke K. Morbidity associated with prenatal disruption of the dividing membrane in twin gestations. Obstet Gynecol 1991; 78(4):623-30.

Graef C, Ellenrieder B, Hecher K, Hackeloer BJ, Huber A, Bartmann P. Long-term neurodevelopmental outcome of 167 children after intrauterine laser treatment for severe twin-twin transfusion syndrome. Am J Obstet Gynecol 2006; 194:303-8.

Grannum P, Copel J. Invasive fetal procedures. Radiol Clin North Am 1990; 28(1):217-26.

Huber A, Baschat AA, Bregenzer T et al. Laser coagulation of placental anastomoses with a 30 degrees fetoscope in severe mid-trimester twin-to-twin transfusion syndrome with anterior placenta. Ultrasound Obstet Gynecol 2008; 31(4):412-6.

Khalil A, Rodgers M, Baschat A, et al. ISUOG Practice Guidelines: role of ultrasound in twin pregnancy. Ultrasound Obstet Gynecol 2016; 47(2): 247-63.

Klaritsch P, Albert K, Van Mieghem T et al. Instrumental requirements for minimal invasive fetal surgery. Br J Obstet Gynaecol 2009;116:188-97.

Lewi L, Jani J, Cannie M. Intertwin anastomoses in monochorionic placentas after fetoscopic laser coagulation for twin-to-twin transfusion syndrome: is there more than meets the eye? Am J Obstet Gynecol 2006; 194(3): 790-5.

Lopriore E, Middeltorp JM, Sueters M, Oepkes D, Vandenbussche FP, Walther FJ. Long-term neurodevelopmental outcome in twin-to-twin transfusion syndrome treated with fetoscopic laser surgery. Am J Obstet Gynecol 2007; 196:231-4.

Lopriore E, Oepkes D. Fetal and neonatal haematological complications in monochorionic twins. Sem Fetal Neonatal Med 2008; 13(4):231-8.

Lopriore E, Ortibus E, Acosta-Rojas R et al. Risk factors for neurodevelopment impairment in twin-twin transfusion syndrome trated with fetoscopic laser surgery. Obstet Gynecol 2009; 113(2Pt1):361-6.

Lopriore E, Slaghekke F, Middeldorp JM, Klumper FJ, Oepkes D, Vandenbussche FP. Residual anastomoses in twin-to-twin transfusion syndrome treated with selective fetoscopic laser surgery: localization, size, and consequences. Am J Obstet Gynecol 2009; 201:66e1-4.

Lopriore E, van Wezel-Meijler G, Middeldorp JM, Sueters M, Vandenbussche FP, Walther FJ. Incidence, origin, and character of cerebral injury in twin-to-twin transfusion syndrome treated with fetoscopic laser surgery. Am J Obstet Gynecol 2006; 194:1215-20.

Middeldorp JM, Lopriore E, Sueters M et al. Laparoscopically guided uterine entry for fetoscopy in twinto- twin transfusion syndrome with completely anterior placenta: a novel technique. Fetal Diagn Ther 2007; 22: 409-15.

Peeters S, Stolk T, Slaghekke F et al. Iatrogenic perforation of intertwin membrane after laser surgery for twin-to-twin transfusion syndrome. Ultrasound Obstet Gynecol 2014; 44:550-6.

Quarello E, Stirnemann J, Nassar M et al. Outcome of anaemic monochorionic single survivors following early intrauterine rescue transfusion in cases of feto-fetal transfusion syndrome. BJOG 2008; 115(5):595-601.

Quintero RA, Bornick PW, Allen MH, Johson PK. Selective laser photocoagulation of communicating vessels in severe twin-twin transfusion syndrome in women with an anterior placenta. Obstet Gynecol 2001; 97:477-81.

Quintero RA, Comas C, Bornick PW et al. Selective versus non-selective laser photocoagulation of placental vessels in twin-to-twin transfusion syndrome. Ultrasoun Obstet Gynecol 2000; 16:230-6.

Quintero RA, Morales WJ, Allen MH, Bornick PW, Johnson PK, Kruger M. Staging of twin-twin transfusion syndrome. J Perinatol 1999; 19(8 Pt1): 550-5.

Quintero RA, Morales WJ, Mendoza G et al. Selective photocoagulation of placental vessels in twin-twin transfusion syndrome: evolution of a surgical technique. Obstet Gynecol Surv 1998; 53S97-103.

Quintero RA. Treatment of previable premature ruptured membranes. Clin Perinatol 2003; 30(3):573-89.

Roberts D, Neilson JP, Kilby MD, Gates S. Interventions for the treatment of twin-twin transfusion syndrome. Cochrane Database Syst Rev 2014; 1:CD002073.

Robyr R, Lewi L, Salomon LJ et al. Prevalence and management of late fetal complications following successful selective laser coagulation of chorionic plate anastomoses in twin-to-twin transfusion syndrome. Am J Obstet Gynecol 2006; 194(3):796-803.

Rossi AC, D'Addario V. Laser therapy and serial amnioreduction as treatment for twin-twin transfusion syndrome: a metaanalysis and review of literature. Am J Obstet Gynecol 2008; 198(2):147-52.

Saade GR, Belfort MA, Berry DL et al. Amniotic septostomy for the treatment of twin oligohydramnios-polyhydramnios sequence. Fetal Diagn Ther 1998; 13(2):86-93.

Senat M, Loizeau S, Couderc S, Bernard J, Ville Y. The value of middle cerebral artery peak systolic velocity in the diagnosis of fetal anemia after intrauterine death of on monochorionic twin. Am J Obstet Gynecol 2003; 189(5):1320-4.

Senat MV, Deprest J, Boulvain M et al. Endoscopic laser surgery versus serial amnioreduction for severe twin-to-twin transfusion syndrome. N Engl J Med 2004; 351:136-44.

Sepulveda W, Sebire NJ, Hughes K, Odibo A, Nicolaides KH. The lambda sign at 10-14 weeks of gestation as a predictor of chorionicity in twin pregnancies. Ultrasound Obstet Gynecol 1996; 7:421-3.

Slaghekke F, Lopriore E, Lew L et al. Fetoscopic laser coagulation of the vascular equator versus selective coagulation for twin-to-twin syndrome: an open-label randomized controlled trial. Lancet 2014; 21383(9935): 2144-51.

Sutcliffe AG, Sebire NJ, Pigott AJ, Taylor B, Edwards PR, Nicolaides KH. Outcome for children born after in utero laser ablation therapy for severe twin-to-twin transfusion syndrome. BJOG 2001; 108:1246-50.

van Klink JM, Koopman HM, van Zwet EW et al. Improvement in neurodevelopmental outcome in survivors of twin-twin transfusion syndrome treated with laser surgery. Am J Obstet Gynecol 2014; 210:540.e1-7.

van Klink JM, Koopman HM, van Zwet EW, Oepkes D, Walther FJ, Lopriore E. Cerebral injury and neurodevelopmental impairment after amnioreduction versus laser surgery in twin-twin transfusion syndrome: a systematic review and meta-analysis. Fetal Diagn Ther 2013; 33(2):81-9.

van Klink JM, Slaghekke F, Balestriero MA et al. Neurodevelopmental outcome at 2 years in twin-twin transfusion syndrome survivors randomized for the Solomon trial. Am J Obstet Gynecol 2016; 214(1):113.e1-7.

Ville Y, Hecher K, Gagnon A, et.al. Endoscopic laser coagulation in the management of severe twin-twin transfusion syndrome. Br J Obstet Gynaecol 1998; 105:446-53.

Ville Y, Hyett J, Hecher K, Nicolaides K. Preliminary experience with endoscopic laser surgery for severe twin-twin transfusion syndrome. N Engl J Med 1995; 332:224-7.

Ville Y, Hyett JA, Vandenbussche FP, Nicolaides KH. Endoscopic laser coagulation of umbilical cord vessels in twin reversed arterial perfusion sequence. Ultrasound Obstet Gynecol 1994; 1; 4(5):396-8.

Ville Y, Van Peborgh P, Gagnon A, Frydman R, Fernandez H. Surgical treatment of twin-to-twin transfusion syndrome: coagulation of anastomosis with a Nd:YAG laser, under endosographic control. Forty four cases. J Gynecol Obstet Biol Reprod 1997; 26(2):171-81.

Wee LY, Fisk NM. The twin-twin transfusion syndrome. Semin Neonatol 2002; 7(3):187-2002.

Winer N, Salomon L, Essaoui M, Bernard J, Ville Y. Pseudoamniotic band syndrome: a rare complication of monochorionic twins with fetofetal transfusion syndrome treated by laser coagulation. Am J Obstet Gynecol 2008; 198(4):393e1-5.

Yamamoto M, El Murr L, Robyr R, Leleu F, Takahashi Y, Ville Y. Incidence and impact of perioperative complications in 175 fetoscopy-guided laser coagulations of chorionic plate anastomoses in fetofetal transfusion syndrome before 26 weeks of gestation. Am J Obstet Gynecol 2005; 193(3Pt2): 1110-6.

CAPÍTULO 27

Terapêutica Endoscópica para Hérnia Diafragmática Congênita

Walter Ventura
Conny Nazario

INTRODUÇÃO

A hérnia diafragmática congênita (HDC) é um dos defeitos congênitos mais graves, com elevadas morbidade e mortalidade perinatais, ocorrendo em aproximadamente 1 a cada 4.000 crianças nascidas vivas. Esse é um dos mais graves defeitos congênitos, com morbidade e mortalidade perinatais extremamente altas em razão, principalmente, de hipoplasia pulmonar e hipertensão pulmonar.

A HDC resulta do desenvolvimento anormal do septo transverso e do fechamento incompleto das pregas pleuroperitoneais entre a sexta e a décima semana de gestação, possibilitando que as alças intestinais, o fígado e as outras vísceras abdominais venham a sofrer herniação para a cavidade torácica. Isso, por sua vez, prejudica o crescimento e o desenvolvimento normal dos pulmões e da vasculatura pulmonar, levando a uma grave hipoplasia pulmonar e à hipertensão pulmonar, que constituem os determinantes principais das elevadas morbidade e mortalidade perinatais. O lado esquerdo é o mais frequentemente afetado, mas cerca de 10% dos casos ocorrem do lado direito e 2% são bilaterais. Além disso, 30% dos casos se associam a defeito estrutural grave ou à aneuploidia.

Essa condição pode ser prontamente diagnosticada no período intrauterino durante o exame ultrassonográfico de rotina do segundo trimestre mediante a visibilização do estômago ou do fígado no tórax (Figura 27.1). Estabelecido o diagnóstico

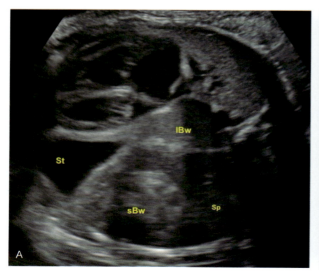
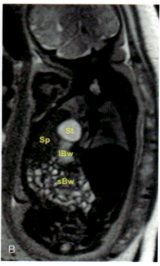

Figura 27.1 HDC esquerda em feto de 34 semanas de gestação em imagem ultrassonográfica (tomada axial – **A**) e RNM (tomada coronal – **B**). (*Sp*: esplênio; *St*: estômago; *lBw*: intestino grosso; *sBw*: intestino delgado.)

ultrassonográfico, são realizados testes adicionais, como exame ultrassonográfico de alta resolução, ressonância nuclear magnética (RNM) fetal e amniocentese, para afastar a presença de outra condição e determinar o prognóstico.

Nos casos em que a condição apresenta extrema gravidade, a intervenção intrauterina pré-natal pode melhorar a chance de sobrevivência perinatal. Por outro lado, caso não seja realizada nenhuma intervenção fetal, o planejamento abrangente para assegurar o parto em centro terciário com equipe multidisciplinar especializada promove melhor evolução perinatal final.

TERAPIA FETAL

Apesar dos avanços no cuidado neonatal e cirúrgico, incluindo o tratamento neonatal agressivo com oxigenação por membrana extracorpórea (ECMO), o tratamento de uma HDC grave ao nascimento continua a ser um desafio sem diretrizes padronizadas estabelecidas para o tratamento. Isso tem motivado os pesquisadores a explorar novas alternativas de terapia intrauterina na tentativa de fazer cessar a progressão natural da doença.

Michael Harrison e seu grupo de São Francisco realizaram o primeiro tratamento intrauterino bem-sucedido de uma HDC grave. Eles fizeram uma cirurgia uterina aberta para reparar o defeito. Todavia, esse procedimento é extremamente arriscado para a mãe e para o feto e constitui atualmente apenas um marco histórico na cirurgia fetal.

A oclusão traqueal fetal intrauterina também foi explorada com o pressuposto de que a oclusão traqueal aumentaria a pressão nas vias aéreas por impedir que o líquido secretado no pulmão fosse eliminado. Isso, por sua vez, acarreta o crescimento e a expansão dos pulmões, incluindo o aumento da vasculatura pulmonar. As primeiras tentativas de efetuar a oclusão da traqueia foram feitas por laparotomia e por cirurgia intrauterina aberta com dissecação cervical fetal externa. Posteriormente foram explorados a laparotomia e o uso da fetoscopia para aparar a traqueia fetal. Atualmente, o mesmo princípio é aplicado de maneira menos invasiva, sendo executado por acesso percutâneo e por oclusão endoscópica com balão endotraqueal.

Oclusão traqueal fetoscópica (FETO)

A oclusão traqueal fetoscópica (FETO – *FEtoscopic Tracheal Occlusion*) é um procedimento realizado com o auxílio da orientação ultrassonográfica percutânea e da endoscopia, que envolve a inserção na traqueia de um balão destacável. Os objetivos principais da FETO são diminuir ao máximo a hipoplasia pulmonar e reduzir a mortalidade. O procedimento é executado em duas etapas. Na primeira etapa é realizada a inserção de um balão endoluminar durante a fase canalicular tardia do desenvolvimento pulmonar (26 a 29 semanas) e na segunda etapa ocorre a remoção do balão durante a transição da fase sacular para a fase alveolar (34 semanas). Isso é designado como sequência tampar-destampar. O momento da realização e a duração da oclusão são cruciais para a qualidade e a resposta das vias aéreas e dos vasos pulmonares, já tendo sido relatado que a ligadura traqueal prolongada até o nascimento não apenas induz a hiperplasia pulmonar, como também diminui significativamente o número de pneumócitos tipo II nos alvéolos.

O procedimento é realizado atualmente em casos graves, em que é esperada uma chance baixa de sobrevivência. O exame do pulmão contralateral e a correlação de seu tamanho ou de sua área com a cabeça fetal têm sido testados efetivamente como um recurso eficaz para avaliação da predição relativamente à sobrevivência e pode ser obtido por técnicas ultrassonográficas e RNM.

O tamanho do pulmão contralateral é estimado, no plano transversal do tórax utilizado para a realização do plano de quatro câmaras do coração, seja traçando-se o pulmão, seja multiplicando-se o maior diâmetro longitudinal do pulmão por seu maior diâmetro perpendicular (Figura 27.2). Quanto menor for o pulmão contralateral, maior será a mortalidade. Essa medida é então dividida pela circunferência da cabeça, obtendo-se uma razão denominada *razão pulmonar-cefálica* (RPC).

A avaliação sonográfica da RPC entre a 24ª e a 26ª semana de gestação tem elevada correlação entre os observadores e intraobservadores (coeficientes de 0,7 e 0,8, respectivamente) e também demonstrou estar relacionada com a sobrevivência (uma relação inversa), independentemente da terapia. Uma RPC < 1 é indicativa de mau prognóstico.

Em metanálise recente foi confirmado que os melhores fatores de predição da sobrevivência são uma RPC < 1, uma RPC observada para a esperada (RPC o/e) < 25%, especialmente com o uso do método de traçado, e um volume pulmonar fetal total o/e com base na RNM.

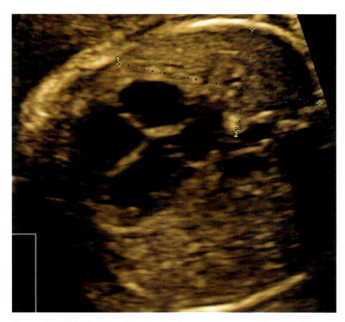

Figura 27.2 Método de medida do pulmão residual ou contralateral pelo maior diâmetro em feto de 24 semanas com HDC esquerda.

Indicações

A cirurgia FETO está indicada nos casos de fetos únicos apresentando HDC grave e sem anormalidades importantes entre a 26ª e a 29ª semana de gestação. A gravidade da HDC é determinada pela presença de um dos critérios a seguir:

- RPC < 1,0 ou RPCo/e < 0,25.
- Herniação intratorácica do fígado.

Contraindicações

A cirurgia FETO não está indicada quando da presença de um dos seguintes fatores:

- Idade gestacional ao diagnóstico ≥ 32 semanas.
- Dificuldade técnica de acesso ao feto.
- Comprimento cervical < 15mm.
- Rotura prematura das membranas.
- Alergia ao látex.
- A paciente não consegue permanecer próximo ao hospital durante o período entre a colocação e a retirada do balão.

Protocolo FETO

Instrumentos e dispositivos médicos usados na cirurgia FETO

- Fetoscópio de 1,3mm (Figura 27.3).
- Bainha fetoscópica curva de 3mm com dois canais operacionais adicionais (Figura 27.3).
- Uma cânula flexível ou um introdutor vascular Fr. 10.
- Trocarte pontiagudo a ser usado com o introdutor vascular Fr.10.
- Um balão destacável. Diâmetro externo de 1,5mm (inflado: 7mm), comprimento de 0,5mm (inflado: 20mm).
- Microcateter de aporte de 0,9mm, afilando-se gradativamente até 0,4mm, com comprimento de 100cm.
- Fórceps de 1mm para recuperação do balão.
- Agulha de punção de 0,9mm com comprimento de 35cm.
- Estilete de punção de 0,4mm, 50cm de comprimento com torque ajustável.

Pré-cirurgia

- A paciente é admitida na enfermaria na noite que antecede a cirurgia.
- Nifedipina por via oral, 20mg, 1 hora antes da cirurgia.
- Antibiótico profilático: 2g de cefazolina EV 1 hora antes da cirurgia.

Descrição técnica da inserção do balão na traqueia fetal (Figura 27.4)

- O procedimento é realizado na sala de operação em condições estéreis estritas.
- Uso de anestesia local mais sedação materna; em alguns casos é dada a preferência à anestesia epidural.
- Exame ultrassonográfico antes da desinfecção da pele para localização da placenta e determinação da posição do feto. Preferimos usar água estéril em vez de geleia para facilitar posteriormente o processo de desinfecção da pele.
- Versão externa quando necessário para passar o feto para uma posição apropriada, de modo que ele esteja voltado para cima.
- Preparação da pele com gliconato de clorexidina a 2% como em qualquer intervenção obstétrica.
- Campos cirúrgicos estéreis para cobrir a paciente de acordo com as diretrizes locais.
- Preparação da sonda ultrassonográfica e do fetoscópio com coberturas estéreis.

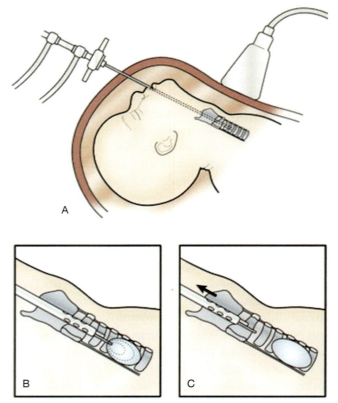

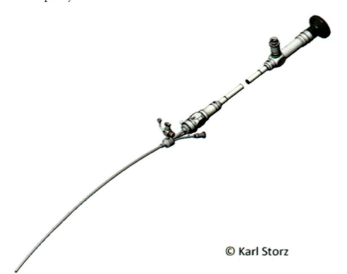

Figura 27.3 Fetoscópio e bainha curva.

Figura 27.4A a **C** Diagrama esquemático da oclusão da traqueia fetal com o uso de um balão. (Adaptada de Harrison MR et al. Fetoscopic temporary tracheal occlusion by means of detachable balloon for congenital diaphragmatic hernia. Am J Obstet Gynecol 2001; 185:730-3.)

- Ultrassonografia para localização dos ombros ou das nádegas fetais para a administração de fentanil, 10μg/kg, vecurônio, 0,1mg/kg, e atropina, 20μg/kg, por uma agulha 22G de 15cm, proporcionando anestesia fetal, imobilização e prevenção da bradicardia fetal.
- Enquanto se aguarda que a anestesia fetal faça efeito, testar e carregar o balão no sistema de aporte.
- Conectar o NaCl a 0,9% aquecido ao fetoscópio.
- Anestesia local no ponto de inserção escolhido.
- Incisão de 3,0mm na pele.
- Inserção do introdutor vascular carregado com o trocarte pontiagudo na cavidade amniótica sob orientação ultrassonográfica.Como alternativa, o introdutor pode ser inserido pela técnica de Seldinger como em qualquer acesso vascular.
- Localizar o fetoscópio em torno da boca do feto sob orientação endoscópica e ultrassonográfica.
- Introduzir o fetoscópio na boca do feto e dirigi-lo por sobre a língua na linha média, mediante visibilização da rafe do palato e da úvula, até a faringe e em seguida até a laringe, com a epiglote como marco, e finalmente através das cordas vocais até a traqueia. Nessa fase, a irrigação intermitente com NaCl a 0,9% aquecido se faz necessária para limpar o campo operatório e melhorar a visibilização.
- Avançar o fetoscópio até a divisão da traqueia e posicionar então o cateter para efetuar o aporte do balão logo acima dela. O balão é inflado com 0,8mL de NaCl a 0,9%.
- Desprender o balão por tração da guia plástica.
- Confirmar a posição correta por endoscopia e por ultrassonografia.
- Retirar o fetoscópio sob orientação ultrassonográfica.
- Efetuar a amniodrenagem pelo introdutor vascular na presença de polidrâmnio.
- Fechar a pele com náilon 3/0.

Descrição técnica da retirada do balão da traqueia fetal

A retirada do balão na 34ª semana é uma etapa crucial com o objetivo de estimulação do crescimento pulmonar. Damos preferência à retirada fetoscópica do balão e seguimos o mesmo protocolo da inserção do balão:

- Uma vez na traqueia, insere-se um fórceps de 1mm através do fetoscópio para a remoção do balão.
- Utiliza-se também a punção percutânea do balão por uma agulha 20G guiada por ultrassonografia.
- Em casos de parto pré-termo, o balão também pode ser removido durante um procedimento EXIT.

Após a cirurgia

As seguintes indicações pós-cirúrgicas se aplicam tanto à inserção como à retirada do balão:

- Repouso no leito por 24 horas.
- Nifedipina 10mg por via oral a cada 4 horas por 24 horas.

- Nifedipina 10mg a cada 12 horas por via oral até a 34ª semana de gestação, quando necessário.
- Controle da dor, de sangramentos e de contrações.

Resultados da terapia de acordo com uma revisão da literatura

Alguns ensaios sugeriram que fetos apresentando uma hérnia diafragmática isolada grave têm taxas de sobrevivência mais altas após a oclusão traqueal fetoscópica do que aqueles tratados de maneira expectante (60% em comparação com 5% a 20%, respectivamente).

Em revisão sistemática e metanálise publicada recentemente pela Biblioteca Cochrane, os revisores encontraram apenas dois ensaios corretamente randomizados, incluindo 65 mulheres submetidas à intervenção fetal, e relataram uma diferença pequena, porém significativa, na sobrevida a longo prazo dos lactentes (RR: 10,5; IC 95%: 1,48 a 74,71) no grupo de intervenção fetal em comparação com o grupo de tratamento pós-natal padrão, com redução correspondente na hipertensão pulmonar (RR: 0,58; IC 95%: 0,36 a 0,93) em associação à intervenção. Na mesma revisão, os revisores não relataram diferenças significativas na mortalidade perinatal ao compararem corticoides pré-natais com placebo.

No Brasil há o registro de experiência com a realização da cirurgia FETO, e um grupo de Campinas, São Paulo, apresentou resultados semelhantes aos de outros, com sobrevivência de 60% em fetos com risco muito alto de mortalidade perinatal.

Quanto à hipoplasia pulmonar moderada, que se associa a uma taxa de mortalidade de 50% e a um risco de 30% de necessidade de oxigenoterapia por pelo menos 1 mês após o nascimento com tratamento pré-natal expectante, há um ensaio clínico em andamento (NCT00763737) que visa reduzir a mortalidade ao tampar a traqueia entre 30 e 32 semanas.

Complicações

A cirurgia FETO é uma operação minimamente invasiva, e até o momento não foram relatadas complicações graves. Entretanto, há efeitos colaterais potenciais para a mãe com o uso desse procedimento. A complicação mais comum é a rotura precoce da bolsa amniótica (PROM), que ocorre dentro de 1 semana em aproximadamente 5% dos casos e em 6 semanas em 20% dos casos.

Outras complicações de menor gravidade, que ocorrem em mais de 1% dos casos, incluem sangramentos localizados ou infecção da ferida no local de entrada dos instrumentos.

TERAPIA PÓS-NATAL

O tipo de parto não compromete o resultado final geral de pacientes com HDC diagnosticada no período pré-natal.

A intubação oral na sala de parto por neonatologista experiente é sempre realizada para assegurar a via aérea fetal e iniciar a terapia clínica. O objetivo da terapia clínica deve ser a obtenção da maior oxigenação possível, ao mesmo tempo que se evitam barotraumas por meio de ventilação leve e hipercarbia permissiva. Em casos graves podem ser tentadas opções sofisticadas de suporte respiratório, como a ventilação em alta frequência, a hipercapnia permissiva, o uso de óxido nítrico e a administração de sildenafil para o tratamento da hipertensão pulmonar. A ECMO também tem sido empregada para estabilizar o neonato e superar as complicações respiratórias e circulatórias.

Podem ser planejadas uma cirurgia EXIT e a intubação intraparto na presença de problemas técnicos para assegurar a via aérea, como desvio grave da traqueia comprovado por RNM.

Mensagem-chave

- A oclusão intrauterina da traqueia fetal pode melhorar a sobrevivência e as complicações de longo prazo, especialmente naqueles gravemente afetados.
- O cuidado pós-natal abrangente e intensivo, incluindo o reparo precoce em centros especializados e o acompanhamento de uma equipe multidisciplinar, tem impacto importante na sobrevivência dos bebês portadores de HDC.

Leitura complementar

Ali K, Grigoratos D, Cornelius V, Davenport M, Nicolaides K, Greenough A. Outcome of CDH infants following fetoscopic tracheal occlusion-influence of premature delivery. J Pediatr Surg 2013 Sep; 48(9):1831-6.

Bétrémieux P, Gaillot T, la Pintière de A et al. Congenital diaphragmatic hernia: prenatal diagnosis permits immediate intensive care with high survival rate in isolated cases. A population-based study. Prenat Diagn 2004 Jul; 24(7):487-93.

Braga A de F de A, da Silva Braga FS, Nascimento SP et al. [Fetoscopic tracheal occlusion for severe congenital diaphragmatic hernia: retrospective study]. Rev Bras Anestesiol 2017 Aug; 67(4):331-6.

Britto ISW, Sananes N, Olutoye OO et al. Standardization of sonographic lung-to-head ratio measurements in isolated congenital diaphragmatic hernia: impact on the reproducibility and efficacy to predict outcomes. J Ultrasound Med 2015 Oct; 34(10):1721-7.

Burgos CM, Frenckner B, Luco M, Harting MT, Lally PA, Lally KP. Prenatally diagnosed congenital diaphragmatic hernia: optimal mode of delivery? J Perinatol 2017 Feb; 37(2):134-8.

Deprest J, Brady P, Nicolaides K et al. Prenatal management of the fetus with isolated congenital diaphragmatic hernia in the era of the TOTAL trial. Semin Fetal Neonatal Med 2014 Dec; 19(6):338-48.

Deprest J, Gratacos E, Nicolaides KH, FETO Task Group. Fetoscopic tracheal occlusion (FETO) for severe congenital diaphragmatic hernia: evolution of a technique and preliminary results. Ultrasound Obstet Gynecol 2004 Aug; 24(2):121-6.

Deprest J, Jani J, Lewi L et al. Fetoscopic surgery: encouraged by clinical experience and boosted by instrument innovation. Semin Fetal Neonatal Med 2006 Dec; 11(6):398-412.

Deprest JA, Evrard VA, Van Ballaer PP et al. Tracheoscopic endoluminal plugging using an inflatable device in the fetal lamb model. Eur J Obstet Gynecol Reprod Biol 1998 Dec; 81(2):165-9.

Doné E, Debeer A, Gucciardo L et al. Prediction of neonatal respiratory function and pulmonary hypertension in fetuses with isolated congenital diaphragmatic hernia in the fetal endoscopic tracleal occlusion era: a single-center study. Fetal Diagn Ther 2015; 37(1):24-32.

Doné E, Gucciardo L, Van Mieghem T et al. Prenatal diagnosis, prediction of outcome and in utero therapy of isolated congenital diaphragmatic hernia. In: Wilson RD, Chitty LS (eds.) Prenat Diagn. John Wiley & Sons, Ltd; 2008 Jul; 28(7): 581-91.

Flageole H, Evrard VA, Piedboeuf B, Laberge JM, Lerut TE, Deprest JA. The plug-unplug sequence: an important step to achieve type II pneumocyte maturation in the fetal lamb model. J Pediatr Surg 1998 Feb; 33(2):299-303.

Flake AW, Crombleholme TM, Johnson MP, Howell LJ, Adzick NS. Treatment of severe congenital diaphragmatic hernia by fetal tracheal occlusion: clinical experience with fifteen cases. Am J Obstet Gynecol 2000 Nov; 183(5):1059-66.

Grisaru-Granovsky S, Rabinowitz R, Ioscovich A, Elstein D, Schimmel MS. Congenital diaphragmatic hernia: review of the literature in reflection of unresolved dilemmas. Acta Paediatr 2009 Dec; 98(12):1874-81.

Grivell RM, Andersen C, Dodd JM. Prenatal interventions for congenital diaphragmatic hernia for improving outcomes. In: Grivell RM (ed.) Cochrane Database Syst Rev. Chichester, UK: John Wiley & Sons, Ltd; 2015 Nov 27;2(11):CD008925.

Harrison MR, Adzick NS, Longaker MT et al. Successful repair in utero of a fetal diaphragmatic hernia after removal of herniated viscera from the left thorax. N Engl J Med. 1990 May 31; 322(22):1582-4.

Harrison MR, Mychaliska GB, Albanese CT et al. Correction of congenital diaphragmatic hernia in utero IX: fetuses with poor prognosis (liver herniation and low lung-to-head ratio) can be saved by fetoscopic temporary tracheal occlusion. J Pediatr Surg 1998 Jul; 33(7):1017–22–discussion1022–3.

Harrison MR, Sydorak RM, Farrell JA, Kitterman JA, Filly RA, Albanese CT. Fetoscopic temporary tracheal occlusion for congenital diaphragmatic hernia: prelude to a randomized, controlled trial. J Pediatr Surg 2003 Jul; 38(7):1012-20.

Harting MT, Hollinger L, Tsao K et al. Aggressive surgical management of congenital diaphragmatic hernia: worth the effort? A multicenter, prospective, cohort study. Ann Surg 2017 Jan 27; Publish Ahead of Print: 1.

Heling KS, Wauer RR, Hammer H, Bollmann R, Chaoui R. Reliability of the lung-to-head ratio in predicting outcome and neonatal ventilation parameters in fetuses with congenital diaphragmatic hernia. Ultrasound Obstet Gynecol 2005 Feb; 25(2):112-8.

Jani J, Keller RL, Benachi A et al. Prenatal prediction of survival in isolated left-sided diaphragmatic hernia. Ultrasound Obstet Gynecol 2006 Jan; 27(1):18-22.

Jani JC, Nicolaides KH, Gratacos E et al. Severe diaphragmatic hernia treated by fetal endoscopic tracheal occlusion. Ultrasound Obstet Gynecol. 2009 Sep; 34(3):304-10.

Klaritsch P, Albert K, Van Mieghem T et al. Instrumental requirements for minimal invasive fetal surgery. BJOG: An International Journal of Obstetrics & Gynaecology 2008 Dec 12; 116(2):188-97.

Oluyomi-Obi T, Kuret V, Puligandla P et al. Antenatal predictors of outcome in prenatally diagnosed congenital diaphragmatic hernia (CDH). J Pediatr Surg 2017 May; 52(5):881-8.

Pober BR. Overview of epidemiology, genetics, birth defects, and chromosome abnormalities associated with CDH. Am J Med Genet C Semin Med Genet. 2007 May 15; 145C(2):158-71.

Puligandla PS, Skarsgard ED. The Canadian Pediatric Surgery Network Congenital Diaphragmatic Hernia Evidence Review Project: Developing national guidelines for care. Paediatr Child Health 2016 May; 21(4):183-6.

Ruano R, Yoshisaki CT, da Silva MM et al. A randomized controlled trial of fetal endoscopic tracheal occlusion versus postnatal management of severe isolated congenital diaphragmatic hernia. Ultrasound Obstet Gynecol 2012 Jan; 39(1):20-7.

Triebwasser JE, Treadwell MC. Prenatal prediction of pulmonary hypoplasia. Semin Fetal Neonatal Med 2017 Mar 15.

Ventura W, Huertas E, Limay O, Zárate M, Castillo W, Molina S. Intubación endotraqueal intraparto en un feto con hernia diafragmática. A propósito de la primera cirugía fetal EXIT en el Perú. Revista Peruana de Ginecología y Obstetricia 2015 Jan 10; 61(4):417-25.

CAPÍTULO 28

Cirurgia Fetal a Céu Aberto para Mielomeningocele

Antonio Fernandes Moron
Herbene José Figuinha Milani
Sérgio Cavalheiro

A mielomeningocele é um disrafismo aberto do tubo neural decorrente da interação complexa de fatores genéticos e ambientais durante o desenvolvimento fetal, sendo definida como a protrusão da medula e/ou das meninges através de um defeito dos arcos vertebrais. Trata-se de uma malformação considerada não letal que ocorre em aproximadamente 1 a cada 1.500 recém-nascidos vivos nos EUA, estando associada a elevado custo pessoal, familiar e social, embora seja passível de prevenção mediante o uso pré-concepcional de ácido fólico. Apresenta grande morbidade durante o transcorrer da vida desses indivíduos, como deficiências cognitivas e respiratórias, variados graus de deficiências motoras, deformidades esqueléticas, incontinência vesical e fecal, hidrocefalia (estimada entre 80% e 90%) secundária à herniação do tronco cerebral pelo forame magno (síndrome de Arnold-Chiari tipo II) resultante da obstrução ao fluxo do líquido cefalorraquidiano no quarto ventrículo, sendo necessária a realização de derivação ventriculoperitoneal para a descompressão cerebral.

Apesar das intervenções médicas e cirúrgicas após o nascimento (derivação ventriculoperitoneal, laminectomia e descompressão da junção craniocervical), a malformação de Chiari II permanece como a causa principal de morte nos primeiros 5 anos de vida.

Noventa por cento dos pacientes desenvolvem hidrocefalia em decorrência da síndrome de Chiari tipo II. Os problemas relacionados com a hidrocefalia e seu tratamento irão causar a morte de 50% dos pacientes em um período de 20 anos (Figura 28.1). Portanto, a hidrocefalia é um dos problemas mais

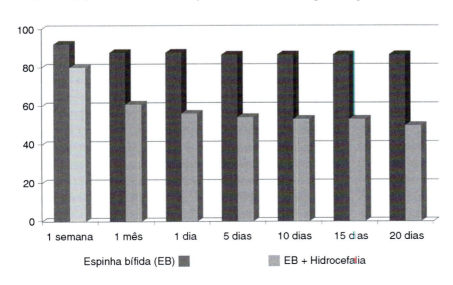

Figura 28.1 Sobrevida de 20 anos de crianças nascidas com mielomeningocele associada ou não a hidrocefalia. (Tennant PW et al. 20-year survival of children born with congenital anomalies: a population-based study. Lancet 2010: 20; 375[9715]:649-56.)

graves e de maior mortalidade entre os pacientes portadores de mielomeningocele.

A abordagem cirúrgica da mielomeningocele durante a vida fetal representa uma conquista de pesquisadores inovadores e persistentes que utilizaram inicialmente animais como modelos experimentais durante vários anos para finalmente adotarem seus conhecimentos técnicos em seres humanos. A justificativa para a abordagem fetal a céu aberto para correção da mielomeningocele se baseia na possibilidade de prevenir ou minimizar os efeitos da herniação do tronco cerebral e das lesões de raízes nervosas decorrentes da exposição prolongada ao líquido amniótico.

A experiência inicial com esse procedimento, limitada a poucos centros nos EUA, mostrou-se promissora em função da reversão da herniação do tronco cerebral, da redução da necessidade de realização da derivação ventriculoperitoneal e da melhora das condições motoras dos membros inferiores em comparação com controles históricos. Entretanto, o impacto da cirurgia pré-natal sobre a continência intestinal e urinária não ficou bem estabelecido.

Diante das perspectivas promissoras da experiência adquirida com a realização da cirurgia fetal a céu aberto oriunda de estudos não randomizados, o Instituto de Saúde dos EUA (NIH) patrocinou a realização de estudo multicêntrico, prospectivo, randomizado e controlado em que a cirurgia pré-natal foi comparada com o tratamento neonatal padrão (MOMS – *Management Of Myelomeningocele Study*), publicado em março de 2011, ficando estabelecida a superioridade da correção intraútero em comparação com a conduta conservadora de tratamento pós-natal, reduzindo a necessidade de derivação ventriculoperitoneal no período pós-natal (40% no grupo de cirurgia fetal e 82% no grupo de controle) com melhora motora no grupo da cirurgia fetal (42% andando independentemente no grupo da cirurgia fetal e 21% no grupo de controle) e reversão da herniação do tronco cerebral (36% e 4% dos recém-nascidos, respectivamente).

Entretanto, os benefícios fetais devem ser avaliados na perspectiva do aumento do risco materno em função da maior incidência de complicações, como rotura prematura das membranas (46%), parto prematuro (79%) – sendo a idade gestacional média de 34,1 semanas no grupo de cirurgia fetal comparada com 37,3 semanas no grupo de cirurgia neonatal – além das complicações da cicatriz uterina da histerotomia, representadas por diferentes graus de enfraquecimento da parede uterina em 25% das mulheres por ocasião do parto e 9% de rotura parcial e 1% de rotura total da cicatriz uterina.

A partir desses resultados, o procedimento deixou de ser experimental e se tornou disponível em diversos centros americanos em função do apoio recebido da *MMC Maternal-Fetal Management Task Force*, que envolve as seguintes sociedades: American Academy of Pediatrics, American College of Obstetricians and Gynecologists (ACOG), American Institute of Ultrasound in Medicine, American Pediatric Surgical Association, American Society of Anesthesiologists, American Society of Pediatric Neurosurgeons, International Fetal Medicine & Surgery Society, Joint Section of Pediatric Neurosurgery (American Association of Neurologic; Surgeons/Congress of Neurological Surgeons), North American Fetal Therapy Network, Society for Maternal-Fetal Medicine, Society of Pediatric Anesthesia e Spina Bifida Association.

O tratamento cirúrgico fetal exige o trabalho de uma equipe multidisciplinar (obstetra, especialista em medicina fetal, cirurgiões especializados, como neurocirurgião pediátrico, geneticista, anestesista, pediatra, enfermeiro, fisioterapeuta, psicólogo, nutricionista, entre outros), onde cada profissional tem sua função, interagindo em todos os momentos do tratamento. Os riscos maternos não devem ser negligenciados e estão relacionados basicamente com o procedimento e o uso de medicamentos. A equipe cirúrgica deve ter preparo adequado, utilizando técnicas eficientes e seguras para abertura e fechamento do útero, incluindo cirurgiões com habilidade para correção de anomalias em fetos com menos de 26 semanas, associadas à capacidade de manter estáveis as condições hemodinâmicas maternas e fetais durante todo o procedimento (Figuras 28.2 e 28.3). É fundamental dispor de infraestrutura hospitalar de nível terciário de alta complexidade e com recursos para tratamento intensivo materno e do recém-nascido.

No Brasil, a realização dessa cirurgia conta com o apoio da Federação Brasileira das Associações de Ginecologia e Obstetrícia (FEBRASGO), que, por intermédio de sua comissão especializada em medicina fetal, emitiu a recomendação de "intervenção materno-fetal para tratamento intraútero da mielomeningocele" em abril de 2013, ficando estabelecidos os critérios para sua realização: entre 19 e 27 semanas mais 6 dias, idade materna ≥ 18 anos, mielomeningocele nos níveis T1 e S1 associada a herniação cerebral, sem outras anomalias fetais, cariótipo fetal normal, ausência de doenças maternas que contraindiquem o procedimento, ausência de riscos evidentes de prematuridade e hemorragia. A Comissão recomendou que os casos que não atendiam esses critérios deveriam ser avaliados e discutidos em *fórum multidisciplinar* antes de se proceder à cirurgia.

A partir dos resultados promissores do MOMS, o procedimento deixou de ser experimental e se tornou disponível em diversos centros de Medicina Fetal, contando com a recomendação do ACOG, confirmando recentemente a recomendação da cirurgia fetal a céu aberto como a técnica de escolha para o tratamento antenatal da mielomeningocele. Como o estudo MOMS foi conduzido de maneira rigorosa, havia a preocupação de que os resultados do estudo poderiam representar o melhor cenário e de que não poderiam ser reproduzidos fora dos rigores de uma pesquisa científica. No entanto, recentemente, o grupo do Children's Hospital da Filadélfia publicou a experiência com 100 casos operados após o estudo MOMS, relatando resultados a curto prazo comparáveis aos do estudo original.

Com base em nossa experiência na realização e no acompanhamento de seis cirurgias no ano de 2003, na Escola

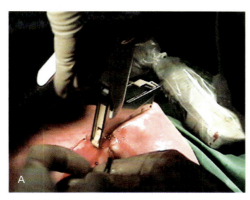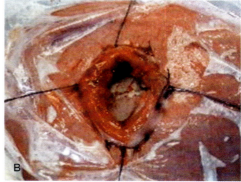

Figura 28.2 Técnicas de histerotomia utilizadas para a cirurgia fetal a céu aberto. **A** Histerotomia com grampeador. **B** Histerotomia com sutura cirúrgica. (A – Tulipan N & Bruner JP. Pediatr Neurosurg. 1998 Apr; 28[4]:177-80. B – Moron AF et al. Am J Obstet Gynecol. suppl 2015 Jan; 212 [1]:107-11.)

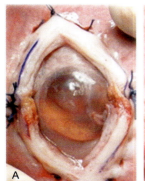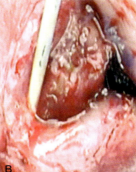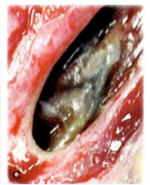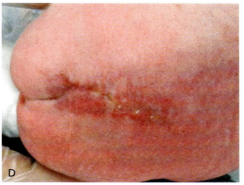

Figura 28.3A Aspecto da histerotomia e exposição da mielomeningocele. **B** Liberação da mielomeningocele do disrafismo espinhal. **C** Medula completamente liberada. **D** Mielomeningocele cicatrizada por ocasião do nascimento.

Paulista de Medicina, após treinamento da equipe cirúrgica pelos Professores Joseph Bruner e Noel Tulipan na Vanderbilt University, pudemos dar continuidade logo após a publicação do estudo MOMS, realizando até o momento 245 cirurgias em gestantes oriundas de diversos estados do Brasil e obtendo resultados semelhantes aos observados pelo estudo americano (Tabela 28.1). Destacamos particularmente a ausência de morte ou morbidade materna significativas, o tempo cirúrgico médio de 117 minutos, o nascimento de 6% antes de 30 semanas, a reversão da herniação do tronco cerebral em 73% dos casos

Tabela 28.1 Resultados comparativos maternos e perinatais de cirurgias fetais a céu aberto em fetos com mielomeningocele

	MOMS	CHOP	Moron e cols.
Rotura prematura das membranas	46,0	32,3	20,6
Trabalho de parto prematuro	48,7	37,5	17,1
Corioamnionite	2,6	4,0	2,9
Descolamento prematuro da placenta	6,4	2,0	1,0
Transfusão de sangue no parto	9,0	3,4	2,0
Deiscência de cicatriz uterina	10,5	8,0	3,5
Deiscência da cicatriz fetal	12,8	3,6	3,0
Idade gestacional média ao nascimento	34,1	34,3	34,0
IG < 30 semanas	12,8	9,4	6,0
IG 30 a 34 semanas	33,3	36,4	35,3
IG > 35 semanas	53,8	54,2	58,7
Peso ao nascimento	2.383 ± 688	2.415 (501 a 3.636)	2.210 (680 a 3.515)
Reversão da herniação do tronco cerebral	36,0	71,1	72,9
Óbito perinatal	2,6	6,1	1,9

IG: idade gestacional.

antes do nascimento, o intervalo médio entre a realização da cirurgia e o nascimento de 53 dias e óbito perinatal de 1,9%.

O acompanhamento a longo prazo, entre 3 e 5 anos de idade, revelou redução acentuada na realização de derivação ventriculoperitoneal após o nascimento (7,6%), deambulação comunitária (incluindo uso de órteses) de 82,0% e apenas 13% de cadeirantes.

De grande importância em nosso país tem sido o suporte da sociedade brasileira por intermédio do movimento de pais de crianças portadoras de mielomeningocele, os quais utilizam as redes sociais (p. ex., a ONG "Vencendo a Mielo"), é auxiliam a conscientização da população acerca dos riscos da mielomeningocele e colaboram com a divulgação dos métodos de prevenção, diagnóstico e tratamento dessa malformação.

Leitura complementar

Adzick NS, Sutton LN, Crombleholme TM, Flake AW. Successful fetal surgery for spina bifida. Lancet 1998; 352:1675-6.

Adzick NS, Thom EA, Spong CY et al. MOMS Investigators. A randomized trial of prenatal versus postnatal repair of myelomeningocele. N Engl J Med 2011 Mar 17; 364(11):993-1004.

Boulet SL, Yang Q, Mai C et al. Trends in the postfortification prevalence of spina bifida and anencephaly in the United States. Birth Defects Res A Clin Mol Teratol 2008; 82:527e32.

Cavalheiro S, da Costa MDS, Mendonça JN et al. Antenatal management of fetal neurosurgical diseases.Childs Nerv Syst 2017 Jul; 33(7):1125-41.

Cavalheiro S, da Costa MDS, Moron AF, Leonard J. Comparison of prenatal and postnatal management of patients with myelomeningocele. Neurosurg Clin N Am 2017 Jul; 28(3):439-48.

Committee Opinion No. 550: Maternal-Fetal Surgery for Myelomeningocele. Committee on Obstetric Practice, Society for Maternal-Fetal Medicine. Obstet Gynecol 2013; 121(1):218-9.

Committee Opinion No. 720: Maternal-Fetal Surgery for Myelomeningocele. Committee on Obstetric Practice, Society for Maternal-Fetal Medicine. Obstet Gynecol 2017 Sep; 130(3):e164-e167.

Danzer E, Gerdes M, Bebbington MW et al. Lower extremity neuromotor function and short-term ambulatory potential following in utero myelomeningocele surgery. Fetal Diagn Ther 2009; 25:47e53.

Danzer E, Gerdes M, Bebbington MW, Zarnow DM, Adzick NS, Johnson MP. Preschool neurodevelopmental outcome of children following fetal myelomeningocele closure. Am J Obstet Gynecol 2010; 202:450.e1e9.

Hisaba WJ, Cavalheiro S, Almodim CG et al. Intrauterine myelomeningocele repair postnatal results and follow-up at 3.5 years of age--initial experience from a single reference service in Brazil. Childs Nerv Syst 2012 Mar; 28(3):461-7.

Johnson MP, Sutton LN, Rintoul N et al. Fetal myelomeningocele repair: short term clinical outcomes. Am J Obstet Gynecol 2003; 189:482e7.

Meuli M, Meuli-Simmen C, Hutchins GM et al. In utero surgery rescues neurological function at birth in sheep with spina bifida. Nat Med 1995; 1:342e7.

Moldenhauer JS, Soni S, Rintoul NE, Spinner SS et al. Fetal myelomeningocele repair: the post-MOMS experience at the Children's Hospital of Philadelphia. Fetal Diagn Ther 2015; 37:235-40.

Moron AF, Barbosa M, Milani H, Hisaba W, Carvalho N, Cavalheiro S. Short-term surgical and clinical outcomes with a novel method for open fetal surgery of myelomeningocele. Am J Obstet Gynecol 2015 Jan; 212 (1):107-11.

Moron AF, Barbosa MM, Milani HJ et al. Open fetal surgery for congenital malformations: feasibility and perinatal outcomes. Ultrasound in Obst and Gynecol 2017; 50: (suppl 1): 34.

Rintoul NE, Sutton LN, Hubbard AM et al. A new look at myelomeningoceles: functional level, vertebral level, shunting, and the implications for fetal intervention. Pediatrics 2002; 109:409e13.

Tennant PW, Pearce MS, Bythell M, Rankin J. 20-year survival of children born with congenital anomalies: a population-based study. Lancet 2010; 375(9715):649-56.

Tulipan N, Bruner JP.Myelomeningocele repair in utero: a report of three cases. Pediatr Neurosurg 1998 Apr; 28(4):177-80.

Tulipan N, Sutton LN, Bruner JP, Cohen BM, Johnson M, Adzick NS. The effect of intrauterine myelomeningocele repair on the incidence of shunt-dependent hydrocephalus. Pediatr Neurosurg 2003; 38:27e33.

Wilson RD, Lemerand K, Johnson MP et al. Reproductive outcomes in subsequent pregnancies after a pregnancy complicated by open maternal-fetal surgery (1996-2007). Am J Obstet Gynecol 2010; 203:e1-6.

Worley G, Schuster JM, Oakes WJ. Survival at 5 years of a cohort of newborn infants with myelomeningocele. Dev Med Child Neurol 1996; 38:816e22.

CAPÍTULO 29

Terapêutica Intrauterina para Desordens Congênitas

Renato Augusto Moreira de Sá

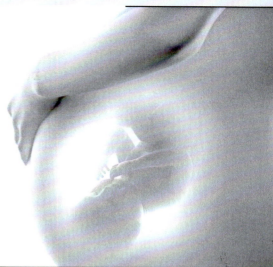

INTRODUÇÃO

Os defeitos congênitos ou malformações fetais afetam de 2% a 3% dos nascidos vivos e representam 20% de todos os óbitos infantis. Nem todas as anomalias congênitas são passíveis de correção antenatal, porém, a partir do desenvolvimento de técnicas cirúrgicas minimamente invasivas (a fetoscopia), muitas dessas intervenções passaram a ser viáveis, tornando possível a prevenção secundária ainda dentro do útero materno. Se entendermos que em alguns casos essas intervenções podem reduzir a incapacidade, auxiliando o indivíduo a se reintegrar à sociedade, e ainda que a criação de centros especializados poderia permitir intervenções fetais de maneira tempestiva, com perícia e prudência, estaríamos imputando aos centros que realizam as intervenções fetoscópicas também a possibilidade de prevenção terciária e quaternária.

O diagnóstico de anomalias congênitas durante a assistência pré-natal torna possível que essas pacientes sejam encaminhadas a centros de tratamento específico, o que pode resultar em menores mortalidade e morbidade perinatais. Além disso, a atenção especializada e precoce dos portadores de anomalias congênitas passíveis de correção antenatal é capaz de melhorar seu desenvolvimento e facilitar a inclusão social desses indivíduos.

A primeira observação direta fetal foi realizada em 1954 por Westin, ao introduzir um endoscópio (panendoscópio de McCarthy) no útero de gestantes que seriam submetidas a abortamento terapêutico entre 14 e 16 semanas de gestação.

Somente na década de 1970 aconteceu o grande desenvolvimento da fetoscopia. Scrimgeour (1973) foi o primeiro a permitir que uma gestação continuasse após o exame fetoscópico. Valenti (1973) foi o primeiro a obter amostra de sangue e pele fetais. Ambos os autores realizaram o procedimento após a exteriorização do útero por laparotomia. Somente em 1974, com o desenvolvimento do *Dyonics Needlescope*, que podia ser inserido por via transabdominal com anestesia local, a fetoscopia tornou-se factível como um procedimento clínico. A coleta do sangue fetal nos vasos da placa corial tornou possível o diagnóstico de hemoglobinopatias *in utero*. A fetoscopia e a embrioscopia foram então introduzidas como instrumento diagnóstico para visibilizar malformação externa do feto no primeiro, segundo e terceiro trimestres da gestação, como também para obter tecido fetal para diagnóstico e para realizar transfusão fetal intravascular.

Inicialmente, apenas as intercorrências fetais letais eram elegíveis para a fetoscopia. Com a evolução da cirurgia fetal e a comprovação de benefícios não só para salvar a vida do feto, mas, pelo menos, para evitar danos permanentes, outros procedimentos foram incorporados. Esses benefícios podem ser obtidos tanto pela correção anatômica da malformação como pelo impedimento da progressão da doença, deixando a reparação definitiva para o período pós-natal. Assim, as indicações da cirurgia fetal passaram a incluir não apenas as condições letais, mas também as não letais, reduzindo a morbidade nos sobreviventes.

A fetoscopia tem sido gradativamente reintroduzida na prática da Medicina Fetal, ocasionalmente para diagnóstico e frequentemente para procedimentos cirúrgicos na placenta, cordão, membranas e também no feto, sob a denominação de *cirurgia fetal minimamente invasiva*.

A cirurgia minimamente invasiva tornou-se o padrão-ouro para o diagnóstico, bem como para o tratamento em muitos campos da Medicina nas últimas décadas do século passado, o que não foi diferente com a Medicina Fetal. Esses procedimentos endoscópicos transabdominais, guiados por ultrassonografia, são denominados fetoscopia e possibilitam o acesso ao feto para indicações diagnósticas e terapêuticas, as quais serão o motivo de abordagem deste capítulo. Outros procedimentos realizados a partir de punções abdominais, também guiados por ultrassom, serão discutidos.

ÉTICA EM CIRURGIA FETAL

A cirurgia fetal envolve dilemas éticos únicos, pois, embora a mãe e o feto estejam intimamente ligados, os interesses podem conflitar. As questões controversas incluem os tipos de cirurgia permitidos, qual entidade decide sobre a autorização, quais cirurgias devem ficar restritas a centros especializados, qual o nível de autoridade da mãe na decisão, quais as mães que se encontram aptas a decidir, quais as mães que precisam de maior proteção quanto à interferência de outros membros da família e qual o papel da equipe médica na orientação quanto à decisão.

O advento da ultrassonografia fetal de rotina e melhorias técnicas em equipamentos de ultrassom aumentaram muito a capacidade de diagnosticar anomalias fetais e, como consequência, tornaram possível também o desenvolvimento das técnicas de intervenção fetal e cirurgia fetal. Somou-se a isso o aprimoramento das técnicas de anestesia e dos cuidados intensivos neonatais.

O número crescente de indicações para a terapia fetal e o aparente desejo dos pais de buscarem esses procedimentos aumentaram a preocupação com as questões éticas relacionadas com a terapia.

À medida que a cirurgia fetal passa a ser considerada para condições não letais, os problemas éticos se ampliam. Os benefícios para o feto são sempre avaliados ante os riscos da técnica para ele próprio, em relação à prematuridade e à própria gestante. Bastante ênfase também tem sido dada à proteção das gestantes contra as pressões de outros familiares. O desejo da mãe tem sido cada vez mais respeitado, principalmente após algumas publicações na área de neurociências terem revelado que a interdependência mãe-bebê é maior do que se pode estimar.

O maior envolvimento da sociedade nas decisões das questões éticas é bastante desejado. A comunidade é importante no apoio aos pais quanto ao direcionamento da decisão e na reflexão sobre quais são os padrões de qualidade de vida aceitáveis para uma determinada patologia. Um deficiente físico será tanto mais bem-sucedido quanto maior for a aceitação da sociedade. Além disso, a cirurgia fetal deve ser acessível a todas as classes; uma vez que a sociedade custeie esse procedimento, é de vital importância estabelecer as prioridades entre a cirurgia fetal e outras necessidades sociais.

Um problema distinto no que se refere à ética diz respeito à dor e ao estresse fetal. Não se sabe se o feto sente dor, mas já é possível detectar sua resposta ao estresse. Essas respostas causam alterações a curto e longo prazo no sistema nervoso central e podem afetar, no futuro, sua compreensão da dor. Reduzir a resposta ao estresse em crianças e adultos é sabidamente um benefício do tratamento, e algumas evidências sugerem que essa verdade também é válida para o feto. Entretanto, a dose adequada para a supressão da dor e/ou do estresse e o melhor método para fazê-lo (opioides ou anestesia regional) permanecem desconhecidos. A prevenção e o tratamento da dor são direitos humanos básicos e independem da idade. As pesquisas para evolução na técnica cirúrgica precisam estar acompanhadas por outras que promovam maior compreensão da propiocepção fetal e de sua resposta ao estresse.

Embora a terapia fetal possa ter um impacto enorme no tratamento pré-natal de alguns defeitos congênitos, por vezes a natureza invasiva desses procedimentos e a falta de dados suficientes sobre os resultados a longo prazo despertam incertezas de natureza médica e ética.

INDICAÇÕES E JUSTIFICATIVAS PARA TERAPIA FETAL E RESULTADOS DA TERAPÊUTICA EMPREGADA SEGUNDO REVISÃO DA LITERATURA

Fundamentos básicos

A grande justificativa que embasa a cirurgia fetal minimamente invasiva é a possibilidade de tratamento de condições letais ou com alta morbidade no feto, quando não existe nenhuma intervenção pós-natal efetiva. Já estão bem estabelecidos os critérios para a indicação da cirurgia intraútero. A terapia fetal deve atender os seguintes critérios para ser eticamente permitida:

1. Deve ser um procedimento para impedir o óbito fetal ou para prevenir ou mitigar substancialmente lesões graves ou irreversíveis para o concepto.
2. A terapia proposta deve ter risco baixo de mortalidade para o feto e risco baixo ou gerenciável de lesão grave ou sequela para o concepto.
3. A taxa de mortalidade e morbidade materna deve ser muito baixa ou gerenciável.

Em qualquer tipo de terapia fetal, devem ser considerados três conceitos éticos fundamentais: (i) respeito pela autonomia da mulher grávida; (ii) respeito pelo feto como paciente, e (iii) respeito pela consciência individual do médico.

A terapia fetal deve se limitar ao tratamento de malformações graves e condições potencialmente letais em que a terapia comprovadamente melhore a sobrevivência e/ou preserve a função normal ou muito próxima do normal.

Níveis de evidência para procedimentos minimamente invasivos

As malformações do desenvolvimento e as condições fetais favoráveis à intervenção fetal podem ser categorizadas em cinco grupos com base em evidências:

1. Condições que se beneficiam da terapia fetal com base nas evidências de nível I – a, b e c (incluindo revisões sistemáticas

de ensaios controlados randomizados – RCT, RCTS individuais ou "todas ou nenhuma" série de casos). Esse grupo inclui quatro condições:

(i) Síndrome de transfusão feto-fetal (STFF):

a. **Conceito:** nessa síndrome, ambos os fetos apresentam morfologia normal e a fisiopatologia da doença está relacionada com anastomoses vasculares entre as circulações desses fetos na placa corial. Alterações hemodinâmicas complexas produzem desequilíbrio entre as circulações fetais, levando à transfusão sanguínea de um dos fetos (doador) em direção ao outro (receptor). A STFF é diagnosticada pela ultrassonografia mediante a identificação da sequência oligoidrâmnio/polidrâmnio. A mortalidade perinatal associada a essa síndrome está em torno de 90% na ausência de tratamento.

b. **Tratamento:** coagulação a *laser* dos vasos da placa corial para interromper as anastomoses responsáveis pelo processo de transfusão. A utilização dessa técnica resultará em "duas circulações placentárias distintas", no caso da sobrevivência de ambos os fetos, ou na "proteção" da exsanguinação do feto sobrevivente, em caso de óbito de um deles. Os critérios de seleção para a cirurgia a *laser* são: idade gestacional inferior a 26 semanas, diagnóstico ultrassonográfico de monocorionicidade no primeiro trimestre, polidrâmnio no saco amniótico do receptor (maior bolsão vertical ≥ 8cm antes de 20 semanas ou ≥ 10cm após essa idade gestacional) associado a oligoidrâmnio na bolsa do doador (maior bolsão vertical ≤ 2cm).

(ii) Mielomeningocele (MMC):

a. **Conceito:** MMC corresponde à protrusão da medula através de defeito aberto do tubo neural. As consequências para o feto estão relacionadas com seu desenvolvimento e na maioria das vezes correspondem à herniação do cerebelo e à hidrocefalia decorrentes da anormalidade na dinâmica da produção do líquido cefalorraquidiano. Outras lesões estão também associadas a incapacidades sensitivas e motoras, como paralisia dos membros inferiores e disfunção de controle esfincteriano, de sensibilidade e sexual. Em alguns casos, a função cognitiva também pode ser afetada. A altura da lesão é importante fator para a determinação da gravidade da MMC. Casos mais leves com preservação do coeficiente de inteligência, preservação da função motora e continência social podem estar relacionados com isso. Um grande número de casos necessitará de derivação ventriculoperitoneal após o nascimento. Dados clínicos sugerem que o comprometimento neurológico progride durante a gravidez.

b. **Tratamento:** a correção cirúrgica antenatal foi devidamente estudada para a cirurgia a céu aberto no estudo MOMS (*Management Myelomeningocele Study*),

que comprovou a vantagem desse tipo de abordagem em comparação à pós-natal. A terapia fetal favorece o desfecho a longo prazo, evitando a exposição do tecido nervoso ao líquido amniótico, bem como o vazamento do líquido cefalorraquidiano, o que parece reduzir a chance de hidrocefalia e resultar em menor necessidade de derivação após o nascimento. Outra vantagem da cirurgia fetal é que o reparo seria menos propenso à cicatrização, evitando a chamada síndrome da medula presa. A cirurgia fetoscópica para a MMC apresenta taxa menor de deiscência da cicatriz de histerotomia quando comparada à cirurgia aberta, resultado este decorrente da não realização de histerotomia na cirurgia endoscópica. Por outro lado, a taxa de rotura prematura de membranas é inesperadamente maior após a cirurgia endoscópica do que após a cirurgia aberta.

(iii) Obstrução do trato urinário inferior (LUTO, do inglês *Lower Urinary Tract Obstruction*):

a. **Conceito:** a LUTO pode levar ao desenvolvimento renal anormal, cujos resultados persistem na infância. As duas malformações congênitas que mais comumente causam LUTO são válvula de uretra posterior e atresia uretral. A insuficiência renal pré-natal grave é frequentemente associada a oligoidrâmnio, estando associada a alta prevalência de hipoplasia pulmonar e resultando em altas taxas de mortalidade e morbidade perinatais. A LUTO geralmente é diagnosticada com 20 semanas de gestação por meio da ultrassonografia, que apresenta características típicas: megabexiga fetal e hidronefrose bilateral com ou sem aparência parenquimatosa cística nos rins, associadas ao oligoidrâmnio.

b. **Tratamento:** a abordagem antenatal visa possibilitar a drenagem da bexiga fetal por derivação vesicoamniótica. A sobrevivência parece ser maior entre os fetos nos quais a drenagem foi realizada, porém os benefícios não podem ser comprovados de maneira conclusiva. A chance de os bebês recémnascidos sobreviverem com função renal normal é muito baixa independentemente da cirurgia fetal.

(iv) Hérnia diafragmática congênita (HDC):

a. **Conceito:** de etiologia pouco conhecida, a incidência da HDC varia de 1 em 2.500 a 5.000 nascidos vivos. Oitenta e quatro por cento das lesões ocorrem do lado esquerdo do diafragma, 13% do lado direito e 3% são bilaterais. Em aproximadamente metade dos casos são encontradas outras anomalias estruturais associadas, anomalias cromossômicas ou síndromes gênicas, sendo a taxa de mortalidade nesse grupo próxima a 100%. Quando se consideram somente os casos com HDC isolada, as taxas de sobrevida neonatais variam de 60% a 70%. Essa alta mortalidade pode ser atribuída à hipoplasia e à hipertensão pulmonar, que são acompanhadas por imaturidade tecidual, bioquímica e estrutural do órgão.

b. Tratamento: as possibilidades terapêuticas para os casos de HDC consistem em tratamentos pré, peri e pós-natais. Com a cirurgia pós-natal, a sobrevida varia de 50% a 92%. Com o objetivo de melhorar o prognóstico pós-natal para fetos portadores de HDC, a cirurgia fetal para oclusão traqueal tem por meta promover o crescimento pulmonar intraútero e consiste na instalação de um balão na traqueia do feto por fetoscopia, procedimento que passou a ser chamado de FETO (do inglês *Fetoscopic EndoTracheal Occlusion* – oclusão endotraqueal fetoscópica) em casos cuja mortalidade é considerada elevada em torno da 26ª semana de gestação. O balão deve ser retirado, também por fetoscopia, cerca de 6 semanas após sua colocação.

2. Condições que se beneficiam da terapia fetal com base nas evidências de nível 2 (a e b) obtidas a partir de análises sistemáticas de estudos de coorte ou estudos de coorte. Isso inclui terapias como a transfusão intrauterina (IUT) para o tratamento da anemia aloimune fetal e infecção por parvovírus B19 e o tratamento clínico da taquicardia fetal. Nenhuma dessas exige abordagem fetoscópica.

3. Condições que podem se beneficiar da terapia fetal com base em evidências de nível 3 (a e b) derivadas de análises sistemáticas de estudos de caso-controle (a) ou estudos de casos e controles individuais (b) que demonstraram benefícios prováveis, como o caso da fetoscopia e da cistoscopia com ablação a *laser* da válvula de uretra posterior nos casos de obstrução do trato urinário inferior, patologia já descrita.

4. Condições que podem se beneficiar da terapia fetal com base em evidências de nível 4 derivadas de pequenas séries/relatos de casos:

(i) Síndrome da banda amniótica:

   a. Conceito: caracteriza um grupo de anomalias congênitas causadas por "bandas" do âmnio que aderem a estruturas fetais. As anomalias resultam de aderências ou constrições nas partes fetais acometidas: edema dos dedos das mãos e dos pés, amputação de membros e defeitos graves de face, coluna, cordão umbilical e paredes abdominal e torácica.

   b. Tratamento: só existe indicação para a abordagem fetal quando a brida "estrangula" alguma extremidade fetal ou o cordão umbilical. Nesses casos, observa-se edema dos dedos da mão ou do pé, e a isquemia progressiva pode levar à amputação de membro. A lise de banda amniótica através de fetoscopia na tentativa de impedir a amputação de um membro fetal é o tratamento a ser realizado.

(ii) Corioangioma placentário:

   a. Conceito: é um tumor geralmente benigno (hamartoma) originado dos vasos placentários. Os tumores grandes (> 4,0 a 5,0cm) podem causar polidrâmnio, anemia, insuficiência cardíaca, hidropisia fetal e restrição do crescimento intrauterino.

   b. Tratamento: a intervenção fetal está indicada quando ocorrem sinais de insuficiência cardíaca congestiva no feto. O objetivo é fazer cessar o fluxo sanguíneo dentro do tumor mediante a coagulação dos vasos placentários que o irrigam por meio da fetoscopia.

(iii) Teratoma sacrococcígeo:

   a. Conceito: é um tumor originário de folhetos embrionários ou células germinativas localizado, na maior parte das vezes, na região sacral.

   b. Tratamento: a intervenção intrauterina está indicada nos casos de hidropisia fetal com menos de 32 semanas. O principal objetivo é corrigir o estado de alto débito fetal, sendo a principal alternativa a oclusão dos vasos superficiais do tumor com *laser* por meio de fetoscopia.

(iv) Obstrução congênita das vias aéreas superiores (*Congenital High Airway Obstruction Syndrome* – CHAOS):

   a. Conceito: obstrução das vias aéreas superiores do feto pode levar à hidropisia fetal em razão da retenção do líquido habitualmente produzido pelo pulmão do feto. O aumento excessivo do volume pulmonar leva à eversão do diafragma e à compressão acentuada do mediastino, culminando com o óbito fetal.

   b. Tratamento: a colocação de um *stent* na traqueia por meio de fetoscopia, ou mesmo a ablação a *laser* da obstrução, pode levar à descompressão traqueal com sobrevida pós-natal.

(v) Estenose aórtica progressiva:

   a. Conceito: estenose da valva aórtica que pode evoluir para síndrome de hipoplasia do coração esquerdo (SHCE).

   b. Tratamento: a correção intraútero da estenose aórtica pode reverter a progressão da hipoplasia do ventrículo esquerdo. O mesmo princípio pode ser aplicado à estenose pulmonar progressiva crítica com septo ventricular intacto, o que leva à hipoplasia do coração direito. O cateterismo cardíaco fetal guiado por ultrassonografia e a dilatação valvar, realizada por via percutânea, podem promover a desobstrução no trato de saída dos ventrículos, impedindo a hipoplasia das câmaras cardíacas.

(vi) Feto acárdico – sequência da perfusão arterial reversa no gemelar (TRAP – do inglês *Twin Reversed Arterial Perfusion*):

   a. Conceito: essa condição representa uma variante da gemelidade unida. A circulação coriônica é compartilhada por meio de anastomoses arterioarteriais e venovenosas, frequentemente mediante uma inserção comum dos cordões umbilicais, estabelecendo então uma relação parasitária entre um feto aparentemente normal (feto-bomba) e uma massa acárdica, que pode apresentar diferentes graus de diferenciação tecidual. Esse arranjo vascular peculiar predispõe o feto-bomba a um estado circulatório hiperdinâmico e à consequente instalação progressiva de insuficiência cardíaca de alto débito, o que pode levar ao óbito 50% a 75% dos casos.

b. **Tratamento:** o manejo conservador desse quadro apresenta risco de óbito elevado para o feto-bomba, ao passo que a aplicação de técnicas de cirurgia fetal minimamente invasivas pode aumentar a sobrevida para 80%, principalmente quando o diagnóstico é realizado no início da gestação, possibilitando a intervenção precocemente. Entretanto, cabe atentar para a pequena quantidade de evidências cientificas acerca desse tópico e a natureza observacional de estudos conduzidos até este momento. O manejo adequado ainda não é consenso, e não foram estabelecidos protocolos padronizados. Atualmente, a fetoscopia é o método de escolha para acesso ao ambiente intrauterino e execução da técnica selecionada, buscando a interrupção do suprimento sanguíneo para o feto acárdico. A escolha do procedimento ideal e o momento da intervenção variam de acordo com a idade gestacional e o local onde será realizado o procedimento.

5. Condições em que o uso da terapia fetal ainda é considerado controverso:

(i) **Sequência de policitemia da anemia no gemelar (TAPS – do inglês *Twin Anemia-Polycythemia Sequence*):**

a. **Conceito:** forma de transfusão feto-fetal crônica, recentemente descrita, que se caracteriza por grandes diferenças da hemoglobina entre os gêmeos, sem sinais de STFF. TAPS pode ocorrer espontaneamente ou após a cirurgia a *laser* para STFF. A forma espontânea complica aproximadamente 3% a 5% das gestações gêmeas monocoriônicas, enquanto a forma pós-*laser* ocorre em 2% a 13% dos casos.

b. **Tratamento:** a resolução espontânea da TAPS pré-natal é possível, provavelmente resultante da trombose espontânea da anastomose residual. Mais estudos (idealmente um estudo randomizado multicêntrico) são necessários para determinar a escolha do manejo ideal para TAPS. A abordagem fetoscópica com a coagulação dos vasos da placa corial parece ser a opção mais viável para os casos graves.

DESCRIÇÃO DA TÉCNICA

A cirurgia fetal minimamente invasiva tornou-se uma realidade clínica em grandes unidades de Medicina Fetal sele-

cionadas. Foram estabelecidas várias indicações para cirurgia fetal e várias outras estão sob investigação, como exposto anteriormente.

A cirurgia fetal minimamente invasiva é fundamentada no princípio da preservação da homeostase fetal mediante a preservação do ambiente uterino e na redução da morbidade materna por não exigir grande incisão uterina nem altas doses de tocolíticos.

Fetoscopia em ambiente líquido

Para a fetoscopia são utilizados um trocarte de 3 a 5mm de diâmetro, bomba de irrigação e instrumental fetoscópico variável, geralmente sob orientação ultrassonográfica.

A cirurgia "dentro d'água" necessita de perfusão constante e troca do líquido amniótico quando este se tornar turvo. A amnioinfusão aumenta linearmente a pressão intrauterina (pressão basal de 8 a 10cm de água). Minimizar a sobredistensão é vital para preservar o fluxo uteroplacentário e prevenir a dissecção entre as membranas, sendo a amnioinfusão de 100 a 200mL/min de solução fisiológica na temperatura corporal a técnica mais indicada. A insuflação do útero com gás deve ser evitada, pois resultará em interferência na imagem.

Inicialmente, procede-se à anestesia local com 10mL de xilocaína a 1%, profundamente, até alcançar o miométrio com uma agulha de injeção intramuscular. O trajeto da agulha é monitorado continuamente pelo ultrassom, o que ajuda a planejar a introdução da cânula. Preferimos utilizar cânulas plásticas semiflexíves descartáveis, comercializadas para acesso vascular, e bainha apropriada para guiar a introdução. Também sob guia ultrassonográfico, a cânula e o trocarte são introduzidos e progridem, exercendo-se pressão controlada, de maneira a não empurrar ou tensionar as membranas.

Uma vez no interior da cavidade amniótica, o trocarte é então removido e é introduzida a bainha operatória, a qual contém dois lúmens por onde serão introduzidos o fetoscópio e o instrumental adicional, como, por exemplo, a fibra óptica do *laser* nos casos de fotocoagulação de vasos da placa corial ou do cordão. O fetoscópio consiste em um endoscópio semirrígido de aproximadamente 2mm com a ocular remota, acoplado a uma microcâmera.

Os movimentos devem ser delicados e todo o tempo monitorados por ultrassom, endereçando a bainha operatória à região pretendida.

Fetoscopia em ambiente de CO_2

Diferentemente da técnica em ambiente líquido, a cirurgia fetoscópica em ambiente de CO_2 torna possível uma avaliação mais ampla da cavidade uterina e do feto. Inicialmente, três ou quatro trocartes são introduzidos sob guia ultrassonográfica, podendo ser necessária amnioinfusão prévia para possibilitar sua introdução em gestante previamente anestesiada. A técnica anestésica empregada deve permitir que o feto também seja anestesiado.

Inicialmente, o líquido amniótico é retirado e o gás carbônico é forçado a penetrar na cavidade através dos trocartes, usando-se insuflador com pressão controlada e criando uma "bolsa de ar" intrauterina. A pressão é aumentada até se estabelecer a pressão de abertura, que não deve passar de 2 a 4mmHg, se for necessário aumentar o tamanho do bolsão de ar.

Procede-se então à introdução da óptica, da pinça, da tesoura e/ou do porta-agulhas através dos trocartes para dissecção e sutura das estruturas que serão abordadas.

Ao final do procedimento, a restituição de líquido amniótico é realizada por meio de infusão de solução fisiológica em temperatura corporal e antibiótico, forçando o CO_2 a sair pelos trocartes.

Seguem-se a avaliação ultrassonográfica da vitalidade fetal e o fechamento da pele nos orifícios dos trocartes.

Procedimentos guiados por ultrassom

A técnica envolve a colocação de um cateter duplo *pig tail* sob orientação do ultrassom e anestesia local, com a extremidade distal na cavidade a ser drenada e a extremidade proximal na cavidade do líquido amniótico para permitir a drenagem. Antes da inserção do trocarte e da cânula, recomenda-se que o local de entrada seja examinado por meio de Doppler colorido para evitar traumas vasculares. O cateter é inserido na camisa ecorrefringente à ultrassonografia. Ao atingir o ponto de interesse, a guia vai sendo retirada, enquanto o cateter vai sendo introduzido através da porção externa da camisa de punção.

Oligoidrâmnio acentuado e anidrâmnio representam as principais dificuldades técnicas para a colocação do cateter. Por essa razão, geralmente se torna necessária a amnioinfusão imediatamente antes da colocação do *shunt*.

Outra possibilidade consiste no uso de punção guiada por ultrassom para coagulação a *laser* de vasos da circulação fetal. A fibra de *laser* é inserida no agulha-guia, ecorrefringente à ultrassonografia. Ao atingir a região do vaso a ser coagulado, o mandril da agulha-guia é retirado, enquanto a fibra óptica é introduzida. São realizados disparos de *laser* até que se identifique o desaparecimento do fluxo ao Doppler colorido.

COMPLICAÇÕES

A cirurgia fetoscópica comprovou sua superioridade na cirurgia a *laser* dos vasos da placa corial, no tratamento pré-natal da HDC, e vem sendo considerada uma evolução da cirurgia a céu aberto nos casos de MMC. Sua natureza menos invasiva tornou a cirurgia fetoscópica mais aceitável para pais e clínicos. No entanto, algumas intervenções cirúrgicas fetais mais complexas permanecem impossibilitadas com os equipamentos atuais. A fetoscopia é uma técnica invasiva com consequências inerentes, como rotura prematura das membranas e trabalho de parto prematuro.

Embora o diagnóstico e a terapia fetal criem oportunidades para o tratamento de fetos com defeitos congênitos, uma série de fatores atenuantes precisa ser considerada antes que possam ser dadas as recomendações pertinentes. Entre esses fatores estão a natureza heterogênea das malformações, a invasividade da intervenção cirúrgica proposta, as complicações potenciais associadas à terapia fetal e a escassez de dados sobre os resultados a longo prazo.

Eventos adversos

Os eventos adversos são definidos como condições presentes a qualquer momento após o tratamento, mas não na condição basal (momento da seleção) ou que tenham sido resolvidas previamente à seleção, mas que reapareçam posteriormente. São considerados efeitos adversos graves aqueles responsáveis por período de internação prolongado ou que exijam intervenção significativa. Potenciais complicações relacionadas com a anestesia também são consideradas eventos adversos graves.

A designação de eventos adversos não implica efeito causal direto.

Eventos adversos maternos graves

Os eventos adversos relacionados com o procedimento cirúrgico devem ser definidos como um ou mais dos seguintes achados durante a gravidez, parto ou nos primeiros 28 dias que se seguem ao nascimento:

- **Hemorragia:** perda sanguínea documentada ≥ 1.500cc, laparotomia por hemorragia, necessidade de transfusão sanguínea ou necessidade de dilatação/curetagem após o parto.
- **Lesão do trato geniturinário:** lesão intraoperatória vesical, ureteral ou intestinal que necessite reparo e fístula envolvendo o trato urinário.
- **Tromboembolismo:** trombose venosa profunda, tromboflebite ou embolia pulmonar que necessitem de terapia anticoagulante.
- **Infecção sistêmica:** temperatura axilar $\geq 38,5$ºC em pelo menos duas ocasiões com 24 horas de intervalo ou pneumonia (confirmada por raios X) ou sepse (confirmada por hemocultura).
- **Problemas médicos potencialmente letais:** como síndrome de angústia respiratória do adulto, embolia de líquido amniótico, coagulação intravascular disseminada e obstrução intestinal.
- **Infecção da ferida operatória:** que necessite prorrogação do tempo de internação, readmissão hospitalar ou repetidos retornos ambulatoriais ou deiscência da ferida.
- **Infecção intrauterina.**
- **Amniorrexe prematura:** rotura prematura das membranas antes de 37 semanas de idade gestacional.
- **Efeitos colaterais de quaisquer medicações necessárias antes, durante ou após a cirurgia.**
- **Complicações da anestesia geral.**

Efeitos adversos para o feto

- **Óbito fetal.**
- **Prematuridade:** a cirurgia fetal pode resultar em parto prematuro. Quanto mais cedo nascer, maiores serão os problemas associados à prematuridade.
- **Separação da membrana:** o descolamento da membrana pode resultar em parto prematuro ou, em casos de aderência ao feto, na síndrome da banda amniótica.

CONSIDERAÇÕES FINAIS

Qualquer transição da inovação para o padrão de cuidados na terapia fetal deve ser realizada de maneira eticamente responsável e fundamentada em evidências científicas adequadas.

Leitura complementar

Adzick NS, Thom EA, Spong CY et al. A randomized trial of prenatal versus postnatal repair of myelomeningocele. N Engl J Med 2011 Mar 17; 364(11):993-1004.

Araujo-Junior E, Eggink A J, Vandendobbelsteen J, Martins W P, Oepkes D. Procedure-related complications of open vs endoscopic fetal surgery for treatment of spina bifida in an era of intrauterine myelomeningocele repair: systematic review and meta-analysis. Ultrasound Obstet Gynecol 2016; 48: 151-60.

Chervenak FA, McCullough LB. Responsibly counselling women about the clinical management of pregnancies complicated by severe fetal anomalies. J Med Ethics 2012 Jul; 38(7):397-8.

Chervenak FA, McCullough LB. A comprehensive ethical framework for fetal research and its application to fetal surgery for spina bifida. Am J Obstet Gynecol 2002; 187(1):10-4.

Chervenak FA, Mccullough LB. Clinical opinion on ethically justified practical approach to offering, recommending, performing, and referring for induced abortion and feticide. YMOB 2009; 201(6):560.e1-560.e6.

Chervenak FA, McCullough LB. Ethical issues in recommending and offering fetal therapy. West J Med 1993 Sep; 159(3):396-9.

Harrison MR. Atlas of fetal surgery. New York: Chapman and Hall, 1996.

Harrison MR. The University of California at San Francisco Fetal Treatment Center: a personal perspective. Fetal Diagn Ther 2004; 19:513-24.

Laurence KM et al. Hirschsprung's disease associated with congenital heart malformation, broad big toes, and ulnar polydactyly in sibs: a case for fetoscopy. J Med Genet 1975; 12(4):334-8.

Moaddab A, Nassr AA, Belfort MA, Shamshirsaz AA. Ethical issues in fetal therapy. Best Practice & Research Clinical Obstetrics & Gynaecology 2017; doi: 10.1016/ j.bpobgyn.2017.02.005.

Moaddab A, Nassr AA, Espinoza J et al. Twin anemia polycythemia sequence: a single center experience and literature review. Eur J Obstet Gynecol Reprod Biol. 2016; 205(10):158-64.

Morris RK, Malin GL, Quinlan-Jones E et al. The Percutaneous shunting in Lower Urinary Tract Obstruction (PLUTO) study and randomised controlled trial: evaluation of the effectiveness, cost-effectiveness and acceptability of percutaneous vesicoamniotic shunting for lower urinary tract obstruction. Lancet 2013; 382(9903):1496-506.

Nassr AA, Shazly SAM, Abdelmagied AM et al. Effectiveness of vesico-amniotic shunt in fetuses with congenital lower urinary tract obstruction: An updated systematic review and meta-analysis. Ultrasound Obstet Gynecol 2017 Jun; 49(6):696-703.

Nygaard I. Balancing innovation and harm. Am J Obs Gynecol 2014; 210(5): 383-4.

Oxford Centre for Evidence-based Medicine – Levels of Evidence (March 2009) – CEBM [Internet]. [cited 2016 Dec 16]. Available from: http:// www.cebm. net/oxford-centre-evidence-based-medicine-levels-evidence-march-2009/.

Rodeck CH, Campbell S. Early prenatal diagnosis of neural-tube defects by ultrasound-guided fetoscopy. Lancet 1978; 1(8074):1128-9.

Ruano R, Sananes N, Sangi-Haghpeykar H et al. Fetal intervention for severe lower urinary tract obstruction: a multicenter case- control study comparing fetal cystoscopy with vesicoamniotic shunting. Ultrasound Obstet Gynecol 2015; 45:452-8.

Ruano R, Yoshisaki CT, da Silva MM et al. A randomized controlled trial of fetal endoscopic tracheal occlusion versus postnatal management of severe isolated congenital diaphragmatic hernia. Ultrasound Obst Gynecol 2012; 39(1):20-7.

Senat MV, Deprest J, Boulvain M, Paupe A, Winer N, Ville Y. Endoscopic laser surgery versus serial amnioreduction for severe twin-to-twin transfusion syndrome. N Engl J Med 2004; 351:136-44.

Shamshirsaz A, Belfort M, Ball R. Fetal surgery. In: Apuzzio J, Vintzileos A, Iffy L (eds.) Operative obstetrics. 4. ed. London: Taylor & Francis Group, 2016.

Van Allen MI, Smith DW, Shepard TH. Twin reversed arterial perfusion (TRAP) sequence: a study of 14 twin pregnancies with acardius. Semin Perinatol 1983; 7:285.

Westin B. Hysteroscopy in early pregnancy. Lancet 1954; 11:872.

CAPÍTULO 30

Terapia Intrauterina nas Cardiopatias Congênitas

Alberto Galindo Izquierdo
David Escribano Abad
Ignacio Herráiz García
Enery Gómez Montes

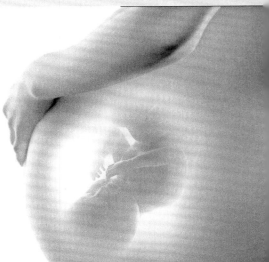

INTRODUÇÃO

A intervenção cardíaca fetal (ICF) baseia-se na concepção dinâmica da história natural das cardiopatias congênitas (CC), muitas das quais progridem no período pré-natal. Isso acontece nos casos de obstrução grave das valvas semilunares e nos que cursam com restrição de fluxo interatrial. Assim:

- O ventrículo afetado pela obstrução ao fluxo de saída pode evoluir para uma situação de hipoplasia extrema, que impede a circulação biventricular (CBV) e que obrigaria a adoção de estratégias cirúrgicas paliativas que levem a uma circulação univentricular (CUV).
- O aumento da pós-carga no ventrículo direito (VD) pode levar a uma incompetência tricúspide, culminando com o surgimento de insuficiência cardíaca direita e hidropisia fetal.
- O fechamento prematuro do forame oval pode condicionar o desenvolvimento de hipertensão pulmonar e hipoxia extrema no período neonatal.

A intervenção pré-natal pode alterar a história natural dessas CC, e tanto a valvoplastia como a atriosseptostomia intrauterina com balão/colocação de *stent* no septo interatrial são técnicas conceitualmente válidas com esse objetivo. Desde a primeira descrição de um procedimento fechado de ICF, em 1989, um número limitado de centros colocou em prática um programa de ICF. No entanto, os centros com mais experiência solucionam apenas um entre uma centena de casos. Isso se deve a vários fatores: em primeiro lugar, as CC candidatas ao ICF dificilmente representam 7% a 10% de todas as CC. Em segundo lugar, essas CC nem sempre são diagnosticadas no pré-natal e, caso sejam detectadas, nem sempre se trata de um diagnóstico suficientemente precoce. Em terceiro lugar, a ICF nem sempre se encontra disponível, mesmo quando o diagnóstico é suficientemente precoce. Por último, com frequência, a ICF não é aceita pelos pais, que preferem a interrupção legal da gravidez (ILG) depois do diagnóstico da CC.

JUSTIFICATIVA PARA A INTERVENÇÃO CARDÍACA FETAL

A intervenção fetal está justificada nos casos de CC de caráter evolutivo que possam progredir para formas muito graves e para as quais, depois do pós-natal, possam ser oferecidas apenas opções paliativas com resultados subótimos. Mesmo assim, o defeito anatômico terá de ser "simples" e detectável no pré-natal com precocidade suficiente. O objetivo da ICF não é a correção intrauterina dessas CC de prognóstico desfavorável, nem sua cura definitiva, nem a substituição do tratamento pós-natal, mas a mudança de sua história natural para que também melhorem as opções cirúrgicas pós-natais que, na melhor das hipóteses, em vez de direcionadas para a reconstrução paliativa univentricular, levarão à consolidação da CBV. Nesse sentido, os pais devem ser informados de que todos os recém-nascidos submetidos a uma valvoplastia na vida fetal, inclusive aqueles cujo procedimento obteve sucesso técnico, necessitarão de procedimentos adicionais pós-natais no coração com o objetivo último de alcançar uma CBV.

Na estenose das valvas semilunares, ao ser alcançada a normalização dos fluxos através dessas valvas por intermédio do ICF, supõe-se uma diminuição da pressão intraventricular, favorecendo assim o crescimento e a função do ventrículo, o que pode resultar em uma CBV. Por conseguinte, será possível melhorar a qualidade de vida do paciente em relação ao que ocorreria com uma CUV, e quanto melhor a situação funcional, provavelmente também melhor será o desenvolvimento global do indivíduo.

Nos casos de ventrículo esquerdo hipoplásico, o fechamento prematuro do forame oval pode condicionar o desenvolvimento de hipertensão pulmonar e hipoxia extrema no período neonatal, as quais podem ser evitadas por meio de uma atriosseptostomia intrauterina.

INDICAÇÕES

A ICF está indicada em três patologias:

1. Estenose aórtica crítica.
2. Estenose pulmonar crítica/atresia pulmonar membranosa com septo interventricular intacto.
3. Forame oval restritivo em uma síndrome de ventrículo esquerdo hipoplásico.

Uma vez diagnosticadas no pré-natal as entidades que podem ser candidatas a sofrer uma intervenção antes do nascimento, convém identificar:

- Quais os pacientes que apresentavam doença grave para que a ICF fosse planejada, ou seja, aquela que, caso seja deixada evoluir livremente, será acompanhada por deterioração progressiva que leve a uma hipoplasia ventricular grave, insuficiência cardíaca ou hipertensão pulmonar grave.
- Quais os pacientes se encontram em uma fase em que é possível considerar que o ventrículo é ainda resgatável, ou seja, a ICF bem-sucedida pode melhorar o crescimento e a função ventricular ou a hemodinâmica cardiovascular, aumentando assim a possibilidade de CBV e/ou minimizando as lesões secundárias à CC.

Estenose aórtica crítica (EAC)

É essencial diferenciar a EAC da atresia aórtica já que, embora o aspecto ecográfico seja muito semelhante em ambas as entidades, somente na EAC é possível atravessar o anel valvar com o cateter-balão. A utilização de Doppler colorido e/ou pulsado permitirá verificar a existência de fluxo anterógrado transvalvar no caso da EAC.

A seleção de fetos com EAC candidatos à ICF se dá de acordo com uma combinação de parâmetros cardiométricos e hemodinâmicos, de modo que os primeiros assinalam se o ventrículo esquerdo (VE) é ainda resgatável por meio de uma valvoplastia aórtica ou se, pelo contrário, já é tarde, e os hemodinâmicos indicam que a situação é grave o suficiente para assegurar que, se deixado evoluir livremente, o VE acabará ficando hipoplásico. Assim, é essencial que o diagnóstico pré-natal da EAC seja feito a tempo, caso exista uma situação em que o VE ainda seja recuperável por meio de uma valvoplastia aórtica. Essa condição de "recuperabilidade" é avaliada pelas dimensões do VE, da valva mitral e do anel valvar aórtico, segundo os critérios publicados pelo grupo de Boston (Quadro 30.1). O grupo de Linz acrescenta a esses critérios a presença de um

Quadro 30.1 Critérios para a seleção de fetos com estenose aórtica crítica para intervenção cardíaca fetal

1. Anatomia cardíaca: estenose aórtica crítica valvar sem obstrução subvalvar
2. Fluxo anterógrado da valva aórtica
3. Critérios que determinam evolução natural para um VE hipoplásico, levando no pós-natal a uma CUV:
   - função do ventrículo esquerdo qualitativamente deprimida e
   - fluxo reverso arco aórtico ou
   - dois dos seguintes: fluxo mitral monofásico, inversão do fluxo interatrial, forame oval restritivo ou fluxo bidirecional em veias pulmonares
4. Critérios de ICF potencialmente viável com resultado de CBV pós-natal (ventrículo "resgatável"):
   - Z escore eixo longo ventrículo esquerdo ≥ –2
   - Z escore anel mitral ≥ –3
   - gradiente de pressão transaórtico de pelo menos 10mmHg ou de insuficiência mitral de pelo menos 15mmHg

CBV: circulação biventricular; CUV: circulação univentricular; VE: ventrículo esquerdo.
Fonte: Freud e cols., 2014; Friedman e cols., 2017.

Z escore > –2 para o eixo longo do VE e uma razão VE/VD > 0,815 (Figura 30.1).

Do ponto de vista preditivo, observou-se que quanto maiores as estruturas do coração esquerdo e melhor a função do VE mais provável é o sucesso biológico da valvoplastia com a obtenção de uma CBV. O grupo de Boston descreveu um sistema de pontuação prognóstico (Quadro 30.2) que confere 1 ponto para cada variável. Uma pontuação ≥ 4 ultrapassa a taxa de CBV em 42%, e quando < 4, a taxa é de 0%. De fato, para que um VE seja considerado "resgatável" com uma ICF, propõe-se o emprego, em lugar dos critérios descritos no tópico 4 do Quadro 30.1, do Z escore do eixo longo do VE ≥ –2 e de ≥ 4 critérios mostrados no Quadro 30.2.

Foi constatada também a importância das condições de pré-carga do VE em sua capacidade de recuperação depois da valvoplastia. Nesse sentido, quanto maior o fluxo anterógrado através da valva mitral, maior a probabilidade da CBV e, pelo contrário, quanto mais restritiva ou estenosada a valva, menor a taxa de sucesso biológico.

Esses sistemas de classificação diagnóstica e prognóstica da EAC diagnosticada no pré-natal não incluem parâmetros como a fibroelastose subendocárdica. Esta é observada, com frequência, no VE desses pacientes e, apesar de existir uma classificação que possibilite sua gradação, permanece a subjetividade na avaliação desse parâmetro comparativamente a outros cuja objetividade é maior. Não obstante, é lógico pensar que aqueles ventrículos com fibroelastose mais grave mostrarão pior capacidade de recuperação, especialmente quando se trata de casos diagnosticados precocemente.

Quanto à idade gestacional ao diagnóstico, não existe um momento único na gravidez que assegure o diagnóstico da EAC com um VE ainda "resgatável". Assim, as formas mais graves de EAC têm de ser diagnosticadas nas primeiras semanas do segundo trimestre, habitualmente ao redor da 20ª semana, pois, em caso de diagnóstico mais tardio, muito provavelmente o VE já estará hipoplásico. No entanto, as formas de

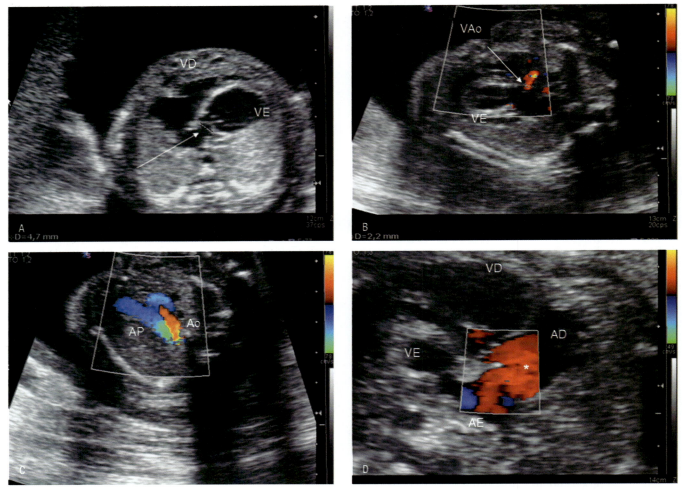

Figura 30.1 Critérios de seleção para ICF na estenose aórtica crítica. **A** Medição do anel mitral (*seta*). (*VE*: ventrículo esquerdo; *VD*: ventrículo direito.) **B** Fluxo anterógrado através da valva aórtica (*VAo*). (*VE*: ventrículo esquerdo.) **C** Enchimento retrógrado do arco transverso desde o ducto arterioso. (*Ao*: arco aórtico; *AP*: artéria pulmonar.) **D** Fluxo invertido através do forame oval da aurícula esquerda para a aurícula direita. (*VE*: ventrículo esquerdo; *VD*: ventrículo direito; *AE*: aurícula esquerda; *AD*: aurícula direita.)

Quadro 30.2 Critérios preditivos de circulação biventricular em fetos com estenose aórtica crítica submetidos a valvoplastia aórtica intrauterina tecnicamente bem-sucedida

1. Z escore eixo longo VE > 0
2. Z escore eixo curto VE > 0
3. Z escore anel aórtico > –3,5
4. Z escore anel mitral > –2
5. Gradiente sistólico máximo no ventrículo esquerdo > 20mmHg

Fonte: Friedman e cols., 2017.

EAC que procedem de estenoses aórticas moderadas evoluídas podem ser diagnosticadas ao final do segundo trimestre ou até mesmo no terceiro trimestre e o VE ainda apresentar condições para ser recuperado. Isso, evidentemente, tem impacto nos resultados da valvoplastia aórtica fetal, de modo que, nos casos diagnosticados mais tarde e portanto tratados também com a gestação mais avançada, os resultados da valvoplastia aórtica serão melhores tanto no que se refere às taxas de circulação biventricular como nas complicações relacionadas com o procedimento. Isso acontece porque um dos determinantes principais do sucesso da valvoplastia é o tamanho do "alvo" – quanto maior, melhor – e também porque, quanto mais avançada estiver a gestação, muito maior será a tolerância do feto ao procedimento. Cabe lembrar, nesse ponto, que nenhum grupo espera, uma vez estabelecido o diagnóstico pré-natal da EAC e uma vez constatado que o feto reúne critérios para uma valvoplastia, alcançar uma idade gestacional maior com o objetivo de melhorar as expectativas do procedimento, visto que essa demora pode supostamente indicar a perda da oportunidade terapêutica de o VE evoluir, nesse período, para uma hipoplasia.

Um aspecto controverso diz respeito a como atuar em casos de EAC com disfunção diastólica grave manifestada como insuficiência mitral grave, que pode persistir apesar do sucesso de uma valvoplastia aórtica pré-natal e que expõe o paciente ao risco de hipertensão pulmonar grave, inclusive depois de se conseguir a CBV. Alguns autores definiram essa situação como de VE "abrasado", que se caracteriza pela existência de um VE esférico, grande, com fibroelastose difusa e diminuição da pressão no ventrículo medida a partir do jato de insuficiência mitral. Nesses casos, não se cabe ao certo qual seria a melhor situação circulatória para esses pacientes, se uma CBV com hipertensão pulmonar grave ou se uma boa circulação univentricular.

Por fim, é importante ressaltar que nem todos os *softwares* disponíveis para o cálculo dos Z escores fornecem os mesmos resultados uma vez introduzidos os dados cardiométricos para determinada idade gestacional ou para determinada biometria fetal. Por esse motivo, é sempre importante usar o mesmo *software* e mostrá-lo no relatório.

Estenose pulmonar crítica/atresia pulmonar com septo íntegro (EPC/APSI)

Nesse caso, admite-se a realização de ICF quando existir atresia do tipo membranosa, a qual representa 75% das APSI e com frequência indica o estágio final de uma EPC. Na atresia membranosa, os orifícios valvares são móveis, embora não chegue a haver a separação na sístole, e o desenvolvimento do infundíbulo, do anel valvar e do tronco pulmonar é maior do que na atresia muscular.

Na EPC/APSI acontecem duas situações principais: na primeira, a valva tricúspide é competente sem insuficiência e existe risco de evolução para hipoplasia do VD, com conotações similares às anteriormente descritas para a EAC. Na segunda, a valva é incompetente com insuficiência tricúspide grave e suas complicações se assemelham às de alguns fetos com anomalia de Ebstein ou displasia tricúspide, que evoluem para insuficiência cardíaca direita e hidropisia secundária ao aumento da pressão venosa.

No primeiro cenário, a seleção de candidatos para intervenção fetal baseia-se nos sistemas de pontuação multiparamétricos, existindo vários relatos na literatura e menos consenso do que com a EAC. Esses sistemas multiparamétricos incluem dados cardiométricos e funcionais embasados fundamentalmente na comparação entre o tamanho das estruturas "direitas" e "esquerdas" e na relação entre o tempo de enchimento ventricular direito e a duração do ciclo cardíaco (Quadro 30.3). O mais utilizado é o descrito por Roman e cols., em que a presença de três dos quatro critérios torna possível predizer a evolução para CUV com sensibilidade de 100% e especificidade de 75%.

O sistema proposto por nosso grupo é similar, embora não inclua a avaliação de fístulas ventriculocoronárias, que nem sempre são facilmente visibilizadas no pré-natal, e acrescenta a avaliação de outro parâmetro mais simples, como a proporção

Quadro 30.3 Resumo dos critérios preditivos publicados sobre o tipo de circulação pós-natal em fetos diagnosticados com EPC/APSI

Estudo	Preditores de CBV	Preditores de CUV	Comentários
Peterson e cols. (2006)		Z escore VT ≤ −4 após a 23ª semana ou VT ≤ 5mm após a 30ª semana ou Comprimento VD/VE < 0,5 e/ou ausência de regurgitação tricúspide	
Salvin e cols. (2006)	Z escore VT > −3 Taxa de crescimento de VT		Maior probabilidade de CBV
Roman e cols. (2007)		Comprimento VD/VE < 0,6 VT/VM < 0,7 Tempo de enchimento VD/ tempo ciclo cardíaco < 31,5% Presenças de fístulas ventriculocoronárias	Antes da 31ª semana, se 3/4 dos critérios estão presentes: 100% de sensibilidade E 75% de especificidade para CUV
Gardiner e cols. (2008)	Z escore VP > −1 ou Z escore VT > −3,4 (< 23 semanas) Z escore médio VT > −3,95 (< 26 semanas) Z escore médio VP > −2,8 e taxa média VT/VM > 0,7 (26 a 31 semanas) Z escore médio VT > −3,9 e taxa média VT/VM > 0,59 (> 31 semanas)		
Iacobelli e cols. (2008)		Ausência de regurgitação tricúspide TV/MV < 0,56	
Gómez-Montes e cols. (2011)		VT/VM ≤ 0,83 Comprimento VD/VE ≤ 0,64 VP/VA ≤ 0,75 Tempo de enchimento VD/ tempo do ciclo cardíaco ≤ 36,5%	Antes da 28ª semana, se 3/4 dos critérios estão presentes: 100% de sensibilidade e 92% de especificidade para CUV (se 4/4, 100% sensibilidade e especificidade)
Lowenthal e cols. (2014)	TV/MV > 0,63 Fluxo anterógrado em VP Regurgitação tricúspide mais do que moderada		

CBV: circulação biventricular; CUV: circulação univentricular; VT: valva tricúspide; VD: ventrículo direito; VE: ventrículo esquerdo; VM: valva mitral; VP: valva pulmonar; VA: valva aórtica.

anel pulmonar/anel aórtico. Sua aplicação no segundo trimestre torna possível predizer a evolução para CUV com sensibilidade e especificidade de 100% na presença dos quatro critérios e especificidade de 92%, mantendo a sensibilidade de 100%, com a presença de três critérios (Figura 30.2).

No segundo cenário, a seleção de candidatos à ICF pode ser fundamentada na apreciação direta da hidropisia ou, em casos mais duvidosos, utilizando o sistema de pontuação descrito por Huhta, que inclui a presença de edema subcutâneo ou derrame(s) em cavidade(s) serosa(s), Doppler venoso, Doppler na artéria umbilical, tamanho cardíaco e função cardíaca. Uma pontuação ≤ 7 indica a existência ou alto risco de insuficiência cardíaca e, assim, pode ter indicação de ICF.

Forame oval restritivo na síndrome do ventrículo esquerdo hipoplásico (FOR-SVEH)

O fechamento do forame oval é uma complicação presente em 6% dos fetos com SVEH, embora até 15% a 20% apresentem um componente importante de restrição ao fluxo com repercussão clínica. Essa situação piora consideravelmente o prognóstico da SVEH, de modo que a mortalidade perioperatória inicial desses pacientes ultrapassa os 60%, mesmo com o diagnóstico pré-natal e a ótima gestão perinatal. A mortalidade elevada é produto da impossibilidade de o sangue procedente das veias pulmonares acessar o território sistêmico, constituindo uma urgência cirúrgica extrema. Nesses casos, a descompressão auricular esquerda mediante uma atriosseptostomia ou a colocação de *stent* no septo interatrial realizada em vida fetal pode favorecer a correta oxigenação fetal e deter as mudanças responsáveis pela hipertensão pulmonar.

O diagnóstico dessa complicação e, portanto, a seleção de candidatos à atriosseptostomia fetal são feitos a partir da análise da onda de velocidade de fluxo das veias pulmonares. O perfil Doppler dessas veias, em condições normais, é similar ao do ducto venoso, isto é, de caráter trifásico com primeiro pico de fluxo anterógrado que coincide com a sístole ventricular (S), o segundo mais plano, também anterógrado, durante a diástole ventricular (D), e finalmente, durante a contração atrial, ocorre a cessação do fluxo ou um pequeno fluxo revertido ao final da diástole (A) (a onda A revertida não é um achado

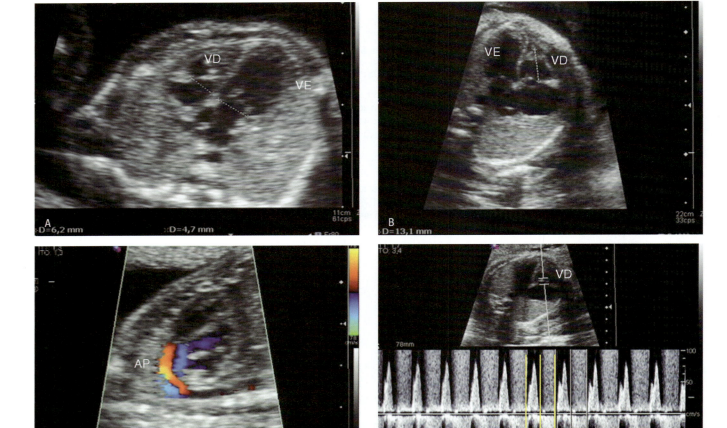

Figura 30.2 Critérios de seleção para ICF na estenose pulmonar crítica/atresia pulmonar com septo íntegro. **A** Medição dos anéis tricúspide e mitral. (*VE*: ventrículo esquerdo; *VD*: ventrículo direito.) **B** Relação entre os comprimentos dos ventrículos direito e esquerdo. (*VE*: ventrículo esquerdo; *VD*: ventrículo direito.) **C** Enchimento retrógrado ducto-dependente do tronco pulmonar em feto com atresia membranosa da valva pulmonar e septo íntegro. (*AP*: artéria pulmonar.) **D** Cálculo da relação tempo de enchimento do ventrículo direito (1-2)/tempo do ciclo cardíaco (1-3) com Doppler pulsado. (*VD*: ventrículo direito.)

sistemático; na verdade, só aparece em 18% dos fetos normais – Figura 30.3). Pelo contrário, a observação de uma onda de fluxo constituída por um componente anterógrado coincidindo com a sístole ventricular (S), seguida de ausência de fluxo coincidente com a primeira fase da diástole e finalmente uma onda retrógrada durante a contração atrial (A), é indicativa de forame oval fechado (Figura 30.4). Além disso, visando detectar restrições graves ao fluxo interatrial, pode-se recorrer à análise quantitativa da onda Doppler das veias pulmonares e assim constatar que o melhor parâmetro para predizer essa complicação é a relação entre as integrais velocidade-tempo da onda anterógrada e da onda reversa, de maneira que, quando < 5, converte uma probabilidade pré-teste de 10% em uma pós-teste de 74%.

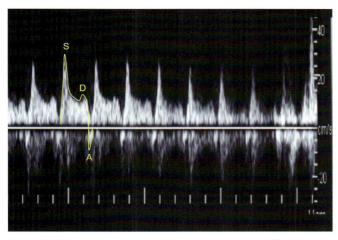

Figura 30.3 A imagem mostra a onda de velocidade de fluxo trifásica característica das veias pulmonares em condições normais. (*S*: onda correspondente à sístole ventricular; *D*: onda correspondente à primeira fase da diástole; *A*: onda correspondente à segunda fase da diástole [contração auricular] mostrando, neste caso, fluxo reverso.)

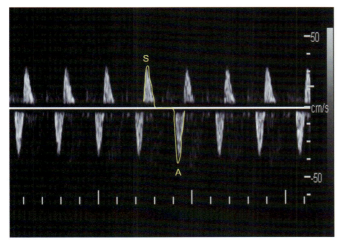

Figura 30.4 A imagem mostra o padrão de fluxo das veias pulmonares quando existe um forame oval restritivo grave ou até mesmo fechado. Observe como a onda D, que em condições normais é uma onda anterógrada coincidindo com a diástole ventricular, desapareceu e verifica-se exclusivamente um fluxo bifásico formado pela onda S anterógrada e uma onda A durante a contração atrial marcadamente revertida.

TÉCNICA

A complexidade da ICF e a desejável continuidade assistencial ao paciente exigem a realização desses procedimentos pelas mãos de equipes multidisciplinares que dominem o diagnóstico pré-natal das CC e as técnicas invasivas pré-natais, a intervenção pré e pós-natal nas CC e o tratamento cirúrgico destas. Esse tipo de procedimento não costuma ser realizado antes da 20ª semana de gestação em consequência das limitações derivadas do tamanho das estruturas cardíacas e da ausência de material especificamente projetado para terapia cardíaca fetal.

O sucesso da ICF está condicionado fundamentalmente à qualidade da imagem e à posição fetal. O procedimento é feito com acesso direto percutâneo guiado pelo ultrassom. O feto deve estar preferencialmente em posição cefálica dorsoposterior, apoiado na parede uterina e sem interposição de extremidades. Uma vez obtida essa posição, o feto é anestesiado com injeção intramuscular de relaxantes musculares, analgésicos opioides e atropina, em doses adequadas ao peso fetal estimado. A mãe também recebe sedação e anestesia no local da punção.

A inserção da agulha até o coração fetal é controlada por meio da ultrassonografia bidimensional. Para a valvoplastia aórtica o acesso é realizado através do ápex do VE e a agulha é direcionada para a valva aórtica (Figura 30.5). Se o objetivo é a valva pulmonar, o acesso é realizado preferencialmente através do infundíbulo do VD com a finalidade de se obter melhor alinhamento do dispositivo com a valva. Por último, caso se pretenda perfurar o septo interauricular, a via de entrada ideal é a parede livre da aurícula direita, embora também se possa entrar pela esquerda. Uma vez alcançada a região cardíaca de interesse, retira-se o trocarte e através da agulha são introduzidos os dispositivos necessários para a intervenção (guia de ponta flexível e cateter-balão) na estrutura afetada. Para garantir a dilatação da estrutura estenosada, o balão é inflado de duas a quatro vezes. Sua duração

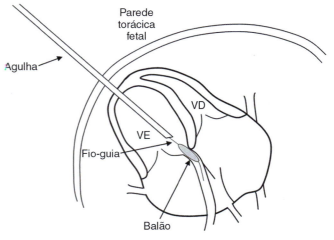

Figura 30.5 Esquema da técnica da valvoplastia aórtica fetal. (*VE*: ventrículo esquerdo; *VD*: ventrículo direito.)

deve ser muito breve no caso da valvoplastia aórtica com a finalidade de não produzir uma isquemia por limitação do fluxo coronariano. A agulha deve ter pelo menos 15cm de comprimento e calibre 18 ou 19G. A guia metálica costuma ter 0,014 polegada, e a razão entre o diâmetro do balão e o anel da valva estenosada tem de estar em torno de 1,1 a 1,2 com o objetivo de retardar ao máximo o aparecimento de uma nova estenose mesmo à custa de provocar regurgitação valvar residual, a qual geralmente desaparece em poucas semanas. Comprovada a melhoria no fluxo anterógrado através da valva estenosada, são retirados o dispositivo e a agulha (Figuras 30.6 e 30.7).

As complicações mais frequentemente associadas ao procedimento são bradicardia, que exige tratamento farmacológico (27% a 52%), hemopericárdio, que exige drenagem (20% a 43%), trombose intraventricular (15% a 20%), rompimento do balão (10%) e morte fetal (11% a 32%). Em caso de bradicardia mantida, pode ser necessária a administração de atropina ou epinefrina intracardíaca ou intramuscular para revertê-la, sendo proposta inclusive sua administração profilática depois da punção cardíaca.

Considera-se que a ICF foi concluída com êxito técnico quando a valva é atravessada e o balão é inflado com evidência de fluxo anterógrado aumentado e/ou aparecimento de regurgitação valvar. As principais variáveis que favorecem o êxito técnico são a dimensão do eixo longo do ventrículo (Z escore > −2) e seu índice de esfericidade. O êxito técnico da atriosseptostomia é definido pelo aparecimento de fluxo através do novo defeito criado no septo interauricular, preferencialmente > 3mm.

Após a valvoplastia, 3 ou 4 semanas após o procedimento, avalia-se sua eficiência de acordo com a evolução da função e o tamanho do ventrículo afetado. Considera-se êxito biológico quando é recuperado o ventrículo afetado, conseguindo uma CBV pós-natal ou, no caso da valvoplastia pulmonar, pelo menos uma situação de "um ventrículo e meio". Para a atriosseptostomia considera-se êxito biológico quando há aumento do fluxo interauricular e redução dos sinais de hipertensão pulmonar.

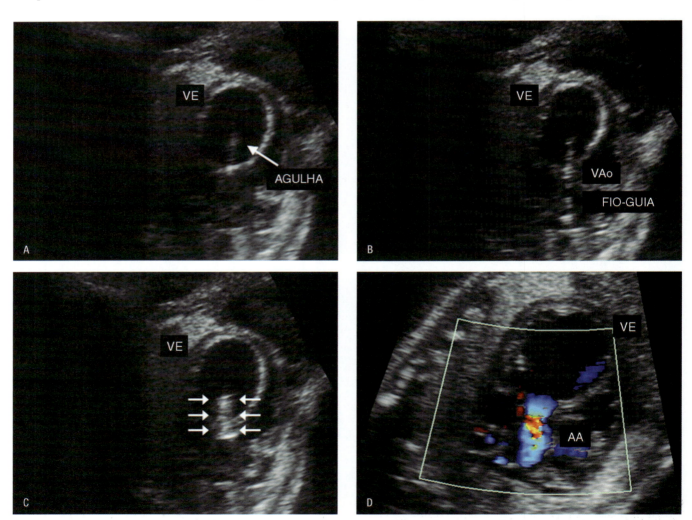

Figura 30.6 Valvoplastia aórtica fetal. **A** Depois de atravessar a parede torácica fetal e o miocárdio, a ponta da agulha (seta) se situa imediatamente debaixo da valva aórtica. (VE: ventrículo esquerdo.) **B** A guia avança através da valva aórtica (VAo) estenosada em direção à aorta ascendente. (VE: ventrículo esquerdo.) **C** O cateter-balão (setas) é inflado, obtendo-se a dilatação da valva aórtica. **D** Visibiliza-se o aumento do fluxo anterógrado na aorta ascendente (AA) através da valva aórtica. (VE: ventrículo esquerdo.)

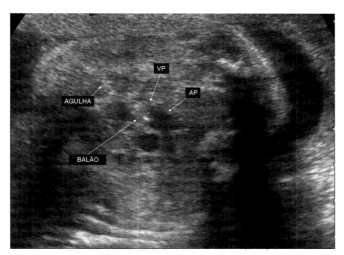

Figura 30.7 Valvoplastia pulmonar fetal. A agulha é introduzida no infundíbulo do ventrículo direito e o balão inflado no anel pulmonar. (*VP*: valva pulmonar; *AP*: artéria pulmonar.)

RESULTADOS

Em relação à EAC, as taxas de sucesso técnico são similares em todas as séries (70% a 80%). No entasnto, as taxas de sucesso biológico, expressas em relação ao sucesso técnico, são mais variáveis (34% a 62,5%) e mostram clara dependência de fatores como a experiência do grupo, as condições em que se encontra o VE no momento da intervenção e a idade gestacional em que foi realizado o procedimento. De fato, o grupo de Boston relatou melhora significativa nos resultados depois de mudar os critérios de seleção por outros em que é melhor a condição do VE (Quadro 30.2). Desse modo, a mortalidade foi reduzida de 8% para 4%, a taxa de sucesso técnico aumentou de 73% para 94%, e a taxa de êxito biológico também aumentou, de 32% para 59%. Em relação à mortalidade, também existe uma relação inversa entre a idade gestacional em que é realizada a valvoplastia aórtica e a taxa de perdas fetais, produto da maior tolerância ao procedimento conforme avança a gravidez. Portanto, naquelas séries com maior representação de EAC de diagnóstico precoce e menor idade gestacional no momento de realização do ICF, o índice de perdas fetais tende a ser maior.

No caso da valvoplastia pulmonar fetal, embora a experiência acumulada seja menor do que com a aórtica, na maioria dos casos é alcançado sucesso técnico e biológico.

Em relação ao FOR-SVEH, os resultados atuais mostram que a atriosseptostomia intrauterina/colocação de *stent* interatrial é tecnicamente possível em 77% dos casos, o que sem dúvida contribui para sua realização em idade gestacional mais tardia (em torno de 29 semanas). Os casos de forame oval clinicamente não restritivo depois do nascimento são significativamente maiores naqueles pacientes submetidos à ICF tecnicamente bem-sucedida do que naqueles nos quais o procedimento não foi realizado (50% *vs*. 22%, p = 0,003). No entanto, segundo o registro internacional publicado em 2017 (Jantzen e cols.),

é necessário repetir o procedimento no pós-natal em 24% dos casos. Segundo esse registro, a sobrevivência aos 30 dias é maior naqueles casos em que a ICF foi bem-sucedida do que naqueles nos quais o procedimento não foi realizado, embora sem alcançar significância estatística (59% *vs*. 44%, p = 0,31). No entanto, ocorrem significativamente menos cesarianas e maior estabilidade neonatal depois do parto nos casos de ICF bem-sucedida.

CONSIDERAÇÕES FINAIS

A ICF percutânea e ecoguiada é realizada atualmente em três CC: EAC, EPC/APSI e FOR em uma SVEH. O objetivo nos casos de EAC e EPC/APSI em que se prevê uma evolução para um VE ou VD hipoplásico, respectivamente, é modificar a história natural dessas CC intrauterinas, de modo que possa ser alcançada uma CBV depois do nascimento. Nos casos de FOR-SVEH, o objetivo é diminuir as complicações associadas à restrição do fluxo interauricular e assim melhorar a sobrevida desses pacientes. A ICF possibilita a manutenção de uma comunicação interatrial intrauterina e, com isso, maior estabilidade depois do nascimento. Os resultados atuais indicam que um grupo significativo de fetos com essas entidades pode se beneficiar muito com esse tipo de procedimento, tornando possível mudar a história natural da doença e melhorar as expectativas vitais desses pacientes.

A seleção dos candidatos é feita com base em diferentes sistemas de pontuação multiparamétricos, incluindo dados cardiométricos e funcionais. No caso do FOR-SVEH, nos baseamos na avaliação da onda de fluxo das veias pulmonares.

Os principais riscos associados ao procedimento são bradicardia, hemopericárdio e mortalidade fetal, cuja taxa depende muito da idade gestacional no momento do procedimento.

Leitura complementar

Araujo Junior E, Tonni G, Chung M, Ruano R, Martins WP. Perinatal outcomes and intrauterine complications following fetal intervention for congenital heart disease: systematic review and meta-analysis of observational studies. Ultrasound Obstet Gynecol 2016; 48(4):426-33.

Escribano D, Herraiz I, Galindo A. Intervencionismo cardíaco fetal. In: Galindo Izquierdo A, Gratacós Solsona E, Martínez Crespo J (eds.) Cardiología fetal. Madrid: Marbán, 2015: 520-32.

Freud L, Tworetzky W. Fetal interventions for congenital heart disease. Curr Opin Pediatr 2016; 28(2):156-62.

Freud LR, McElhinney DB, Marshall AC et al. Fetal aortic valvuloplasty for evolving hypoplastic left heart syndrome: postnatal outcomes of the first 100 patients. Circulation 2014; 130(8):638-45.

Friedman KG, Schidlow D, Freud L, Escobar-Diaz M, Tworetzky W. Left ventricular diastolic function and characteristics in fetal aortic stenosis. Am J Cardiol 2014; 114(1):122-7.

Friedman KG, Sleeper LA, Freud LR et al. Improved technical success, postnatal outcomes and refined predictors of outcome for fetal aortic valvuloplasty. Ultrasound Obstet Gynecol 2017. DOI: 10.1002/uog.17530.

Galindo A, Gomez-Montes E, Gomez O et al. Fetal aortic valvuloplasty: experience and results of two tertiary centers in spain. Fetal Diagn Ther 2017; 42(4):262-70.

Gardiner HM, Belmar C, Tulzer G et al. Morphologic and functional predictors of eventual circulation in the fetus with pulmonary atresia or critical pulmonary stenosis with intact septum. J Am Coll Cardiol 2008; 51(13): 1299-308.

Gómez-Montes E, Herraiz I, Mendoza A, Albert L, Hernández-García J, Galindo A. Pulmonary atresia/critical stenosis with intact ventricular septum: prediction of outcome in the second trimester of pregnancy. Prenat Diagn 2011; 31(4):372-9.

Gómez-Montes E, Herraiz I, Mendoza A, Galindo A. Fetal intervention in right outflow tract obstructive disease: selection of candidates and results. Cardiol Res Pract 2012. DOI: 10.1155/2012/592403.

Huhta JC. Guidelines for the evaluation of heart failure in the fetus with or without hydrops. Pediatr Cardiol 2004; 25(3):274-86.

Iacobelli R, Pasquini L, Toscano A et al. Role of tricuspid regurgitation in fetal echocardiographic diagnosis of pulmonary atresia with intact ventricular septum. Ultrasound Obstet Gynecol 2008; 32(1):31-5.

Jantzen DW, Moon-Grady AJ, Morris SA et al. hypoplastic left heart syndrome with intact or restrictive atrial septum: A report from the international fetal cardiac intervention registry. Circulation 2017; 136:1346-9.

Lowenthal A, Lemley B, Kipps AK, Brook MM, Moon-Grady AJ. Prenatal tricuspid valve size as a predictor of postnatal outcome in patients with severe pulmonary stenosis or pulmonary atresia with intact ventricular septum. Fetal Diagn Ther 2014; 35(2):101-7.

Marshall AC, Levine J, Morash D et al. Results of in utero atrial septoplasty in fetuses with hypoplastic left heart syndrome. Prenat Diagn 2008; 28(11): 1023-8.

McElhinney D, Marshall A, Wilkings-Haug L et al. Predictors of technical success and postnatal biventricular outcome after in utero aortic valvoplsty for aortic stenosis with evolving hypoplastic left heart syndrome. Circulation 2009; 120(15):1482-90.

McElhinney DB, Vogel M, Benson CB et al. Assessment of left ventricular endocardial fibroelastosis in fetuses with aortic stenosis and evolving hypoplastic left heart syndrome. Am J Cardiol 2010; 106(12):1792-7.

Michelfelder E, Gomez C, Border W, Gottliebson W, Franklin C. Predictive value of fetal pulmonary venous flow patterns in identifying the need for atrial septoplasty in the newborn with hypoplastic left ventricle. Circulation 2005; 112(19):2974-9.

Moon-Grady A, Morris S, Belfort M et al. International fetal cardiac intervention registry. A worldwide collaborative description and preliminary outcomes. J Am Coll Cardiol 2015; 66(4):388-99.

Pedra SR, Peralta CF, Crema L, Jatene IB, da Costa RN, Pedra CA. Fetal interventions for congenital heart disease in Brazil. Pediatr Cardiol 2014; 35(3):399-405.

Peterson RE, Levi DS, Williams RJ, Lai WW, Sklansky MS, Drant S. Echocardiographic predictors of outcome in fetuses with pulmonary atresia with intact ventricular septum. J Am Soc Echocar 2006; 19(11):1393-400.

Roman K, Fouron J, Nii M, Smallhorn J, Chaturvedi R, Jaeggi E. Determinants of outcome in fetal pulmonary valve stenosis or atresia with intact ventricular septum. Am J Cardiol 2007; 99(5):699-703.

Salvin JW, McElhinney DB, Colan SD et al. Fetal tricuspid valve size and growth as predictors of outcome in pulmonary atresia with intact ventricular septum. Pediatrics 2006; 118(2):e415-20.

Simpson JM. Fetal cardiac interventions: worth it? Heart 2009; 95(20):1653-5.

Taketazu M, Barrea C, Smallhorn J, Wilson G, Hornberger L. Intrauterine pulmonary venous flow and restrictive foramen ovale in fetal hypoplastic left heart syndrome. J Am Coll Cardiol 2004; 43(10):1902-7.

Tulzer G, Arzt W. Fetal cardiac interventions: rationale, risk and benfit. Semin Fetal Neonatal Med 2013; 18(5):298-301.

Tworetzky W, McElhinney DB, Marx GR et al. In utero valvuloplasty for pulmonary atresia with hypoplastic right ventricle: techniques and outcomes. Pediatrics 2009; 124(3):e510-8.

SEÇÃO III

Malformações Fetais

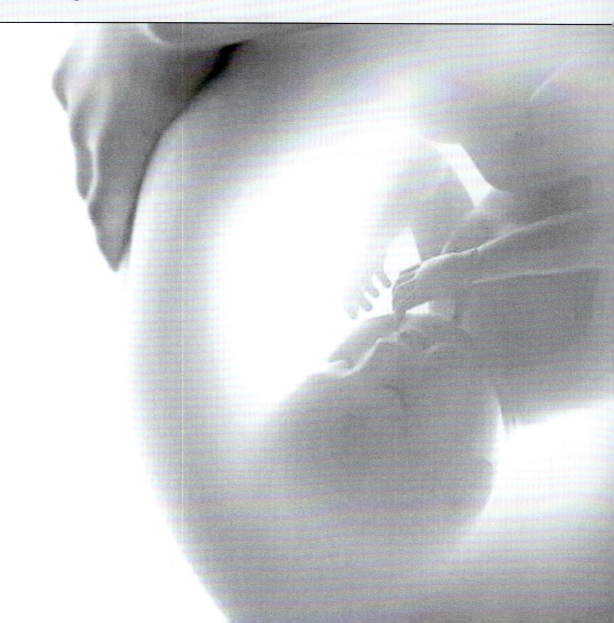

CAPÍTULO 31

Defeitos do Tubo Neural

Hérbene José Figuinha Milani
Enoch Quinderé de Sá Barreto
Antonio Fernandes Moron

INTRODUÇÃO

Os defeitos do tubo neural (DTN) são as malformações mais frequentes do sistema nervoso central (SNC) e englobam um grupo heterogêneo de anomalias congênitas resultantes da falha do fechamento do tubo neural em fase precoce da formação fetal. O sistema nervoso se origina do ectoderma. O espessamento do ectoderma irá originar a placa neural e, sequencialmente, o sulco e o tubo neural propriamente dito. Desvios nesse processo levarão aos DTN, sendo as principais formas clínicas: anencefalia, espinha bífida (EB), encefalocele e iniencefalia.

A incidência dos DTN varia de 0,36 a 1,7 a cada 1.000 nascimentos. Sua etiologia é multifatorial e decorre de uma complexa combinação de fatores genéticos e ambientais, como deficiência de ácido fólico, aumento da ingestão de ácido retinoico, ação de anticonvulsivantes, como ácido valproico, tegretol e dilantina, além de *diabetes mellitus*, obesidade materna, deficiência de zinco e hipertermia.

O diagnóstico dos DTN durante o período pré-natal é estabelecido por meio da ultrassonografia bidimensional. A dosagem sérica materna da alfafetoproteína (AFP) pode ser usada como método de rastreamento dos DTN, uma vez que é observado aumento dos níveis séricos de AFP em fetos com esse tipo de anomalia, sendo essa dosagem realizada preferencialmente entre a 16ª e a 18ª semana de gestação. No entanto, com o advento da ultrassonografia, esse método não é mais utilizado rotineiramente para o diagnóstico dos DTN.

O risco de recidiva é de 3% a 5% nos casais com filho anterior com DTN, sendo de até 15% em casos de dois filhos anteriores afetados.

EMBRIOLOGIA DO SISTEMA NERVOSO CENTRAL

O SNC tem a função primordial de estabelecer o relacionamento e a interação entre o ser vivo e o meio ambiente. O ectoderma é o folheto embrionário responsável pela origem do SNC. O processo envolvido na formação do tubo neural constitui a neurulação, a qual está completa até o final da quarta semana, quando ocorre o fechamento do neuróporo caudal.

A formação do SNC se inicia com um espessamento específico do ectoderma, a placa neural. Sob ação indutora da notocorda e do mesoderma, a placa neural aumenta progressivamente e passa a apresentar uma depressão longitudinal chamada de sulco neural. O aprofundamento do sulco neural levará à formação da prega neural e as porções laterais formarão as cristas neurais (Figuras 31.1 e 31.2).

Até o final da terceira semana, as pregas neurais começam a se mover juntas e se fundem (em ambas as direções, cranial e caudal), convertendo a placa neural no tubo neural. A luz do tubo neural se torna o canal neural. As últimas porções a se fecharem serão dois orifícios: cranial (neuróporo rostral) e caudal (neuróporo caudal). Anteriormente se acreditava que essa fusão era uniforme, mas análises epidemiológicas de neonatos com DTN apoiam a teoria da sequência variada com múltiplos pontos de fechamento do tubo neural (Figura 31.3).

O fechamento dos neuróporos coincide com o estabelecimento da circulação vascular do tubo neural. As paredes do tubo neural se espessam para formar o encéfalo e a medula espinhal. O canal neural forma o sistema ventricular do encéfalo e o canal central da medula espinhal.

A neurulação está completa durante a quarta semana. A formação do tubo neural é um processo celular e multifatorial

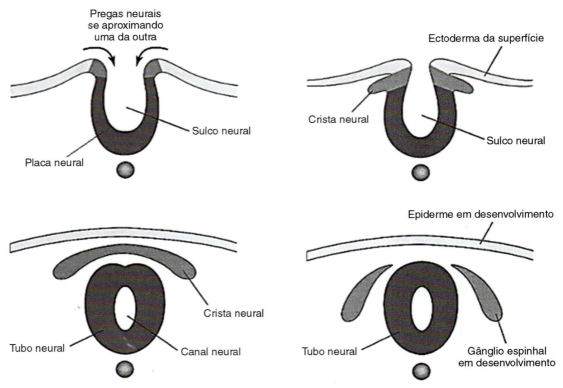

Figura 31.1 Formação do tubo neural e da crista neural. (Reproduzida de: http://www.famema.br/ensino/embriologia/img/sistema-nervoso/tubo-neural/16.jpg.)

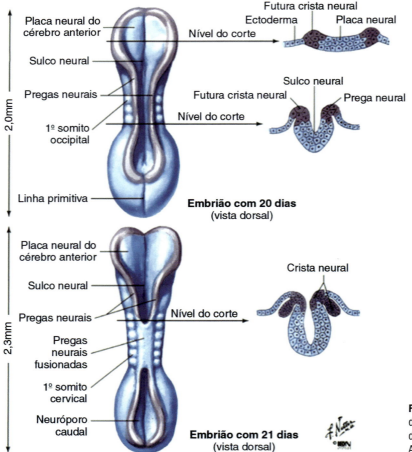

Figura 31.2 Esquema ilustrativo da formação do sulco neural e das cristas neurais em embriões de 20 e 21 dias. (Reproduzida de Cochard LR. Atlas de embriologia humana de Netter. Porto Alegre [RS]: Artmed, 2003.)

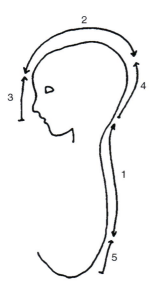

Figura 31.3 Sequência de fechamento da placa neural. (Reproduzida de Van Allen et al. Evidence for muti-site closure of the neural tube in humans. Am J Med Genet 1993 Out 1;47[5]:723-43.)

complexo que envolve uma cascata de mecanismos moleculares e fatores extrínsecos. Desvios nesse processo levarão aos DTN com espectro clínico variável, sendo os mais comuns a EB e a anencefalia.

ANENCEFALIA

A anencefalia é caracterizada pela ausência da calota craniana (acrania) e do telencéfalo. Há três fases na formação da anencefalia: inicialmente há o defeito do fechamento do neuróporo rostral; posteriormente ocorre a exteriorização do tecido cerebral para o líquido amniótico (exencefalia); e, finalmente, a exposição prolongada do tecido cerebral em desenvolvimento no líquido amniótico leva a sua destruição – sequência acrania-exencefalia-anencefalia.

O processo de ossificação do crânio ocorre a partir da nona semana de gestação. O diagnóstico precoce da anencefalia pode ser realizado pela ultrassonografia ainda no primeiro trimestre, quando se observa a ausência da calota craniana (acrania) com exteriorização do tecido cerebral (exencefalia) de aspecto bilobulado, além da imagem típica do perfil alongado da fronte fetal. No segundo trimestre, os aspectos característicos da anencefalia encontrados pela ultrassonografia são, no corte coronal, a ausência da calota craniana e órbitas proeminentes ("face de sapo"), com acurácia diagnóstica de 100% (Figura 31.4).

Malformações associadas são comuns, especialmente EB, fenda palatina, pé torto congênito e onfalocele. Polidrâmnio é achado frequente, geralmente a partir do segundo trimestre.

A letalidade em todos os espectros da anencefalia é de 100%; portanto, representa uma malformação considerada letal. A interrupção da gestação deve ser considerada, sendo atualmente permitida por lei no Brasil.

ENCEFALOCELE

A encefalocele é um defeito craniano que envolve a herniação do cérebro e/ou das meninges. Pode ocorrer isoladamente ou estar relacionada com síndromes cromossômicas ou genéticas, como as trissomias 13 e 18, a síndrome da banda amniótica e a síndrome de Meckel-Gruber (síndrome com padrão autossômico recessivo caracterizada por encefalocele occipital, rins policísticos e polidactilia). Outras malformações podem estar associadas, como microcefalia, ventriculomegalia e malformações cardíacas. Corresponde a cerca de 5% dos casos de DTN.

O diagnóstico da encefalocele pode ser realizado no período pré-natal por meio da ultrassonografia já no primeiro trimestre, quando se observa descontinuidade da calota craniana com herniação de meninges e/ou tecido cerebral (Figura 31.5). Em 75% dos casos, está localizada na região occipital; em 13%, na região frontal; e em 12% dos casos, na região parietal. A ventriculomegalia e a microcefalia ocorrem em função da quantidade de tecido cerebral herniado.

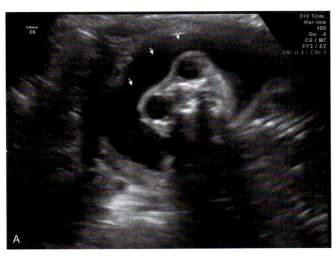
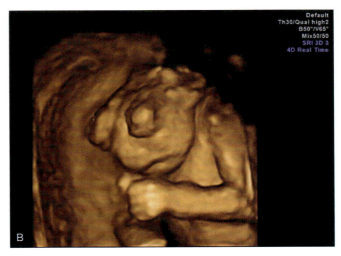

Figura 31.4A Ultrassonografia bidimensional evidenciando a ausência da calota craniana (*setas brancas*) e órbitas proeminentes (*face de sapo*). **B** Imagem tridimensional mostrando caso de anencefalia.

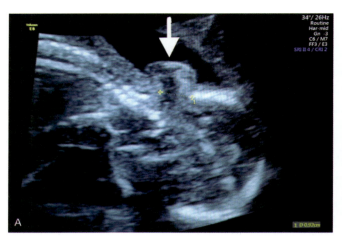 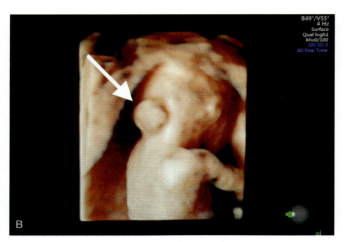

Figura 31.5A Ultrassonografia bidimensional evidenciando encefaloce occipital (*seta branca*). **B** Imagem tridimensional mostrando encefaloce occipital (*seta branca*).

O prognóstico depende da quantidade de tecido cerebral herniado, da localização da encefalocele (geralmente apresentam melhor prognóstico as encefaloceles localizadas na região occipital) e da presença de ventriculomegalia. A mortalidade atinge 40%, e mais de 80% dos sobreviventes apresentarão deficiência intelectual.

O cariótipo fetal deve ser oferecido ao casal, além da ecocardiografia e da neurossonografia fetal.

A via de parto irá depender das malformações associadas, da localização e do tamanho da encefalocele. Nos casos de bom prognóstico, a cesariana proporciona menores agravos ao tecido encefálico.

ESPINHA BÍFIDA

A EB caracteriza-se pela formação incompleta das estruturas que protegem a medula espinhal e pelo fechamento inapropriado dos ossos da coluna, podendo apresentar formas ocultas e abertas, sendo a mielomeningocele o tipo mais comum (90% dos casos). Segundo o nível da lesão, é mais comum a EB no nível lombossacral (65% a 70% dos casos) e mais raramente ocorre na região cervical (3,5% dos casos).

A incidência da EB é de aproximadamente 0,5 a 0,8 a cada 1.000 nascidos vivos. Representa a anomalia do SNC compatível com a vida mais comum, com taxa de mortalidade aproximada de 10%. No entanto, os sobreviventes apresentam altos índices de comorbidades (em torno de 65% dos casos), entre as quais, deficiências motoras dos membros inferiores e disfunções vesical e intestinal. Além dos déficits sensoriais e motores secundários à lesão do cordão espinhal, uma das principais complicações da EB é a hidrocefalia, que acomete aproximadamente 85% dos pacientes e é decorrente da herniação do tronco cerebral e do cerebelo pelo forame magno resultante do disrafismo espinhal (malformação de Arnold-Chiari II). A herniação das estruturas da fossa posterior pelo forame magno também pode levar à compressão do tronco cerebral e do cerebelo, implicando disfunções cerebelares, do centro respiratório e dos nervos cranianos IX e X.

O diagnóstico da EB durante o período pré-natal é estabelecido pela ultrassonografia bidimensional, que alcança mais de 90% de sensibilidade. Para avaliação da coluna fetal é preconizada a varredura completa em cortes sagitais, coronais e transversais da coluna com foco nos corpos vertebrais, no canal medular e na medula propriamente dita (Figura 31.6).

Nos casos de EB não se observam os arcos vertebrais posteriores, havendo a exteriorização apenas das meninges (meningocele) ou das meninges e raízes nervosas (mielomeningocele), ou apenas aberturas dos corpos vertebrais sem a identificação de saco herniário (raquisquise) (Figura 31.7).

Além da avaliação direta da coluna fetal, sinais cranianos do disrafismo espinhal podem ajudar no diagnóstico:

1. **Sinal do crânio em forma de "limão":** descreve o formato do crânio no plano transverso presente em muitos fetos com espinha bífida e é caracterizado pela concavidade dos ossos frontais perto das suturas coronais em oposição à configuração convexa do crânio fetal normal (Figura 31.8).
2. **Ventriculomegalia:** definida como medida do átrio do ventrículo lateral > 10mm, presente em 70% a 90% dos fetos com EB aberta (Figura 31.9).
3. **Sinal do cerebelo "em banana":** descreve os achados ultrassonográficos no plano axial (plano transcerebelar) decorrentes da herniação das estruturas da fossa posterior pelo forame magno (cerebelo arqueado e obliteração da cisterna magna) (Figura 31.10).

A ultrassonografia também possibilita inferir o grau de comprometimento dos membros inferiores em fetos com EB mediante a identificação da presença de pé torto e do grau de trofismo dos membros inferiores. A movimentação dos membros inferiores intraútero pode ser seguida de paralisia após o nascimento e, portanto, não tem significado prognóstico na avaliação pré-natal.

O seguimento pré-natal inclui a realização de cariótipo fetal e ecocardiografia fetal.

Capítulo 31 ▪ Defeitos do Tubo Neural 251

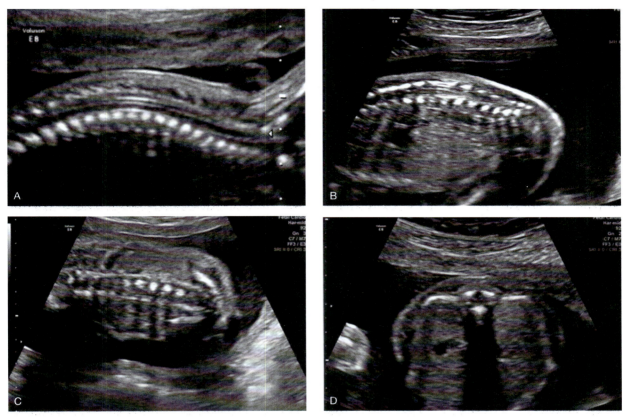

Figura 31.6 Avaliação da coluna. **A** e **B** Plano sagital. **C** Plano coronal. **D** Plano axial.

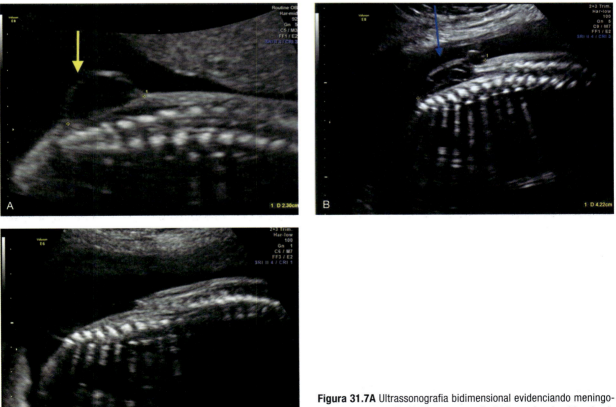

Figura 31.7A Ultrassonografia bidimensional evidenciando meningocele (*seta amarela*). **B** Ultrassonografia bidimensional evidenciando meningomielocele (*seta azul*). **C** Ultrassonografia bidimensional evidenciando raquisquise (*seta azul*).

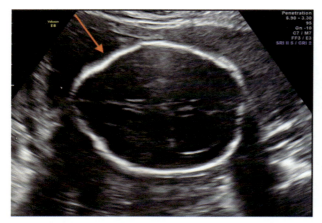

Figura 31.8 Ultrassonografia bidimensional evidenciando crânio em forma "de limão" (*seta vermelha*).

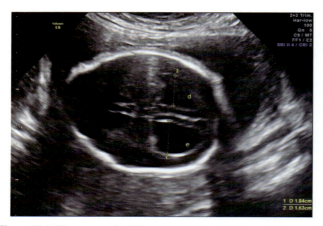

Figura 31.9 Ultrassonografia bidimensional evidenciando ventriculomegalia em feto com espinha bífida.

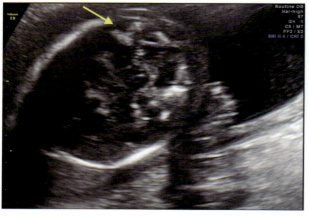

Figura 31.10 Ultrassonografia bidimensional evidenciando cerebelo arqueado – cerebelo "em banana" (*seta amarela*).

O parto deve ser realizado em centros terciários, sendo a cesariana a via de escolha no intuito de prevenir lesões do cordão espinhal com correção imediata do disrafismo espinhal após o nascimento.

O diagnóstico da espinha bífida oculta por meio da ultrassonografia pré-natal é muito difícil. A maioria dos casos passa despercebida, pois o único sinal direto é a partição anormal da coluna, não estando presentes os sinais indiretos descritos nos casos de espinha bífida aberta.

TRATAMENTO PRÉ-NATAL DA ESPINHA BÍFIDA

Sabe-se que o déficit neurológico e motor observado nos pacientes com EB é explicado tanto pela falha primária na formação do tubo neural como por exposição e traumatismo prolongados do tecido nervoso no ambiente intrauterino (hipótese da segunda onda de lesão). Nesse contexto surgiu a ideia da cirurgia fetal intraútero para correção da EB aberta ainda no período pré-natal, no intuito de minimizar os efeitos da herniação do tronco cerebral e da exposição prolongada das raízes nervosas no líquido amniótico.

Em 1998, Adzick e cols. descreveram o primeiro caso de cirurgia fetal a céu aberto para correção da EB fetal.

Os critérios de inclusão para a cirurgia fetal a céu aberto para correção da mielomeningocele incluem:

- Gestação única.
- Nível de lesão entre T1 e S1.
- Evidência de herniação do rombencéfalo.
- Cariótipo normal.
- Idade gestacional entre 19 e 26 semanas.
- Idade materna > 18 anos.

Os critérios de exclusão para a cirurgia são:

- Anomalias fetais associadas.
- Cifose grave.
- Risco de parto prematuro.
- Índice de massa corporal (IMC) ≥ 35.
- Placenta prévia ou descolamento prematuro da placenta.
- Condição médica materna.
- Sorologia positiva: HIV, hepatite B, hepatite C.

Entretanto, em razão da grande controvérsia sobre os benefícios e riscos desse procedimento, foi realizado um rígido ensaio clínico multicêntrico nos EUA, denominado *MOMS (Management Of Myelomeningocele Study)*, cujo resultado evidenciou o real benefício da correção intraútero da mielomeningocele com redução da necessidade de derivação ventriculoperitoneal no período pós-natal (40% no grupo da cirurgia fetal e 82% no grupo de controle [p<0,001]) e melhora motora no grupo da cirurgia fetal (42% andando independente no grupo da cirurgia fetal e 21% no grupo de controle).

A partir dos resultados promissores do MOMS, esse procedimento deixou de ser experimental e passou a estar disponível em diversos centros americanos, contando com a recomendação do Colégio Americano de Ginecologia e Obstetrícia (ACOG).

No Brasil, a realização dessa cirurgia conta com o apoio da FEBRASGO (Federação Brasileira das Associações de Ginecologia e Obstetrícia), que, por intermédio de sua comissão especializada em Medicina Fetal, emitiu a recomendação "intervenção materno-fetal para tratamento intraútero da mielomeningocele" em abril de 2013, sendo estabelecidos os critérios para sua realização: idade gestacional entre 19 e 27 semanas mais 6 dias; idade materna ≥ 18 anos; disrafismo espinhal com nível superior entre T1 e S1 associado à herniação do tronco cerebral; e cariótipo fetal normal. A Comissão recomendou que os casos que não atendessem esses critérios fossem avaliados e discutidos em fórum multidisciplinar antes de se proceder à cirurgia.

INIENCEFALIA

A iniencefalia é uma malformação letal caracterizada por anormalidades das vértebras cervicais associadas a lordose excessiva da coluna cervicotorácica e defeitos abertos espinhais de graus variados. Trata-se de uma malformação rara, cuja incidência varia entre 1 e 6 por 10.000 nascimentos.

Pode ser dividida em dois tipos:

1. *Inincephalus clausus* (tipo fechado).
2. *Inincephalus apertus* (tipo aberto): nesse tipo, uma encefalocele surge através do forame magno e está presente um defeito do osso occipital.

O diagnóstico pode ser realizado pela ultrassonografia a partir da 12ª semana de gestação. Os achados ultrassonográficos consistem em flexão dorsal fixa do polo cefálico com a coluna em lordose. Encefalocele occipital pode estar presente no tipo aberto. Outras malformações podem ser encontradas, como ventriculomegalia, microcefalia, anencefalia, holoprosencefalia, hérnia diafragmática e defeitos cardíacos, faciais e da parede abdominal.

O acompanhamento ultrassonográfico não é necessário em virtude do prognóstico reservado, exceto para avaliar o grau de ventriculomegalia e a extensão cervical, elementos importantes que podem vir a dificultar a mecânica do parto.

PROFILAXIA DOS DTN

A prevenção dos DTN apresenta importância especial na saúde pública preventiva em todos os países em virtude das elevadas incidência e recorrência dos DTN, além da gravidade do quadro instalado nos fetos acometidos.

O ácido fólico atua na multiplicação celular como coenzima no metabolismo de aminoácidos e na síntese de bases nitrogenadas (purinas e pirimidinas) e de ácidos nucleicos (desoxirribonucleico [DNA] e ribonucleico [RNA]), influenciando diretamente a divisão celular e a síntese proteica. Ensaios clínicos que testaram a eficiência do ácido fólico em prevenir os DTN comprovaram a redução de sua incidência em mães sem risco e naquelas previamente afetadas. A suplementação de ácido fólico na dose de 4mg/dia em mulheres com antecedentes de filho com DTN demonstrou redução do risco de recorrência em torno de 70%.

No entanto, 90% a 95% dos casos de DTN ocorrem em casais ditos de baixo risco, sem antecedentes. Isso reforça a importância da suplementação periconcepcional com ácido fólico nos 3 meses que antecedem a concepção e no primeiro trimestre da gravidez para todas as mulheres em idade fértil que desejam engravidar, com o objetivo de prevenir a ocorrência e a recorrência dos DTN. Entre as mulheres de baixo risco para DTN, a dose de ácido fólico recomendada é de 400μg ao dia. Para mulheres de alto risco para DTN (gestação anterior com defeito do tubo neural, pacientes com *diabetes mellitus*, pacientes em uso de medicações que interferem no metabolismo do ácido fólico, como, por exemplo, anticonvulsivantes, obesidade, alcoolismo), a dose do ácido fólico deve ser de 4mg ao dia.

Como a maioria das gestações não é planejada, é importante que toda mulher em idade reprodutiva seja orientada a adotar uma dieta saudável com alimentos ricos em ácido fólico (vegetais verdes, legumes, feijão, frutas cítricas, espinafre, brócolis, fígado). No entanto, não basta a dieta para diminuir a incidência dos DTN. Programas de fortificação de grãos e farináceos têm sido adotados como ação preventiva em saúde pública. Desde 2004, a Agência Nacional de Vigilância Sanitária (ANVISA) tornou obrigatória a fortificação das farinhas de trigo e de milho com ácido fólico (0,15mg de ácido fólico para cada 100g de farinha). No entanto, a redução da incidência dos DTN apenas com a fortificação alimentar com ácido fólico está em torno de 25%, longe dos 70% observados com a suplementação vitamínica. Por isso, além da dieta rica em ácido fólico e da fortificação alimentar, deve ser recomendada a suplementação vitamínica de ácido fólico.

Leitura complementar

Adzick NS, Sutton LN, Crombleholme TM, Flake AW. Successful fetal surgery for spina bifida. Lancet 1998; 352:1675-6.

Adzick NS, Thom EA, Spong CY et al. A randomized trial of prenatal versus postnatal repair of myelomeningocele. N Engl J Med 2011; 364:9931004.

Adzick NS. Fetal myelomeningocele: natural history, pathophysiology, and in-utero intervention. Semin Fetal Neonatal Med 2010; 15(1):9-14.

Bunduki V, Requeijo MJR, Pinto FCG. Defeitos de fechamento do tubo neural. In: Zugaib M (ed.) Medicina fetal. 3. ed. São Paulo (SP): Atheneu, 2012:365-74.

Dias MS, McLone DG. Hydrocephalus in the child with dysraphism. Neurosurg Clin N Am 1993; 4:715-26.

Hisaba WJ, Moron AF. Defeitos do tubo neural. In: Moron AF (ed.) Medicina fetal na prática obstétrica. 1. ed. São Paulo (SP): Santos, 2003:173-6.

Hunt GM. The median survival time in open spina bifida. Dev Med Child Neurol 1997; 39(8):568.

Kallén B, Cochi G, Knudsen LB. International study of sex ratio and twinning of neural tube defects. Teratology 1994; 50:322-31.

Lumley J, Watson L, Watson M, Bower C. Periconceptional supplementation with folate and/or multivitamins for preventing neural tube defects (Cochrane Review). In: The Cochrane Library, Issue 1, 2009. Oxford: Update Software.

Moore KL, Persaud TVN, Torchia MG. Embriologia clínica. 9. ed. São Paulo (SP): Elsevier, 2013.

Noronha Neto C, Rolland AS, Moraes Filho OB, Noronha AMB. Validação do diagnóstico de anomalias fetais em centro de referência. Rev Assoc Med Bras 2009; 55(5):541-6.

Northrup H, Volcik KA. Spine bifida and other neural tube defects. Curr Probl Pediatr 2000; 30:313-32.

Oaks W. Gaskill S. Symptomatic Chiari malformations in childhood. In Park T (ed.) Spinal dysraphism. Boston: Blackwell, 1992:104-25.

Van Allen MI, Kalousek DK, Chernoff GF et al. Evidence for muti-site closure of the neural tube in humans. Am J Med Genet 1993; 1;47(5):723-43.

CAPÍTULO 32

Malformações do Sistema Nervoso Central

Guilherme de Castro Rezende
Fernando Macedo Bastos
Luana Machado Chianca

INTRODUÇÃO

As malformações do sistema nervoso central (SNC) estão entre as anomalias congênitas mais comuns, ocorrendo em 1 a 1,6 a cada 1.000 nascidos vivos e em 4% a 6% dos natimortos. Os efeitos das malformações do SNC atingem os padrões do comportamento fetal, o que resulta em área de grande interesse.

Atualmente, além da ecografia bidimensional (2D), a ultrassonografia tridimensional (3D), a ressonância nuclear magnética (RNM) e a neurossonografia têm sido empregadas para o estudo das anomalias cerebrais e do tubo neural. A neurossonografia possibilita o estudo detalhado do cérebro fetal, sendo realizada por ultrassonografista experiente, usando o método multiplanar, preferencialmente pela via transvaginal.

Em recente coorte, Griffiths e cols. sugerem que a RNM, realizada após o segundo trimestre, melhora a acurácia do diagnóstico das malformações do SNC, influenciando a conduta em muitos casos e sendo, portanto, indicada em fetos com diagnóstico de anomalias do SNC à ecografia. Em contraponto a esse estudo, em editorial também recente, Malinger e cols. comentam sobre a eficácia da neurossonografia para esse diagnóstico, obtendo resultados semelhantes aos da RNM, e criticam o fato de o estudo MERIDIAN, realizado por Griffiths e cols., ter comparado a acurácia da RNM com a ultrassonografia primária e não com a neurossonografia. Além disso, a ultrassonografia pode ser utilizada desde o primeiro trimestre para avaliação do SNC.

EMBRIOLOGIA

Formação do sistema nervoso central

A formação do SNC inicia-se com o espessamento do ectoderma situado acima da notocorda, formando a placa neural, que surge durante a terceira semana da gestação (18 a 20 dias da concepção) e de onde se originam o tubo neural e a crista neural. Posteriormente, o tubo neural dará origem às estruturas cerebrais e à medula espinhal, enquanto a crista neural dará origem ao sistema nervoso periférico.

O tubo neural inicia-se na região cervical e se estende no sentido cranial, completando seu fechamento no fim da quarta semana da concepção ou no 24º dia, e no sentido caudal até L1-L2, completando-se por volta do 26º dia. O tubo neural dilata-se cranialmente e dá origem ao encéfalo primitivo. O encéfalo primitivo dará origem a três estruturas vesiculares primárias:

- Prosencéfalo.
- Mesencéfalo.
- Rombencéfalo.

O prosencéfalo se divide em porções anterior e posterior. A porção anterior formará o telencéfalo, enquanto a porção posterior formará o diencéfalo. O rombencéfalo formará o metencéfalo e o mielencéfalo.

A sequência da formação do sistema neural ainda não está completamente elucidada. Alguns estudos laboratoriais com modelos experimentais têm mostrado que diferentes defeitos de tubo neural são consequências de alterações em momentos diferentes de sua formação. Isso implicará falhas específicas que terão consequências diferentes. Os estudos deverão ser conduzidos para elucidar as variadas causas e o momento da formação do tubo neural acometido para, assim, prevenir as causas, quando possível, e otimizar o aconselhamento.

Ventriculomegalia

A ventriculomegalia é definida como o aumento do átrio do ventrículo lateral. O diagnóstico é estabelecido quando a medida do

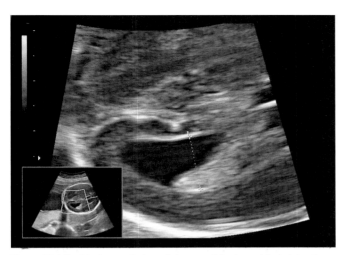

Figura 32.1 Ventriculomegalia leve. Nota-se o átrio do ventrículo lateral medindo 10,6mm.

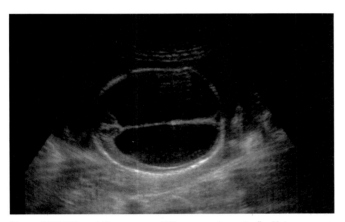

Figura 32.2 Hidrocefalia severa na 28ª semana de gestação. Nota-se a presença de um fino tecido cortical que sugere o diagnóstico de hidrocefalia e não de hidranencefalia.

átrio é maior do que 10mm em qualquer fase da gestação. Medidas entre 10 e 12mm são consideradas ventriculomegalia leve; entre 12 e 15mm, moderada; e > 15mm, grave (Figuras 32.1 e 32.2). A ventriculomegalia acomete cerca de 0,7% dos fetos. Ventriculomegalia grave (hidrocefalia) está associada a malformações intracranianas ao nascimento e maior morbimortalidade perinatal (óbito fetal e sequela neurológica grave).

A etiologia da ventriculomegalia é variada, incluindo oscilação da normalidade, cromossomopatias, doenças gênicas (ligadas ao cromossomo X), infecções congênitas, anormalidades cerebrais primárias (estenose do aqueduto), acidentes vasculares e hemorragias. É frequente a associação a outras anomalias estruturais. Nos casos de diagnóstico pré-natal de ventriculomegalia leve isolada, a taxa de falso-positivo é de 7,4% e a de atraso neurológico após o nascimento é de cerca de 7,9%.

O cariótipo deve ser oferecido principalmente quando outros achados estão associados.

Nas hidrocefalias de causa obstrutiva com crescimento da ventriculomegalia de maneira progressiva pode ser necessário tratamento cirúrgico pós-natal e, dependendo do perímetro cefálico, a via de parto indicada pode ser a cesariana. Em casos selecionados pode ser indicada a realização de cefalocentese com intuito de reduzir o perímetro cefálico e possibilitar um parto via vaginal.

O diagnóstico diferencial deve ser feito com holoprosencefalia, hidranencefalia e porencefalia.

Holoprosencefalia

A holoprosencefalia é uma entidade heterogênea das anomalias do SNC causada pelo defeito na clivagem do prosencéfalo no plano sagital e do telencéfalo e diencéfalo no plano transversal. A maioria dos casos está associada a anomalias faciais, como ciclopia, etmocefalia, cebocefalia e hipotelorismo com nariz achatado.

Em 2002, Blaas, em uma série de casos, relatou prevalência de 1,26 a cada 10.000 nascimentos com 37% dos casos com cariótipo anormal, sendo a trissomia do 13 o resultado mais encontrado. Nesse mesmo estudo, em 70% dos casos foi relatada a associação a outras anomalias estruturais e em 57% o tamanho da cabeça estava diminuído (microcefalia).

A holoprosencefalia é classificada, de acordo com a gravidade, em alobar, semilobar, lobar e variante média inter-hemisférica. Nas formas alobar e semilobar, a fissura inter-hemisférica, a foice cerebral, o corpo caloso, o trato e bulbo olfatórios e o terceiro ventrículo estão ausentes, há um único ventrículo, e os tálamos estão total ou parcialmente fundidos. Na forma lobar, a fissura inter-hemisférica se encontra bem desenvolvida e há a ausência do septo pelúcido e a presença de vários graus de fusão do giro cingulado e dos ventrículos laterais.

O diagnóstico da holoprosencefalia é possível a partir do primeiro trimestre, já tendo sido descrito em 9 semanas e 2 dias (Figura 32.3). O diagnóstico diferencial deve ser feito com hidrocefalia, hidranencefalia e esquizencefalia. A realização do cariótipo fetal está sempre indicada.

Ao nascimento, a holoprosencefalia é extremamente rara, sendo alta a taxa de mortalidade intraútero. Em relação ao desenvolvimento neurológico, o prognóstico pós-natal é sombrio.

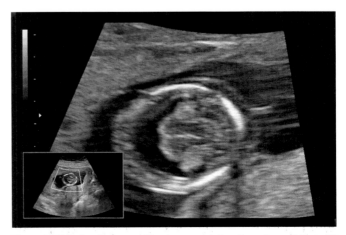

Figura 32.3 Corte ultrassonográfico transversal da cabeça de um feto de 13 semanas, evidenciando um ventrículo único – holoprosencefalia.

Agenesia do corpo caloso

A agenesia de corpo caloso (ACC) é uma rara condição em que o principal sistema de condução, feixe de ligação entre os dois hemisférios, está parcial ou completamente ausente. Em geral, é estimada uma incidência de 0,3% a 0,7% na população geral e de 2% a 3% na população com deficiência de desenvolvimento.

A ACC se associa a outras anomalias estruturais, doenças cromossômicas e algumas síndromes, tendo como exemplo clássico a síndrome de Aicardi. A ACC pode ser total ou parcial (disgenesia) e pode ocorrer como anomalia isolada.

O diagnóstico ultrassonográfico, apesar de difícil, costuma ser feito na segunda metade da gestação. São sinais ecográficos: ausência do *cavum* do septo pelúcido, cornos occipitais dos ventrículos laterais dilatados em formato de lágrima (colpocefalia) e afastamento, estreitamento e paralelismo dos cornos frontais.

Quando disponível, deve ser solicitada a RNM do SNC fetal, além do cariótipo fetal. O diagnóstico diferencial deve ser feito com ventriculomegalia e holoprosencefalia lobar. O atraso do desenvolvimento neurológico durante a infância acomete 25% a 30% dos neonatos com ACC isolada na forma parcial ou total.

Cistos intracranianos

Cisto de plexo coroide

O cisto de plexo coroide corresponde a uma área anecoica arredondada na região do plexo coroide, no interior dos ventrículos laterais (Figura 32.4). Os cistos podem ser uni ou bilaterais. A incidência desses cistos na população geral é de aproximadamente 0,59%. A maioria dos casos consiste em achados benignos, embora estejam associados ao aumento da incidência de trissomia 18, sendo considerado um marcador menor para cromossomopatias.

O cisto de plexo coroide isolado não modifica a conduta obstétrica de rotina. A regressão espontânea desses cistos até 28 semanas pode ocorrer em 95% dos casos.

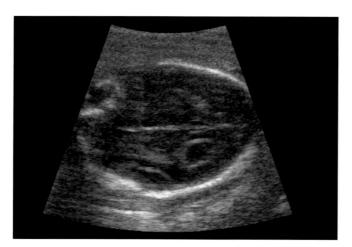

Figura 32.4 Cisto de plexo coroide. Corte ultrassonográfico transversal da cabeça fetal.

Cisto de aracnoide

Os cistos de aracnoide são coleções de líquido cefalorraquidiano localizadas próximo à meninge, incluindo a região encefálica central junto à linha mediana, podendo comunicar-se com o espaço aracnoide (Figura 32.5). Têm sido encontrados em qualquer local do SNC e visibilizados até mesmo na medula.

Os cistos de aracnoide correspondem a 1% das massas intracranianas encontradas durante a infância. Em geral, são únicos e esporádicos, e o diagnóstico ecográfico é realizado durante o segundo e terceiro trimestres. Podem ser primários (congênitos) ou secundários (adquiridos), decorrentes de trauma, infecção ou hemorragia.

O diagnóstico diferencial deve ser feito com cistos porencefálicos, os quais geralmente se comunicam com os ventrículos laterais, aneurisma de veia de Galeno e esquizencefalia.

Os cistos de aracnoide apresentam evolução benigna, podendo exercer efeito de massa e comprimir estruturas adjacentes. No período pós-natal, intervenções podem ser necessárias para reduzir a pressão intracraniana e a compressão de massa cerebral.

Malformações arteriovenosas

As anomalias vasculares do cérebro são raras e geralmente envolvem a veia de Galeno. O aneurisma da veia de Galeno varia desde a dilatação de um aneurisma único da veia de Galeno até múltiplas comunicações entre a veia e os sistemas da carótida e da vertebrobasilar.

O diagnóstico ultrassonográfico é realizado quando se visibiliza uma área anecoica irregular à altura da cisterna de Galeno, que, ao Doppler colorido, evidencia fluxo venoso turbulento e fluxo sanguíneo arterial. O aneurisma da veia de Galeno pode levar à compressão do sistema ventricular, resultando em hidrocefalia.

Os vasos do pescoço e os seios da dura podem estar aumentados e se associam a sinais de sobrecarga cardíaca, como cardiomegalia, hepatoesplenomegalia, edema de partes moles, polidrâmnio e hidropisia.

O diagnóstico diferencial deve ser feito com cisto de aracnoide.

O diagnóstico pré-natal sugere uma taxa de mortalidade de aproximadamente 50% e desenvolvimento normal em cerca de 50% dos sobreviventes.

O prognóstico é sombrio na presença de outras anomalias intracranianas e de hidropisia.

Pode ser necessário o tratamento cirúrgico durante a infância.

Anomalias de migração neuronal

As células neuronais da substância cinzenta se originam na superfície interna dos ventrículos laterais e migram posteriormente através das células gliais para a superfície cerebral. Esse processo acontece em, sua maior parte, entre 8 e 16 semanas,

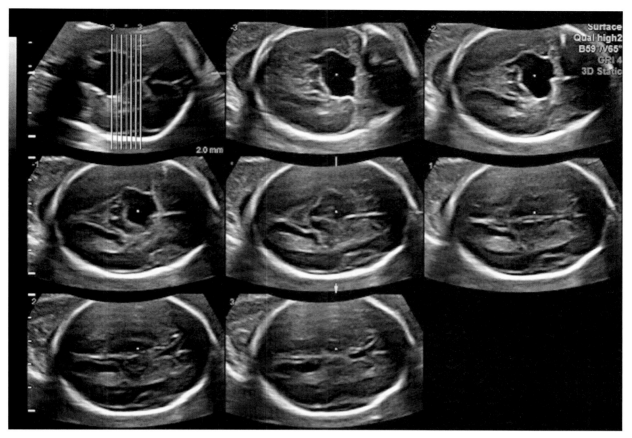

Figura 32.5 Cisto de aracnoide. TUI (*tomographic ultrasound imaging*) com cortes transversais da cabeça de um feto no terceiro trimestre evidenciando imagem anecoica irregular, subtalâmica, na linha mediana.

podendo se estender até 25 semanas de gestação. As anomalias de migração são definidas pela formação incompleta das camadas corticais. A lisencefalia, ausência ou redução severa das circunvoluções, e a polimicrogíria, aumento do número de circunvoluções pequenas, são exemplos clássicos dessas anomalias. Predisposição genética e fatores ambientais, como isquemia, infecções e teratógenos, são considerados fatores etiológicos. A associação à microcefalia é frequente.

O diagnóstico pré-natal por meio da ecografia é difícil e tardio, existindo poucos casos descritos no terceiro trimestre. A RNM é o método de escolha para o diagnóstico pré e pós-natal dessa condição.

Microcefalia

A microcefalia é definida como tamanho diminuído do cérebro, determinado por uma circunferência cefálica que se encontra abaixo de 2 ou 3 desvios-padrão esperados para a idade gestacional e o sexo (Figuras 32.6 e 32.7). A incidência é de 1 a cada 6.200 a 8.250 nascidos.

A etiologia da microcefalia é heterogênea, a qual é causada por infecções congênitas (Zika vírus, citomegalovírus [CMV], toxoplasmose, rubéola), cromossomopatias (trissomias 9, 13 e 18), doenças gênicas e teratógenos (álcool). Pode estar associada a outras anomalias cerebrais, como porencefalia e holoprosencefalia. O diagnóstico diferencial deve ser feito com anencefalia. Devem ser solicitados o cariótipo e sorologias para infecções congênitas, e outras malformações devem ser pesquisadas.

Não há tratamento específico para a microcefalia. No período neonatal, a microcefalia pode ser acompanhada de epilepsia, paralisia cerebral, retardo no desenvolvimento cognitivo e motor e na fala, além de problemas de visão e audição.

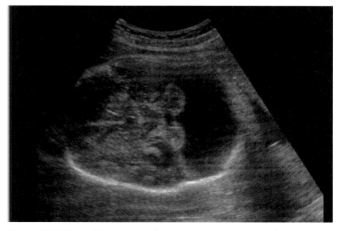

Figura 32.6 Microcefalia. Microencéfalo de neomorto com diagnóstico de singnatia congênita.

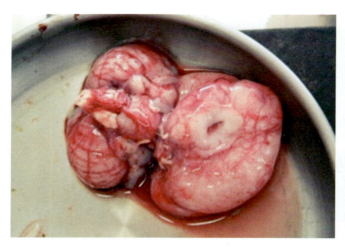

Figura 32.7 Microcefalia. Radiografia em perfil do crânio de neomorto com diagnóstico de singnatia congênita, evidenciando microcefalia e craniossinostose.

Figura 32.8 Malformação de Dandy-Walker na 25ª semana de gestação. Notam-se ampla dilatação da fossa posterior e ausência do vérmis cerebelar.

Megalencefalia

A megalencefalia consiste em cérebro de tamanho e peso aumentados. Pode estar associada intraútero a doenças gênicas como síndrome de Beckwith-Wiedemann e displasias esqueléticas (acondroplasia, displasia tanatofórica). A megalencefalia geralmente está relacionada com retardo mental, mas pode estar associada a inteligência normal e até mesmo superior.

Anomalias de fossa posterior

As principais anomalias que envolvem a fossa posterior são suspeitadas ecograficamente a partir do aumento da cisterna magna.

No final do primeiro trimestre, o quarto ventrículo é grande em relação ao cerebelo, o qual se encontra em sua porção superior. Nas semanas seguintes, o cerebelo cresce e passa a ocupar praticamente todo o quarto ventrículo. Entretanto, um pequeno apêndice do quarto ventrículo, em formato de dedo (bolsa de Blake), é frequentemente visto protrundindo para a cisterna magna, caudalmente ao cerebelo.

Durante o segundo trimestre de gestação, a cisterna magna se encontra estável, com tamanho médio de 5 ± 3mm e com limite superior normal de 10mm. As principais patologias que acometem a fossa posterior são:

- Malformação de Dandy-Walker.
- Megacisterna magna.
- Cisto da bolsa de Blake.
- Hipoplasia do vérmis cerebelar (variante de Dandy-Walker).

Malformação de Dandy-Walker

A malformação de Dandy-Walker é caracterizada pela agenesia do vérmis cerebelar com afastamento do dois hemisférios cerebelares e cisterna magna aumentada se comunicando com o quarto ventrículo (Figura 32.8). Sua incidência é de 1 a cada 25.000 a 35.000. Cerca de 50% dos casos apresentam algum tipo de malformação associada.

São critérios diagnósticos: dilatação acentuada do quarto ventrículo, agenesia do vérmis cerebelar e deslocamento superior do tentório e do seio lateral. A ventriculomegalia é comumente observada, mas não é utilizada como critério diagnóstico.

Anomalias de origem mendeliana, como síndrome de Meckel-Gruber, cromossômicas, como 45X e triploidia, e ambientais, como rubéola, CMV e álcool, podem ser associadas à malformação de Dandy-Walker. Defeitos do tubo neural, anomalias renais, holoprosencefalia, cardiopatias congênitas e fenda labial também se associam a essa malformação. Alguns casos foram atribuídos à perda heterozigótica dos genes ZIC1 e ZIC4 em indivíduos com deleção 3q2. Em cerca de 7% a 17% dos casos, a agenesia do corpo caloso pode estar presente. São comuns a morte fetal intrauterina e distúrbios intelectuais nos sobreviventes, dependendo da anomalia associada.

O vérmis cerebelar completa sua formação entre a 16ª e a 20ª semana de gestação; portanto, a abertura entre os hemisférios cerebelares até esse período não deve ser confundida com agenesia ou hipoplasia do vérmis cerebelar. A reavaliação entre a 20ª e a 22ª semana de gestação é crucial para confirmar a presença ou a ausência do vérmis normal.

O diagnóstico diferencial deve ser feito com variante de Dandy-Walker, cisto da bolsa de Blake e megacisterna magna.

Em virtude da associação a anomalias cromossômicas e estruturais, está indicada a realização do cariótipo fetal.

Megacisterna magna

A megacisterna magna é a entidade mais benigna no espectro de anormalidades que envolvem o telhado do rombencéfalo. Pode ser definida como cisterna magna > 10mm em um plano transversal oblíquo sem alterações do vérmis ou de outra parte do cerebelo. Sua incidência é de 1 a cada 8.268 nascimentos e tem sido associada a cromossomopatias, sendo mais frequente no sexo masculino (razão de 3,75:1). Associação a malformação adicional foi relatada em 62% dos casos, sendo a ventriculomegalia a anomalia associada mais comum. No caso de megacisterna magna isolada, o prognóstico é favorável em 92% a 100% dos casos. A presença de anomalias associadas piora o prognóstico.

O diagnóstico diferencial deve ser feito com variante de Dandy-Walker, cisto da bolsa de Blake e malformação de Dandy-Walker.

Cisto da bolsa de Blake

O cisto da bolsa de Blake é uma estrutura cística embrionária normal do quarto ventrículo que incide na cisterna magna e é causada pela não perfuração do forame de Magendie. A presença isolada do cisto não tem consequências no desenvolvimento neurológico. Em 50% dos casos ocorre a resolução espontânea entre a 24ª e a 26ª semana de gestação.

Os critérios para o diagnóstico incluem: anatomia e tamanho do vérmis cerebelar normais, rotação leve/moderada do vérmis no plano médio e tamanho normal da cisterna magna. Em revisão sistemática sobre as malformações isoladas da fossa posterior, a taxa detectada de anomalias estruturais associadas ao sistema nervoso foi de 11,5% e fora do SNC de 25,3%, sendo descrito apenas um caso de trissomia do 21 dentre 45 fetos avaliados.

O diagnóstico diferencial deve ser feito com malformação de Dandy-Walker, hipoplasia do vérmis cerebelar, cisto de aracnoide e megacisterna magna.

Hipoplasia do vérmis cerebelar

Esse defeito congênito do SNC consiste na redução do tamanho do vérmis, sendo também conhecido atualmente como variante de Dandy-Walker. A anatomia e o tamanho da fossa posterior se encontram na maioria das vezes preservados. Em revisão sistemática sobre as malformações da fossa posterior durante o pré-natal foram encontradas anomalias do SNC em 56,1% e extracranianas em 49,2% dos casos. Uma anomalia cromossômica, por deleção, foi observada dentre os 30 fetos analisados.

A hipoplasia do vérmis cerebelar está associada a algumas síndromes genéticas, como as de Joubert e Walker-Warburg e a síndrome cérebro-óculo-muscular.

O diagnóstico pré-natal da hipoplasia do vérmis é difícil mesmo em mãos experientes, com taxa de falso-positivo de 32,4%.

O diagnóstico diferencial deve ser feito com malformação de Dandy-Walker e megacisterna magna.

Lesões cerebrais destrutivas

Hidranencefalia

A hidranencefalia é definida como defeito congênito do cérebro em que os hemisférios cerebrais são substituídos pelo líquido cefalorraquidiano (LCR). O cerebelo, o mesencéfalo, o tálamo e os núcleos da base são geralmente preservados. Trata-se do grau mais grave de porencefalia ou destruição ce-

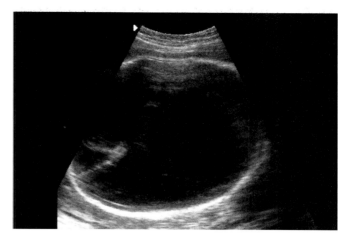

Figura 32.9 Hidranencefalia. Corte transversal do polo cefálico fetal evidenciando ausência dos hemisférios cerebrais.

rebral. Sua etiologia é heterogênea. Estudos indicam ser decorrente, com maior frequência, da oclusão bilateral da artéria carótida interna ou da agenesia primária da placa neural. Existe relação com infecções congênitas graves (citomegalovírus, toxoplasmose, rubéola ou herpes) com destruição do parênquima cerebral. O diagnóstico ultrassonográfico é estabelecido a partir da visibilização de uma massa cística ocupando inteiramente a cavidade intracranial (Figura 32.9). Há ausência ou descontinuidade do córtex cerebral e da linha média. A visibilização do tronco cerebral protruindo para a cavidade cística é muito sugestiva dessa patologia.

A presença do córtex cerebral, mesmo que mínima, indica hidrocefalia grave e não hidranencefalia. O diagnóstico diferencial pode ser realizado com holoprosencefalia alobar, higroma subdural congênito maciço e encefalopatia pós-anoxia e infecciosa. O prognóstico é sombrio. Os recém-nascidos apresentam graves anormalidades neurológicas e evoluem para o óbito.

Esquizencefalia

Também conhecida como porencefalia verdadeira, trata-se de uma malformação rara no córtex cerebral, com prevalência desconhecida, em que uma ou mais fendas espessas revestidas por substância cinzenta e cheias de líquido no hemisfério cerebral se comunicam com o ventrículo lateral. Causada por uma falha na migração das células que vão formar o córtex cerebral (unilateral ou bilateral), a esquizencefalia pode acometer tanto a substância cinzenta como a branca. Trata-se de uma malformação congênita consequente a episódios de isquemia cerebral durante a sétima semana de gestação. Podem ocorrer defeitos cerebrais associados na linha média, como displasia septo-óptica, disgenesia do corpo caloso e ausência do septo pelúcido, além de microcefalia.

O diagnóstico ecográfico evidencia áreas císticas intracranianas, unilaterais ou bilaterais com dilatação assimétrica dos ventrículos laterais e deslocamento da linha média. Em corte coronal, pode ser visibilizada a perda do tecido cerebral.

O diagnóstico diferencial deve ser feito com pseudoporencefalia. A RNM pode auxiliar o diagnóstico.

O prognóstico é reservado com graves sequelas neurológicas e convulsões.

Porencefalia

A porencefalia é caracterizada pelo surgimento de cistos no hemisfério cerebral, preenchidos por líquido e que na maioria das vezes podem se conectar com os ventrículos ou com o espaço subaracnóideo. Mais de um cisto pode estar presente. O cisto porencefálico não produz efeito de massa. A destruição do parênquima cerebral pode ser de causa vascular, infecciosa ou trauma, os quais podem ocorrer intraútero ou após o nascimento. Os cistos porencefálicos são revestidos por substância branca, em contraste com a esquizencefalia, em que os cistos são revestidos por substância cinzenta heterotópica.

O diagnóstico diferencial com a esquizencefalia durante o pré-natal é muito difícil, sendo interessante o uso da RNM (quando disponível).

Seu prognóstico é reservado com graves sequelas neurológicas e convulsões, apesar de alguns casos serem assintomáticos.

Tumores cerebrais

Os tumores cerebrais congênitos são muito raros (0,34 por milhão de nascidos vivos), sendo a maioria identificada no terceiro trimestre de gestação. Os teratomas são os mais frequentes, representando 62% dos casos diagnosticados durante o pré-natal e apenas 0,5% a 2% dos tumores diagnosticados na infância. Os tumores congênitos têm origem supratentorial.

Classificação

- **Tumores embriológicos:** epidermoide, dermoide e teratomas.
- **Tumores germinativos:** germinomas.
- **Tumores neuroblásticos:** meduloblastoma e neuroblastoma.
- **Tumores relacionados com o tecido embriológico remanescente:** craniofaringioma.
- **Tumores associados a doenças genéticas:** esclerose tuberosa (doença de Bourneville), neurofibromatose (doença de von Recklinghausen), angiomatose do SNC e dos olhos (doença de von Hippel-Lindau).
- **Cistos do terceiro ventrículo.**
- **Lipoma.**
- **Tumores vasculares.**

O diagnóstico ultrassonográfico costuma ser realizado no segundo e terceiro trimestres. Detecta-se a perda da arquitetura normal do cérebro, principalmente nos casos de tumores císticos e teratomas. Polidrâmnio é visibilizado em cerca de um terço dos casos em razão da dificuldade de o feto deglutir (disfunção hipotalâmica). Em geral, observa-se a imagem de uma massa cerebral complexa com áreas císticas e sólidas.

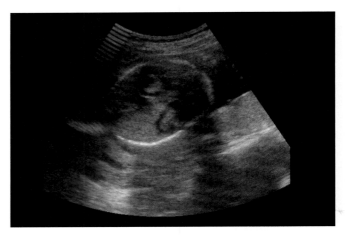

Figura 32.10 Corte transversal do polo cefálico fetal mostrando imagem hiperecogênica, homogênea, sem a presença do parênquima cerebral. Hemorragia intracraniana.

Os fetos podem apresentar macrocefalias e/ou hidrocefalias. A RNM melhorou consideravelmente o diagnóstico dessas lesões, tornando possível o melhor planejamento do pré-natal, incluindo a via de parto.

O prognóstico vai depender do tipo histológico, do tamanho e da localização do tumor. Os lipomas têm bom prognóstico. Os teratomas, que são os mais frequentes, geralmente são fatais com sobrevida de cerca de 10%.

O estudo do cariótipo não está indicado no caso de lesão tumoral isolada do SNC.

Hemorragia intracraniana

As hemorragias intracranianas são as lesões não traumáticas mais frequentemente encontradas nos fetos e recém-nascidos, figurando entre as complicações em recém-nascidos menores com peso < 1.500g. Em geral, ocorrem entre a 30ª e a 35ª semana gestacional e constituem uma causa importante de deficiência neurológica crônica. São descritos como fatores de risco: trombocitopenia aloimune neonatal, deficiência de vitamina K, coarctação aórtica com ou sem hipertensão e doenças maternas graves (distúrbios hipertensivos e hepatite).

O diagnóstico ultrassonográfico detecta a presença de imagens hiperecogênicas dentro dos ventrículos ou no parênquima cerebral fetal (Figura 32.10). Seu prognóstico é reservado, dependendo do local e da extensão da área acometida.

Leitura complementar

Blaas HGK, Eriksson AG, Salvesen K et al. Brains and faces in holoprosencephaly: pre- and postnatal description of 30 cases. Ultrasound Obstet Gynecol 2002; 19:24-38.

Bretelle F, Senat MV, Bernard JP, Hillion Y, Ville Y. First-trimester diagnosis of feal arachnoid cyst: prenatal implication. Ultrasound Obstet Gynecol 2002; 20:400-2.

Bromley B, Nadel AS, Pauker S, Estroff JA, Benacerraf BR. Closure of the cerebellar vermis: evaluation with second trimester US. Radiology 1994; 193(3):761-3.

Callen PW. Ultrassonografia em ginecologia e obstetrícia. 5. ed. Rio de Janeiro: Elsevier, 2009.

Chitty LS, Chudleigh P, Wright E, Campbell S, Pembrey M. The significance of choroid plexus cysts in an unselected population: results of a multicenter study. Ultrasound Obstet Gynecol 1998; 12:391-7.

Cuckle H. Prenatal screening using maternal markers. J Clin Med 2014; 3(2),504-20. Disponível em: http://doi.org/10.3390/jcm3020504.

D'Antonio F, Khalil A, Garel C et al. Systematic review and meta-analysis of isolated posterior fossa malformations on prenatal ultrasound imaging (part 1): nomenclature, diagnostic accuracy and associated anomalies. Ultrasound Obstet Gynecol 2016; 47(6):690-7.

Dhombres F, Nahama-Allouche C, Gelot A et al. Prenatal ultrasonographic diagnosis of polymicrogyria. Ultrasound Obstet Gynecol 2008; 32:951-4.

Garel C, Moutard ML. Main congenital cerebral anomalies: how prenatal imaging aids counseling. Fetal Diagnosis and Therapy 2014; 35(4):229-39.

Griffiths PD, Bradburn M, Campbell MJ et al.; on behalf of the MERIDIAN collaborative group. Use of MRI in the diagnosis of fetal brain abnormalities in utero (MERIDIAN): a multicentre, prospective cohort study. The Lancet 2017; 389: 538-46.

Guibaud L, Lacalm A. Etiological diagnostic tools to elucidate "isolated" ventriculomegaly. Ultrasound Obstet Gynecol 2015; 46:1-11.

Hill LM. Defeitos do sistema nervoso central e cranioespinhal. In: Rodeck CH, Whittle MJ. Medicina fetal: fundamentos e prática clinica. Rio de Janeiro: Revinter, 2005: 599-640.

Lasky JL, Choi EJ, Johnston S, Yong WH, Lazareff J, Moore T. Congenital brain tumors: case series and review of the literature. J of Pediatric Hematology/ Oncology 2008; 30(4):326-31.

Leibovitz Z, Daniel-Spiegel E, Malinger G et al. Prediction of microcephaly at birth using three reference ranges for fetal head circumference: can we improve prenatal diagnosis? Ultrasound Obstet Gynecol 2016; 47: 586-92.

Mahony BS, Callen PW, Filly RA, Hoddick WK. The fetal cisterna magna. Radiology 1984; 153(3):773-6.

Malinger G et al. Opinion. Fetal cerebral magnetic resonance, neurosonography and the brave new world of fetal medicine. Ultrasound Obstet Gynecol. 2017;50:679-680.

Pagani G, Thilaganathan B, Prefumo F. Neurodevelopmental outcome in isolated mild fetal ventriculomagaly: systematic review and meta-analysis. Ultrasound Obstet Gynecol 2014; 47:254-60.

Paladini D, Quarantelli M, Sglavo G et al. Accuracy of neurosonography and MRI in clinical management of fetuses referred with central nervous system abnormalities. Ultrasound Obstet Gynecol 2014; 44(2):188-96.

Pastore AR. Ultrassonografia em ginecologia e obstetrícia. Rio de Janeiro: Giovanni Guido Cerri ed., 2010.

Protocolo de Vigilância e Resposta à Ocorrência de Microcefalia e/ou Alterações do Sistema Nervoso Central. Ministério da Saúde: Secretaria de Vigilância em Saúde. Brasília-DF, 2016. Disponível em: www.saude. gov.br/svs.

Record RG, McKeown T. Congenital malformations of the central nervous system. I: survey of 930 cases. Br J Soc Med 1949; 4:183-219.

Rezende GC et al. Prenatal diagnosis of congenital syngnathia by 3D ultrasound and pathological correlation. J Med Ultrason 2013; 40(1):85-7.

Rumack CM. Tratado de ultrassonografia diagnóstica. Rio de Janeiro: Elsevier, 2006.

Santo S, D'antonio F, Homfray etal. Counseling in fetal medicine: agenesis of the corpus callosum. Ultrasound Obstet Gynecol 2010; 40:513-21.

Scala C, Familiari A, Pinas A et al. Perinatal and long-term outcomes in fetuses diagnosed with isolated unilateral ventriculomegaly: systematic review and meta-analysis. Ultrasound Obstet Gynecol 2017; 49:450-9.

Severino M, Schwartz ES, Thurnher MM, Rydland J, Nikas I, Rossi A. Congenital tumors of the central nervous system. Neuroradiology 2010; 52(6): 531-48.

Sonographic examination of the fetal central nervous system: guidelines for performing the 'basic examination' and the 'fetal neurosonogram'. Ultrasound Obstet Gynecol 2007; 29(1):109-16.

Storrs BB. Ventricular size and intelligence in myelodysplastic children. In: Martin AE. Concepts in pediatric neurosurgery. 1988:51-6.

CAPÍTULO 33

Cardiopatias Fetais

Lilian Rocha Zardini

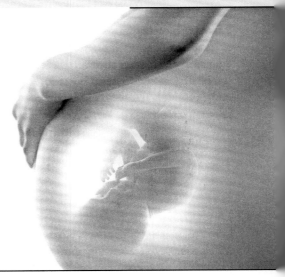

INTRODUÇÃO

Em julho de 1970, os médicos australianos Garrett & Robinson publicaram o primeiro estudo ultrassonográfico referente à análise do coração fetal. Os equipamentos eram obviamente bastante limitados e dificultavam muito a avaliação. Em setembro de 1982, Lindsey Allan sedimentou a base de seus estudos a respeito da ecocardiografia fetal com a publicação de sua tese de doutorado. A partir daí, vários autores se dedicaram ao estudo do tema.

O sistema cardiovascular é o primeiro a completar seu desenvolvimento durante a gestação, de modo que em torno da oitava semana está completa toda a formação valvar, septação intracardíaca e divisão de câmaras.

De todos os sistemas do organismo, o cardiovascular é o mais acometido por malformações. Estatísticas demonstram que cerca de 40% das mortes perinatais por anomalias congênitas são causadas por cardiopatias, e mais de 20% dessas ocorrem no primeiro mês de vida. Considerando a elevada ocorrência de abortos no primeiro trimestre, estima-se que a incidência intraútero de cardiopatias possa ser até cinco vezes maior do que entre os nascidos vivos.

EPIDEMIOLOGIA E CONSIDERAÇÕES GERAIS

A incidência de cardiopatias congênitas é de cerca de 8,3 acometidos a cada 1.000 nascidos (aproximados para 1 a cada 100) e metade dessas cardiopatias necessitará de correção no primeiro ano de vida (grande parte no primeiro mês). Isso torna possível perceber a importância do diagnóstico precoce, ainda na vida fetal, para que seja oferecido o melhor tratamento dessas patologias.

Com os avanços da Medicina Fetal, a melhora das imagens ultrassonográficas e a maior utilização da ecocardiografia fetal, é possível estabelecer o diagnóstico das cardiopatias e oferecer um melhor acompanhamento desses fetos, melhorando o prognóstico.

O diagnóstico pré-natal das cardiopatias é de extrema importância principalmente naqueles casos considerados críticos, ou seja, que necessariamente terão uma abordagem cirúrgica nos primeiros dias de vida ou que necessitarão de cuidados intensivos até que o quadro clínico se estabilize. Como exemplo podem ser citadas as cardiopatias cianogênicas, em que a saturação de oxigênio estará comprometida (transposição das grandes artérias [TGA] e atresias pulmonares com suas variações nas diversas cardiopatias, entre outras). O comprometimento do recém-nascido poderá ser tão grande que, muitas vezes, inviabilizará o transporte para um centro que disponha de tratamento adequado e, consequentemente, limitará o prognóstico.

O diagnóstico fetal, por sua vez, possibilita que o parto seja planejado e realizado em centro de referência com o caso já discutido e conhecido por toda a equipe que irá acompanhar o tratamento desse recém-nascido. O ideal é que os pais possam conhecer o cirurgião e a equipe de cardiologia pediátrica ainda durante a gravidez. Isso promove mais segurança e conforto à família, que geralmente se encontra muito preocupada e assustada com a situação. Existem ainda casos em que o tratamento se dará intraútero (é o caso das arritmias, obstruções valvares aórtica e pulmonar [valvoplastia com balão], abertura de septo interatrial [no caso de forames ovais restritivos associados a cardiopatia] e drenagem de grandes derrames pericárdicos), de acordo com a especificidade de cada cardiopatia.

O "teste do coraçãozinho" já é realizado na maioria das maternidades brasileiras e pode auxiliar o diagnóstico, porém serve apenas como *screening* para algumas cardiopatias (diagnostica somente as ducto-dependentes). Várias outras alterações cardíacas, que inclusive necessitarão de correção cirúrgica, poderão ter resultado falso-negativo nesse teste. O melhor é que o diagnóstico seja mesmo realizado no período fetal.

Vários estudos comprovam o melhor resultado cirúrgico e a melhor sobrevida, além de menos tempo de internação, das crianças com diagnóstico fetal de sua cardiopatia. Portanto, deve-se fazer o possível para que o diagnóstico seja confirmado o mais precocemente possível, de modo a propiciar aos pacientes o melhor e mais eficaz tratamento.

Infelizmente, o número de diagnósticos em território nacional ainda é muito baixo, muitíssimo menor do que em países desenvolvidos, onde o treinamento contínuo dos ultrassonografistas se dá de maneira mais ativa. Um estudo conduzido em serviço de referência no Sul do Brasil estimou em cerca de 25% o diagnóstico fetal das cardiopatias, porém, como são muito grandes as variações entre as diversas regiões, mesmo nos melhores serviços do país não há números consistentes em termos de diagnóstico. Além disso, são necessários outros estudos para mostrar a atual situação dos cardiopatas com diagnóstico estabelecido ainda no pré-natal.

Estudos realizados em várias partes do mundo mostram aumento sensível e eficaz no número de diagnósticos, seja nas cardiopatias detectáveis ao corte de quatro câmaras, seja ao corte das vias de saída, com o treinamento continuado dos ultrassonografistas. Um estudo recente na Holanda mostrou aumento dos diagnósticos fetais das cardiopatias após a introdução rotineira dos exames de ultrassom para o rastreio do coração fetal, ou seja, a avaliação sistemática das quatro câmaras e das vias de saída. Em apenas 4 anos após essa mudança, a proporção de diagnósticos saltou de 34,6% para 84,8% nas cardiopatias evidenciáveis ao corte de quatro câmaras (o corte do coração com o qual o ultrassonografista está mais familiarizado) e de 14,3% para 29,6% nos cortes das vias de saída.

Outro estudo multicêntrico, dessa vez conduzido nos EUA, também revelou o aumento no número de diagnósticos fetais pelos ultrassonografistas assim que adotaram a avaliação sistemática do coração fetal. O aumento dos diagnósticos, somando os dois tipos de cortes ultrassonográficos (quatro câmaras e vias de saída), passou em média de 26% (no ano de 2006) para 42% (em 2012) com amplas variações em todo o país (os diagnósticos variaram entre 11,8% e 53,4%, dependendo do nível de treinamento dos ultrassonografistas).

Como 86% dos fetos cardiopatas nascem de gestantes consideradas de baixo risco (sem nenhum fator de risco associado), é fundamental que o rastreamento das cardiopatias seja bem realizado a cada ultrassom, seja ele obstétrico ou morfológico, para que aumentem as chances de diagnóstico. Existem diretrizes específicas para esse tipo de rastreio, sendo atualmente preconizada a visibilização não só do corte das quatro câmaras (átrios e ventrículos), mas também do das vias de saída (dos ventrículos direito e esquerdo), para que seja identificado o maior número de alterações.

DIAGNÓSTICO

O coração é uma estrutura complexa, tridimensional e que se move o tempo todo (e com rapidez) durante a avaliação ultrassonográfica. Esses fatores são considerados limitantes por muitos e dificultam a avaliação correta das anomalias. Lindsey Allan diz que, na verdade, o coração é como outro órgão qualquer, apenas parece mais difícil de ser avaliado porque se move. E isso é verdade. Realizar a análise cardíaca correta com uma sequência predefinida de estruturas que serão avaliadas sistematicamente é a chave do diagnóstico. Assim que seja detectada qualquer alteração ao ultrassom (morfológico ou obstétrico), a paciente deve ser referenciada para a realização da ecocardiografia fetal a fim de que se estabeleçam o diagnóstico e os possíveis tratamentos. A Tabela 33.1 mostra a distribuição das principais cardiopatias.

O ecocardiograma fetal pode ser realizado a qualquer momento a partir do segundo trimestre de gestação, idealmente entre 18 e 28 semanas (via abdominal) ou imediatamente, independente da idade gestacional, quando existir suspeita de alteração. O diagnóstico muito precoce, ao redor de 12 semanas de gestação, é possível em casos com grande chance de alteração (translucência nucal muito aumentada ou suspeita de síndromes genéticas, filho anterior cardiopata, entre outros).

Tabela 33.1 Incidência das cardiopatias (por milhão de nascidos vivos)

Comunicação interventricular	3.570
Persistência do canal arterial	799
Comunicação interatrial	941
Defeito do septo atrioventricular	348
Estenose pulmonar	729
Estenose aórtica	401
Coarctação da aorta	409
Tetralogia de Fallot	421
Transposição das grandes artérias	315
Síndrome da hipoplasia do coração direito	222
Atresia tricúspide	79
Anomalia de Ebstein	114
Atresia pulmonar	132
Síndrome da hipoplasia do coração esquerdo	266
Truncus arteriosus	107
Dupla via de saída do ventrículo direito	157
Ventrículo único	106
Drenagem anômala de veias pulmonares	94
Valva aórtica bivalvar	13.566

As atribuições do ecocardiograma fetal são bem definidas, e é indiscutível sua importância como ferramenta diagnóstica. Suas funções variam desde a confirmação ou exclusão de cardiopatias, passando pelo estabelecimento e definição das anormalidades, até a realização dos diagnósticos diferenciais e a identificação dos fetos que necessitarão de intervenção ao nascimento ou ainda em vida fetal, propiciando sobrevida e prognóstico melhores.

Durante o exame, são avaliadas todas as estruturas cardíacas: valvas atrioventriculares e semilunares com seus respectivos fluxos, vias de saída, conexões entre átrios e ventrículos e entre ventrículos e grandes vasos, septos interatrial e interventricular, fluxo em canal arterial e em forame oval, morfologia ventricular e proporção entre as câmaras e conexões venosas pulmonares e sistêmicas. Além disso, avaliam-se posição e eixo cardíaco, função ventricular, área cardíaca em relação ao tórax e aspectos relativos ao pericárdio (presença de derrames). O exame é avaliador-dependente, e, quanto maior a experiência do examinador, maior a acurácia do exame. Em mãos experientes, a sensibilidade chega a 98%.

Alguns diagnósticos são muito difíceis no período fetal. A coarctação de aorta, por exemplo, pode ser suspeitada por achados indiretos (dilatação de câmaras direitas, disfunção ventricular e insuficiência tricúspide, além de tamanho reduzido da aorta no corte dos três vasos). Nem sempre todos esses fatores estão presentes, o que dificulta a suspeita diagnóstica. Os casos de estenoses valvares leves e comunicações interatriais e interventriculares pequenas também são de difícil diagnóstico fetal, porém geralmente são situações benignas que não prejudicarão o recém-nascido e poderão ser reconhecidas em tempo oportuno.

Algumas outras situações que dificultam o diagnóstico das cardiopatias são: biótipo materno (obesidade), polidrâmnio e oligoâmnio, cicatrizes abdominais e dorso fetal anterior. Nessas ocasiões, o examinador será desafiado a dar o seu melhor para a aquisição de imagens, utilizando-se de algumas manobras (decúbito lateral direito e esquerdo materno, solicitar à paciente que caminhe por alguns minutos para tentar modificar a posição fetal ou mesmo posição em quatro apoios para os casos de polidrâmnio). Pressão exagerada do transdutor deve ser evitada para não causar desconforto à gestante.

INDICAÇÕES DO ECOCARDIOGRAMA FETAL

Existem algumas indicações formais para a realização da ecocardiografia fetal, independentemente de o rastreio pelo ultrassom morfológico ter sido considerado normal ou sem alterações perceptíveis. Levando em consideração que a incidência de cardiopatias congênitas na população geral é de 1 em 100, o exame deverá ser indicado sempre que o risco absoluto ultrapassar 1%. A American Heart Association publicou em 2014 uma diretriz com essas indicações e com a seguinte subdivisão (Quadro 33.1):

Quadro 33.1 Indicações para o ecocardiograma fetal

Indicações por alto risco (risco absoluto > 2%)
Diabetes mellitus materno pré-gestacional
Diabetes mellitus materno diagnosticado no primeiro trimestre
Fenilcetonúria materna (de difícil controle)
Anticorpos maternos anti-RO e anti-LA (SSA/SSB)
Ingestão materna de medicações
Inibidores da enzima conversora de angiotensina (ECA)
Ácido retinoico
Anti-inflamatórios não esteroides no terceiro trimestre
Rubéola materna no primeiro trimestre
Infecção materna com suspeita de miocardite fetal
Gestação por reprodução assistida
Cardiopatia congênita em parente de primeiro grau (mãe, pai ou irmão portador)
Herança mendeliana associada a cardiopatia congênita em parente de primeiro ou segundo grau
Suspeita de cardiopatia congênita à ultrassonografia obstétrica/morfológica
Suspeita de anomalia extracardíaca à ultrassonografia obstétrica/morfológica
Cariótipo fetal anormal
Ritmo cardíaco fetal irregular, bradicardia ou taquicardia
Translucência nucal aumentada > 95% (> 3mm)
Gestação gemelar monocoriônica
Hidropisia fetal ou derrames
Indicações por baixo risco (risco absoluto > 1%, mas < 2%)
Ingestão materna de medicações
Anticonvulsivantes
Lítio
Vitamina A
Inibidores seletivos da recaptação da serotonina (somente paroxetina)
Anti-inflamatórios não esteroides no primeiro e segundo trimestres
Cardiopatia congênita em parente de segundo grau
Anormalidade fetal do cordão umbilical ou da placenta
Anomalia venosa intra-abdominal fetal
Ausência de indicação (risco absoluto ≤ 1%)
Diabetes mellitus gestacional com HbA1c < 6%
Ingestão materna de medicações
Inibidores seletivos da recaptação de serotonina (todos, exceto paroxetina)
Agonistas da vitamina K (varfarina)
Infecção materna diferente da rubéola apenas com soroconversão
Cardiopatia congênita isolada em algum parente distante (sem ser de primeiro ou segundo grau)

- **Alto risco:** risco absoluto estimado > 2%.
- **Baixo risco:** risco absoluto estimado > 1%, mas < 2%.
- **Ausência de risco:** risco absoluto estimado < 1%, não havendo indicação para a ecocardiografia fetal.

Em relação às indicações por alto risco (risco absoluto > 2%), são importantes algumas considerações:

- ***Diabetes mellitus* pré-gestacional:** o risco de cardiopatia aumenta de duas a cinco vezes em relação às gestações de baixo risco, sendo maior quando não há o controle adequado da glicemia. As cardiopatias mais frequentes nessas pacientes são as transposições das grandes artérias, o *truncus arteriosus*, os isomerismos e os ventrículos únicos.

Em caso de diabetes gestacional não controlado, embora não exista aumento do risco de cardiopatia congênita, pode ocorrer hipertrofia ventricular ou septal, o que justifica uma avaliação cardíaca fetal após o segundo trimestre de gestação. A maioria desses recém-nascidos é assintomática ao nascimento, e a hipertrofia regride espontaneamente.

- ***Diabetes mellitus* materno diagnosticado no primeiro trimestre:** níveis de HbA1 > 8,5% no primeiro trimestre se associam ao aumento de cardiopatias congênitas (todas as formas) e constituem indicação formal para realização do ecocardiograma fetal o mais rápido possível.
- **Fenilcetonúria materna (de difícil controle):** associa-se a risco de cardiopatia fetal aumentado em 10 a 15 vezes quando os níveis de fenilalanina estão > 15mg/dL. O controle adequado da doença reduz os riscos, principalmente quando os níveis de fenilalanina se encontram < 6mg/dL do período da concepção até as primeiras semanas de vida.
- **Anticorpos maternos anti-RO e anti-LA (SSA/SSB+):** em virtude da passagem transplacentária desses anticorpos, é possível que aumente o risco de bloqueio atrioventricular total (1% a 5% das gestações). O acompanhamento desses fetos deve ser iniciado por volta da 16ª semana com ecocardiogramas seriados a cada 1 ou 2 semanas, até em torno da 28ª (risco maior de bloqueio, embora possa ocorrer em qualquer idade gestacional), buscando surpreender alterações cardíacas de ritmo ou outros sinais indiretos de comprometimento miocárdico (disfunção miocárdica e aumento da ecogenicidade do endocárdio).
- **Ingestão materna de medicações:**
  - **Inibidores da enzima conversora de angiotensina (ECA):** aumentam 2,7 vezes o risco de cardiopatia em comparação a fetos expostos a outros tipos de anti-hipertensivos. As cardiopatias mais frequentes são comunicações interatriais e interventriculares, além de canal arterial patente.
  - **Ácido retinoico:** forma oxidada da vitamina A, o ácido retinoico é muito utilizado em tratamentos estéticos dermatológicos. As cardiopatias relacionadas incluem anomalias conotruncais e malformações do arco aórtico.
  - **Anti-inflamatórios não esteroides (AINE) no terceiro trimestre:** são capazes de promover a constrição do canal arterial, o que pode levar a alterações cardíacas importantes (dilatação de câmaras direitas, disfunção ventricular e insuficiência tricúspide). Medicações como indometacina podem afetar o canal arterial antes de 25 semanas de gestação (anteriormente se acreditava que isso ocorria apenas em idades gestacionais mais avançadas). Outros tipos de medicação, como diclofenaco e dipirona, também são responsáveis por constrição do canal arterial. Por esse motivo, ecocardiogramas fetais seriados (uma a duas vezes por semana) deverão ser realizados caso haja necessidade absoluta do uso dessas medicações durante a gestação. As alterações na constrição do canal geralmente são reversíveis após a retirada da medicação.

Recentemente, os polifenóis também foram associados à constrição do canal arterial. O uso frequente de suco de uva, frutas vermelhas, tangerina, azeite de oliva, mate, chá-verde e chá-preto, chocolate e café está relacionado com a constrição do canal e deve ser restringido nessas gestantes. A alteração regride após a retirada dessas substâncias da dieta.

- **Rubéola materna no primeiro trimestre:** o vírus causa dano ao tecido do canal arterial, que permanece aberto após o nascimento. Outros achados associados são estenoses de ramos pulmonares.
- **Infecção materna com suspeita de miocardite fetal:** infecções virais, como citomegalovírus, coxsáckie e parvovírus, podem causar miocardites, pericardites, derrames pericárdicos e hidropisia, sendo importante a realização do ecocardiograma para avaliação dessas possíveis alterações.
- **Gestação por reprodução assistida:** o risco de cardiopatia congênita em crianças concebidas por fertilização *in vitro* varia de 1,1% a 3,3%, estando com mais frequência relacionado com a comunicações interventriculares e comunicações interatriais. Alguns fatores podem levantar discussões em relação à causa real do aumento do risco das cardiopatias nesse grupo, como idade materna (geralmente, as pacientes com idade mais avançada recorrem à reprodução assistida e o fator idade materna isoladamente já se correlaciona ao aumento de risco de cardiopatias no feto), o motivo da infertilidade dos casais ou fatores relacionados com a manipulação do embrião. De qualquer modo, o ecocardiograma fetal está indicado em todas essas gestações.
- **Cardiopatia congênita em parente de primeiro grau (mãe, pai ou irmão):** para a maioria das cardiopatias congênitas maternas o risco de o feto também apresentar alguma alteração cardíaca é de cerca de 3% a 7%. Essa proporção pode aumentar muito, dependendo da cardiopatia materna. Sabe-se que na estenose aórtica essa chance aumenta para 13% a 18%, e as que apresentam espectros dos defeitos de septo atrioventricular têm chance de 10% a 14% de seus fetos apresentarem alguma alteração. Já em relação às cardiopatias congênitas paternas, o risco para o feto aumenta em torno de 2% a 3%, também com aumento significativo quando a cardiopatia é a estenose aórtica. Se o filho anterior apresenta cardiopatia, a chance de o feto ter cardiopatia gira em torno de 2% a 6%. Todas essas situações são indicações para a realização de ecocardiografia fetal.
- **Herança mendeliana associada à cardiopatia congênita em parente de primeiro ou segundo grau:** gestações anteriores em que a criança foi afetada por uma doença autossômica recessiva, ou se um dos pais apresenta doença autossômica dominante, apresentam risco aumentado para cardiopatias. Existe ainda risco aumentado quando o feto é

sabidamente portador de deleções (síndrome de Williams, síndrome de Allagile) correlacionadas a cardiopatias.

- **Suspeita de cardiopatia congênita pela ultrassonografia obstétrica/morfológica:** o ecocardiograma fetal se encontra alterado em cerca de 40% dos casos de suspeita de alteração cardíaca pelo corte de quatro câmaras realizado à ultrassonografia. Os cortes das vias de saída e dos três vasos alterados devem ser incorporados ao rastreamento ultrassonográfico para melhorar a acurácia desses exames.
- **Anomalia extracardíaca diagnosticada pela ultrassonografia obstétrica/morfológica:** as cardiopatias podem estar presentes nos fetos com malformações extracardíacas, mesmo que com cariótipo normal. A incidência de cardiopatias em fetos que apresentam uma ou mais alterações estruturais varia em torno de 20% a 45%, dependendo da população estudada, do tipo de malformação e da idade gestacional em que a ultrassonografia foi realizada. A associação entre cardiopatia e alteração em outros sistemas tem ampla variação. Estima-se a associação de cardiopatias em cerca de 5% a 15% dos casos de malformações do sistema nervoso central, em torno de 30% das onfaloceles e hérnias diafragmáticas e de até 71% nas anormalidades geniturinárias (Tabela 33.2). Diante disso, o ecocardiograma fetal deve ser indicado em todos os casos de alterações morfológicas fetais, independentemente do sistema.
- **Cariótipo fetal alterado:** a associação entre anomalias cromossômicas e cardiopatia é muito frequente. Nos pacientes com síndrome de Down (trissomia do cromossomo 21), a cardiopatia mais frequente é o defeito do septo atrioventricular total (as estatísticas variam de 50% a 60% a até 74% dos casos, de acordo com o estudo de Moreira). Em pacientes com a síndrome de Edwards (trissomia do cromossomo 18), a cardiopatia mais frequente é a comunicação interventricular (66% dos pacientes). Na síndrome de Patau (trissomia do cromossomo 13), o tipo mais associado é a dupla via de saída do ventrículo direito (31% dos casos). Todos esses pacientes deverão ser avaliados por meio do ecocardiograma fetal.
- **Ritmo cardíaco irregular, bradicardia ou taquicardia:** taquicardia fetal dificilmente está correlacionada a anomalia estrutural, mas merece avaliação por se correlacionar a disfunção ventricular e derrames (pericárdicos, pleurais e mesmo hidropisia), além da avaliação do mecanismo da arritmia. Em contraste, bradicardias decorrentes de alterações na condução atrioventricular estão correlacionadas a cardiopatias em torno de 50% a 55% dos casos. Nos ritmos irregulares (frequentemente extrassístoles supraventriculares), a correlação com alteração anatômica também é baixa; no entanto, esses casos devem ser cuidadosamente avaliados por poderem ser precursores de outros tipos de arritmia.
- **Translucência nucal aumentada acima dos percentis 95 ou 99:** a associação a cardiopatias aumenta exponencialmente com o aumento da translucência nucal. Como esses percentis não são muito práticos para o uso diário, sugere-se o corte de 3mm ou de 3,5mm. Outro parâmetro para a realização do ecocardiograma fetal consiste na presença de fluxo reverso em ducto venoso durante a contração atrial em ultrassonografia de primeiro trimestre, principalmente se associado ao aumento da translucência nucal.
- **Gestação gemelar monocoriônica:** os gêmeos monocoriônicos têm risco aumentado de cardiopatia (em torno de 2% a 9%). No caso das transfusões feto-fetais, a realização do ecocardiograma fetal se faz ainda mais necessária, visto que o feto receptor tem grande chance de apresentar alterações cardíacas do tipo estenose ou atresia pulmonar ou cardiomiopatia hipertrófica.
- **Hidropisia fetal ou derrames:** em aproximadamente 15% a 25% dos fetos com hidropisia não imune pode ser encontrada associação a cardiopatias estruturais ou arritmias. Em cerca de 10% dos fetos hidrópicos é observado algum estado de alto débito cardíaco causado por anemia, feto receptor (na transfusão feto-fetal), teratomas sacrococcígeos e anomalias vasculares placentárias

DISTRIBUIÇÃO DAS CARDIOPATIAS E DIAGNÓSTICO

O diagnóstico das cardiopatias fetais é um assunto que sempre preocupa tanto a equipe obstétrica (fatores de risco para complicações gestacionais) como a família (prognóstico, cirurgia, sintomatologia). É necessário estabelecer o tipo de alteração da maneira mais precisa possível no período fetal para que todas essas questões possam ser previstas e discutidas com a família e a equipe médica. O objetivo é sempre cuidar do feto da melhor maneira possível, visando a um melhor prognóstico por meio de condutas específicas. Em virtude da ampla variedade de tipos, neste capítulo serão lembradas apenas alguns (mais frequentemente diagnosticados na vida fetal).

COMUNICAÇÃO INTERVENTRICULAR

A comunicação interventricular (CIV) é a cardiopatia mais frequente no país, com incidência de 25% a 30%. Pode ocorrer isoladamente ou associada a quase todos os outros tipos de alteração da anatomia cardíaca, dos mais simples aos mais complexos (estenose pulmonar, transposição das grandes artérias, atresias tricúspide e mitral ou tetralogia de Fallot, entre outros). Define-se como uma comunicação entre os ventrículos, podendo estar localizada em qualquer região do septo interventricular (mais comumente nas porções perimembra-

Tabela 32.2 Anomalias extracardíacas associadas às cardiopatias

Anomalias extracardíacas	Associação com cardiopatias (%)
Onfalocele	30
Atresia duodenal	20
Hérnia diafragmática	30
SNC	5 a 15
Trato geniturinário	71

nosas e também nas musculares e nas vias de entrada e saída ventriculares). Pode ainda ser única ou múltipla.

A CIV está associada a alteração cromossômica, principalmente quando grandes e do tipo via de entrada. Nesses casos, o cariótipo está indicado em razão de a alteração cardíaca apresentar alta associação a trissomias.

O ecocardiograma fetal deverá ser realizado de maneira seriada (a cada 4 a 6 semanas) em busca de lesões associadas que poderão se estabelecer ao longo da gestação (p. ex., estenoses valvares). A conduta será adotada de acordo com o tamanho, o número e a posição da comunicação. Para o prognóstico geral dos recém-nascidos com CIV isolada deverá ser levada em conta a existência de anomalias estruturais extracardíacas, anomalias cromossômicas e síndromes genéticas.

Defeito do septo atrioventricular

O defeito do septo atrioventricular (DSAV) é uma das formas de cardiopatia mais frequentemente diagnosticadas no período fetal, isso porque a alteração aparece na posição de quatro câmaras, que é o corte ecocardiográfico com o qual o ultrassonografista está mais familiarizado. Apresenta incidência de cerca de 3% a 7% das cardiopatias congênitas. Caracteriza-se por alterações na junção atrioventricular e defeitos septais (atriais e ventriculares). Apresenta espectros da mesma doença, como forma parcial e forma intermediária (com duas valvas atrioventriculares implantadas no mesmo nível, *cleft* na valva atrioventricular esquerda e comunicações como a interatrial [CIA] e a CIV). Neste capítulo será discutida a forma total (DSAVT), que apresenta valva atrioventricular única, CIA tipo *ostium primum* e CIV tipo via de entrada. A alteração pode ocorrer de maneira isolada ou associada a outras cardiopatias (p. ex., à tetralogia de Fallot e aos isomerismos atriais).

Diante do diagnóstico de DSAVT, é imprescindível a pesquisa de síndromes cromossômicas associadas, visto que esse é o tipo de cardiopatia mais frequentemente visto nas crianças portadoras da trissomia do cromossomo 21. Importante ainda avaliar se apresenta forma balanceada ou desbalanceada (quando existe predomínio de um dos ventrículos sobre o outro, podendo influenciar diretamente o tipo de tratamento cirúrgico que será instituído no período pós-natal). O parto deve ser sempre realizado a termo (quando possível) para minimizar as complicações da cardiopatia associada à síndrome genética, além da prematuridade.

Tetralogia de Fallot

A tetralogia de Fallot representa cerca de 10% de todos os casos das cardiopatias congênitas no período pós-natal, sendo descrita como um conjunto de alterações: CIV, estenose pulmonar infundibulovalvar (com desvio anterior do septo infundibular em direção à via de saída do ventrículo direito), hipertrofia ventricular direita e cavalgamento aórtico do septo interventricular.

Trata-se da cardiopatia cianogênica mais comum. Na forma clássica, a valva pulmonar se apresenta pequena ou hipoplásica, determinando o grau de obstrução do fluxo pulmonar. Existem variações, as quais são determinadas principalmente pelo grau de estenose da valva pulmonar, podendo abranger desde estenoses muito leves (que irão gerar clínica de hiperfluxo pulmonar, sem cianose, o chamado *pink Fallot*) até casos extremos com estenoses críticas ou mesmo atresia pulmonar. Nesses casos, o recém-nascido necessitará de abordagem cirúrgica nos primeiros dias de vida, além de direcionado imediatamente, após o nascimento, à unidade de cuidados intensivos para uso de medicação específica que garantirá a manutenção da perviabilidade do canal arterial até o tratamento cirúrgico (uso de prostaglandina). Existem ainda os casos de Fallot com agenesia da valva pulmonar, situação em que os folhetos valvares não se formam, gerando insuficiência pulmonar importante e grande dilatação de tronco e ramos pulmonares, causando bastante dificuldade respiratória ao recém-nascido por insuficiência cardíaca e compressão dos brônquios em razão da artéria pulmonar muito dilatada.

A tetralogia de Fallot apresenta associação a cromossomopatias, sendo bastante frequente a síndrome do 22q11.

Todo o esforço para o detalhamento da cardiopatia é imprescindível, pois, dependendo dos detalhes, será possível prever e programar as possíveis intervenções ainda no período neonatal. Por exemplo, um feto com atresia pulmonar deverá ser obrigatoriamente abordado logo após o nascimento com a realização de um *shunt* sistêmico-pulmonar (cirurgia paliativa), geralmente um Blalock-Taussig modificado, para garantir aporte adequado de sangue no território pulmonar. Se a estenose for moderada e a criança conseguir manter uma saturação de oxigênio mínima adequada, o procedimento a ser programado será a correção definitiva, geralmente após o sexto mês de vida. Cada caso deverá ser avaliado cuidadosamente para que seja instituída a melhor conduta. Por isso, essas crianças deverão nascer em serviço especializado que conte com cirurgia cardíaca, equipe de cardiologia pediátrica, hemodinâmica e ecocardiografia pronta a atender e conduzir o caso.

Infelizmente, o diagnóstico no período fetal ainda é reduzido no país, uma vez que as alterações provocadas por essa cardiopatia se apresentam no corte dos cruzamentos dos grandes vasos, que ainda não é muito familiar para a maioria dos ultrassonografistas. No entanto, a maior conscientização e as novas diretrizes que guiam a realização da ultrassonografia (incluindo de rotina o corte das vias de saída na análise morfológica fetal, além do corte das quatro câmaras) podem desempenhar papel fundamental para o aumento do número de diagnósticos.

Transposição das grandes artérias

Outra cardiopatia grave, também cianogênica, a transposição das grandes artérias (TGA) apresenta incidência de cerca de

5% a 7% das cardiopatias congênitas e se caracteriza por circulação em paralelo, já que a aorta se origina do ventrículo direito e a pulmonar do ventrículo esquerdo. A forma clássica (transposição simples) é a mais frequente, ocorrendo em cerca de 80% dos casos (sem outras lesões associadas).

A chave para o diagnóstico com a ultrassonografia se dá também pela avaliação das vias de saída, onde se observa a saída dos vasos em paralelo, perdendo a característica do cruzamento espacial que é tipicamente encontrada entre a aorta e a pulmonar nos corações estruturalmente normais. O corte das quatro câmaras costuma ser normal nessa patologia.

O ecocardiograma fetal seriado (de preferência a cada 4 semanas) é fundamental não só para estabelecer o diagnóstico e as alterações associadas, mas também para avaliar o canal arterial e o forame oval (à procura de restrições que possam indicar fatores complicadores no período neonatal imediato). O parto deverá ocorrer em centro de referência de cirurgia cardíaca pediátrica (deve-se evitar o transporte do recém-nascido, que poderá não ter condições para a transferência, dependendo das condições do nascimento), com toda a equipe preparada, inclusive hemodinâmica, para o caso de forame oval restritivo (a criança irá se apresentar extremamente hipoxêmica e deverá ser submetida a um procedimento de atriosseptostomia com cateter-balão para ampliar a comunicação e promover a mistura de sangue e a consequente melhora da oxigenação até que o procedimento definitivo seja realizado). Deverá ainda fazer uso de prostaglandina para manutenção do canal arterial. A cirugia de Jatene é amplamente utilizada com muita segurança no mundo inteiro, propiciando a correção anatômica dessa cardiopatia.

Hipoplasia do coração esquerdo

A síndrome da hipoplasia do coração esquerdo (SHCE) consiste em um conjunto de alterações decorrentes de estenoses importantes (ou mesmo atresias) das valvas mitral e aórtica, promovendo graus variáveis de hipoplasia ventricular esquerda. Trata-se de uma cardiopatia extremamente grave, com alta morbimortalidade, mesmo nos casos submetidos a correções cirúrgicas. Nos casos associados de atresias mitral e aórtica, o ventrículo esquerdo é hipoplásico, hipertrófico e apresenta déficit importante de função. Ocorrem a inversão de *shunt* através do forame oval (passa a ser esquerda-direita) e alterações como fibrose do miocárdio, que pode ser encontrada à ultrassonografia como imagens hiper-refringentes no músculo cardíaco, geralmente acompanhadas de insuficiência tricúspide (sinais de mau prognóstico). Pode estar associada a anomalias cromossômicas em pequena parcela dos casos (em torno de 2% a 4%), como as trissomias do 18 e do 13, além da síndrome de Turner.

A correção cirúrgica se dá por etapas. Os procedimentos são realizados de maneira estadiada para que haja tempo de adaptação à nova circulação até que uma nova intervenção possa ser realizada. A primeira correção ocorre no período neonatal (geralmente com a cirurgia de Norwood Sano modificada), seguida de outras cirurgias (Glenn e Fontan), que terão seu tempo de realização definido de acordo com o serviço de referência. Uma alternativa à cirurgia de Norwood no período neonatal consiste no procedimento híbrido, em que um *stent* é colocado no canal arterial para mantê-lo aberto (por cateterismo) e é efetuada a cerclagem das artérias pulmonares para limitar o fluxo para o pulmão. Essa é uma forma menos invasiva de intervenção, se comparada à cirurgia de Norwood Sano, porém o arco aórtico terá de ser corrigido de qualquer modo em outra abordagem.

Atresia pulmonar com septo íntegro

A atresia pulmonar com septo íntegro representa cerca de 2% a 4% das cardiopatias congênitas, também com característica cianogênica. Ocorre obstrução completa do fluxo sanguíneo a partir do ventrículo direito para a artéria pulmonar, sem CIV. Existem também atresias pulmonares associadas à CIV, as quais merecem discussão à parte por apresentarem outro tipo de comportamento (não serão objeto deste capítulo). A atresia pulmonar com septo íntegro pode apresentar ainda associação à displasia tricúspide (como na anomalia de Ebstein). Na maioria das vezes, o ventrículo direito é hipoplásico, hipertrofiado, com graus variáveis de disfunção sistólica. Com frequência, é detectado jato de insuficiência tricúspide ao Doppler colorido. O tamanho da artéria pulmonar também é variável, geralmente pequeno, podendo, no entanto, ser do tamanho normal. Os folhetos pulmonares aparecem espessados e sem nenhum movimento de abertura. Confirma-se a atresia pelo Doppler com a ausência de fluxo anterógrado através da valva pulmonar. Em geral, não está associada a síndromes cromossômicas.

Por ser considerada cardiopatia canal-dependente, o recém-nascido deverá ser encaminhado a uma unidade de tratamento intensivo e fazer uso de prostaglandina para manter o canal arterial patente até que seja instituído o tratamento cirúrgico. Uma das possibilidades (a depender do tamanho ventricular e da valva pulmonar) consiste na perfuração da valva pulmonar através de um cateterismo intervencionista e no restabelecimento do fluxo anterógrado. Outro tratamento amplamente utilizado consiste na cirurgia de Blalock-Taussig modificada para que o fluxo seja restabelecido através de um *shunt* sistêmico-pulmonar.

COARCTAÇÃO DA AORTA

A coarctação da aorta responde por cerca de 5% a 10% das cardiopatias congênitas no período pós-natal e pode se apresentar de maneira isolada ou associada a outros tipos de cardiopatia (as mais comuns são valva aórtica bivalvar, estenose aórtica e CIV). Pode ser extremamente difícil o diagnóstico no perído fetal, o qual se baseia principalmente em sinais indiretos que possam levar a pensar nessa alteração. Dilatação de câmaras direitas, insuficiência tricúspide e diminuição do tamanho da aorta no corte dos três vasos podem ser sinais suficientes para levantar a hipótese do diagnóstico de coarctação. Cabe diferenciar a assimetria cardíaca à custa das câmaras direitas da variação fisiológica do final da gestação (sem nenhum que haja motivo patológico para isso). No caso da coarctação de aorta, é possível haver ainda fluxo reverso em aorta ascendente (proveniente do canal arterial) e região do istmo bastante estreitada no corte dos três vasos. Outro sinal que pode auxiliar o diagnóstico é o *shunt* bidirecional ou mesmo esquerda-direita pelo forame oval.

A coarctação da aorta consiste em uma cardiopatia acianogênica, sendo considerada a principal causa de insuficiência cardíaca no período neonatal. Nas formas críticas deverá ser abordada logo após o nascimento para que o prognóstico seja otimizado. De qualquer modo, o diagnóstico pode passar despercebido, mesmo em mãos experientes, em razão da dificuldade de avaliação objetiva.

PRINCIPAIS ALTERAÇÕES DO RITMO NO FETO

Outro tópico muito importante para discussão a respeito do coração fetal diz respeito às arritmias. Consideradas um capítulo à parte em virtude da grande variabilidade de apresentação, as alterações de ritmo sempre geram ansiedade, mas são facilmente perceptíveis à ultrassonografia e à ausculta do coração fetal de rotina nos consultórios durante o pré-natal.

A frequência cardíaca fetal a partir do segundo trimestre varia entre 120 e 160 batimentos por minuto (bpm), podendo chegar a 180bpm em determinados momentos (de maior agitação). A maioria das alterações de ritmo é benigna e autolimitada, na maior parte das vezes ocorrendo em corações estruturalmente normais. No entanto, formas graves podem surgir e, se não forem tratadas imediatamente, apresentam risco real de complicações e até mesmo de óbito fetal.

O objetivo da avaliação das arritmias é estabelecer a relação entre batimentos atriais e ventriculares (geralmente utilizando o modo M em associação ao Doppler) para que o mecanismo da alteração seja identificado e, caso necessário, instituído o tratamento.

Ritmos cardíacos irregulares

As extrassístoles são a forma mais comum de arritmia fetal. Em geral, causam grande ansiedade na família e também no médico assistente, mas costumam ser benignas. Mais frequentes no terceiro trimestre, também podem surgir em idades gestacionais mais precoces.

A forma mais frequente é a extrassístole atrial (também conhecida como supraventricular), resultado da contração atrial prematura (batimentos ectópicos atriais), mas também podem ocorrer extrassístoles ventriculares. Por meio da análise dos batimentos com o ecocardiograma fetal é possível definir com precisão se a arritmia é atrial ou ventricular e se existe alguma anomalia estrutural concomitante.

As extrassístoles podem ser isoladas, esporádicas ou frequentes, inclusive com padrão definido (bigeminismo, por exemplo, onde cada batimento normal é seguido por uma extrassístole, ou trigeminismo, onde a cada dois batimentos normais se segue uma extrassístole). Um feto que apresente extrassístoles muito frequentes e ampla variabilidade de ritmos durante o exame (p. ex., intercalando bigeminismo com salvas de extrassístoles) deve ser acompanhado por meio de ecocardiogramas seriados, porque esse feto é mais propenso a desenvolver outro tipo de arritmia, especialmente a taquicardia supraventricular.

Bradicardia

Definida como frequência < 100bpm, a bradicardia deve também ser avaliada de maneira cuidadosa por meio do ecocardiograma fetal e estabelecido o tipo de relação entre os batimentos atriais e os ventriculares.

Presença comum em exames ultrassonográficos (principalmente de segundo trimestre), a bradicardia fisiológica transitória costuma chamar bastante a atenção do examinador. Tem duração média de 20 segundos, podendo se estender até 1 minuto; no entanto, retorna espontaneamente ao ritmo normal e é benigna. Trata-se de um fenômeno fisiológico e não por compressão do cordão umbilical, como se acreditava, apenas em decorrência de um tônus vagal exacerbado.

A bradicardia sinusal (um batimento atrial para um ventricular) ocorre em caso de sofrimento fetal e também por outras doenças cardíacas (p. ex., síndrome do QT longo ou isomerismo atrial esquerdo). Pode ainda estar relacionada com a presença de anticorpos maternos anti-Ro e anti-La, que ainda não evoluíram para o bloqueio atrioventricular total (BAVT).

No BAVT, a frequência ventricular se encontra persistentemente baixa, em geral < 80bpm. A grande maioria dos casos (em torno de 90%) está associada à passagem transplacentária de anticorpos maternos (anti-Ro e anti-La), principalmente após a 16ª semana de gestação, que lesionam o sistema de condução elétrico do coração. Observa-se uma dissociação entre os batimentos dos átrios e ventrículos, de modo que o átrio apresenta frequência própria, bem superior à do ventrículo.

Muitos estudos foram conduzidos com o propósito de estabelecer os benefícios do uso de corticoide em evitar que o bloqueio ocorra nos fetos de mães sabidamente portadoras de anticorpos. A conduta ainda é discutível, porém Lopes e cols. (2008) publicaram um estudo com a análise de 116 casos de fetos com BAVT. Segundo a experiência da autora, não se encontrou nenhum tipo de benefício com o uso de corticoides na tentativa de evitar o bloqueio. Em 2011, Eliasson e cols. publicaram outro estudo, dessa vez com 175 fetos, e também concluíram que não há benefício com o uso de corticoide nesses casos. De qualquer modo, alguns grupos ainda fazem uso da medicação na tentativa de evitar a evolução para o bloqueio completo.

A atenção deve ser maior quando o feto apresenta frequência ventricular persistentemente baixa, próxima de 50bpm. Nesses casos, o risco de evolução para hidropisia e óbito é grande, e podem ser realizados tratamentos com simpaticomiméticos, como a terbutalina. Alguns fetos não apresentam nenhum tipo de resposta, mas é relatado aumento da frequência cardíaca fetal em até 20bpm (em relação ao que apresentavam previamente).

Taquicardias

A taquicardia sinusal (180 a 200bpm) está relacionada com causas maternas ou fetais (infecção, hipoxia fetal, ingestão de hormônio tireoidiano) e seu tratamento depende da identificação e do afastamento do agente causal.

A taquicardia supraventricular, como a sinusal, apresenta proporção de batimentos atriais e ventriculares de 1:1 (sempre documentadas por modo M e pelo Doppler no feto), porém, nesses casos, a frequência tipicamente se encontra > 220bpm. Deve ser observado se a taquicardia é sustentada ou se intercala períodos de ritmo normal durante a avaliação, além de procurados sinais de comprometimento fetal (derrames cavitários, hidropisia e função ventricular). Vários tipos de tratamento têm sido propostos, porém o mais comumente utilizado na atualidade é a digoxina (via oral materna) com boa resolutibilidade em fetos não hidrópicos. Para os hidrópicos, resta a cordocentese para a administração de medicação, mas com resultado pior em virtude da repercussão já instalada.

O *flutter* atrial é outro tipo de arritmia em que a frequência atrial se encontra em torno de 300 a 500bpm e em geral é mais rápida do que o ritmo do ventrículo porque existe o bloqueio atrioventricular. Seu diagnóstico é mais raro em fetos, apresentando mortalidade mais alta e de difícil controle em comparação com as outras taquicardias supraventriculares. Também pode ser tratado com sotalol e digoxina, com monitorização materna rigorosa, em regime de internação hospitalar.

CONSIDERAÇÕES FINAIS

Diante de um diagnóstico de cardiopatia, deve-se dar atenção a vários fatores. A ansiedade da família diante do diagnóstico deve ser minimizada por meio de informações úteis, transmitidas de maneira simples e objetiva. A equipe, formada por profissionais da Medicina Fetal, obstetras e cardiologia fetal, deverá decidir sobre o melhor local para o nascimento. Os neonatologistas e intensivistas, bem como a equipe de cardiologia pediátrica, hemodinâmica e cirurgia cardíaca, deverão ser informados com antecedência de que irão receber uma criança que necessitará de cuidados específicos para que tudo seja preparado e funcione adequadamente.

Na medida do possível, devem ser evitados partos prematuros. A cardiopatia, seja qual for, é sempre agravada pelas complicações próprias da prematuridade.

A via de parto deverá ser escolhida por indicação obstétrica, sendo permitida a via vaginal desde que não sejam apontadas contraindicações específicas.

O diagnóstico precoce sem dúvida favorece o melhor tipo de tratamento, prepara a família e a equipe para os procedimentos necessários e melhora o prognóstico. A importância de um *screening* bem-feito do coração fetal por parte dos ultrassonografistas é fundamental para que o número de diagnósticos aumente e consequentemente melhorem o tratamento e a sobrevida dessas crianças.

Leitura complementar

Abu-Harb M, Hey E, Wren C. Death in infancy from unrecognised congenital heart disease. Archives of Disease in Childhood 1994; 71(1):3-7.

Allan LD, Cook AC, Huggon IC. Fetal echocardiography: a practical guide. 1. ed. United States of America (USA): Cambridge, 2009.

Allan LD. Fetal echocardiography [MD thesis]. University of Glasgow, 1982.

Baardman ME, Sarvaas GJDM, Walle HEKD et al. Impact of introduction of 20-week ultrasound scan on prevalence and fetal and neonatal outcomes in cases of isolated severe congenital heart defects in The Netherlands. Ultrasound in Obstetrics & Gynecology 2014; 44(1):58-63.

Bacaltchuk T, Antunes P, Zielinsky P. Rastreamento pré-natal de anormalidades cardíacas: papel da ultra-sonografia obstétrica de rotina. Revista Brasileira de Ginecologia e Obstetrícia 2001; 23 (9):553-8.

Bonnet D, Coltri A, Butera G et al. Detection of transposition of the great arteries in fetuses reduces neonatal morbidity and mortality. Circulation 1999; 99(7):916-8.

Brown KL. Delayed diagnosis of congenital heart disease worsens preoperative condition and outcome of surgery in neonates. Heart 2006; 92(9): 1298-302.

Burn J, Brennan P, Little J et al. Recurrence risks in offspring of adults with major heart defects: results from first cohort of British collaborative study. The Lancet 1998; 351(9099):311-6.

Carvalho J, Allan L, Chaoui R et al. ISUOG Practice Guidelines (updated): sonographic screening examination of the fetal heart. Ultrasound in Obstetrics & Gynecology 2013; 41(3):348-59.

Copel JA, Liang R-I, Demasio K, Ozeren S, Kleinman CS. The clinical significance of the irregular fetal heart rhythm. American Journal of Obstetrics and Gynecology 2000; 182(4):813-9.

Donofrio MT, Moon-Grady AJ, Hornberger LK et al. Diagnosis and treatment of fetal cardiac disease: a scientific statement from the American Heart Association. Circulation 2014; 129(21):2183-242.

Eliasson H, Sonesson SE, Sharland G et al. Isolated atrioventricular block in the fetus: a retrospective, multinational, multicenter study of 175 pacients. Circulation 2011; 124 (18):1919.

Engel M, Kochilas L. Pulse oximetry screening: a review of diagnosing critical congenital heart disease in newborns. Medical Devices: Evidence and Research 2016; 9:199-203.

Garret WJ, Robinson DE. Fetal heart size measured in vivo by ultrasound. Pediatrics 1970; 46(1):25-7.

Hagemann LL, Zielinsky P. Rastreamento populacional de anormalidades cardíacas fetais por ecocardiografia pré-natal em gestações de baixo risco no Município de Porto Alegre. Arquivos Brasileiros de Cardiologia 2004; 82: 313-26.

Hoffman JI, Kaplan S. The incidence of congenital heart disease. Circ Res 2004; 94:1890-900.

Hoffman JIE. Incidence of congenital heart disease: I. Postnatal incidence. Pediatric Cardiology 1995; 16(3):103-13.

Holland BJ, Myers JA, Woods CR. Prenatal diagnosis of critical congenital heart disease reduces risk of death from cardiovascular compromise prior to planned neonatal cardiac surgery: a meta-analysis. Ultrasound in Obstetrics & Gynecology 2015; 45(6):631-8.

Júnior EA, Tonni G, Chung M, Ruano R, Martins WP. Perinatal outcomes and intrauterine complications following fetal intervention for congenital heart disease: systematic review and meta-analysis of observational studies. Ultrasound in Obstetrics & Gynecology 2016; 48(4):426-33.

Katalinic A, Rösch C, Ludwig M. Pregnancy course and outcome after intracytoplasmic sperm injection: a controlled, prospective cohort study. Fertility and Sterility 2004; 81(6):1604-16.

Lee W, Allan L, Carvalho JS et al. ISUOG consensus statement: what constitutes a fetal echocardiogram? Ultrasound in Obstetrics and Gynecology 2008; 32(2):239-42.

Levey A, Glickstein JS, Kleinman CS et al. The impact of prenatal diagnosis of complex congenital heart disease on neonatal outcomes. Pediatric Cardiology 2010; 31(5):587-97.

Lisowski LA, Verheijen PM, Copel JA et al. Congenital heart disease in pregnancies complicated by maternal diabetes mellitus. Herz 2010; 35(1):19-26.

Lopes L. Ecocardiografia fetal. 1. ed. Rio de Janeiro (RJ): Revinter, 2016.

Lopes LM, Cha SC, Sadek L et al. Bloqueio atrioventricular fetal. Arquivos Brasileiros de Cardiologia 1992; 59:261-4.

Lopes LM, Tavares FMP, Damiano AP et al. Perinatal outcome of fetal atrioventricular block: 116 cases from one single institution. Circulation 2008; 118:1268.

Mcauliffe FM, Hornberger LK, Winsor S, Chitayat D, Chong K, Johnson J-A. Fetal cardiac defects and increased nuchal translucency thickness: A prospective study. American Journal of Obstetrics and Gynecology 2004; 191(4):1486-90.

Moons P, Sluysmans T, Wolf DD et al. Congenital heart disease in 111:225 births in Belgium: birth prevalence, treatment and survival in the 21st century. Acta Paediatrica 2009; 98(3):472-7.

Moreira GNM. Associação de cardiopatias e anomalias cromossômicas em fetos [tese]. São Paulo: Faculdade de Medicina da Universidade de São Paulo, 2002.

Platt LD, Koch R, Hanley WB et al. The International Study of Pregnancy Outcome in Women with Maternal Phenylketonuria: report of a 12-year study. American Journal of Obstetrics and Gynecology 2000; 182(2):326-33.

Quartermain MD, Pasquali SK, Hill KD et al. Variation in prenatal diagnosis of congenital heart disease in infants. Pediatrics 2015; 136(2).

Sharland G. Cardiologia fetal simplificada: um manual prático. 1. ed. São Paulo (SP): DiLivros, 2014.

Sharland G. Fetal cardiac screening and variation in prenatal detection rates of congenital heart disease: why bother with screening at all? Future Cardiology 2012; 8(2):189-202.

Sharland GK, Chan KY, Allan LD. Coarctation of the aorta: difficulties in prenatal diagnosis. Heart 1994; 71(1):70-5.

Simpson JM, Sharland GK. Fetal tachycardias: management and outcome of 127 consecutive cases. Heart 1998; 79:576.

Simpson LL. Indications for fetal echocardiography from a tertiary-care obstetric sonography practice. Journal of Clinical Ultrasound 2004; 32(3):123-8.

Sotiriadis A, Papatheodorou S, Eleftheriades M, Makrydimas G. Nuchal translucency and major congenital heart defects in fetuses with normal karyotype: a meta-analysis. Ultrasound in Obstetrics & Gynecology 2013.

Strasburger JF. Prenatal diagnosis of fetal arrhythmias. Clinics in Perinatology 2005; 32(4):891-912.

Tennstedt C, Chaoui R, Korner H, Dietel M. Spectrum of congenital heart defects and extracardiac malformations associated with chromosomal abnormalities: results of a seven year necropsy study. Heart 1999; 82(1):34-9.

Wiechec M, Knafel A, Nocun A. Prenatal detection of congenital heart defects at the 11- to 13-week scan using a simple color doppler protocol including the 4-chamber and 3-vessel and trachea views. Journal of Ultrasound in Medicine 2015; 34(4):585-94.

Yoo S-J, Lee Y-H, Kim ES et al. Three-vessel view of the fetal upper mediastinum: an easy means of detecting abnormalities of the ventricular outflow tracts and great arteries during obstetric screening. Ultrasound in Obstetrics and Gynecology 1997; 9(3):173-82.

Zielinsky P, Junior ALP, Vian I et al. Maternal restriction of polyphenols and fetal ductal dynamics in normal pregnancy: an open clinical trial. Arquivos Brasileiros de Cardiologia 2013; 101:3.

Zielinsky P, Piccoli AL Jr, Manica JL et al. Reversal of fetal ductal constriction after maternal restriction of polyphenol-rich foods: an open clinical trial. Journal of Perinatology 2012; 32(8):574-9.

Malformações Cervicais e da Face

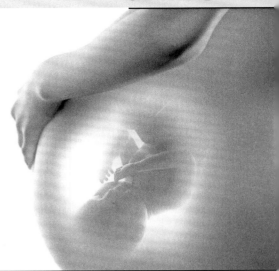

CAPÍTULO 34

Raquel Pinheiro Tavares
Juliana Pinheiro Dutra
Ana Flávia Esteves

INTRODUÇÃO

As malformações congênitas têm impacto significativo na taxa de mortalidade perinatal e sua prevalência na população geral é de aproximadamente 2% a 3%, sendo as malformações da face e as cervicais o segundo grupo mais prevalente. O diagnóstico ultrassonográfico de malformações durante o pré-natal é de extrema importância por tornar possível oferecer aos pais o aconselhamento genético, além de, quando possível, planejar a terapêutica adequada com terapias intrauterinas, intervenções e assistência neonatal especializada.

Em relação à face e ao pescoço, com 12 semanas de gestação já é possível identificar, à ultrassonografia, a região frontal, as órbitas, o nariz, os lábios e as orelhas. Os cortes sagital, coronal e transverso são úteis para avaliação da anatomia e identificação de alterações, sendo o coronal o mais importante por possibilitar a avaliação de órbitas, pálpebras, nariz e lábios. A visibilização do perfil fetal é realizada no plano sagital e as orelhas são preferencialmente visibilizadas no plano parassagital, tangenciando a calota craniana. Deve ser realizado um rastreio pelo plano transverso a partir do topo da calota craniana no sentido craniocaudal para avaliação da região frontal, ossos das órbitas, ossos nasais, lábio superior e palato anterior, língua dentro da cavidade oral, lábio inferior e mandíbula.

EPIDEMIOLOGIA E RELEVÂNCIA

As malformações faciais constituem o segundo grupo de malformações congênitas mais frequentes na população mundial, atrás apenas das referentes ao sistema nervoso central. Dentre as malformações faciais mais comuns se incluem as fendas faciais (lábio leporino e fenda palatina, isoladas ou em conjunto) e as síndromes do defeito mediano (holoprosencefalias, displasias frontonasais e síndromes orodigitofaciais).

Dados do SINASC de 2015 mostram que, no Brasil, em um total de 3.017.668 nascidos vivos, 24.444 foram diagnosticados como portadores de alguma anomalia congênita, entre os quais 1.524 apresentavam fenda labial ou palatina.

FENDAS FACIAIS

As fendas labiais e palatinas são as malformações faciais mais prevalentes e acometem aproximadamente 1,4 a cada 1.000 nascidos vivos. A incidência varia conforme o tipo de fenda. A fenda labial, com ou sem fenda palatina, costuma ocorrer em 1 a cada 1.000 gestações, enquanto a fenda palatina isolada acomete 5 a cada 1.000 gestações.

Definição/diagnóstico

As fendas podem acometer qualquer parte da face, porém geralmente envolvem a linha situada entre as narinas e a região central do palato posterior e podem ser classificadas em quatro tipos:

- **Tipo 1:** fenda labial (FL) unilateral, sem fenda palatina (FP).
- **Tipo 2:** FL unilateral associada à FP.
- **Tipo 3:** FL e FP bilaterais.
- **Tipo 4:** FL e FP em linha média.

Em geral, o diagnóstico é realizado após a 18ª semana de gestação. À ultrassonografia, podem ser observadas fendas que se estendem a partir de uma ou das duas narinas ao lábio, nos planos transverso e coronal. O rastreio no plano transverso é utilizado para diferenciar a FL isolada da FL associada à FP.

Nos casos das FL unilaterais (associadas ou não às fendas palatinas), a maioria se encontra no lado esquerdo e se estende obliquamente até a região nasal, e muitas vezes no perfil fetal pode ser visibilizado um nariz curvo. O diagnóstico é estabelecido em corte transversal mediante a perda da continuidade do lábio superior ou em corte coronal da face, tangenciando o lábio. Pode haver uma interposição de imagem anecoica perpendicular causada pelo fluxo de líquido amniótico através da fenda. O modo transparente do ultrassom pode ser utilizado para identificar se o palato está ou não envolvido; quando este é insonado em um ângulo adequado, pode-se averiguar seu grau de extensão. Em casos selecionados pode haver a necessidade de complementar o exame ultrassonográfico com a ressonância nuclear magnética para avaliação mais efetiva do palato.

Em relação às FL e FP bilaterais, observa-se nos planos axiais e sagitais uma protrusão da porção central do palato e do lábio, geralmente associada a uma pseudomassa pré-maxilar. Nesses casos, a distorção da anatomia facial é considerável e, por esse motivo, a presença da pseudomassa é um achado mais frequente do que a visibilização das fendas, o que também possibilita um diagnóstico precoce (entre 11 e 14 semanas – Figuras 34.1 e 34.2).

Embriologia, anatomia e fisiologia

A face é formada a partir da fusão de quatro proeminências do mesênquima (frontonasal, mandibular e duas maxilares), e a fenda facial é causada por um defeito na fusão de alguma dessas estruturas.

Em torno da sétima semana de gestação, o lábio superior e o palato mole se fundem. Já o palato secundário é formado pela fusão dos processos palatinos durante a 12ª semana. As FL e FP são decorrentes da falha na fusão do processo frontonasal com as proeminências maxilares na sétima semana.

Etiologia

A maioria dos casos tem etiologia multifatorial e hereditária. Todos os padrões de herança genética já foram descritos na etiologia das fendas, entre os quais o padrão autossômico recessivo ou dominante e o padrão de herança ligado ao X dominante ou recessivo. Alterações cromossômicas (principalmente as trissomias do 13 e 18) são descritas em 1% a 2% dos casos e exposição a teratógenos (hipertermia, uso crônico de esteroides, metotrexato, álcool) é relatada em até 5% dos casos.

Fatores prognósticos, diagnóstico diferencial e associação a outras malformações

Na maioria das vezes, a FL associada ou não à FP costuma ser uma condição isolada, porém, em aproximadamente 20% dos casos, pode estar relacionada a algum tipo dentre mais de 100 síndromes genéticas distintas. Além disso, em 15% dos casos é possível detectar outras malformações associadas. Já a FP isolada é uma condição diferente e geralmente se associa a alguma dentre mais de 200 síndromes, e em 50% dos casos pode estar associada a outras malformações. A chance de recorrência é tipo-específica, ou seja, o tipo de fenda facial apresentado pelo feto em uma gestação se associa a risco aumentado do mesmo tipo

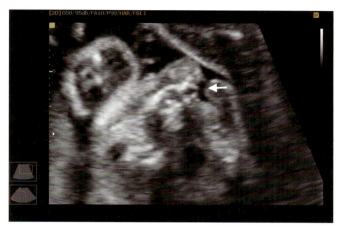

Figura 34.2 Corte coronal do palato evidenciando fenda palatina (*seta*). Observe a descontinuidade da porção alveolar do palato duro. (Imagem gentilmente cedida pelo Dr. Alberto Borges Peixoto.)

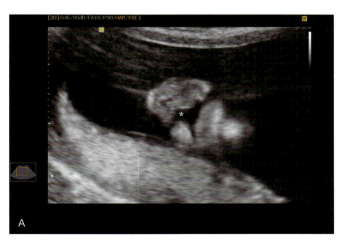
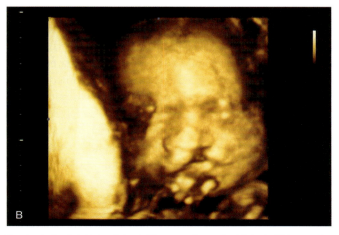

Figura 34.1A Corte coronal da face utilizando ultrassonografia bidimensional e evidenciando fenda labial unilateral. Observe a descontinuidade do lábio superior (*) evidenciada pelo espaço anecogênico dado pela passagem do líquido amniótico através da fenda. **B** Reconstrução tridimensional da face fetal demonstrando fenda labial unilateral. (Imagens gentilmente cedidas pelo Dr. Alberto Borges Peixoto.)

na próxima gestação, mas não a risco maior dos outros tipos de fenda. O desenvolvimento do cérebro fetal costuma induzir o desenvolvimento frontonasal, e anormalidades nesse processo podem se associar a uma fenda facial medial na quarta semana de gestação. As fendas orais mediais comumente estão associadas à holoprosencefalia ou à síndrome orodigitofacial.

Dentre as síndromes associadas a esse tipo de malformação estão as trissomias dos cromossomos 13 e 18 e as síndromes de Treacher Collins, Pierre Robin, Goldenhar, DiGeorge, Crouzon e Waardenburg.

Os diagnósticos diferenciais incluem teratoma facial, agenesia pré-maxilar associada à holoprosencefalia frontolobar, displasia frontonasal, variação normal com retardo na fusão maxilar e síndrome da banda amniótica. Na presença de fenda orofacial bilateral devem ser investigados: holoprosencefalia, meningocele anterior, encefalocele frontal, macroglossia, hemangioma e rabdomiossarcoma.

O prognóstico depende da extensão e da localização da fenda. Os defeitos mínimos podem não precisar de correção cirúrgica. Algumas falhas mais acentuadas podem causar alterações estéticas, dificuldade de deglutição e problemas respiratórios. As técnicas cirúrgicas atuais apresentam bons resultados, mas a extensão da alteração influi bastante no prognóstico. Nos casos em que o palato mole é acometido, há maior dificuldade na correção, pois ele está envolvido no processo de deglutição e vocalização. Os distúrbios da tuba auditiva podem acarretar otites médias crônicas, problemas auditivos e surdez a longo prazo.

Manejo obstétrico

Em geral, não há a necessidade de nenhum cuidado intraparto além dos habituais. No entanto, em virtude da possibilidade de dificuldade no acesso das vias aéreas em neonatos com FL ou FP, recomenda-se que o parto seja realizado em hospitais de referência.

Terapia pós-natal

Todo recém-nascido (RN) com FL ou FP deve ser cuidadosamente examinado por um pediatra especialista em dismorfologia, pois sabe-se que em 25% dos casos há uma malformação associada e diagnosticada após o nascimento. As FL costumam ser reparadas entre o segundo e o terceiro mês de vida, enquanto as palatinas o são entre o nono e o 18º mês. Pode ser necessário o uso de modelador nasoalveolar no período pré-cirúrgico. Todas as crianças devem ter a fala e a linguagem avaliadas até os 4 anos de idade. É importante que o acompanhamento dessas crianças envolva um cuidado multidisciplinar, incluindo cirurgia plástica e maxilofacial, otorrinolaringologia, fonoaudiologia, ortodontia, geneticistas, avaliação nutricional e suporte psicológico.

HIPERTELORISMO
Definição/diagnóstico

O hipertelorismo ocular é um defeito da linha média facial definido como o aumento da distância entre as órbitas. Quando ocorre isoladamente, é também denominado displasia frontonasal. Muitas vezes, está associado a múltiplas anomalias congênitas.

Embriologia, anatomia e fisiologia

No início do desenvolvimento embrionário, os olhos estão lateralizados, remetendo a outros animais que apresentam visão panorâmica. Com o avanço da gestação eles migram para a linha média, o que possibilita o desenvolvimento da visão tridimensional.

O hipertelorismo pode, portanto, ser causado por uma interrupção primária da migração ou, mais comumente, ser secundário. Nesses casos, a causa mais comum são as cefaloceles, que funcionam como massa na linha média, impedindo a migração.

A patogênese do hipertelorismo decorre de uma falha no desenvolvimento da cápsula nasal, ou seja, a vesícula do cérebro primitivo preenche o espaço que normalmente seria ocupado pela cápsula, ocasionando um alargamento dessa região.

Etiologia, diagnóstico diferencial e malformações associadas

Muitas vezes, o hipertelorismo se associa a síndromes como síndrome da fenda mediana, cranioestenoses (incluindo as síndromes de Apert, Crouzon e Carpenter) e agenesia do corpo caloso. Outras condições podem acarretar aparência semelhante e devem ser lembradas como diagnósticos diferenciais, como os lipomas frontais e as encefaloceles.

Fatores prognósticos

O hipertelorismo *per se* só causa dificuldade ou até impossibilita a visão tridimensional, além de promover defeitos estéticos importantes. O prognóstico varia de acordo com as síndromes e malformações associadas.

Manejo obstétrico

Em geral, não há necessidade de nenhum cuidado intraparto além dos habituais.

Terapia pós-natal

Recomenda-se cirurgia plástica para correção estética. Nos casos graves estão indicadas múltiplas cirurgias.

Hipotelorismo

O hipotelorismo é a condição na qual se detecta uma distância reduzida entre as órbitas. Quase sempre está associado a outras alterações, como holoprosencefalia, trigonocefalia, microcefalia, síndrome de Meckel e alterações cromossômicas, sendo a primeira a causa mais comum. O prognóstico está relacionado com alterações associadas e geralmente é sombrio. O diagnóstico é realizado a partir das medidas dos diâmetros orbitais e geralmente são detectados outros defeitos da linha mediana associados (Figura 34.3).

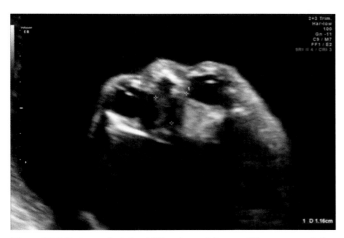

Figura 34.3 Corte no nível das órbitas de um feto com 33 semanas e 6 dias demonstrando hipotelorismo, evidenciado por meio da medida do espaço interorbitário abaixo do percentil 5 para a idade gestacional (11,6mm). (Imagem gentilmente cedida pelo Dr. Alberto Borges Peixoto.)

MICROFTALMIA/ANOFTALMIA
Definição/diagnóstico

A microftalmia consiste em redução do diâmetro ou do comprimento uni ou bilateral, que pode ou não ser simétrico. A anoftalmia consiste na ausência do olho, porém seu diagnóstico fica restrito ao patologista, que deve detectar, além da ausência da órbita, a ausência dos nervos, quiasma e trato óptico. Assim, a detecção ou exclusão desse diagnóstico por meio da ultrassonografia deve ser feita com muita cautela. Durante o pré-natal, o diagnóstico da microftalmia se dá a partir da confirmação da redução dos diâmetros oculares. Em alguns casos, a microftalmia pode desenvolver-se durante a gestação, impossibilitando o diagnóstico pré-natal precoce.

Embriologia

A partir da quarta semana de gestação é iniciada a formação do olho, com o surgimento de estruturas como os sulcos e as vesículas ópticas, que se estende por toda vida intrauterina e é encerrada após o nascimento com a mielinização das fibras do nervo óptico, após sua exposição à luz. O desenvolvimento do olho depende da interação de vários fatores: diferenciação, crescimento, sinalização celular e apoptose. Os olhos se originam a partir do neurectoderma do prosencéfalo, do ectoderma da superfície da cabeça, do mesoderma entre essas camadas e de células da crista neural. A partir do neurectoderma do prosencéfalo se desenvolvem a retina, o nervo óptico e as camadas posteriores da íris. O cristalino e o epitélio da córnea são formados pelo ectoderma da superfície da cabeça. As túnicas fibrosas e vasculares do olho se originam do mesoderma, situado entre o neurectoderma e o ectoderma da superfície. Através da migração das células da crista neural para o mesênquima, essas se diferenciam em coroide, esclera e endotélio da córnea. Por causa desse desenvolvimento complexo, muitas malformações podem ocorrer com gravidade e prognóstico variando de acordo com o estágio embrionário da alteração, estando entre as mais relevantes a microftalmia e a anoftalmia.

Etiologia, fatores prognósticos, diagnóstico diferencial e associação a outras malformações

A etiologia da microftalmia/anoftalmia ainda não está bem elucidada. Há a descrição na literatura de sua relação com alterações cromossômicas (trissomia dos cromossomos 13 e 18, deleções e translocações), mutações genéticas e fatores ambientais, como infecções congênitas, e síndrome alcoólica fetal. Com frequência, a microftalmia se associa a outras anomalias e desordens visuais. Pode estar presente em 25 síndromes, entre as quais a de Goldenhar, que se constitui na hipoplasia de metade da face. O prognóstico está mais frequentemente relacionado com malformações associadas, e os portadores de microftalmias isoladas costumam apresentar prognóstico favorável, apesar da diminuição/ausência da acuidade visual.

Manejo obstétrico

Ao se diagnosticar a microftalmia por meio da ultrassonografia, recomenda-se um exame minucioso da região intraorbital de modo a identificar cristalinos, pupila e nervo óptico.

MICROGNATIA, RETROGNATIA E MACROGLOSSIA
Definição/diagnóstico

A micrognatia é definida como a presença de uma mandíbula hipoplásica causando recuo do queixo (retrognatia), e sua prevalência é estimada em 1 a cada 1.000 nascimentos. O espectro de gravidade é amplo e, muitas vezes, os casos leves não são diagnosticados intraútero. O diagnóstico ultrassonográfico pode ser realizado mediante o cálculo do índice mandibular e através da visibilização do triângulo retronasal (RNT), técnica que ajuda na detecção precoce da micrognatia no primeiro trimestre. A ausência do GAP mandibular ou a dificuldade em identificar a mandíbula na mesma época é altamente sugestiva de micrognatia, devendo ser realizado um estudo de outras anomalias associadas. Outro achado que pode estar presente em virtude da dificuldade de deglutição fetal é o polidrâmnio, detectado em até 70% dos casos.

Já a macroglossia é detectada a partir da observação da protrusão posterior da língua fetal para fora da boca em razão de seu grande tamanho. Uma síndrome fetal mais comum, e que ocasionalmente se associa a essa entidade, é a trissomia do 21, mas esse quadro pode ocorrer em associação a uma grande variedade de síndromes.

Embriologia, anatomia e fisiologia

A micrognatia decorre de um defeito no primeiro e segundo arcos faríngeos causado por migração ou proliferação anormal de células da crista neural. Com a hipoplasia da mandíbula (micrognatia) ocorre um recuo do queixo (retrognatia), que pode deslocar a língua superior e posteriormente. Isso resultará em fechamento anormal do palato e poderá ocasionar uma fenda palatina ou um palato mais arqueado e também a glossoptose com risco de sufocamento ao nascimento. Essa sequência é descrita como anomalia de Robin.

Etiologia, síndromes e malformações associadas

A micrognatia pode ser uma achado isolado, porém geralmente se encontra associada a síndromes genéticas, como as síndromes de Treacher Collins, de Pierre Robin e de Robert, alterações cromossômicas (trissomias do 13 e do 18 e triploidias), agentes teratogênicos, como isotretinoína, penicilamina e valproato, e diabetes materno. A otocefalia é uma condição rara e letal causada por hipoplasia severa ou ausência da mandíbula (agnatia) e outros defeitos de linha média graves (Figura 34.4).

Fatores prognósticos e diagnóstico diferencial

O diagnóstico diferencial inclui a pseudomicrognatia. Para o diagnóstico da micrognatia é importante visibilizar a linha média na imagem do diagnóstico em plano sagital. Quando realizado em plano incorreto ou quando a cabeça fetal tem variações em seu formato que simulam uma aparência de queixo pequeno, tem-se a pseudomicrognatia. O prognóstico varia conforme as malformações e síndromes associadas. A otocefalia é letal.

Manejo obstétrico

Em casos severos, a presença da língua na cavidade oral pequena pode causar uma obstrução nas vias aéreas e se tornar uma emergência neonatal. Por esse motivo, recomenda-se que, quando o diagnóstico pré-natal for realizado, o parto ocorra em serviço de referência com pediatra na sala de parto preparado para entubar o recém-nascido, se necessário.

Alterações cervicais

A incidência de tumores fetais vem aumentando graças à evolução do acompanhamento pré-natal e dos exames de imagem. A detecção precoce é importante para que sejam determinados os cuidados fetais, maternos e neonatais. A ultrassonografia costuma ser utilizada para detecção e diagnóstico diferencial, enquanto a ressonância nuclear magnética pode ser usada como método complementar.

Os tumores de face e pescoço fetais integram um grupo diverso de lesões. Os tumores vasculares, como linfangiomas e hemangiomas, são os mais comuns e devem ser considerados malformações congênitas e não neoplasias verdadeiras. Os teratomas de face e pescoço, por sua vez, são menos comuns, mas considerados neoplasias verdadeiras.

Embora a aparência de algumas massas cervicais seja característica à ultrassonografia, há uma superposição considerável na ecotextura de muitas massas da face e do pescoço. Por isso, além da avaliação da ecotextura, convém tentar determinar o local de origem e detectar a presença de distorção da anatomia próxima à massa.

HIGROMA CÍSTICO
Definição/diagnóstico

Os higromas císticos consistem em cistos congênitos únicos ou múltiplos de paredes finas e conteúdo linfático que ocorrem em aproximadamente 1 a cada 100 gestações, no primeiro trimestre. Os cistos podem ser septados ou não septados. O higroma cístico pode ser diagnosticado à ultrassonografia, que revelará, em ambos os lados do pescoço, a formação de uma estrutura cística geralmente dividida por uma banda fibrótica espessa que corresponde ao ligamento nucal. No interior dessa estrutura é possível observar septos finos que representam as estruturas fibrosas do pescoço ou depósitos de

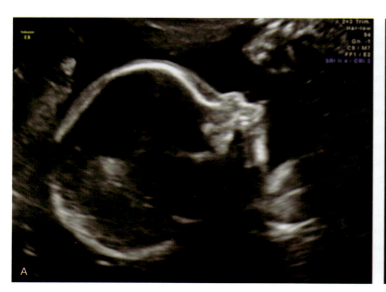
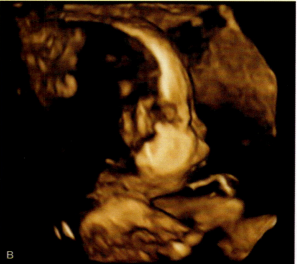

Figura 34.4A Corte sagital da face utilizando ultrassonografia bidimensional e evidenciando micrognatia. **B** Reconstrução tridimensional da face fetal demonstrando queixo pequeno e recuado posteriormente. (Imagens gentilmente cedidas pelo Dr. Alberto Borges Peixoto.)

fibrina, imagem que se assemelha a um favo de mel. Os cistos podem envolver a cabeça fetal, as costas, a axila e o mediastino. Além dessas cavidades anecoicas, no segundo trimestre a maioria dos casos cursará com redução da quantidade de líquido amniótico e poucos casos apresentarão volume de líquido normal ou até mesmo aumentado. O higroma cístico tem relação com o aumento da translucência nucal e pode ser considerado a forma mais grave do espectro desse aumento (Figura 34.5).

Embriologia, anatomia e fisiologia

Usualmente, os cistos estão relacionados com obstrução linfática. O sistema linfático embrionário drena em direção ao saco linfático jugular. No 40º dia de gestação é formada uma comunicação entre a estrutura primitiva e a veia jugular. A interrupção do desenvolvimento dessa estrutura gera uma estase linfática. O saco linfático jugular dilatado forma estruturas císticas na região cervical. Se nesse ponto não houver comunicação entre o sistema venoso e o linfático, ocorrerão um linfedema periférico progressivo e hidropisia, que culminarão em óbito intrauterino precoce. Se houver a presença da conexão, o líquido será reabsorvido. O excesso de pele no entorno origina o pescoço alado, manifestação comum de várias condições genéticas ou não.

Os higromas císticos ocorrem mais comumente nas regiões posterior e posterolateral do pescoço, mas podem ser ocasionalmente anteriores.

Etiologia

No primeiro trimestre, o higroma cístico está frequentemente relacionado com trissomias autossômicas, ao passo que no segundo trimestre é observada com mais frequência a síndrome de Turner. Pode ser causado também por desordem autossômica recessiva e, nesse caso, não haverá alterações no cariótipo. Há também síndromes não genéticas associadas, como a de Noonan, o pterígeo *coli* familiar e a síndrome alcoólica fetal.

Fatores prognósticos, diagnóstico diferencial e associação a outras malformações

Os higromas císticos estão frequentemente associados a anomalias cromossômicas e a uma ampla variedade de defeitos anatômicos. As anomalias cardíacas são responsáveis por aproximadamente 72% das anomalias estruturais associadas.

Normalmente, quando a translucência nucal apresenta medida > 4mm, podem ser observados septos em seu interior. Os diagnósticos diferenciais incluem: translucência nucal aumentada, defeitos do tubo neural, teratoma cístico, hemangioma, cistos das fendas faríngeas, laringocele e síndrome da transfusão feto-fetal. O prognóstico dos higromas císticos nucais é desfavorável, dependendo da idade gestacional e se estão associados à hidropisia ou a outras anomalias. São responsáveis por elevada taxa de mortalidade intrauterina, sendo raros ao nascimento. Dos casos diagnosticados entre 11 e 14 semanas de gestação, apenas 17% apresentarão sobrevida intacta e, naqueles identificados no segundo trimestre, a taxa de mortalidade se aproxima de 100%.

HEMANGIOMAS
Definição/diagnóstico

Os hemangiomas são lesões vasculares causadas pela proliferação de células endoteliais. Aqueles detectáveis à ultrassonografia geralmente são do tipo cavernoso capilar e envolvem não somente vasos cutâneos, mas sinusoides maiores da derme e tecidos subcutâneos profundos.

A aparência mais comum à ultrassonografia é a de uma massa sólida com ecotextura semelhante à da placenta.

Os hemangiomas podem ser exofíticos ou sésseis, e seu tamanho pode ser bastante extenso, se sobrepondo a grandes regiões da face, da cabeça, do pescoço e das extremidades. Sua vascularização pode ser bastante acentuada, mas geralmente não desorganizam nem distorcem a anatomia da região.

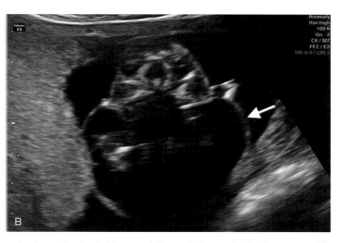

Figura 34.5A Corte transversal do polo cefálico utilizando ultrassonografia bidimensional e evidenciando higroma cístico septado se estendendo para a região posterior do crânio (*seta*). **B** Corte coronal da face demonstrando higroma cístico septado se estendendo para a região cervical (*seta*). (Imagens gentilmente cedidas pelo Dr. Alberto Borges Peixoto.)

Fatores prognósticos, diagnóstico diferencial e associação a outras malformações

Os pacientes que apresentam múltiplos hemangiomas segmentados em face ou intraorais devem ser avaliados quanto à *síndrome PHACE*, caracterizada pela seguinte sintomatologia: deformação na fossa cerebral posterior (*P*), hemangioma (*H*), anomalias arteriais (*A*), defeitos cardíacos (*C*) e anomalias oculares (*E*).

Com frequência, os hemangiomas congênitos não necessitam de tratamento, pois grande parte dessas lesões regride.

TERATOMAS
Epidemiologia e relevância

Os teratomas são os tumores mais comuns em neonatos e podem ocorrer em várias localizações, devendo, portanto, ser sempre considerados no diagnóstico diferencial de qualquer massa fetal. Embora os teratomas sacrococcígeos sejam os mais comuns, cerca de 5% ocorrem nas regiões orofaciais e cervicais (Figura 34.6).

Definição/diagnóstico

Os teratomas são massas heterogêneas que contêm vários tecidos estranhos ao local anatômico em que se situam. Variam quanto ao tamanho e são tipicamente massas císticas e sólidas. As calcificações podem estar presentes em até 50% dos casos, embora algumas vezes não sejam visualizadas à ultrassonografia. Em um terço dos casos pode haver associação a polidrâmnio em virtude da dificuldade de deglutição.

Etiologia

Os teratomas afetam ambos os sexos e todas as raças em igual frequência e não há risco genético ou de recorrência conhecido. Ainda não foram identificados fatores predisponentes.

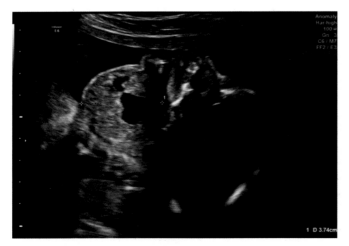

Figura 34.6 Corte sagital do polo cefálico e da região cervical de um feto de 23 semanas demonstrando tumor de ecotextura heterogênea (teratoma cervical) medindo 3,7cm e provocando hiperextensão da cabeça fetal. (Imagem gentilmente cedida pelo Dr. Alberto Borges Peixoto.)

Fatores prognósticos, diagnóstico diferencial e associação a outras malformações

Os teratomas cervicais são geralmente grandes massas anterolaterais que podem atravessar a linha média e causar hiperextensão do pescoço fetal, resultando em distocia. Podem se estender para cima em direção à cabeça fetal ou para baixo em direção ao tórax.

A sobrevivência neonatal está relacionada com o tamanho e a extensão do tumor, além do envolvimento de outros tecidos e do comprometimento respiratório, sendo essa a principal causa de morbimortalidade neonatal. Algumas vezes, podem evoluir com hidropisia fetal em virtude da ocorrência de *shunts*.

Pode haver dificuldade em diferenciá-los dos higromas anteriores em razão das semelhanças em termos de tamanho, características e localização.

Manejo obstétrico

Teratomas não tratados estão associados a altas taxas de mortalidade, mas aqueles que têm os tumores removidos cirurgicamente com sucesso apresentam grande possibilidade de sobrevivência. O tratamento extrauterino intraparto (EXIT) aumentou a taxa de sobrevivência em fetos com massas com características obstrutivas. O tratamento consiste em retirar os fetos parcialmente do útero através de uma cesariana e submetê-los à entubação ou mesmo a procedimento cirúrgico para obter o controle da via aérea neonatal. Isso é realizado enquanto a placenta e o cordão umbilical permanecem intactos, mantendo o suporte uteroplacentário do neonato.

CONSIDERAÇÕES FINAIS

A avaliação da face fetal ao exame ultrassonográfico é de suma importância e deve ser realizada minuciosamente, percorrendo os planos coronal, sagital e transverso. Como muitas vezes o exame é dificultado pela posição fetal, todas as estruturas da face devem ser avaliadas sempre que possível. A investigação da face do feto possibilita não apenas a detecção de malformações, mas o diagnóstico de várias síndromes associadas, pois muitas vezes é o primeiro achado de uma síndrome ou doença subjacente.

Leitura complementar

Bäumler M, Faure JM, Bigorre M et al. Accuracy of prenatal three-dimensional ultrasound in the diagnosis of cleft hard palate when cleft lip is present. Ultrasound in Obstetrics and Gynecology 2011; 38(4):440-4.

Callen PW. Ultrassonografia em ginecologia e obstetrícia. Rio de Janeiro: Elsevier, 2009.

Cohen, MM. Malformations of the craniofacial region: evolutionary, embryonic, genetic, and clinical perspectives. American Journal of Medical Genetics – Seminars in Medical Genetics 2002; 115(4):245-68.

Dixon MJ, Marazita ML, Beaty TH et al. Cleft lip and palate: understanding genetic and environmental influences. Nat Rev Genet 2011; 12(3):167-78.

Dullay AT, Han CS, Abdel-Razeq SS. Imagem de face e pescoço. In: Creasy & Resnik medicina maternofetal – Princípios e prática. 7. ed., São Paulo-SP: Elsevier, 2016:266-75.

Gianluigi P, Nicolaides K, Ximenes R, Jeanty P. Diagnosis of fetal abnormalities – The 18-23 weeks scan. London: Fetal Medicine Foundation, 2002:73.

Gil-da-Silva-Lopes, VL, Giffoni, SDA. Central nervous system abnormalities on midline facial defects with hypertelorism detected by magnetic resonance image and computed tomography. Arquivos de Neuro-Psiquiatria, 2006.

Guerra FA, Llerena Jr JC, Gama SG, Cunha CB, Theme Filha MM. Defeitos congênitos no município do Rio de Janeiro, Brasil: uma avaliação através do SINASC (2000-2004). Cad de Saúde Pública, 2008.

Gillham JC, Anand S, Bullen PJ. Antenatal detection of cleft lip with or without cleft palate: incidence of chromosomal and structural anomalies, Ultrasound Obst Gynecol 2009; 34(4):410-15.

Cho JY, Lee YH. Fetal tumors: prenatal ultrasonographic findings and clinical characteristics. Ultrasonography 2014 Oct; 33(4): 240-51.

Montenegro CAB, Filho JR. Rezende, Obstetrícia. 12. ed. Rio de Janeiro: Guanabara Koogan, 2013.

Moore KL, Persaud TVN. Embriologia clínica. 8. ed. Rio de Janeiro: Elsevier Brasil, 2008: 536.

Mossey P, Little J, Munger RG, Dixon MJ, Shaw WC. Cleft lip and palate. Lancet 2009; 374:1773-85.

Quiezi RG. Malformações oculares: estudo genético-clínico de 36 portadores de microftalmia e/ou anoftalmia [Dissertação (mestrado)]. São Paulo: Instituto de Biociências de Botucatu, Universidade Estadual Paulista, 2008.

Pastore AR, Cerri GG. Ultrassonografia em ginecologia e obstetrícia. 2. ed. Rio de Janeiro: Revinter, 2010.

Rotten D, Levaillant JM. Two- and three-dimensional sonographic assessment of the fetal face. 1. A systematic analysis of the normal face. Ultrasound in Obstetrics and Gynecology 2004; 23(3):224-31.

Sepulveda W, Wong AE, Martinez-Ten P, Perez-Pedregosa J. Retronasal triangle: a sonographic landmark for the screening of cleft palate in the first trimester. Ultrasound in Obstetrics and Gynecology 2010; 35(1):7-13.

Sepulveda W, Wong AE, Viñals F, Andreeva E, Adzehova N, Martinez- Ten P. Absent mandibular gap in the retronasal triangle view: a clue to the diagnosis of micrognathia in the first trimester. Ultrasound Obstet Gynecol 2012 Feb; 39(2):152-6.

Zugaib M. Zugaib Obstetrícia. São Paulo: Manole, 2008.

CAPÍTULO 35

Malformações Torácicas

Heverton Neves Pettersen
Marcos Murilo de Lima Faria
Maria Tereza Penido Rebello

INTRODUÇÃO

As malformações torácicas fetais são patologias raras e constituem um grupo heterogêneo com desenvolvimento anormal do pulmão, podendo comprometer a formação dos brônquios, bronquíolos, parênquima pulmonar e o suporte de vascularização arterial ou drenagem venosa.

Na maioria dos casos, a etiologia já está presente durante a embriogênese com apresentação clínica e gravidade variáveis de acordo com o grau de acometimento pulmonar e sua localização dentro da cavidade torácica. Entretanto, quando sintomáticos, podem necessitar de cuidados neonatais imediatos de modo a promover boa ventilação e bom débito cardíaco. No entanto, muitos recém-nascidos podem ser assintomáticos no período neonatal ou mesmo na infância.

Por se tratar de patologias mais raras, o desconhecimento e a inexperiência fazem com que as malformações torácicas sejam subestimadas no período pré-natal. Desse modo, torna-se necessário aprimorar o conhecimento da embriologia e treinar os profissionais que realizam a ultrassonografia obstétrica.

O diagnóstico pré-natal é de extrema importância por definir o momento, o local, a forma de parto e o tipo de assistência que o recém-nascido necessitará para que tenha uma adaptação cardiorrespiratória adequada. Este capítulo irá abordar as principais malformações torácicas fetais.

EPIDEMIOLOGIA E RELEVÂNCIA

Em virtude da raridade das lesões, da diversidade dos padrões histológicos e da alta incidência de lesões indetectáveis e assintomáticas, as estimativas das malformações congênitas variam de 1 a cada 20.000 a 30.000 nascidos vivos, correspondendo a 5% a 19% de todas as anomalias congênitas.

EMBRIOLOGIA, ANATOMIA E FISIOLOGIA

O sistema respiratório fetal só irá realizar as trocas gasosas após o nascimento. Entretanto, o trato respiratório, o diafragma e os pulmões iniciam sua formação precocemente, durante a quarta semana do desenvolvimento embrionário.

O primórdio respiratório surge por volta do 26º ao 27º dia a partir do crescimento da extremidade caudal da parede ventral da faringe primitiva, o sulco laringotraqueal. Essa estrutura rudimentar da árvore traqueobrônquica se desenvolve caudalmente ao quarto par das bolsas faríngeas. O endoderma que reveste o sulco laringotraqueal dá origem ao epitélio, às glândulas da laringe, traqueia e brônquios e ao epitélio pulmonar. O tecido conjuntivo, as cartilagens e os músculos lisos dessas estruturas se desenvolvem a partir do mesênquima esplâncnico, que envolve o intestino anterior. Ao final da quarta semana ocorre a evaginação do sulco laringotraqueal, formando um divertículo laringotraqueal que se alonga e é envolvido pelo mesênquima esplâncnico. Em sua extremidade distal surge o broto pulmonar globular. Na sexta semana, o coração e os pulmões descem para o tórax. Durante a sétima semana, com o aumento hepático e o fechamento do forame pleuroperitoneal, cessa a descida do coração e dos pulmões, os quais ficam limitados ao tórax.

A formação e o desenvolvimento pulmonar ocorrem em quatro períodos:

1. **Período pseudoglandular (5 a 17 semanas):** o pulmão é semelhante a uma glândula exócrina. Com 17 semanas

todos os principais elementos do pulmão já se formaram, com exceção daqueles envolvidos com as trocas gasosas.

2. **Período canalicular (16 a 25 semanas):** são formados os bronquíolos respiratórios, há aumento do número de capilares em contato direto com o epitélio cuboide, e tem início o desenvolvimento do epitélio alveolar, surgindo os ductos alveolares.
3. **Período do saco terminal (24 semanas até o nascimento):** os ductos alveolares e os sacos de ar são desenvolvidos. Formam-se a barreira hematoaérea e as células alveolares ou pneumócitos. Os pneumócitos do tipo 1 são responsáveis pelas trocas gasosas e os do tipo 2, pela secreção do surfactante pulmonar.
4. **Período alveolar (período fetal tardio até 8 anos de idade):** ocorre uma septação secundária com aumento marcante do número e do tamanho dos capilares e alvéolos respiratórios.

O trato respiratório é dividido anatomicamente em duas partes:

1. **Trato respiratório superior:** constituído de nariz, cavidade nasal e faringe.
2. **Trato respiratório inferior:** representado por laringe, traqueia, brônquios e pulmões.

TÓRAX NORMAL
Avaliação ultrassonográfica do pulmão normal

No exame ultrassonográfico do tórax são utilizados três planos de corte: transverso, sagital e coronal.

O plano transverso é obtido através de corte na altura do coração, no qual se identifica a visão de quatro câmaras cardíacas. O coração, do lado esquerdo, ocupa cerca de um terço da área torácica com seu ápice em um eixo de 45 graus em relação ao eixo coluna vertebral-esterno. Entre 15 e 27 semanas, os pulmões podem ser identificados como estruturas hiperecogênicas ao lado do coração (Figura 35.1). O pulmão esquerdo apresenta dois lobos: o inferior contorna o ventrículo esquerdo e o superior se encontra próximo ao átrio esquerdo e à parede posterior do tórax. O pulmão direito contém três lobos: o lobo médio se encontra no mesmo nível do coração direito (visão de quatro câmaras), o inferior está à direita e próximo do ápice cardíaco e o superior está ao lado do átrio direito e posterior à caixa torácica. Nesse plano é possível medir a relação circunferência cardiotorácica (CC/CT), que deve ser inferior a 0,5 (Figura 35.2).

O plano sagital é obtido por meio de um corte toracoabdominal longitudinal à esquerda e à direita da coluna vertebral. Esse plano torna possível visibilizar as estruturas abdominais e torácicas, assim como identificar o diafragma. No corte parassagital direito, a cúpula diafragmática delimita a relação entre o fígado e o pulmão direito, sendo o primeiro mais hipoecogênico (Figura 35.3). O corte parassagital esquerdo possibilita a identificação do estômago dentro do abdome fetal (Figura 35.4).

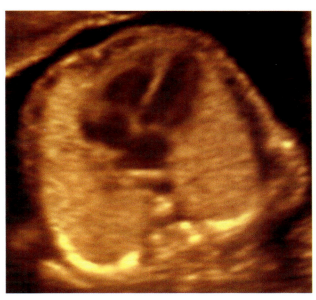

Figura 35.1 Corte transverso do tórax fetal exibindo coração e pulmões.

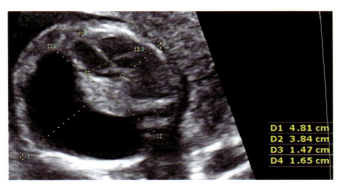

Figura 35.2 Imagem ultrassonográfica com medidas no nível do coração para cálculo da relação CC/CT.

O plano coronal é prejudicado por sombras acústicas das costelas e da coluna vertebral, embora os pulmões se apresentem como estruturas com ecogenicidade maior (Figura 35.5). Esse é um bom plano para a avaliação da relação entre base do pulmão, derrame pleural e diafragma.

TÓRAX ANORMAL
Cisto broncogênico

O cisto broncogênico surge como um broto anormal da parte ventral do intestino anterior durante a embriogênese, semelhante a uma duplicação. Cerca de 85% são mediastinais e 15% intrapulmonares. A real incidência do cisto broncogênico é de difícil determinação em virtude da característica assintomática da grande maioria dos casos. Meizner e cols. relataram três casos diagnosticados durante o pré-natal em 46.281 nascimentos, estimando a incidência em 1 a cada 15.427 nascidos vivos.

O cisto é frequentemente unilocular com paredes finas e localizado próximo à porção membranosa da traqueia posterior. Pode estar localizado no parênquima pulmonar, no pericárdio, no mediastino, no retroperitônio ou no tecido subcutâneo da

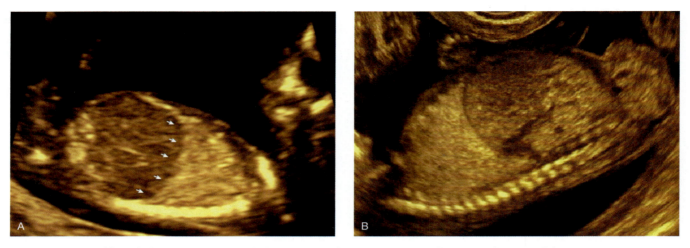

Figura 35.3 Imagem parassagital direita no primeiro (**A**) e segundo trimestres (**B**) – as setas ilustram o diafragma.

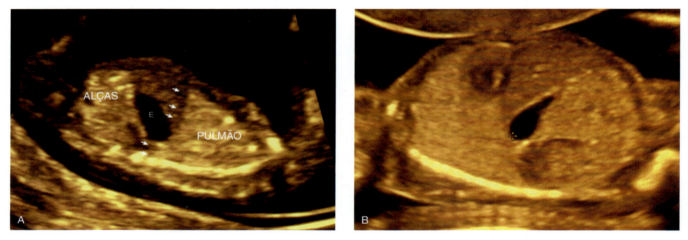

Figura 35.4 Imagem parassagital esquerda no primeiro (**A**) e segundo trimestres (**B**) – as setas ilustram o diafragma (*E*: estômago.)

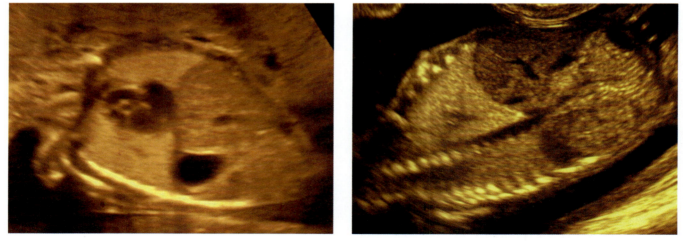

Figura 35.5 Corte coronal do tórax fetal.

região cervical. Quando periféricos, aparecem tardiamente na gestação e podem ser múltiplos. Durante a gestação, são preenchidos por líquido, mas no período pós-natal, se existir comunicação com a árvore traqueobrônquica, podem apresentar níveis hidroaéreos.

Como em outras malformações do intestino anterior, o cisto broncogênico pode se comunicar com o esôfago ou o estômago e muitas vezes o diagnóstico diferencial com cisto de duplicação entérica só é possível por meio da histologia celular.

Do ponto de vista clínico, a grande maioria dos casos é assintomática, sendo achado incidental durante exames radiológicos do tórax. Quando sintomáticos no período neonatal, os sintomas mais frequentes são estridor, obstrução brônquica e insuficiência respiratória. Outros sintomas tardios podem ser disfagia, dor torácica e desconforto epigástrico. Sinais de infecção sobreposta, hemorragia, enfisema e atelectasia podem resultar em desconforto respiratório.

Ultrassonografia

O cisto broncogênico surge como imagem hipoecogênica única (unilocular) com contorno definido e parede cística fina em região posterior à traqueia, próxima à região das carinas (Figura 35.6). No entanto, pode ser multilocular e surgir em quaisquer regiões entre a porção subcutânea da região cervical e mediastinal, na região infradiafragmática, na boca ou até como lesão intradural.

Em razão da proximidade com a árvore brônquica, a compressão extrínseca pode resultar em aumento da ecogenicidade da parte distal do pulmão em virtude da obstrução do brônquio.

Diagnóstico diferencial

O diagnóstico diferencial do cisto broncogênico dependerá de sua localização. A grande maioria aparece na região do mediastino. Quando surge na parte anterior do mediastino, o diagnóstico diferencial inclui linfangioma, cisto pericárdico, hérnia diafragmática e cisto do timo. Se no mediastino posterior, o diagnóstico diferencial deverá ser feito com meningocele anterior, cisto neuroentérico, tumor neurogênico cístico e hérnia diafragmática. Os cistos múltiplos intrapulmonares podem ser confundidos com malformação adenomatoide cística do pulmão. Já os cistos em região infradiafragmática, por estar localizada no retroperitônio, podem ser de difícil diferenciação de cistos suprarrenais. Muitas vezes, o diagnóstico definitivo só é firmado por meio do estudo anatomopatológico.

Fatores prognósticos

Como são poucos os casos descritos na literatura, os fatores prognósticos são limitados. Em grande parte dos casos registrados, os cistos eram uniloculares e apresentavam crescimento estável, sem exercer efeito de massa ou compressão das estruturas intratorácicas. Portanto, a evolução para insuficiência cardíaca ou hidropisia fetal é rara, mas não deve ser negligenciada. Complicações potenciais neonatais têm sido relatadas.

Associação a outras malformações

Anomalias de vértebras e um caso de trissomia 21 foram descritos, mas a literatura ainda é limitada em razão do pequeno número de casos.

Manejo obstétrico

Em caso de suspeita de cisto broncogênico, a gestante deve realizar estudo morfológico terciário em serviço especializado para afastar outras anomalias e deve ser considerado o diagnóstico diferencial, dependente da localização e do aspecto do cisto. Convém avaliar o padrão de ecogenicidade das estruturas adjacentes, o desvio do mediastino e a presença de polidrâmnio.

A indicação para estudo citogenético fetal deve ser fundamentada nos testes de triagem: idade materna avançada, teste bioquímico e presença de marcadores ultrassonográficos de aneuploidias.

A monitorização do crescimento do cisto e de sinais de sobrecarga cardíaca é sugerida por meio de ultrassonografias seriadas a cada 2 ou 3 semanas. Em geral, a gestação progride sem intercorrências até o termo, não sendo necessárias intervenções fetais intrauterinas.

Terapia pós-natal

Em virtude do risco de potenciais complicações no período neonatal decorrentes da compressão da árvore traqueobrônquica e do tecido e da vascularização pulmonar, o parto deve ocorrer em hospital que conte com facilidades terciárias, como centro de tratamento intensivo (CTI) e cirurgia pediátrica.

Estudo radiológico e tomografia computadorizada devem ser oferecidos para avaliação do tamanho, localização e delimitação com outras estruturas adjacentes.

Após avaliação correta e comprovada a condição estável do recém-nascido, o cisto broncogênico deverá ser totalmente removido, evitando complicações como infecções, hemorragia, enfisema, derrame pleural ou transformação maligna. Com a expansão da laparoscopia minimamente invasiva a toracoscopia tem sido utilizada para ressecção de massas intratorácicas e lobectomia pulmonar.

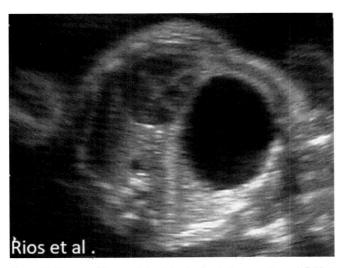

Figura 35.6 Imagem hipoecogênica única (unilocular) com contorno definido e parede cística fina em região pulmonar direita, levando a desvio do mediastino para a esquerda (Rios e cols., 2013).

Hidrotórax

O hidrotórax é um derrame pleural que pode ter como origem primária uma drenagem anômala do sistema linfático na cavidade torácica (quilotórax). Na forma secundária, o derrame é parte de uma retenção generalizada de líquido no terceiro espaço, envolvendo espaço pleural, pericárdio, ascite ou edema subcutâneo, vistos tanto na hidropisia fetal imunitária como na não imunitária.

O quilotórax é a causa mais comum de derrame pleural ao nascimento. O diagnóstico pode ser suspeitado mediante a identificação de linfócitos (> 80%) na citologia da coleção pulmonar enquanto feto ou após o nascimento ou pela presença de quilomícrons no derrame após alimentação do recém-nascido. Nesse caso, o líquido pleural, que era amarelo citrino no período fetal, torna-se leitoso. Sua incidência tem sido estimada em 1 a cada 10.000 nascidos vivos.

A forma secundária é mais frequente no feto do que no recém-nascido e apresenta uma variedade de causas, incluindo aneuploidias, cardiopatias, infecciosas, metabólicas, hematológicas, tumores e malformações associadas dos sistemas respiratório e gastrointestinal e dos anexos fetais. Essa forma é a mais frequente com estimativa de 1 caso a cada 1.500 gestações. Estudando a genotipagem para síndrome com linfedema hereditário em fetos com hidropisia e edema generalizado, Yang e cols. encontraram 29,6% (8/27) de alelos mutantes para os genes VEGFR3, PTPN11, FOXC2 e ITGA9. Em contraste, não encontraram nenhuma mutação nos 18 fetos sem hidropisia.

Ultrassonografia

Ao exame ultrassonográfico, observa-se imagem anecoica dentro da caixa torácica, deslocando o pulmão do gradil costal em direção ao coração. Se o derrame pleural é unilateral, à medida que aumenta causa colapso do pulmão ao redor do coração, levando a um desvio do mediastino e do eixo cardíaco para o lado oposto ao derrame (Figura 35.7). As câmaras cardíacas podem parecer menores, em especial as justapostas ao derrame pleural (Figura 35.8).

Quando o derrame pleural ocorrer bilateralmente, os pulmões estarão colapsados ao redor do pericárdio fetal (Figura 35.9). Nas formas mais graves ocorrem retificações das cúpulas diafragmáticas (Figura 35.10). Em geral, a coleção líquida intratorácica não apresenta septações, vegetações ou conteúdo sólido.

O hidrotórax pode ser o primeiro sinal de hidropisia fetal não imunitária, exigindo a busca de outros sinais, como edema de nuca, face, couro cabeludo e tórax, assim como o exame de coleções iniciais de ascite ou derrame pericárdico (Figura 35.11). Polidrâmnio e placentomegalia podem estar presentes na forma grave de hidrotórax.

Deve ser realizado exame ecocardiográfico fetal com avaliação anatômica e funcional do coração, uma vez que 5% dos fetos têm cardiopatia congênita. No estudo funcional devem

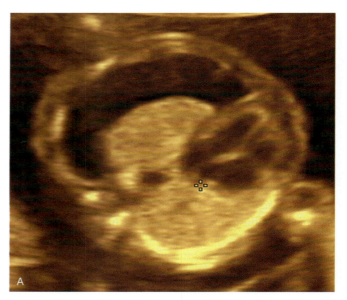
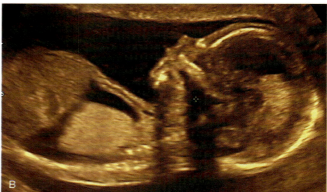

Figura 35.7 Imagem ultrassonográfica exibindo derrame pleural unilateral com desvio do mediastino em planos transverso (**A**) e sagital (**B**).

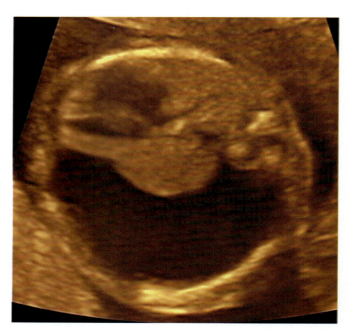

Figura 35.8 Derrame pleural unilateral com compressão das câmaras cardíacas.

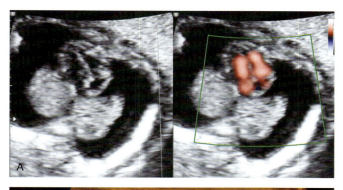

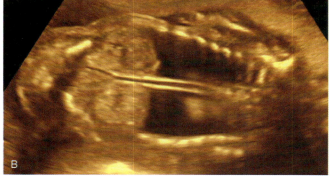

Figura 35.9 Imagem ultrassonográfica exibindo derrame pleural bilateral em cortes transverso (**A**) e coronal (**B**).

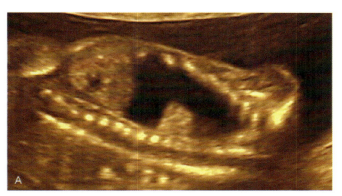

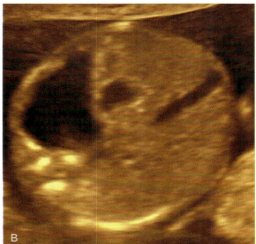

Figura 35.10 Corte coronal ilustrando derrame pleural grave com retificação do diafragma (**A**). No plano transverso, observa-se derrame atingindo o abdome no nível do estômago (**B**).

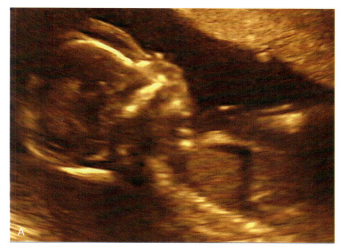

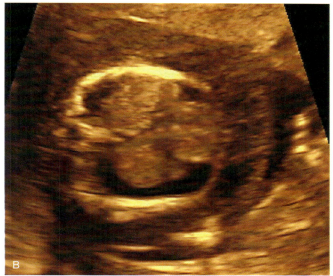

Figura 35.11 Imagens ilustrando edema de face, couro cabeludo (**A**) e tórax (**B**).

ser avaliados sinais de sobrecarga ou disfunção diastólica cardíaca fetal. O derrame pleural grave pode dificultar o estudo ecocardiográfico em virtude do desvio exagerado do eixo cardíaco e da compressão das câmaras.

Diagnóstico diferencial

No diagnóstico diferencial do hidrotórax é essencial a definição entre primário e secundário. A ultrassonografia morfológica terciária pode identificar uma malformação fetal como causa do hidrotórax em cerca de 40% dos casos secundários. Se uma causa evidente não é identificada, a toracocentese com citometria de linfócitos superior a 80% condiz com quilotórax (primário). Como uma infecção viral congênita também pode apresentar citometria linfocitária, deve ser realizada a busca por outros sinais ultrassonográficos de infecção. A predominância de linfócitos atípicos também sugere uma infecção viral.

O quilotórax congênito tem sido descrito em associação a linfangiomatose difusa, linfedema congênito, linfangiectasia pulmonar e sequestro pulmonar intralobar.

Fatores prognósticos

A forma primária do quilotórax está associada a aneuploidias em 5%, em especial à trissomia 21. Portanto, deve ser realizada a pesquisa de marcadores ultrassonográficos de cromossomopatias.

No caso de quilotórax unilateral, sem sinais de hipertensão intratorácica (desvio do mediastino e eversão do diafragma), a chance de sobrevida é enorme. Por outro lado, se bilateral, a taxa de sobrevida é de 50%; entretanto, se não existe hidropisia e o feto é submetido à drenagem pleuroamniótica através de um cateter *pigtail*, a sobrevida supera os 95%. A hidropisia é um sinal de mau prognóstico fetal e gestacional, mesmo quando o feto é submetido à terapia intrauterina (toracocentese ou derivação pleuroamniótica). Nesses casos, a taxa de mortalidade perinatal é de 50% a 70%.

Cerca de 5% a 10% dos casos cursam com resolução espontânea ao longo da gestação e com boa sobrevida na maioria dos casos. Por causa dessa possibilidade de resolução espontânea, uma conduta conservadora está indicada na ausência de sinais de hidropisia fetal, disfunção ventricular cardíaca ou hipertensão intratorácica.

Na forma secundária de hidrotórax, em razão da diversidade de causas, os fatores prognósticos dependerão diretamente das anomalias e malformações associadas. Os casos com hidropisia fetal não imune apresentam mortalidade perinatal maior, entre 95% e 98%. A idade gestacional no momento do diagnóstico e a época do parto influenciam essas taxas de mortalidade. Se o diagnóstico ocorre antes de 33 semanas ou o parto acontece antes de 35 semanas, a taxa de mortalidade é de 57% e 70%, respectivamente. Por outro lado, se o diagnóstico é estabelecido depois de 33 semanas e o parto ocorre após a 35ª semana, a mortalidade cai para 20% e 21%, respectivamente.

O polidrâmnio está associado ao hidrotórax em 60% a 70% dos casos. As possíveis razões para o aumento de líquido são a compressão e o desvio do mediastino, dificultando a deglutição fetal, e a disfunção ventricular cardíaca com dilatação atrial e maior produção de hormônio natriurético. Um maior volume uterino pode levar ao apagamento e à dilatação do colo uterino com consequente risco de prematuridade.

Outra consequência do derrame pleural grave é a compressão importante do pulmão, levando ao desenvolvimento de hipoplasia pulmonar, mesmo na ausência de hidropisia fetal. A gravidade, a época do diagnóstico e a duração do derrame são determinantes para o risco da hipoplasia pulmonar. Quanto mais precoce e grave o derrame pleural, maior o risco de hipoplasia pulmonar.

Associação a outras malformações

O hidrotórax pode estar associado a diversas malformações, como hérnia diafragmática, cardiopatia, malformação adenomatoide cística do pulmão e sequestro pulmonar.

Manejo obstétrico

Apesar do risco baixo de aneuploidias, o cariótipo deve ser oferecido ao casal, em especial quando associado a outras anomalias ou marcadores ultrassonográficos, ou ainda quando o feto for submetido à terapia intrauterina.

Em virtude do risco de cardiopatia fetal (5%), deve ser realizado o estudo ecocardiográfico fetal. Quando um derrame pleural é suficiente para causar desvio do mediastino e compressão das câmaras cardíacas, toracocentese está indicada com o objetivo de fazer a anatomia cardíaca retornar à posição normal, favorecendo o melhor estudo ecocardiográfico.

O feto com hidrotórax deve ser acompanhado por meio de ultrassonografias seriadas a cada 1 a 2 semanas, pesquisando sinais de hipertensão torácica, como desvio do mediastino, eversão do diafragma para a cavidade abdominal, disfunção diastólica ventricular, desenvolvimento de hidropisia e polidrâmnio.

Existem diversas opções para o tratamento de fetos com hidrotórax, as quais dependem da idade gestacional, da gravidade do derrame, dos sinais de hipertensão intratorácica, do desvio do mediastino e da presença de hidropisia e polidrâmnio.

Tratamento conservador

Como comentado anteriormente, o derrame pleural isolado pode ter resolução espontânea ao longo da gestação ou ser efetivamente tratado no período neonatal. Entretanto, em alguns casos, a compressão crônica e grave dos pulmões pode levar à hipoplasia pulmonar e à morte neonatal. Em outros casos, a compressão do mediastino leva ao desenvolvimento de hidropisia e polidrâmnio, estando associada a grande risco de prematuridade e morte neonatal.

Existem diversos relatos de casos de derrame pleural isolado diagnosticado entre 16 e 32 semanas, nos quais houve resolução espontânea dentro de 2 a 12 semanas após o diagnóstico. Ocorreu resolução espontânea em 15% dos casos, e todos sobreviveram. Recebem indicação para acompanhamento conservador os casos de derrame leve, unilateral, isolado e sem sinais de hipertensão intratorácica. Por outro lado, quando acompanhados conservadoramente e não ocorre a resolução espontânea, a taxa de sobrevida é de 46%. Dos casos que evoluíram para o óbito, 60% estavam associados à hidropisia. Isso mostra que a hidropisia é um indicador de mau prognóstico, e outro tipo de tratamento deve ser levado em consideração.

Toracocentese antenatal

A toracocentese pode ser realizada nos casos de hidrotórax com sinais de hipertensão intratorácica ou hidropisia e tem como objetivo aliviar a hipertensão e proporcionar o retorno do mediastino à sua posição normal, o que também facilita o estudo ecocardiográfico. Além disso, pode ajudar na expansão dos pulmões e contribuir para a prevenção da hipoplasia pulmonar e, por fim, auxiliar a avaliação do tempo de reacúmulo do derrame. O material coletado deve ser sempre enviado para estudo citogenético e citometria celular com o objetivo de diagnosticar o quilotórax. Apesar de os estudos passados não adotarem critérios claros de seleção, a taxa de sobrevida do tratamento com toracocentese foi semelhante à do tratamento conservador.

A literatura descreve fetos submetidos à toracocentese, única ou seriada, que evoluíram com a resolução do hidrotórax, sendo a melhora justificada pela descompressão temporária e interrupção do mecanismo patológico do derrame pleural. Entretanto, na grande maioria dos casos o derrame se reacumula dentro de 24 horas, exigindo procedimentos repetitivos que são provavelmente mais traumáticos e acrescem um risco fetal que provavelmente supera o da derivação pleuroamniótica definitiva.

Derivação pleuroamniótica

A introdução de um cateter na cavidade torácica fetal de modo a possibilitar a drenagem constante do derrame pleural para a cavidade amniótica deve ser considerada nos casos em que o hidrotórax está associado a hidropisia, polidrâmnio, sinais de hipertensão intratorácica, insuficiência cardíaca ou naqueles em que houve reacúmulo significativo após toracocentese (Figura 35.12).

Pettersen & Nicolaides avaliaram 69 fetos com derrame pleural, sendo bilateral em 55% e unilateral com desvio do mediastino em 45% dos casos. Ascite ou edema generalizado estava presente em 23% dos 31 fetos com derrame unilateral e em 89% dos 38 casos com derrame pulmonar bilateral. A inserção do cateter pleuroamniótico demonstrou rápida expansão dos pulmões, exceto em um caso no qual o feto foi posteriormente diagnosticado com artrogripose. Nos casos de derrame unilateral houve retorno do coração para a posição normal após a de-

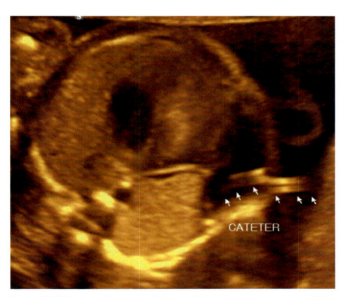

Figura 35.12 Imagem transversa do tórax exibindo drenagem pleuroamniótica em caso com quilotórax (as setas identificam a presença do cateter).

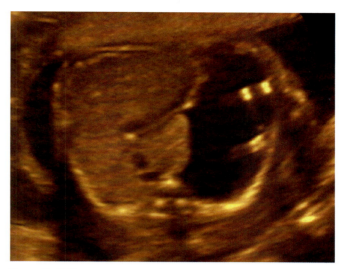

Figura 35.13 Plano transverso do tórax fetal mostrando cateter *in situ*, porém permanecendo quilotórax com sinais de hipertensão intratorácica, sugerindo obstrução do dreno pleuroamniótico.

rivação. Em oito casos (12%) houve reacúmulo do derrame 1 a 3 semanas após a cirurgia fetal, em consequência da obstrução ou do deslocamento do cateter do tórax fetal (Figura 35.13). Esses casos foram tratados com a introdução de um novo cateter. Polidrâmnio estava presente em 62% dos 69 fetos, sendo observada resolução em 65% dos casos 1 a 3 semanas após a derivação pleuroamniótica. Similarmente, a hidropisia desapareceu em 46% dos 41 fetos hidrópicos. Todos os fetos não hidrópicos sobreviveram, enquanto a taxa de sobrevida nos fetos com hidropisia foi de 46%.

A Tabela 35.1 traz um resumo das taxas de sobrevida perinatal em fetos com hidrotórax após tratamento conservador, toracocentese antenatal ou derivação pleuroamniótica. A introdução de cateter pleuroamniótico apresenta taxas de sobrevida maiores quando comparada com o tratamento conservador ou com a toracocentese antenatal. Apesar do resultado superior no grupo com hidropisia, quando comparado com outras terapias, a taxa de mortalidade de 50% ainda é alta, confirmando o prognóstico desfavorável da hidropisia.

Pleurodese

A pleurodese é realizada através de uma preparação à base de *Streptococcus pyogenes* que induz uma intensa resposta inflamatória com o objetivo de obliterar o espaço pleural mediante a adesão das duas pleuras. O medicamento OK-432 tem sido

Tabela 35.1 Taxa de sobrevida perinatal de fetos hidrópicos e não hidrópicos com hidrotórax de acordo com a conduta adotada

Conduta	Não hidrópico		Hidrópico	
	Total	Vivos	Total	Vivos
Conservador	35	29 (83%)	26	3 (12%)
Toracocentese	8	4 (50%)	9	3 (12%)
Derivação	31	31 (100%)	54	27 (50%)

utilizado para tratamento do quilotórax fetal no segundo trimestre de gestação através de toracocentese e injeção intrapleural.

Yang e cols. reportaram o uso do OK-432 em 45 fetos com derrame pleural. A taxa de sobrevida foi de 35,6% (16/45). Quando avaliado apenas o grupo sem hidropisia, houve melhora da sobrevida para 66,7% (12/18); por sua vez, nos fetos com hidropisia a taxa de sobrevida foi de 14,8% (4/57). Os autores concluíram que a pleurodese com OK-432 é menos efetiva do que a derivação pleuroamniótica no tratamento do derrame pleural, em especial no grupo sem hidropisia.

Terapia pós-natal

O parto deve ocorrer em hospital com facilidades terciárias em virtude do risco de insuficiência cardiorrespiratória e da necessidade de CTI e cirurgia pediátrica.

Os fetos não submetidos à drenagem torácica pré-natal podem evoluir com hipoplasia pulmonar, risco de insuficiência respiratória ou necessidade de procedimento torácico imediato.

Os fetos que foram submetidos à derivação pleuroamniótica devem ter os cateteres clampados e retirados para evitar a formação de pneumotórax. Após estabilização cardiorrespiratória do recém-nascido, exame radiológico deve ser realizado para avaliar a presença de pneumotórax ou derrame pleural residual.

O infante com quilotórax e sem sinais de insuficiência respiratória deve ser observado clinicamente. Os fetos tratados intraútero em geral não necessitam de tratamentos adicionais no período pós-natal.

A toracotomia para introdução de cateteres com drenagem contínua em selo d'água deve ser reservada para os casos de hidrotórax que causem insuficiência respiratória e saturação inadequada de oxigênio.

No infante com derrame pleural moderado deve ser administrada alimentação rica em triglicérides de cadeia média com a finalidade de desviar a absorção do sistema linfático para o sistema sanguíneo. Os casos refratários a essa terapia e que exigem toracocenteses repetidas deverão ser submetidos à nutrição parenteral total através de acesso central e ao repouso do intestino. Esse método resolverá a grande maioria dos casos de quilotórax congênito. A drenagem com tubos intratorácicos deve ser reservada para os casos de hidrotórax grave que não respondem à toracocentese de repetição.

A cirurgia torácica com o objetivo de ligadura do ducto torácico é utilizada quando todas as medidas anteriores não resultaram em resolução do quilotórax. O uso de uma derivação pleuroperitoneal para quilotórax tem sido efetivo em 75% dos casos e pode ser realizado por toracoscopia.

Hérnia diafragmática

A hérnia diafragmática (HD) é decorrente de uma abertura no diafragma através da qual parte do conteúdo abdominal se projeta para dentro da cavidade torácica, ocasionando desvio do mediastino para o lado oposto ao defeito. Esse quadro

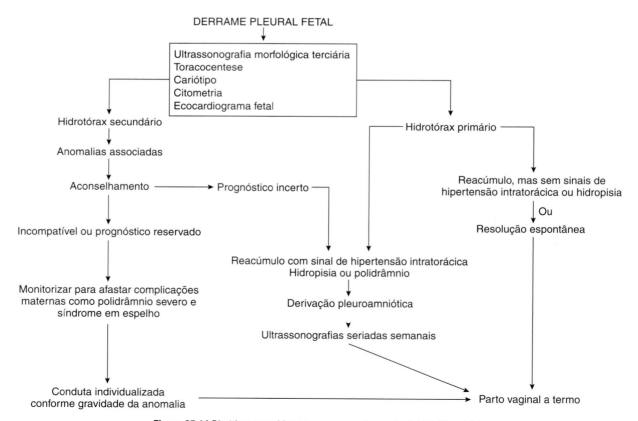

Figura 35.14 Diretrizes sugeridas para o acompanhamento do hidrotórax fetal.

é mais frequente na região posterolateral (forame de Bochdalek) do que na região retroesternal (forame de Morgagni).

Durante o desenvolvimento do diafragma, a cavidade peritoneal é pequena e as alças intestinais estão dentro da região onfalomesentérica do cordão umbilical, fora da cavidade abdominal. Se o fechamento e a formação muscular dos canais pleuroperitoneais não ocorrerem entre a nona e a décima semana de gestação, quando o intestino retorna à cavidade abdominal devido ao limitado espaço intra-abdominal, as vísceras migrarão para o tórax através do defeito posterolateral do diafragma. Se a herniação ocorrer antes do fechamento do canal pleuroperitoneal, haverá ausência do saco herniário, o que ocorre em 85% a 90% dos casos. Em 10% a 15% dos casos, o saco herniário estará presente. Cerca de 85% das hérnias diafragmáticas ocorrem à esquerda e 15% à direita.

A compressão dos pulmões pelas vísceras herniadas durante a fase pseudoglandular do desenvolvimento pulmonar resulta na diminuição da divisão bronquial com consequente alteração na formação dos alvéolos e da vascularização pulmonar.

A incidência de hérnia posterolateral é de aproximadamente 1 a cada 5.000 nascimentos, sendo duas vezes mais frequente no sexo masculino. A hérnia retroesternal é rara, representando menos do que 1 a cada 1.000.000 de nascimentos. Entretanto, existe uma "mortalidade escondida", pois uma parcela significativa de morte fetal, natimorto e morte neonatal que ocorrem antes do diagnóstico efetivo da HD não tem sido contabilizada nessas estatísticas. Portanto, uma incidência de 1 a cada 2.200 nascidos tem sido considerada mais realista.

Condições esporádicas ou multifatoriais têm sido aventadas como causas da HD. Tem sido descrita a associação ao uso de drogas como talidomida, bendectina, quinina e antiepilépticos. Cerca de 20% dos casos diagnosticados no período pré-natal têm uma causa genética decorrente de aneuploidia ou doença gênica; no entanto, esses casos estão associados a outras anomalias. Raros casos familiares têm mostrado um padrão dominante ou recessivo ligado ao X. As síndromes de Donnai-Barrow, Fryns e Pallister-Killian podem apresentar HD como componente. A recorrência em casos isolados é inferior a 2%.

Ultrassonografia

1. **Hérnia diafragmática esquerda:** a imagem ultrassonográfica exibe coração fetal desviado para a direita. Na grande maioria dos casos identifica-se imagem anecoica próximo ao coração, compatível com estômago. A alça intestinal tem imagem ecogênica semelhante ao pulmão, ocupando a região esquerda (Figura 35.15). Exame detalhado pode evidenciar movimentos peristálticos.

   Se o fígado está deslocado para o interior do tórax, existe imagem hipoecogênica em região inferior ao coração representando a borda hepática. O uso do Doppler colorido, exibindo vasos intra-hepáticos, auxilia sua identificação. Outros conteúdos abdominais, como baço, rim e suprarrenal esquerdos, podem ser encontrados na região torácica.

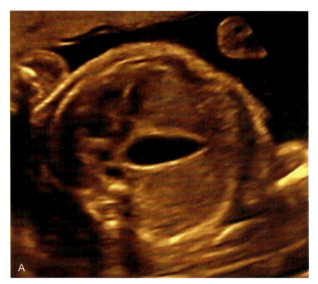

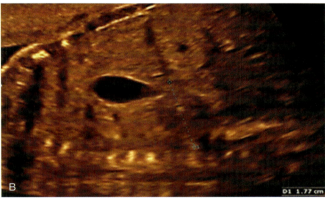

Figura 35.15 Imagem ultrassonográfica do tórax fetal no nível da visão de quatro câmaras cardíacas. Imagem anecoica correspondente ao estômago justaposto ao coração, no qual se percebe uma assimetria entre as câmaras cardíacas (**A**). **B** Corte longitudinal exibindo a medida do defeito no diafragma à esquerda com o estômago dentro do tórax fetal.

   O pulmão esquerdo estará colabado e justaposto ao coração e sua visibilização poderá estar dificultada.

2. **Hérnia diafragmática direita:** a imagem ultrassonográfica fetal exibe o coração desviado para a esquerda. No segundo trimestre, o pulmão tem hiperecogenicidade superior à do fígado e pode ser identificada uma interface entre o pulmão e o fígado. A identificação da vesícula biliar intratorácica auxilia o diagnóstico. O Doppler colorido identifica os vasos intra-hepáticos, em especial o sistema porta em região intratorácica, facilitando o diagnóstico.

   Com o deslocamento do fígado, o estômago se desloca para a região mediana e assume uma posição horizontalizada.

Diagnóstico diferencial

Patologias císticas do tórax, como malformação adenomatoide cística do pulmão (tipo I), cistos broncogênicos, cistos neuroentéricos e teratoma mediastinal cístico, podem ser confundidas com o estômago herniado para a cavidade torácica. O peristaltismo de alças intestinais dentro do tórax e o uso da dopplervelocimetria colorida podem auxiliar o diagnóstico diferencial.

Diferenciam-se:

1. **Malformação adenomatoide cística do pulmão:** o diafragma está íntegro e o peristaltismo não é identificado dentro do tórax.
2. **Tumor pulmonar:** extremamente raro; calcificações são frequentemente identificadas.
3. **Dextrocardia:** embora o coração esteja do lado direito, o eixo cardíaco ainda aponta para a esquerda.

Fatores prognósticos

Os dois principais determinantes do prognóstico fetal são o grau de hipoplasia pulmonar e a presença de anomalias associadas. Descartadas as malformações fetais, a sobrevida fetal é dependente do desenvolvimento pulmonar. Tendo em vista as fases do desenvolvimento pulmonar, quanto mais precoce o diagnóstico de HD, maior o risco de hipoplasia pulmonar e, consequentemente, maior a taxa de mortalidade neonatal. Portanto, o desafio na condução na HD consiste em encontrar critérios ultrassonográficos que possam identificar os fetos de alto risco para o óbito.

Metkus e cols. reportaram o uso da relação da área pulmonar direita pela circunferência cefálica, conhecida como relação LHR (*lung-head ratio*), como preditor de sobrevida em fetos com hérnia diafragmática esquerda. Obtém-se a LHR a partir do cálculo da área do pulmão direito medida no mesmo plano da visão de quatro câmaras do coração (Figura 35.16). Essa área é então dividida pela circunferência cefálica. Os autores avaliaram retrospectivamente 55 fetos com HD esquerda e reportaram que fetos cuja LHR era < 0,6 não sobreviveram à terapia pós-natal. Por outro lado, todos os fetos cuja LHR era > 1,35 sobreviveram com a terapia neonatal quando foram utilizados respirador de alta frequência e/ou oxigenação por membrana extracorpórea (ECMO); por fim,

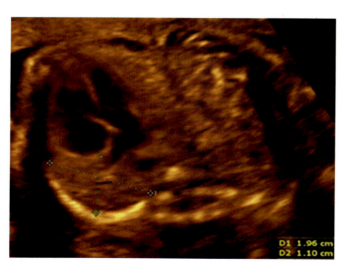

Figura 35.16 Corte do tórax no nível da visão de quatro câmaras e medida dos maiores diâmetros do pulmão direito.

61% dos recém-nascidos sobreviveram quando a LHR estava entre 0,6 e 1,35. Os autores relataram ainda que a taxa de sobrevida foi de 100% para os fetos cujo fígado não estava herniado e de 56% nos casos de herniação. Posteriormente, Harrison e cols. publicaram que os fetos com LHR < 1,0 tinham sobrevida de 11%.

Atualmente, LHR < 1,0 e presença de lobo hepático esquerdo intratorácico são considerados critérios de seleção dos fetos que irão se beneficiar da terapia fetal intrauterina por fetoscopia. Esse procedimento é realizado por meio de broncoscopia fetal e colocação de balão endotraqueal, visando à expansão do pulmão e prevenindo hipoplasia pulmonar.

O polidrâmnio grave resultante da obstrução do trato de saída do estômago piora o prognóstico fetal. A sobrevida foi de 11% e 55%, respectivamente, para a presença e para a ausência de polidrâmnio. Além disso, a dilatação do estômago intratorácico, ocupando um volume significativo, leva ao aumento da compressão dos pulmões.

A mortalidade pode ultrapassar os 80% quando os casos são diagnosticados antes de 25 semanas e há a coexistência de polidrâmnio. Quando não diagnosticados no período pré-natal, a mortalidade pode atingir 100% se o parto ocorre em hospital sem facilidades terciárias, como CTI e cirurgia pediátrica.

Associação a outras malformações

Anomalias associadas são encontradas em 25% a 57% dos casos, elevando-se para 95% nos casos de natimortos. As malformações incluem defeitos cardíacos, hidronefrose, agenesia renal, vertebrais, atresia intestinal, sequestro extralobar, fenda facial, hidrocefalia, anencefalia e espinha bífida. Cerca de 20% dos casos de HD apresentam uma cardiopatia maior. As aneuploidias, como trissomias dos cromossomos 21, 18 e 13, ocorrem em 10% a 20% dos casos de HD diagnosticados no período pré-natal. Síndromes como as de Fryns, Beckwith-Wiedermann e Pierre Robin têm sido associadas à HD.

Manejo obstétrico

Uma vez diagnosticado feto portador de HD, a mãe deve ser encaminhada para um serviço com facilidades terciárias, no qual o exame morfológico terciário deve ser realizado para a pesquisa de anomalias associadas, ecocardiografia fetal, estimativa do risco de hipoplasia pulmonar, realização do estudo citogenético fetal, ressonância magnética para avaliação das vísceras intratorácicas e aconselhamento genético reprodutivo quanto aos riscos e benefícios de uma terapia realizada intraútero.

O parto deve ser planejado em hospital com equipe treinada para receber fetos de alto risco para insuficiência respiratória grave, CTI pediátrico sofisticado com respirador de alta frequência, óxido nítrico e ECMO. Todavia, mesmo com todos esses recursos, a mortalidade neonatal tem sido de 70% a 80% nos casos de HD diagnosticados no período pré-natal.

Os critérios para fetos de alto risco de hipoplasia pulmonar são:

1. Idade gestacional no momento do diagnóstico < 25 semanas.
2. Desvio importante do mediastino com estômago dilatado.
3. Presença de lobo hepático intratorácico.
4. LHR < 1,0.
5. Polidrâmnio grave.

Cirurgia fetal

Fetos com obstrução das vias aéreas, como em casos de atresia da laringe, não conseguem expelir o líquido produzido pelos pulmões. O acúmulo do líquido no interior do pulmão provoca hiperplasia e aumento do volume pulmonar. Essa observação foi utilizada na condução dos fetos com HD na tentativa de impedir a hipoplasia pulmonar. A oclusão artificial da traqueia por meio de clipe colocado externamente ou balão endotraqueal tem sido utilizada como procedimento terapêutico com o objetivo de aumentar o volume pulmonar e prevenir a hipoplasia.

Com base nesse princípio, diversos grupos têm reportado uma variedade de técnicas para oclusão da traqueia, como uso de *plug* esponjoso feito de polímero impermeável, clipes para aneurisma ou cirúrgicos e balão vascular. Atualmente, a técnica com balão introduzido na traqueia por meio de fetoscopia percutânea é a mais difundida.

Jani e cols. estudaram 210 casos de HD, sendo 175 do lado esquerdo, 34 do lado direito e um caso com HD bilateral. Todos os fetos foram submetidos à fetoscopia e à oclusão endotraqueal com balão com idade gestacional média de 27 semanas. Quando foram comparados os resultados entre os grupos de tratamento neonatal e tratamento intraútero, observou-se melhora na sobrevida de 24,1% para 49,1% para HD esquerda e de 0% para 35,1% para HD direita (p < 0,001).

Belfort e cols. avaliaram 218 fetos com HD e com seguimento até os 2 anos de idade. Dentre eles, 20 foram classificados como de alto risco para hipoplasia pulmonar (LHR < 1,0 e fígado torácico). Dos fetos de alto risco, nove (45%) receberam tratamento conservador e 10 (50%) foram submetidos à oclusão endotraqueal por fetoscopia. Todos os fetos do estudo foram submetidos a tratamento cirúrgico padrão com fechamento da HD no período neonatal. O acompanhamento realizado em 6 meses, 1 ano e 2 anos mostra que a sobrevida dos recém-nascidos foi significativamente melhor no grupo tratado intraútero do que no grupo que recebeu tratamento conservador (80% × 11%, 70% × 11% e 67% × 11%, respectivamente), assim como foi menor a necessidade de ECMO após o nascimento (30% × 70% em todas as idades).

Terapia pós-natal

Todos os fetos com HD devem nascer em hospital com facilidades terciárias e equipe cirúrgica e pediátrica neonatal experiente na assistência desses recém-nascidos. A ressuscitação inclui entubação endotraqueal imediata, de preferência ainda com circulação fetoplacentária ativa, uso de bloqueador neuromuscular, ventilação com respirador de alta frequência e pressão positiva. Estratégias devem ser adotadas para minimizar o barotrauma dos pulmões. Sonda nasogástrica deve ser passada, mantendo sucção contínua para evitar dilatação do estômago e das alças intestinais, resultado da deglutição de ar pelo recém-nascido. Cateteres intravasculares na artéria e veia umbilicais são necessários para o controle dos gases e do acesso venoso.

Acreditava-se que o recém-nascido deveria ser imediatamente operado para a descompressão dos pulmões. No entanto, a melhor conduta consiste em adiar o reparo cirúrgico até que o infante esteja estabilizado, o que pode levar horas ou mesmo dias.

O tratamento cirúrgico envolve a reposição das vísceras no abdome, seguida de fechamento do diafragma, e a maioria dos fetos necessitará de interposição de tela cirúrgica.

O prognóstico a longo prazo dependerá da gravidade da hipoplasia pulmonar e das sequelas decorrentes do longo período sob ventilação mecânica, como a displasia broncopulmonar.

Malformação adenomatoide cística (MAC)

A MAC é uma hamartomatose benigna, tumor displásico do pulmão, que afeta os três folhetos embrionários. Desenvolve-se durante a embriogênese e tem como resultado o crescimento excessivo dos bronquíolos terminais. Na maioria dos casos, o insulto surge durante a fase pseudoglandular do desenvolvimento do pulmão, entre a sétima e a 17ª semana de gestação. Em geral unilateral, pode acometer um ou todos os lobos daquele pulmão.

A epidemiologia é incerta; todavia, diversos casos foram descritos na literatura. Dados atuais estimam a incidência de 1 a cada 11.000 a 35.000 nascidos vivos, sendo a incidência pré-natal ainda maior em virtude dos casos com resolução espontânea.

À ultrassonografia, as lesões podem apresentar característica macrocística (tipo 1), mista (tipo 2) ou microcística (tipo 3). Embriológica e histopatologicamente, a MACP é classificada em cinco tipos:

- **Tipo 0:** esta é a forma mais rara e surge a partir da traqueia ou dos brônquios. Os cistos são pequenos, a apresentação é severa, e é geralmente letal.
- **Tipo 1:** é o tipo mais comum, representando 50% a 70% dos casos e surgindo dos brônquios distais ou bronquíolos proximais. Em geral, surge com número limitado de cistos grandes, medindo de 3 a 10cm. Um cisto dominante único pode ser identificado. As paredes dos cistos são finas, constituídas de epitélio pseudoestraficado ciliado, embora outros tipos celulares possam ser encontrados entre os cistos, como cartilagem. Em virtude do tamanho dos cistos, pode coexistir um efeito de massa significativo com desvio do mediastino, compressão e insuficiência cardíaca que acabam evoluindo para um quadro de hidropisia não imunitária.
- **Tipo 2:** ocorre em 15% a 30% dos casos, sendo proeminente dos bronquíolos terminais. Os cistos são menores, medindo entre 0,5 e 2cm, com áreas sólidas e dificuldade de distingui-las

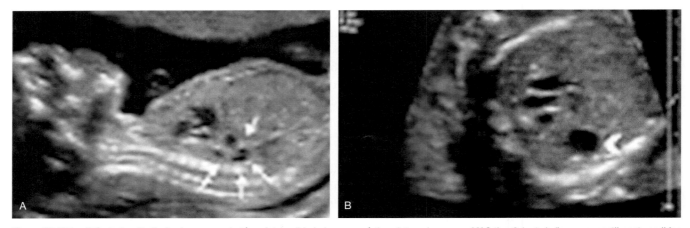

Figura 35.17A e B Corte longitudinal e transverso do tórax fetal exibindo imagens císticas intrapulmonares, MAC tipo 2 (*setas*). (Imagens gentilmente cedidas pela Dra. Sfakianaki.)

dos tecidos adjacentes (Figura 35.17). O cisto tem epitélio ciliado ou cuboide ciliado, e elementos dos bronquíolos ou alvéolos podem ser identificados. Com frequência, os cistos apresentam um padrão uniforme de distribuição quando comparados aos do tipo 1. A MAC do tipo 2 apresenta incidência alta de malformações associadas (60%), e o prognóstico depende desses achados nos demais órgãos.

- **Tipo 3:** encontrado em 5% a 10% dos casos, surge do tecido acinar. Os cistos são microcísticos com aparência de massa sólida, hiperecogênica à ultrassonografia. O tecido é acinar e exibe elementos adenomatoides consistentes com trato aéreo distal. Essas massas podem ser enormes, distorcendo os componentes intratorácicos, e o prognóstico está diretamente relacionado com a compressão cardíaca. Desse modo, é comum a evolução para hidropisia não imunitária (Figura 35.18).
- **Tipo 4:** ocorre em 5% a 15% dos casos e tem origem alveolar, podendo apresentar cistos grandes, com até 10cm de diâmetro. Podem estar relacionados com malignidade, em especial blastoma pleuropulmonar.

Ultrassonografia

No período pré-natal, a imagem ultrassonográfica se manifesta como massa tumoral intrapulmonar cística ou mista na ausência de fluxo vascular ao estudo Doppler, sendo classificada como macrocística (> 5mm), microcística (< 5mm) ou mista (Figura 35.19).

As lesões microcísticas geralmente apresentam volumes maiores do que as macrocísticas e estão associadas a pior prognóstico. Quando se faz a correlação entre o tipo histológico e a imagem ultrassonográfica, as MAC dos tipos 1, 2 e 4 são classificadas à ultrassonografia como macrocísticas ou microcísticas, enquanto as do tipo 3 são sempre microcísticas. A grande maioria das MAC apresenta suporte vascular derivado da circulação pulmonar.

Thorpe-Beeston & Nicolaides avaliaram 132 fetos com MAC e encontraram 51% e 49% com lesões macro e microcísticas, respectivamente, com 51% das lesões ocorrendo à esquerda, 35% à direita e 14% bilaterais.

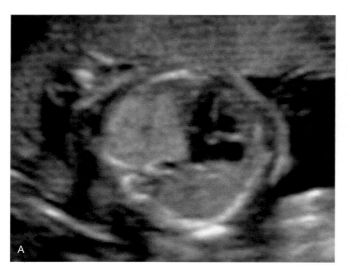
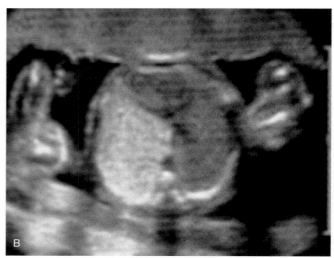

Figura 35.18A e B Corte transverso do tórax fetal exibindo imagem hiperecogênica do desvio do mediastino e compressão cardíaca – MAC tipo 3. (Imagens gentilmente cedidas pela Dra. Sfakianaki.)

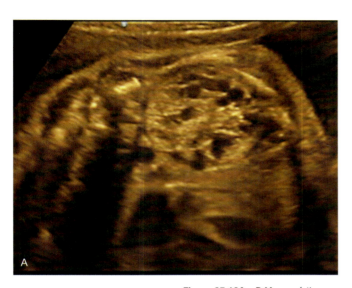 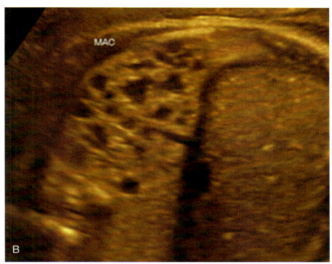

Figura 35.19A e B Massa cística em parênquima pulmonar sugestiva de MAC.

Diagnóstico diferencial

1. **Hérnia diafragmática:** a presença de estruturas abdominais, como estômago, intestinos e fígado, desviando o coração da linha média pode produzir uma imagem parecida com a MAC; nesses casos, entretanto, o diafragma não é identificado. Uma dica seria procurar por sinais de peristaltismo intestinal e mapeamento por Doppler colorido para identificação da vascularização hepática.
2. **Cistos broncogênicos ou neuroentéricos:** podem ser confundidos com a forma macrocística de MAC com cisto único. O cisto broncogênico geralmente é único e se origina no trato respiratório alto, e essa comunicação pode ser às vezes identificada. O cisto neuroentérico tem localização central e posterior, próximo à coluna vertebral.
3. **Sequestro pulmonar:** o diagnóstico diferencial com MAC do tipo 3 é um desafio à parte, pois ambos se apresentam como uma massa hiperecogênica com bordas bem definidas. A chave para o diagnóstico seria o suporte sanguíneo encontrado, uma vez que o sequestro pulmonar recebe vascularização sistêmica diretamente da aorta. Entretanto, a diferenciação pode ser difícil, principalmente se as conexões vasculares não forem visibilizadas. Os principais achados diferenciais entre sequestro pulmonar e MAC são apresentados no Quadro 35.1.
4. **Teratoma mediastinal:** os teratomas tendem a apresentar vascularização mais exuberante e podem criar sombras acústicas.

Fatores prognósticos

O prognóstico é diretamente proporcional ao tamanho e tipo da lesão e à presença de hidropisia fetal.

A forma microcística está geralmente associada à compressão das estruturas intratorácicas, levando a desvio do mediastino, insuficiência cardíaca por baixo débito, hidropisia não imunitária, polidrâmnio e óbito fetal.

Quadro 35.1 Diferenças entre MAC e sequestro pulmonar

	MAC	Sequestro pulmonar
Incidência	1:11.000/1:35.000	Raro
Suporte vascular	Pulmonar	Sistêmica (aorta)
Lateralidade	80% a 95% unilateral todo o lobo	60% a 90% lado esquerdo
Comunicação com a árvore traqueobrônquica	Presente	Ausente
Anomalias associadas	Raro (exceção tipo 2 – 60%)	17% a 40%

A MAC macrocística evolui de maneira menos severa, e os casos em que ocorre hidropisia podem ser tratados intraútero por meio de derivação pleuroamniótica com a sobrevivência de 70% dos fetos.

Crombleholme e cols. descreveram o uso da relação do volume da massa tumoral dividido pela circunferência cefálica (CVR) para predição de hidropisia fetal por meio da seguinte fórmula: CVR = comprimento × largura × altura × 0,52/circunferência cefálica.

Segundo os autores, os fetos com CVR < 1,2 não desenvolveram hidropisia. Apesar do número pequeno de casos (20 fetos), o uso da CVR é um critério útil para diferenciar fetos de risco mais alto daqueles de baixo risco para o desenvolvimento de hidropisia (Figura 35.20).

O diagnóstico de grande massa intratorácica com desvio do mediastino tem sido associado a mau prognóstico. Entretanto, em diversos relatos têm reportado o desaparecimento ou a involução completa ao longo da gestação. Hadchouel e cols. estudaram 36 fetos com malformações pulmonares: 16 (44%) apresentavam lesões císticas, 12 (33%), lesões hiperecogênicas, e oito (25%), ambas. As malformações desapareceram em nove (25%), reduziram de 18% a 90% em 15 (42%) e não diminuíram em 12 casos (33%). Os autores relataram

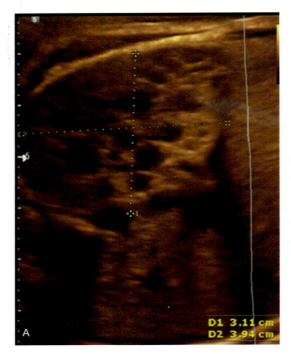 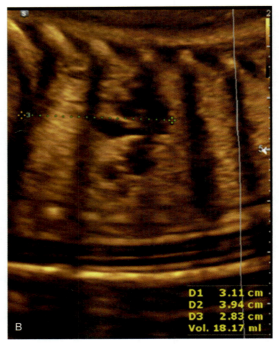

Figura 35.20A e B Massa mista de MAC com medidas em cortes transverso e longitudinal para o cálculo da CVR.

que as lesões hiperecogênicas isoladas são as que mais reduziram de tamanho ao longo da gestação (em 79% dos casos), ao passo que 35% das lesões císticas e 19% das mistas sofreram redução e apenas 8% das lesões hiperecogênicas não demonstraram redução do volume. Portanto, a lesão hiperecogênica isolada tem melhor prognóstico e apresenta maior tendência de resolução espontânea ou involução ao longo da gestação.

Além disso, cerca de 50% dos casos de MAC não são diagnosticados no período pré-natal, atingindo uma taxa de 78% de mortalidade, provavelmente decorrente de uma assistência neonatal inadequada.

Associação a outras malformações

A MAC é geralmente esporádica e isolada, embora tenha sido associada a outras anomalias (cardíacas ou renais) em 15% a 20% dos casos. Uma exceção é a MAC do tipo 2, com a maioria dos casos (60%) apresentando anomalias como cardiopatias, agenesia/disgenesia renal, atresia gastrointestinal e displasia óssea.

Manejo obstétrico

A avaliação inicial da paciente com suspeita de MAC deve incluir exame morfológico terciário para a confirmação do diagnóstico e pesquisa de malformações associadas. O Doppler colorido deve ser incluído na avaliação para demonstrar ou afastar a presença de suporte vascular sistêmico e o estudo ecocardiograma fetal para avaliação hemodinâmica e pesquisa de sinais iniciais de insuficiência cardíaca ou hidropisia fetal. O tamanho dos cistos, o local da lesão e o cálculo da CVR devem ser mencionados. A ressonância nuclear magnética pode ser útil para o diagnóstico diferencial nos casos mais complexos.

A MAC isolada não está associada a cromossomopatias; por outro lado, na presença de malformações associadas ou dependendo do tratamento intrauterino indicado, o cariótipo deve ser realizado.

Em virtude da alta incidência de complicações materno-fetais, a paciente deve ser encaminhada para serviço terciário. Devem ser recomendados exames ultrassonográficos a cada 2 a 4 semanas em busca de sinais precoces de descompensação cardíaca, hidropisia não imunitária e polidrâmnio.

Nos casos de hidropisia fetal, procede-se à monitorização materna em busca de sinais de "síndrome em espelho", como hipertensão, edema subcutâneo, ascite e cistos tecaluteínicos. A conduta, nesses casos, consiste na realização do parto em hospital com facilidades terciárias.

Adzick e cols. avaliaram 120 fetos com diagnóstico de MAC e em 103 optou-se por uma conduta expectante. Treze mulheres foram submetidas à cirurgia a céu aberto e em seis foi realizada a introdução de cateter pleuroamniótico. A sobrevida pós-natal foi de 100% nos fetos que não desenvolveram hidropisia. Por outro lado, 25 fetos com MAC volumosas que apresentaram hidropisia e foram conduzidos de maneira expectante foram a óbito ainda no útero ou no período neonatal. Em 15 casos com lesões importantes entre 20 e 26 semanas, causando desvio do mediastino, foi detectada nítida diminuição da massa tumoral no terceiro trimestre, incluindo um caso com ascite fetal resolvida espontaneamente.

Recentemente, Schrey e cols. utilizaram a CVR > 1,6 ou a presença de hidropisia como critério de seleção para indicação de procedimento invasivo fetal em casos de lesão macrocística. A introdução de cateter pleuroamniótico foi realizada em 11 fetos, seis dos quais eram hidrópicos. A derivação descomprimiu a lesão, levando ao retorno do mediastino, e em todos os fetos houve resolução da hidropisia e/ou do polidrâmnio, exceto em um feto hidrópico que faleceu após o procedimento. Todos os fetos foram submetidos à lobectomia sem intercorrências no período neonatal, e o exame anatomopatológico confirmou MAC. Os autores concluem que a cirurgia fetal deve ser oferecida aos casos graves mesmo antes do desenvolvimento de hidropisia.

Terapia pós-natal

Os fetos com MAC devem ser encaminhados para o parto em hospital com facilidades terciárias e com equipe treinada na ressuscitação de recém-nascidos com risco potencial de hipoplasia pulmonar e insuficiência respiratória grave. Nos casos de MAC unilateral, a entubação bronquial seletiva pode ser uma medida temporária até a ressecção cirúrgica da lesão. O pneumotórax é uma complicação frequente, em especial nos MAC dos tipos 1 e 2, sendo necessária drenagem torácica.

Na grande maioria dos casos, a MAC limita-se a um lobo pulmonar, e a lobectomia conservadora é o tratamento de escolha para possibilitar o crescimento compensatório pós-cirúrgico. Caso contrário, podem ser necessárias lobectomias múltiplas ou até mesmo pneumonectomia unilateral.

O infante com diagnóstico de MAC pré-natal que regrediu ao longo da gestação precisará se submeter a estudo por imagem (radiografia, tomografia e ressonância nuclear magnética) no período neonatal. Quando uma MAC residual é identificada, muitos autores recomendam a ressecção cirúrgica dessas lesões, uma vez que tem sido relatada sua associação a tumores como mixossarcoma, rabdomiossarcoma embrionário e carcinoma broncoalveolar.

Atresia esofágica

A atresia esofágica, representada por diversas formas, constitui uma das anomalias mais frequentes do sistema gastrointestinal, ocorrendo em 1 a cada 3.000 nascidos. Entretanto, a forma isolada é rara (1 a cada 15.000 nascidos). Na maioria dos casos (90%), a atresia esofágica está associada a uma fístula traqueoesofágica (FTE). Cerca de 50% dos casos têm anomalias associadas ou a FTE faz parte do espectro de alterações visibilizadas em síndromes genéticas.

A malformação traqueoesofágica resulta de um insulto precoce em torno da quarta semana de gestação. A traqueia e o esôfago surgem de um divertículo da parede ventral do intestino primitivo. As células endodérmicas formam pontes de tecido que separam a traqueia do esôfago por volta do 26º dia de gestação. Uma interrupção ou a falta de crescimento adequado resultam na formação da FTE. A Figura 35.21 ilustra as formas de atresia esofágica.

Ultrassonografia

O feto deglute líquido amniótico, o que torna o estômago uma estrutura anecoica, à esquerda do abdome fetal, em um corte transverso à ultrassonografia. A ausência de estômago associada ao polidrâmnio é um forte indicador de atresia esofágica com valor preditivo positivo de 70%. É importante ressaltar que mesmo com a presença de identificação da imagem gástrica aparentemente normal a possibilidade de atresia esofágica não deve ser descartada. Isso acontece porque em até 90% dos casos pode coexistir uma fístula traqueoesofágica, responsável pelo enchimento gástrico, via traqueia. Até mesmo nos casos de atresia esofágica isolada, a secreção produzida pelo estômago pode torná-lo identificável pela ultrassonografia, todavia a bolha seria de tamanho diminuto. A Figura 35.22 apresenta imagens ultrassonográficas do tamanho do estômago em diferentes formas de enchimento.

O *sinal da ampulheta* pode ser observado em alguns casos, quando o feto tenta deglutir e encontra um esôfago em fundo cego, causando dilatação de sua porção distal, seguida por regurgitação com o desaparecimento da dilatação (Figura 35.23).

Diagnóstico diferencial

Em caso de hérnia diafragmática esquerda, o estômago pode estar dentro do tórax e não ser identificado no abdome fetal;

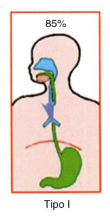
Tipo I — 85%
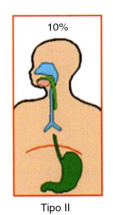
Tipo II — 10%
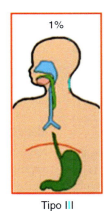
Tipo III — 1%
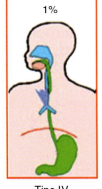
Tipo IV — 1%
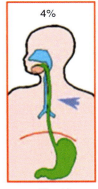
Tipo V — 4%

Figura 35.21 Formas de atresia esofágica e fístula traqueoesofágica. Observe que somente 11% das atresias esofágicas não têm comunicação com o estômago (verde escuro). (Ilustração gentilmente cedida pelo Prof. Philippe Jeanty.)

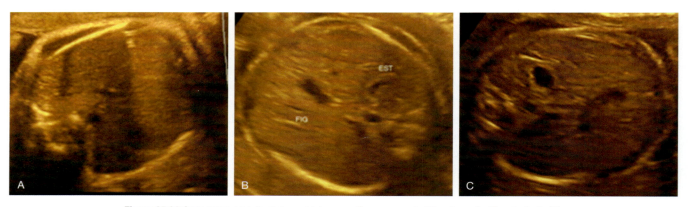

Figura 35.22 Corte transverso do abdome fetal com estômago ausente (**A**), colapsado (**B**) e diminuto (**C**).

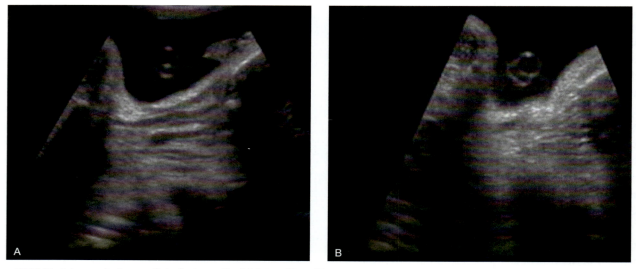

Figura 35.23 Sinal da ampulheta com dilatação da porção distal do esôfago (**A**), seguida por seu desaparecimento (**B**) – corte coronal. (Imagens gentilmente cedidas pelo Dr. Boopathy Vijayaraghavan. Disponível em: https://sonoworld.com/TheFetus/page.aspx?id=1177.)

entretanto, outros sinais estarão presentes, como desvio do mediastino e do coração para o lado direito e presença de alças intestinais no hemitórax esquerdo fetal.

Na ausência de imagem anecoica do estômago, o feto deve ser monitorizado para a observação de movimentos respiratórios, deglutição e atividade muscular de flexão e extensão dos membros e das articulações. Estudo de neurossonografia no início do terceiro trimestre está indicado para avaliação da maturidade cerebral e do desenvolvimento do córtex cerebral e do cerebelo. O objetivo é procurar sinais que indiquem distúrbios neuromusculares como causa da ausência da imagem do estômago.

Fatores prognósticos

Estudo citogenético fetal está indicado em caso de atresia esofágica, uma vez que aneuploidias podem ocorrer em até 53% dos casos, em especial as trissomias maiores, como as dos cromossomos 18, 13 e 21.

Em razão da deglutição e da absorção intestinal prejudicada, polidrâmnio está geralmente presente. Os casos graves de polidrâmnio aumentam o risco de prematuridade e rotura de bolsa. Têm sido descritas complicações maternas, como edema de membros inferiores, desconforto respiratório ou tromboses.

Associação a outras malformações

Em 90% dos casos, a atresia esofágica está associada à fístula traqueoesofágica. Cerca de 50% dos casos de atresia esofágica estão associados a malformações em outros órgãos. As cardiopatias representam 25% de todos os casos, sendo os defeitos atriais e ventriculares os mais frequentes. A Tabela 35.2 mostra a incidência das anomalias associadas à atresia esofágica.

O risco de aneuploidia aumenta exponencialmente à medida que outras anormalidades estruturais são identificadas à ultrassonografia.

Manejo obstétrico

As gestantes com polidrâmnio e ausência de bolha gástrica ou estômago colapsado devem ser submetidas a estudo morfológico terciário para afastar anomalias associadas. Devem ser oferecidos ecocardiograma fetal e estudo citogenético fetal.

O polidrâmnio geralmente aparece no terceiro trimestre em 62% dos casos de atresia esofágica, e suas consequências devem

Tabela 35.2 Incidência de anomalias associadas à atresia esofágica

Anomalias	Percentual (%)
Cardiovascular	35
Gastrointestinal	15
Neurológica	5
Geniturinário	5
Esquelética	2
VACTERL	25
Incidência em geral	50 a 70

VACTERL: anomalia de vértebra, atresia anal, cardiopatia, fístula ou atresia traqueoesofágica e anomalia renal de extremidades.

ser tratadas com repouso, uso de tocolíticos, corticoides para maturidade pulmonar, assim como amniodrenagem nos casos graves. A ultrassonografia transvaginal está indicada para monitorização do comprimento e/ou da abertura do colo uterino.

O prognóstico fetal dependerá das anomalias associadas e da prematuridade. Na ausência de cardiopatia e em caso de feto com peso > 2.500g, a sobrevida após reparo da atresia esofágica ou da fístula traqueoesofágica supera os 95%. O parto deve ocorrer em hospital com facilidades terciárias, CTI e cirurgia pediátrica, sendo a via de parto definida por indicação obstétrica. Não existe terapia fetal para os casos de atresia esofágica ou fístula traqueoesofágica.

Terapia pós-natal

O recém-nascido com suspeita de atresia esofágica deve permanecer em jejum e pode ser necessária propedêutica para o diagnóstico com estudo radiológico, broncoscopia e esofagoscopia. Ao estudo radiológico, o enovelamento da sonda nasogástrica no interior do esôfago é consistente com o diagnóstico de atresia esofágica.

Uma vez confirmado o diagnóstico, o planejamento para reconstrução definitiva do trato digestório ou fechamento da fístula traqueoesofágica com gastrostomia para alimentação do infante dependerá da idade gestacional, do peso ao nascimento, da presença de anomalias associadas e da distância entre os cotos proximal e distal do esôfago. Casos de extrema prematuridade ou recém-nascidos com complicações como pneumonia por aspiração devem ser submetidos à gastrostomia, e o reparo definitivo deverá ser postergado até que ocorra a melhora clínica.

Sequestro broncopulmonar

O sequestro broncopulmonar (SBP) é uma massa microcística de tecido pulmonar, não funcionante, que não tem comunicação com a árvore traqueobrônquica, recebendo seu suporte vascular de vasos sistêmicos anômalos. Existem duas formas: intralobar e extralobar. A forma intralobar é a malformação mais comum em infantes e crianças, ocorrendo em 75% dos casos, e tem o mesmo revestimento pleural que o pulmão normal. A forma extralobar ocorre em 25% dos casos, sendo a pleura separada do pulmão, e pode ter localização intratorácica ou subdiafragmática.

A teoria mais aceita para a embriogênese do SBP é a de que um broto pulmonar supranumerário surge caudalmente ao broto pulmonar normal e migra com o esôfago. Se esse broto aparece antes do desenvolvimento da pleura, o broto é revestido juntamente com o pulmão adjacente e se torna um SBP intralobar. Se o aparecimento do broto ocorre após a formação da pleura, ele crescerá separado e terá sua própria pleura, formando o SBP extralobar.

O SBP corresponde a 6% das malformações pulmonares, e a maioria ocorre no lobo inferior esquerdo. Sua incidência é maior no sexo masculino e, quando a forma é extralobar, a prevalência é ainda maior (4:1). Cabe ressaltar que no período pré-natal a forma extralobar é mais frequente e pode estar associada à hidropisia ou ao aumento de transudato linfático no tórax fetal.

Ultrassonografia

Embora o SBP seja uma massa microcística, sua representação ultrassonográfica é de massa sólida e hiperecogênica, apresentando um suporte sanguíneo por um vaso sistêmico, diferentemente do pulmão, que recebe vascularização diretamente do tronco pulmonar (Figura 35.24). Essa hiperecogenicidade

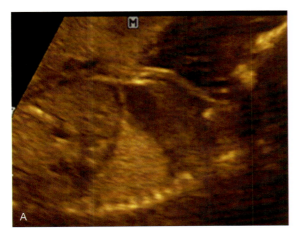
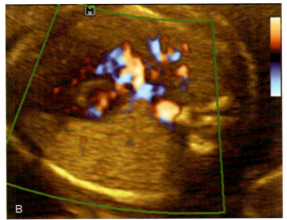

Figura 35.24 Corte longitudinal do pulmão esquerdo mostrando a nítida diferença de ecogenicidade entre a parte superior e a inferior (**A**). Em **B**, imagem em Doppler colorido exibindo fluxo ausente dentro da massa hiperecogênica, à esquerda; à direita, percebe-se fluxo no interior do pulmão direito.

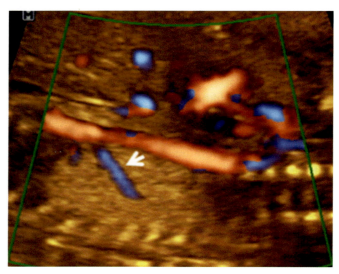

Figura 35.25 Corte coronal do tórax fetal em imagem de Doppler colorido identificando ramo vascular saindo da aorta torácica para dentro da imagem hiperecogênica do pulmão (*ponta de seta*).

ultrassonográfica é uma consequência dos numerosos bronquíolos dilatados. A demonstração do suporte vascular sistêmico da massa pelo Doppler colorido geralmente conclui o diagnóstico de SBP (Figura 35.25).

O diagnóstico diferencial entre extralobar e intralobar intratorácico nem sempre é possível, exceto quando o sequestro está localizado em posição subdiafragmática ou quando coexiste derrame pleural, mais frequentemente na forma extralobar.

Os SBP intra-abdominais estão geralmente localizados à esquerda e devem ser diferenciados de outras lesões que acometem a glândula suprarrenal ou rim esquerdos. A ressonância nuclear magnética fetal tem ajudado a esclarecer os casos de maior complexidade.

Outros achados ultrassonográficos associados incluem desvio do mediastino, derrame pleural, hidropisia e polidrâmnio. A hidropisia pode ser decorrente da obstrução do retorno venoso central resultante do efeito de massa do SBP ou da falência cardíaca de alto débito. Polidrâmnio pode estar associado à obstrução esofágica com diminuição da deglutição fetal ou à insuficiência cardíaca com aumento do átrio direito e do hormônio natriurético atrial.

Diagnóstico diferencial

O diagnóstico diferencial do SBP intratorácico inclui MAC dos tipos 1, 2 e 3, teratoma mediastinal e hérnia diafragmática.

As MAC dos tipos 1 e 2 costumam ser de fácil distinção dos SBP em virtude da aparência mais macrocística das lesões. Todavia, a MACP do tipo 3 apresenta massa ecogênica e, nesses casos, na maioria das vezes o uso do Doppler torna possível a identificação de um suporte vascular e de drenagem da circulação pulmonar. Convém ressaltar que no SBP o fluxo arterial provém diretamente da aorta fetal. O teratoma geralmente tem densidade maior e pode apresentar sombra acústica. Na hérnia diafragmática esquerda, o encontro de outras estruturas abdominais, como estômago, alças intestinais com peristaltismo ou fígado no tórax fetal, facilita o diagnóstico. Embora existam diferenças ultrassonográficas, o diagnóstico pré-natal ainda pode ser muito difícil. Em geral, apenas 29% dos SBP são diagnosticados corretamente.

O SBP extralobar intra-abdominal deve ser diferenciado de neuroblastoma, nefroma, íleo meconial, cistos de duplicação entérica ou massas abdominais. O nefroma pode ser identificado se originando do rim. O neuroblastoma geralmente tem aspecto cístico e surge da suprarrenal.

Fatores prognósticos

A história natural do SBP é dependente de sua classificação, se intralobar ou extralobar; da localização, se intratorácica ou intra-abdominal; e da associação a hidropisia, outras malformações e polidrâmnio.

Em 25 casos diagnosticados no período pré-natal, a sobrevida foi de 36%. Quando derrame pleural estava presente, a taxa de sobrevida diminuía (22%), embora todos os fetos fossem submetidos à derivação pleuroamniótica para resolução do derrame pleural.

O SBP associado à hidropisia geralmente é fatal. As lesões maiores intratorácicas levam ao desvio do mediastino e à compressão dos pulmões, aumentando o risco de hipoplasia pulmonar. Fetos com SBP isolado, na ausência de hidropisia, hidrotórax e polidrâmnio, têm boa chance de sobrevida.

O SBP intra-abdominal tem prognóstico melhor do que o intratorácico, uma vez que a evolução para hidropisia ou hipoplasia pulmonar é infrequente.

A literatura relata casos que desapareceram ao longo da gestação possivelmente por interrupção do suporte sanguíneo, seja em razão do supercrescimento tumoral, seja por causa da torção de seu pedículo.

Associação a outras malformações

Nas séries pós-natais de SBP é alta a incidência de malformações associadas, especialmente na forma extralobar (60%). Anomalias incluem hérnia diafragmática, fístula traqueoesofágica, duplicação esofágica, *pectus excavatum* e cardiopatia. Em contrapartida, a incidência é de 15% na forma intralobar. Por outro lado, dos 26 casos relatados, o SBP foi achado isolado em 25 fetos.

Manejo obstétrico

Os fetos com massa hiperecogênica intratorácica devem ser investigados para que sejam afastados hérnia diafragmática, teratoma mediastinal e MAC do tipo 3. Na grande maioria dos casos de SBP, um suporte sanguíneo proveniente da aorta pode ser identificado ao Doppler colorido. As glândulas suprarrenais e os rins devem ser delineados para a diferenciação entre

SBP extralobar abdominal e neuroblastoma ou nefroma mesoblástico.

Estudo ultrassonográfico morfológico terciário deve ser realizado para afastar anomalias associadas ou marcadores ultrassonográficos de cromossomopatias. Ecocardiograma fetal e cariótipo fetal devem ser oferecidos, em especial se for planejada uma terapia intraútero. O parto deve ocorrer em hospital com facilidades terciárias com CTI e cirurgia pediátrica.

A conduta em caso de SBP intratorácico com hidropisia depende da idade gestacional. Nos fetos com mais de 30 semanas devem ser considerados o parto prematuro e a ressecção do SBP no período neonatal imediato, após estabilização do recém-nascido. Em contrapartida, o feto com idade gestacional inferior a 30 semanas pode ser candidato à intervenção intrauterina. Os casos em que existe hidropisia associada ao hidrotórax, com desvio mediastinal comprometendo o retorno venoso e o débito cardíaco, podem beneficiar-se de uma derivação pleuroamniótica.

Nos casos de SBP com hidropisia decorrente de massa intratorácica sem hidrotórax, em virtude do número elevado de mortes intrauterinas, pode ser considerado o tratamento cirúrgico fetal por meio de histerostomia. Atualmente, a ablação com *laser* ou radiofrequência do vaso comunicante sistêmico ou ablação intersticial têm sido opções bem-sucedidas.

Na literatura há o relato de diversos casos com regressão espontânea ao longo da gestação. Adzick e cols. (1998) avaliaram 41 casos de SBP extralobar e observaram que em 28 fetos (68%) houve redução significativa nos exames ultrassonográficos subsequentes. Todos os fetos eram assintomáticos após o nascimento e somente um apresentava imagem pós-natal ao exame radiológico. Tratamento cirúrgico pós-natal não foi necessário no seguimento desses casos.

Pinto e cols. recomendam o uso da relação biométrica para a estimativa de probabilidade de regressão espontânea ao longo da gestação. Essa relação era obtida através da área da massa tumoral dividida pela circunferência cefálica ou pelo volume da massa dividido pelo peso fetal estimado. Os dois casos em que houve resolução espontânea apresentaram redução nessas relações superiores a 60% em comparação com o exame inicial.

Existem casos com pulmões hiperecogênicos que exercem efeito de massa intratorácico com desvio do mediastino no segundo trimestre de gestação. No início do terceiro trimestre, esse efeito desaparece totalmente sem deixar quaisquer resíduos ao exame de imagem pós-natal. Acredita-se que seja decorrente de uma obstrução brônquica daquele setor pulmonar e que, com o avançar da gestação e o aumento do calibre do brônquio, essa obstrução desapareça (rolha brônquica?). Nesse caso, é frequente a identificação de fluxo intrapulmonar ao exame de Doppler colorido proveniente da região hilar do pulmão (Figura 35.26).

Terapia pós-natal

Como existe uma variedade de manifestações nos casos de SBP, a necessidade de assistência ao neonato varia desde o cuidado mínimo até o cuidado intensivo, exigindo ressuscitação e terapia apropriada para o feto com hipoplasia pulmonar.

No neonato com SBP intra-abdominal ou intratorácico que não apresente comprometimento pulmonar, a remoção cirúrgica ou a terapia com embolização do vaso anômalo podem ser realizadas eletivamente. Por outro lado, o SBP que causa descompensação e insuficiência respiratória grave deve ser estabilizado clinicamente antes da remoção.

Estudo hemodinâmico com mapeamento dos vasos arteriais e venosos que dão suporte sanguíneo ao SBP deve ser

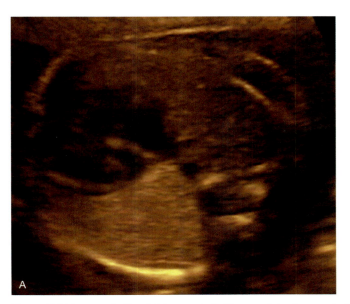
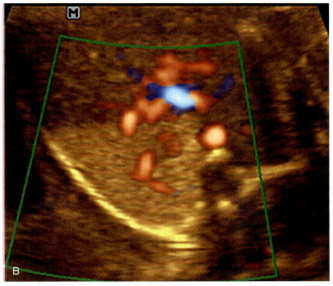

Figura 35.26 Imagem do tórax fetal com pulmão hiperecogênico à esquerda (**A**). Em **B** se observa, ao Doppler colorido, fluxo proveniente da região hilar do pulmão para o interior do órgão.

realizado antes da abordagem cirúrgica. Em diversos relatos, a embolização seletiva desses vasos evitou a remoção cirúrgica da massa. Cabe ressaltar que 60% dos casos de SBP intralobar direito com retorno venoso anômalo são compatíveis com a síndrome da cimitarra (caracterizada pela combinação de anomalias cardiopulmonares, incluindo a anomalia parcial da drenagem pulmonar venosa do pulmão direito para a veia cava inferior, levando à criação de desvio da esquerda para a direita), exigindo planejamento e abordagem diferenciados.

Atresia de laringe congênita

A atresia da laringe congênita (ALC) é uma patologia rara com prognóstico neonatal sombrio em virtude da obstrução das vias aéreas superiores, levando à insuficiência respiratória aguda, sendo também conhecida como síndrome da obstrução das vias aéreas superiores congênita (CHAOS – *Congenital High Airway Obstruction Syndrome*).

A fisiopatologia da ALC decorre da obstrução da laringe que impede a saída do líquido produzido pelo pulmão fetal, levando à dilatação da árvore traqueobrônquica e à hiperdistensão dos pulmões com retificação ou eversão do diafragma. Coexiste aumento progressivo da pressão intratorácica, o que compromete o débito cardíaco e o retorno venoso e causa hidropisia fetal não imunitária. Curiosamente, a hidropisia é mais bem tolerada em fetos com ALC do que em outras anomalias congênitas com hidropisia.

Sua incidência é desconhecida, e em muitos casos ocorre o óbito intrauterino.

Por volta da décima semana, uma lâmina epitelial oclui temporariamente a via aérea superior. A falta de recanalização dessa membrana parece ser o mecanismo responsável pela atresia da laringe, impedindo a saída do líquido pulmonar.

Ultrassonografia

A imagem ultrassonográfica mostra pulmões aumentados e hiperecogênicos, retificação ou inversão do diafragma, ascite, edema subcutâneo, hidropisia e polidrâmnio. A árvore traqueobrônquica está dilatada e cheia de líquido, sendo identificada em corte coronal dos pulmões (Figuras 35.27 e 35.28).

Diagnóstico diferencial

O diagnóstico diferencial da ALC é estabelecido com MAC do tipo 3.

Fatores prognósticos

A atresia da laringe que impede a saída de líquido do pulmão promove aumento progressivo da pressão intratorácica e prejudica o retorno venoso e o débito cardíaco, culminando em hidropisia fetal não imunitária. Como a anomalia surge durante a organogênese, muitos casos com hidropisia não atingem idade gestacional de viabilidade para tratamento neonatal imediato. Portanto, o desfecho habitual é o decesso intrauterino.

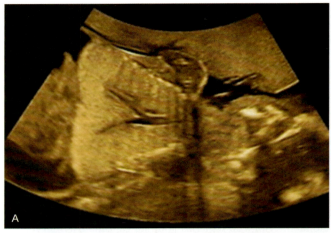
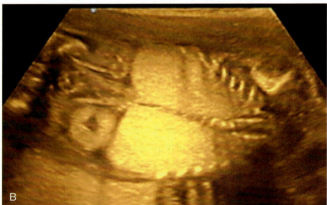
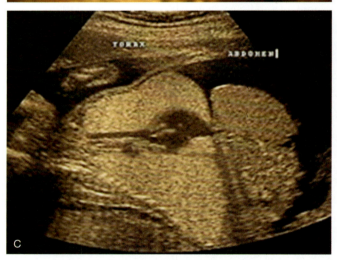

Figura 35.27A a C Imagens coronais do tórax fetal exibindo pulmões aumentados de tamanho e hiperecogênicos com dilatação da traqueia e dos brônquios e retificação das cúpulas diafragmáticas. (Imagens gentilmente cedidas pelo Dr. Evaldo Trajano.)

A associação entre polidrâmnio e hidropisia é um achado comum, podendo cursar com trabalho de parto prematuro ou rotura prematura de membranas.

Associação a outras malformações

A atresia de laringe pode estar associada à fístula traqueoesofágica. Nesses casos, os pulmões continuam drenando para

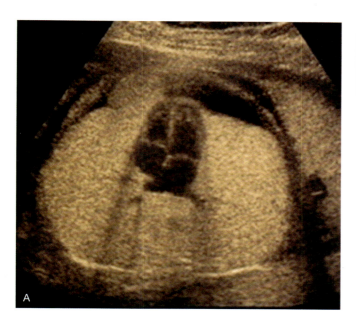 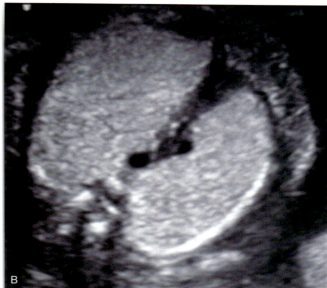

Figura 35.28A e B Corte transverso do tórax fetal exibindo pulmões aumentados de tamanho e hiperecogênicos. (Imagens gentilmente cedidas pelo Dr. Evaldo Trajano.)

o sistema digestivo e a alteração pulmonar não está presente, tornando quase impossível o diagnóstico pré-natal. Todavia, é frequente a presença de anomalias associadas, como cardíacas, do trato gastrointestinal e das extremidades.

A ALC pode estar associada às seguintes síndromes: (1) síndrome de Fraser (doença autossômica recessiva caracterizada por atresia de laringe, criptoftalmia, sindactilia e anomalia urogenital); (2) VACTERL (anomalia de vértebra, atresia anal, cardiopatia, fístula ou atresia traqueoesofágica, anomalia renal e de extremidade); e (3) TACRD (atresia de traqueia/laringe, anomalia cardíaca ou renal e atresia duodenal).

Manejo obstétrico

Estudo ultrassonográfico morfológico terciário deve ser realizado para afastar anomalias associadas, marcadores ultrassonográficos de cromossomopatias, síndrome gênica ou sinais de hidropisia fetal. Ecocardiograma fetal e cariótipo fetal devem ser oferecidos, em especial se for planejada terapia intraútero.

Com o objetivo de determinar o nível da obstrução, a ultrassonografia transvaginal tem sido empregada para avaliar os movimentos respiratórios. O estudo por ressonância nuclear magnética pode auxiliar essa pesquisa; no entanto, a causa específica da obstrução ainda é um desafio.

Por se tratar de patologia grave e precoce, com a maioria dos casos evoluindo para decesso intrauterino, tem sido defendida uma terapia antenatal. Tanto a abordagem fetoscópica por meio de laringobroncoscopia fetal com o objetivo de diagnosticar a obstrução como a terapia por meio da rotura da membrana que causa a obstrução têm sido utilizadas com sucesso.

O parto deve ser realizado em hospital com facilidades terciárias, CTI e cirurgia pediátrica.

Terapia pós-natal

Em virtude da obstrução das vias aéreas, a opção terapêutica neonatal conhecida consiste no tratamento intraparto *ex-utero* (EXIT – *EX utero Intrapartum Treatment*). Essa abordagem possibilita a realização de traqueostomia e ventilação imediatas do neonato. A técnica consiste em parto por via cesariana e exposição do polo cefálico e do pescoço fetal, permanecendo o restante do corpo fetal intraútero e utilizando a circulação fetoplacentária como suporte respiratório. Isso torna possível um exame laringoscópico seguido por traqueostomia, restabelecendo a via respiratória.

CONSIDERAÇÕES FINAIS

Embora sejam patologias raras, as malformações torácicas podem ser causa de insuficiência respiratória neonatal grave.

Em virtude da variedade de manifestações dessas malformações, a necessidade de assistência ao neonato varia desde o cuidado mínimo até o intensivo, exigindo ressuscitação e terapia apropriada para o feto com hipoplasia pulmonar.

O diagnóstico pré-natal é fundamental para o devido encaminhamento da gestante a centros especializados para avaliação e aconselhamento quanto às opções terapêuticas intrauterinas ou à assistência neonatal imediata.

O prognóstico depende do tamanho e da localização da lesão, além da gravidade do acometimento da função cardíaca fetal ou pulmonar no período neonatal. Vale ressaltar que alguns casos podem ter resolução espontânea ao longo da gestação ou tornar-se assintomáticos no período pós-natal.

O parto deve ser planejado em hospital com equipe treinada no recebimento de fetos de alto risco para insuficiência respiratória grave, CTI pediátrico sofisticado com respirador de alta frequência, óxido nítrico, ECMO e EXIT. Todavia, mesmo com todos esses recursos, a mortalidade neonatal tem oscilado entre 70% e 80% nos casos de prognóstico reservado.

Leitura complementar

Adzick NS, Harrison MR, Crombleholme TM, Flake AW, Howell LJ. Fetal lung lesions: management and outcome. Am J Obstet Gynecol 1998; 179(4):884-9.

Adzick NS, Harrison MR, Glick PL, Nakayama DK, Manning FA, de Lorimier AA. Diaphragmatic hernia in the fetus: prenatal diagnosis and outcome in 94 cases. J Pediatr Surg 1985; 20(4):357-61.

Belfort MA, Olutoye OO, Cass DL et al. Feasibility and outcomes of fetoscopic tracheal occlusion for severe left diaphragmatic hernia. Obstet Gynecol 2017; 129(1):20-9.

Benacerraf BR, Frigoletto FD Jr, Wilson M. Successful midtrimester thoracentesis with analysis of the lymphocyte population in the pleural effusion. Am J Obstet Gynecol 1986; 155(2):398-9.

Bianchi DW, Crombleholme TM, D'Alton ME (eds.) Fetology. Diagnosis & management of the fetal patient. New York: McGraw-Hill, 2000.

Castillo RA, Devoe LD, Falls G, Holzman GB, Hadi HA, Fadel HE. Pleural effusions and pulmonary hypoplasia. Am J Obstet Gynecol 1987; 157(5):1252-5.

Cavoretto P, Molina F, Poggi S, Davenport M, Nicolaides KH. Prenatal diagnosis and outcome of echogenic fetal lung lesions. Ultrasound Obstet Gynecol 2008; 32:769-83.

Crombleholme TM, Coleman B, Hedrick H et al. Cystic adenomatoid malformation volume ratio predicts outcome in prenatally diagnosed cystic adenomatoid malformation of the lung. J Pediatr Surg 2002; 37:331-8.

Cruz-Martinez R, Martinez-Rodriguez M, Bermudez-Rojas M et al. Fetal surgery by fetal laser ablation of the feeding artery for cystic lung lesions with systemic arterial blood supply. Ultrasound Obstet Gynecol 2016; 49:744-50.

Dolkart LA, Reimers FT, Helmuth WV, Porte MA, Eisinger G. Antenatal diagnosis of pulmonary sequestration: a review. Obstet Gynecol Surv 1992; 47(8):515-20.

Hadchouel A, Benachi A, Revillon Y et al. Factors associated with partial and complete regression of fetal lung lesions. Ultrasound Obstet Gynecol 2011; 38:88-93.

Harrison MR, Adzick NS, Estes JM, Howell LJ. A prospective study of the outcome for fetuses with diaphragmatic hernia. JAMA 1994; 271(5):382-4.

Harrison MR, Mychaliska GB, Albanese CT et al. Correction of congenital diaphragmatic hernia in utero IX: fetuses with poor prognosis (liver herniation and low lung-to-head ratio) can be saved by fetoscopic temporary tracheal occlusion. J Pediatr Surg 1998; 33(7):1017-22.

Jani JC, Nicolaides KH, Gratacós E et al. Severe diaphragmatic hernia treated by fetal endoscopic tracheal occlusion. Ultrasound Obstet Gynecol 2009; 34(3):304-10.

Jouppila P, Kirkinen P, Herva R, Koivisto M. Prenatal diagnosis of pleural effusions by ultrasound. J Clin Ultrasound 1983; 11(9):516-9.

Kohl T, Hering R, Bauriedel G et al. Fetoscopic and ultrasound-guided decompression of the fetal trachea in a human fetus with Fraser syndrome and congenital high airway obstruction syndrome (CHAOS) from laryngeal atresia. Ultrasound Obstet Gynecol 2006; 27:84-8.

Laberge JM, Flageole H, Pugash D et al. Outcome of the prenatally diagnosed congenital cystic adenomatoid lung malformation: a Canadian experience. Fetal Diagn Ther 2001; 16:178-86.

Longaker MT, Laberge JM, Dansereau J et al. Primary fetal hydrothorax: natural history and management. J Pediatr Surg 1989; 24(6):573-6.

Meizner I, Lenz A. A survey of non-cardiac intrathoracic malformations diagnosed by ultrasound. Tech Gynecol Obstet 1994; 255:31-6.

Metkus AP, Filly RA, Stringer MD, Harrison MR, Adzick NS. Sonographic predictors of survival in fetal diaphragmatic hernia. J Pediatr Surg 1996; 31(1):148-51.

Murphy MC, Newman BM, Rodgers BM. Pleuroperitoneal shunts in the management of persistent chylothorax. Ann Thorac Surg 1989; 48(2):195-200.

Nicolaides KH, Azar GB. Thoraco-amniotic shunting. Fetal Diagn Ther 1990; 5 (3-4):153-64.

Nygaard U, Sundberg K, Nielsen HS, Hertel S, Jorgensen C. New treatment of early fetal chylothorax. Obstet Gynecol 2007; 109:1088-92.

Oluyomi-Obi T, Kuret V, Puligandla P et al. Antenatal predictors of outcome in prenatally diagnosed congenital diaphragmatic hernia (CDH). J Pediatr Surg. 2017; 52(5):881-8.

Pettersen HN, Nicolaides KH. Pleural effusions. In: Fisk NM, Moise Jr. KJ (eds.) Fetal therapy – invasive and transplacental 1. ed. Cambridge: Cambridge University Press, 1997: 261-72.

Pijpers L, Reuss A, Stewart PA, Wladimiroff JW. Noninvasive management of isolated bilateral fetal hydrothorax. Am J Obstet Gynecol 1989; 161(2):330-2.

Pinto RM, Araujo Júnior E, Augusto LC et al. Spontaneous regression of intralobar pulmonary sequestration during the pregnancy: report of two cases through relationships between mass and fetal biometry and review of the literature. J Matern Fetal Neonatal Med 2016; 29(11):1720-4.

Poletti D, Robertson M. Congenital high airways obstruction syndrome – first and second trimester diagnosis. Australas J Ultrasound Med 2014; 17(2):82-4.

Rios LTM, Araujo Jr E, Nardozza LMM, Moron AF, Martins MG. Prenatal diagnosis and postnatal findings of bronchogenic cyst. Case Reports in Pulmonology 2013: 1-3.

Rodgers BM. The role of thoracoscopy in pediatric surgical practice. Semin Pediatr Surg 2003; 12(1):62-70.

Ruano R, Cass DL, Rieger M et al. Fetal laryngoscopy to evaluate vocal folds in a fetus with congenital high airway obstruction syndrome (CHAOS) Ultrasound Obstet Gynecol 2014; 43:102-5.

Ruano R, da Silva MM, Salustiano EM, Kilby MD, Tannuri U, Zugaib M. Percutaneous laser ablation under ultrasound guidance for fetal hyperechogenic microcystic lung lesions with hydrops: a single center cohort and a literature review. Prenat Diagn 2012; 32:1127-32.

Ruano R, Ramalho AS, Cardoso AK et al. Prenatal diagnosis and natural history of fetuses presenting with pleural effusion. Prenat Diagn 2011; 31:496-9.

Deurloo KL, Devlieger R, Lopriore E et al. Isolated fetal hydrothorax with hydrops: a systematic review of prenatal treatment options. Prenat Diagn 2007; 27:893-9.

Sanders RC, Blakmon LR, Hogge WA, Wulfsberg EA (eds.) Structural fetal abnormalities: the total picture. Missouri, Mosby-Year Book Inc., 1996.

Schrey S, Kelly EN, Langer JC et al. Fetal thoracoamniotic shunting for large macrocystic congenital cystic adenomatoid malformations of the lung. Ultrasound Obstet Gynecol 2012; 39:515-20.

Sfakianaki AK, Copel JA. Congenital cystic lesions of the lung: congenital cystic adenomatoid malformation and bronchopulmonary sequestration. Reviews in Obstetrics and Gynecology 2012; 5(2):85-93.

Sharma R, Dey AK, Alam S, Mittal K, Thakkar Hb. A series of congenital high airway obstruction syndrome – classic imaging findings. J Clin Diagn Res. 2016; 10(3):TD07-09.

Stern E, Brill PW, Winchester P, Kosovsky P. Imaging of prenatally detected intra-abdominal extralobar pulmonary sequestration. Clin Imaging. 1990; 14(2):152-6.

Stocker JT, Madewell JE, Drake RM. Congenital cystic adenomatoid malformation of the lung. Classification and morphologic spectrum. Hum Pathol 1977; 8:155-71.

Thorpe-Beeston JG, Nicolaides KH. Cystic adenomatoid malformation of the lung: prenatal diagnosis and outcome. Prenat Diagn 1994; 14(8):677-88.

Wada S, Jwa SC, Yumoto Y et al. The prognostic factors and outcomes of primary fetal hydrothorax with the effects of fetal intervention. Prenat Diagn 2017; 37 (2):184-92.

Weber AM, Philipson EH. Fetal pleural effusion: a review and meta-analysis for prognostic indicators. Obstet Gynecol 1992; 79(2):281-6.

Yang YS, Ma GC, Shih JC et al. Experimental treatment of bilateral fetal chylothorax using in-utero pleurodesis. Ultrasound Obstet Gynecol 2012; 39:56-62.

CAPÍTULO 36

Malformações da Parede Abdominal

Liliam Cristine Rolo Paiato
Tatiane Boute
Edward Araujo Júnior

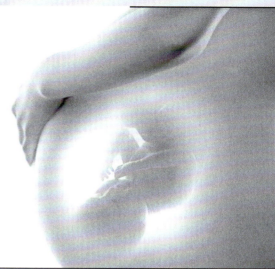

INTRODUÇÃO

A gastrosquise e a onfalocele são as malformações de parede abdominal anterior mais prevalentes na gestação. A incidência da onfalocele é de 2,5 casos a cada 10.000 nascimentos, enquanto a da gastrosquise varia de 3 a 5 casos a cada 10.000 nascimentos. Outros defeitos encontrados com menor prevalência são a extrofia vesical, a extrofia cloacal e a síndrome de *body stalk*.

DEFINIÇÃO

A gastrosquise é uma malformação congênita caracterizada pelo defeito de fechamento da parede abdominal, de localização paraumbilical, geralmente à direita da inserção do cordão, ao passo que os músculos retos do abdome se apresentam intactos e normais. As vísceras herniadas, que frequentemente são alças intestinais, estão em contato direto com a cavidade amniótica. Em geral, ocorre de maneira isolada e raramente apresenta associação às alterações cromossômicas. No entanto, a gastrosquise mostra maior frequência de malformações intestinais associadas, como a atresia intestinal.

Na onfalocele, apesar de também corresponder a um defeito de fechamento abdominal, os músculos abdominais, a fáscia e a pele estão ausentes e as estruturas viscerais herniadas estão recobertas por uma membrana. O saco herniário apresenta estreito contato com o cordão umbilical, exibindo maior frequência de estruturas viscerais, como fígado e estômago, além das alças intestinais. Essa alteração congênita está mais frequentemente associada a outras malformações extraintestinais, principalmente cardíacas e neurológicas, e também às aneuploidias.

DIAGNÓSTICO

Realizada a partir da 12ª semana de gestação, a ultrassonografia possibilita o diagnóstico precoce tanto da onfalocele como da gastrosquise. Nessa época, a gastrosquise pode ser detectada mediante a identificação de protrusão de alças intestinais por meio de uma abertura na parede abdominal, geralmente ao lado direito do cordão umbilical, com variável quantidade de alças, em contato direto com o líquido amniótico (Figura 36.1). De modo similar, a partir da mesma idade gestacional, a identificação da herniação de vísceras que estejam contidas em um saco herniário em razão do defeito de parede abdominal, com envolvimento do cordão umbilical, torna possível o diagnóstico da onfalocele (Figura 36.2). A taxa de detecção por meio da ultrassonografia durante o pré-natal é alta,

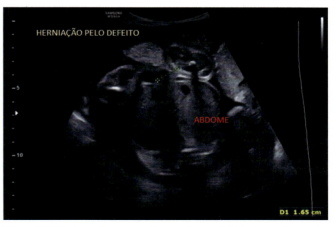

Figura 36.1 Imagem ultrassonográfica mostrando defeito de parede anterior ao lado da inserção do cordão com herniação de alças intestinais, compatível com gastrosquise.

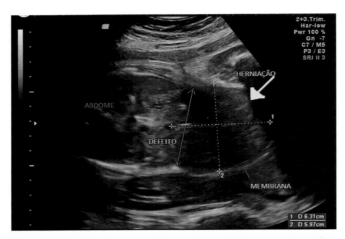

Figura 36.2 Imagem ultrassonográfica mostrando defeito de parede anterior com herniação de alças intestinais e conteúdo hepático recoberto por membrana (*seta branca*), compatível com onfalocele.

variando de 96% a 100%, e o uso do Doppler colorido facilita a identificação do envolvimento ou não do cordão umbilical no defeito de parede observado.

ETIOLOGIA E PATOGÊNESE

A gastrosquise apresenta etiologia multifatorial. A idade materna, principalmente quando abaixo de 20 anos, é um fator de risco de grande importância, sugerindo a influência de fatores ambientais. Já foi demonstrada a associação do aumento da incidência da gastrosquise a determinados fatores de risco, como uso de medicamentos (ácido acetilsalicílico, paracetamol, ibuprofeno, pseudoefedrina), tabagismo, uso de drogas ilícitas, etilismo, dieta hipoproteica ou pobre em zinco, baixo índice de massa corporal e ocorrência de infecção urinária ou doenças sexualmente transmissíveis no período periconcepcional. No entanto, a patogênese permanece incerta, mas são três as principais teorias existentes, que incluem a rotura intraútero de uma hérnia umbilical, a fraqueza da parede abdominal ou a disrupção da artéria onfalomesentérica esquerda, sendo esta última a mais aceita.

A onfalocele, no entanto, não apresenta etiologia definida. Acredita-se que nas onfaloceles mais extensas, nas quais há herniação de fígado e alças intestinais, o defeito pode ser resultante da interrupção no desenvolvimento dos folhetos laterais e de falha no fechamento da parede, em torno da terceira ou quarta semana de vida embrionária, enquanto nas onfaloceles menores, em que somente as alças intestinais estão herniadas, o defeito pode decorrer de uma falha nos estágios finais de fechamento dos folhetos laterais, secundária à exposição a agentes teratogênicos ou alterações genéticas que predispõem ao desenvolvimento de malformações.

FATORES PROGNÓSTICOS, DIAGNÓSTICO DIFERENCIAL E ASSOCIAÇÃO A OUTRAS MALFORMAÇÕES

O prognóstico neonatal de recém-nascidos portadores de gastrosquise está diretamente relacionado com o tempo entre o nascimento e a realização da cirurgia, a prematuridade e o baixo peso ao nascimento. Além disso, achados ultrassonográficos de dilatação de alças intra ou extra-abdominais, com a medida variando entre 6 e 14mm, dependendo da literatura, aumentam o risco da associação de alterações intestinais, como atresia intestinal, má rotação, volvo e infartos, presentes em até 10% a 20% dos casos.

Ao contrário da gastrosquise, a onfalocele pode estar mais frequentemente associada a outras malformações e/ou anormalidades de cariótipo. Somam-se a isso o tamanho do defeito abdominal e quais estruturas herniadas na onfalocele repercutirão diretamente no prognóstico neonatal. Mesmo que as pequenas onfaloceles apresentem risco maior de cariótipo anormal do que as volumosas, na ausência de anormalidades genéticas o tratamento cirúrgico pós-natal costuma ser em tempo único e com melhores resultados.

Apesar de poder ocorrer isoladamente, em mais de 70% dos casos a onfalocele pode estar relacionada com outras malformações, também correlacionadas a desordens genéticas: mutações, aneuploidias (como trissomias 18 e 13) ou mesmo síndromes genéticas, como a síndrome de Beckwith-Wiedemann, quando a macrossomia e a macroglossia estão presentes, e a pentalogia de Cantrell (defeito da parede abdominal, do terço inferior do esterno, do diafragma, do pericárdio e do coração). Dentre todas as malformações associadas, as cardíacas são as mais frequentes, seguidas das alterações neurológicas, deformidades de extremidades, alterações geniturinárias, espinhas bífidas, anomalias gastrointestinais e fendas faciais.

Entre os defeitos abdominais, o diagnóstico diferencial deve ser estabelecido entre gastrosquise, onfalocele rota, herniação fisiológica do intestino e síndrome de *body stalk*, lembrando que a onfalocele pode fazer parte de duas síndromes principais: a de Beckwith-Wiedemann e a pentalogia de Cantrell.

MANEJO OBSTÉTRICO

Durante o pré-natal de fetos com onfalocele e gastrosquise, a análise pormenorizada da morfologia fetal, que inclui o rastreamento de cardiopatias por meio da ultrassonografia, deve fazer parte da rotina de exames dessas gestantes. Além disso, nos casos de onfalocele ou mesmo de gastrosquise que apresentam malformações associadas, em razão do risco elevado de anormalidades genéticas, é imprescindível a realização de consulta de aconselhamento genético, oferecendo informações para o casal com relação ao prognóstico e aos riscos de morbimortalidade fetal e neonatal, além da opção de pesquisa de cariótipo fetal.

Mesmo fetos com gastrosquise isolada apresentam complicações durante o pré-natal que causam impacto na sobrevida neonatal. Uma complicação frequente é a restrição de crescimento, cujo mecanismo permanece incerto, tendo como causa provável uma deprivação nutricional secundária à perda de nutrientes e proteínas através da parede da alça exposta ao líquido amniótico. Além disso, a gastrosquise apresenta risco elevado de óbito fetal inexplicado, principalmente no terceiro trimestre, em até 10% a 15% dos casos. No entanto, ainda não há consenso na literatura quanto à melhor maneira de se proceder ao monitoramento fetal. No Ambulatório de Malformações Fetais da Universidade Federal de São Paulo (Unifesp-EPM), o protocolo seguido para controle de vitalidade dos fetos com diagnóstico de gastrosquise consiste nas seguintes medidas:

- **Peso fetal estimado acima do percentil 10 (Hadlock):** a partir de 28 semanas, ultrassonografia obstétrica com dopplervelocimetria colorida quinzenal até 39 ou 40 semanas; a partir de 37 semanas, procede-se semanalmente também à avaliação com cardiotocografia. A programação do parto para esses fetos é ao termo, entre 39 e 40 semanas.
- **Peso fetal estimado entre os percentis 3 e 10 (Hadlock):** a partir de 28 semanas, ultrassonografia obstétrica com dopplervelocimetria colorida quinzenal; a partir de 34 semanas, avaliação semanal, alternando ultrassonografia obstétrica com dopplervelocimetria colorida e cardiotocografia. A programação do parto para esses fetos á estabelecida para 39 semanas.
- **Peso fetal estimado abaixo do percentil 3 (Hadlock):** a partir de 28 semanas, ultrassonografia obstétrica com dopplervelocimetria colorida semanal; a partir de 34 semanas, ultrassonografia obstétrica com dopplervelocimetria colorida associada à cardiotocografia semanal. Nesse caso, o parto é programado para 37 a 38 semanas.

O tamanho do defeito abdominal, a espessura da parede e o diâmetro das alças intestinais intra e extra-abdominais, que no passado eram considerados sinais ultrassonográficos relevantes na determinação do parto, são hoje adotados apenas como marcadores prognósticos pós-natais. Atualmente, opta-se pela antecipação do parto somente quando estão presentes sinais de comprometimento na vitalidade fetal, seja por redução do líquido amniótico (oligoidrâmnio), seja por alteração nos parâmetros da dopplerfluxometria ou da cardiotocografia. As pesquisas atuais mostram que a prematuridade representa um fator de complicação e piora do prognóstico dos recém-nascidos com gastrosquise, os quais devem ser submetidos à terapêutica cirúrgica precoce em razão da malformação.

Aborto espontâneo e óbito fetal ocorrem em até 5% a 10% dos casos de onfalocele, seja ela um defeito isolado ou não. Nos casos isolados, a sobrevida chega a 96%. Além do risco elevado de mortalidade intraútero, fetos com onfalocele também apresentam altas taxas de morbimortalidade neonatal precoce, principalmente em caso de associação a outras malformações estruturais ou genéticas.

No Unifesp-EPM, o protocolo adotado para controle de vitalidade dos fetos com diagnóstico de onfalocele com cariótipo normal ou desconhecido tem consistido em seguimento ultrassonográfico com dopplervelocimetria quinzenal a partir da 28ª semana até o termo para controle de vitalidade, além da avaliação da biometria e do líquido amniótico.

Com relação à via de parto, alguns estudos mostram que a via transabdominal deve ser indicada nos casos das onfaloceles, principalmente quando volumosas. Por outro lado, autores mostram que não há diferenças estatísticas na morbimortalidade neonatal em decorrência do tipo de parto para fetos com defeitos abdominais. Por isso, até o momento não há consenso na literatura quanto à melhor via de parto em caso de defeitos abdominais. No Ambulatório de Malformações Fetais da Universidade Federal de São Paulo (Unifesp-EPM) até o momento, enquanto não forem concluídos trabalhos randomizados, a opção como via de parto para os defeitos abdominais de fetos considerados viáveis é a transabdominal.

CUIDADOS PÓS-NATAIS

Logo após o nascimento, durante a recepção do recém-nascido com onfalocele, além dos cuidados gerais neonatais, deve-se incluir a rápida proteção da herniação das vísceras com compressas úmidas e mornas, que devem ser recobertas com filme plástico para evitar perda de calor e umidade.

O tratamento cirúrgico pode ser realizado por fechamento primário, uma vez que a aponeurose não causa a síndrome compartimental. No entanto, na onfalocele volumosa será necessário fechamento estagiado com colocação de tela de silicone sobre o defeito ("silo"), o que possibilita a redução gradual das alças intestinais para a cavidade abdominal. Em geral, essa redução é realizada a cada 24 ou 48 horas, sempre se observando a pressão intra-abdominal, até que seja possível o fechamento completo da aponeurose.

Nos casos mais complicados, em que nem mesmo é possível o fechamento estagiado, pode ser aplicado o tratamento conservador. Nessa situação, aplica-se substância antisséptica (álcool a 70%) para criar uma capa de proteção para epitelização local, para correção posterior da hérnia. Infelizmente, esses fetos são os que mostram maior dificuldade de alimentação com maior chance de reinternação e desenvolvimento de infecções.

Em se tratando de recém-nascidos com gastrosquise, logo após o parto, preferencialmente nas primeiras 6 horas, serão encaminhados para o tratamento cirúrgico. A opção por terapêutica primária ou estagiada dependerá das condições locais das alças intestinais ao nascimento e da gravidade de cada caso. Por exemplo, se na análise das alças intestinais for observada a associação à atresia, pode-se tentar o reparo primário diante de alças com condições adequadas de anastomose ou optar por reintervenção posterior (cerca de 4 semanas) e, à semelhança do tratamento da onfalocele, a pressão intra-abdominal deverá ser sempre mensurada para completar o fechamento da parede abdominal. Caso seja necessário o fechamento gradual, a tela de silicone deverá ser fixada na aponeurose com o cuidado de não torcer/comprimir o pedículo vascular, sendo então utilizadas gazes e faixas estéreis para evitar contaminação.

As taxas de complicação da gastrosquise são altas no pós-operatório, sendo a mais grave a síndrome compartimental. Além disso, desidratação, distúrbios eletrolíticos, insuficiência pré-renal e infecção são outras complicações possíveis, sendo a septicemia a principal responsável pela elevada mortalidade neonatal desses recém-nascidos.

CONSIDERAÇÕES FINAIS

O diagnóstico pré-natal das malformações de parede abdominal é fundamental para otimizar os resultados pós-natais, não só para o aconselhamento do casal e seguimento pré-natal especializado, mas também para planejamento adequado do momento e da via de parto em hospital de referência, com equipe de cirurgia pediátrica disponível.

Em um atendimento de urgência, a abordagem dependerá do tipo de malformação presente, bem como da avaliação da vitalidade fetal e da idade gestacional, sendo a via alta a preferencial.

Sabe-se que a prematuridade influencia o prognóstico neonatal, bem como o tempo decorrido entre o nascimento e o reparo cirúrgico. Diante disso, é oportuno avaliar se há urgência na realização do parto ou, dependendo do contexto, se a transferência da gestante para centro de referência trará maiores benefícios. Diante da prematuridade, são sempre importantes a corticoterapia para a maturidade pulmonar e a proteção neurológica com sulfatação.

Após o parto, é fundamental oferecer apoio psicológico à paciente e à sua família, visto que a permanência do recém-nascido na unidade de terapia intensiva neonatal é prolongada. Há também como opção a estimulação da ordenha mamária para que seja possível o aleitamento quando o recém-nascido estiver pronto para a introdução do leite materno.

Leitura complementar

Bianchi DW. Fetology: diagnosis and management of the fetal patient. 2. ed. McGraw-Hill Books, 2010.

Carvalho NS, Helfer TM, Serni Pde O et al. Postnatal outcomes of infants with gastroschisis: a 5-year follow-up in a tertiary referral center in Brazil. J Matern Fetal Neonatal Med 2016; 29(3):418-22.

Centofanti SF, Brizot M de L, Liao AW, Francisco RP, Zugaib M. Fetal growth pattern and prediction of low birth weight in gastroschisis. Fetal Diagn Ther 2015; 38(2):113-8.

Cohen-Overbeek TE, Tong WH, Hatzmann TR et al. Omphalocele: comparison of outcome following prenatal or postnatal diagnosis. Ultrasound Obstet Gynecol 2010 Dec; 36(6):687-92.

D'Antonio F, Virgone C, Rizzo G et al. Prenatal risk factors and outcomes in gastroschisis: a meta-analysis. Pediatrics 2015 Jul; 136(1):e159-69.

Deng K, Qiu J, Dai L et al. Perinatal mortality in pregnancies with omphalocele: data from the Chinese national birth defects monitoring network, 1996-2006. BMC Pediatr 2014 Jun 23; 14:160.

Fawley JA, Peterson EL, Christensen MA, Rein L, Wagner AJ. Can omphalocele ratio predict postnatal outcomes? J Pediatr Surg 2016 Jan; 51(1):62-6.

Girsen AI, Do S, Davis AS et al. Peripartum and neonatal outcomes of small-for-gestational-age infants with gastroschisis. Prenat Diagn 2015 May; 35(5):477-82.

Lewis DF, Towers CV, Garite TJ, Jackson DN, Nageotte MP, Major CA. Fetal gastroschisis and omphalocele: is cesarean section the best mode of delivery? Am J Obstet Gynecol 1990 Sep; 163(3):773-5.

Lurie S, Sherman D, Bukovsky I. Omphalocele delivery enigma: the best mode of delivery still remains dubious. Eur J Obstet Gynecol Reprod Biol 1999 Jan; 82(1):19-22.

McNair C, Hawes J, Urquhart H. Caring for the newborn with an omphalocele. Neonatal Netw 2006 Sep-Oct; 25(5):319-27.

Mirza FG, Bauer ST, Van der Veer A, Simpson LL. Gastroschisis: incidence and prediction of growth restriction. J Perinat Med. 2015 Sep; 43(5): 605-8.

Mitanchez D, Walter-Nicolet E, Humblot A, Rousseau V, Revillon Y, Hubert P. Neonatal care in patients with giant ompholocele: arduous management but favorable outcomes. J Pediatr Surg 2010 Aug; 45(8): 1727-33.

Montero FJ, Simpson LL, Brady PC, Miller RS. Fetal omphalo-cele ratios predict outcomes in prenatally diagnosed omphalocele. Am J Obstet Gynecol 2011 Sep; 205(3):284.e1.

Raia-Barjat T, Stadler A, Varlet MN et al. Accuracy of antenatal ultrasound signs in predicting the risk for bowel atresia in patients with gastroschisis. Eur J Obstet Gynecol Reprod Biol 2016 Aug; 203:116-20.

CAPÍTULO **37**

Malformações do Aparelho Digestório

Danielle Bittencourt Sodré Barmpas
Michail Barmpas

INTRODUÇÃO

Malformações do sistema digestório representam 5% das alterações fetais diagnosticadas por meio de ecografia pré-natal. A taxa de detecção varia entre 30% e 72%, dependendo do tipo de anomalia. O diagnóstico pré-natal de anomalias do trato gastrointestinal (TGI) torna possíveis o acompanhamento adequado da gravidez e o planejamento da conduta pós-natal, reduzindo a morbidade e o tempo de hospitalização dos recém-nascidos (RN).

Os principais fatores que dificultam o diagnóstico pré-natal das malformações digestórias são:

1. Ausência de achados ecográficos específicos com suspeita diagnóstica através de sinais indiretos.
2. Manifestação tardia e evolutiva das anomalias, normalmente a partir do final do segundo trimestre de gravidez.
3. Caráter transitório dos sinais ecográficos.

APARÊNCIA ECOGRÁFICA NORMAL DO TRATO GASTROINTESTINAL

O estômago fetal pode ser visibilizado a partir de 9 semanas de gestação e aparece como estrutura anecoica arredondada à esquerda do abdome superior fetal.

O intestino costuma ser homogeneamente ecogênico até o terceiro trimestre, quando as alças de intestino grosso contendo mecônio passam a se diferenciar na periferia do abdome.

No feto, o fígado ocupa a maior parte do abdome superior, e o lobo esquerdo é maior do que o direito. Sua ecogenicidade é semelhante à pulmonar e menor do que a intestinal.

A vesícula biliar apresenta o aspecto de estrutura anecoica oval localizada do lado direito do abdome fetal, caudalmente ao ramo esquerdo da veia porta. O baço é de difícil visibilização. A melhor maneira de avaliá-lo é no plano axial do abdome superior, localizado à esquerda e posterior ao estômago.

EMBRIOLOGIA DO SISTEMA DIGESTÓRIO

O desenvolvimento do trato gastrointestinal começa na terceira semana de gestação, quando o embrião trilaminar (ecto, meso e endoderma) passa pelo processo de gastrulação. As três camadas se estendem da extremidade cranial (membrana bucofaríngea) à caudal (membrana cloacal).

Os genes *homeobox*, expressos nas células do endoderma e mesoderma, regulam a diferenciação dos tecidos primitivos. O endoderma dá origem à maior parte do epitélio intestinal e às suas glândulas. No entanto, o epitélio das extremidades (estomodeu e proctodeu) se desenvolve a partir do ectoderma. O mesoderma, por sua vez, origina o mesentério, os tecidos conjuntivo e muscular liso e os vasos sanguíneos.

Na quarta semana ocorre o dobramento longitudinal do embrião com incorporação de parte do saco vitelínico ao intestino primitivo, que permanece ligado à vesícula pelo ducto vitelínico. Nessa fase, o intestino primitivo está dividido em anterior, médio e posterior.

Intestino anterior

O intestino anterior é formado por um único tubo que consiste em cavidade oral, faringe, trato respiratório inferior, estômago e duodeno proximal à abertura do ducto biliar. Sua vascularização é realizada pelo tronco celíaco. A divisão da faringe em esôfago e traqueia ocorre no final da quarta semana com o desenvolvimento do septo traqueoesofágico. A partir desse momento, o esôfago se alonga, alcançando seu comprimento final relativo na sétima semana.

Na junção entre o intestino anterior e o médio ocorre a formação do septo transverso, estrutura de origem mesenquimal na qual se formam o divertículo hepático, o primórdio hepático, os brotos pancreáticos (dorsal e ventral) e os vasos sanguíneos. Desse modo, o intestino anterior também dará origem ao fígado, ao aparelho biliar e ao pâncreas.

Na metade da quarta semana, o estômago aparece como dilatação fusiforme do intestino anterior; durante as 2 semanas seguintes ele passa por um alargamento anteroposterior assimétrico e rotação longitudinal de 90 graus em sentido horário.

Na quinta semana tem início o desenvolvimento do fígado que, na semana seguinte, assume sua função hematopoética. A partir de então, o fígado ocupa a maior parte da cavidade abdominal.

Na quinta semana também começa a formação dos ductos biliares, que são maciços e passam por recanalização em direção à luz intestinal. Na sexta semana, o ducto biliar comum e o broto pancreático ventral sofrem rotação de 180 graus em sentido horário em torno do duodeno. Durante essas semanas também há intensa proliferação de células do epitélio intestinal e a luz chega a ser temporariamente obliterada. A recanalização intestinal e o desenvolvimento dos ductos biliopancreáticos só terminam no fim do período embrionário, e a produção de bile terá início na 12ª semana.

Intestino médio

O intestino médio inclui desde a porção distal do duodeno até cerca da metade do cólon transverso. Sua vascularização é realizada pela artéria mesentérica superior.

Na quarta semana, o intestino médio sofre rotação longitudinal e alongamento. Ao mesmo tempo, com o crescimento do fígado e dos rins embrionários é reduzido o espaço intra-abdominal. Dessa maneira, a maior extensão do intestino médio é projetada para o interior do cordão umbilical, em formato de U, dando origem à herniação umbilical fisiológica. Durante a quinta e sexta semanas, a luz duodenal é obliterada por epitélio em proliferação. Nesse momento, a alça do intestino médio sofre rotação de 90 graus no sentido anti-horário. Nas semanas subsequentes ocorrem diversas rotações adicionais, totalizando 270 graus, e a vacuolização e a recanalização do epitélio restauram a luz intestinal. Durante a décima semana ocorre o retorno do intestino médio para a cavidade abdominal; inicialmente retorna o intestino delgado, que vai se localizar na porção central do abdome, e depois o cólon, que nesse processo sofre ainda uma rotação anti-horária adicional de 180 graus no nível do ceco.

Intestino posterior

O intestino posterior é constituído por cólon transverso distal e descendente, sigmoide, reto e cloaca. Sua vascula-

rização é realizada pela artéria mesentérica inferior. Durante a sétima semana, o septo urorretal divide a cloaca em trato geniturinário e reto e dará origem ao centro tendinoso do períneo. No final da oitava semana, a membrana anal se rompe, formando o canal anal, cujos dois terços superiores se unem ao terço inferior, derivado ectodérmico do proctodeu.

ATRESIA DE ESÔFAGO

Definição

A atresia de esôfago (AE) é caracterizada pela interrupção do esôfago que, na maioria dos casos, está associada à fístula traqueoesofágica (FTE).

Epidemiologia e relevância

A prevalência de AE é de 1 a cada 3.000 nascidos vivos (NV).

Embriologia, anatomia e fisiologia

Interrupção da formação do esôfago por falha no desenvolvimento do septo traqueoesofágico (quarta semana de gestação). Existem cinco tipos de AE (Tabela 37.1).

Etiologia

A AE pode ter causas genéticas e ambientais. O uso de metimazol no primeiro trimestre de gravidez está associado a defeitos traqueoesofágicos.

Diagnóstico

O diagnóstico de presunção é feito a partir da associação de polidrâmnio e estômago ausente ou pequeno no segundo ou terceiro trimestre. Polidrâmnio ocorre em 60% dos casos de AE. A sensibilidade e o valor preditivo positivo desses achados são menores do que 50%, mas aumentam quando há restrição de crescimento fetal associada. A dilatação do "saco" esofagiano proximal, na região cervical ou no tórax superior, é um sinal mais específico, mas de difícil visibilização na ecografia. Avanços recentes na ressonância nuclear magnética (RNM) fetal aumentaram sua sensibilidade (80% a 90%) e especificidade (100%) na investigação de casos suspeitos de AE por meio da detecção do saco esofagiano proximal e da curvatura da traqueia (Figura 37.1).

Tabela 37.1 Tipos de atresia de esôfago

Tipo	Frequência	Características
A	82%	Atresia proximal com fístula distal
B	9%	Atresia proximal e distal sem fístula
C	6%	Fístula em H sem atresia
D	2%	Atresia com fístulas proximal e distal
E	1%	Atresia distal com fístula proximal

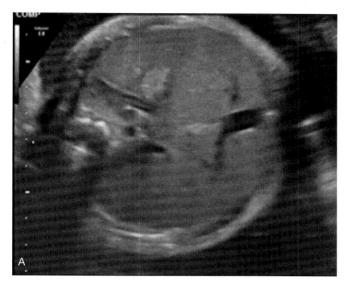
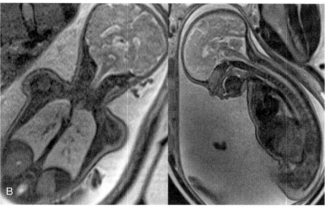

Figura 37.1 Ultrassonografia demonstrando ausência de bolha gástrica (**A**) e RNM (**B**) com polidrâmnio, dilatação de hipofaringe proximal e ausência de estômago em feto de 33 semanas com atresia de esôfago. (Imagens gentilmente cedidas pelo Dr. Heron Werner.)

Diagnóstico diferencial e associação a outras malformações

Os diagnósticos diferenciais incluem variações da normalidade, hérnia diafragmática congênita, hérnia de hiato, *situs inversus* e doenças musculoesqueléticas e neurológicas. Exames adicionais são necessários para a confirmação de ausência ou tamanho pequeno persistentes do estômago, bem como da presença de movimentos fetais ativos, ou seja, movimentos respiratórios e de deglutição. Por outro lado, a visibilização de estômago com tamanho normal não exclui o diagnóstico de AE, já que este pode ser preenchido através da FTE ou pela secreção gástrica. Cerca de 40% dos fetos com AE têm restrição de crescimento fetal.

Metade dos casos está associada a outros defeitos, principalmente cardíacos (25% a 35%), mas também gastrointestinais adicionais (15%), geniturinários (5%), anorretais e musculoesqueléticos. A AE frequentemente faz parte de associações VACTERL (25%).

A associação à atresia de duodeno é frequente e, nesses casos, é grande o risco de trissomia do cromossomo 21. O achado ecográfico típico consiste em dilatação em formato de C do esôfago distal, do estômago e do duodeno proximal.

Fatores prognósticos, genética e risco de recorrência

Na ausência de defeitos cardíacos e aneuploidias, o prognóstico é bom com mais de 95% de sobrevivência após o reparo cirúrgico de RN com mais de 2,5kg.

A longo prazo, as complicações mais frequentes são: distúrbios de motilidade, esofagite, estenose recorrente, broncoaspiração, traqueomalacia e esôfago de Barrett.

A AE está associada a aneuploidias em 6% a 10% dos casos (trissomias 18 e 21 e deleções 17q, 13q32 e 22q11). Um quarto dos casos de trissomia 18 e 1% dos casos de síndrome de Down têm AE.

Mutações na via de sinalização *hedgehog* também foram implicadas na causa da AE. Entre outras causas genéticas, as mais frequentes são as síndromes de Feingold (autossômica dominante), CHARGE (10% com AE) e AEG (anoftalmia e atresias de esôfago e genital), ocasionadas por mutações nos genes N-MYC, CHD7 e SOX2.

O risco de recorrência em casos isolados de AE sem história familiar é de cerca de 1%.

Manejo obstétrico

Em virtude da frequente associação a aneuploidias e cardiopatias congênitas, recomenda-se o prosseguimento da investigação diagnóstica com ultrassonografia morfológica nível 3, investigação genética (DNA fetal livre em sangue materno, amniocentese) e ecocardiografia fetal.

Caso haja piora progressiva do polidrâmnio, recomenda-se a avaliação da medida do colo uterino com ultrassonografia transvaginal. Em pacientes com polidrâmnio volumoso podem ser indicados repouso relativo e a administração de tocolíticos para reduzir o risco de parto pré-termo. A realização de amniodrenagem é controversa e normalmente fica reservada a gestantes com desconforto respiratório. O uso de corticoides para amadurecimento pulmonar deve ser restrito a casos de trabalho de parto pré-termo.

O diagnóstico não deve alterar a indicação do momento ou da via de parto. No entanto, recomenda-se que o parto ocorra em hospital terciário com serviço de cirurgia pediátrica.

Terapia pós-natal

A cirurgia deve ser planejada de acordo com o peso e a condição clínica do RN. O reparo cirúrgico pode ser realizado em um único tempo cirúrgico ou em estágios.

Considerações gerais

Imediatamente após o nascimento deve ser colocada sonda nasogástrica em aspiração e realizada radiografia de tórax para confirmar do diagnóstico e prevenir broncoaspiração. O RN deve permanecer "sentado", e antibióticos e bloqueadores H2 devem ser administrados por via endovenosa.

ATRESIA E ESTENOSE DE DUODENO (AD)

Definição

Atresia é a obstrução completa da luz duodenal, enquanto estenose se refere a seu estreitamento.

Epidemiologia e relevância

Estenose e atresia de duodeno estão entre as malformações gastrointestinais mais frequentes e passíveis de diagnóstico pré-natal. Têm prevalência de 1 a 3 a cada 10.000 NV. A maioria dos casos (70%) é de atresia, a principal causa de obstrução intestinal neonatal.

Embriologia, anatomia e fisiologia

A hipótese embriológica mais aceita é de que a AD resulta da falha na recanalização da luz duodenal entre 6 e 9 semanas. As porções distais são as mais afetadas. Foram descritos três tipos de atresia duodenal (Tabela 37.2). A apresentação mais comum é a do tipo I, que frequentemente tem dilatação proximal (*wind sock*). A estenose duodenal corresponde a 23% dos casos, porém a diferenciação ecográfica pré-natal é muito difícil. Em 20% a 30% dos casos de estenose/atresia existe pâncreas anular.

Etiologia

Na maioria dos casos, a AD é esporádica, mas pode ter causa genética. O principal fator de risco ambiental é o diabetes pré-gestacional mal controlado.

Diagnóstico

O diagnóstico pode ser feito a partir de 20 semanas, mas normalmente só ocorre no terceiro trimestre da gestação. O achado mais precoce é o polidrâmnio, que ocorre em cerca de metade dos casos. Por outro lado, o sinal da "dupla bolha" é o sinal ecográfico mais específico (Figura 37.2) e consiste na presença concomitante de duas imagens anecoicas no abdome: o estômago e o duodeno proximal dilatados. O sinal se torna mais evidente com o aumento da idade gestacional em virtude do volume crescente de líquido deglutido pelo feto. Mesmo com os avanços técnicos em ultrassonografia, pouco mais de metade dos casos é diagnosticada no pré-natal. A RNM pode auxiliar o diagnóstico, demonstrando distensão de estômago e duodeno, hiperintensos em T2, e atestando a normalidade do restante do intestino.

Tabela 37.2 Tipos de atresia duodenal

Tipo	Frequência	Características
I	69%	Obstrução mucosa membranosa com parede muscular intacta Duodeno proximal distendido e o distal estenótico
II	2%	Cordão fibroso curto conectando as duas porções pérvias
III	6%	Separação completa entre os dois extremos do duodeno Frequentemente associado a anomalias de ductos biliares

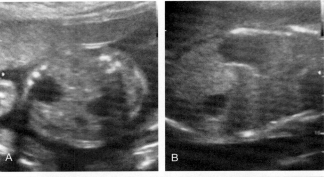

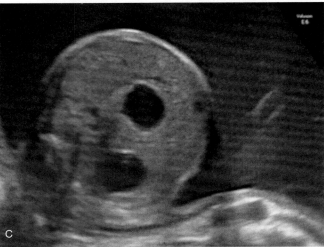

Figura 37.2 Sinal da dupla bolha em planos axial (**A**) e coronal (**B**) em feto de 25 semanas e em feto de 32 semanas (**C**). O polidrâmnio é mais frequente no exame de terceiro trimestre.

Diagnóstico diferencial e associação a outras malformações

O diagnóstico diferencial deve ser feito com atresia jejunoileal, pâncreas anular, má rotação intestinal, duplicação gástrica ou duodenal, cistos abdominais e veia porta pré-duodenal. O diagnóstico diferencial definitivo, muitas vezes, só é feito na exploração cirúrgica pós-natal.

Cerca de 30% dos casos de AD têm síndrome de Down, e a suspeita diagnóstica deve desencadear uma busca minuciosa por marcadores adicionais. Adicionalmente, mais de metade desses fetos tem outras malformações: cardíacas (17% a 33%), má rotação intestinal (20%), pâncreas anular (20%), atresia de esôfago (10%), atresias anorretais (6%) e defeitos geniturinários (5%).

Fatores prognósticos, genética e risco de recorrência

O prognóstico depende do diagnóstico genético e das malformações associadas. Mesmo quando a AD é isolada, existe risco aumentado de óbito fetal no terceiro trimestre. O diagnóstico pré-natal reduz a mortalidade neonatal e o tempo de internação hospitalar.

A maioria dos casos de AD é esporádica, sem aumento do risco de recorrência. Quando está relacionada com síndromes, o risco depende do diagnóstico subjacente. Os principais exemplos são síndrome de Down, cujo risco de recorrência depende da idade materna e da presença de translocações nos pais, e a síndrome de Feingold (atresia duodenal e esofagiana com FTE, microcefalia, defeitos em extremidades, dismorfismo facial e restrição mental), que é autossômica dominante.

Manejo obstétrico

Em virtude da frequência da associação de AD à trissomia do 21, recomendam-se aconselhamento e investigação genética (DNA fetal livre no sangue materno, amniocentese) e ecocardiografia fetal. Na amniocentese pode ser avaliada também a concentração de ácidos biliares, a qual está aumentada em casos de obstrução intestinal, e pode ser feita a amniodrenagem para descompressão do polidrâmnio. O risco de parto pré-termo aumenta para cerca de 40% em razão do polidrâmnio, e pode haver restrição de crescimento fetal associada. O parto deve ocorrer em hospital terciário com UTI neonatal e serviço de cirurgia pediátrica.

Terapia pós-natal

Na sala de parto deve ser realizada aspiração nasogástrica para descompressão e para prevenir aspiração e perfuração gástrica por sobredistensão. Em seguida, iniciam-se hidratação venosa com reposição de volume e correção de eletrólitos e do equilíbrio acidobásico. A radiografia abdominal pode auxiliar o diagnóstico diferencial entre estenose e atresia duodenal e má rotação intestinal ou vólvulo. Na maioria das vezes, a cirurgia é feita no mesmo dia do nascimento. Atualmente, a mortalidade é inferior a 5%, sendo mais comum nos casos com malformações cardíacas complexas.

ATRESIA/ESTENOSE JEJUNOILEAL (AJI)
Definição

Atresia é a obstrução completa da luz intestinal, enquanto estenose se refere a seu estreitamento.

Epidemiologia e relevância

A AJI tem prevalência de 1 a cada 3.000 a 5.000 NV e a mesma frequência em ambos os sexos. A atresia é bem mais frequente do que a estenose e corresponde a cerca de 30% das causas de obstrução intestinal neonatal.

Embriologia, anatomia e fisiologia

A maior parte dos casos ocorre no jejuno proximal (31%) ou no íleo distal (36%). Os defeitos são classificados em quatro tipos (Tabela 37.3).

Etiologia

Atualmente, a hipótese mais aceita é a de que a maioria dessas lesões decorre de insultos isquêmicos precoces no território da artéria mesentérica. Sua incidência foi associada ao uso materno de cocaína no primeiro trimestre.

Tabela 37.3 Tipos de atresia do intestino delgado

Tipo	Frequência	Características
I	32%	Atresia com membrana intraluminal em continuidade com a camada muscular dos segmentos proximal e distal Comprimento intestinal normal
II	25%	Presença de cordão fibroso conectando os dois segmentos intestinais em "fundo cego" Mesentério intacto
IIIa	15%	Separação completa entre os dois segmentos intestinais em "fundo cego" Defeito mesentério em formato de U Intestino curto
IIIb	11%	Separação completa entre os dois segmentos intestinais em "fundo cego" Defeito mesentério extenso Intestino distal espiralado em torno da artéria ileocólica, mostrando a aparência de "casca de maçã" Mais comum na prematuridade extrema
IV	6% a 17%	Atresias múltiplas com defeitos mesentéricos Intestino curto

Diagnóstico

Mesmo com o avanço da ultrassonografia, apenas metade dos casos de obstrução do intestino delgado é diagnosticada no pré-natal. A detecção normalmente ocorre no terceiro trimestre e é mais frequente quando há polidrâmnio. Essa associação ocorre em 25% dos casos, principalmente em obstruções de jejuno, e aumenta o risco de malformações adicionais. Alças de intestino delgado ecogênicas e com diâmetro interno > 7mm são sugestivas de AJI, mas a especificidade desses achados é baixa. Após 32 semanas, diâmetro interno da alça > 17mm, espessura da parede intestinal > 3mm e presença de polidrâmnio melhoram a acurácia diagnóstica (Figura 37.3). Adicionalmente, o abdome pode parecer distendido e são observados conteúdo hipoecoico nas alças e peristalse aumentada.

A RNM é um complemento valioso na investigação diagnóstica com sensibilidade próxima a 100% e alta especificidade (80%) para definir o nível da obstrução (Figura 37.4).

Diagnóstico diferencial e associação a outras malformações

O diagnóstico diferencial de dilatação de alças intestinais inclui íleo meconial, peritonite meconial, doença de Hirschsprung, má rotação com ou sem vólvulo, duplicação intestinal, hérnia intestinal, obstrução funcional por uso materno de droga e distensão normal de cólon. Outras imagens anecoicas também podem causar confusão diagnóstica, como cisto ovariano, atresia de duodeno, hidronefrose e malformações renais (p. ex., rim em ferradura). Convém observar o tamanho e a localização da imagem no abdome, a aparência do conteúdo (hipoecoico × anecoico) e a presença de peristalse.

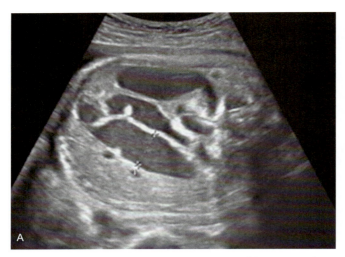 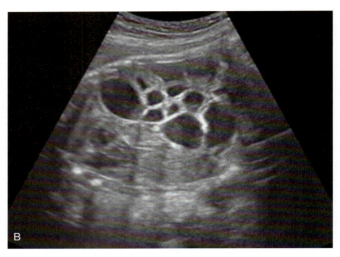

Figura 37.3A e **B** Atresia ileal tipo IIIb com 33 semanas. É interessante observar a dilatação de múltiplas alças e a ausência de polidrâmnio. Diâmetro transverso interno da alça intestinal medindo 23mm. (Imagens gentilmente cedidas pela Drª Patrícia Silva, Ilha da Madeira, Portugal.)

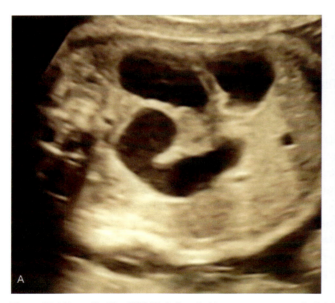 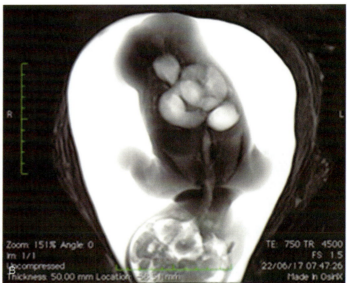

Figura 37.4 Ecografia (**A**) e RNM (**B**) de feto de 31 semanas com atresia de jejuno demonstrando polidrâmnio e dilatação de alças. (Imagens gentilmente cedidas pelo Dr. Heron Werner.)

A associação a aneuploidias e malformações extra-TGI (p. ex., cardíacas) é rara. No entanto, quase metade dos fetos tem anomalias adicionais do aparelho digestório, principalmente má rotação intestinal (13% a 23%), íleo meconial (12% a 20%) e peritonite (8%).

Fatores prognósticos, genética e risco de recorrência

O prognóstico costuma ser bom, apesar da maior frequência de restrição de crescimento fetal, prematuridade e perfuração intestinal. Lesões proximais, atresias múltiplas, polidrâmnio, perfuração e vólvulo são marcadores de pior prognóstico com maior necessidade de nutrição parenteral e mais tempo de hospitalização neonatal. Em alguns casos pode haver complicações a longo prazo, como síndrome do intestino curto e pseudo-obstrução.

A maioria dos casos é esporádica. Os casos familiares normalmente têm padrão autossômico recessivo de herança (p. ex., tipos IIIb e IV), mas também há casos ligados ao X. Atresia tipo IIIb tem risco de recorrência de 18%, mas os defeitos subsequentes não são necessariamente do mesmo tipo. Fibrose cística tem risco de 25% de recorrência.

Manejo obstétrico

Mediante a suspeita de AJI, a paciente deve ser submetida à ultrassonografia morfológica nível 3 em busca de outras alterações e ser reavaliada periodicamente para controle evolutivo dos achados. Idealmente, a investigação diagnóstica deve prosseguir com RNM fetal após 32 semanas. Tendo em vista a possível origem familiar do defeito, os pais devem ser encaminhados para consulta com geneticista.

Nos fetos com hiperecogenicidade intestinal associada, recomenda-se a realização de amniocentese para pesquisa de cariótipo e mutação para fibrose cística. O estudo das enzimas digestivas (γγ-glutamiltranspeptidase, aminopeptidase e fosfatase alcalina intestinal) no líquido amniótico também pode ser útil. Métodos não invasivos de pesquisa de fibrose cística por DNA fetal livre no sangue materno estão sendo desenvolvidos, mas ainda não estão disponíveis comercialmente.

Não há restrição quanto à via do parto, mas este deve ser realizado em hospital terciário com UTI neonatal e serviço de cirurgia pediátrica.

Terapia pós-natal

A conduta imediata inclui sondagem nasogástrica para descompressão e hidratação venosa para corrigir o desequilíbrio hidroeletrolítico. A radiografia abdominal ajuda a diferenciar atresia de estenose e definir o nível da obstrução. Caso não tenha sido realizada no pré-natal, a pesquisa de fibrose cística deve ser feita no pós-parto imediato com teste do cloreto no suor ou análise genética. A abordagem cirúrgica inclui a pesquisa de toda a extensão intestinal, a ressecção de segmentos hiperdistendidos e a realização de anastomoses. A cirurgia precoce visa à melhor condição cirúrgica e ao estabelecimento mais rápido da nutrição enteral.

ATRESIA DE CÓLON
Definição

A atresia de cólon é caracterizada pela interrupção da luz do intestino grosso.

Epidemiologia e relevância

A incidência de atresia de cólon é de 1 a cada 20.000 NV, sendo igual entre os sexos. Corresponde a 15% das atresias intestinais.

Embriologia, anatomia e fisiologia

Metade dos casos ocorre na porção ascendente ou transversa do cólon e está associada à ausência de porção significativa do intestino grosso com microcólon distal.

Etiologia

Como na AJI, a hipótese mais aceita é a de que as lesões decorram de isquemia precoce. Entre as causas ambientais está o uso de cocaína no primeiro trimestre de gestação.

Diagnóstico

O aspecto ecográfico típico é semelhante a outras formas de obstrução distal com dilatação de múltiplas alças intestinais. O diâmetro transverso do cólon > 20mm é sugestivo de obstrução. Pode ocorrer perfuração proximal à atresia, acarretando quadro de ascite e peritonite meconial. A presença de polidrâmnio é incomum.

Diagnóstico diferencial e associação a outras malformações

O diagnóstico diferencial inclui atresia anorretal, cloaca e doença de Hirschsprung. Quando há polidrâmnio, o diagnóstico mais provável é de obstrução intestinal proximal.

Em dois terços dos casos, a atresia colônica é isolada. No entanto, pode estar associada a outras anomalias gastrointestinais, defeitos da parede abdominal (gastrosquise, onfalocele), doença de Hirschsprung e malformações oculares e esqueléticas (p. ex., aplasia de rádio, sindactilia, pé torto).

Fatores prognósticos, genética e risco de recorrência

Atresias colônicas não estão associadas a síndromes genéticas e costumam ter excelente prognóstico. O risco de recorrência é baixo, porém foram descritos casos familiares com herança ligada ao X. A mortalidade é inferior a 10% e costuma estar associada a malformações adicionais, diagnóstico tardio e falha no diagnóstico de doença de Hirschsprung. Atresias distais à flexura esplênica têm menor chance de resultarem em intestino curto.

Manejo obstétrico

Em virtude do risco aumentado para malformações adicionais do TGI e das extremidades, a gestante deve ser encaminhada para ultrassonografia morfológica nível 3, incluindo rastreamento cardíaco. Não há indicação de investigação genética na ausência de outras anomalias. O parto deve ser planejado em hospital terciário com serviço de cirurgia pediátrica.

Terapia pós-natal

Recém-nascidos com atresia de cólon apresentam distensão abdominal e não eliminam mecônio em quantidade normal. Diante de radiografia de abdome com dilatação de alças e níveis hidroaéreos, está indicada sondagem nasogástrica para descompressão, hidratação e antibióticos venosos. O clister opaco pode ser realizado para diagnóstico diferencial com atresia ileal e íleo meconial. A cirurgia deve ser realizada assim que o RN tiver condições clínicas. É necessário descartar doença de Hirschsprung por congelamento de porção distal à obstrução durante a cirurgia, pois o diagnóstico inviabiliza a realização de anastomose primária.

DOENÇA DE HIRSCHSPRUNG (DH)
Definição

A DH consiste na ausência total de células ganglionares de inervação parassimpática intramural (plexos mioentérico e submucoso) em determinado segmento intestinal. A ausência de peristalse causa obstrução funcional do intestino, quase sempre da porção mais distal, manifestando-se como megacólon.

Epidemiologia e relevância

A prevalência de DH é de 1 a cada 5.000 a 20.000 NV. Trata-se de uma das principais causas de obstrução intestinal em

RN, sendo mais frequente em asiáticos, seguidos por brancos e negros. Também é mais comum no sexo masculino (4:1). O acometimento colônico total ocorre em 3% a 12% dos casos.

Embriologia, anatomia e fisiologia

A teoria mais aceita é a de que ocorra falha na migração dos neuroblastos da crista neural entre 7 e 12 semanas de gestação. Teorias alternativas sugerem que um segmento intestinal com microambiente hostil inviabilizaria o desenvolvimento normal e a sobrevivência das células neuronais. O segmento intestinal aganglionar é aperistáltico, acarretando quadro de obstrução funcional. Na maioria dos casos, o acometimento é distal à flexura esplênica (90%), sendo 74% em sigmoide e reto.

Etiologia

A etiologia da DH exata é desconhecida.

Diagnóstico

O diagnóstico pré-natal é muito raro, e todos os casos descritos na literatura foram de aganglionose colônica total. A apresentação inclui dilatação de intestino delgado, enterolitíase e polidrâmnio, simulando íleo meconial. No segundo trimestre não se observam alterações ecográficas, exceto intestino ecogênico, em 10% dos casos. Postula-se que pode haver suspeita diagnóstica no terceiro trimestre em casos com hiperecogenicidade intestinal, aumento progressivo do cólon (> 18mm) e distensão abdominal fetal (aumento da circunferência abdominal). No entanto, esses achados são inespecíficos e de utilidade questionável.

Diagnóstico diferencial e associação a outras malformações

Com frequência, no período pré-natal não é possível realizar o diagnóstico diferencial, que inclui atresias intestinais, anorretais, peritonite meconial, íleo meconial, persistência de cloaca e ânus imperfurado. Um terço dos pacientes com DH tem outras malformações, como ânus imperfurado (3%) e defeitos cardíacos e do trato geniturinário. A associação à trissomia do 21 ocorre em 4,5% a 16% dos casos. Adicionalmente, a DH pode estar associada a diversas síndromes, como as de Bardet-Biedl, de hipoventilação congênita central, de Riley-Day, de Mowat e de Waardenburg-Shah.

Fatores prognósticos, genética e risco de recorrência

A maior complicação da doença é a perfuração intestinal com peritonite meconial, com incidência de 10% no momento do parto. A mortalidade neonatal é de cerca de 20%, mas dobra em casos com aganglionose total colônica. Normalmente, a doença é esporádica, mas foi descrita ocorrência familiar em cerca de 5% dos casos. O risco de recorrência é maior (7,2%) quando o paciente índice é do sexo feminino do que do sexo masculino (2,6%). Mutações no proto-oncogene *RET*, localizado em 10q11, podem ser responsáveis por até 20% dos casos de DH, mas até o momento existem mais perguntas do que respostas referentes à genética da doença.

Manejo obstétrico

Em virtude da frequente associação a outras malformações e síndromes genéticas, recomendam-se ultrassonografia morfológica detalhada e aconselhamento sobre investigação genética (DNA fetal no sangue materno e amniocentese). A suspeita de DH não deve alterar a conduta obstétrica em relação ao momento ou à via do parto. No entanto, recomenda-se que casos com polidrâmnio, dilatação intestinal e suspeita de peritonite meconial sejam encaminhados para parto em hospital terciário com serviço de cirurgia pediátrica.

Terapia pós-natal

O RN com suspeita de DH deve ser examinado para a observação de distensão abdominal e exclusão de ânus imperfurado. A radiografia de abdome deve ser feita de 8 a 12 horas após o parto. Caso não haja eliminação espontânea de mecônio nas primeiras 48 horas de vida, é realizado clister opaco. Todos os diagnósticos diferenciais devem ser investigados. O diagnóstico definitivo de DH é histopatológico, coletado por biópsia retal. Há diversas opções de abordagem cirúrgica, mas esta deve ser realizada precocemente, antes do desenvolvimento de enterocolite.

PERITONITE MECONIAL
Definição

Peritonite meconial se refere à peritonite química estéril causada pela perfuração intestinal na vida fetal. A peritonite pode ser localizada ou difusa e evoluir com fibrose e calcificação, que podem vedar a perfuração, ocasionando sua resolução espontânea. A apresentação varia desde calcificações abdominais difusas até peritonite meconial cística gigante. Pseudocistos são dilatações da parede intestinal onde houve vedação da perfuração. Enterolitíase é a calcificação do mecônio dentro da luz intestinal.

Epidemiologia e relevância

A peritonite meconial é a causa mais frequente de calcificação abdominal fetal. A estimativa de incidência fetal é de 1 a cada 2.000 gestações, consideravelmente maior do que a neonatal, que é de 1 a cada 35.000 NV.

A prevalência de fibrose cística em fetos com calcificação intra-abdominal isolada é de 8% a 13%. Em casos com sinais adicionais de obstrução intestinal, esse percentual sobe para 24%. O risco de fibrose cística em fetos com peritonite meconial é 330 vezes maior do que na população geral.

Embriologia, anatomia e fisiologia

Peritonite meconial decorre de perfuração intestinal com extravasamento de mecônio e enzimas digestivas no peritônio.

Essa peritonite química causa intensa reação inflamatória. A calcificação da área com inflamação tem início em poucos dias, mas leva 1 a 2 semanas para ser visibilizada na ultrassonografia. A fibrose no sítio da perfuração pode selar o defeito, levando à formação de pseudocisto, à resolução espontânea do quadro ou à obstrução secundária.

Etiologia

A perfuração pode ser causada por isquemia ou ser proximal a alguma obstrução intestinal. Na maioria dos casos (65%) decorre de estenose/atresia intestinal e íleo meconial. O íleo meconial consiste na obstrução do íleo terminal por mecônio excessivamente espesso e viscoso, na maioria dos casos em decorrência de fibrose cística. Outras causas incluem: hérnia interna, íleo paralítico, vólvulo, intussuscepção, gastrosquise, divertículo de Meckel, infecções (TORCH e parvovírus B19) e uso materno de drogas (p. ex., cocaína).

Enterolitíase é observada com malformação anorretal com fístula retouretral, obstrução ileal funcional e DH colônica total.

Diagnóstico

A apresentação típica é de área ecogênica abdominal associada a dilatação intestinal e ascite. Calcificações peritoneais ocorrem em 85% dos casos (Figura 37.5). Normalmente são lineares ou em placa e causam sombra acústica. Metade dos casos cursa com polidrâmnio e cerca de 30% com ascite e dilatação intestinal.

A associação a esses achados e pseudocistos costuma indicar peritonite complexa, secundária à obstrução intestinal. Pseudocistos têm paredes espessas e irregulares, por vezes calcificadas, e conteúdo de ecogenicidade variável. Podem ser múltiplos, mas sempre há relação com a parede intestinal.

Casos de peritonite simples podem evoluir com achados adicionais. Por outro lado, perfurações podem aparecer em fetos com intestino ecogênico. Portanto, é necessário acompanhamento ecográfico frequente. A RNM é útil para definir a localização das calcificações e no diagnóstico diferencial das causas de obstrução intestinal, bem como do *fetus in fetu*.

Diagnóstico diferencial e associação a outras malformações

O diagnóstico diferencial deve incluir outras causas de ecogenicidade intestinal, como infecção, hemorragia intra-amniótica, ascite inicial, calcificações hepáticas, hipoxia fetal, fibrose cística, tumores e *fetus in fetu*. A maioria dos fetos com fibrose cística (75%) apresenta hiperecogenicidade intestinal antes de 20 semanas, e cerca de 10% dos fetos com obstrução intestinal têm fibrose cística. A coexistência de calcificações hepáticas peritoneais e parenquimatosas aumenta a chance de causas infecciosas, principalmente citomegalovirose e toxoplasmose.

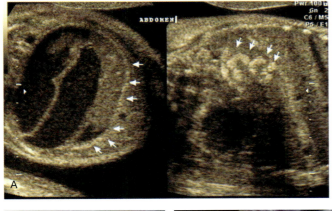
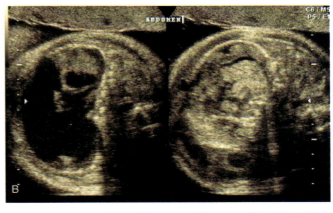
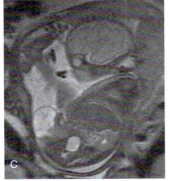
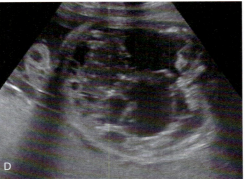
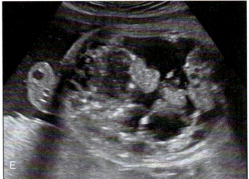

Figura 37.5 Peritonite meconial observada com calcificações lineares, dilatação de alças e hiperecogenicidade intestinal na ultrassonografia de 29 semanas (**A**) e 32 semanas (**B**) e na RNM (**C**). Outro caso detectado com 35 semanas, apresentando calcificações, ascite e dilatação de alças (**D** e **E**). (Imagens gentilmente cedidas pelos Drs. Evaldo Trajano [**A**, **B** e **C**] e Renato Ximenes e Mariana Canina [**D** e **E**].)

A enterolitíase normalmente ocorre em casos de atresia anal e DH. As calcificações têm aspecto pontilhado e é possível observar seu movimento intraluminal. No ânus imperfurado também se observam alterações no trato urinário.

Cálculos, hematomas e pólipos biliares são vistos no interior da vesícula biliar, e apenas os cálculos causam sombra acústica.

O diagnóstico diferencial dos pseudocistos inclui outras lesões císticas abdominais, como cistos de colédoco, mesentéricos, de duplicação entérica, ovarianos e de úraco.

Fatores prognósticos, genética e risco de recorrência

O prognóstico dos fetos com calcificação intra-abdominal depende da causa subjacente. Na peritonite meconial simples e nos fetos sem fibrose cística, com DH ou pseudo-obstrução, o prognóstico é excelente. Na fibrose cística, o prognóstico é mais reservado. Casos de peritonite com diagnóstico pré-natal têm melhor prognóstico e menor mortalidade (11% a 15%) em relação aos com detecção neonatal (40% a 50%). Isso ocorre em virtude de casos com resolução intrauterina espontânea e menor frequência de fibrose cística e de obstrução intestinal grave nos fetos. Peritonite meconial simples não tem risco de recorrência conhecido. Fibrose cística é autossômica recessiva e tem 25% de risco de recorrência.

Manejo obstétrico

Fetos com hiperecogenicidade intestinal ou calcificações abdominais devem ser encaminhados para ecografia detalhada (nível 3) para investigação de achados associados e diagnósticos diferenciais. Em virtude do caráter evolutivo das lesões, também se recomenda acompanhamento ultrassonográfico periódico. Os pais devem ser encaminhados para consulta com geneticista para receberem orientações sobre risco de fibrose cística. Em casos suspeitos, recomenda-se a pesquisa de mutação para fibrose cística nos pais. Caso ambos sejam carreadores, pode ser realizada amniocentese para buscar mutação no feto. No momento, a pesquisa não invasiva de fibrose cística por DNA fetal livre no sangue materno ainda não está comercialmente disponível.

Na ausência de sinais de obstrução intestinal ou malformações associadas, não há necessidade de intervenções na via ou local do parto, desde que este seja realizado em ambiente hospitalar. No entanto, casos de peritonite complexa devem ter seus partos planejados em hospitais terciários com UTI neonatal e serviço de cirurgia pediátrica.

Terapia pós-natal

Em todos os RN com suspeita de peritonite meconial devem ser realizados exame físico e radiografia abdominal antes da primeira mamada. Em casos complexos sem diagnóstico definitivo, recomenda-se o prosseguimento da investigação no pós-parto imediato, que pode incluir ultrassonografia, RNM e exames com contraste. A pesquisa de fibrose cística é mandatória, preferencialmente com análise genética, em virtude da

possibilidade de falso-negativos no teste do cloreto no suor. Sinais sugestivos de obstrução devem ser abordados como tal. Metade dos casos de peritonite com achados adicionais necessita de cirurgia no período neonatal.

LESÕES ABDOMINAIS CÍSTICAS (LAC)
Definição

As LAC se caracterizam por imagens císticas abdominais de conteúdo anecoico ou hipoecoico, uni ou multiloculadas. Incluem desde variantes da normalidade até lesões que precisarão de abordagem cirúrgica pós-natal. Os cistos podem ser: hepáticos, esplênicos, pancreáticos, de duplicação intestinal e de colédoco, mesentéricos, ovarianos e pseudocistos meconiais.

Epidemiologia e relevância

Lesões abdominais císticas são frequentes, porém, como o diagnóstico diferencial pré-natal é difícil, não há estimativa da incidência de cada tipo individualmente. Cistos hepáticos e de colédoco e defeitos do seio urogenital são mais frequentes em fetos do sexo feminino. Outras lesões são exlusivas do sexo feminino, como cistos de ovário e hidrometrocolpos.

Embriologia, anatomia e fisiologia

Cistos pancreáticos normalmente se originam do corpo ou da cauda do pâncreas. Cistos de duplicação entérica são mais frequentes no jejuno (53%), seguido por colo (18%), duodeno (6%) e estômago (4%). Duplicações de cólon podem estar associadas a duplicações do trato geniturinário.

Etiologia

Não há causas genéticas ou ambientais descritas para a maioria das LAC.

Diagnóstico

Os cistos hepáticos frequentemente são achados isolados. A maioria é uniloculada e tem resolução espontânea pós-natal, mas eles podem atingir grandes proporções. Cistos esplênicos normalmente são diagnosticados no terceiro trimestre, são simples, localizados no polo cranial do baço, e é difícil o diagnóstico diferencial com cistos pancreáticos suprarrenais. Cistos de duplicação entérica podem ocorrer em toda a extensão do aparelho digestório fetal. Habitualmente têm imagem linear ecogênica em seu interior e podem estar associados a dilatação intestinal proximal. Linfangiomas mesentéricos são massas císticas uni ou multiloculares.

Diagnóstico diferencial e associação a outras malformações

Apesar das diferentes origens anatômicas, o diagnóstico diferencial dos cistos dificilmente é realizado durante o pré-natal. Na maioria dos casos não há associação a outras malformações. Cistos de colédoco têm estreita relação com a artéria hepática. O linfangioma mesentérico cístico costuma estar associado a anomalias adicionais, incluindo aneuploidias (trissomias 18 e 21 e monossomia X0) e síndromes genéticas, como as de Noonan e Fryn. A RNM é um complemento de grande utilidade na investigação da origem de LAC.

Fatores prognósticos, genética e risco de recorrência

Casos que cursam com polidrâmnio têm risco maior de prematuridade e obstrução intestinal. Linfangiomas mesentéricos têm prognóstico mais reservado. Lesões císticas são esporádicas e não há risco de recorrência, exceto para cistos de colédoco.

Manejo obstétrico

Todos os casos devem ser submetidos a ultrassonografia detalhada em busca de anormalidades associadas e ter acompanhamento periódico em virtude do risco de obstrução intestinal. Atualmente, não há indicação formal para a punção dos cistos, e casos de lesões volumosas devem ser avaliados individualmente. O achado não deve alterar o momento do parto e não é indicação absoluta para cesariana. No entanto, grandes LAC podem se romper durante o parto vaginal e é prudente buscar a orientação do cirurgião pediátrico durante o pré-natal.

Terapia pós-natal

A conduta mais importante no período neonatal consiste em dar prosseguimento à investigação diagnóstica. Por precaução, fetos com sinais de obstrução intestinal devem ser manejados como tal até a exclusão do diagnóstico. Cistos simples assintomáticos (suprarrenais, esplênicos, mesentéricos, hepáticos) podem não precisar de exérese. Se não for possível estabelecer a origem da lesão, recomenda-se ressecção para diagnóstico histopatológico. Cistos de duplicação entérica e de colédoco e linfangiomas exigem cirurgias mais complexas.

CALCIFICAÇÕES HEPÁTICAS

Definição

Calcificações hepáticas são focos ecogênicos (1 a 2mm) que representam calcificações na superfície (cápsula), no parênquima ou em compartimento vascular do fígado fetal, sendo classificadas em peritoneais/capsulares, parenquimatosas e vasculares.

Epidemiologia e relevância

A incidência das calcificações é de 1 a cada 11.700 gestações, e elas são a causa mais frequente de calcificações abdominais fetais, junto com a peritonite meconial.

Etiologia

Na maioria dos casos idiopáticas, podem estar associadas a infecções, tumores, aneuploidias ou insultos vasculares. Peritonite meconial é a principal causa de calcificações capsulares.

As calcificações parenquimatosas podem ser idiopáticas, decorrentes de infecções ou de tumores. Estes podem ser benignos ou malignos, primários do fígado (p. ex., hemagioendotelio-

mas, hamartomas, teratomas, hepatoblastomas) ou metastáticos (neuroblastoma). As causas infecciosas mais comuns são varicela, herpes simples do tipo II, parvovírus B19 e demais TORCH.

As calcificações vasculares resultam de hipoperfusão ou tromboembolismo venoso porto-hepático.

Diagnóstico

As calcificações peritoneais/capsulares se apresentam como massas calcificadas na superfície hepática, enquanto as parenquimatosas se mostram como pontos ecogênicos dispersos no parênquima. Calcificações parenquimatosas isoladas (Figura 37.6) são frequentemente encontradas em exames de rotina e não têm significado patológico.

Os tumores aparecem como massas complexas com áreas hiperecoicas associadas à sombra acústica.

Na maioria dos casos não há alteração evolutiva no aspecto ecográfico das calcificações.

Diagnóstico diferencial e associação a outras malformações

O diagnóstico diferencial das calcificações peritoneais inclui peritonite meconial, cálculos biliares e rotura de hidrometrocolpos. Em calcificações parenquimatosas, devem ser buscadas calcificações extra-hepáticas, além de outros sinais sugestivos de infecções. Em calcificações de padrão vascular devem ser investigados sinais de aneuploidias e causas de isquemia ou trombose.

As calcificações hepáticas podem ocorrer isoladamente ou estar associadas a outras anomalias (21% a 65%).

Fatores prognósticos, genética e risco de recorrência

O prognóstico depende do diagnóstico genético e da presença de infecção e malformações associadas. Calcificações isoladas com sorologias normais não comprometem o prognóstico. Tumores hepáticos podem ter impacto negativo no prognóstico.

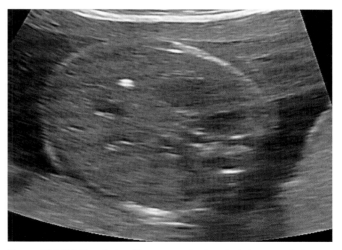

Figura 37.6 Calcificação hepática parenquimatosa isolada em paciente com 22 semanas de gestação e sorologias para TORCH negativas. (Imagem gentilmente cedida pelo Dr. Vinicius Cardoso Gammaro.)

Diversas aneuploidias podem apresentar calcificações hepáticas (p. ex., trissomias 13, 18, 21 e 45X). Nesses casos, o risco de recorrência depende do diagnóstico genético. A herança autossômica recessiva ocorre na calcinose arterial infantil idiopática, uma doença rara que pode se apresentar com calcificações hepáticas vasculares.

Manejo obstétrico

Diante do achado de calcificações hepáticas, deve ser realizada ultrassonografia morfológica detalhada (nível 3) em busca de outras anomalias e marcadores de aneuploidias. Caso estejam presentes, está indicada investigação genética (DNA fetal livre no sangue materno e amniocentese) e sorológica para TORCH e parvovírus.

Caso tenha sido realizada investigação diagnóstica e o achado seja isolado, a indicação de local e via de parto permanece estritamente obstétrica. Caso seja necessário dar prosseguimento à investigação pós-natal, recomenda-se que o parto seja realizado em hospital terciário.

Terapia pós-natal

Caso não seja realizado rastreio sorológico completo no pré-natal, recomendam-se sorologia neonatal para TORCH e cultura de urina para cilomegalovírus. Em casos de calcificações peritoneais deve ser feita radiografia de abdome para exclusão de perfuração intestinal. Se a ultrassonografia neonatal for sugestiva de tumor, a investigação diagnóstica deverá prosseguir com tomografia computadorizada ou RNM. Nos casos de calcificações sugestivas de insulto isquêmico/trombose é necessário avaliar a função hepática neonatal.

CISTOS DE COLÉDOCO

Definição

Cistos de colédoco consistem em dilatações císticas congênitas das vias biliares.

Epidemiologia e relevância

Os cistos de colédoco apresentam incidência de 1 a cada 100.000 ou 150.000 NV ocidentais, chegando a 1 a cada 13.000 no leste asiático (Japão) e sendo mais frequentes em fetos femininos (2,5 a 4:1).

Embriologia, anatomia e fisiologia

Em 90% dos casos, os cistos são dilatações dos ductos extra-hepáticos com ductos intra-hepáticos normais (tipo I). A maioria dos RN com cistos de colédoco tem obstrução biliar distal completa (no nível do duodeno), que é considerada uma forma de atresia biliar.

Etiologia

A etiologia dos cistos de colédoco é desconhecida.

Diagnóstico

O diagnóstico ecográfico pode ser feito a partir de 15 semanas de gestação e seu aspecto típico é de imagem anecoica (cística) no abdome superior direito, próxima ao seio porta.

O Doppler colorido ajuda a identificar a relação espacial entre o cisto e as veias umbilical e porta e a artéria hepática. A RNM também pode ser utilizada na investigação diagnóstica pré-natal.

Diagnóstico diferencial e associação a outras malformações

O diagnóstico diferencial deve ser feito com cistos de outros sítios (hepáticos, de omento, renais, suprarrenais), pielectasia do rim direito, obstrução intestinal, duplicação duodenal e *situs inversus*. Além disso, pode ser difícil diferenciá-lo de duplicação de vesícula biliar, AD, cisto mesentérico e cisto ovariano direito deslocado para o abdome superior. A ausência de polidrâmnio e peristalse visível pode ajudar no diagnóstico diferencial com alterações intestinais. Os cistos de colédoco são achados isolados na maioria dos casos.

Fatores prognósticos, genética e risco de recorrência

Cistos de colédoco isolados não alteram o prognóstico materno e fetal. No entanto, após o nascimento, cistos de colédoco e atresia biliar podem ocasionar a insuficiência hepática e cirrose de desenvolvimento rápido. A detecção pré-natal torna possível selecionar os fetos com indicação de prosseguimento da investigação diagnóstica pós-natal.

Manejo obstétrico

O diagnóstico não deve alterar a conduta obstétrica em relação ao momento e à via de parto.

Recomenda-se que os pais compareçam à consulta com o cirurgião pediátrico ainda durante a gestação para esclarecimentos sobre investigação diagnóstica, prognóstico e conduta pós-natal.

A avaliação completa das vias biliares deve ser realizada no período neonatal; no entanto, se for possível o encaminhamento pós-natal imediato, não há necessidade de realizar o parto em hospital terciário.

Terapia pós-natal

O RN deve ser avaliado no período neonatal imediato em serviço com experiência no diagnóstico e na abordagem cirúrgica de malformações congênitas do trato biliar. Em casos de atresia biliar, a taxa de sucesso da cirurgia de Kasai diminui significativamente após os 2 meses de idade. Todos os cistos de colédoco devem ser excisados em virtude do risco de complicações, inclusive de malignização. Até o momento, os melhores resultados terapêuticos para cistos de colédoco do tipo I são obtidos com a hepatojejunostomia com reconstrução em Y de Roux. O prognóstico a longo prazo após a cirurgia é excelente, exigindo apenas acompanhamento esporádico da função hepática e da perviedade da anastomose.

Considerações

Os RN com suspeita pré-natal de cisto de colédoco devem ser encaminhados para investigação diagnóstica no pós-parto imediato.

MALFORMAÇÕES ANORRETAIS (MA)

Definição

As MA incluem um espectro de defeitos envolvendo ânus, reto e trato geniturinário.

Epidemiologia e relevância

As MA têm prevalência de 1 a cada 5.000 NV, sendo mais frequentes no sexo masculino (3:2).

Embriologia, anatomia e fisiologia

As MA têm origem na nona semana de gravidez com a parada do desenvolvimento caudal do septo urorretal, resultando em falha da divisão da cloaca em reto e seio urogenital.

Essas malformações são tradicionalmente classificadas em altas ou baixas, de acordo com sua localização acima ou abaixo do diafragma muscular pélvico. No entanto, o recente avanço na compreensão anatômica e na abordagem cirúrgica desses defeitos tornou possível uma classificação que os agrupa de acordo com suas características anatômicas, cirúrgicas e prognósticas (Quadro 37.1). Em 95% dos casos, as MA estão associadas a fístulas. No entanto, essa proporção é invertida em fetos com trissomia 21.

Etiologia

A causa das MA não está totalmente elucidada, mas provavelmente é multifatorial, envolvendo múltiplos fatores genéticos e ambientais. Causas ambientais incluem diabetes mal controlado, técnicas de fertilização assistida e uso excessivo de álcool pela mãe.

Quadro 37.1 Tipos de malformações anorretais não sindrômicas

Tipo	
Masculino	Fístula retoperineal
	Fístula retouretral-bulbar
	Fístula retouretral-prostática
	Fístula retocolovesical
	Ânus imperfurado sem fístula
	Defeitos raros e complexos
Feminino	Fístula retoperineal
	Fístula retovestibular
	Cloaca com canal comum curto (< 3cm)
	Cloaca com canal comum longo (> 3cm)
	Ânus imperfurado sem fístula
Defeitos raros e complexos	Extrofia de cloaca
	Cloaca posterior
	Defeito associado a massa pré-sacral
	Atresia retal

Diagnóstico

O diagnóstico pré-natal é incomum. Os achados mais sugestivos são a presença de alça intestinal em U na pelve fetal; a presença de enterólitos na luz intestinal e a ausência da imagem anal habitual "em alvo" no plano axial. A avaliação do reto em plano coronal e do ânus no plano axial é mandatória em todos os casos de anomalia do trato digestório ou de suspeita de associação VACTERL.

Diagnóstico diferencial e associação a outras malformações

O diagnóstico diferencial deve incluir cólon normal, atresias intestinais proximais e DH. As obstruções intestinais altas costumam apresentar dilatação difusa de alças e poliidrâmnio.

A maioria dos fetos com diagnóstico pré-natal de MA (50% a 90%) tem anomalias adicionais, principalmente geniturinárias, gastrointestinais e aquelas características da associação VACTERL (vertebrais, cardíacas, FTE, renais e de extremidades). A presença de anomalias vertebrais está associada a disrafismo oculto em 25% dos casos.

Fatores prognósticos, genética e risco de recorrência

O prognóstico depende do diagnóstico genético e das malformações associadas. Em casos isolados, o prognóstico é excelente. Atresias altas e casos com defeitos sacrais e disrafismos têm maior frequência de incontinência. Quando a cirurgia preserva o reto, a complicação mais frequente é a constipação.

A maioria das MA é esporádica, porém foram descritos raros casos familiares autossômicos recessivos e a associação a inúmeras síndromes genéticas, algumas das quais têm herança autossômica dominante. Em casos isolados, o risco de recorrência é de 3% a 4%.

Manejo obstétrico

Todos os casos com suspeita de MA devem ser encaminhados para ecografia morfológica detalhada e ecocardiografia fetal. Em virtude da associação a aneuploidias e síndromes genéticas, recomenda-se investigação genética (DNA não invasivo e amniocentese). O encaminhamento para serviço de cirurgia pediátrica durante a gravidez possibilita o planejamento cirúrgico neonatal mais adequado. O parto deve ser realizado em hospital terciário com serviço de cirurgia pediátrica.

Terapia pós-natal

Alguns defeitos podem receber reparo neonatal imediato, embora em outros sejam necessários a colostomia e o adiamento da cirurgia até 1 a 3 meses. A nova técnica cirúrgica da anorretoplastia sagital posterior melhorou significativamente o prognóstico funcional desses pacientes.

PONTOS-CHAVE (Quadro 37.2)

Quadro 37.2 Pontos-chave na avaliação das malformações do aparelho digestório

Malformação	Achados ecográficos	Associações
Atresia de esôfago	Polidrâmnio (2/3) Estômago ausente (1/3)	> risco trissomia 18/21
Atresia de duodeno	Polidrâmnio (terceiro trimestre) "Dupla bolha"	> risco trissomia 21
Atresia jejunoileal	Dilatação de alças do delgado Quanto mais distal, mais alças dilatadas e menos polidrâmnio	Isolado
Íleo meconial	Intestino hiperecogênico Dilatação de alças do delgado	Fibrose cística
Atresia anorretal	Ânus não visibilizado Cólon dilatado (raro) Nunca tem polidrâmnio	VACTERL

Leitura complementar

Bianchi DW. Fetology: diagnosis and management of the fetal patient. 2. ed. New York: McGraw-Hill Medical, 2010.

Bromley B. Diagnostic imaging of fetal anomalies. Journal of Ultrasound in Medicine 2003; 22: 850. doi:10.7863/jum.2003.22.8.850.

Ethun CG, Fallon SC, Cassady CI et al. Fetal MRI improves diagnostic accuracy in patients referred to a fetal center for suspected esophageal atresia. J Pediatr Surg 2014; 49(5):712-5. doi:10.1016/j.jpedsurg. 2014.02.053.

Hill M, Twiss P, Verhoef TI et al. Non-invasive prenatal diagnosis for cystic fibrosis: detection of paternal mutations, exploration of patient preferences and cost analysis. Prenat Diagn 2015; 35(10):950-8. doi: 10.1002/pd.4585.

Hochart V, Verpillat P, Langlois C et al. The contribution of fetal MR imaging to the assessment of oesophageal atresia. Eur Radiol 2015 Feb; 25(2):306-14. doi: 10.1007/s00330-014-3444-y.

Jakobson-Setton A, Weissmann-Brenner A, Achiron R, Kuint J, Gindes L. Retrospective analysis of prenatal ultrasound of children with Hirschsprung disease. Prenat Diagn 2015 Jul; 35(7):699-702. doi: 10.1002/pd.4595.

John R, D'Antonio F, Khalil A, Bradley S, Giuliani S. Diagnostic accuracy of prenatal ultrasound in identifying jejunal and ileal atresia. Fetal Diagn Ther 2015; 38:142-6.

Levitt MA, Pena A. Anorectal malformations. Orphanet J Rare Dis 2007; 2:33. doi: 10.1186/1750-1172-2-33.

Silva P, Reis F, Alves P, Farinha L, Gomes MS, Câmara P. Fetal bowel dilatation: a sonographic sign of uncertain prognosis. Case Rep Obstet Gynecol 2015; 2015:608787. doi: 10.1155/2015/608787.

Tonni G, Grisolia G, Granese R et al. Prenatal diagnosis of gastric and small bowel atresia: a case series and review of the literature. J Matern Fetal Neonatal Med 2016; 29(17):2753-61. doi: 10.3109/ 14767058.2015.1107902.

CAPÍTULO 38

Malformações do Trato Urinário

Maria Tereza Penido Rebello
Marcos Faria
Heverton Pettersen

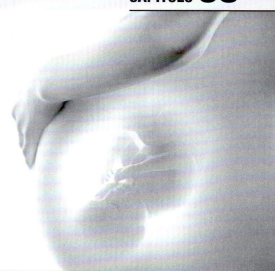

INTRODUÇÃO

O desenvolvimento do sistema urogenital humano é um processo complexo e, consequentemente, malformações do trato urinário estão entre as anomalias congênitas mais comuns. A avaliação da anatomia fetal por meio da ultrassonografia tem se tornado uma prática cada vez mais recomendada nos programas de assistência pré-natal, possibilitando o diagnóstico de anormalidades estruturais fetais, incluindo as anomalias do trato urinário que podem ser detectadas a partir do primeiro trimestre gestacional. Os rins e as glândulas suprarrenais já podem ser visibilizados pela ultrassonografia a partir de 12 semanas de gestação, quando a detecção de uma megabexiga significa aumento de risco fetal para cromossomopatia ou uropatia obstrutiva. O reconhecimento pré-natal de várias patologias do trato urinário pode melhorar significativamente o prognóstico neonatal, pois, algumas vezes, torna possível o alívio precoce de um processo obstrutivo. Além disso, possibilita a introdução de antibioticoprofilaxia adequada e precoce para o recém-nascido, uma vez que os processos infecciosos podem agravar ainda mais o prognóstico das anomalias nefrourológicas.

EPIDEMIOLOGIA E RELEVÂNCIA

As anomalias do trato urinário estão entre as três mais diagnosticadas no período pré-natal. Dessas, 50% envolvem o sistema nervoso central, 20% o sistema geniturinário e 15% o trato gastrointestinal. Embora as anomalias cardíacas sejam as mais frequentes, infelizmente apenas 50% delas são diagnosticadas no período pré-natal. Anormalidades congênitas do trato geniturinário, especialmente dos rins e da bexiga, acometem 3% a 4% da população. Ademais, as anomalias urinárias são responsáveis por 10% das anomalias letais. Assim, a detecção antenatal de anomalias urinárias pode aprimorar a avaliação prognóstica fetal, uma vez que pode afetar significativamente a morbidade e a mortalidade perinatal. Adicionalmente, a detecção precoce pode desencadear uma série de medidas que diminuem a repercussão de sequelas tardias.

Os rins fetais contribuem para o volume de líquido amniótico a partir de 14 semanas e são essenciais para a manutenção desse volume ao longo da gestação. A presença de anomalia renal estrutural ou funcional pode ocasionar oligoidrâmnio ou anidrâmnio, que podem afetar diretamente o desenvolvimento pulmonar. Por isso, é extremamente importante estabelecer a normalidade do sistema renal tão precocemente quanto possível.

DEFINIÇÃO E DIAGNÓSTICO

A formação do trato urinário é complexa, e falhas na formação ou na indução dos tecidos podem ocasionar doenças obstrutivas e não obstrutivas. Como resultado dessas anomalias ocorrem variações da produção urinária ou seu acúmulo localizado. Por isso, a compreensão do processo de formação do sistema urinário, bem como da imagem ultrassonográfica normal, é uma etapa importante no diagnóstico correto dessas anomalias.

Embriologia, anatomia e fisiologia

O sistema urogenital se desenvolve a partir do mesênquima intermediário, mesoderma, derivado da parede dorsal do embrião. Durante o dobramento do embrião no plano horizontal, o mesênquima é deslocado ventralmente e perde sua conexão com os somitos. Uma elevação longitudinal do mesênquima, a crista urogenital, forma-se em cada lado da aorta dorsal, sendo o cordão nefrogênico a parte dessa crista que origina o sistema urinário, enquanto a crista gonadal é a parte que dá origem ao sistema genital.

Durante a vida embrionária, três estruturas nefrogênicas se desenvolvem e regridem sucessivamente em uma sequência craniocaudal. O pronefro, localizado na região cervical, é rudimentar e não funcional, regredindo por volta da quarta semana embrionária. O mesonefro, localizado entre as regiões torácica e lombar, começa a se desenvolver na quinta semana de vida embrionária e se torna funcional cerca de 4 semanas mais tarde. É constituído, em cada lado do embrião, por um ducto mesonéfrico (vertical) e túbulos mesonéfricos (horizontais). Os ductos mesonéfricos, também chamados de ductos de Wolff, crescem caudalmente e se unem com a parede ventrolateral da bexiga, para onde drenam a urina. Antes de sua regressão, por volta da décima semana, em sua região distal dão origem ao broto uretérico de cada lado. A regressão é completa nos fetos femininos e parcial nos masculinos, onde irão formar parte do trato genital. Por fim, o metanefro, que irá formar os rins permanentes, está localizado inicialmente na região sacral.

Os rins se desenvolvem a partir de dois componentes diferentes: o broto uretérico (origem mesonéfrica) e o blastema metanefrogênico (origem metanéfrica). O broto uretérico é um órgão tubular, primórdio do ureter, que penetra no mesoderma metanéfrico e passa a se ramificar, originando a pelve renal, os cálices e os túbulos coletores. A extremidade de cada túbulo coletor induz o mesoderma metanéfrico circunjacente à formação do corpúsculo renal (cápsula de Bowman e glomérulo), do túbulo contorcido proximal, da alça de Henle e do túbulo contorcido distal, que em seu conjunto constituem um néfron, a unidade urinária. Inicialmente, os rins primordiais ficam próximos um do outro na pelve, ventralmente ao sacro. Conforme o abdome e a pelve crescem, os rins gradualmente se posicionam no abdome e se afastam um do outro, atingindo sua "posição adulta" em torno da nona semana.

A bexiga se desenvolve principalmente da parte vesical do seio urogenital e inicialmente é contínua com o alantoide. O alantoide logo sofre uma constrição e se torna um cordão fibroso, o úraco, que se estende do ápice da bexiga até o umbigo e, nos adultos, constitui o ligamento umbilical mediano. Conforme a bexiga aumenta, as partes distais dos brotos uretéricos são incorporadas em sua parede dorsal e, à medida que ductos mesonéfricos são absorvidos, os brotos uretéricos dão origem aos ureteres, passando a se abrir na bexiga.

Os rins definitivos se tornam funcionais por volta da 12ª semana, apesar de não exercerem nenhuma função maior de excreção, visto que a placenta assume essa função até o nascimento. Embora a produção urinária se inicie por volta da décima semana gestacional, torna-se um importante componente do líquido amniótico somente após a 14ª semana de gestação. O processo de desenvolvimento renal não se completa com o nascimento, ocorrendo a formação de néfrons adicionais a partir de mesênquima indiferenciado e o crescimento dos néfrons por hipertrofia ao longo de vários meses.

Imagem ultrassonográfica normal dos rins fetais

A modalidade primária de imagem utilizada para visibilizar o trato geniturinário fetal é a ultrassonografia. Os rins e as glândulas suprarrenais podem ser visibilizados a partir de 9 semanas de gestação. Eles são vistos de cada lado da coluna fetal, exatamente abaixo do nível do estômago. Inicialmente, os rins são mais ecogênicos e gradualmente se tornam mais hipoecogênicos em comparação com as alças intestinais e o fígado. Recomenda-se que os rins sejam avaliados nos cortes axial, sagital e coronal. O córtex renal é mais ecogênico em comparação à região medular, e a pelve renal é vista como espaço anecoico na porção medial do corte transverso. No terceiro trimestre, as pirâmides podem ser diferenciadas do córtex e são mais hipoecogênicas. Os rins crescem ao longo da gestação e seu tamanho é diretamente proporcional à idade gestacional (Figura 38.1 e Tabela 38.1).

As glândulas suprarrenais podem ser vistas no polo superior dos rins e, na ausência dos rins, essas glândulas podem ocupar a fossa renal e mimetizar estrutura renal. Os rins fetais podem ser vistos em 80% dos fetos com 11 semanas, em 92% dos fetos com 13 semanas e em todos os fetos durante a ultrassonografia morfológica, entre 20 e 24 semanas. Muitos serviços preconizam a visibilização rotineira das artérias renais através do Doppler, em corte coronal posterior, sendo observadas como dois ramos diretos da aorta abdominal e abaixo da origem da artéria mesentérica superior.

Os ureteres fetais não são usualmente visibilizados, a menos que estejam dilatados. A bexiga fetal pode ser vista na pelve a partir de 11 semanas, e a persistência do achado de bexiga não visibilizada deve ser considerada anormal após 15 semanas (Figura 38.2).

ETIOLOGIA

De modo geral, as anomalias do trato urinário estão relacionadas com as alterações funcionais (p. ex., refluxo vesicoureteral) ou estruturais (p. ex., obstrução pieloureteral, ureterocele, cistos etc.). Os fatores desencadeantes dessas anomalias são listados na literatura como ausência adequada de indução de tecidos (p. ex., broto ureteral e mesoderma metanéfrico), desenvolvimento anormal das estruturas (p. ex., dobras e obstruções), síndromes cromossômicas (p. ex., trissomias 13, 18 e 21) e síndromes gênicas dominantes (p. ex., rim policístico do adulto) ou recessivas (p. ex., rim policístico infantil).

CRITÉRIOS DIAGNÓSTICOS, FATORES PROGNÓSTICOS, DIAGNÓSTICO DIFERENCIAL E ASSOCIAÇÃO A OUTRAS MALFORMAÇÕES

Para fins didáticos, as anomalias do trato urinário fetal podem ser divididas em anomalias urológicas não obstrutivas (que não cursam com dilatação do sistema coletor) e anomalias

Capítulo 38 ■ Malformações do Trato Urinário 323

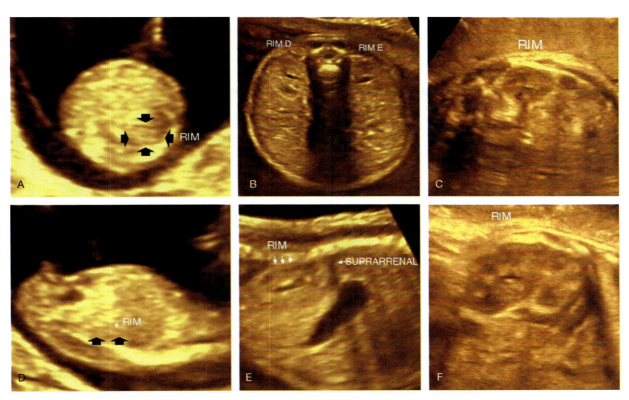

Figura 38.1 Rins normais nos cortes transverso e longitudinal. **A** e **D** Primeiro trimestre. **B** e **E** Segundo trimestre. **C** e **F** Terceiro trimestre.

Tabela 38.1 Dimensões renais normais de acordo com a idade gestacional (Pastore, 2012)

IG (semanas)	Anteroposterior (mm)			Laterolateral (mm)			Comprimento (mm)			Volume (cm³)		
	P5	P50	P95	P5	P50	P95	P5	P50	P95	P5	P50	P95
16	2	6	10	6	10	13	7	13	18	–	0,4	2,6
17	3	7	11	6	10	14	10	15	20	–	0,6	2,8
18	4	8	12	6	10	14	12	17	22	–	0,7	2,9
19	5	9	13	7	10	14	14	19	24	–	0,9	3,1
20	6	10	13	7	11	15	15	21	26	–	1,1	3,3
21	6	10	14	8	12	15	17	22	28	–	1,4	3,6
22	7	11	15	8	12	16	19	24	29	–	1,7	3,9
23	8	12	16	9	13	17	21	26	31	–	2,1	4,3
24	9	13	17	10	14	18	22	28	33	0,3	2,5	4,7
25	10	14	18	11	15	19	24	29	34	0,8	3,0	5,2
26	11	15	19	12	16	19	25	31	36	1,3	3,5	5,7
27	11	15	19	12	16	20	27	32	37	1,9	4,1	6,3
28	12	16	20	13	17	21	28	33	38	2,5	4,7	6,9
29	13	17	21	14	18	22	29	35	40	3,2	5,4	7,6
30	14	18	22	15	19	23	31	36	41	3,9	6,1	8,3
31	14	18	22	16	20	24	32	37	42	4,6	6,8	9,0
32	15	19	23	17	20	24	33	38	43	5,4	7,5	9,7
33	16	20	23	17	21	25	34	39	44	6,1	8,3	10,5
34	16	20	24	18	22	26	35	40	45	6,8	9,0	11,2
35	17	21	25	18	22	26	35	41	46	7,4	9,6	11,8
36	17	21	25	19	23	27	36	41	47	8,1	10,2	12,4
37	18	22	26	19	23	27	37	42	47	8,6	10,8	13,0
38	18	22	26	19	23	27	37	43	48	9,0	11,2	13,4
39	19	23	27	19	23	27	38	43	48	9,4	11,6	13,8
40	19	23	27	19	23	27	38	44	49	9,6	11,8	14,0

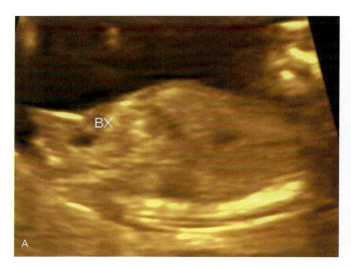 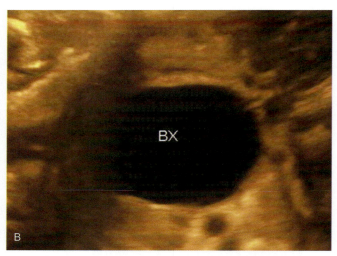

Figura 38.2 Imagens da bexiga. **A** Primeiro trimestre. **B** Terceiro trimestre.

urológicas obstrutivas (que cursam com dilatação do sistema coletor).

Anomalias urológicas não obstrutivas

Agenesia renal

Definida como ausência congênita dos rins, a agenesia renal pode ser uni ou bilateral. A bilateral é incompatível com a vida e ocorre em 0,1 a 0,3 a cada 1.000 nascimentos. Já a agenesia renal unilateral ocorre em 1 a cada 1.000 nascimentos e é três vezes mais frequente no sexo masculino. Existem vários padrões de herança genética, e o risco fetal de agenesia renal bilateral é de cerca de 1% quando um dos pais tem agenesia unilateral. Acredita-se que a agenesia renal ocorra por ausência de indução do blastema metanéfrico pelo broto ureteral. A agenesia renal pode ser um achado isolado ou fazer parte de uma síndrome, exigindo sempre uma avaliação minuciosa em busca de anomalias associadas.

A forma de manifestação clínica mais comum da agenesia renal bilateral é o anidrâmnio, geralmente observado em ultrassonografia de rotina no segundo trimestre gestacional. Os rins fetais não são visibilizados na fossa renal, e a bexiga não se enche durante o exame, levando à redução significativa do volume de líquido amniótico ou anidrâmnio após 16 semanas. Em geral, quando a bexiga fetal não é visibilizada durante um exame, recomenda-se a repetição deste após 30 minutos, período suficiente para que uma bexiga se encha.

Aspectos ultrassonográficos:

- Oligoidrâmnio acentuado ou anidrâmnio.
- Persistência de bexiga vazia.
- Ausência de parênquima renal.
- Não visibilização das artérias renais ao mapeamento com Doppler colorido.
- Adicionalmente, as glândulas suprarrenais podem apresentar aspecto mais linear ou ovoide, sendo confundidas com os rins.

- Convém considerar que a visibilização da fossa renal pode estar comprometida por oligoidrâmnio severo, obesidade materna e posicionamento de alças intestinais.

A agenesia renal unilateral é três a quatro vezes mais frequente do que a bilateral e apresenta bom prognóstico. No exame, a bexiga é normalmente visibilizada e o volume de líquido amniótico é normal. O rim contralateral à agenesia pode estar hipertrofiado e funciona normalmente. Na ausência de imagem renal em loja renal é importante a avaliação detalhada do abdome e da pelve fetal com o objetivo de excluir a possibilidade de ectopia renal (Figura 38.3).

A identificação de agenesia renal uni ou bilateral deve desencadear uma busca detalhada por outras alterações, pois o risco de anomalias associadas ou de síndromes genéticas pode ser tão alto quanto 30%.

Ectopia renal

A rotação anormal dos rins que acontece na fase embrionária está frequentemente associada aos rins ectópicos. Um ou am-

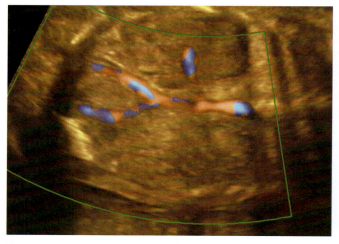

Figura 38.3 Agenesia renal direita. Ao Doppler, ausência de artéria renal direita.

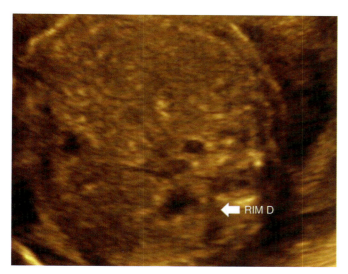

Figura 38.4 Rim esquerdo pélvico. Ao corte transversal habitual, somente o rim direito é observado.

bos os rins podem estar em posição anormal, cabendo lembrar que a maioria dos rins ectópicos está localizada na pelve. A incidência de ectopia renal é de 1 a cada 1.200 nascidos vivos. Existem três tipos principais de ectopia renal:

Rim pélvico

Os rins pélvicos resultam da falha na ascensão dos rins e recebem suprimento de vasos sanguíneos próximos a eles (artérias ilíacas interna e externa ou aorta abdominal), geralmente sendo vascularizados por muitos vasos (Figura 38.4).

Rim em ferradura unindo os polos inferiores

Essa é a malformação renal mais comum entre as anomalias de fusão, ocorrendo entre a sétima e a oitava semana de gestação. Os polos inferiores são os mais acometidos. Apresenta associação frequente a outras anomalias renais, como duplicidade do sistema coletor, anomalias ureterais, criptorquidia, tumor de Wilms e teratoma. O rim em ferradura também pode estar associado à trissomia do cromossomo 18.

Ectopia renal cruzada

Algumas vezes, um rim cruza para o outro lado, resultando em ectopia renal cruzada com ou sem fusão. Um tipo incomum é o rim fundido unilateralmente, o que ocorre quando os rins deixam a pelve e um dos rins ascende para sua posição normal, carregando o outro.

Aspectos ultrassonográficos:

- Ausência do rim na loja renal esperada associada à imagem sugestiva de rim adjacente à bexiga ou em local anômalo.
- Suprarrenal achatada.
- Ausência de rim na loja renal esperada com rim contralateral longo (pensar em ectopia cruzada).
- Dilatação do trato urinário (as obstruções são mais frequentes).

O diagnóstico de ectopia renal frequentemente é realizado após 24 semanas, quando ocorre diferenciação maior entre o tecido renal e as alças intestinais. Algumas situações podem dificultar o diagnóstico, como intestino fetal na loja renal, simulando imagem renal, e a falta de maior ecogenicidade da gordura perirrenal.

Sistema renal duplex (duplicação renal)

Uma das anomalias renais mais comuns diagnosticadas no período pós-natal, o sistema renal duplex é caracterizado por duplicação do sistema coletor, no qual dois sistemas pielocaliciais estão presentes em um único rim com ureter único ou duplo. Em geral, a duplicação do sistema coletor é unilateral, sendo mais comum em mulheres.

Aspectos ultrassonográficos:

- Comprimento do rim em corte sagital acima do percentil 95.
- Estrutura cística cercada por uma borda de parênquima renal em um dos polos do rim.
- Rim com duas pelves renais separadas e não comunicantes.
- Ureter dilatado, usualmente drenando o polo superior do rim.
- Presença de estrutura cística ecogênica na bexiga (ureterocele).

Como muitos ultrassonografistas não são familiarizados com o sistema renal duplex, o diagnóstico pré-natal é pouco frequente. Assim, a presença de ureter dilatado sem dilatação óbvia do sistema coletor deve despertar no ultrassonografista a curiosidade para examinar cuidadosamente o trato urinário superior e excluir o diagnóstico de sistema renal duplex.

Rim displásico (displasia renal multicística/rim multicístico)

O rim displásico, também denominado de Potter tipo II, apresenta desenvolvimento anormal dos glomérulos e néfrons com aumento desproporcional do estroma. Acredita-se que a displasia renal seja causada por alterações na junção entre o broto ureterico e o mesoderma metanéfrico, o que inibe a diferenciação do néfron e dá origem a uma desorganização estrutural grave. Os néfrons estão presentes em número reduzido, levando a uma redução da função renal e conexão anormal com o sistema coletor resultando em formações císticas de tamanhos variados. Apesar de a displasia renal apresentar inúmeras causas, como defeitos genéticos, obstrução baixa do trato urinário e teratógenos, muitos casos são esporádicos.

Aspectos ultrassonográficos:

- O rim displásico se apresenta com tamanho variável, podendo ser pequeno, normal ou aumentado para a idade gestacional. De acordo com o tamanho, pode ser classificado em Potter IIA (normal ou aumentado) ou Potter IIB (diminuído) (Figura 38.5).
- O comprometimento renal pode ser unilateral ou bilateral, segmentar ou comprometer todo o parênquima renal. Esse comprometimento irá depender da causa base da doença (obstrução, genética etc.).

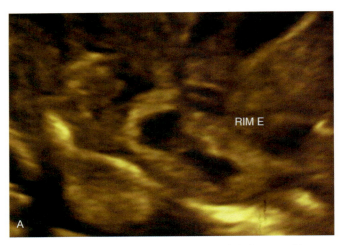
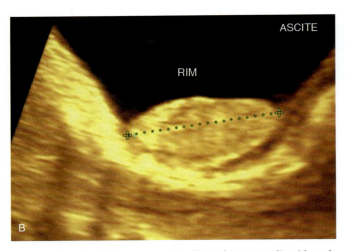

Figura 38.5 Rim displásico. **A** Displasia renal tipo IIA de Potter em feto com uropatia obstrutiva baixa. **B** Displasia renal tipo IIB em feto com ascite e trissomia do cromossomo 18.

- A manifestação da doença pode ocorrer por meio de microcistos, com aspecto hiperecogênico do parênquima renal, ou macrocistos, com espaços císticos que revestem o córtex renal. Esses cistos são múltiplos, de paredes finas e não comunicantes, dispostos aleatoriamente no parênquima e tornando irregular a superfície renal (Figura 38.6).
- Na presença de grandes cistos, todo o parênquima renal pode estar comprometido e os rins perdem os sinais de diferenciação corticomedular.
- O grau de comprometimento e o prognóstico podem ser avaliados a partir do tamanho do rim afetado, da ecogenicidade, da presença e número de cistos e do volume de líquido amniótico.

Para melhor esclarecimento diagnóstico, devem ser considerados os seguintes aspectos: história familiar, ultrassonografia de vias urinárias dos pais, aconselhamento genético e cariótipo. Rins displásicos podem estar frequentemente associados a síndromes como VACTERL, síndrome de Meckel-Gruber, síndrome de Bardet-Biedl, síndrome de Fraser e síndrome CHARGE.

Portadores de doença renal multicística unilateral isolada tendem a apresentar bom prognóstico. O tamanho e o número de cistos na doença multicística unilateral não costumam influenciar o prognóstico. Apesar do bom prognóstico, também devem ser avaliados o tamanho do rim contralateral, a presença ou ausência de outras anomalias e o volume do líquido amniótico. O envolvimento renal bilateral é geralmente associado a oligoidrâmnio severo e tem pior prognóstico em virtude da possibilidade de hipoplasia pulmonar.

Rim policístico

A doença renal policística compreende duas entidades diferentes: doença policística renal do tipo infantil e doença policística renal do tipo adulto.

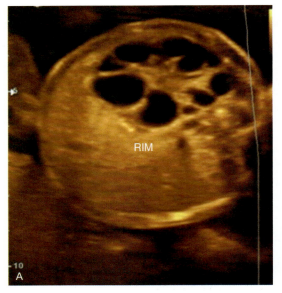
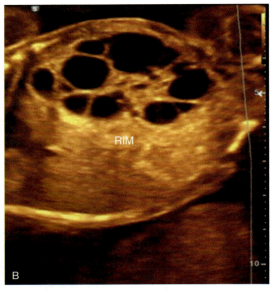

Figura 38.6 Rim multicístico. **A** Corte transversal. **B** Corte longitudinal.

Doença policística renal do tipo infantil

O rim policístico infantil, também conhecido como Potter tipo I, é uma desordem com comprometimento dos túbulos coletores e presença de numerosos pequenos cistos, de 1 a 2mm de tamanho, na periferia do rim. Com incidência de 1 a cada 40.000 partos, tem herança autossômica recessiva, sendo uma desordem de gene único, localizado no braço curto do cromossomo 6. De acordo com o período de manifestação, a pelve e o ureter podem se apresentar normais. A idade em que se manifesta essa condição é variável e se subdivide em perinatal, neonatal, infantil e juvenil. Na manifestação perinatal, 90% dos tubos coletores estão comprometidos, o que culmina com falência renal, oligo/anidrâmnio e hipoplasia pulmonar.

Aspectos ultrassonográficos:

- Rins exageradamente aumentados com comprometimento bilateral, homogeneamente hiperecogênicos, com ou sem oligoidrâmnio.
- Bexiga fetal pequena ou não visibilizada.
- Achados ultrassonográficos podem não estar presentes antes de 24 semanas, sendo necessários exames seriados.
- Podem ser observados cistos hepáticos, fibrose hepática, hipertensão portal e hipoplasia do ducto biliar.

O grau de progressão clínica depende do percentual de túbulos envolvidos e do grau de fibrose hepática, sendo os rins afetados na fase inicial da doença e a fibrose hepática ocorrendo em fase mais tardia. Dos quatro subtipos da doença policística infantil, o perinatal é o mais comum, ocorrendo falência renal intraútero. Em 40% a 50% dos afetados ocorre fibrose hepática. A mortalidade perinatal é geralmente causada por hipoplasia pulmonar, decorrente da oligoidrâmnio severo ou anidrâmnio.

Doença policística renal do tipo adulto

O rim policístico adulto, também conhecido como Potter tipo III, é uma desordem em que o comprometimento envolve a dilatação de qualquer porção do néfron. Com incidência de 1 a cada 1.000 partos e herança autossômica dominante, em 90% dos casos a anormalidade está associada ao gene 6p. A chance de recorrência em gestações subsequentes é de 50%, sendo a doença renal cística hereditária mais comum na infância e na idade adulta. O início da manifestação cística renal varia do período fetal ao neonatal, mas a falência renal geralmente se desenvolve na idade adulta. Múltiplos cistos renais, de tamanhos variados, são vistos associados a cistos em pâncreas, fígado, baço e sistema nervoso central.

Aspectos ultrassonográficos:

- Rins aumentados bilateral e simetricamente com pequenos cistos de aparência ecogênica.
- Volume de líquido amniótico normal.
- Bexiga de aspecto normal.

O diagnóstico pré-natal por meio de amostra de vilo corial e biologia molecular pode ser oferecido quando há história familiar, informação essencial para o diagnóstico diferencial da doença renal policística infantil. Assim, o achado de cistos renais no feto deve suscitar ponderação quanto à realização de ultrassonografia das vias urinárias nos pais. Em crianças com cistos renais sem história familiar deve ser excluída tuberose esclerosa.

Tumores renais

Apesar da raridade dos tumores renais, o diagnóstico diferencial das massas abdominais deve estar presente no pensamento do ultrassonografista.

Nefroma mesoblástico congênito

O nefroma mesoblástico congênito, embora raro, é a neoplasia renal mais comum, ocorrendo exclusivamente durante o período neonatal ou no início da infância. Afeta mais infantes masculinos do que femininos e apresenta bom prognóstico após exérese cirúrgica com pouca complicação intraútero. Trata-se de um tumor sólido, benigno, originário do rim ou da fossa renal, que macroscopicamente se apresenta como massa sólida e circunscrita, parecendo um leiomioma uterino, mas que pode exibir áreas pseudocísticas em virtude de necrose ou hemorragia interna. Pode apresentar anomalias associadas, como polidactilia, malformação gastrointestinal, hidrocefalia e anomalia geniturinária.

Aspectos ultrassonográficos:

- Massa sólida unilateral em um dos quadrantes superiores do abdome fetal. A massa geralmente surge da fossa renal e comprime o rim envolvido, podendo ser homogênea ou heterogênea em razão das alterações císticas ou necróticas.
- A interface entre o tumor e o parênquima renal pode produzir uma aparência ultrassonográfica de uma cápsula circundando o tumor.
- A massa apresenta rápido padrão de crescimento e rica vascularização ao estudo Doppler.
- Polidrâmnio está frequentemente associado, provavelmente em virtude da poliúria.

O diagnóstico diferencial deve incluir o tumor de Wilms e outros tumores renais, como teratoma e neuroblastoma de glândulas suprarrenais. A ressonância nuclear magnética pode ser útil para diferenciar uma massa no polo superior do rim de uma massa suprarrenal.

O diagnóstico de tumor renal é indicação para ultrassonografia seriada com o objetivo de monitorizar o crescimento tumoral e excluir anomalias associadas.

Tumor de Wilms (nefroblastoma)

O tumor de Wilms é raramente diagnosticado no período antenatal, e o risco randomizado de desenvolvimento do tumor é de 1 a cada 10.000 nascimentos. O tumor pode ocorrer esporadicamente ou com tendência familiar e apresenta associação a anomalias congênitas. Esse tumor pode fazer parte das síndromes de VATERL, de Soto, de Perlman e de Beckwith-Wiedemann. O tumor de Wilms possivelmente resulta de uma diferenciação anormal do blastoma metanéfrico, e muitos casos são unilaterais. Os achados ultrassonográficos são praticamente indiferenciáveis do nefroma mesoblástico, sendo necessária avaliação histológica pós-natal para o diagnóstico.

Anomalias urológicas obstrutivas

A identificação ultrassonográfica antenatal da dilatação do trato urinário traduz o espectro de várias entidades etiológicas, incluindo uropatias obstrutivas isoladas ou associadas. Na maioria dos casos, o achado pré-natal de dilatação do trato urinário é transitório ou fisiológico e não tem significado clínico. Em outros casos pode representar condições obstrutivas severas, como válvula de uretra posterior, que tem morbimortalidade significativa. A dilatação do trato urinário pode ser dividida em superior e inferior.

Dilatação do trato urinário superior

A dilatação do trato urinário superior é uma das anomalias mais comumente diagnosticadas por meio da ultrassonografia obstétrica, sendo seu principal representante a dilatação da pelve renal. Pode ser resultante de uma obstrução transitória ao fluxo urinário ou de refluxo urinário, que ocorrem na junção ureteropélvica ou ureterovesical, respectivamente. A dilatação da pelve renal pode ser acompanhada por dilatação do ureter quando a alteração acontece abaixo da junção ureteropélvica. Nesses casos, a bexiga é frequentemente normal. A maioria das dilatações tem bom prognóstico com melhora do quadro à medida que a gestação evolui.

O termo mais utilizado para expressar a dilatação da pelve renal é *hidronefrose*, e muitos autores adotam o termo *pielectasia* para fazer referência a pequenas dilatações. As sociedades envolvidas com o diagnóstico e o tratamento de patologias do sistema urológico têm sugerido a troca desses termos pela expressão *dilatação do trato urinário*, associando o grau de severidade.

Para a medida da pelve renal por meio da ultrassonografia, deve-se utilizar um corte transversal do rim e deve ser considerado o maior diâmetro anteroposterior. Na literatura, a incidência de hidronefrose é variável e está diretamente associada ao valor de corte utilizado para defini-la, variando de 1% a 5% dos fetos quando o valor de corte da pelve renal está entre 3 e 5mm. A dilatação da pelve renal é observada em 50% das anomalias renais detectadas no período pré-natal, podendo ser uni ou bilateral e com uma relação sexo masculino/feminino de 2:1.

A dilatação do trato urinário superior pode ser detectada em qualquer período da gestação, devendo ser considerada anômala quando > 3mm no primeiro trimestre, > 4mm entre 14 e 22 semanas, > 5mm entre 23 e 33 semanas e > 7mm após 33 semanas. Sempre que a pelve renal for > 10mm, o quadro deverá ser considerado patológico com aumento do risco de doenças e necessidade de procedimentos cirúrgicos após o nascimento.

As obstruções da junção ureteropélvica são as mais comuns e correspondem a 35% dos problemas urológicos pré-natais com incidência de 1 a cada 2.000 gestações e predominância unilateral e masculina. Se a obstrução progride, o córtex renal se torna adelgaçado com aumento da ecogenicidade, havendo, nos casos severos, a presença de cistos corticais. O volume de líquido amniótico é geralmente normal quando a anomalia é unilateral, mas pode ocorrer oligoidrâmnio no terceiro trimestre se a doença é bilateral e severa (Figura 38.7).

O acompanhamento seriado do feto deve ser realizado para avaliação das condições prognósticas e orientação quanto às investigações pós-natais. Nos casos em que a obstrução é bilateral, severa e precoce, com comprometimento do volume de líquido amniótico e risco de hipoplasia pulmonar, há a possibilidade de derivação pieloamniótica com o objetivo de melhorar o prognóstico fetal.

Na dilatação da pelve renal, a avaliação detalhada do restante do trato urinário é de extrema importância, pois em 25% dos casos há associação a outras alterações urológicas, incluindo agenesia renal contralateral, displasia renal multicística, refluxo vesicoureteral, duplicação uretérica parcial ou completa e rim em ferradura. Também é importante a avaliação minuciosa do restante da anatomia fetal, pois em 12% dos casos existem anomalias extrarrenais, como anorretais, cardiológicas, atresia esofágica e síndrome VATER.

Anomalias da junção ureterovesical podem ser divididas em dois grupos: megaureter primário não funcional e refluxo vesicoureteral. O megaureter primário não funcional (ureter > 10mm de diâmetro) responde por 10% das dilatações do trato urinário superior com incidência de 1 a cada 6.500 casos, relação masculino/feminino de 2:1 e 25% são bilaterais. A avaliação ultrassonográfica evidencia um ureter dilatado, comunicando-se com a pelve renal dilatada, com bexiga e volume de líquido amniótico normais. O diagnóstico diferencial inclui o refluxo vesicoureteral e a obstrução causada por ureterocele ou implantação ectópica do ureter. Já o refluxo vesicoureteral pode ser ocasionado por um defeito na junção ureterovesical (refluxo primário) ou por uma disfunção do trato urinário baixo (refluxo secundário). Em ambos os casos, primário e secundário, existe um fluxo retrógrado de urina da bexiga para o trato urinário superior, que pode ser constante ou intermitente. O diagnóstico pré-natal do refluxo vesico-ureteral é de extrema importância, pois no período pós-natal essas crianças apresentam risco aumentado de infecção do trato urinário superior. Diferentemente do período pré-natal, quando 80% dos refluxos vesicoureterais ocorrem em fetos do sexo masculino, no período pós-natal o refluxo é cinco vezes mais frequente no sexo feminino (veja a Figura 38.7).

Dilatação do trato urinário inferior e anormalidades da bexiga fetal

A obstrução do trato urinário inferior implica alta taxa de morbidade e mortalidade, principalmente por hipoplasia pulmonar secundária ao oligoidrâmnio. Sua incidência é de 2,2 a cada 10.000 nascimentos, sendo aproximadamente dois terços dos casos causados por válvula de uretra posterior (VUP), um terço causado por atresia uretral, alguns casos representados pela síndrome de Prune-Belly e o restante por causas não identificadas. Os fetos do sexo masculino são afetados mais frequentemente pela obstrução baixa e, se o feto for do sexo feminino, deve-se suspeitar de uma patologia mais complexa, como anormalidades cloacais ou síndrome da megabexiga-microcólon-hipoperistaltismo. A avaliação ultrassonográfica pré-natal tem boa acurácia para o diagnóstico de obstrução do trato urinário baixo com sensibilidade de 95% e especificidade de 80%.

O sinal mais precoce de obstrução do trato urinário baixo é a distensão da bexiga fetal, denominada megabexiga, que pode ser diagnosticada tão precocemente quanto em 11 semanas de gestação, acometendo 1 a cada 1.800 gestações no primeiro trimestre. O diâmetro da bexiga fetal aumenta com a idade gestacional, sendo normalmente 10% menor do que o comprimento cabeça-nádega. Entre 10 e 14 semanas, o diâmetro vesical é < 6mm, e quando > 15mm, nesse período, está frequentemente associado a uma uropatia obstrutiva com evolução progressiva e mau prognóstico. Por outro lado, quando o diâmetro vesical se situa entre 7 e 15mm e não existem cromossomopatias, em 90% das vezes ocorre a resolução espontânea da megabexiga em torno de 20 semanas. No feto de primeiro trimestre com megabexiga existe o risco de 20% de cromossomopatia se o diâmetro da bexiga está entre 7 e 15mm e de 10% quando o diâmetro é > 15mm.

No segundo trimestre, a definição de megabexiga é dada pelo aspecto vesical anormalmente aumentado com presença ou ausência de esvaziamento vesical em um período superior a 45 minutos de observação.

A VUP é uma malformação que acomete fetos do sexo masculino com uma incidência de 1 a cada 3.000 nascidos vivos e resulta de obstrução causada por uma membrana, resquício embriológico, localizada na uretra prostática em região do *verumontanum* (Figura 38.8).

Aspectos ultrassonográficos:

- Hidronefrose bilateral acentuada: com a evolução, os rins podem se tornar displásicos e diminuir a produção urinária. A displasia renal pode se manifestar como hiperecogenicidade do parênquima ou por meio da presença de cistos.
- Megaureter.
- Megabexiga com dilatação da uretra posterior: com o tempo ocorre hipertrofia do detrusor com espessamento da parede vesical.

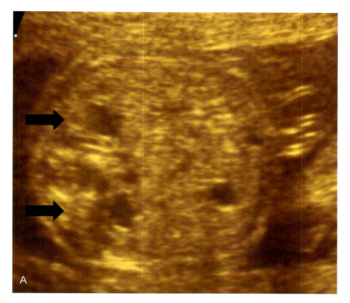
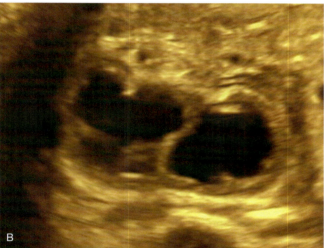
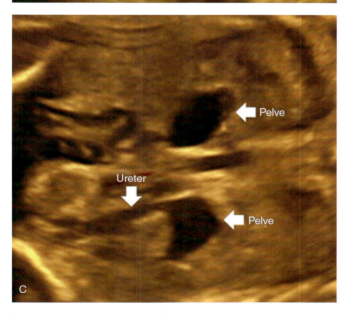

Figura 38.7 Dilatação do trato urinário superior (hidronefrose). **A** Sem dilatação de cálices. **B** Com dilatação de cálices (obstrução na junção ureteropélvica). **C** Com dilatação de ureter (refluxo vesicoureteral).

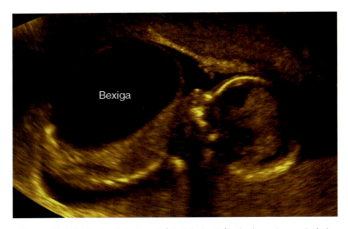

Figura 38.8 Dilatação do trato urinário inferior (válvula de uretra posterior).

O principal diagnóstico diferencial da VUP é com a síndrome de *prune belly*, caracterizada por músculos abdominais anormais, criptorquidia bilateral e dilatação ureteral. Os achados ultrassonográficos da síndrome de *prune belly* que envolvem o sistema urinário incluem displasia renal, dilatação ureteral, aumento abdominal e úraco patente.

MANEJO OBSTÉTRICO DAS MALFORMAÇÕES URINÁRIAS

O manejo obstétrico deve ser individualizado, levando-se em consideração a malformação urológica, a associação a outras malformações fetais, o risco de anomalias cromossômicas e o prognóstico fetal. Diante do diagnóstico de anomalia urológica, a primeira providência consiste na realização de ultrassonografia morfológica terciária para avaliação de anomalias estruturais associadas e marcadores de cromossomopatias.

O risco de cromossomopatias depende diretamente da anomalia renal e de fatores de risco associados. Enquanto a hidronefrose isolada em pacientes jovens apresenta risco discretamente aumentado para cromossomopatias (em especial a trissomia do cromossomo 21), a válvula de uretra posterior, no início da gestação, tem risco de 10% para cromossomopatias (em especial as trissomias dos cromossomos 13 e 18). A displasia renal, quando associada a malformações estruturais, aumenta o risco para trissomias (em especial a do cromossomo 13). Por isso, diante das uropatias, o estudo do cariótipo fetal deve ser sempre levado em consideração após a discussão com o casal sobre os riscos e benefícios do procedimento.

Nas uropatias obstrutivas, que contabilizam a maioria dos casos de malformações do trato urinário e representam uma grande variedade de diferentes condições patológicas, o diagnóstico pré-natal adequado possibilita um planejamento apropriado de conduta tanto no período pré-natal como no pós-natal. A observação de redução progressiva do líquido amniótico associada à dilatação da pelve renal deve ser valorizada e geralmente indica prognóstico renal reservado. Nas uropatias obstrutivas altas, ultrassonografias seriadas são indicadas para avaliar condições prognósticas como progressão da obstrução, ecogenicidade renal, cistos renais e volume de líquido amniótico. Anomalias da junção ureteropélvica, quando bilaterais e severas, podem ser conduzidas com a realização de derivações pieloamnióticas, mas esse procedimento é raramente realizado.

Nos processos obstrutivos baixos, em que a maioria dos casos tem prognóstico reservado, intervenções fetais intrauterinas têm sido propostas para aliviar a obstrução e minimizar o dano renal e o risco de hipoplasia pulmonar. É importante avaliar detalhadamente o feto e aconselhar os pais apropriadamente antes do procedimento, uma vez que este envolve riscos maternos e fetais. Existem duas opções de intervenção: cistoscopia fetal e *shunt* vesicoamniótico.

A cistoscopia fetal pode ser utilizada como modalidade diagnóstica e terapêutica, em centros de pesquisa, mas ainda exige estudos sobre seu impacto na sobrevida fetal e nas funções vesical e renal dos sobreviventes a longo prazo. A cistoscopia terapêutica possibilita a ablação a *laser* da válvula de uretra posterior e auxilia o posicionamento do cateter vesicoamniótico. O *shunt* vesicoamniótico é um procedimento relativamente simples, no qual o feto e a bexiga fetal são visibilizados continuamente à ultrassonografia, enquanto um cateter do tipo *pigtail* vesicoamniótico é inserido por via transcutânea. O cateter adequadamente posicionado fica com a parte distal dentro da bexiga fetal e a parte proximal na cavidade amniótica.

Freedman e cols. relataram que, das crianças que sobreviveram após intervenção antenatal por uropatias obstrutivas, após 2 anos, 36% evoluíram com falência renal e transplante renal bem-sucedido, 21% tiveram insuficiência renal e 43% apresentaram função renal normal. Em relação à continência urinária, 50% apresentaram continência aceitável. Assim, crianças que sobrevivem, com ou sem intervenção pré-natal, têm risco significativo de falência renal, geralmente necessitando de diálise renal ou transplante na infância. Nos centros onde é realizada a terapia para processos obstrutivos baixos são feitas avaliação prévia da condição renal por meio da ultrassonografia, punção vesical ou da pelve renal (preferivelmente) e investigação dos fatores que indicam mau prognóstico da função renal, como:

1. Oligoidrâmnio prolongado.
2. Cisto renal cortical.
3. Sódio > 100mEq/L, cloro > 90mEq/L e osmolaridade > 210mOsm/L.
4. β-2-microglobulina aumentada (urina/sérica), alanina urinária, valina e treonina.
5. Área pulmonar reduzida e diâmetro torácico ou abdominal diminuído.

Existe uma variação significativa no manejo de indivíduos portadores de dilatação do trato urinário no período pré-natal. Assim, oito sociedades (American College of Radiology [ACR], American Institute of Ultrasound in Medicine [AIUM], American Society of Pediatric Nephrology [ASPN], Society for Fetal

Urology [SFU], Society for Maternal-Fetal Medicine [SMFM], Society for Pediatric Urology [SPU], Society for Pediatric Radiology [SPR] e Society of Radiologists in Ultrasounds [SRU]), com especial interesse no diagnóstico e no manejo de fetos e crianças portadoras de dilatação do trato urinário reuniram-se em março de 2014 em Linthicum, Maryland, EUA, com o objetivo de unificar a descrição da dilatação do trato urinário tanto no período pré-natal como no pós-natal e propor esquemas de avaliação perinatal com base em critérios ultrassonográficos. A prática clínica mais comum consiste no uso de valores de corte para o diâmetro anteroposterior da pelve renal (DAPPR) de acordo com dois grupos de idade gestacional: (1) segundo trimestre com valor de corte de 4mm e (2) terceiro trimestre com valor de corte de 7mm. No entanto, achados ultrassonográficos adicionais devem ser levados em consideração, como lateralidade, extensão da dilatação calicial, anormalidades de parênquima, anormalidades ureterais e da bexiga, sexo fetal, volume de líquido amniótico e anormalidades em outros sistemas (Quadro 38.1).

As principais recomendações desse consenso multidisciplinar foram:

- **Recomendação 1:** em razão da aparente confusão associada às várias terminologias com diversos significados para obstrução do trato urinário, recomenda-se evitar o uso de termos e expressões inespecíficos, como hidronefrose, pielectasia, pelviectasia, uronefrose e trato urinário repleto ou proeminente, e adotar o uso da expressão *dilatação do trato urinário*, sendo a severidade da dilatação caracterizada de acordo com achados ultrassonográficos específicos (Quadro 38.1).

- **Recomendação 2:** é essencial a comunicação dos achados pré-natais ao pediatra, utilizando o sistema de classificação de dilatação do trato urinário recomendado. Quando os achados pré-natais sinalizam possível intervenção cirúrgica ou risco de comprometimento renal, é recomendada uma avaliação do nefrologista ou urologista pediátrico ainda no período pré-natal para planejamento dos cuidados pós-natais.

- **Recomendação 3:** os achados ultrassonográficos descritos no Quadro 38.1 são importantes na caracterização da severidade da dilatação do trato urinário.

Para melhor visibilização dos rins fetais e medida do DAPPR, a coluna deve estar posicionada às 12 horas ou às 6 horas, sendo a medida realizada através do diâmetro máximo da pelve renal com a borda do *caliper* no limite do parênquima renal. Os valores limítrofes para o diagnóstico de dilatação do trato urinário são estratificados de acordo com a idade gestacional, como mostra o Quadro 38.2. A pelve renal é considerada normal quando o DAPPR mede < 4mm até 28 semanas, < 7mm acima de 28 semanas e < 10mm no período pós-natal. Em situação de normalidade do trato urinário fetal, a dilatação calicial está ausente, o parênquima renal tem espessura e aspecto normais, o ureter não é visibilizado e a bexiga apresenta aspecto normal.

Quadro 38.1 Parâmetros ultrassonográficos incluídos no Sistema de Classificação de Dilatação do Trato Urinário (Nguyen, 2014)

Parâmetros ultrassonográficos		Medidas/achados	Observações
Diâmetro AP pelve renal (DAPPR)		(mm)	Diâmetro máximo da pelve intrarrenal em corte transverso
Dilatação calicial	Central (cálices maiores)	Sim/não	–
	Periférica (cálices menores)	Sim/não	–
Espessamento do parênquima		Normal/anormal	Achado subjetivo
Aspecto do parênquima		Normal/anormal	Avaliar ecogenicidade, diferenciação corticomedular e cistos corticais
Ureter		Normal/anormal	Dilatação do ureter é considerada anormal. Entretanto, a visualização transitória do ureter é considerada normal no pós-natal
Bexiga		Normal/anormal	Avaliar parede vesical, presença de ureterocele e dilatação posterior da uretra

Quadro 38.2 Valores normais para o Sistema de Classificação de Dilatação do Trato Urinário (Nguyen, 2014)

Achados ultrassonográficos	Momento de apresentação		
	16 a 27 semanas	> 28 semanas	Pós-natal (> 48h)
DAPPR	< 4mm	< 7mm	< 10mm
Dilatação calicial			
Central	Não	Não	Não
Periférica	Não	Não	Não
Espessura do parênquima	Normal	Normal	Normal
Aspecto do parênquima	Normal	Normal	Normal
Ureter(es)	Normal	Normal	Normal
Bexiga	Normal	Normal	Normal
Oligoidrâmnio inexplicado	Não	Não	Não se ajuste

Quando a dilatação do trato urinário é detectada no período pré-natal, deve-se classificar em grupos de baixo risco e de alto risco para patologias pós-natal e cirurgia, como exposto no Quadro 38.3. É considerado de baixo risco quando o DAPPR está entre 4 e 7mm até 28 semanas e entre 7 e 10mm após 28 semanas, com ou sem dilatação calicial central. São considerados fetos de alto risco para patologias pós-natal e cirurgia aqueles com medidas acima das descritas com dilatação calicial periférica, parênquima renal de aspecto ou espessura anormais, ureter dilatado e bexiga anormal e presença de oligoidrâmnio supostamente relacionada com o trato urinário.

- **Recomendação 4:** com base no sistema de classificação de risco, recomenda-se um esquema de acompanhamento como o proposto no Quadro 38.4.

Para o grupo de baixo risco, diagnosticado antes de 32 semanas, uma nova ultrassonografia deverá ser realizada após 32 semanas e, se houver resolução da dilatação do trato urinário com parênquima renal, ureteres e bexiga de aspecto normal, não é necessário acompanhamento pré ou pós-natal. Se persistir a dilatação como grupo de baixo risco ou se caracterizar como um grupo de alto risco, é recomendada avaliação pós-natal.

No grupo de alto risco, uma avaliação pré-natal deve ser realizada em torno de 4 a 6 semanas depois da ultrassonografia que inicialmente detectou a dilatação do trato urinário. Em virtude da grande variabilidade dos achados ultrassonográficos na avaliação pré-natal, as recomendações sobre avaliações subsequentes devem ser individualizadas. Em situações que se caracterizam por risco elevado de cirurgia ou disfunção renal, recomenda-se avaliação do urologista ou nefrologista pediátrico

Quadro 38.3 Estratificação de risco para dilatação do trato urinário de acordo com a apresentação pré-natal (Nguyen, 2014)

Apresentação pré-natal			
16 a 27 semanas DAPPR 4 a < 7mm	> 28 semanas DAPPR 7 a < 10mm	16 a 27 semanas DAPPR > 7mm	> 28 semanas DAPPR > 10mm
⬇		⬇	
Dilatação calicial ausente ou central*		Dilatação calicial periférica*	
Parênquima de espessura normal		Parênquima de espessura anormal	
Parênquima de aspecto normal		Parênquima de aspecto anormal	
Ureter normal		Ureter anormal	
Bexiga normal		Bexiga anormal	
Sem oligoidrâmnio inexplicado**		Oligoidrâmnio inexplicado**	
⬇		⬇	
Grupo de baixo risco		**Grupo de alto risco**	

*Dilatação calicial central ou periférica pode ser de difícil identificação em gestação inicial.
**Oligoidrâmnio suspeito de ser decorrente de alteração geniturinária.

Quadro 38.4 Manejo fetal e neonatal de acordo com o risco estabelecido no período pré-natal (Nguyen, 2014)

Manejo com base no risco/diagnóstico pré-natal	
Grupo de baixo risco	**Grupo de alto risco**
Período pré-natal	
Ultrassom após 32 semanas	Inicialmente, 4 a 6 semanas após o diagnóstico
Após o parto	
Três ultrassonografias: 1: 72 a 96 horas de vida 2: 1 mês de vida 3: 6 a 12 meses de vida	– Ultrassonografia após 48 horas – Seguimento de acordo com os achados (urografia excretora, cintilografia e cistografia retrógrada)
Observações	
Modificação no cálculo de risco para aneuploidia	Avaliação do especialista, como nefrologista e urologista

no período antenatal e, obviamente, a avaliação pós-natal deverá ser realizada.

MANEJO DO RECÉM-NASCIDO

Segundo o consenso multidisciplinar, a avaliação pós-natal deve ser realizada em 3 a 4 dias após o nascimento. Se o resultado for normal, reavaliações ultrassonográficas deverão ser realizadas após 30 dias e em 6 a 12 meses. A avaliação pós-natal deve ser cuidadosa e sistemática, tendo em vista que até 45% dos fetos com dilatação pré-natal apresentam o primeiro exame pós-natal normal e alguma anomalia nos subsequentes.

Quando hidronefrose > 10mm persiste após o nascimento, convém realizar urografia excretora ou cintilografia. Em caso de confirmação da obstrução, a cirurgia deve ser discutida com os pais. A cistografia retrógrada deve ser indicada quando a cintilografia não é capaz de estabelecer o diagnóstico de obstrução ou se existe história familiar, clínica (infecção de repetição) ou evidência radiológica/cintilográfica de refluxo. Cabe lembrar que a cistografia retrógrada é um exame invasivo que tem o potencial de aumentar o risco de infecção e exposição à radiação. Uma dilatação não obstrutiva não deve ser tratada com antibioticoterapia de rotina, a não ser que esteja associada a infecção de repetição ou refluxo vesicoureteral. Em caso de refluxo, não está recomendada a realização de cirurgia antes dos 2 anos de idade. Os pais devem ser sempre orientados quanto aos sinais de infecção urinária no recém-nascido.

CONSIDERAÇÕES FINAIS

As anomalias do trato urinário estão entre as três mais diagnosticadas no período pré-natal e são responsáveis por 10% das anomalias letais. O diagnóstico pré-natal dessas anomalias é eficiente graças à disponibilidade e à frequência do exame de imagem pré-natal oferecidas pela ultrassonografia, associadas às condições técnicas de contraste entre o ecogênico e o anecoico causadas pela maioria das malformações urinárias.

A importância do diagnóstico pré-natal das anomalias urinárias reside no fato de alguns diagnósticos mudarem o prognóstico e a conduta pré e pós-natal, não só o de anomalias que invariavelmente evoluiriam com óbito fetal, como a válvula de uretra posterior precoce, mas processos obstrutivos superiores e refluxos mais frequentes e que, se não diagnosticados no período pré-natal, podem evoluir com destruição do parênquima renal e processos infecciosos de repetição pós-natal, responsáveis pela falência renal.

Por fim, é importante salientar que 80% a 90% dos achados ultrassonográficos referentes ao sistema urinário, em sua maioria dilatações da pelve renal, têm resolução pré-natal espontânea, sendo suficiente o acompanhamento ultrassonográfico. O treinamento do profissional de imagem para o reconhecimento efetivo das anomalias urológicas e o conhecimento sobre a história natural de cada diagnóstico são fundamentais para que o aconselhamento do casal grávido seja feito adequadamente, sem preocupações excessivas ou menosprezo da condição fetal.

Leitura complementar

Aksu N1, Yava can O, Kangin M et al. Postnatal management of infants with antenatally detected hydronephrosis. Pediatr Nephrol 2005; 20(9):1253-9.

Bianchi DW, Crombleholme TM, D'Alton ME. Genitourinary tract. In: Bianchi DW, Crombleholme TM, D'Alton ME (eds.) Fetology: diagnosis & management of the fetal patient. New York: McGraw-Hill, 2000: 565-656.

Bunduki V, Francisco RPV, Zugaib M. Anormalidades geniturinárias. In: Melo NR, Fonseca EB (eds.) Coleção FEBRASGO Medicina Fetal. Rio de Janeiro: Elsevier, 2012: 137-48.

Dias T, Sairam S, Kumarasiri S. Ultrasound diagnosis of fetal renal abnormalities. Best Practice & Research Clinical Obstetrics and Gynaecology 2014; 28: 403-15.

Elder JS. Antenatal hydronephrosis fetal and neonatal management. Pediatr Clin North Am 1997; 44(5):1299-321.

Freedman AL, Johnson MP, Smith CA et al. Long-term outcome in children after antenatal intervention for obstructive uropathies. Lancet 1999; 354:374-7.

Langer B. Fetal pyelectasis. Ultrasound Obstet Gynecol 2000; 16(1):1-5.

Moore KL, Persaud TVN, Torchia MG. Sistema urogenital. In: Moore KL, Persaud TVN, Torchia MG (eds.) Embriologia clínica. 9. ed. Rio de Janeiro: Elsevier, 2012:245-88.

Nguyen HT, Benson CB, Bromley B et al. Multidisciplinary consensus on the classification of prenatal and postnatal urinary tract dilation (UTD) classification system. Journal of Pediatric Urology 2014; 10:982-99.

Pastore AR, Pastore D, Cerri GG. Malformações do trato urinário fetal. In: Pastore AR, Cerri GG (eds.) Ultrassonografia em ginecologia e obstetrícia. Rio de Janeiro: Revinter, 2010: 363-85.

Woodward PJ. Embriology and anatomy of the genitourinary tract – Section 8 – Genitourinary tract. In: Woodward PJ (ed.) Diagnostic imaging obstetrics. Manitoba: Amisys Publishing, 2011: 8-2.

CAPÍTULO 39

Malformações Esqueléticas – Osteocondrodisplasias

Alim Alves Demian

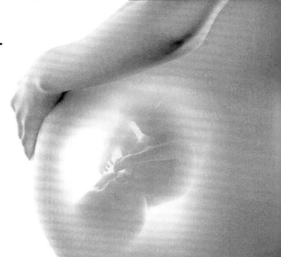

INTRODUÇÃO

As malformações esqueléticas (ME) se dividem em dois grandes grupos: as osteocondrodisplasias (OCD), que afetam o esqueleto como um todo, e as diostoses, que afetam um ou um grupo de ossos.

As ME compõem um grupo de doenças hereditárias que apresentam origem genética com gama variada de formas de transmissão, podendo ser autossômicas dominantes ou recessivas, ligadas ao cromossomo X ou mesmo mutação nova; podem ser decorrentes, também, do uso de drogas (p. ex., talidomida), consequentes a doenças crônicas (p. ex., *diabetes mellitus* [*DM*]) ou procedimentos invasivos precoces e síndrome da banda amniótica. Apresentam gravidade variável conforme a severidade da doença, passando por baixa estatura até severas alterações em membros e tórax, levando ao óbito intrauterino, no momento do parto ou no pós-parto imediato.

As ME se caracterizam por desenvolvimento ou crescimento anormal dos ossos ou pela presença concomitante de tecido ósseo e cartilaginoso, resultando em modificação do tamanho e/ou formato dos segmentos corpóreos.

O número total das doenças diminuiu na última revisão de nosologia realizada em 2015 em Bolonha, Itália, de 456 para 436, graças ao agrupamento de doenças fenotipicamente semelhantes, doenças indistinguíveis e condições de gravidade. Entretanto, o número de grupos de doença aumentou para 42 com a divisão dos grupos de síndromes de costelas curtas (com ou sem polidactilias) e síndromes de dedos curtos com e sem repercussão extraesquelética.

EMBRIOLOGIA

O sistema esquelético é formado a partir de células mesodérmicas e da crista neural. Com o desenvolvimento da notocorda e do tubo neural é formado o mesoderma intraembrionário, e seu espessamento lateral forma o mesoderma paraxial que, com sua segmentação na terceira semana, origina os somitos. Uma parte evolui para esclerótomo (que originará as costelas e as vértebras) e a outra para dermomiótomo (músculos e derme), de onde também advém o mesênquima. Parte importante do mesênquima da cabeça vem da crista neural (arcos faríngeos e ossos do crânio).

Os ossos aparecem com condensações mesenquimais. A maioria dos ossos chatos se desenvolve no mesênquima dentro de bainhas membranosas (ossificação intramembranosa), e em ossos longos o mesênquima passa a formações cartilaginosas e a seguir se forma ossificação endocondral. Todo esse processo é mediado geneticamente e sofre ação de TGF-β, fator de crescimento Gdf5 e proteínas morfogenéticas ósseas (BMP 5 e 7).

Como descrito, a ossificação membranosa acontece a partir das condensações mesenquimatosas, que se transformam em tecido conjuntivo e depois se ossificam. A maioria dos ossos se forma pela ossificação cartilaginosa, como os membros, as vértebras e as costelas.

Ossificação intramembranosa

O mesênquima desenvolve uma membrana, se condensa e vasculariza. Algumas células se transformam em *osteoblastos* e começam a depositar uma matriz intracelular (tecido osteoide). As células estão separadas umas das outras e poucas pontes ligam uma célula à outra. Com a deposição de cálcio na célula, esta se transforma em *osteócito*. No início não há um padrão organizado, mas com o tempo as espículas se organizam e se juntam. Osteoblastos periféricos originam o osso compacto. No interior do osso, sua aparência esponjosa se deve à ação de *osteoclastos*, que têm a função de reabsorção óssea. Em seu interior, o mesênquima origina também a medula óssea.

Ossificação endocondral

O centro primário de ossificação ocorre na diáfise por crescimento de células cartilaginosas, e sua matriz se calcifica, suas células periféricas originam o periósteo, que é então atravessado por vasos sanguíneos, e algumas dessas células se diferenciam em células hematopoéticas. Outras células se diferenciam em osteoblastos e depositam matriz óssea em direção à epífise óssea. O mesmo processo dos osteoblastos e osteoclastos modela o novo osso. O crescimento final do osso se dá na junção diáfise-epífise. A mineralização óssea começa ao final do período embrionário (centro primário de ossificação) e continua por um período prolongado, pois a epífise ainda é de matriz cartilaginosa (centro secundário de ossificação), sendo totalmente calcificada por volta dos 20 anos de idade.

ETIOLOGIA E CLASSIFICAÇÃO

Com mais de 400 formas diferentes de apresentação, a OCD tem cerca de 56 causas definidas, e esse número pode aumentar com o refinamento das técnicas de avaliação genética.

A causa genética é a mais comum, mas o uso de drogas/medicamentos, doenças crônicas prévias (DM), idade paterna, cromossomopatias (T13/18/21) e, em menor escala, a desnutrição (principalmente baixa ingesta de cálcio e fosfato) podem ser responsabilizados; sem dúvida, as associações desses fatores causais também têm um papel importante. Assim, para a determinação da etiologia da doença é necessário o diagnóstico correto da doença e, em processo reverso, o diagnóstico etiológico.

Fatores genéticos

A expressão *displasia óssea* é tipicamente usada para designar doenças ósseas ou de cartilagem que levam ao nanismo; entretanto, essa expressão é usada para caracterizar diversas situações em que o crescimento corpóreo está diminuído. Diversas alterações gênicas são responsáveis pela alteração da placa de crescimento, alterando assim a formação final do osso e, consequentemente, todo o potencial pessoal de crescimento.

Essas alterações são variáveis em sua ação e atingem apenas o crescimento ósseo; outras podem levar a graus variados de lesão, como perda auditiva e visual, déficit cognitivo variável ou mesmo à morte por hipoplasia pulmonar secundária ao crescimento inadequado da caixa torácica, dificultando o crescimento dos pulmões.

Diversas alterações genéticas podem se apresentar:

- As *mutações* em um mesmo gene podem ocasionar diferentes formas de displasia, assim como genes diferentes podem levar a uma mesma doença. Um exemplo do primeiro caso são a mutações no *FGFR3* (*fibroblast growth factor receptor 3*) – mutações em diferentes alelos podem levar à acondroplasia (forma não letal) ou à displasia tanatofórica (forma não letal). No segundo, o exemplo clássico é a osteogênese *imperfecta*, sendo os muitos genes que codificam colágeno (*COL1A1* e *COL1A2*) os principais responsáveis por essa doença, a qual também pode ser originada de mutações em genes que codificam o colágeno.

- O *mosaicismo somático* é um rearranjo genético que acontece após a fertilização e o início do desenvolvimento em con-

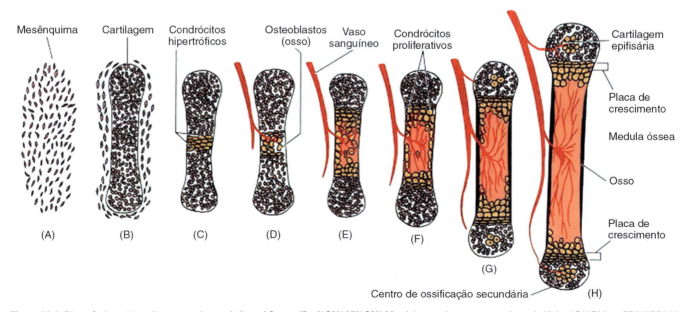

Figura 39.1 (Disponível em: https://www.google.com.br/search?q=ossifica%C3%A7%C3%A3o+intramembranosa+e+endocondral&rlz=1C1AZAA_enBR747BR747&source=lnms&tbm=isch&sa=X&sqi=2&ved=0ahUKEwia38vEhtrUAhXKj5AKHT_mCJ4Q_AUIBygC&biw=1366&bih=662#imgrc=ZmpK7Yvl1M9yrM.)

sequência de deleções (perda genética de tamanho variável) com consequente rearranjo do DNA, gerando no organismo uma linhagem celular normal e outra alterada (com percentual variável das linhagens em razão do momento da ocorrência do rearranjo), presentes na síndrome de Solamen (caracterizada por crescimento inadequado, lipomas, malformação arterial e de nevos) e na síndrome de Proteus.

- *Controle epigenético errático* – epigenético é o termo usado para designar o controle durante a leitura do DNA, ou seja, é o controle exercido durante a transcrição, e sua importância está no fato de regular a organogênese e o crescimento. Sua função primordial é ligar as histonas à cromatina e reverter esta ligação no momento da transcrição durante toda a vida do indivíduo, controlando a expressão gênica. Diversas enzimas que promovem a fosforilação, incluindo histonas metiltransferases, histonas metilases ou acetiltransferasees e histonas deacetilases (HDAC), estão envolvidas nesse processo. A ação de determinados agentes (radiação, fumo e álcool) pode induzir mudanças mais duradouras nessas enzimas e, consequentemente, as doenças. Nas displasias ósseas foi demonstrado que a alteração no *HDAC4* ou a mutação no gene que codifica as histonas H3.3 podem levar ao condroblastoma ou ao tumor de células gigantes.

- Os *micro-RNAs* (miRNA) são pequenos RNA de dupla fita endógenos, com aproximadamente 22 nucleotídeos, cuja principal função é atuar como silenciadores pós-transcricionais, pois pareiam com mRNA específicos e regulam sua estabilidade e tradução. Uma mutação nesse pode causar a síndrome de Feingold, que atinge diversos sistemas orgânicos e frequentemente o esqueleto (provocando baixa estatura, microcefalia, braquidactilia do segundo, e quinto dedos das mãos e sindactilia dos dedos dos pés.

- Em filhos de mães com DM, seja primário, seja gestacional (DMG), as chances de apresentar síndrome de regressão caudal (ânus imperfurado, agenesia sacral, siringomielia e lesões de membros inferiores) são três vezes maiores em virtude de algum fator desconhecido, que poderia ser insulina exógena, anticorpos anti-insulina ou mesmo anormalidades no metabolismo de carboidratos com liberação aumentada de radicais livres e consequente lesão na angiogênese fetal.

- Diversas drogas estão relacionadas com malformações esqueléticas. O aumento da automedicação e o uso de substâncias ilícitas (cerca de 20% das gestantes usam algum tipo de droga) aumentam a incidência de malformação não só esquelética, mas também de outros sistemas (Quadro 39.1).

Nomenclatura das anormalidades dos membros

- Encurtamento dos ossos:
  - Micromelia.
  - Acromelia.
  - Mesomelia.

Quadro 39.1 Associação entre o uso de medicamentos/drogas e malformações esqueléticas

Medicamento/Droga	Malformação
Talidomida	Focomielia
Ciclofosfamida	Defeitos de membros, esterno e dorso
Álcool	Síndrome alcoólica fetal (hipoplasia maxilar, nariz curto, face plana, deformidades de membros)
Tetraciclina	Diminuição do crescimento ósseo nos membros
Fluconazol	Deformidades esqueléticas

  - Rizomelia.
  - Braquidactilia.
- Ausência dos ossos.
- Ausência focal dos ossos.
- Contratura e deformidades posturais.
- Alteração do número dos dedos.

GRUPOS MAIS IMPORTANTES

A classificação de um grupo tão heterogêneo é difícil. A última revisão nosológica aconteceu em 2015 durante a 11ª Reunião da Sociedade Internacional de Displasia Esquelética, em Bologna, Itália, e correspondeu à nona versão. Nessa revisão, o número de doenças foi reduzido de 456 para 436 em razão do agrupamento de doenças indistinguíveis fenotipicamente e do aparecimento de outras de gravidade variável. Os grupos permanecem divididos por genes únicos (p. ex., FGFR3), associações de genes (p. ex., grupo de desordens de sulfatos) e fenótipos típicos ou achados radiológicos próprios (p. ex., displasia/metáfise).

PREVALÊNCIA

A prevalência das OCD é variável por muitos motivos, como, por exemplo, em razão de pequenos grupos de estudo, dificuldade de diagnóstico (confirmação radiológica e/ou genética), perdas precoces, consanguinidade e diagnóstico precoce ao exame de ultrassonografia ou após o nascimento. Estudos internacionais mostram que as taxas variam de 2,4 a cada 10.000 nascidos vivos na população geral a 9,5 a cada 10.000 em casais consanguíneos.

Em sua tese de doutorado, Barbosa Buck (2011) estudou cerca de 1,6 milhão de nascidos na América do Sul entre 2000 e 2007 a partir de notificações obtidas pelo ECLAMC e encontrou uma taxa geral de 3,2 a cada 10.000 nascidos vivos. Esses valores médios maiores do que a média mundial se devem à heterogeneidade e ao grande número da população, à diversidade étnica e à impossibilidade de interrupção da gravidez, além da alta paridade e da idade paterna avançada.

DIAGNÓSTICO

O diagnóstico de malformações ósseas inicia-se por meio da ultrassonografia bi ou tridimensional e pode ser confirmado por testes genéticos com material obtido durante a gestação, por meio de procedimentos invasivos, ou após o parto, com radiografias ou mesmo por necropsias.

O principal objetivo do diagnóstico das malformações ósseas é saber se se trata de uma doença compatível com sobrevida ou não (letal × não letal), ou seja, o diagnóstico primário do risco de hipoplasia pulmonar. As técnicas de imagem – ultrassonografia, avaliação das artérias pulmonares por dopplervelocimetria, avaliação volumétrica dos pulmões e ressonância nuclear magnética – são importantes para esse fim.

Ultrassonografia obstétrica

O diagnóstico tem início com a ultrassonografia obstétrica (USG-OB) a partir da datação precisa da idade gestacional (data da última menstruação [DUM] × USG-OB), estabelecendo corretamente a IG e confrontando esses achados com o exame de suspeita. Em pacientes sem risco, as medidas dos ossos longos costumam ser menores que o esperado para a idade gestacional, e esse achado deverá ser confrontado em nomogramas. Achados abaixo do percentil 5 para a idade gestacional são suspeitos, embora parte da população possa apresentar esses valores sem consequências clínicas (o percentil 1 seria o ideal para o diagnóstico). Como a maioria das tabelas não traz esses valores, valores abaixo do percentil 5 são considerados o ponto inicial para o estabelecimento do diagnóstico.

O melhor momento para a avaliação em pacientes sem risco seria entre 16 e 24 semanas, mas em pacientes com história prévia ou fatores de risco associados (p. ex., DM) o exame transvaginal na 13ª semana poderia ser útil em associação à medida do comprimento cabeça-nádega e da circunferência cefálica.

Nos estudos ultrassonográficos é mandatório avaliar:

1. Idade gestacional com base na DUM e na ultrassonografia de primeiro trimestre.
2. Tamanho dos ossos longos (fêmures, úmeros, rádios, ulnas, tíbias, fíbulas).
3. Formato dos ossos (curvos ou retos, uni ou bilateralmente) e postura dos membros.
4. Aparência da metáfise (irregular, espículas).
5. Ecogenicidade dos ossos longos (mineralização boa ou fraca).
6. Avaliação de pés e mãos (número de dedos, posição, formato dos dedos e mineralização).
7. Circunferência da cabeça, do abdome e do tórax.
8. Forma e mineralização do crânio.
9. Avaliação da face (bossa frontal, micrognatia, avaliação do osso nasal).
10. Avaliação do formato da coluna, bem como dos corpos vertebrais (inclusive a mineralização).
11. Avaliação do formato e do tamanho da mandíbula.
12. Presença de outras malformações em outros sistemas.
13. Avaliação do volume de líquido amniótico.
14. Presença de hidronefrose uni ou bilateral.

O achado de constrição torácica é altamente sugestivo de hipoplasia pulmonar; entretanto, em alguns casos esse achado

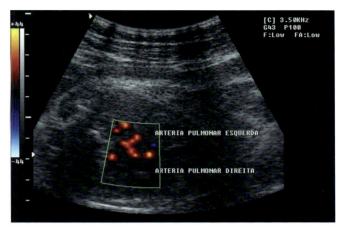

Figura 39.2 Bifurcação de artérias pulmonares. (Imagem gentilmente cedida pelo Dr. Marcus R. Taveira.)

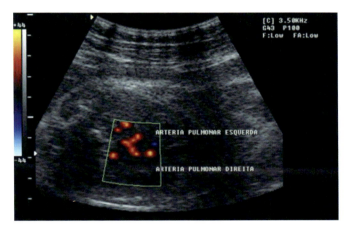

Figura 39.3 Sonografia da artéria pulmonar.

do isolado nem sempre é critério de letalidade imediata. A relação circunferência torácica/abdominal < 0,6 e a relação fêmur/circunferência abdominal < 0,16 são altamente sugestivas de letalidade.

Avaliação dopplervelocimétrica das artérias pulmonares fetais

A avaliação da resistência aumentada ao fluxo sanguíneo é a base para o diagnóstico de hipoplasia pulmonar. Estudos de Laudy & Yoshimura mostraram que valores do índice de pulsatilidade (IP) das artérias pulmonares abaixo do percentil 5 para a idade gestacional representavam risco maior. Em tese de Doutorado, avaliamos pelo efeito Doppler o IP das artérias pulmonares fetais como preditor de hipoplasia. Dos 55 casos de risco estudados, seis eram portadores de osteocondrodisplasias. No grupo geral, a sensibilidade do estudo foi de 94,7%, enquanto no grupo específico foi detectado risco em cerca de 70% dos casos.

Avaliação do volume pulmonar, ultrassonografia 3D (USG-3D) e ressonância nuclear magnética

A avaliação do volume pulmonar pode auxiliar o diagnóstico de hipoplasia pulmonar. Rezende avaliou 27 fetos com osteocondrodisplasias (OCD) e encontrou correlação entre volume diminuído pulmonar e letalidade. A USG-3D auxilia a avaliação dos defeitos faciais, ao passo que a ressonância nuclear magnética é importante em fetos com risco de lesões vertebrais, lesões medulares e escoliose severa.

Testes genéticos

A partir do diagnóstico de doenças fetais mediante a captura de DNA fetal livre em corrente sanguínea materna, diversos diagnósticos têm sido estabelecidos e auxiliado o diagnóstico ultrassonográfico. O método consiste em identificar determinado *locus* ou cromossomo alterado com base no método de PCR. Esse método pode representar um problema, uma vez que as malformações ósseas podem ter mais de um *locus* alterado. Na tentativa de resolver esse impasse, está em desenvolvimento uma tecnologia de captura sequencial que avalia simultaneamente muitos genes com base na avaliação dos genes com uma taxa de mutação muito baixa. Esse método é semelhante ao utilizado para avaliação da genética dos tumores. No Quadro 39.2 são apresentadas algumas possibilidades de diagnóstico genético.

MALFORMAÇÕES ESQUELÉTICAS MAIS COMUNS
Acondroplasia

A acondroplasia é a mais comum das OCD não letais e é decorrente de uma mutação no gene *FGFR3*. Caracteriza-se por rizomelia (encurtamento proximal dos ossos dos membros) ou por encurvamento dos membros. Os dedos das mãos e dos pés estão encurtados e há lordose lombar e cabeça aumentada com presença de bossa, hipoplasia de face e mandíbula proeminente. A dificuldade diagnóstica se deve ao encurtamento tardio dos ossos longos, às vezes no terceiro trimestre. Pais heterozigotos contribuem para o diagnóstico, além do diagnóstico molecular por biópsia de vilo corial ou amniocentese. Crianças afetadas de modo heterozigoto podem ter vida normal e desenvolvimento intelectual sem anormalidades; entretanto, aquelas com lesões cervicais podem apresentar risco, e a cirurgia descompressiva aumenta as chances de sobrevida. Crianças homozigotas têm prognóstico sombrio, raramente com sobrevida maior do que 2 anos. O tratamento com hormônio do crescimento apresenta boa resposta, podendo ser associado à tirosina quinase.

Quadro 39.2 Testes genéticos

Doença	Gene	Transmissão
Acondrogênese IA	TRIP 11	AR
Acondrogênese IB	SLC26A2	AR
Acondrogênese II	COL2A1	AD
Displasia tanatofórica I e II	FGFR3	AD
Síndrome polidactilia/costelas curtas I/IIB/III	DYNC2H1	AR
Síndrome polidactilia/costelas curtas IIA	NEK1	AR
Fibrocondrogênese I	COL11A1	AR

Displasia tanatofórica

A displasia tanatofórica é a mais comum das OCD letais. Trata-se de uma doença por mutação no gene *FGFR3* e é caracterizada por micromelia (encurtamento de todas as partes do membro), tórax hipoplásico e macrocrania. Pode ser subdividida em dois tipos:

- **Tipo I:** caracterizado por fêmur em formato de "gancho de telefone" sem cabeça em formato de trevo.
- **Tipo II:** não apresenta fêmur em "gancho de telefone" e crânio em formato de trevo.

Fetos acometidos por displasia tenatofórica apresentam uma gama variada de alterações no SNC, como megaencefalia, displasia hipocampal, giro denteado rudimentar, microgíria, lobos temporais alargados, heterotopia subependimária e heterotopia glial e, em virtude da alteração torácica severa, hipolasia pulmonar.

Trata-se de uma condição invariavelmente letal, embora alguns casos possam sobreviver por poucos meses.

Osteogênese *imperfecta*

A osteogênese *imperfecta* é caracterizada pela desmineralização geral do esqueleto. Apresenta-se como um grupo heterogêneo de doenças desencadeadas por mutações no gene que codifica o procolágeno I com alteração nos genes *COL1A1* e *COL1A2*, que codificam as cadeias I e II do colágeno, respectivamente. Inicialmente classificada como doença autossômica dominante, estudos recentes demonstraram modelos variáveis de transmissão (mais de 17 tipos diferentes); assim, a classificação proposta por Sillent e cols. (1979) foi modificada e reorganizada pelo próprio autor com base na avaliação fenotípica e na severidade da doença (2010).

A classificação das diferentes formas é fundamentada nos seguintes achados (Quadro 39.3):

- Presença de deformidade com ou sem esclerótica azulada.
- Presença de calcificação nas membranas interósseas.
- Deformidade progressiva.
- Letalidade perinatal.

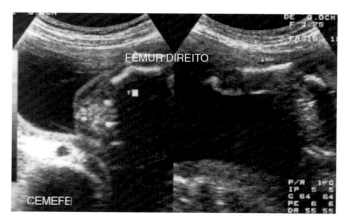

Figura 39.4 Fratura de fêmur. (Arquivo CEMEFE/HC-EBSERH/UFMG.)

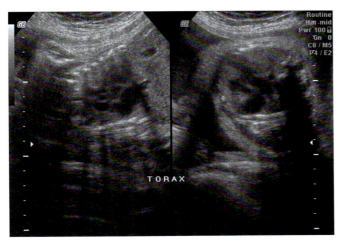

Figura 39.5 Tórax constrito.

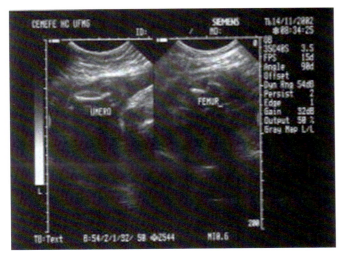

Figura 39.6 Encurtamento de membros. (Arquivo CEMEFE/HC-EBSERH/UFMG.)

Quadro 39.3 Classificação da osteogênese imperfecta (OI)

Tipo	Gravidade clínica	Achados	Mutações
I	Média, OI sem deformidade	Fragilidade óssea em razão de perda óssea, esclerótica azul, perda auditiva em adultos jovens, baixa estatura	Parada precoce no códon COL1A1
IIa	OI letal	Fraturas múltiplas de ossos longos e costelas, deformidades pronunciadas, baixa ossificação do crânio e esclerótica escura; ossos curtos são característicos	Substituição de GLI *in loco* COL1A1 ou Col1A2
IIb	OI letal	Apresentam características semelhantes ao tipo II a, porém com perda óssea menor em costelas e menor índice de fraturas	
III	Deformidade severa	Baixa estatura, esclerótica azul (diminuição da coloração com a idade), face triangular, escoliose severa, deformidade dentária	Substituição de GLI *in loco* COL1A1 ou COL1A2
IV	Deformidade moderada	Estatura mediana, leve a moderada escoliose, esclerótica cinza/normal e deformidade dentária	Substituição de GLI *in loco* COL1A1 ou COL1A2
V	Deformidade moderada	Estatura baixa ou mediana, deslocamento da cabeça do rádio, mineralização da membrana interóssea, esclerótica branca, sem alteração dentária	?

O diagnóstico clínico inicial passa por fraturas em ossos longos sem traumas expressivos (p. ex., trocar fraudas ou mudar as roupas do recém-nascido). Estima-se que menos de 10% dos indivíduos afetados não tenham uma fratura na infância e tardiamente apresentem osteoporose. Além disso, podem ser encontradas: esclera azulada, perda auditiva em adultos jovens (lesões dos ossículos auditivos), hipermobilidade das articulações, deformidades dentárias (perda precoce e fraturas) e deformidades esqueléticas secundárias (escoliose).

O tratamento consiste no uso de bisfosfonatos (alendronato, risedronato) de resposta variável, hormônio do crescimento e, futuramente, terapia gênica e transplante de células mesenquimais. O parto, nos casos não letais, deve ser realizado em centro terciário, uma vez que algumas crianças apresentam problemas ventilatórios ao nascer.

Displasia diastrófica

A displasia diastrófica é caracterizada por micromelia (redução de todos os segmentos dos membros), pés tortos, deformidade de mãos, flexão dos membros, alterações da orelha (orelha em couve-flor), desordens da coluna (incluindo espinha bífida oculta) e tálipe equinovaro. A cabeça é normal, mas têm sido descritos casos de micrognatia e fenda palatina. Trata-se de uma doença rara, com incidência de 1 a cada 100.000 nascimentos, porém é frequente na Finlândia, com prevalência de 1% a 2%. Ocorre por mutação no gene *DTDST*, de característica autossômica recessiva. Normalmente não letal, não compromete a inteligência, e o desenvolvimento corpóreo é variável em virtude das contraturas e das dores (correções cirúrgicas podem ser necessárias). As taxas de mortalidade podem aumentar por conta da obstrução das vias aéreas (traqueobroncomalacia) e da compressão medular por sifose cervical severa.

Displasia campomélica

Trata-se de uma doença letal com prevalência de 0,05 a 1,6 a cada 10.000 nascimentos. Caracteriza-se por ossos longos das extremidades inferiores encurvados e face alongada e pequena, associados a outras malformações, como 11 pares de

Quadro 39.4 Síndrome das costelas curtas (SCC)

	Síndrome de Jeune	Displasia condroectodermal	SCC I	SCC II	SCC III	SCC IV
Constrição torácica	++	+	+++	+++	+++	+++
Polidactilia	+	++	++	++	++	++
Membros curtos	+	+	++	++	++	++
Cardiopatia	-	++	++	++	-	
Malformações associadas	**Doença renal**	**Displasia ectodérmica**	**TGI/TGU**	**Fenda palatina**	**Doença renal**	**Fenda palatina TGI/TGU**

TGI/TGU: trato gastrointestinal/trato geniturinário.

costelas, tórax alongado, perda auditiva variável, micrognatia, fenda palatina, hidrocefalia, hidronefrose, alteração genital (75% dos casos têm cariótipo masculino com reversão sexual tendo genitália feminina ou ambígua) e defeitos cardíacos. A mutação ocorre no gene SOX-9. A doença é frequentemente letal na infância por insuficiência respiratória, mas são relatados casos de sobrevida.

Displasia torácica asfixiante (síndrome de Jeune)

Doença autossômica recessiva rara, com prevalência de 0,14 a cada 10.000 nascimentos, a displasia torácica asfixiante é caracterizada por uma combinação de tórax pequeno, graus variados de encurtamento de membros superiores, polidactilia e anormalidades pélvicas e renais. Pode apresentar forma leve, média, oculta ou até mesmo letal, causada por hipoplasia pulmonar, falência respiratória e morte na infância.

Entre as alterações encontradas estão tórax pequeno, costelas curtas, rizomelia, ossos longos que podem ser encurvados, graus variados de lesão renal (podendo chegar à falência renal na infância e à necessidade de transplante), lesão hepática com cirrose e hipertensão portal e anormalidades retinianas com perda gradual da visão e cegueira noturna. No SNC podem ser encontrados agenesia do vérmis cerebelar (SDW) e agenesia de corpo caloso. Doença de Hirschsprung e asplenia também são descritas. O diagnóstico de imagem pode ser auxiliado pelo exame genético de dois genes, GREMLIM e FORMIN.

Síndromes das costelas curtas

Esse grupo de doenças tem como característica a diminuição importante da caixa torácica (encurtamento das costelas) com consequentes hipoplasia pulmonar e grande risco de morte, sendo dividido em grandes subgrupos: aqueles que se associam à polidactilia (maior risco de morte neonatal: tipos I a IV) e os que não se associam à polidactilia (síndrome de Jeune e displasia condroectodermal).

Trata-se de um grupo de doenças de herança recessiva, sendo importante o diagnóstico pré-natal para a definição do prognóstico. À ultrassonografia, caracteriza-se por tórax curto, membros curtos, polidactilia e nanismo, associados a outras malformações (Quadro 39.4).

Displasia condroectodermal – Síndrome de Ellis-van-Creveld

Doença autossômica recessiva rara (1/60.000), é frequente na população Amish (5/1000) e consiste na associação de condrodisplasia, displasia ectodérmica (alterações que se manifestam principalmente nos cabelos/pelos, dentes, unhas e glândulas, especialmente sudoríparas e sebáceas), polidactilia e doença cardíaca.

À ultrassonografia, apresenta encurtamento de membros (mesomelia), constrição torácica variável (risco variável de hipoplasia pulmonar), polidactilia (podendo acometer uma ou todas as extremidades), ossos longos curvos, clinodactilia (encurvamento transverso dos dedos) e sindactilia (soldadura de dedos) e genu varu; alterações ósseas no crânio são raras. As alterações cardíacas mais comuns são: coxim endocárdico com a presença de comunicação interatrial, comunicação interventricular, defeito do septo atrioventricular, átrio único e malformação mitral.

Leitura complementar

Bonave L et al. Nosology and classification of genetic skeletal disorders: 2015 Revision. American Journal of Medical Genetics.

Cham B et al. Maternal diabetes increases the risk of caudal regression caused by retinoic acid. Diabetes, September 2002; 51.

Costa EBO, Pacheco C. Semina: Ciências biológicas e da saúde, Londrina, jul./dez. 2013; 34(2):125-36.

Demian, 2002.

Kaneto CM, Pereira Lima PS, Prata KL et al. Gene expression profiling of bone marrow mesenchymal stem cells from osteogenesis imperfecta patients during osteoblast differentiation. European Journal of Medical Genetics 2017.

Milks KS, Hill LM, Keyanoosh H. Evaluating skeletal dysplasias on prenatal ultrasound: an emphasis on predicting lethality. Pediatr Radiol 2017; 47:134-45.

Mistry KA, Suthar PP, Bhesania SR, Patel P. Antenatal diagnosis of jeune syndrome (asphyxiating thoracic dysplasia) with micromelia and facial dysmorphism on second-trimester ultrasound. Pol J Radiol 2015; 80:296-9.

Moore K. Embriologia clínica. 9. ed. Rio de Janeiro: Elsevier.

Dan S, Yuan Y, Wang Y et al. Non-invasive prenatal diagnosis of lethal skeletal dysplasia by targeted capture sequencing of maternal plasma. PLOS ONE I DOI:10.1371/journal.pone.0159355 July 19, 2016 1/16.

Weaver NK et al. Predictive value of fetal lung volume in prenatally diagnosed skeletal dysplasia. Prenatal Diagnosis 2014; 34:1326-31.

Unger S, Scherer G, Superti-Furga A. Campomelic Dysplasia. GeneReview® [Internet]. Seattle (WA): University of Washington, Seattle; 1993-2017 Jul 31[updated 2013 May09].

Van Dijk FS, Sillence DO. Osteogenesis imperfecta: clinical diagnosis nomenclature and severity assessment. Am J Med Genet Part A 164A:1470-81.

Yap P, Savarirayan R. Emerging targeted drug therapies in skeletal dysplasias. Am J Med Genet Part A 170A:2596-604.

CAPÍTULO 40

Aloimunização Rh

Mário Dias Corrêa Júnior
Daniella Ferreira Melo
Thaís de Lira Caracas

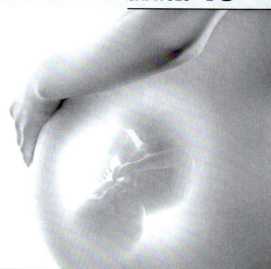

INTRODUÇÃO

A aloimunização Rh é ocasionada pela exposição da gestante Rh(D)-negativa a hemácias Rh(D)-positivas, levando ao desenvolvimento de anticorpos que atravessam a barreira placentária e à destruição das hemácias fetais. Esse quadro ocasiona o surgimento de anemia intraútero e hiperbilirrubinemia no recém-nascido, que, por sua vez, resultam em índices elevados de morbimortalidade perinatal. O avanço da medicina tornou possível conhecer as causas da patologia, o tratamento adequado e, principalmente, uma maneira de prevenção da patologia, como mostrado na Figura 40.1.

A aloimunização evolui de maneira diferente, peculiar; não apresenta sinais nem sintomas, e não causa problemas na gestante. Contudo, fetos normais sofrem alterações mórbidas progressivas, que podem ser leves e que desaparecem completamente após o nascimento, ou comprometimentos graves, que podem determinar seu óbito ou do recém-nascido.

Com o advento da ultrassonografia e da dopplervelocimetria foi possível diagnosticar a anemia fetal sem necessidade de procedimentos invasivos, melhorando o prognóstico neonatal.

A eliminação da doença hemolítica Rh se tornou possível desde o advento da imunoglobulina Rh(D).

A doença Rh, causa mais comum da doença hemolítica perinatal (DHP), tecnicamente é 100% prevenível, e este deve ser o objetivo. Para alcançar esse objetivo é necessário reconhecer as pacientes de risco e adotar as medidas recomendadas. Na prática, no entanto, a imunização pelo fator Rh ainda acontece por falhas na assistência obstétrica.

EPIDEMIOLOGIA E RELEVÂNCIA

A incidência da aloimunização materna pelo fator Rh é influenciada por vários fatores. A raça exerce influência na incidência: na raça branca, de origem europeia, cerca de 15% da

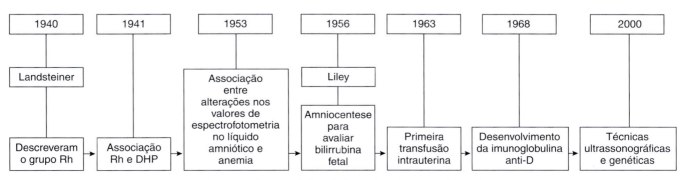

Figura 40.1 Etapas evolutivas da doença hemolítica perinatal (DHP).

população é Rh-negativa; na negra, os números variam de 5% a 8%, e nos asiáticos a incidência é de 1% a 2%.

Dentre os homens Rh-positivos, cerca de 60% são heterozigotos e 40% são homozigotos. Como os heterozigotos vão determinar uma chance de 50% de o feto ser Rh-positivo, a possibilidade global de o feto ser Rh-positivo é de aproximadamente 70%. A predisposição genética também influi na incidência. Até 30% dos indivíduos Rh-negativos não respondem imunologicamente, não se sensibilizando mesmo quando estimulados com grandes volumes de sangue Rh-positivo.

A incompatibilidade no sistema ABO exerce proteção parcial contra a sensibilização Rh. Na primeira gestação com incompatibilidade no sistema ABO e feto Rh-positivo, a incidência de imunização é de somente 1% a 2%. Parece que as hemácias incompatíveis no sistema ABO são rapidamente eliminadas da circulação materna antes que haja a sensibilização pelo fator Rh.

A hemorragia transplacentária feto-materna desempenha papel importante na incidência da imunização. Aproximadamente 50% dos partos normais apresentam hemorragia transplacentária antes ou durante o parto.

Se a quantidade de sangue é < 0,1 mL, a incidência de imunização até 6 meses após o parto é de apenas 3%. Se mais de 0,1mL entra na circulação materna, a incidência é de aproximadamente 14%. Para as mulheres Rh-negativas independentemente da hemorragia transplacentária, na primeira gestação com feto Rh-positivo e compatível no sistema ABO o risco é de 7% a 8%. Na segunda gestação, o risco passa a ser de 15% a 16%.

FISIOPATOLOGIA

A isoimunização materna pelo fator Rh resulta da formação de anticorpos anti-Rh em sua circulação sanguínea. Os anticorpos são produzidos quando as hemácias fetais com o fator Rh positivo (antígeno D) entram na circulação materna, através de hemorragias transplacentárias, estimulando seu sistema imune. As hemorragias transplacentárias acontecem em cerca de 75% das gestantes.

A resposta primária é lenta, geralmente leva várias semanas para se desenvolver, é fraca e produz predominantemente IgM (anticorpos IgM não atravessam a placenta). Em uma segunda exposição a hemácias Rh-positivas ocorre a resposta imunológica secundária, que é rápida (dias), muito forte e produz IgG, que cruza a placenta. A segunda dose pode ser mínima (fração de mL). Quando a IgG cruza a placenta, ela se liga à hemácia fetal Rh-positiva e produz hemólise extravascular, principalmente no baço. À medida que a hemólise aumenta, o feto responde aumentando a produção de hemácias, principalmente no fígado e no baço. O título (quantidade) e a ligação constante (avidez para o anti-D) do antígeno materno determinam o grau de hemólise e, portanto, a gravidade da doença hemolítica. Em 50% dos casos o comprometimento do feto é tão leve que o recém-nascido sobrevive sem tratamento. Em 25% das vezes os fetos estão em boas condições no final da gravidez, porém, após o nascimento, ou morrem

de *kernicterus* ou sobrevivem com distúrbios mentais graves. Os 25% restantes têm graus mais elevados de hemólise e desenvolvem hidropisia.

O início da resposta primária depende tanto da frequência como da quantidade das hemácias Rh-positivas do feto que penetram na circulação sanguínea materna. Doses de 0,1mL de hemácias Rh-positivas são suficientes para provocar a resposta primária. A secundária exige doses ainda menores do que 0,01mL.

ETIOLOGIA

A etiologia da aloimunização Rh é decorrente da exposição a antígenos fetais após, principalmente, o surgimento de hemorragia transplacentária. O antígeno D do grupo Rh é o principal responsável pela hemólise intrauterina; contudo, mais de 50 outros antígenos presentes nas superfícies das hemácias já foram relacionados com o surgimento da DHP.

A aloimunização materna pelo fator Rh acontece quando as hemácias Rh-positivas (hemácias que contêm o antígeno D em sua superfície) entram na circulação sanguínea de mulher Rh-negativa, estimulando seu sistema imune a produzir anticorpos contra tal antígeno. Isso é possível nas seguintes situações:

- **Na transfusão de sangue incompatível:** embora muito rara, ainda acontece: falhas humanas na classificação do sangue do doador e do receptor ou, excepcionalmente, em emergências em que é necessária transfusão urgente e não existe sangue compatível no sistema Rh.
- **Durante a gravidez:** hemorragias feto-maternas, comuns durante a gestação, determinam que hemácias fetais Rh-positivas penetrem na circulação materna, na qual as hemácias são Rh-negativas. Essa imunização ocorre em 1,3% das gestações e quase sempre no terceiro trimestre.
- **No parto:** nesse momento é maior a possibilidade de imunização, que ocorre em cerca de 92% das vezes. Esse risco aumenta nas cesarianas com extração manual da placenta, nas hemorragias intraparto – descolamento prematuro da placenta e placenta prévia – e na prenhez gemelar.
- **Antes do nascimento, intraútero:** existe risco teórico quando fetos Rh-negativos recebem sangue Rh-positivo de suas mães por meio de transfusão transplacentária materno-fetal ou na prenhez gemelar com fetos com e sem o fator Rh. A sensibilização intraútero é muito rara. O sistema imunológico do feto é imaturo e geralmente não é capaz de reconhecer os antígenos maternos nem de produzir anticorpos. Recém-nascidos Rh-negativos filhos de mães Rh-positivas tiveram títulos de anticorpos anti-Rh (D) detectados por técnicas especiais.

Um estudo realizado no Centro de Medicina Fetal do Hospital das Clínicas da UFMG (CEMEFE) em 2005 avaliou as causas de isoimunização materna, mostrando que a maioria dos casos estava relacionada com ausência de profilaxia pós-parto (72,3% dos casos), seguida de transfusão incompatível, que representou 13,3% da amostra.

O fator Rh foi descoberto em 1940 por Landsteiner & Wiener. Em 1991, Cherif-Zahar e cols. identificaram o *locus* do grupo Rh no braço curto do cromossomo 1. Dois genes foram determinados – RhD e RhCE. Existem diversas variações do antígeno D, chamados D fracos ou D parciais segundo o tipo de expressão. O tipo mais conhecido de D fraco é a variante DU. Essa variante pode ser falsamente tipada como Rh-negativa. Isso tem importância clínica, uma vez que eritrócitos DU-positivos podem estimular a produção de anticorpos anti-Rh(D) em indivíduos Rh-negativos, o que pode levar a falhas na prevenção com a imunoglobulina Rh(D). Indivíduos Rh(D)-negativos, mas DU-positivos, devem ser acompanhados como Rh(D)-positivos.

Além dos antígenos dos sistemas Rh e ABO, as hemácias apresentam mais de 50 antígenos em sua superfície, muitos de menor importância por serem menos comuns ou por apresentarem antigenicidade (capacidade de estimular a produção de anticorpos) menor. Com a maior aplicação da profilaxia anti-Rh(D) nos últimos anos, a aloimunização por outros antígenos tem adquirido maior importância.

DIAGNÓSTICO

O primeiro passo para o diagnóstico consiste na solicitação da tipagem sanguínea da gestante. Na etapa seguinte é verificado se a gestante tem ou não anticorpos anti-Rh em sua circulação sanguínea. Isso se consegue mediante a determinação qualitativa de anticorpos anti-Rh – prova de Coombs qualitativa indireta. A prova negativa significa que a gestante não está imunizada; quando ocorre o inverso, prova de Coombs positiva, a gestante já está imunizada. Essa dosagem deve ser repetida entre 16 e 18 semanas e depois mensalmente até o fim da gestação em gestantes não imunizadas.

ASSISTÊNCIA À GESTANTE NÃO IMUNIZADA
Assistência pré-natal

Além dos usualmente adotados na assistência pré-natal, na gestante Rh-negativa não imunizada alguns outros cuidados se fazem necessários, como investigação de história prévia de transfusão sanguínea, cirurgias prévias, gestações anteriores, uso de imunoglobulina anti-Rh e, finalmente, a história de recém-nascidos hidrópicos, natimortos ou neomortos. O Rh(D) fetal no sangue materno também pode ser determinado mediante análise de DNA fetal circulante na corrente sanguínea materna. Caso o feto seja Rh(D)-negativo, não é necessário nenhum acompanhamento especial.

Diante do risco de imunização durante a gravidez, recomenda-se a administração da imunoglobulina Rh às gestantes Rh-negativas não imunizadas na 28ª semana de gestação, repetindo-se a dose no pós-parto, quando o recém-nascido for Rh-positivo. A meia-vida dos anticorpos é de aproximadamente 12 semanas.

Um estudo que avaliou a dose de 300µg administrada na 28ª semana de gestação e após o parto mostrou que a taxa de sensibilização no grupo que recebeu as duas doses foi de 0,32% contra 1,8% no grupo que recebeu apena a profilaxia no pós-parto – redução de 82%.

A imunoglobulina administrada durante a gravidez geralmente produz títulos de anti-D de 1:1 ou 1:2. Com esses títulos os recém-nascidos não são comprometidos por hemólise ou anemia.

Assistência ao parto

Na condução do parto na gestante Rh-negativa não imunizada, não há indicação de clampeamento imediato do cordão umbilical. Recomenda-se recolher o sangue do cordão umbilical para a realização de alguns exames: grupo sanguíneo e fator Rh do recém-nascido e pesquisa de anticorpos anti-Rh(D) em seu sangue – prova de Coombs direta. No período de dequitação, sempre que possível, deve-se evitar a extração manual da placenta. Essa manobra poderia aumentar a hemorragia feto-materna.

Acompanhamento pós-parto

Após o parto, a etapa seguinte, de fundamental importância, consiste na administração da imunoglobulina humana anti-Rh(D), objetivando a prevenção da isoimunização materna pelo fator Rh, na dose de 250 a 300µg. Aplica-se no músculo até 72 horas após o parto. A prevenção é assegurada pela destruição das hemácias fetais ligadas aos anticorpos exógenos antes que haja a produção de anticorpos endógenos. As hemácias ligadas aos anticorpos são direcionadas para a polpa vermelha do baço, onde são rapidamente removidas da circulação e destruídas antes que ocorra o processo de sensibilização. As hemácias não ligadas aos anticorpos exógenos circulam até sofrerem apoptose, liberando fragmentos que poderão chegar à polpa branca do baço, onde se dá o processo de reconhecimento de antígenos. Cerca de 90% das imunizações acontecem no momento do parto. As condições para administração da imunoglobulina na parturiente são:

- Parturiente Rh-negativa.
- Pesquisa de anticorpos anti-Rh – prova de Coombs indireta – negativa durante toda a gestação.
- Recém-nascido Rh-positivo.
- Pesquisa de anticorpos anti-Rh no sangue do cordão umbilical – prova de Coombs direta – negativa para o fator Rh.

Se o teste de Coombs indireto for positivo, deve-se solicitar o painel de hemácias, que identifica quais são os anticorpos presentes. Se o anti-Rh(D) estiver presente, a sensibilização já ocorreu e a imunoglobulina não deve ser aplicada, pois não trará nenhum benefício.

Se por algum motivo a profilaxia não for realizada dentro das 72 horas, recomenda-se, ainda assim, a administração da imunoglobulina; até o 28º dia após o parto ainda se deve tentar evitar a imunização, desde que o Coombs indireto se mantenha negativo.

As doses usuais de imunoglobulina administradas no pós-parto são capazes de evitar a imunização em cerca de 85% a 90% dos casos. Grandes hemorragias transplacentárias exigem doses maiores de imunoglobulina. Existem evidências de que a dose de 300μg de imunoglobulina previne a imunização se a hemorragia feto-materna for de até 25mL de sangue Rh-positivo ou de 12mL de hemácias fetais.

Com o diagnóstico de hemorragia transplacentária maciça (por meio da prova de Kleinhauer), devem ser administrados 300μg em casos de hemorragia < 25mL, 600μg quando entre 25 e 49mL e 900μg quando entre 50 e 74mL (Quadro 40.1).

Bowman recomenda esses testes na suspeita de hemorragias transplacentárias maiores, como em casos de cesariana com extração manual da placenta e hemorragias pré e intraparto (placenta prévia, descolamento prematuro da placenta).

A Figura 40.2 resume o acompanhamento pré-natal e pós-parto para gestantes não imunizadas.

ASSISTÊNCIA À GESTANTE IMUNIZADA
Assistência pré-natal

A presença de anticorpos anti-Rh no sangue de gestante Rh-negativa significa que ela já está imunizada e a assistência pré-natal tem de ser especial, diferenciada, visando evitar

Quadro 40.1 Indicações e doses da imunoglobulina anti-Rh(D)

Indicação	Dose
Pós-parto Gestante Rh(D)-negativa Récem-nascido Rh(D)-positivo Coombs indireto negativo Coombs indireto positivo se recebeu imunoglobulina durante a gestação ou se o painel de hemácias mostrar sensibilização por outro antígeno que não o Rh(D) Mesmo se for realizada a ligadura tubária	100 a 300μg (com a dose de 100μg é obrigatória a verificação do volume da hemorragia feto-materna)
Durante a gestação Gestante Rh(D)-negativa Feto Rh(D)-positivo ou desconhecido Coombs indireto negativo **Profilática na 28ª semana** **(ou 28ª e 34ª semanas)** Pós-sangramento na gestação Abortamento Gravidez ectópica Gravidez molar Ameaça de abortamento Placenta prévia	300μg (dose única na 28ª semana) 100μg (uma dose na 28ª e outra na 34ª semana) Abaixo de 13 semanas a dose pode ser de 50μg
Pós-procedimento na gestação Amniocentese Biópsia de vilo corial Cordocentese Cirurgia fetal	Se o fator de risco persistir, a dose deve ser repetida a cada 12 semanas
Pós-transfusão incompatível Mulher Rh(D)-negativa Coombs indireto negativo	10μg de imunoglobulina para cada mL de sangue incompatível transfundido

problemas graves no feto e/ou no recém-nascido. Na anamnese é necessário questionar sobre história de transfusão, principalmente nas nulíparas. Exames complementares conseguem avaliar as condições fetais e seu grau de comprometimento, podendo ser utilizados métodos não invasivos e invasivos.

Além dos exames para a avaliação da anemia fetal, deve-se realizar o painel de hemácias para a identificação dos anticorpos responsáveis pela aloimunização e a programação do acompanhamento segundo a probabilidade de aquele anticorpo provocar hemólise.

Em função dos riscos dos procedimentos invasivos, desde a década de 1960 vem sendo buscada uma maneira de diagnosticar com segurança a anemia fetal por meio de métodos não invasivos. Vários métodos já foram estudados e mais recentemente a dopplervelocimetria tem recebido maior atenção dos pesquisadores.

Os métodos não invasivos têm por objetivo ainda detectar a anemia fetal antes do desenvolvimento da hidropisia, pois o feto hidrópico responde pior ao tratamento do que o feto não hidrópico. O diagnóstico não invasivo da anemia fetal se baseia nas alterações fisiopatológicas que sofre o feto anêmico. Essas alterações são metabólicas, hematopoéticas e hemodinâmicas.

Nicolaides e cols. estabeleceram, por meio de estudos de cordocentese, que a hemoglobina fetal é, em média, de 12g/dL com 20 semanas e de 16g/dL com 40 semanas; portanto, para a classificação do feto como anêmico não se deve utilizar um valor fixo da hemoglobina. Por isso, criou-se também o conceito de déficit de hemoglobina, segundo o qual a definição de anemia seria fundamentada na diferença entre a hemoglobina média e a hemoglobina encontrada no feto. O percentil 2,5 corresponde a um déficit de 2g independentemente da idade gestacional, e as anemias moderada e grave seriam observadas com déficits de 5 e 7g, respectivamente.

As adaptações que o feto sofre para compensar a anemia se instalam segundo o grau da hemólise e da anemia.

Partindo do valor normal da hemoglobina e chegando ao déficit de 2g/dL, o feto passa a apresentar alterações hemodinâmicas para compensar a anemia, como aumento do débito cardíaco. A diminuição da viscosidade sanguínea provocada pela diminuição do hematócrito, associada ao débito cardíaco aumentado, leva ao estado hiperdinâmico do feto que pode ser detectado ao Doppler. O estudo da velocidade do sangue nos vasos fetais torna possível diagnosticar o grau de anemia.

Com déficit de hemoglobina > 5g/dL o feto começa a sofrer alterações hematológicas, como a produção extramedular de hemácias no fígado e no baço e a liberação para o sangue das formas imaturas ou eritroblastos, que fazem parte da síndrome clássica da DHP, por isso também chamada de eritroblastose fetal. A ultrassonografia detecta o aumento do fígado e do baço provocado pela hematopoese extramedular.

Com déficit > 7g/dL ou anemia grave, o feto começa a apresentar hipoalbuminemia e aumento da pressão na veia porta devido à obstrução dos sinusoides hepáticos em razão

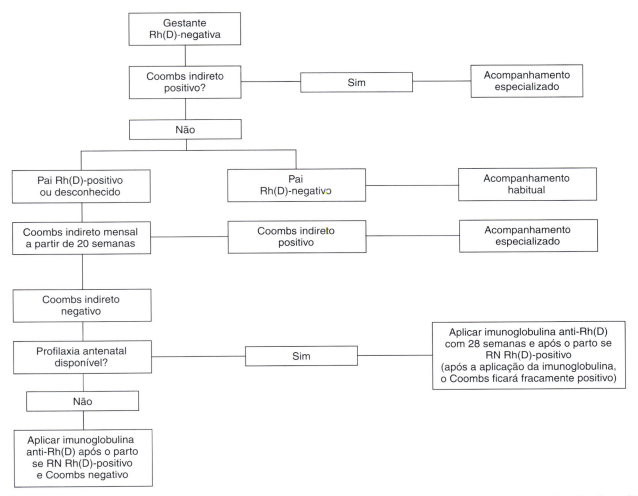

Figura 40.2 Acompanhamento da gestante Rh(D)-negativa pelo método tradicional e pelo método em que são utilizados os testes de determinação genética.

da produção extramedular de hemácias, podendo então começar a perder líquido para o espaço extravascular e formando derrames em diversas cavidades, como abdominal, pleural e pericárdica, quadro conhecido como hidropisia e que é característico da forma mais grave da doença. A ultrassonografia diagnostica a hidropisia através da visibilização dos derrames fetais, do aumento da espessura placentária e do volume de líquido amniótico. Pode mostrar ainda o aumento da área cardíaca. O Doppler venoso pode mostrar sobrecarga e insuficiência cardíaca, enquanto a cardiotocografia revela a hipoxia miocárdica.

Em geral, não se encontram fetos com déficit de hemoglobina > 10g/dL porque esse valor está associado ao óbito intrauterino.

O método não invasivo mais utilizado na atualidade é o Doppler da artéria cerebral média (ACM – Figura 40.3). Esse exame tem várias características que o aproximam do ideal. Trata-se de um método de fácil execução, de ampla disponibilidade e capaz de detectar a anemia fetal ainda em estágios iniciais, possibilitando tratamento precoce a partir dos critérios mostrados no Quadro 40.2. Além disso, a posição da ACM torna possível sua insonação em ângulo próximo de zero – o que é fundamental para a avaliação adequada da velocidade sanguínea, pois se utiliza de uma fórmula com base no cosseno do ângulo, que deve ser igual a 1 para avaliação ideal, o que ocorre quando o ângulo é zero.

Mari e cols. demonstraram que quando o pico de velocidade sistólica (PVS) na ACM era > 1,5 múltiplos da velocidade mediana para a idade gestacional, o valor preditivo positivo na

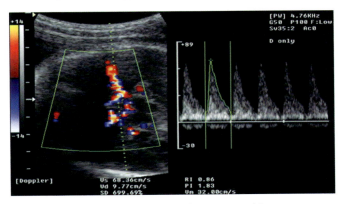

Figura 40.3 Doppler da artéria cerebral média.

Quadro 40.2 Critérios para avaliação da anemia fetal pelo Doppler da artéria cerebral média

Feto em repouso e apneia
Ampliação da imagem o suficiente para visibilizar todo o trajeto do vaso
Insonação com ângulo o mais próximo possível de zero e sempre < 30 graus (para ângulos entre zero e 30 graus, usar o corretor de ângulos)
Insonar o vaso próximo à sua origem no polígono de Willis
Delimitar o pico da velocidade sistólica manualmente
Fazer três medidas e utilizar a maior

predição da anemia fetal moderada e grave era de 100%, com taxa de falso-positivo de apenas 12%. Quando a anemia é moderada ou grave, está indicada a transfusão intrauterina ou a interrupção da gestação, dependendo da idade gestacional. A Tabela 40.1 exibe os valores de referência para o PVS da ACM.

Estudos posteriores confirmaram que a medida do PVS na ACM superava os métodos não invasivos no diagnóstico da anemia fetal com a vantagem de ser menos agressiva.

A predição da anemia fetal através do Doppler de ACM tem, no entanto, alguns problemas. Em gestações com mais de 34 semanas, a avaliação se torna menos confiável em virtude das mudanças na hemodinâmica fetal. Outro problema é a avaliação da anemia após transfusão intrauterina, uma vez que a introdução de hemácias de adulto na circulação fetal altera as propriedades reológicas do sangue (viscosidade, densidade etc.), modificando a interpretação do Doppler.

Para solucionar esses problemas, o grupo da UFMG vem trabalhando com a associação de marcadores não invasivos. A associação de parâmetros não invasivos torna possível avaliar outros aspectos da fisiopatologia da anemia fetal e aumentar a acurácia diagnóstica.

A avaliação do aumento da área cardíaca por meio da medida do diâmetro biventricular externo (DBVE) do coração do feto se revelou um bom parâmetro para avaliação da anemia fetal mesmo depois de o feto ter recebido transfusões intrauterinas.

Um estudo publicado pelo serviço do CEMEFE-UFMG em 2010 mostrou que a medida do índice cardiofemoral (ICF), que corresponde à razão direta entre o DBVE e o comprimento do fêmur, tem sensibilidade de 91,7% para casos de anemia grave, porém o PVS da ACM foi mais específico para detecção da anemia leve.

No CEMEFE-UFMG, atualmente, é utilizada a associação dos métodos não invasivos: PVS da ACM e ICF. Gestantes aloimunizadas a partir de 28 semanas são submetidas a ultrassonografias semanais para avaliação da probabilidade de anemia grave mediante a combinação de métodos não invasivos. Realiza-se cardiotocografia semanal para avaliar o bem-estar fetal. Caso tanto o PVS da ACM como o ICF estejam alterados ou o feto hidrópico, são propostos métodos invasivos, já que o risco de anemia fetal grave é alto.

Assistência ao parto

A decisão quanto ao momento do parto ou ao tratamento do feto depende da intensidade da anemia fetal e da idade gestacional. Três são as condutas adotadas na gestante Rh-negativa imunizada:

- Assistência ao parto espontâneo a termo.
- Interrupção prematura da gravidez.
- Tratamento intrauterino.

Nos fetos Rh-negativos (pai heterozigoto) identificados pela tipagem intraútero ou nos fetos Rh-positivos, pouco comprometidos, comprovados por qualquer dos recursos propedêuticos utilizados, títulos de anticorpos abaixo dos níveis críticos e com acompanhamento não invasivo mostrando baixa probabilidade de anemia, a gravidez pode evoluir até o termo.

Em casos de gestações > 34 semanas, fetos com hidropisia ou exames não invasivos mostrando alta probabilidade de anemia grave, está indicada a interrupção após corticoterapia.

Em gestações < 34 semanas com acompanhamento não invasivo mostrando alta probabilidade de anemia fetal, está indicada a propedêutica invasiva para determinação da anemia e possível transfusão.

Tratamento intrauterino

Nos fetos comprometidos em gestações com menos de 34 semanas, a conduta consiste no tratamento intrauterino, que

Tabela 40.1 Pico da velocidade sistólica × grau de anemia fetal

PVS da artéria cerebral média (cm/s)			
Grau de anemia		Leve	Moderada	Grave
Semanas	Mediana	1,29 MoM	1,5 MoM	1,55 MoM
14	19,3	24,9	28,9	29,9
15	20,2	26,1	30,3	31,3
16	21,1	27,2	31,7	32,7
17	22,1	28,5	33,2	34,3
18	23,2	29,9	34,8	36,0
19	24,3	31,3	36,5	37,7
20	25,5	32,9	38,2	39,5
21	26,7	34,4	40,0	41,4
22	27,9	36,0	41,9	43,2
23	29,3	37,8	43,9	45,4
24	30,7	39,6	46,0	47,6
25	32,1	41,4	48,2	49,8
26	33,6	43,3	50,4	52,1
27	35,2	45,4	52,8	54,6
28	36,9	47,6	55,4	57,2
29	38,7	49,9	58,0	60,0
30	40,5	52,2	60,7	62,8
31	42,4	54,7	63,6	65,7
32	44,4	57,3	66,6	68,8
33	46,5	60,0	69,8	72,1
34	48,7	62,8	73,1	75,5
35	51,1	65,9	76,6	79,2
36	53,5	69,0	80,2	82,9
37	56,0	72,2	84,0	86,8
38	58,7	75,7	88,0	91,0
39	61,5	79,3	92,2	95,3
40	64,4	83,1	96,6	99,8

MoM: múltiplos da mediana.

inclui a transfusão de sangue no feto, visando diminuir sua anemia, até que ele atinja maturidade suficiente para ser retirado do útero. Esse tratamento, idealizado e realizado por Liley em 1963, vem sendo utilizado com resultados cada vez melhores. Inicialmente, o sangue era injetado na cavidade abdominal do feto (transfusão intraperitoneal). A partir da década de 1980, sempre que as condições permitem e utilizando a ultrassonografia para guiar o procedimento, introduz-se o sangue diretamente nos vasos do cordão umbilical (transfusão intravascular).

As taxas de sobrevida geral variam de 76% a 94%. A sobrevida perinatal dos fetos não hidrópicos ultrapassa 90% e aproximadamente 75% dos hidrópicos sobrevivem após o tratamento.

A transfusão de sangue intrauterina é um recurso extremo para tratar fetos gravemente comprometidos, só devendo ser realizada em centros de referência por equipe médica habilitada e experiente.

A transfusão está indicada quando o hematócrito fetal está < 30% ou quando o déficit de hemoglobina se encontra > 5mg/dL para a idade gestacional. O tipo de transfusão mais utilizado é o intravascular. Por essa técnica, a veia umbilical é puncionada com uma agulha 20G guiada por ultrassonografia. Os melhores locais para punção são a inserção placentária do cordão e a inserção no abdome do feto. Sempre que possível, a punção transplacentária deve ser evitada, pois apresenta maiores taxas de complicações. O objetivo da transfusão intravascular é elevar o hematócrito para 50% a 55%.

O sangue a ser transfundido é o O Rh(D)-negativo, devendo ser negativo também para outros antígenos, caso a sensibilização seja por antígenos irregulares, além de negativo para infecções. O sangue é lavado para remover os possíveis anticorpos e concentrado para atingir um hematócrito de 70% a 80%, o que possibilita que um menor volume seja infundido no feto, diminuindo os riscos de descompensação cardíaca pós-transfusão por hipervolemia. Além disso, os leucócitos são retirados (deleucotização) e o sangue é irradiado para prevenir uma reação do tipo enxerto *versus* hospedeiro.

O volume de sangue a ser transfundido pode ser calculado por meio da seguinte fórmula:

$$\text{Volume para transfusão} = 18,2 + 13,4 \times$$
$$\text{Hemoglobina pré-TIU} + 6 \times \text{IG (semanas)}$$

Em fetos não hidrópicos geralmente são feitas duas transfusões com intervalo de 15 dias para garantir a correção da anemia. Depois disso são feitas novas transfusões a cada 3 a 4 semanas até a 34ª semana, quando então a gestação é interrompida.

A taxa de queda do hematócrito é de aproximadamente 2% por dia após as transfusões. Depois de algumas transfusões, a maior parte do sangue circulante no feto passa a ser proveniente de doador e não dele próprio, o que diminui a taxa de hemólise e reduz a necessidade de novas transfusões, mas po-

de levar também a um bloqueio na produção de novas hemácias. No acompanhamento neonatal geralmente são realizadas transfusões periódicas até que a medula tenha se recuperado.

Como os fetos com hidropisia podem apresentar descompensação cardíaca após a transfusão, recomenda-se que o hematócrito final na primeira transfusão não exceda 25% ou um aumento de quatro vezes nos valores pré-transfusionais. Com isso o objetivo na primeira transfusão é elevar o hematócrito para 25%. Realizam-se uma segunda transfusão em 48 horas para elevar o hematócrito para 35% e uma terceira em 1 semana para atingir os 50%, caso a hidropisia tenha desaparecido.

Fenobarbital para acelerar a maturidade hepática

Após o nascimento, o principal problema do recém-nascido filho de mãe aloimunizada passa a ser a hiperbilirrubinemia, pois, enquanto ele ainda está no útero, a bilirrubina passa pela placenta e é eliminada pela mãe. No recém-nascido, com fígado muitas vezes ainda imaturo, o acúmulo da bilirrubina pode levar ao desenvolvimento de *kernicterus*, resultando em sequelas permanentes para aquele indivíduo. O tratamento da hiperbilirrubinemia consiste na troca do sangue com hematócrito baixo e bilirrubina alta por sangue transfundido – exsanguineotransfusão.

Algumas pesquisas mostraram que a administração de fenobarbital à mãe pode reduzir a necessidade de exsanguineotransfusão por hiperbilirrubinemia no recém-nascido. O fenobarbital estimula a enzima glicuronil transferase no fígado do recém-nascido, aumentando a capacidade de conjugar e eliminar a bilirrubina. Em estudo com 71 gestantes aloimunizadas, um grupo recebeu fenobarbital, 30mg, três vezes ao dia, por 7 a 10 dias antes do parto, e outro não recebeu nenhuma medicação. No grupo tratado, 9% dos recém-nascidos necessitaram de exsanguineotransfusão, enquanto no grupo não tratado o procedimento foi realizado em 52% dos casos – redução de 75%.

OUTRAS SITUAÇÕES
Abortamento e ameaça de abortamento

Existe risco de imunização nos abortamentos e até mesmo na ameaça de abortamento, quando a gravidez continua sua evolução. A circulação fetal se estabelece em torno da quarta semana de gestação e o antígeno Rh já foi demonstrado na hemácia fetal 38 dias após a concepção.

O risco de imunização nas pacientes com abortamento espontâneo ou induzido é de 3% a 6%, aumentando com o avançar da idade gestacional.

Todas as mulheres Rh-negativas não sensibilizadas devem receber 50µg de imunoglobulina Rh até 72 horas após abortamento induzido ou espontâneo, e que aconteça no primeiro trimestre. No segundo trimestre, com 13 semanas ou mais, deve-se administrar rotineiramente a dose total de 250 a 300µg.

A ameaça de abortamento no primeiro trimestre parece aumentar o risco de sensibilização. Já foi descrito caso de sensibilização após ameaça de abortamento no primeiro trimestre.

Como no Brasil não se encontra disponível a dose de 50µg, utiliza-se a de 250 a 300µg em caso de abortamento independentemente da idade gestacional. Em caso de ameaça de abortamento recomenda-se administrar a dose de 250 ou 300µg. Se a gravidez prossegue, repete-se a dose a cada 12 semanas até o final da gestação (Figura 40.4).

Outros tipos de hemorragia anteparto

Em todo tipo de hemorragia intragestacional recomenda-se a administração da imunoglobulina. Toda gestante Rh-negativa não imunizada com hemorragia antes do parto sem perda do concepto tem risco de hemorragia transplacentária e, portanto, de imunização. Deve-se administrar uma dose completa de imunoglobulina Rh e repeti-la a cada 12 semanas até o parto.

Em caso de placenta prévia com sangramento e nos procedimentos terapêuticos invasivos – amniocentese, cordocentese, biópsia de vilo corial – em gestantes Rh-negativas não imunizadas, recomenda-se a administração de imunoglobulina Rh.

Toda gestante Rh-negativa não imunizada submetida à amniocentese deve receber 300µg de imunoglobulina, a não ser que se saiba que o pai também é Rh-negativo. A dose deverá ser repetida 12 semanas depois, se não houver o parto, ou em 6 semanas, se fizer outra amniocentese.

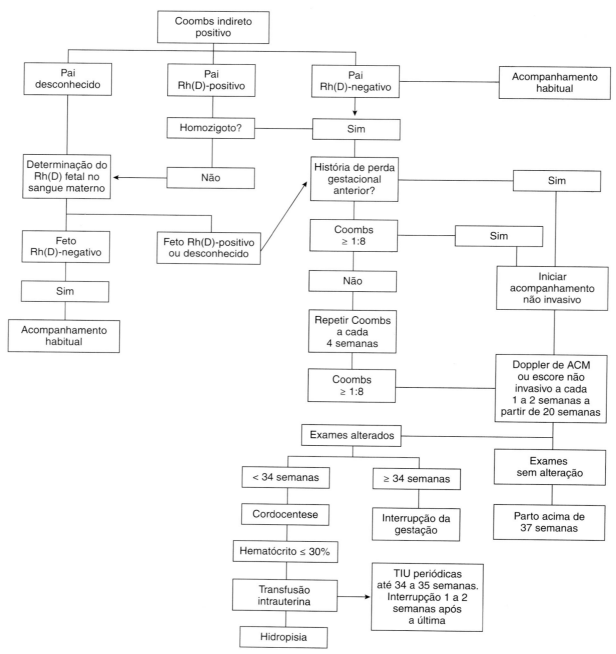

Figura 40.4 Conduta na gestante Rh(D)-negativa sensibilizada.

Em caso de placenta prévia, o esquema também é de 300μg e, se o parto não acontecer dentro de 12 semanas, repete-se a dose.

Gestação ectópica

Uma vez que o antígeno Rh(D) está presente nas hemácias fetais desde a sexta semana de concepção, existe risco potencial de sensibilização na prenhez ectópica, e pelo menos um caso já foi relatado.

Em um estudo, em nove (24%) de 38 mulheres com prenhez ectópica rota entre 6 e 10 semanas de gestação foi encontrado um número significativo de hemácias fetais na circulação materna.

Recomenda-se que toda gestante Rh-negativa não imunizada com prenhez ectópica seja tratada com imunoglobulina Rh.

Doença trofoblástica gestacional

Por meio de técnicas especiais, por imunofluorescência, Goto demonstrou a presença do antígeno Rh na vilosidade corial da placenta humana de gestação entre 12 e 14 semanas. A antigenicidade da hemácia aumenta com a maturidade fetal.

Em caso de mola hidatiforme embrionada, recomenda-se a administração da imunoglobulina, enquanto na anembrionada seu emprego é questionado. Acredita-se que a imunoglobulina Rh não seja necessária na mola hidatiforme; contudo, seu uso não é prejudicial.

Laqueadura tubária

As mulheres Rh-negativas não imunizadas ainda na idade reprodutiva e submetidas à laqueadura tubária pós-parto devem receber a imunoglobulina Rh(D). Existe risco de falha na laqueadura ou a mulher pode posteriormente se submeter à reanastomose das trompas e engravidar novamente.

Leitura complementar

AborjailyA. Rh sensitization after tubal pregnancy. N Engl J Med 1969; 28: 1076-1080.

Acott JR, Beer AE, Guy LR, Ligsh M, Elbert G. Pathogenesis of Rh immunization in primigravida – feto maternal versus materno-fetal bleedings. Obstet Gynecol 1977; 49:9-12.

Bowman J. Rh-immunoglobulin: Rh prophylaxis. Best Pract Res Clin Haematol 2006; 19:27-34.

Bowman J. The prevention of Rh immunization. Transfusion Med Rev 1988; 2:129-50.

Bowman JM, Pollock JM. Failures of intravenous Rh immunoglobulin prophylaxis: an analyses of the reasons for such failures. Transfusion Med Rev 1987; 1:101-12.

Bowman JM. Antenatal supression of Rh alloimmunization. Clin Obstet Gynecol 1991; 34:296-303.

Bowman JM. Controversies in Rh prophylaxis. Who needs Rh immnuneglobulin and when should, it, be given? Am J Obstet Gynecol 1985; 151:289-94.

Bowman JM. Suppression of the Rh Immunization Obstet Gynecol 1978; 52: 385-8.

Bowman JM. The management of Rh-immunization. Obst Gynecol 1978; 52:1-8.

Cabral AC, Reis ZS, Apocalypse IG, Osanan GC, Lage EM, Leite HV. Combined use of the cardiofemoral index and middle cerebral artery Doppler velocimetry for the prediction of fetal anemia. Int J Gynaecol Obstet. 2010; 111(3):205-8.

Cabral AC, Reis ZS, Leite HV, Lage EM, Ferreira AL, Melo IG. Cardiofemoral index as an ultrasound marker of fetal anemia in isoimmunized pregnancy.Int J Gynaecol Obstet 2008 Jan; 100(1):60-4.

Cabral ACV, Melo IG, Osanan GC, Dantas JBPD, Taveira MR, Leite HV. Estudo das causas da isoimunização materna por antígenos eritrocitários entre gestantes acompanhadas no serviço de medicina fetal do HC-UFMG. Rev Med Minas Gerais 2005; 15(1):10-2.

Cherif-Zahar B, Mattei MG, Le Van Kim C, Bailly P, Cartron JP, Colin Y. Localization of the human Rh blood group gene structure to chromosome region 1p34. 3-1p36.1 by in situ hybridization. Hum Genet 1991; 86:398-400.

Corrêa Jr MD. Avaliação da anemia fetal pela dopplervelocimetria da artéria esplênica. 2006. 135p. Tese (Doutorado em Ginecologia e Obstetrícia) – Faculdade de Medicina da Universidade Federal de Minas Gerais.

Corrêa MD. Complicações da amniocentese transabdominal (observações de 1424 amniocenteses praticadas em 974 gestantes Rh negativo). Belo Horizonte – Faculdade de Medicina UFMG – 1982. Tese de Doutorado.

Ghidini A, Sepulveda W, Lockwood CJ, Romero R. Complications of fetal blood sampling. Am J Obstet Gynecol 1993; 165:1339-44.

Gorman JC. Analysis of failures with Rh immuneglobulin. Clin Obstet Gynecol 1971; 14:635-46.

Goto J, Mishi H, Tomada Y. Blood group Rh-D factor in human throphoblast determines by immunoflorescent method. Am J Obstet Gynecol 190; 137:707-12.

Jackson M, Branch DW. Isoimunização na gravidez. In: Gabbe SG, Niebyl JR, Simpson JL. Obstetrícia – gestações normais e patológicas. 3a ed. Rio de Janeiro: Guanabara Koogan, 1999: 657-80.

Katz J, Marcus RG. Incidence of Rh immunization following abortion. Possible detection of lymphocyte priming to Rh antigen. Am J Obstet Gynecol 1973: 117:261-7.

Mari G, Deter RL, Carpenter RL et al. Noninvasive diagnosis by Doppler ultrasonography of fetal anemia due to maternal red-cell alloimmunization. Collaborative Group for Doppler Assessment of the Blood Velocity in Anemic Fetuses. N Engl J Med 2000; 342:9-14.

Mari G. Middle cerebral artery peak systolic velocity for the diagnosis of fetal anemia: the untold story. Ultrasound Obstet Gynecol 2005; 25:323-30.

Moise Jr K. Management of rhesus alloimmunization in pregnancy. Obstet Gynecol 2008; 112:164-76.

Moise Jr K. Management of rhesus alloimmunization in pregnancy. Obstet Gynecol 2008; 112:164-76.

Moise Jr KJ. Hemolytic disease of the fetus and newborn. In: Creasy RK, Resnik R, Iams JD (eds.) Maternal-fetal medicine: principles and practice. 6. ed. Philadelphia: Saunders, 2009: 477-503.

Nevanlina HR, Vainio T. The influence of mother-child ABO incompatibility on Rh Immunization. Vox Sang 1956; 1:26-32.

Nicolaides KH, Soothill PW, Clewell WH, Rodeck CH, Mibashan RS, Campbell S. Fetal haemoglobin measurement in the assessment of red cell isoimmunisation. Lancet 1988; 1(8594):1073-5.

Oepkes D, Seaward G, Vandenbussche FPHA et al. Doppler ultrasonography versus amniocentesis to predict fetal anemia. N Engl J Med 2006; 355:156-64.

Queenan S. Rhesus incompatibility, example of progressive perinatal medicine. In: Carrera JM, Cabero L, Baraibar R (eds.) The perinatal medicine of the new millennium. Bologna: Monduzzi Editore, 2001: 416-23.

Rocg Green top guideline. Use of Anti-D Immunoglobulin for Rh Prophylaxis. Disponível em: http://www.rcog.org.uk/womens-health/clinical-guidance/use-anti--d-immunoglobulin-rhprophylaxis-green-top-22. Consulta em julho de 2009.

Rote NS. Pathophysiology of Rh immunization. Clin Obstet Gynecol 1982; 25: 243-53.

Santiago MD, Rezende CA, Cabral AC, Leite HV, Vitral ZN, Apocalypse IM. Cálculo do volume de sangue necessário para a correção de anemia fetal em gestantes isoimunizadas. Rev Bras Ginecol Obstet 2008; 30:196-200.

Schumacher B, Moise KJ Jr. Fetal transfusion for red blood cell alloimmunization

Van Dongen H, Klumper FJ, Sikkel E, Vandenbussche FP, Oepkes D. Non-invasive tests to predict fetal anemia in Kell-alloimmunized pregnancies. Ultrasound Obstet Gynecol 2005; 25:341-5.

Van Kim C, Cartron JP. Rh proteins: key structural and functional components of the red cell membrane. Blood Rev 2006; 20:93-110.

CAPÍTULO 41

Hidropisia Fetal Não Imune

Marcos Murilo de Lima Faria
Heverton Neves Pettersen
Maria Tereza Penido Rebello

INTRODUÇÃO

Nas últimas décadas, a etiologia, a avaliação e o tratamento dos fetos com hidropisia mudaram drasticamente. Isso aconteceu principalmente em razão da mudança no fator etiológico. No passado, a principal causa de hidropisia fetal era resultante da destruição das hemácias fetais por anticorpos maternos anti-Rh que atravessam a placenta. Por essa característica imunológica da isoimunização materna, o quadro de hidropisia recebe o nome de hidropisia fetal imune (HFI) ou aloimune. Com o uso da imunoglobulina anti-Rh, a partir da década de 1960, houve uma diminuição expressiva na incidência da HFI, passando então a predominar os casos de hidropisia fetal não imune (HFNI), ou seja, aqueles sem o fator imunológico.

São descritas aproximadamente 80 causas diferentes de HFNI, as quais são agrupadas de acordo com o fator fisiopatológico predominante. Apesar da extensa propedêutica disponível, o fator etiológico pode permanecer desconhecido, sendo esses casos denominados idiopáticos.

A importância da HFNI está associada a alta mortalidade fetal e neonatal (70% a 80%), ao fato de determinadas etiologias serem reconhecidas e tratadas com sucesso, ao fato de algumas etiologias apresentarem caráter hereditário com risco de repetição em gestações futuras e, finalmente, à possibilidade de planejamento do parto em hospital terciário com equipe preparada para acolher o recém-nascido.

EPIDEMIOLOGIA E RELEVÂNCIA

A incidência de HFNI varia de 1 a cada 1.700 a 3.000 gestações. Essa variação está relacionada com o período gestacional, o local e a época em que foi realizado o estudo.

Ao longo dos anos observou-se uma grande mudança no fator etiológico da hidropisia fetal. Antes da introdução da imunoglobulina anti-Rh, a HFI correspondia a 80% dos casos de hidropisia fetal. Com a descoberta da imunoglobulina anti-Rh por Finn (1961), a história da isoimunização materna mudou. Em 1981, uma revisão da literatura que reuniu quatro séries já mostrava que 46% das hidropisias estavam relacionadas com a isoimunização materna, 37% com causas não imunes e 17% ainda eram diagnosticadas como idiopáticas[2]. Hoje, nos países desenvolvidos, 85% a 90% das hidropisias têm etiologia não imunitária. No Brasil, Silva e cols.(2005) encontraram HFNI em 84% dos casos.

Os fatores relacionados com a epidemiologia da HFNI são a origem racial e a localização geográfica. Entre os judeus Ashkenazi, a doença de Gaucher (doença de depósito) pode ser responsável por até dois terços das hidropisias não imunes. No sudeste da Ásia, no sul da Índia e no leste do Mediterrâneo as principais causas de hidropisia são a alfatalassemia e a infecção fetal por sífilis. Na Sardenha, a deficiência de G6PD (erro inato do metabolismo) corresponde a um terço dos casos de hidropisia. Na Finlândia, a principal causa de HFNI é a síndrome nefrótica congênita. Nos EUA e na Europa, as principais causas descritas são cardíaca, cromossômica, hematológica e infecciosa. No Brasil, Silva e cols. (2005) descreveram que 40% das HFNI foram consideradas idiopáticas, 21% de causa genética; 21% relacionadas com infecção e 7% decorrentes de cardiopatia. Mais recentemente, Fritsch e cols. (2012) revisaram a etiologia da HFNI no Brasil e relataram 22% de HFNI idiopática, 22% de causa cromossômica, 13% de problemas linfáticos, 12% com envolvimento cardíaco e 12% relacionados com infecção.

Ao longo dos anos houve também uma mudança na capacidade diagnóstica da etiologia das HFNI. Na década de 1980, os casos idiopáticos correspondiam a 30% a 60% das HFNI. Atualmente, quando todos os esforços diagnósticos são realizados nos períodos pré e pós-natal, o diagnóstico definitivo da causa da hidropisia é conseguido em 80% a 90% das vezes.

DEFINIÇÃO E DIAGNÓSTICO DA HFNI

Hidropisia fetal é o acúmulo anômalo de líquido em pelo menos dois locais diferentes no feto, levando em consideração o tecido subcutâneo, o pericárdio, a pleura e a cavidade abdominal. Apesar da coexistência de polidrâmnio e edema placentário, essas duas condições não fazem parte da definição de hidropisia. A HFNI é aquela que não está relacionada com um processo de isoimunização materna (aloimune).

O processo pode iniciar-se como aumento isolado de líquido em um espaço seroso (pleura, pericárdio ou peritônio) e evoluir com comprometimento de outros espaços ou ainda acometer os tecidos moles e a pele, causando edema subcutâneo generalizado. Quando o edema de pele atinge a espessura de 5mm, definido como anasarca fetal, pode ser indício do estágio final do quadro de hidropisia. Em 50% a 75% dos casos existe associação entre hidropisia e polidrâmnio, e o acometimento hidrópico da placenta não é raro.

O diagnóstico é estabelecido facilmente por meio da ultrassonografia mediante a constatação de líquido em local inapropriado no primeiro, segundo ou terceiro trimestre da gravidez (Figura 41.1). No entanto, em estágio inicial, os derrames serosos podem ser de difícil diagnóstico se não houver uma atenção especial. O ultrassonografista deve estar atento aos sinais ultrassonográficos indiretos comumente associados à hidropisia: translucência nucal aumentada, aumento das câmaras cardíacas direitas/cardiomegalia, polidrâmnio e espessamento placentário.

Do ponto de vista clínico, o principal sinal de hidropisia fetal é o aumento exacerbado da medida uterina causado pelo polidrâmnio associado. A suspeita clínica ainda pode ser levantada quando há aumento excessivo do peso materno, síndromes hipertensivas, incluindo a síndrome em "espelho" (síndrome de Ballantyne), ausculta fetal com arritmia cardíaca e trabalho de parto prematuro.

ETIOLOGIA

A hidropisia ocorre quando está presente uma distribuição anômala do líquido corporal entre os compartimentos intracelular, intersticial e intravascular. Habitualmente existe uma homeostase que é mantida através de forças específicas que agem em cada um desses compartimentos. No compartimento intracelular, a quantidade de líquido é controlada principalmente através da bomba de sódio e pelas forças osmóticas. No compartimento intersticial estão presentes as forças osmóticas e o sistema linfático. No compartimento intravascular, as forças são exercidas pela pressão hidrostática capilar e a

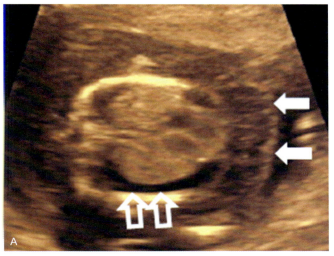
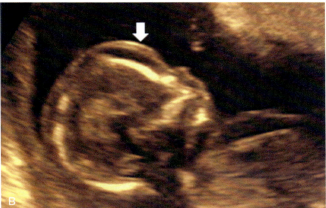
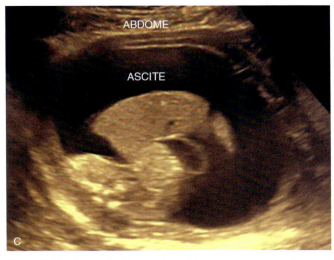

Figura 41.1A Edema subcutâneo (*seta cheia*) e derrame pleural (*seta aberta*) no primeiro trimestre. **B** Edema subcutâneo no segundo trimestre (*seta cheia*). **C** Ascite no segundo trimestre.

pressão osmótica. A hidropisia aparece diante dos seguintes processos fisiopatológicos, isolados ou associados:

- Aumento da pressão hidrostática nos capilares.
- Redução na pressão osmótica do plasma.
- Deficiência da drenagem linfática.
- Dano à integridade capilar.

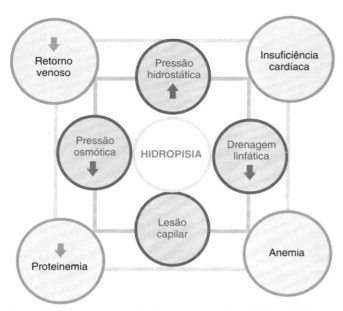

Figura 41.2 Esquema representando os processos fisiopatológicos (balões em azul) e as consequências (balões em laranja).

Tabela 41.1 Etiologia da HFNI

Etiologia	Fetos com HFNI (%)
Cardiovascular	17 a 35
Cromossomopatia	7 a 16
Torácica	6
Infecciosa	5 a 7
Linfática	5 a 6
Hematológica	4 a 12
STFF	3 a 10
Displasias esqueléticas	3 a 4
Sindrômico	3 a 4
Anomalias urinárias	2 a 3
Tumores	2 a 3
Erros inatos do metabolismo	1 a 2
Anomalias gastrointestinais	0,5 a 4
Miscelânea	3 a 15
Idiopática	15 a 25

Fonte: modificada de Norton e cols., 2015.
STFF: síndrome de transfusão feto-fetal.

São descritas na literatura mais de 80 causas de hidropisia. Para apresentá-las, dividimos as etiologias em grupos de acordo com o principal processo fisiopatológico. Essa divisão é meramente didática, visto que em praticamente todas as situações mais de um processo fisiopatológico está envolvido (Figura 41.2 e Tabela 41.1).

Aumento da pressão hidrostática nos capilares

Insuficiência cardíaca fetal

A insuficiência cardíaca fetal é uma das causas mais comuns de HFNI, sendo responsável por 17% a 35% dos casos. O fato de a reserva cardíaca fetal ser menor do que a reserva cardíaca do adulto (maior frequência cardíaca e menor complacência) predispõe o coração fetal à sobrecarga cardíaca por aumento da pré ou pós-carga. O resultado é a insuficiência cardíaca congestiva (ICC) com aumento da pressão venosa central (PVC) e consequente aumento da pressão hidrostática venosa, fator que desencadeia a hidropisia.

As *anomalias cardíacas* podem ser estruturais ou de ritmo. As anomalias estruturais mais frequentemente associadas à hidropisia são aquelas que envolvem as câmaras direitas do coração. Se a malformação estrutural interfere na condução do estímulo elétrico cardíaco, também pode estar presente alteração do ritmo.

As *alterações do ritmo cardíaco* associadas à hidropisia podem se manifestar como taquicardias ou bradicardias. Em ambas as condições, o processo hidrópico se deve a um aumento da PVC com consequente congestão venosa. Associado ao quadro há diminuição do débito cardíaco, hipoxia tecidual e lesão vascular. Frequências > 220bpm ou < 65bpm estão frequentemente associadas ao quadro de HFNI. A alteração da frequência cardíaca mais comumente relacionada com a HFNI é a taquicardia supraventricular (TSV), 90% das vezes resultante de um processo de reentrada do estímulo elétrico através de uma via anômala (Wolf-Parkinson-White). Menos frequentes são os casos de *flutter* e fibrilação atrial. Quando existe bradicardia, a grande maioria dos casos está associada a um defeito estrutural ou a uma doença materna do tecido conjuntivo (lúpus eritematoso sistêmico e síndrome de Sjögren).

Nos *tumores intracardíacos* (teratoma, rabdomioma-esclerose tuberosa), a ICC acontece inicialmente por aumento da pressão intracavitária e roubo de parte do débito cardíaco. A evolução inclui aumento do leito vascular com insuficiência cardíaca de alto débito, trombose, isquemia miocárdica, infarto e hipoproteinemia, resultante da perda de proteínas através dos vasos anômalos e isquêmicos dos tumores.

O *fechamento precoce do forame oval ou do ducto arterioso* é outra causa cardíaca associada à HFNI, esta última associada ao uso de anti-inflamatórios que interferem no metabolismo das prostaglandinas. O fechamento precoce dessas estruturas leva ao aumento da pressão intracardíaca direita e culmina com diminuição do retorno venoso, aumento da pressão hidrostática venosa e hidropisia.

Anemia fetal severa é uma importante causa de hidropisia. Os principais eventos fisiopatológicos associados são a ICC resultante do alto débito cardíaco para compensar os baixos níveis de hemoglobina fetal; a diminuição do retorno venoso causada pela hepatomegalia, resultante de uma eritropoese acentuada; a hipoproteinemia causada pelo desvio da função hepática para uma função hematopoética, e a alteração da permeabilidade vascular causada pela hipoxia tecidual resultante dos níveis baixos de oxigênio. Em geral, a hidropisia aparece quando o nível de hemoglobina fetal cai abaixo de 7g/dL. Entre as principais causas de anemia fetal estão as hemorragias feto-maternas e intrafetais, hemólise, hemoglobinopatias, erros inatos do metabolismo e aplasia da medula.

A *hemorragia feto-materna* geralmente ocorre no momento de um aborto ou parto. Durante a gestação, a perda de sangue fetal para a circulação materna é pequena, < 0,1mL em 98% das gestações. No entanto, casos de hemorragia feto-materna têm sido descritos em fetos hidrópicos e geralmente estão associados a malformações da placenta/cordão umbilical, acidentes obstétricos, corioangioma e coriocarcinoma.

Quadros de *hemorragia intrafetal* têm sido descritos como resultantes de hemoperitônio causados por volvo intestinal e hemorragia cerebral resultante de hipotensão e hipoxia materna.

Entre as *hemoglobinopatias,* somente as alfatalassemias evoluem com HFNI e, nesse caso, apenas o feto com anemia de Bart desenvolve anemia intrauterina severa e hidropisia. Nos casos de anemia que acompanham a *deficiência enzimática de G6PD,* a hemólise ocorre na presença de agentes oxidativos (p. ex., fava, ácido ascórbico etc.) por deficiência do agente protetor da membrana do eritrócito, a glutationa. A *deficiência de piruvato quinase* e a *aplasia de medula* também podem ser responsáveis pela anemia que culmina com hidropisia.

Condições envolvendo *gestações gemelares monocoriônicas* são frequentemente associadas à hidropisia fetal e têm como fator predisponente as anastomoses arteriovenosas intraplacentárias. Essas condições são a STFF, a sequência anemia-policitemia em gêmeos (em inglês TAPS – *Twin Anemia-Polycythemia Sequence*) e a perfusão arterial reversa em gêmeos (em inglês TRAP – *Twin Reverse Arterial Perfusion*). A STFF ocorre em 10% a 15% das gestações monocoriônicas e diamnióticas, sendo resultante de uma troca não balanceada de sangue entre um dos fetos, denominado doador (que perde mais sangue e se torna hipovolêmico), e o outro, denominado receptor (que recebe mais sangue e se torna hipervolêmico). A hidropisia acomete mais frequentemente o feto receptor como resultado da hipervolemia, da policitemia e do alto débito cardíaco, da ICC e do aumento da PVC. Simultaneamente, a hipovolemia e a anemia do feto doador se associam para culminar também em insuficiência cardíaca e hidropisia.

A STFF pode ser responsável por até 10% dos casos de HFNI. Na TAPS também ocorre um processo de transfusão sanguínea entre os fetos, porém mais lento do que na STFF, com consequente anemia de um feto (doador) e policitemia do outro (receptor). Clinicamente, diferencia-se da STFF por não desenvolver quadro de polidrâmnio/anidrâmnio. Como na STFF, também na TAPS ocorre o comprometimento da função cardíaca de ambos os fetos em razão da sobrecarga, seja pela hipervolemia, seja pela anemia, ambos evoluindo com insuficiência cardíaca e aumento da pressão venosa central e culminando com a hidropisia.

Na TRAP, em virtude da perfusão reversa, há baixa oxigenação de um dos fetos desde o início da gestação. Essa situação de hipoxia precoce e severa é responsável pelas malformações de um dos fetos, geralmente evoluindo com anencefalia e acardia. O feto normal funciona então como bomba cardíaca para o feto acárdico. Com o crescimento da massa fetal do fe-to anômalo, o coração do feto normal evolui com sobrecarga, insuficiência e consequente hidropisia. No feto anômalo, a hidropisia provavelmente se deve a uma hipoproteinemia causada por hipoxia e lesões vasculares.

Nas *malformações arteriovenosas,* os responsáveis pela hidropisia são os *shunts* que causam insuficiência cardíaca de alto débito e aumento da pressão venosa central (PVC) e da pressão venosa. Nessas malformações, além da insuficiência cardíaca, associam-se perda de proteínas através dos vasos anômalos (hipoproteinemia), destruição eritrocitária (anemia) e trombose nos vasos comprometidos (aumento da pressão hidrostática e perda de fluidos para o espaço intersticial). Uma forma incomum, porém descrita na literatura, consiste na associação de hidropisia a calcificações vasculares precoces, levando a cardiomegalia, coronariopatia e enfarte. Nesses casos, as calcificações vasculares podem causar a hidropisia em razão do aumento na pós-carga ou da diminuição na irrigação cardíaca (isquemia cardíaca) com insuficiência cardíaca resultante.

Os *tumores placentários,* como os corioangiomas, quando > 5cm, podem evoluir com hidropisia. Nesse caso, os *shunts* arteriovenosos aumentam o retorno venoso e promovem aumento da PVC, resultando em insuficiência cardíaca. Entretanto, outras causas fisiopatológicas da hidropisia também estão envolvidas, como dano capilar que evolui com hipoproteinemia e anemia resultante de hemólise e trombocitopenia.

As *malformações neurológicas* associadas à HFNI são, principalmente, as hemorragias e as malformações vasculares. Os processos fisiopatológicos envolvidos são a anemia e a insuficiência cardíaca de alto débito resultante dos *shunts* vasculares.

Nas *displasias esqueléticas* associadas à HFNI, o processo fisiopatológico básico consiste em diminuição da cavidade torácica e aumento da pressão intratorácica e da PVC. A esse fator se associa a hipertrofia hepática resultante da produção hematopoética compensatória e deficitária nos ossos longos. Ambos os fatores diminuem o retorno venoso, aumentam a pressão venosa vascular e precipitam a hidropisia.

De modo geral, as *cromossomopatias,* representadas por translocações, deleções, inversões, mosaicismo, monossomias (síndrome de Turner) e triploidias (13, 15, 16, 18 e 21), podem estar associadas à HFNI. Na maioria das vezes, o processo fisiopatológico envolve uma disfunção cardíaca decorrente da malformação, evoluindo com a cascata de aumento da PVC, ICC, aumento da pressão hidrostática e hidropisia. Indiretamente estão envolvidos outros fatores, como hipoproteinemia, anemia, policitemia, diminuição da mobilidade e obstrução linfática. As cromossomopatias podem ser responsáveis por 7% a 16% dos casos de HFNI, sendo a síndrome de Turner a anomalia mais comum.

A associação de *crescimento intrauterino restrito* (CIUR) à hidropisia ocorre por uma cadeia de eventos, envolvendo vasoconstrição periférica, hipoxia tecidual com falha de múltiplos órgãos, alterações na pós-carga, hipoxia renal, ativação do sistema renina-angiotensina, aumento de líquido intersticial, alterações hematológicas, hipoproteinemia, hipomobilidade fetal e outras alterações fisiopatológicas.

Diminuição do retorno venoso

A diminuição do retorno venoso pode ser causada por obstrução direta sobre a veia cava inferior (VCI), compressão cardíaca ou por distorções anatômicas que levam à compressão de outras estruturas venosas (p. ex., ducto venoso, veias hepáticas etc.). As distorções anatômicas no feto estão associadas a malformação torácica, tumor abdominal, linfangiectasia e leiomiossarcoma, entre outros. Do ponto de vista fisiopatológico, a compressão diminui o retorno venoso e aumenta a pressão hidrostática abaixo da massa. Existe também uma relação direta entre o sistema venoso e o sistema linfático. Qualquer aumento de pressão no primeiro sistema repercute no segundo, diminuindo também a drenagem linfática, o que contribui para o aumento do líquido e de proteínas no espaço intersticial. As alterações nas pressões osmóticas diminuída no vaso e aumentada no espaço intersticial são mais um fator que favorece a hidropisia.

As *malformações torácicas* associadas à HFNI são sequestro pulmonar (intra e extralobar), obstrução congênita das vias aéreas (anteriormente descrita como malformação adenomatoide cística do pulmão – MAC), obstrução laríngea/traqueal, cisto broncogênico, derrames pleurais e hérnia diafragmática. As malformações torácicas podem ser responsáveis por aproximadamente 6% dos casos de HFNI.

Os *tumores abdominais*, por sua vez, associam-se à hidropisia não só em razão da diminuição do retorno venoso causada pela compressão direta do tumor sobre a VCI, mas também de hipoproteinemia (perda de proteínas em virtude das anomalias vasculares), anemia (hemólise tumoral), processos tromboembólicos (alteram os capilares e sua permeabilidade) e insuficiência cardíaca de alto débito (presença de *shunts* arteriovenosos tumorais). A hidropisia associada aos tumores pode ser resultante ainda de um processo de coagulação intravascular disseminada e trombocitopenia (síndrome de Kasabach-Merrit). Os tumores abdominais mais frequentes são: neuroblastoma, teratoma sacrococcígeo, hemangioendotelioma do fígado ou do cordão umbilical e esclerose tuberosa, uma doença autossômica dominante que leva à formação de tumores fibroangiomatosos na pele, cérebro, fígado e rins.

As *desordens metabólicas* associadas à HFNI estão, na maioria das vezes, relacionadas com uma desordem no armazenamento de substâncias em órgãos como fígado, coração e cérebro. O armazenamento inapropriado gera uma visceromegalia que acaba exercendo uma obstrução do retorno venoso com consequente hidropisia. A anemia, associada à maioria dos erros inatos do metabolismo, leva a uma eritropoese extramedular, o que pode aumentar ainda mais a obstrução venosa. As alterações de armazenamento mais comuns são a doença de Gaucher (autossômica recessiva) em que há deficiência de betagalactosidase com consequente acúmulo de

glicocerebrosídeo no sistema reticuloendotelial. A gangliosidose tipo I ou doença de Tay-Sachs (autossômica recessiva) é caracterizada por uma deficiência de hexosaminidase A com acúmulo de gangliosídeo intracelular. A mucopolissacaridose tipo I ou síndrome de Hurler (autossômica recessiva) é decorrente da deficiência de iduronidase, sendo a síndrome de Hurler a forma mais grave das mucopolissacaridoses tipo I. A mucopolissacaridose tipo VII ou síndrome de Sly (autossômica recessiva) é caracterizada pela deficiência de betagliconidase. Outras mucolipidoses e sialidoses (autossômicas recessivas) com deficiência de enzimas lisossômicas diversas são catalogadas como causadoras de HFNI. Os erros inatos do metabolismo contribuem com 1% a 2% das HFNI.

Redução na pressão osmótica do plasma

Hipoproteinemia

A hipoproteinemia pode participar no processo da HFNI como fator primário ou secundário. Como fator primário, observa-se a hipoproteinemia na *síndrome nefrótica congênita* (doença autossômica recessiva), em que existe perda da proteína para o líquido amniótico. Como fatores secundários, observam-se hipoproteinemia nas *malformações vasculares* com perda de proteína para o interstício (hemangiomas, hepatomas e teratomas), diminuição na síntese de proteínas resultante da destruição do hepatócito por infecções primárias ou, ainda, diminuição no transporte de proteínas pela placenta já hidrópica.

As *alterações renais*, como doença policística renal, trombose da veia renal, síndrome nefrótica congênita, hipoplasia renal e rins pélvicos, já foram associadas à HFNI. Do ponto de vista fisiopatológico, o mau funcionamento renal ocasiona um desequilíbrio hidroeletrolítico e oncótico com alterações osmóticas que culminam com a hidropisia. Ademais, as malformações obstrutivas do sistema urinário, em especial as obstruções baixas onde existe uma bexiga hiperdistendida (p. ex., válvula de uretra posterior), também podem associar-se à HFNI. O processo fisiopatológico envolvido consiste no extravasamento de líquido através da parede da bexiga ou, ainda, na rotura de estruturas com vazamento da urina (ascite urêmica). Além disso, a hiperdistensão vesical pode levar à compressão do diafragma e cardíaca com posterior insuficiência cardíaca.

As *malformações gastrointestinais* envolvendo a HFNI relatadas na literatura incluem processos obstrutivos e tumorais. Os processos obstrutivos incluem estenoses, atresias, vólvulo, intussuscepção, roturas e peritonite meconial. O processo fisiopatológico da hidropisia está associado à perda de proteínas através da parede intestinal danificada pela isquemia local, o que resulta finalmente em alterações das pressões oncóticas. Os tumores, como citado anteriormente para outras localizações, além de exercerem um efeito de massa que pode comprimir veias e linfáticos, apresentam também alterações vasculares que podem evoluir com *shunts* (aumento do débito cardíaco) ou isquemia (lesão tecidual com perda da integridade vascular).

Deficiência da drenagem linfática

As alterações linfáticas, em especial aquelas representadas por processos obstrutivos, culminam com hidropisia em decorrência do aumento do volume do líquido intersticial, da diminuição do transporte de proteínas para o sistema vascular, do aumento da pressão osmótica intersticial e da diminuição da pressão osmótica no interior do vaso e do volume plasmático com redução do débito cardíaco. Defeitos da drenagem linfática torácica (p. ex., malformação do ducto torácico) podem evoluir com derrame pleural (linfotórax ou quilotórax) e hidropisia, causada pela insuficiência cardíaca e resultado do efeito de massa exercido pelo derrame. Outra malformação que envolve os linfáticos é o higroma cístico, que acomete principalmente a região cervical, mas pode ser torácico ou abdominal. Esses tumores, além de associados à obstrução linfática, exercem efeito de massa com diminuição do retorno venoso, insuficiência cardíaca e precipitação da hidropisia.

Várias são as *síndromes genéticas* relacionadas com a HFNI. São exemplos típicos: síndrome de Pena-Shokeir I e II (autossômicas recessivas), síndrome de Noonan (autossômica dominante), síndrome do piterígio múltiplo (autossômica recessiva), síndrome de Neu-Laxova (autossômica recessiva), síndrome de Klippel-Trenaunay-Weber (origem desconhecida) e esclerose tuberosa (autossômica dominante). Vários são os mecanismos fisiopatológicos envolvidos no desenvolvimento da hidropisia, mas a diminuição da movimentação fetal com redução da drenagem linfática parece ser o mais adequado para explicar o fenômeno. Contribuem ainda no processo fisiopatológico a diminuição dos movimentos respiratórios e o aumento da pressão intratorácica, da PVC e da pressão hidrostática capilar. Os fetos sindrômicos contribuem com 3% a 4% das HFNI.

Dano à integridade capilar

Infecções congênitas, malformações vasculares, tumores e hipoxia são os principais agentes etiológicos relacionados com lesão capilar, derrame intersticial, perda de proteínas e hidropisia.

As principais *infecções congênitas* associadas à hidropisia são toxoplasmose, rubéola, citomegalovírus, herpes simples 1 e 2, sífilis (TORCHS), vírus da imunodeficiência humana (HIV), adenovírus, doença de Chagas, coxsackievírus tipo B, leptospirose, hepatites (A, B, C) e Zika vírus. Além da lesão vascular, outros processos envolvidos na hidropisia incluem lesão renal com perda de proteínas, lesão hepática com diminuição na produção de proteínas, anemia por supressão da produção de hemácias (citomegalovírus e parvovírus) e infecção do miocárdio com insuficiência cardíaca (coxsackievírus). A incidência de infecção como causa da HFNI varia de 5% a 7% dos casos, sendo a infecção pelo parvovírus B19 uma das principais causas nos países desenvolvidos. No Brasil, atenção especial deve ser dada à sífilis, tendo em vista o número crescente de grávidas acometidas por essa infecção. Dados do Ministério da Saúde mostram que entre 2004 e 2013 a incidência de sífilis congênita passou de 1,7 caso a cada 1.000 nascidos vivos para 4,7 casos, um aumento percentual de 176%.

PROGNÓSTICO

De modo geral, o feto hidrópico apresenta mau prognóstico. Na literatura são encontradas taxas de mortalidade perinatal que variam entre 50% e 98%. Os principais fatores relacionados com o prognóstico são o momento do diagnóstico e a etiologia. De maneira geral, quanto mais precoce a hidropisia, pior o prognóstico. Em série publicada por Santolaya e cols. (1992), aproximadamente 50% dos casos diagnosticados antes de 24 semanas apresentavam cromossomopatias e, dos fetos restantes, a metade evoluiu para óbito. Em revisão recente, Santo e cols.(2011) avaliaram 71 fetos com HFNI após a 20ª semana de gestação. Os autores observaram morte intrauterina em 48% dos casos, 14% evoluíram com morte neonatal, 14% evoluíram com alguma morbidade e somente 24% evoluíram sem nenhuma morbidade.

A evolução das técnicas terapêuticas possibilitou a melhora do prognóstico para algumas etiologias. Fetos com derrame pleural isolado apresentam melhor prognóstico (mortalidade de 6%) do que aqueles com alguma malformação associada, higroma ou hidropisia (mortalidade de 66%). Do mesmo modo, o prognóstico fetal nos casos de taquiarritmia cardíaca varia de acordo com a associação à malformação e com a terapêutica empregada. Se existe um defeito cardíaco associado à taquiarritmia, a mortalidade é de 92%. Se há somente taquiarritmia associada à hidropisia, a mortalidade ocorre em 50% dos casos, mas em caso de sucesso terapêutico a mortalidade cai para 10%. Nos casos de obstrução congênita das vias aéreas (CAM) associados à hidropisia, aqueles com lesões microcísticas têm pior prognóstico do que os que apresentam lesões macrocísticas. Isso porque nos casos de lesões macrocísticas existe a possibilidade de tratamento com punção ou *shunt*.

Nos casos de hidropisia associados à infecção, o prognóstico irá depender do agente etiológico, do grau de comprometimento fetal e da possibilidade de tratamento. Os fetos com infecção congênita pela sífilis associada à hidropisia apresentam mortalidade de até 50%. A citomegalovirose (CMV) também apresenta mau prognóstico quando associada à hidropisia, pois é um sinal de acometimento de vários sistemas (SNC, reticuloendotelial, ocular, auditivo etc.). Por outro lado, os quadros de hidropisia associados à infecção por parvovírus B19, quando diagnosticados e tratados a tempo, têm excelente recuperação e bom prognóstico. Nos casos em que há hipoproteinemia, o prognóstico também é sombrio, já que o tratamento é sintomático e não da causa básica da doença.

Regressão de derrame isolado ou hidropisia tem sido relatada e pode estar associada a uma patologia transitória, como casos de obstrução linfática ou na insuficiência cardíaca causada por uma infecção.

Ao longo do tempo, quando são descartadas as causas incompatíveis com a vida, observa-se melhora do prognóstico fetal. Keeling e cols. (1983) estudaram 50 fetos com hidropisia. Houve interrupção em 19 gestações, e nas 31 gestações restantes a mortalidade perinatal foi de 90%. Holzgreve e cols. (1985) relataram taxa de mortalidade de 82%. Em revisão recente sobre o prognóstico, Ota e cols. (2017) avaliaram 92 casos de HFNI e relataram mortalidade fetal de 45%, com 36% dos fetos alcançando 1 ano de vida, porém somente a metade deles com desenvolvimento normal. A mortalidade foi maior naqueles casos diagnosticados antes de 22 semanas (85%). Por outro lado, entre os diagnosticados após 30 semanas, 69% sobreviveram até 1 ano de idade. Na estatística dos autores, a principal causa da HFNI foram as cromossomopatias (27%). Quando excluídos os casos de cromossomopatias, a taxa de mortalidade fetal diminuiu para 24% e a taxa de sobrevida com 1 ano aumentou para 64%. Dos fetos com anomalia cardíaca, 62% evoluíram para óbito intrauterino ou neonatal. Os autores comentam que, apesar da melhora na taxa de sobrevida, o desenvolvimento normal ainda é desfavorável. No Brasil, a taxa de mortalidade associada à hidropisia varia entre 70% e 80%.

Complicações maternas

As complicações maternas associadas à HFNI incluem a pré-eclâmpsia (11%), a anemia materna severa (3%) e a hipoproteinemia (5%). Uma complicação materna característica da hidropisia fetal é a síndrome em "espelho" ou de Ballantyne, que recebe esse nome por mimetizar na mãe o quadro hidrópico fetal. Norton e cols. (2015) relataram que a síndrome em "espelho" pode se manifestar como uma forma de pré-eclâmpsia, caracterizando-se por edema em 90%, hipertensão em 60% e proteinúria em 40% dos casos. Achados adicionais incluem cefaleia, distúrbios visuais, oligúria, elevação de ácido úrico/enzimas hepáticas/creatinina, plaquetopenia, anemia e hemodiluição. A principal morbidade materna é o edema de pulmão, que ocorre em cerca de 21% dos casos da síndrome em "espelho". O tratamento da síndrome se dá pelo tratamento da hidropisia ou pela interrupção da gravidez.

COMPLICAÇÕES OBSTÉTRICAS

As principais complicações obstétricas associadas à HFNI são o polidrâmnio e o trabalho de parto prematuro. Como citado anteriormente, o polidrâmnio está associado à hidropisia em até 75% dos casos. O polidrâmnio e as demais complicações associadas podem desencadear o trabalho de parto prematuro em até 66% dos casos.

COMO REALIZAR O ACOMPANHAMENTO DA GESTANTE E DO FETO HIDRÓPICO

Diante do diagnóstico de hidropisia fetal, o primeiro passo consiste em estabelecer se o quadro é de hidropisia imunitária ou não imunitária. Para isso, o teste de Coombs indireto é suficiente para excluir a possibilidade de hidropisia aloimune. Definido o quadro como HFNI, passa-se a abordar os testes propedêuticos e diagnósticos de maneira racional com a priorização das etiologias mais frequentes (Figura 41.3).

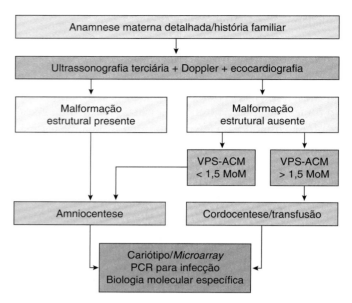

Figura 41.3 Acompanhamento do feto com HFNI. (Modificada de Norton e cols., 2015.)

Exame morfogenético terciário

As avaliações detalhadas da anatomia fetal são de grande importância por possibilitarem o diagnóstico de malformações estruturais e vasculares relacionadas com a hidropisia. Além disso, orientam os próximos passos da investigação fetal. Também podem ser evidenciados sinais ultrassonográficos que sugiram a presença de síndromes cromossômicas (p. ex., marcadores menores e maiores), infecções congênitas (p. ex., calcificações cerebrais, hepatoesplenomegalia etc.), síndromes genéticas e erros inatos do metabolismo (p. ex., hepatoesplenomegalia, cardiomegalia etc.). Hartge e cols. (2015) observaram uma relação entre o padrão do derrame e a etiologia da hidropisia. No primeiro trimestre houve associação de edema de pele/higroma às aneuploidias. No segundo trimestre foi detectada a associação de edema de pele/ascite a cardiopatia/insuficiência cardíaca e de derrame pericárdico/ascite à parvovirose B19. Os autores comentam que obviamente não é possível diagnosticar ou excluir uma etiologia pelo achado ultrassonográfico, porém esses achados tornam possível a orientação do casal, bem como o estabelecimento de prioridades propedêuticas.

Dopplervelocimetria arterial e venosa

O estudo dopplervelocimétrico torna possível avaliar um grande número de vasos e identificar malformações vasculares. De importância fundamental é a avaliação da velocidade de pico sistólico da artéria cerebral média (VPS-AC), que prediz com grande acurácia a anemia fetal quando > 1,5 MoM. Por outro lado, a dopplervelocimetria venosa é capaz de identificar o grau de sobrecarga e insuficiência cardíaca.

Ecodopplercardiografia fetal

A ecodopplercardiografia fetal é exame obrigatório na avaliação das hidropisias, pois diagnostica defeitos estruturais e do ritmo cardíaco, causas importantes da hidropisia.

Investigação materna

A investigação materna deve ser precedida de anamnese e exame físico minuciosos e tem como objetivo a racionalização de quais e em que ordem os exames complementares devem ser solicitados. A propedêutica básica inicia com hemograma completo, glicemia, ureia, ácido úrico e enzimas hepáticas (TGO, TGP, GGT) com o objetivo de excluir as possibilidades de doenças maternas, como diabetes, síndromes hipertensivas e suas complicações. Infecção materna deve ser descartada mediante as pesquisas de VDRL, toxoplasmose, rubéola, citomegalovírus, parvovírus, coxsackievírus, herpes, Chagas, leptospirose, hepatites e Zika vírus. Nos casos de arritmia cardíaca fetal em que é diagnosticado bloqueio, devem ser investigados os níveis de anticorpos autoimunes anti-SSA (Ro) e anti-SSB (La). Diante de quadro sugestivo de anemia fetal, a possibilidade de hemorragia feto-materna deve ser investigada por meio do teste de Kleihauer-Bethke, embora esse teste possa apresentar resultado falso-negativo nos casos de incompatibilidade ABO mãe-feto. Apesar de algumas causas estarem mais presentes em determinadas raças (deficiência de G6PD e talassemias), a avaliação das enzimas G6PD e piruvato quinase em linfócitos e a eletroforese de hemoglobinas (em meio alcalino e meio ácido) devem ser realizadas quando não há um diagnóstico definitivo evidente. Em caso de necessidade pode ser feita a complementação com estudo por biologia molecular para o diagnóstico dessas doenças na mãe e no feto. Alguns autores defendem a pesquisa de compatibilidade HLA nos casos de hidropisia recorrentes.

Amostra de vilo corial/amniocentese/cordocentese

Enquanto a amostra de vilo corial é realizada nos processos hidrópicos do primeiro trimestre, a amniocentese e a cordocentese são realizadas nos do segundo e terceiro trimestres, podendo avaliar o cariótipo fetal (tradicional ou *microarray*), enzimas envolvidas nas doenças metabólicas e agentes infecciosos. Mais recentemente, o emprego da biologia molecular para o diagnóstico de doenças metabólicas e a pesquisa de agentes infecciosos vem substituindo as antigas pesquisas enzimáticas e cultura desses agentes.

Rastreamento fetal das infecções congênitas

Diante do diagnóstico de infecção materna aguda ou recente, deve ser realizada investigação fetal por meio da identificação do agente pela metodologia de PCR (reação em cadeia da polimerase) em líquido amniótico.

Avaliação do líquido pleural

Nos casos de hidropisia associados a derrame pleural, muitas vezes a drenagem de líquido pleural é necessária para aliviar a compressão cardíaca e melhorar o retorno venoso. Além disso, a investigação citológica do derrame pode fornecer indícios sobre a causa da hidropisia. Em derrames com contagem linfocitária alta (em geral > 80%), há forte indício de que o derrame pleural possa ser de origem linfática (linfotórax ou quilotórax).

Necropsia fetal e estudo placentário

Em caso de óbito intrauterino ou neonatal, existe indicação formal para o estudo anatomopatológico do feto e da placenta se a causa da HFNI não foi elucidada. Achados placentários específicos podem fornecer uma indicação sobre a causa da hidropisia: aumento do número de vasos, presença de hemácias nucleadas e sítios extramedulares de eritropoese podem sugerir uma causa imunitária; tumor vascular da placenta (corioangioma) e placenta monocoriônica com presença de anastomoses arteriovenosas sugerem a STFF; cistos placentários com trofozoítos diagnosticam a toxoplasmose; células gigantes de inclusão nuclear em "olho de coruja" são indicativas de infecção pelo CMV; repartição da cromatina dos eritroblastos ocorre na infecção por parvovírus; vilosidades hidrópicas com cistos trofobásticos sugerem triploidia; grandes células claras de núcleo excêntrico no tecido conjuntivo vilositário sugerem uma doença metabólica (p. ex., Niemann-Pick).

Ressonância nuclear magnética

Em determinadas condições em que a ultrassonografia tem seu valor limitado (obesidade materna, oligoidrâmnio etc.), a ressonância nuclear magnética fetal ou neonatal é mais um aparato que pode ajudar a esclarecer a etiologia da hidropisia.

TRATAMENTO DO FETO HIDRÓPICO

O primeiro passo para o sucesso do tratamento consiste no diagnóstico correto da etiologia de base. Após a investigação detalhada da etiologia encontram-se três situações típicas: (1) diagnóstico de patologia tratável, (2) diagnóstico de patologia incompatível com a vida e (3) ausência de diagnóstico ou diagnóstico de patologia com prognóstico incerto. Em virtude do prognóstico reservado da maioria dos casos e do risco de complicações maternas, nos países em que a interrupção da gestação é permitida, essa possibilidade é oferecida ao casal após extenso aconselhamento. Como não há essa possibilidade no Brasil, cada caso deve ser avaliado de maneira ética, utilizando os princípios da beneficência, não maleficência, autonomia e justiça, e oferecidos os acompanhamentos terapêuticos disponíveis. Nos casos de patologias tratáveis, o tratamento deve ser oferecido após a discussão dos riscos e benefícios para o feto e para a mãe.

Antes que qualquer conduta seja adotada, devem ser excluídas as causas hereditárias e as doenças cromossômicas que são incompatíveis com a vida. Nas situações em que é possível o tratamento, a conduta adequada e precoce pode

Quadro 41.1 Hidropisia com etiologias tratáveis

Etiologia	Tratamento
Arritmia cardíaca	Antiarrítmicos
Anemia fetal (parvovírus/ transfusão feto-materna)	Transfusão intrauterina
Derrame pleural	Toracocentese ou *shunt* pleuroamniótico
Obstrução congênita de vias aéreas (MAC – tipo I)	Drenagem ou *shunt* pleuroamniótico
Obstrução congênita de vias aéreas (MAC – tipo III)	Uso de corticoide
STFF ou TAPS	Ablação a *laser*
TRAP	Ablação com radiofrequência ou *laser*

Fonte: modificado de Norton e cols., 2015.

fazer a diferença entre a vida e o óbito fetal. Neste tópico serão abordadas resumidamente as formas de tratamento, devendo o leitor se dirigir aos capítulos referentes a cada patologia para maior detalhamento do tratamento (Quadro 41.1).

Nos casos de insuficiência cardíaca por arritmia, o uso transplacentário ou venoso (via cordocentese) dos antiarrítmicos (digoxina, amiodarona, verapamil, flecainida, propafenona, sotalol) tem alterado subitamente o prognóstico fetal.

Na anemia fetal acentuada decorrente de hemorragia feto-materna ou na parvovirose, a transfusão sanguínea vascular (preferencial) ou intraperitoneal tem excelente resultado.

Nos casos de derrame pleural acentuado resultantes de linfotórax/quilotórax e que evoluem com hidropisia, a colocação de *shunt* pleuroamniótico corrige o desvio do mediastino, melhora a função cardíaca e diminui a pressão venosa com posterior resolução do processo hidrópico. Além disso, a drenagem possibilita melhor visibilização do tórax e do coração fetal, aprimorando o diagnóstico.

Nas transfusões feto-fetais, TAPS e TRAP, o uso do *laser* para coagulação dos vasos comunicantes diminui a possibilidade de evolução para hidropisia e melhora o prognóstico fetal.

Nos tumores fetais são utilizadas as técnicas de coagulação a *laser*, termocoagulação, cirurgia fetoscópica ou até mesmo a cirurgia a céu aberto. Cabe lembrar que todo tratamento deve ser individualizado, e os riscos e benefícios fetais e maternos devem ser exaustivamente discutidos.

Em situações em que não há um diagnóstico específico (idiopática) ou a patologia apresenta prognóstico incerto, alguns autores mencionam a possibilidade de realização de uma terapia "cega". O tratamento não visa à correção de uma causa específica, mas dos processos fisiopatológicos que culminam com a hidropisia. Fazem parte dessas terapias a correção da pressão coloidosmótica com uso de albumina e a correção da insuficiência cardíaca com uso de digoxina, furosemida ou mesmo sangue total. Essa conduta é questionada na literatura.

O uso de toracocenteses e paracentese imediatamente antes do parto tem sido discutido por alguns autores com o objetivo de melhorar e facilitar a assistência neonatal.

ACOMPANHAMENTO DO FETO HIDRÓPICO

Como a hidropisia fetal representa uma variedade de patologias, os fetos devem receber acompanhamento individualizado. Esse acompanhamento específico deverá ser realizado quando a patologia de base não for letal, quando houver viabilidade fetal, e a avaliação fetal for auxiliar a decisão obstétrica. Integram ainda o cenário decisório a etiologia da hidropisia, os fatores fisiopatológicos associados e o potencial pré e pós-natal de tratamento. A frequência das avaliações ultrassonográficas irá depender da gravidade e evolução dos fetos, bem como da necessidade obstétrica de cada caso.

MANEJO OBSTÉTRICO

Os cuidados obstétricos envolvem a prevenção e o diagnóstico das principais complicações maternas e gestacionais. O polidrâmnio, quando sintomático, pode ser tratado com o uso de inibidores da prostaglandina (antes de 30 semanas) ou amniodrenagens seriadas. O trabalho de parto prematuro, especialmente quando desencadeado por procedimentos invasivos, diagnósticos ou terapêuticos, deve ser tratado com inibidores do trabalho de parto.

Embora no passado fosse indicada a interrupção prematura da gestação, a prematuridade piora o prognóstico do feto com HFNI. O parto prematuro dever ser realizado exclusivamente por motivos obstétricos ou em razão da piora da vitalidade fetal. De modo geral, o parto que acontece antes de 34 semanas de gestação tem pior prognóstico, porém, se a hidropisia aparece ou piora após essa idade gestacional, esse pode ser um motivo razoável para indicação do parto. Por outro lado, quadros que evoluem de maneira estável podem ser conduzidos até 37 ou 38 semanas de gestação. Em caso de desenvolvimento da síndrome em "espelho" está indicado o tratamento da hidropisia, e na ausência dessa possibilidade ou em caso de falha do tratamento está indicada a interrupção da gestação com base no risco materno.

Apesar de não existirem artigos específicos que evidenciem o benefício do uso de corticoide nos fetos com hidropisia, a Sociedade de Medicina Materno-Fetal (EUA) sugere seu uso sempre que houver risco do parto prematuro antes de 34 semanas. O uso de corticoide também estaria indicado caso o feto tenha sido submetido a um procedimento terapêutico.

Nos casos em que a etiologia da hidropisia possibilita a vida neonatal, a via de parto de escolha é a cesariana que deve ser indicada sempre que houver risco materno, deterioração da condição fetal ou quando a idade gestacional atingir 37 ou 38 semanas. Nos casos de etiologia letal, a via de parto deve ser a natural.

Para o parto de um feto com hidropisia não necessários um local, um momento específico e uma equipe preparada para receber o concepto que necessitará de cuidados especiais. A mortalidade neonatal se aproxima dos 60%, e por isso o parto deve ocorrer em hospital com assistência terciária, UTI neonatal e equipe habituada a lidar com recém-nascido hidrópico, com toda a atenção voltada para a manutenção das funções respiratória e cardiovascular. Os fatores que pioram o prognóstico neonatal incluem derrame pleural, hipoplasia pulmonar e a associação a outras malformações. Em caso de grandes derrames pleurais e ascite, se a drenagem não for realizada antes do parto, está indicada drenagem imediata do derrame pleural, e menos frequentemente da ascite, após o parto.

ACONSELHAMENTO GENÉTICO-REPRODUTIVO DO FETO HIDRÓPICO

A definição da etiologia da hidropisia está estreitamente relacionada com o aconselhamento genético reprodutivo. De maneira geral, o risco de repetição está associado à causa básica da hidropisia. As trissomias aumentam em aproximadamente 1% o risco de nova trissomia na próxima gestação. As malformações cardíacas de um feto com hidropisia aumentam em até 3% a 5% o risco de um próximo filho com cardiopatia. Algumas síndromes gênicas apresentam o risco de 25% de recorrência.

PROFILAXIA

São poucas as situações em que é possível adotar uma conduta profilática para a HFNI. Pode ser feito o aconselhamento genético reprodutivo de doenças hereditárias associadas à hidropisia. A fertilização *in vitro* e o estudo de embrioblasto por meio de métodos que envolvam a biologia molecular são hoje uma realidade. Do mesmo modo, a profilaxia por meio de orientações para agentes infecciosos (sífilis, toxoplasmose, citomegalovírus etc.) que evoluem com hidropisia é o primeiro passo. Após a infecção materna, o tratamento da mãe também pode ser profilático para o feto, não possibilitando o desenvolvimento de hidropisia.

Nos casos de arritmia cardíaca fetal diagnosticados precocemente, o tratamento evita o desenvolvimento da hidropisia.

CONSIDERAÇÕES FINAIS

Quadros de HFNI são graves, apresentando altas taxas de mortalidade fetal e perinatal. Esses fetos devem ser acompanhados por serviços específicos de Medicina Fetal, e todos os esforços devem ser efetuados com o objetivo de determinar a etiologia da HFNI. Essa conduta possibilita o aconselhamento adequado quanto ao prognóstico da gestação e à possibilidade de tratamento, o que, quando possível, diminui a mortalidade fetal e neonatal. Como se trata de fetos que necessitam de assistência especializada, o parto deve ocorrer em hospital com condições terciárias e contar com a disponibilidade de equipe multiprofissional treinada em atendimento de recém-nascido hidrópico.

Leitura complementar

Baschat AA, Oepkes D. Twin anemia-polycythemia sequence in monochorionic twins: implications for diagnosis and treatment. Am J Perinatol 2014 Sep; 31 Suppl 1:S25-30.

Bellini C1, Hennekam RC. Non-immune hydrops fetalis: a short review of etiology and pathophysiology. Am J Med Genet A 2012 Mar; 158A(3):597-605.

Boyd PA, Keeling JW. Fetal hydrops. J Med Gen 1992; 29:91-7.

Brasil. Ministério da Saúde. Secretaria de Vigilância em Saúde – Departamento de DST, Aids e Hepatites Virais. Boletim Epidemiológico – Sífilis. Brasília (DF) 2015.

Cardwell MS. Aspiration of fetal pleural effusions or ascites may improve neonatal resuscitation. South Med J 1996 Feb; 89(2):177-8.

Fritsch A, Müller ALL, Sanseverino MTV et al. Hidropisia fetal não imune: experiência de duas décadas num hospital universitário. Rev Bras Ginecol Obstet 2012; 34(7):310-5.

Gonen R, Degani S, Kugelman A, Abend M, Bader D. Intrapartum drainage of fetal pleural effusion. Prenat Diagn 1999 Dec; 19(12):1124-6.

Hansman M, Arabin B. Non imune hydrops fetalis. In: Chevernak FA, Isacson GC, Campbell S (eds.) Boston: Little, Brown and Company 1993:1027-49.

Hartge DR, Weichert J, Gembicki M, Krapp M. Confirmation of etiology in fetal hydrops by sonographic evaluation of fluid allocation patterns. Eur J Obstet Gynecol Reprod Biol 2015; 195:128-32.

Holzgreve W, Holzgreve B, Curry CJR. Nonimmune hydrops fetalis: diagnosis and management. Seminars in Perinatology 1985; 9(2):52-67.

Huang HR, Tsay PK, Chiang MC, Lien R, Chou YH. Prognostic factors and clinical features in liveborn neonates with hydrops fetalis. Am J Perinatol 2007; 24:33-8.

Isfer VI, Sanchez RC, Davoglio MV. Anasarca fetoplacentária não imune. In: Isfer VI, Sanchez RC, Saito M (eds.) Medicina Fetal – diagnóstico pré-natal e conduta. Rio de Janeiro: Revinter 1996: 597-618.

Keeling J W, Gough DJ, Iliff P. The pathology of non rhesus hydrops. Diagnostic Hystopatology 1983; 6:89-111.

Norton ME, Chauhan SP, Dashe JS. Nonimmune hydrops fetalis. Society for Maternal-Fetal Medicine (SMFM) Clinical Guideline #7. Am J Obstet Gynecol 2015; 212(2):127-39.

Ota S, Sahara J, Mabuchi A, Yamamoto R, Ishii K, Mitsuda N. Perinatal and one-year outcomes of non-immune hydrops fetalis by etiology and age at diagnosis. J Obstet Gynaecol Res 2016; 42(4):385-91.

Randenberg AL. Nonimmune hydrops fetalis part I: etiology and pathophysiology. Neonatal Network 2010; 29(5):281-95.

Randenberg AL. Nonimmune hydrops fetalis part II: does etiology influence mortality? Neonatal Netw 2010 Nov-Dec; 29(6):367-80.

Santo S, Mansour S, Thilaganathan B, et al. Prenatal diagnosis of non-immune hydrops fetalis: what do we tell the parents? Prenat Diagn 2011 Feb; 31(2):186-95.

Santolaya J, Alley D, Jaffe R, Warsof SL. Antenatal classification of hydrops fetalis. Obstet Gynecol 1992; 79:256-9.

Sarno M, Sacramento GA, Khouri R et al. Zika virus infection and stillbirths: a case of hydrops fetalis, hydranencephaly and fetal demise. PLoS Negl Trop Dis 2016 Feb 25; 10(2):e0004517.

Silva ARA, Alzeguir JCL, Costa MCFL, Tristão MAP, Nogueira AS, Nascimento JP. Hidropisia fetal: análise de 80 casos. Rev Bras Ginecol Obstet 2005; 27:143-8.

Tsukimori K1, Nakanami N, Fukushima K, Yoshimura T, Hikino S, Nakano HJ. Pleural fluid/serum immunoglobulin ratio is a diagnostic marker for congenital chylothorax in utero. Perinat Med 2006; 34(4):313-7.

Yaksh A, van der Does LJ, Lanters EA, de Groot NM. Pharmacological therapy of tachyarrhythmias during pregnancy. Arrhythm Electrophysiol Rev 2016 May; 5(1):41-4.

Zoeller BB. Treatment of fetal supraventricular tachycardia. Curr Treat Options Cardio Med 2017; 19:7-15.

CAPÍTULO 42

Infecções Congênitas

Júlio César de Faria Couto
Flávia Ribeiro de Oliveira
Marcella Israel Rocha
Juliana Moysés Leite Abdalla

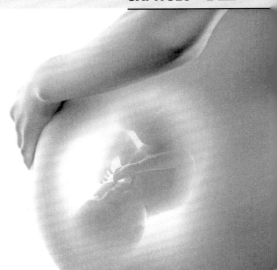

INTRODUÇÃO

As infecções congênitas contribuem de maneira importante para o aumento da morbimortalidade perinatal. Seu rastreamento tem por objetivo diagnosticar precocemente as infecções fetais e iniciar, quando possível, o tratamento durante a gestação a fim de diminuir o risco potencial de acometimento fetal. Neste capítulo serão abordados desde os métodos propedêuticos disponíveis para o diagnóstico das infecções materno-fetais causadas por alguns patógenos até as possibilidades de tratamento pré-natal.

TOXOPLASMOSE

A soroprevalência da toxoplasmose varia conforme a região estudada, apresentando desde taxas inferiores a 10%, como em alguns países no norte da Europa, até 80%, em países latino-americanos. No Brasil, os índices encontrados se assemelham aos mais altos já descritos, com prevalência de anticorpos variando de 54% a 75% e com certas áreas do Rio Grande do Sul e de Santa Catarina apresentando prevalência ainda maior, entre 61% e 98%.

A incidência da toxoplasmose aguda na gravidez também apresenta variações. Observam-se taxas que variam de 0,5 a cada 1.000 gestantes na Suécia até 1,1 a cada 1.000 nos EUA, ou até mesmo mais altas, como 2,1 a cada 1.000 gestantes na França.

Dados da Organização Mundial da Saúde estimam que seja de 190.100 o número de casos anuais de toxoplasmose congênita no mundo, com distribuição bastante diversa (Tabela 42.1). A América do Sul apresenta alta incidência de toxoplasmose congênita, além de ser a região que exibe a cepa mais virulenta do toxoplasma em circulação. No Brasil, estima-se a incidência de toxoplasmose congênita entre 0,2 e 2,0 a cada 1.000 nascidos vivos variando conforme a região estudada.

Diagnóstico da toxoplasmose na gestação

A toxoplasmose congênita pode ser adquirida de três modos distintos:

1. Por meio da transmissão do *Toxoplasma gondii* ao feto de gestante soronegativa, que adquire a *infecção aguda* durante a gestação ou até 3 meses antes da concepção.
2. Por *reativação* da toxoplasmose em gestante que apresenta quadro de imunodepressão durante a gestação, normalmente associada à infecção pelo vírus HIV ou uso de drogas imunossupressoras.
3. Após *reinfecção* de gestante previamente imune por uma nova e mais virulenta cepa do *T. gondii*.

Cerca de metade das gestantes infectadas pelo *T. gondii* não apresenta fatores de risco ou relata sintomas clínicos sugestivos

Tabela 42.1 Distribuição dos casos de toxoplasmose congênita no mundo conforme a região

Região	Incidência*
África	20 a 24
América do Sul	18 a 34
Leste Europeu	15 a 16
Austrália e Nova Zelândia	12 a 15
Sudeste Asiático	8 a 13
Europa (exceto Leste)	5
América do Norte	6

*Casos por 10.000 nascimentos.

de toxoplasmose aguda. O ser humano é um hospedeiro acidental e pode se infectar por via oral (através da ingestão de oocistos presentes nos alimentos, na água ou no solo ou por meio da ingestão de cistos presentes na carne de animais contaminados). Tanto o congelamento dos alimentos em temperaturas < 20°C por pelo menos 48 horas como o cozimento com temperaturas entre 60°C e 70°C são capazes de inativar os cistos teciduais. Cabe salientar que nem a refrigeração de alimentos a 5°C nem o cozimento no micro-ondas são capazes de inativar os cistos teciduais.

A *infecção aguda* é caracterizada por uma parasitemia importante em virtude da intensa multiplicação do parasita. Normalmente é assintomática ou oligossintomática, e as manifestações clínicas mais comuns são febre, sintomas gripais e enfartamento ganglionar. Estudos recentes têm demonstrado que apenas 48% das gestantes cujos filhos apresentavam toxoplasmose congênita tinham sintomas clínicos sugestivos de toxoplasmose aguda. Isso reflete a importância do rastreamento sorológico de rotina durante a gestação, que deve ser iniciado na primeira consulta de pré-natal e cujos resultados são discutidos a seguir (Figura 42.1).

Gestantes que apresentam IgG e IgM negativas

Esse resultado exclui infecção materna. No entanto, como se trata de mulheres com risco de adquirir a infecção durante a gestação, deve-se realizar sorologia mensal para detectar precocemente uma soroconversão, caso ocorra. Também é de fundamental importância o aconselhamento pré-natal com orientações higienodietéticas como:

1. Não ingerir carnes cruas ou mal cozidas.
2. Toda carne deve ser cozida até atingir temperatura > 67°C.
3. A água deve ser tratada ou fervida.
4. Lavar frutas e verduras adequadamente.
5. Usar luvas para manipular carnes cruas.
6. Não utilizar a mesma faca para cortar carnes e outros vegetais ou frutas.
7. Evitar contato com qualquer material que possa estar contaminado com fezes de gatos, como solo, gramados e caixas de areia. Além disso, os gatos domésticos devem ser alimentados com carnes bem cozidas ou rações comerciais. Suas fezes devem ser desprezadas diariamente com lavagem do recipiente com água fervente.

Gestantes que apresentam IgG negativa e IgM positiva

A presença de anticorpos IgM na ausência de anticorpos IgG pode indicar tanto infecção aguda inicial como a presença de anticorpos IgM falso-positivos. Nesse caso, deve-se repetir a sorologia após 2 semanas. Caso permaneça o resultado, trata-se de uma IgM falso-positiva e a conduta deve ser a mesma adotada na gestante soronegativa. Se os anticorpos IgG se tornarem positivos, trata-se de uma soroconversão, e essa gestante deve ser tratada e encaminhada para pesquisa da infecção fetal.

Gestantes que apresentam IgG positiva e IgM negativa

Trata-se de uma gestante imune. Nesse caso, deve-se abandonar o rastreamento sorológico. Entretanto, essas gestantes se encontram suscetíveis a quadros de reinfecção durante a gravidez. Por isso, devem receber as mesmas orientações higienodietéticas da gestante soronegativa.

Gestantes que apresentam IgG positiva e IgM positiva

Nas gestantes que apresentam esse perfil sorológico, deve-se sempre pensar na possibilidade de uma infecção aguda. Convém salientar que a maioria das gestantes com anticorpos IgM positivos não apresenta infecção recente. Aproxi-

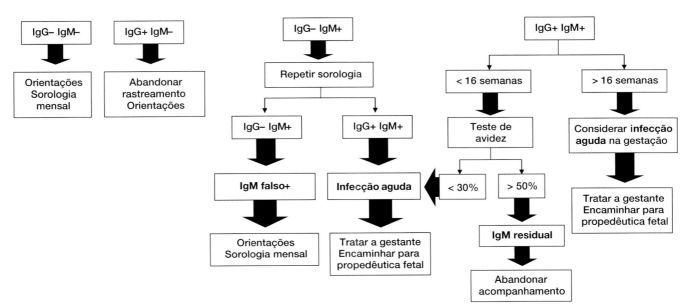

Figura 42.1 Conduta pré-natal na toxoplasmose conforme resultado da sorologia materna.

madamente 60% dos casos não estão associados a infecção aguda, tratando-se de IgM falso-positiva (20%) ou IgM residual (40%). Por isso, o diagnóstico de infecção aguda deve ser confirmado em uma segunda amostra utilizando o teste de avidez da IgG.

A *reativação* da toxoplasmose em uma gestante que apresenta quadro de imunodepressão pode levar à transmissão do *T. gondii* ao feto. A toxoplasmose congênita é observada em menos de 4% das gestantes HIV-positivas. Nesses casos, o risco de transmissão é alto e independe de a reativação materna ocorrer com sintomas clínicos evidentes (encefalite, febre, pneumonia) ou de maneira assintomática. A reativação ocorre com mais frequência com contagem de linfócitos T CD4 < 200 células/mm^3 e na ausência de antibioticoprofilaxia. Entretanto, alguns casos de toxoplasmose congênita têm sido observados em gestantes com contagem de CD4 > 200 células/mm^3; por isso, deve-se ter cautela no acompanhamento de gestantes HIV-positivas imunes à toxoplasmose.

Estudos de genotipagem identificaram três cepas diferentes do *T. gondii* (tipos 1, 2 e 3) na Europa, na América do Norte e na América do Sul. Acredita-se que essas diferenças de cepa podem explicar, ainda que parcialmente, as variações observadas no espectro clínico da toxoplasmose congênita em diferentes regiões do mundo. O genótipo 2 é mais frequente na Europa. Já o genótipo 1, além de outros genótipos atípicos, é mais comum na América do Sul e está relacionado com formas mais graves da toxoplasmose congênita, particularmente com sequelas oculares mais graves.

Como a descrição de *reinfecção* da toxoplasmose na gestação é um evento relativamente recente, existem poucos relatos sobre gestantes previamente imunes ao *T. gondii* cujos filhos apresentaram toxoplasmose congênita. Essa situação, por ser incomum, não conta com critérios de diagnóstico laboratorial definidos. Atualmente, deve ser considerada nos casos de viagens para áreas onde predominam cepas diferentes do *T. gondii*.

Transmissão fetal

A transmissão fetal está relacionada com a idade gestacional em que ocorreu a infecção materna, aumentando de 10% para 80% entre o primeiro e o terceiro trimestre. Por outro lado, a possibilidade de o feto desenvolver uma doença grave é inversamente proporcional à idade gestacional. Se a infecção materna é adquirida precocemente na gestação, a infecção fetal pode levar a abortamento, natimorto ou doença fetal grave. Entretanto, quando ocorre tardiamente, o resultado mais comum costuma ser o parto de um recém-nascido apresentando infecção subclínica (Tabela 42.2).

Vários fatores estão associados ao aumento do risco de transmissão materno-fetal da toxoplasmose, como:

1. Idade gestacional em que ocorreu a infecção materna.
2. Virulência da cepa do *T. gondii*.
3. Estado imunológico materno.

Tabela 42.2 Taxa de transmissão vertical e risco de desenvolvimento de sinais clínicos da toxoplasmose conforme a idade gestacional da infecção materna

Idade gestacional da soroconversão materna (semanas)	Transmissão vertical (%)	Risco de a criança desenvolver sinais clínicos antes dos 3 anos de idade (%)
12	6	75
16	15	55
20	18	40
24	30	33
28	45	21
32	60	18
36	70	15
40	80	12

4. Carga parasitária.
5. Início tardio do tratamento materno (> 4 semanas após a soroconversão).

Tratamento da toxoplasmose durante a gestação

Vários estudos têm demonstrado a associação entre tratamento pré-natal (particularmente quando iniciado precocemente) e a prevenção de toxoplasmose congênita sintomática. Estudos recentes demonstraram que a gravidade das manifestações clínicas diminuiu de maneira significativa após a introdução do rastreamento e do tratamento pré-natal. A abordagem terapêutica varia de acordo com o quadro da infecção apresentado pela gestante.

Gestantes que apresentam infecção aguda durante a gestação ou até 3 meses antes da concepção

Nos casos de infecção aguda, o tratamento deve ser iniciado o mais breve possível, utilizando-se espiramicina na dose de 3g/dia. Em caso de alergia ou falta da espiramicina, pode-se utilizar azitromicina, 500mg a cada 24 horas, ou sulfadiazina, 3g/dia, associada à clindamicina, 300mg a cada 6 horas. A gestante deve ser encaminhada para pesquisa da infecção fetal por meio da reação em cadeia da polimerase (PCR) no líquido amniótico. A análise da PCR no líquido amniótico deve ser realizada após a 18ª semana de gestação e pelo menos 4 semanas após a infecção aguda materna. O tratamento da gestante será definido de acordo com o resultado da PCR, conforme demonstrado no Quadro 42.1.

A ultrassonografia auxilia o acompanhamento fetal, embora uma ultrassonografia normal não seja capaz de excluir a infecção fetal. As alterações ultrassonográficas comumente associadas à toxoplasmose congênita incluem dilatação ventricular, calcificações intracranianas, espessamento placentário, calcificações hepáticas, hepatoesplenomegalia, ascite, polidrâmnio e aumento da ecogenicidade intestinal.

> **Quadro 42.1** Diagnóstico pré-natal da toxoplasmose congênita
>
> **PCR negativa** – Feto não infectado
> Manter espiramicina (3g/dia) até o parto
> Ultrassonografia mensal até o final da gestação
> Encaminhar o recém-nascido para acompanhamento especializado
>
> **PCR positiva** – Feto infectado
> Alternar 4 semanas de pirimetamina (50mg/dia), sulfadiazina (3g/dia) e ácido folínico (15mg duas vezes por semana) com 2 semanas de espiramicina (3g/dia) até a 36ª semana. A partir daí, utilizar apenas espiramicina até o parto
> Ultrassonografia mensal até o final da gestação
> Manter o mesmo tratamento administrado à mãe com doses ajustadas ao peso da criança e encaminhar o recém-nascido para acompanhamento especializado

Gestantes imunodeprimidas que apresentam reativação da toxoplasmose na gestação

Na ausência de estudos clínicos específicos, algumas diretrizes têm sido propostas pela Academia Americana de Pediatria para acompanhamento dessas gestantes:

- Gestantes que apresentam contagem de linfócitos T CD4 < 200 células/mm^3, mesmo sem manifestações clínicas da toxoplasmose, devem receber antibioticoprofilaxia com sulfametoxazol-trimetoprima.
- Gestantes com sintomas clínicos da toxoplasmose devem receber tratamento específico imediato com pirimetamina-sulfadiazina-ácido folínico.
- Como alguns casos de toxoplasmose congênita têm sido observados em gestantes com contagens de linfócitos CD4 > 200 células/mm^3, recomenda-se como medida profilática a prescrição de espiramicina para essas gestantes até o parto.

Gestantes que apresentam reinfecção da toxoplasmose na gestação

Embora nenhum teste de laboratório possibilite seu diagnóstico até o momento, gestantes com suspeita de reinfecção devem ser encaminhadas para centros de referência e o tratamento deve ser encorajado e realizado do mesmo modo que nas gestantes que adquiriram a infecção aguda na gestação.

SÍFILIS

A sífilis é uma doença sexualmente transmissível causada pelo *Treponema pallidum*. Quando adquirida durante a gestação, pode ser transmitida ao feto e provocar lesões graves e até a morte. A sífilis congênita é responsável por mais de 300.000 mortes fetais e neonatais por ano no mundo. No Brasil, segundo dados do Ministério da Saúde, no período de 2010 a 2015 foi observado aumento de 300% no número de casos de sífilis adquirida na gestação e de 270% no de casos de sífilis congênita (Figura 42.2).

Com o objetivo de prevenir o acometimento fetal e neonatal, é preconizada a triagem sorológica durante a gestação. Entretanto, os casos notificados de sífilis no Brasil revelam que mais de 70% dos casos de sífilis congênita ocorreram em filhos de mulheres que realizaram acompanhamento pré-natal. Em pouco mais de 50% dos casos, o diagnóstico foi realizado durante a gravidez e menos de 15% dos parceiros foram tratados, demonstrando que o problema da sífilis no país está mais associado à má qualidade da atenção pré-natal do que propriamente à falta de atendimento dessas gestantes.

A sífilis é classificada em adquirida e congênita: por conveniência epidemiológica, a sífilis adquirida é dividida em precoce e tardia. Na sífilis precoce (primária, secundária, latente

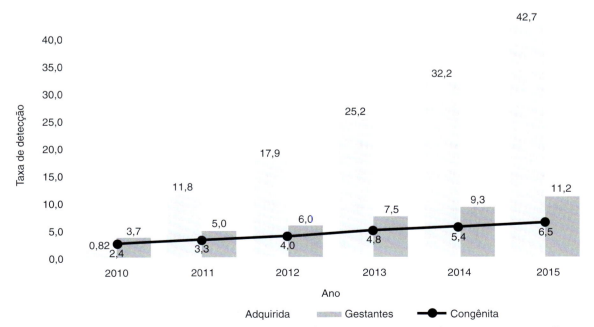

Figura 42.2 Taxas de detecção da sífilis adquirida, sífilis em gestantes e sífilis congênita, segundo o ano do diagnóstico, Brasil, 2010-2015. (Sinam – atualizado em 30 de junho de 2016.)

recente), a doença apresenta alta infectividade. Já na sífilis tardia (latente tardia, terciária), a infectividade é baixa.

A doença apresenta três estágios distintos e um período de latência entre o segundo e o terceiro estágio:

1. **Sífilis primária:** entre 10 e 60 dias após o contato com o treponema, surge no local da infecção uma pápula indolor que evolui para uma lesão ulcerada denominada cancro, que desaparece após 4 a 6 semanas.
2. **Sífilis secundária:** cerca de 2 a 8 semanas após o aparecimento do cancro surge o *rash* cutâneo, mais comum na palma das mãos e na planta dos pés. É acompanhado por febre, cefaleia, dor articular, perda de peso e queda de cabelo.
3. **Infecção latente:** na ausência de tratamento, os sintomas da sífilis secundária desaparecem após 1 a 3 meses e a doença atinge um estágio de infecção latente no qual não há qualquer sintoma específico e os testes sorológicos para a doença permanecem positivos. A *sífilis latente* é classificada como *recente* (< 1 ano) e *tardia* (> 1 ano). Entre 30% e 50% dos pacientes nesse estágio evoluirão para sífilis terciária.
4. **Sífilis terciária:** caracteriza-se pelo comprometimento do sistema cardiovascular e do sistema nervo central (SNC) e se desenvolve entre 2 e 40 anos após a infecção inicial. Lesões tipo goma estão presentes nesse estágio e, se não tratadas, frequentemente levam à destruição dos tecidos moles ou dos ossos.

Diagnóstico da infecção materna

A maioria das gestantes apresenta a forma assintomática da doença (sífilis latente), cujo diagnóstico só é estabelecido por meio de triagem sorológica adequada. A doença sintomática com a presença do cancro duro (sífilis primária) ou de *rash* cutâneo e alopecia (sífilis secundária), entre outras, não é uma situação comum no pré-natal. Por isso, o rastreamento laboratorial tem importância fundamental no diagnóstico da doença durante a gestação. Existem vários métodos para o diagnóstico laboratorial da sífilis:

1. **VDRL (*Venereal Disease Research Laboratory*):** teste não treponêmico que pesquisa anticorpos anticardiolipina. Esse teste quantitativo, de alta sensibilidade, é ideal para o rastreamento da doença, monitorização do tratamento e diagnóstico de recidivas ou reinfecções, visto que seus títulos se correlacionam diretamente com a atividade da doença. Entretanto, sua baixa especificidade está associada a incidência elevada de resultados falso-positivos, que podem ocorrer em doenças autoimunes (colagenoses), tumores, hanseníase, gestação, cirrose hepática ou no fenômeno conhecido como prozona. Resultados falso-negativos também podem ser observados, particularmente quando são realizados precocemente ou há associação à infecção pelo HIV. Mesmo sem tratamento, o VDRL se torna negativo em 25% dos pacientes nas fases latente e terciária.
2. **FTA-ABS (*anticorpo fluorescente contra o treponema*):** esse é o teste mais sensível e específico para o diagnóstico

da sífilis, mantendo-se positivo ao longo de toda a vida. É considerado o padrão-ouro dentre os testes treponêmicos. Trata-se de um teste de imunofluorescência indireta que identifica anticorpos IgM e IgG contra proteínas específicas presentes na membrana do treponema. É utilizado para confirmação do diagnótico da sífilis.

3. **TPHA (*Treponema Pallidum Hemagglutination Assay*):** trata-se de um teste de hemaglutinação. Mais barato e de mais fácil execução do que o FTA-ABS, não necessita de equipamentos para sua realização ou para leitura dos resultados, tornando-se positivo em 1 a 2 semanas após a infecção aguda.
4. **Teste rápido:** recomendado pelo projeto da Rede Cegonha no Brasil, não necessita de estrutura laboratorial para sua execução; por isso, pode ser realizado em locais com rede laboratorial de difícil acesso. Por ser um teste treponêmico, já é confirmatório em uma única amostra. Para sua realização é utilizada a tecnologia de imunocromatografia em fita, e o resultado é fornecido em até 20 minutos.

Há várias propostas para o diagnóstico laboratorial da sífilis. A maioria dos serviços realiza o rastreamento sorológico utilizando uma prova não treponêmica associada a uma prova treponêmica. A importância da realização conjunta dessas duas provas se deve ao fato de na fase latente da doença até 25% dos resultados de VDRL poderem ser negativos e a identificação da paciente acometida ser realizada apenas a partir da positividade do teste treponêmico. Além disso, pode ocorrer também falsa positividade do VDRL, já que outras doenças autoimunes, além da própria gestação, poderiam falsear o resultado do VDRL.

Segundo proposta da FEBRASGO de 2016, o rastreamento da sífilis na gestação deve ser realizado no início da gravidez e repetido no início do terceiro trimestre (28ª semana) e na admissão para parto ou aborto, como demonstrado na Figura 42.3.

Transmissão intrauterina e acometimento fetal

A transmissão vertical do *T. pallidum* ocorre por via transplacentária, comumente após a 14ª semana, aumentando à medida que a gestação evolui e sendo proporcional à quantidade de espiroquetas circulantes (Tabela 42.3).

Nos casos de transmissão intrauterina, a associação a resultados perinatais adversos é aumentada e inclui:

- 40% de abortamento espontâneo ou morte perinatal (mais frequente nas sífilis primária e secundária);
- 40% de sífilis congênita com risco elevado de parto prematuro, crescimento intrauterino restrito (CIUR) e anomalias congênitas.

O diagnóstico pré-natal da sífilis congênita não é utilizado de rotina. Entretanto, a infecção pode ser pesquisada por meio da PCR no líquido amniótico ou, mais comumente, por meio da ultrassonografia. Os marcadores ultrassonográficos da sífilis congênita, quando presentes, são secundários aos efeitos da

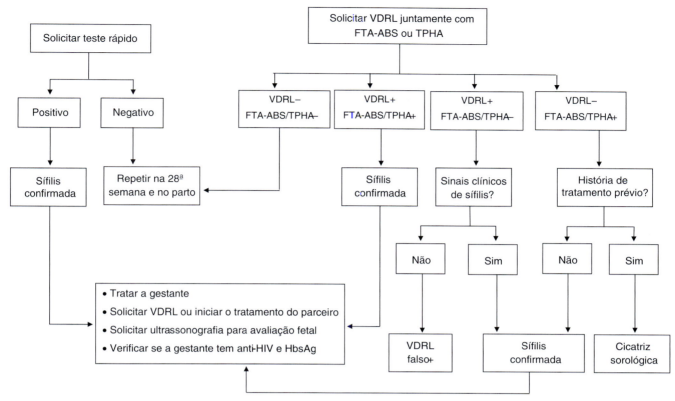

Figura 42.3 Proposta para rastreamento da sífilis na gestação segundo a FEBRASGO (2016).

Tabela 42.3 Risco de transmissão vertical da sífilis na ausência de tratamento materno

Sífilis materna	Transmissão vertical
Primária/secundária	50%
Latente precoce (< 1 ano)	40%
Latente tardia (> 1 ano)	10%
Terciária/neurossífilis	10%

própria infecção e da reação imunológica fetal. Surgem após a 18ª ou 20ª semana de gestação e incluem hepatoesplenomegalia (80%), anemia fetal (33%), espessamento placentário (30%), polidrâmnio (12%) e ascite (10%).

Tratamento

O tratamento da sífilis materna é a medida mais eficaz para redução da transmissão transplacentária, diminuindo para até 2% a incidência de sífilis congênita. Desde sua introdução, em 1940, a penicilina tem sido a droga de escolha para o tratamento da sífilis e até o momento não há relatos de resistência. Além disso, não há evidência de toxicidade fetal. As preparações de penicilina de depósito são preferidas em razão da facilidade de administração, do custo mais baixo e por não exigirem readministrações frequentes. Nas pacientes alérgicas à penicilina, deve-se proceder à dessensibilização. O tratamento com eritromicina e ceftriaxona não é recomendado, uma vez que não trata a infecção fetal. Os esquemas de tratamento propostos encontram-se descritos no Quadro 42.2.

Após o tratamento, o acompanhamento das gestantes deve ser realizado com VDRL mensal, que em 70% a 90% dos casos negativará após 1 ano.

A gestante é considerada adequadamente tratada quando preenche os seguintes critérios:

- Receber pelo menos duas doses documentadas de penicilina benzatina, 2.400.000UI, com intervalo de 1 semana (administrar três doses se não conseguir classificar infecção).

Quadro 42.2 Tratamento da sífilis na gestação

Estágio da doença	Droga	Via	Dose
Recente (< 1 ano) Primária Secundária Latente recente	Penicilina benzatina	IM	2,4 milhões de unidades, duas doses, com intervalo de 7 dias
Tardia (> 1 ano)	Penicilina benzatina	IM	2,4 milhões de unidades, três doses, com intervalo de 7 dias
Neurossífilis	Penicilina cristalina	IV	2 a 4 milhões de unidades a cada 4 horas durante 7 a 10 dias
Se gestante HIV-positiva	Penicilina benzatina	IM	2,4 milhões de unidades, três doses, com intervalo de 7 dias

IM: intramuscular; IV: intravenosa.

- Parceiro tratado independentemente de sorologia.
- Queda de dois títulos no VDRL.

PARVOVÍRUS B19

O parvovírus B19 é um pequeno DNA vírus não envelopado e extremamente resistente à inativação por agentes físicos. Pode ser transmitido por via respiratória, sanguínea ou transplacentária. Aproximadamente 50% a 75% das mulheres em idade reprodutiva apresentam imunidade ao parvovírus B19.

Nos adultos, a infecção pelo parvovírus B19 é assintomática em 70% dos casos. Quando presente a infecção, os sintomas geralmente duram poucas semanas, surgindo em seguida um período de incubação de 13 a 18 dias. As apresentações clínicas mais comuns da parvovirose são:

- **Eritema infeccioso:** forma da doença comumente observada em crianças. A sintomatologia surge após um período prodrômico com febre baixa, coriza, cefaleia e náuseas, acompanhados de eritema facial. Após 1 a 4 dias observa-se um *rash* reticular que se espalha por tronco, braços e extremidades. Gestantes normalmente não apresentam um *rash* tão extenso.
- **Artrite:** é o sintoma mais comum em adultos, acometendo mais de 50% das gestantes com infecção aguda pelo parvovírus B19. Manifesta-se por poliartralgia simétrica acometendo mãos, pulsos, tornozelos e joelhos.
- **Anemia e crise aplásica transitória:** o parvovírus B19 tem afinidade pelas células do sistema hematopoético e pode provocar hemólise e aplasia eritrocitária. Os exames laboratoriais revelam anemia com reticulopenia, linfopenia, trombocitopenia, neutropenia e anemia. A diminuição da hemoglobina normalmente é pequena tanto em crianças como em adultos porque a aplasia eritrocitária dura entre 7 e 10 dias e as hemácias têm meia-vida de 2 a 3 meses.

Infecção pelo parvovírus B19 na gestação

A incidência da infecção é de 1% a 2% durante a gestação, podendo chegar a 10% a 15% em períodos de epidemia (final do inverno e início da primavera).

A infecção materna pode ser confirmada pela pesquisa de IgM e IgG específicas. Os anticorpos IgM são detectados 4 a 7 dias após o aparecimento dos sintomas (10 a 12 dias após o contato com o vírus) e persistem por um período de tempo variado, em média 6 meses. Os anticorpos IgG são detectáveis cerca de 2 semanas após a infecção e persistem por toda a vida do indivíduo. Os testes sorológicos para confirmação da infecção pelo B19 devem ser realizados entre 4 dias e 4 semanas após o aparecimento dos primeiros sintomas da doença.

O rastreamento sistemático para parvovirose em gestantes de baixo risco não é indicado. Entretanto, gestantes expostas ao vírus ou que desenvolvem sinais e sintomas associados à infecção pelo parvovírus B19 devem realizar a sorologia, cujos resultados são discutidos a seguir (Figura 42.4):

1. **IgG positiva e IgM negativa:** trata-se de uma gestante imune. Nesse caso, a infecção aguda é excluída.
2. **IgG e IgM negativas:** esse resultado exclui infecção materna. A gestante deve ser tranquilizada de que não adquiriu a infecção e que a exposição não trouxe consequências adversas à gestação.
3. **IgG negativa e IgM positiva:** a presença de anticorpos IgM na ausência de anticorpos IgG pode indicar tanto infecção aguda inicial como a presença de anticorpos IgM falso-positivos. Nesse caso, deve-se repetir a sorologia após 2 semanas. Caso o resultado permaneça o mesmo, trata-se de uma IgM falso-positiva e a conduta deve ser a mesma adotada na gestante soronegativa. Caso os anticorpos IgG se tornem positivos, trata-se de uma *infecção aguda* e a paciente deve ser encaminhada para acompanhamento especializado.
4. **Gestantes apresentando IgG positiva e IgM positiva:** esse perfil sorológico é compatível com *infecção aguda* e a paciente deve ser encaminhada para acompanhamento especializado.

Diagnóstico da infecção fetal

A transmissão fetal é elevada, variando entre 17% e 30%. A maioria dos fetos infectados apresenta evolução favorável com resolução espontânea da doença. Entretanto, alguns podem apresentar alterações que incluem anemia, miocardite, cardiomiopatia dilatada, insuficiência cardíaca congestiva, hidropisia, aborto e morte intrauterina, hiperecogenicidade intestinal isolada ou associada a peritonite meconial, cardiomegalia, oligoidrâmnio ou polidrâmnio e espessamento placentário.

Embora seja possível o diagnóstico fetal da infecção pelo parvovírus B19 por meio da PCR no líquido amniótico, o procedimento invasivo não é indicado sistematicamente nas gestantes com infecção aguda.

Na infecção pelo parvovírus B19 durante a gestação, o mais importante é o diagnóstico precoce da anemia fetal, de preferência na fase pré-hidropisia. Nesse sentido, o Doppler para avaliação do pico de velocidade sistólica da artéria cerebral média do feto tem se mostrado um marcador sensível e específico para o diagnóstico de anemia fetal.

Após a confirmação da infecção materna aguda, essas gestantes devem ser acompanhadas com ultrassonografia seriada com Doppler por um período de 8 a 12 semanas após a infecção, a fim de detectar evidências de hidropisia fetal. A periodicidade varia conforme a idade gestacional em que acontece a infecção materna. Para infecções adquiridas entre 9 e 24 semanas orienta-se o controle semanal a partir de 16 semanas até 12 semanas após a infecção materna e posteriormente o controle quinzenal. Nos casos de infecção materna após 24 semanas é recomendado o controle quinzenal.

Conduta na hidopisia fetal

A hidropisia fetal é a principal complicação da infecção fetal. Os possíveis mecanismos de sua patogênese incluem anemia

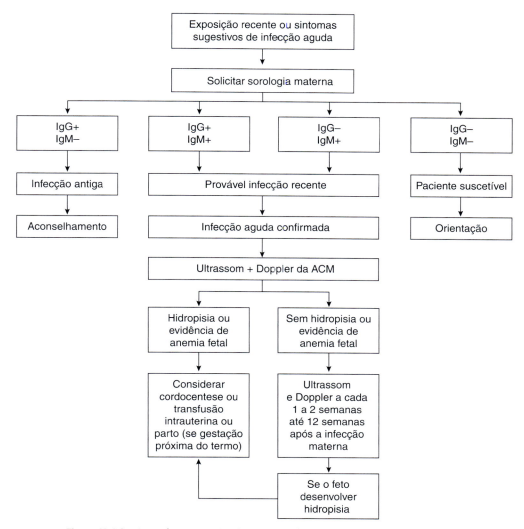

Figura 42.4 Conduta pré-natal na infecção pelo parvovírus B19. (ACM: artéria cerebral média.)

fetal decorrente de hemólise associada à diminuição da meia-vida das hemácias fetais (especialmente durante o período da hematopoese hepática), ocasionando anemia grave e hipoxia e culminando com insuficiência cardíaca de alto débito e hidropsia. Outras possíveis causas incluem miocardite viral, levando à insuficiência cardíaca, além de alteração da função hepática provocada por destruição dos hepatócitos pelo vírus ou lesão indireta através da deposição de hemossiderina no fígado.

A hidropsia ocorre em 4% dos fetos infectados, podendo alcançar 10% a 12% quando a infecção ocorre entre 9 e 20 semanas de gestação, que é o período da eritropoese predominantemente hepática com meia-vida mais curta das hemácias. É observada em 75% das infecções fetais ocorridas nas primeiras 8 semanas de gestação e em 20% dos fetos acometidos entre 8 e 12 semanas de gestação, sendo rara em infecções que acontecem após a 20ª semana. Na ausência de tratamento, a taxa de sobrevida fetal, com resolução espontânea da hidropsia, é de 30%. Com o tratamento da anemia fetal, a sobrevida pode alcançar 80% a 85%.

Em 10% a 15% dos casos, a infecção fetal antes da 20ª semana de gestação (particularmente entre 9 e 16 semanas) pode levar à morte fetal, mesmo na ausência de hidropsia (Tabela 42.4).

Nos fetos prematuros, as propostas terapêuticas incluem a conduta expectante e a realização de cordocentese (para avaliação da hemoglobina) e transfusão intrauterina. Caso a gestação esteja próxima ao termo, o parto deve ser considerado.

Tabela 42.4 Probabilidade de hidropisia e morte fetal (em ausência de hidropisia) em função da idade gestacional da infecção materna pelo parvovírus B19

Idade gestacional da infecção materna (semanas)	Hidropisia fetal	Morte intrauterina sem hidropisia
< 9	< 1%	4%
9 a 12	7%	11%
13 a 16	12%	9%
17 a 20	12%	2%
> 20	< 5%	< 1%

CITOMEGALOVÍRUS

A infecção congênita por citomegalovírus (CMV) afeta cerca de 0,7% dos recém-nascidos em todo o mundo, sendo a principal causa de acometimento neurológico congênito por doença infecciosa. Trata-se da infecção congênita mais frequente, acometendo entre 0,2% e 2,2% dos recém-nascidos. No Brasil, embora poucos estudos epidemiológicos tenham sido realizados, observou-se que a incidência da infecção congênita pelo CMV varia de 0,5% a 6,8%. Apesar da alta incidência, o rastreamento sistemático da infecção materna pelo CMV não é recomendado na maioria dos países. Os principais motivos expostos para a não realização do rastreamento sistemático são:

- Dificuldade no diagnóstico da infecção materna.
- A imunidade materna prévia à concepção produz uma proteção substancial, mas não total, contra a infecção grave pelo CMV. Desse modo, as gestantes estariam propensas a apresentar recorrência da infecção com risco de transmissão ao feto.
- Os exames laboratoriais são onerosos.
- Marcadores prognósticos pré-natais não foram validados.
- Não há vacina disponível.
- Os tratamentos disponíveis ainda estão sendo testados.

Assim, o diagnóstico da infecção é realizado apenas quando se observam alterações fetais à ultrassonografia ou na presença de síndrome mononucleosídica materna.

Epidemiologia

A infecção primária ocorre em 0,7% a 4,4% das gestações. Cerca de 25% das gestantes são sintomáticas. Os primeiros sintomas surgem após um período de incubação, que varia de 28 a 60 dias com média de 40 dias, e incluem febre, fadiga, mialgia, faringite, tosse, náusea, diarreia e cefaleia. O sinal físico mais importante em pessoas infectadas é a adenomegalia cervical. Exames laboratoriais podem demonstrar linfocitose com presença de linfócitos atípicos e aumento das transaminases.

A contaminação é inter-humana, necessitando de contatos íntimos em que secreções biológicas, como saliva, lágrima, leite materno, secreções genitais e urina, atuam como vetores. Outras fontes de transmissão horizontal incluem ainda transfusão sanguínea e transplante de órgãos. A transmissão vertical pode ocorrer durante a gestação, por passagem transplacentária, ao nascimento, pelo contato com secreção vaginal contaminada, ou no período pós-natal, através do leite materno. A transmissão transplacentária pode ser resultante de uma infecção materna aguda ou por recorrência da infecção.

A infecção congênita por CMV afeta cerca de 0,7% dos recém-nascidos em todo o mundo. A taxa de infecção fetal em razão de infecção primária ou reinfecção decorre da taxa de soroprevalência por CMV nas gestantes. Em populações com alta soroprevalência (> 95%), como as da Ásia e África, a maior parte das infecções se dá por infecção materna secundária. O contrário ocorre nos países europeus, que costumam apresentar baixa soroprevalência (50%) e a maior parte das infecções fetais decorre do quadro de primoinfecção.

Estudos anteriores descreviam a presença de anticorpos maternos antes da concepção como auxiliar na prevenção de lesões graves. Acreditava-se que a taxa de transmissão fetal variava de 1,2% a 12,9% em gestantes soropositivas e soronegativas, indicando que a imunidade materna pré-concepcional diminuiria em 90% o risco de infecção fetal. Os estudos longitudinais atuais apontam que a morbidade fetal associada à reinfecção materna é tão elevada quanto nos casos de infecção primária. Isso pode ser explicado tanto pela provável reativação de uma cepa do CMV como pela reinfecção por uma nova cepa nos casos de infecção em mulheres soroprevalentes.

Entre os recém-nascidos infectados, 5% a 20% são sintomáticos ao nascimento e 40% a 58% dos sintomáticos apresentarão sequelas irreversíveis (déficits neurossensoriais, epilepsia, paralisia cerebral, atrofia do nervo óptico, microcefalia, atraso no desenvolvimento psicomotor e retardo mental). Entre os assintomáticos ao nascimento, 13% apresentarão sequelas irreversíveis. A definição de recém-nascido assintomático inclui a presença de alterações clínicas ou laboratoriais, como restrição de crescimento, trombocitopenia, coriorretinite, hepatomegalia, microcefalia, icterícia neonatal, pneumonia, hepatite e perda auditiva.

Diagnóstico da infecção materna

O diagnóstico da infecção na gestante é complexo. A identificação de soroconversão materna, ou seja, a identificação de anticorpos IgG em uma gestante previamente suscetível, confirma o diagnóstico. No entanto, na maioria das gestantes o *status* sorológico prévio é desconhecido, já que o rastreamento rotineiro pré-natal não está indicado.

Na ausência da soroconversão, a melhor prática consiste na dosagem de IgM e IgG. Nas infecções primárias, geralmente o IgM atinge níveis moderados/elevados e persistentes por semanas.

Em algumas situações, a detecção de anticorpos IgM não estará correlacionada à infecção aguda:

- Na presença de anticorpos residuais persistentes por meses após a infecção primária.
- Podem ser detectados em quadros de reativações.
- Reação cruzada com outros tipos de vírus ou estimulação policlonal do sistema imune.

Por isso, sempre que os anticorpos IgM se encontrarem positivos, será fundamental a análise dos anticorpos IgG. Caso estejam igualmente positivos, deve-se realizar a avaliação de sua avidez. Resultados laboratoriais mostrando IgG de baixa avidez são compatíveis com infecção aguda. A taxa de transmissão fetal em gestantes com baixa avidez é de aproximadamente 30%. Não houve descrição de infecção fetal em gestantes com alta avidez no primeiro trimestre. Por outro lado, naquelas com avidez intermediária, o risco de transmissão intrauterina foi baixo (cerca de 5%). Em síntese, gestantes com alta avidez no primeiro trimestre devem ser tranquilizadas, ao contrário das gestantes com baixa avidez, que devem seguir a propedêutica com realização de procedimento invasivo.

Nos casos em que apenas os anticorpos IgM se encontram positivos, o mais recomendado é a repetição do exame após 2 semanas. Caso o resultado persista, trata-se de anticorpos falso-positivos. Nos casos de positivação dos anticorpos IgG com aumento na titulação dos anticorpos IgM, o diagnóstico é de infecção primária (Figura 42.5).

O diagnóstico sorológico de infecção secundária pelo CMV (reativação ou reinfecção) é muito difícil de ser estabelecido, uma vez que a maioria das gestantes desconhece seu *status* sorológico para o CMV antes da gestação. Nos casos de gestante soropositiva antes da gestação, o diagnóstico de infecção secundária pode ser realizado mediante a identificação de aumento significativo dos anticorpos IgG com ou sem anticorpos IgM e IgG de alta avidez, mas não há testes sorológicos validados até o momento para o diagnóstico de infecção secundária.

Diagnóstico pré-natal

A pesquisa do vírus no líquido amniótico por meio da PCR é o método de escolha para o diagnóstico pré-natal. Para evitar resultados falso-negativos, a amniocentese deve ser realizada após a 20ª semana de gestação e entre 6 e 8 semanas após a infecção materna, uma vez que esse é o período de tempo necessário para a excreção viral no líquido amniótico. A sensibilidade da PCR no líquido amniótico varia de 90% a 95% com taxa de falso-negativo de 5% a 10%. No grupo de gestantes com resultado falso-negativo, a taxa de sequelas foi menor, o que pode ser explicado pela baixa passagem transplacentária do vírus em virtude da lentidão da transmissão do vírus ao feto e de uma provável proteção do sistema imune materno. Cabe salientar que, quando indicado, o procedimento invasivo pode ser realizado de maneira segura e sem aumento do risco de transmissão fetal.

Os objetivos principais do diagnóstico pré-natal são identificar os fetos infectados e tentar predizer o risco de infecção sintomática ao nascimento. Os principais fatores prognósticos utilizados nesse sentido são discutidos a seguir.

Idade gestacional da infecção materna

O risco de transmissão fetal após infecção primária varia de 14% a 52% e aumenta conforme a idade gestacional. Nesses casos, observa-se aumento de 36% (primeiro trimestre) para 78% (no terceiro trimestre) na transmissão fetal. No segundo trimestre, o risco se encontra próximo de 45%. Nos casos de infecção secundária, o risco de infecção fetal é menor, em torno de 1,4%. Os fetos contaminados durante o primeiro trimestre apresentam risco maior de desenvolver alterações no SNC e surdez neurossensorial.

Presença de alterações fetais à ultrassonografia

Sem a realização do rastreamento sistemático, a infecção pelo CMV é um diagnóstico fortuito suspeitado a partir da identificação de alterações fetais à ultrassonografia. Entretanto, a sensibilidade da ultrassonografia na determinação da infecção fetal é baixa (cerca de 15%). As alterações ultrassonográficas são variadas e refletem o tropismo do vírus por diferentes tipos de tecidos (Quadro 42.3).

Após 4 a 8 semanas, o vírus começa a se replicar na placenta, o que pode ser visibilizado à ultrassonografia como aumento da espessura placentária com aspecto heterogêneo tipicamente

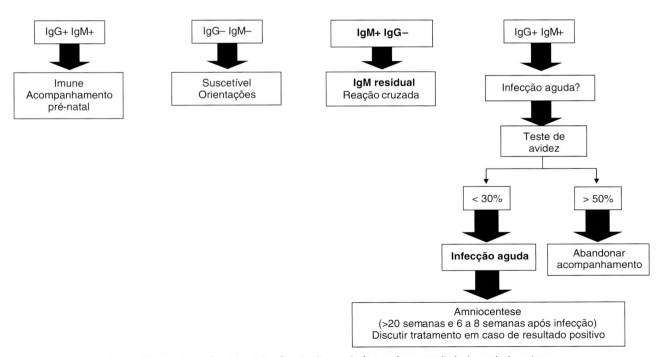

Figura 42.5 Conduta pré-natal na infecção pelo citomegalovírus conforme resultado da sorologia materna.

Quadro 42.3 Alterações ultrassonográficas associadas à infecção pelo CMV

Alterações do SNC	Outras alterações
Microcefalia	CIUR
Hidrocefalia	Hidropisia, ascite
Calcificações	Derrame pericárdico
Aumento da ecogenicidade periventricular	Derrame pleural
	Espessamento da placenta
Sinéquias intraventriculares	Hiperecogenicidade intestinal
Pseudocistos periventriculares	Hepatoesplenomegalia
Malformações do desenvolvimento cortical: lisencefalia, polimicrogíria, esquisencefalia, paquigíria	Calcificações hepáticas
	Oligoidrâmnio
	Polidrâmnio
Alterações cerebelares: hipoplasia do vérmis, hemorragia cerebelar, calcificações, cistos	

com calcificações coexistindo com áreas hipoecoicas. Uma vez atingindo a circulação fetal, os rins são precocemente acometidos, o que leva a oligoidrâmnio transitório e, menos frequentemente, a aumento da ecogenicidade renal. O polidrâmnio é um achado menos frequente nas infecções por CMV. Segue-se um quadro de enterocolite que se reflete em aumento da ecogenicidade intestinal. A doença sistêmica pode se manifestar como hepatoesplenomegalia e ascite.

A presença de alterações cerebrais é o principal fator prognóstico, mas é um achado tardio. Microcefalia, ventriculomegalia uni ou bilateral, aumento da ecogenicidade das bordas dos ventrículos laterais e calcificações puntiformes são os principais achados. O desenvolvimento da ressonância nuclear magnética tem auxiliado a avaliação dos fetos infectados, particularmente o estudo das malformações do desenvolvimento do córtex, entre elas a lisencefalia e a polimicrogíria. Desse modo, a combinação da ultrassonografia com a ressonância nuclear magnética no terceiro trimestre é a escolha para o acompanhamento dos fetos infectados, apresentando sensibilidade de 95% na identificação de lesões cerebrais associadas ao CMV.

Carga viral no líquido amniótico

O valor da carga viral no líquido amniótico é controverso. Sabe-se que há uma correlação positiva entre o nível da carga viral e a idade gestacional e também entre o tempo decorrido entre a infecção primária materna e a amniocentese. Os estudos apresentam discordância quanto à possibilidade de uma carga viral elevada estar associada a um número mais elevado de recém--nascidos sintomáticos.

Parâmetros laboratoriais no sangue fetal

A análise do sangue fetal é uma ferramenta útil no acompanhamento de fetos infectados. Aqueles fetos com trombocitopenia (<50.000/mm³ ou 100.000/mm³, dependendo da referência) estão associados a risco mais elevado de apresentar sintomas ao nascimento ou sequelas cerebrais.

Carga viral no sangue materno

O estudo da carga viral no sangue materno tem sido proposto como uma maneira de predizer o risco de contaminação fetal em associação ao teste de avidez por IgG, mas os estudos ainda estão sendo conduzidos.

Opções terapêuticas

Atualmente, ainda não há tratamento disponível preconizado durante a gestação, exceto em ensaios clínicos. Dados recentes da literatura têm demonstrado eficácia de agentes antivirais, como o valaciclovir (8g/dia), em gestantes com infecção primária e fetos sem danos cerebrais graves com o objetivo de reduzir a taxa de transmissão fetal e a incidência de sequelas. O tratamento com imunoglobulina hiperimune específica não está recomendado.

FEBRE ZIKA

O Zika vírus (ZIKV) permaneceu em relativa obscuridade por quase 70 anos, até que em curto período foi introduzido no Brasil e demonstrou associação ao desenvolvimento de anomalias fetais, como a microcefalia, além de alterações neurológicas, como a síndrome de Guillain-Barré.

O ZIKV é um arbovírus do gênero *Flavivirus*. O Zika vírus é um RNA vírus que tem duas linhagens identificadas: uma africana e uma asiática. No ciclo silvestre, primatas não humanos são considerados reservatórios, embora não tenham sido excluídos outros hospedeiros. A principal via de transmissão do Zika ocorre através da picada de mosquitos do gênero *Aedes*, mas as vias sexual e vertical também já estão bem demonstradas.

A infecção pode ser sintomática (20%) ou assintomática (80%). Quando presentes, os sinais e sintomas mais comuns são exantema maculopapular, febre baixa (até 38,5°C), artralgia, mialgia, dor de cabeça e hiperemia conjuntival não purulenta e sem prurido. Edema, dor de garganta, tosse, vômitos e hematospermia foram relatados com menos frequência. Os sintomas geralmente desaparecem espontaneamente após 3 a 7 dias (Figura 42.6).

Diagnóstico da infecção materna

Não existe indicação de rastreamento universal da infecção durante a gestação. A infecção por ZIKV deve ser suspeitada em pacientes com sintomatologia clínica sugestiva durante uma epidemia em curso ou que tenham história de viagem recente para área endêmica de ZIKV, ou ainda se a paciente teve contato sexual desprotegido com parceiro potencialmente infectado.

O diagnóstico da infecção é estabelecido por RT-PCR de RNA do ZIKV ou sorologia ZIKV (anticorpos IgM). A pesquisa pela RT-PCR no plasma deve ser realizada na fase aguda da infecção, até o quinto ao sétimo dia após o início da doença. Também pode ser realizada na urina onde a excreção viral é mais prolongada (até o 15º dia). Os exames sorológicos

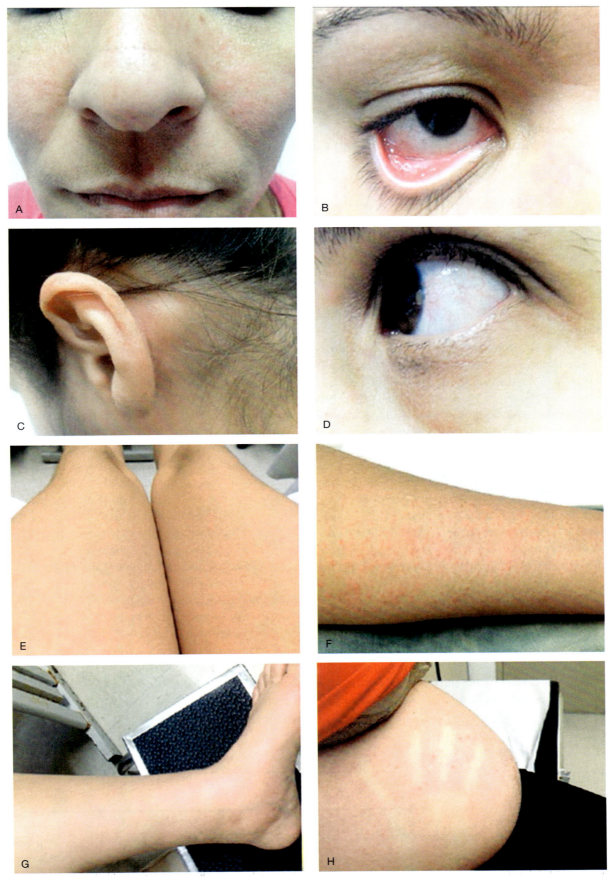

Figura 42.6A a **H** Sinais mais comuns da infecção pelo Zika vírus.

apresentam baixa especificidade para detecção de anticorpos específicos para ZIKV, sendo necessário cuidado na interpretação dos resultados. Os anticorpos IgM específicos contra o ZIKV no soro são detectáveis depois de 4 dias do início dos sintomas, mas seu valor diagnóstico é limitado em razão da reatividade cruzada com outros *Flavivirus* (dengue e *chikungunya*). Os anticorpos da classe IgG são detectáveis a partir do sétimo dia após a infecção (Figura 42.7).

Com base nos critérios clínicos e laboratoriais, as gestantes podem ser classificadas em dois grupos, conforme descrito a seguir.

Gestantes sem manifestação clínica de infecção pelo Zika vírus

Nesse caso, a gestante é acompanhada no pré-natal de risco habitual, sendo importante que ela seja orientada a respeito das formas de prevenção da doença:

1. Como o mosquito *Aedes* voa baixo (entre 20cm e 1,5m), é preciso proteger os pés e as pernas com calças compridas, sapatos e meias.
2. Utilizar telas nas janelas das casas térreas e em edifícios com focos de *Aedes* em áreas próximas.
3. Utilizar repelentes nas áreas expostas e sobre as roupas com o objetivo de afastar o mosquito e evitar a picada. Três repelentes contendo DEET, Icaridina e IR3535 são seguros para a gestante, segundo protocolos do Centro de Controle de Doenças dos EUA (CDC) e devem ser aplicados diversas vezes ao dia com intervalos orientados pelo fabricante. Cabe ressaltar que, quanto maior a temperatura e mais intensa a transpiração, mais vezes o repelente deverá ser aplicado.
4. Deve-se discutir com o casal a transmissão por via sexual e orientar os mesmos cuidados para o parceiro, além de discutir a abstinência ou o uso de preservativo caso o parceiro apresente sintomas sugestivos de Zika ou tenha doença confirmada.

Gestantes com manifestação clínica de infecção pelo Zika vírus

A infecção pelo Zika vírus é assintomática ou oligossintomática em 80% dos casos. Os sintomas clínicos mais comuns são febre baixa (até 38,5°C), exantema com duração de 1 a 2 dias, dor muscular e/ou articular leve, prurido moderado a intenso, dor retrorbitária e conjuntivite não purulenta em 50% a 90% dos casos. O desaparecimento dos sintomas ocorre em 3 a 7 dias.

Em relação aos exames laboratoriais, devem ser solicitados hemograma e sorologias para estabelecer o diagnóstico diferencial com outras infecções, como sífilis, toxoplasmose, rubéola, CMV, herpes, parvovírus, dengue e chikungunya.

Como até o momento não há medicação específica contra o ZIKV ou contra as manifestações provocadas por ele, o tratamento da fase aguda se baseia no controle dos sintomas: repouso, hidratação e sintomáticos em caso de febre ou dor. A Organização Mundial da Saúde (OMS) e a Organização Pan-Americana da Saúde (OPAS) recomendam exclusivamente o uso de paracetamol. O Ministério da Saúde tem o paracetamol como medicamento de escolha, mas também considera o uso de dipirona. Em caso de prurido intenso, deve ser iniciado tratamento sintomático com hidroxizina.

Uma vez confirmado o diagnóstico da infecção pelo ZIKV, o mais importante na assistência pré-natal é o acompanhamento fetal. Pesquisas com células neurais de camundongos demonstraram que o ZIKV é capaz de infectar os neurônios e prejudicar a divisão celular, sugerindo que o vírus tenha um efeito neuropatológico direto.

A amniocentese para confirmação da infecção fetal está indicada em casos selecionados, como na presença de alterações ultrassonográficas ou na ressonância nuclear magnética. No entanto, deve ser considerada nos casos de fetos assintomáticos, avaliando o custo-benefício. Deve ser realizada após a 21ª semana de gestação e 5 semanas após a infecção materna. Convém salientar que, tendo em vista que a transmissão transplacentária ainda não é bem conhecida, um resultado negativo não descarta a infecção fetal, devendo ser mantido o controle ultrassonográfico desses fetos até o parto. Do mesmo modo, o prognóstico dos fetos que apresenta resultado positivo da PCR no líquido amniótico sem alterações ultrassonográficas ainda é incerto e esses fetos também devem ser mantidos sob vigilância ultrassonográfica.

O risco de transmissão vertical do ZIKV é estimado em 1% a 13%. O maior risco de lesão fetal por Zika congênita ocorre no primeiro trimestre de gestação, com a maioria dos casos de microcefalia documentados entre 7 e 13 semanas de gestação, embora alguns tenham sido diagnosticados mais tardiamente e até mesmo no período perinatal.

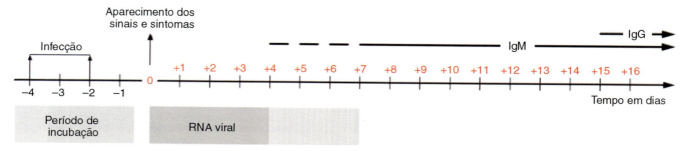

Figura 42.7 Diagnóstico laboratorial do Zika vírus. (Adaptada de Sullivan Nicolaides Pathology, 2014.)

Diversas alterações fetais estão associadas à infecção pelo ZIKV. As mais comumente descritas são:

1. Microcefalia (perímetro cefálico < 3 desvios padrões (DP) ou 2DP, quando associado a outras anomalias). Ocorre quando a infecção é adquirida entre 8 e 18 semanas de gravidez, e 5% a 10% das gestantes com infecção apresentarão fetos com essa alteração.
2. Dilatação ventricular > 15mm.
3. Calcificações intracranianas, sobretudo no nível subcortical.
4. Aumento do espaço subaracnóideo com adelgaçamento cortical (atrofia cerebral).
5. Anomalias da maturação cortical (lisencefalia, paquigíria, polimicrogíria).
6. Disgenesia, hipoplasia do corpo caloso.
7. Hipoplasia do cerebelo.
8. Microftalmia, catarata.
9. Artrogripose.

Os fetos infectados devem ser acompanhados com ultrassonografia mensal até o final da gestação, além de submetidos à ressonância nuclear magnética do encéfalo entre 30 e 32 semanas.

Diante de alterações fetais à ultrassonografia, a paciente deverá ser encaminhada para serviços de maior complexidade. Até o momento não há contraindicação ao parto vaginal, mesmo que a parturiente esteja em fase aguda da infecção. O parto deve ser realizado em maternidade com condições de fornecer atendimento neonatal especializado. Em relação à amamentação, embora o vírus tenha sido identificado no leite materno, não há, até o momento, contraindicação ao aleitamento.

Terapia pós-natal

Após o nascimento, o tratamento das sequelas da Zika congênita é muito limitado e consiste basicamente em estimulação e reabilitação da criança durante toda a infância, além de terapias de suporte, quando necessárias. Em 2015, o governo brasileiro criou um programa chamado de Diretrizes de Estimulação Precoce, que consiste em um documento que orienta equipes da atenção básica e especializada a realizar a reabilitação de crianças de 0 a 3 anos com atraso no desenvolvimento neuropsicomotor decorrente de microcefalia por ZIKV.

Algumas considerações finais

- Todas as gestantes devem ser questionadas sobre o risco de exposição ao vírus. Pacientes com dois ou mais sintomas de infecção pelo Zika vírus (febre, exantema, prurido, artralgia ou conjuntivite) devem ser testadas para infecção pelo vírus.
- Para gestantes com evidência de infecção por ZIKV na gestação, a Sociedade de Medicina Materno-Fetal (EUA) e o CDC recomendam ultrassonografia obstétrica entre 18 e 20 semanas. Se forem encontradas anormalidades, amniocentese para identificação do Zika vírus (por RT-PCR) é sugerida e a ressonância nuclear magnética pode ser útil para uma avaliação mais aprofundada.

- Em gestantes cujos fetos não apresentam alterações ecográficas, deve ser realizada avaliação seriada a cada 3 a 4 semanas, já que a microcefalia pode aparecer apenas ao final da gravidez.
- Se as mulheres grávidas com infecção por Zika vírus evoluírem com história de perda fetal, os tecidos fetais, o cordão umbilical e os tecidos placentários deverão ser enviados para pesquisa de ZIKV por RT-PCR e imuno-histoquímica.

RUBÉOLA

A rubéola é uma doença exantemática aguda, geralmente benigna, causada por um RNA vírus que apresenta alta infectividade. A infecção pela rubéola no primeiro trimestre da gestação pode levar a sérias consequências, como abortos, natimortos, além da síndrome da rubéola congênita (SRC). O risco de SRC é maior nas primeiras 12 semanas de gestação e decresce, sendo raro o acometimento fetal após a 20ª semana. Defeitos congênitos comuns incluem catarata, cardiopatias, surdez e atraso neuropsicomotor. Recém-nascidos com SRC frequentemente se apresentam com mais de um sinal relacionado com a infecção, mas podem apresentar sintoma único, sendo a surdez o defeito isolado mais comum.

Epidemiologia

O Plano de Erradicação do Sarampo no Brasil, vigente desde 1999, impulsionou a vigilância e o controle da rubéola. A maior campanha de vacinação contra a rubéola no mundo, ocorrida em 2008 com 65,9 milhões de pessoas vacinadas na faixa etária de 19 a 39 anos, alcançou cobertura vacinal de 94%. Diante desses esforços, o Brasil cumpriu a meta de eliminação da rubéola e da SRC até o ano de 2010. Entre 2010 e 2015 não foi registrado nenhum caso da doença. Em 2015, a OMS reconheceu toda a América como a primeira região do mundo a alcançar a eliminação da rubéola e da SRC.

Fisiopatologia

Os mecanismos responsáveis pelo efeito teratogênico do vírus da rubéola apresentam caráter multifatorial. No entanto, dois mecanismos desempenham um importante papel no desenvolvimento da embriopatia: (1) a capacidade do vírus de provocar uma resposta inflamatória em determinados órgãos, levando a quadros de angiopatia com vasculite fetal e placentária, comprometendo o crescimento celular e levando à necrose tecidual focal e ao dano celular; (2) um efeito inibitório do vírus na multiplicação de células humanas, promovendo a interrupção da mitose em determinados grupos celulares.

Durante o período de viremia materna, o vírus pode infectar a placenta e consequentemente o feto. A idade gestacional no momento da infecção é o principal determinante da transmissão intrauterina e do acometimento fetal. O risco de infecção congênita é alto quando a infecção materna ocorre no primeiro trimestre. A doença é mais grave e apresenta maior tendência de envolver múltiplos órgãos quando adquirida nas primeiras

8 semanas. Durante as primeiras 12 semanas, mais de 80% das infecções maternas por rubéola são transmitidas ao feto com risco de 20% de abortamento e, quando a gestação prossegue, o risco de malformação congênita grave supera os 90%.

O risco de transmissão fetal diminui progressivamente após 12 semanas, sendo praticamente nulo o risco de malformação após 18 semanas. Entre 12 e 18 semanas, o acometimento fetal se manifesta exclusivamente por surdez. Após essa idade gestacional, não foram observadas alterações fetais.

Diagnóstico

Diagnóstico clínico

A porta de entrada para o vírus é o trato respiratório superior. Entre o sétimo e o 11º dia, o vírus atinge a corrente sanguínea e alcança vários tecidos, inclusive a placenta, tendo início a excreção viral pela nasofaringe, assim como urina, colo do útero e trato gastrointestinal. O pico da viremia ocorre de 10 a 17 dias após a exposição, imediatamente antes do aparecimento do *rash* cutâneo.

Os primeiros sintomas surgem após um período de incubação de aproximadamente 16 dias com aparecimento de um exantema de aspecto maculopapular que se inicia na face e apresenta distribuição centrífuga pelo corpo, acompanhado de prurido intenso. No adulto, a erupção é precedida por um período prodrômico de 2 a 3 dias caracterizado por febre baixa, cefaleia, anorexia, conjuntivite, odinofagia e artralgia. O aumento dos linfonodos retroauriculares e suboccipitais geralmente acontece em torno de 1 semana antes da erupção cutânea. Esses sintomas sistêmicos inespecíficos costumam diminuir rapidamente com o aparecimento do *rash*. A recuperação é quase sempre imediata, sem ocorrência de complicações, justificando o caráter benigno da doença. Quadros de poliartralgia transitória e poliartrite podem ocorrer em pacientes do sexo feminino, devendo ser investigados em gestantes sintomáticas. A trombocitopenia é comum, mas sem repercussões clínicas.

A infectividade é provavelmente mais elevada durante todo o período dos sintomas prodrômicos, persistindo até 7 dias após o aparecimento da erupção cutânea.

O diagnóstico clínico da rubéola só pode ser realizado com precisão durante as epidemias. A rubéola pode se manifestar sem erupção cutânea, tornando pouco confiável o diagnóstico clínico. Em apenas um terço dos quadros agudos as gestantes se apresentarão sintomáticas. Portanto, o diagnóstico definitivo se baseia em exames sorológicos.

Diagnóstico sorológico

A presença de anticorpos neutralizantes pode ser observada de 14 a 18 dias após o contato com o vírus (usualmente 2 a 3 dias após o início da erupção cutânea). Os anticorpos da classe IgM surgem logo após o exantema. A partir daí, seus níveis se elevam progressivamente, atingindo o pico por volta de 30 dias e em seguida decrescendo rapidamente a níveis não de-

tectáveis em torno de 80 dias. Já os anticorpos da classe IgG só podem ser detectados pelos exames laboratoriais 5 a 15 dias após o *rash*. Os títulos aumentam rapidamente e atingem o pico em torno de 60 dias, quando diminuem gradualmente, mantendo um título constante que varia em cada indivíduo.

A imunidade tende a se manter por um longo período. Quadros de reinfecção subclínica podem acometer as gestantes, principalmente aquelas que mantêm contato íntimo ou prolongado com pessoas infectadas. São normalmente assintomáticos e mais frequentes naquelas que apresentam imunidade induzida pela vacinação do que nas com imunidade natural adquirida após a infecção aguda. O diagnóstico é suspeitado a partir da titulação das imunoglobulinas da classe IgG. As reinfecções não estão associadas a viremia significativa, não levando ao acometimento fetal.

O teste de avidez é um exame auxiliar realizado para caracterizar o momento provável em que ocorreu a infecção materna e deve ser utilizado nas gestantes com perfil sorológico duvidoso, em que há presença de imunoglobulinas da classe IgG. Baixa avidez sugere quadros de infecção recente (< 4 meses de evolução), alta avidez sugere quadros de infecção tardia (> 4 meses de evolução) e teste de avidez indeterminado não possibilita uma definição do caso.

Conduta pré-natal

Com as altas taxas de imunização das mulheres em idade reprodutiva em virtude de um programa de vacinação adequado, a infecção por rubéola e a SRC foram eliminadas das Américas. Com isso, o Ministério da Saúde não recomenda o rastreio de rotina da rubéola em gestações de baixo risco. No entanto, o Royal College of Obstetricians and Gynecologists (RCOG) recomenda o rastreamento da rubéola na gravidez com o objetivo de identificar as mulheres suscetíveis para que sejam vacinadas no pós-parto e, desse modo, protejam futuras gestações. O rastreio da rubéola não objetiva a identificação de gestantes infectadas, uma vez que não há nenhum tratamento para prevenir ou reduzir a transmissão de mãe para filho (recomendação de nível B). A FEBRASGO segue a recomendação do RCOG. Quando o rastreamento é realizado na primeira consulta de pré-natal, podem ser encontrados os seguintes resultados:

Primeira consulta de pré-natal

1. **Gestante suscetível (IgG e IgM negativas):** a conduta consiste em orientar e repetir a sorologia em caso de *rash* cutâneo sugestivo ou quando a paciente referir contato com pessoa contaminada. Encaminhar para vacinação após o parto.
2. **Gestante imune (IgG positiva e IgM negativa):** abandonar acompanhamento.
3. **Sorologia duvidosa:**
   - **Situação 1 – IgG negativa e IgM positiva:** aguardar 2 semanas e repetir sorologia. Prováveis resultados:
     - IgG negativa e IgM positiva: IgM falso-positiva.
     - IgG positiva e IgM negativa: *infecção aguda*.

- **Situação 2 – IgG e IgM positivas:** a conduta irá variar conforme a idade gestacional:
  - ≤ 16 semanas: solicitar teste de avidez da IgG;
  - > 16 semanas: considerar infecção aguda.

Gestante com sintomatologia sugestiva de rubéola

A gestante apresenta uma erupção cutânea sugestiva de rubéola. Nesse caso, devem ser aguardadas 2 semanas após o aparecimento das lesões cutâneas para solicitar a sorologia. Os seguintes resultados podem ser encontrados:

- **IgG e IgM negativas:** a infecção por rubéola é descartada. Orientar a paciente e encaminhar para vacinação após o parto.
- **IgG positiva e IgM negativa:** imunização antiga. Não há risco para o feto.
- **IgG e IgM positivas:** provável soroconversão. Se ocorreu até a 18ª semana, o risco de anomalia fetal é elevado e a paciente deve ser encaminhada para diagnóstico pré-natal da infecção fetal.

Gestante em contato com o vírus

Devem ser aguardadas 3 semanas para solicitação de uma sorologia. A conduta varia conforme os resultados sorológicos e assemelha-se às apresentadas previamente.

Confirmado o diagnóstico, a doença deve ser notificada à Secretaria de Vigilância em Saúde, já que a rubéola faz parte da Lista Nacional de Doenças de Notificação Compulsória.

Diagnóstico pré-natal

A pesquisa de infecção fetal deve ser realizada em todos os casos de rubéola materna ocorridos até 18 semanas de gestação. Como não se observam alterações fetais graves após esse período, não há justificativa para realização de propedêutica invasiva após essa idade gestacional. A pesquisa será realizada mediante coleta do líquido amniótico para pesquisa do antígeno do vírus pela PCR, no período mínimo de 8 semanas após o quadro infeccioso materno. O resultado negativo da PCR assegura a ausência de infecção fetal. No entanto, diante de um exame positivo, deve-se realizar uma ultrassonografia morfológica em busca de alterações compatíveis com a SRC. Na presença dessas alterações, os pais devem ser esclarecidos sobre o prognóstico fetal reservado.

Complicações fetais

A infecção congênita característica é representada pela tríade defeito cardíaco, catarata e surdez. As alterações mais comuns são:

- **Aparelho cardiovascular:** os defeitos cardíacos estão presentes em mais da metade das crianças infectadas nos primeiros 2 meses de gestação. As lesões mais comuns são (em ordem decrescente): persistência do canal arterial, estenose de artéria e valva pulmonar, coarctação da aorta e comunicação interatrial e interventricular. A persistência do canal arterial pode ser encontrada isoladamente em 30% dos casos, mas o diagnóstico só é possível no período neonatal.

- **Defeitos oculares:** a retinopatia é o sinal ocular mais comum e ocorre devido a um distúrbio de crescimento do leito pigmentar da retina. Catarata bilateral é observada em 50% das crianças infectadas, muitas vezes associada à microftalmia.
- **Microcefalia:** retardo mental e motor é comum e está diretamente relacionado com a meningoencefalite, que está presente em 10% a 20% das crianças infectadas ao nascimento.
- **Surdez:** é a manifestação mais comum da rubéola congênita, ocorrendo em 80% ou mais das crianças infectadas. O órgão de Corti é vulnerável aos efeitos do vírus nas primeiras 18 semanas.
- **Crescimento intrauterino restrito.**
- **Sinais inespecíficos e transitórios:** hepatoesplenomegalia, hepatite, icterícia, anemia hemolítica, púrpura trombocitopênica, adenopatia, meningoencefalite, miocardite, osteopatia de ossos longos (rarefações lineares nas metáfises) e exantema crônico.

Uma ultrassonografia normal nos leva a prosseguir a propedêutica com a realização de cordocentese para pesquisa de sinais de comprometimento fetal sistêmico, como aumento dos níveis de fosfatase alcalina, TGO e TGP, desidrogenase lática, gama-glutamiltransferase, presença de anemia, trombocitopenia, leucocitose e IgM específica. A presença desses sinais sugere infecção multissistêmica e comprometimento fetal grave.

Diagnóstico diferencial da rubéola na gestação

A principal diferenciação deve ser feita com o sarampo, que apresenta erupção cutânea mais discreta, sem sequelas, com curso brando, sendo precedida por fenômenos catarrais. A infecção pelo parvovírus B19 (eritema infeccioso) se apresenta clinicamente semelhante à rubéola, manifestando-se com febre, exantemas e sintomas articulares. O parvovírus B19 não é teratogênico, mas está associado a taxas altas de perdas gestacionais, principalmente no segundo trimestre, em virtude do grave quadro de anemia e hidropisia fetal que pode ocasionar. Em casos de suspeita de parvovirose, orientam-se a solicitação da sorologia manterna e a pesquisa de anemia fetal mediante avaliação do pico de velocidade sistólica da artéria cerebral média.

Outros diagnósticos diferenciais incluem citomegalovírus, varicela zoster, coxsackievírus, Echovírus, vírus herpes simples, HIV, vírus da hepatite B, *T. gondii, T. pallidum, Plasmodium sp.* e *Trypanosoma cruzi.*

Tratamento

Não há tratamento antirretroviral para rubéola e SRC. Os cuidados devem ser direcionados às malformações congênitas. Quanto mais precoce a detecção dessas deficiências, melhor será o prognóstico da criança em razão do planejamento da intervenção clínica, cirúrgica ou de reabilitação.

Perspectivas

O objetivo primário da imunização é extinguir a SRC, prevenindo as graves consequências da contaminação fetal. Desde a introdução da vacinação, em 1969, a incidência de rubéola e SRC diminuiu 99%. A vacina, constituída de vírus vivos atenuados (RA 27/3), deve ser administrada pela via subcutânea e confere proteção a 98% dos indivíduos suscetíveis. A imunidade contra o vírus é adquirida entre 3 e 4 semanas após a vacinação e tem a duração de 15 anos em 95% dos vacinados.

A vacina pode ser administrada isoladamente ou em associação às vacinas contra sarampo e caxumba, quando é denominada tríplice viral ou MMR.

Reações adversas são raras, uma vez que as vacinas tríplice viral e tetraviral são pouco reatogênicas. Os eventos mais comuns são febre, dor, rubor no local da administração e exantema. Reações de hipersensibilidade são muito raras.

A vacinação é contraindicada em quadros febris agudos, pacientes imunodeprimidos, em gestantes e em mulheres que planejam engravidar, nesses dois últimos grupos em virtude do risco teórico (1,7%) de acometimento fetal. Após a vacinação, a mulher deve aguardar um período mínimo de 3 meses até a concepção. A vacinação no pós-parto deve ser encorajada em todas as gestantes suscetíveis.

Muitas gestantes foram inadvertidamente vacinadas durante as campanhas de vacinação. Após a imunização com a vacina RA 27/3, o vírus pôde ser isolado em 3% dos fetos, mas, apesar de alguns relatos de infecções subclínicas, não há descrição de fetos com SRC.

A vacinação das crianças entre 12 e 15 meses (com reforço entre 4 e 6 anos) e de todas as mulheres soronegativas em idade fértil tornará possível atingir o objetivo da OMS na luta contra a rubéola congênita, que é a erradicação da doença no mundo através de uma cobertura vacinal de 95% da população.

HERPES VÍRUS

O herpes genital é uma infecção adquirida através do contato direto entre as vesículas e a mucosa ou pele lesionada e que é classificada, de acordo com a temporalidade, em infecção primária, infecção sistêmica com primeiro episódio genital e infecção genital recorrente. A infecção primária se caracteriza pela presença de vesículas dolorosas que evoluem com rotura e ulceração e podem permanecer por até 3 semanas, acompanhadas por febre, mal-estar e mialgia. Ocorre eliminação viral até 3 meses após o surgimento de lesões. Após a resolução da infecção aguda, inicia-se o período de latência: as partículas virais permanecem nos gânglios nervosos e, sob estímulos variáveis, podem ocorrer quadros de recorrência. Nesses casos, as lesões são mais limitadas em extensão e gravidade e com duração inferior a 14 dias.

Epidemiologia e relevância

O herpes genital é uma doença sexualmente transmissível comum, que afeta mais de 400.000 de pessoas em todo o mundo.

Durante a gestação, a forma mais comum de infecção é a recidivante, sintomática ou não, sendo relativamente comum a soroprevalência de anticorpos contra herpes vírus (HSV). Foram observadas prevalências de 22% de soropositividade para HSV-2, 63% para HSV-1, 13% para HSV-1 e HSV-2 e 28% de soronegatividade para HSV-1 e HSV-2 em gestantes, mas os casos de herpes neonatal estão mais frequentemente associados à infecção primária ao final da gestação.

Estima-se que a incidência de herpes neonatal seja de 1 a cada 200.000 partos. A transmissão ocorre principalmente no momento do parto, através do contato direto do recém-nascido com partículas virais presentes no canal de parto.

A infecção intrauterina é rara e pode resultar de transmissão transplacentária ou de infecção ascendente através do colo uterino.

Diagnóstico

O diagnóstico clínico do herpes genital é pouco sensível e específico. Apenas 20% das pacientes infectadas têm história de herpes genital com sinais e sintomas característicos da infecção; 60% apresentam formas clínicas não reconhecidas (oligossintomáticas) e 20% são totalmente assintomáticas. Desse modo, o diagnóstico laboratorial pode ajudar na confirmação do quadro infeccioso. Vários métodos podem ser utilizados para o diagnóstico laboratorial da infecção por HSV-1 e HSV-2, dentre os quais podem ser destacados:

- **Isolamento do vírus por meio de cultura:** a coleta do líquido deve ser feita antes da eclosão da vesícula. Para a transferência do material para o laboratório deve ser utilizado meio de cultura adequado (meio de Dulbecco). Apresenta sensibilidade de 95%.
- **Exame citológico (esfregaço de Tzank):** estudo de células obtidas a partir de raspado da lesão. Consiste na identificação de células gigantes multinucleadas com inclusões intranucleares específicas. Apresenta sensibilidade de 65%.
- **Testes sorológicos:** como imunofluorescência indireta e ELISA. Auxiliam a diferenciação entre infecção primária e recorrente.
- **Reação em cadeia da polimerase (PCR):** com essa técnica é possível identificar o DNA viral em liquor, material de biópsia, *swab* de vesículas, sangue, líquido amniótico e raspado das lesões. Apresenta alta sensibilidade e alta eficácia.

Embriologia, anatomia e fisiologia

Dentre as complicações gestacionais identificáveis intraútero de pacientes infectadas pelos HSV são descritos: aborto espontâneo, hidropisia fetal não imune, CIUR, microftalmia, displasia de retina, coriorretinite, microcefalia, hidranencefalia, displasia *cutis*, parto pré-termo e encefalite herpética.

A infecção neonatal por HSV é uma complicação potencialmente devastadora do herpes genital durante a gestação, uma vez que o vírus é neurotrópico. Sua incidência é mais elevada nos casos de infecção primária (40%) do que nos quadros de recorrência (5%), uma vez que gestantes com infecção primária excretam maiores quantidades de vírus por período mais prolongado quando comparadas às mulheres que apresentam reativação. A infecção neonatal ocorre até 28 dias após o nascimento e pode assumir três quadros clínicos distintos, de gravidade crescente: infecção de pele, olho e boca, correspondendo a cerca de 45% dos casos; infecção do SNC, com ou sem acometimento de pele, olho e boca (cerca de 30% dos casos); e infecção disseminada, envolvendo múltiplos órgãos (aproximadamente 25% dos casos).

Etiologia

O herpes genital e neonatal é uma doença de transmissão sexual que tem o HSV, da família Herpesviridae, como agente etiológico. Existem dois subtipos: HSV-1, responsável pela infecção orofaríngea, e HSV-2, principal agente da infecção genital e neonatal. O HSV é um DNA-vírus, termolábil, sensível a éter, fenol e formol, sendo parcialmente inativado pela radiação ultravioleta, porém resiste bem ao resfriamento.

Fatores prognósticos, diagnóstico diferencial e associação a outras malformações

O herpes neonatal é uma condição devastadora e, por esse motivo, toda a atenção deve ser voltada para sua prevenção. O diagnóstico diferencial se dá basicamente com as outras TORCH e, mais recentemente, quando o diagnóstico é estabelecido em neonato com encefalite, é necessário descartar infecção pelo Zika vírus.

Manejo obstétrico

O rastreamento universal de herpes genital em pacientes assintomáticas não está recomendado por falta de evidências científicas que o justifiquem, e por isso o diagnóstico é guiado pelo quadro clínico. Está recomendado o uso de aciclovir oral profilático pelas pacientes que apresentem herpes genital a partir de 36 semanas de gestação com o objetivo de reduzir recorrências e eliminação viral. A terapia antiviral também deve ser utilizada em caso de:

1. Infecção disseminada pelo HSV, que tem mortalidade materna e fetal elevada.
2. Presença de lesões de herpes genital no final da gestação. Nesse caso, o objetivo da medicação é reduzir a excreção viral e promover a cicatrização das lesões.

Apenas três agentes antivirais apresentam eficácia clínica comprovada no tratamento do herpes genital na gestação: aciclovir, fanciclovir e valaciclovir (Tabela 42.5). Esses fármacos devem ser iniciados na fase vesicular ou ulcerosa precoce.

A escolha da via de parto deve ser fundamentada no exame clínico no momento do parto. Se a paciente apresentar lesões genitais ativas, a via deverá ser a cesariana. Já as gestantes sem sintomas prodrômicos e sem lesões evidentes no momento do parto podem evoluir para o parto vaginal. Recorrências sin-

Tabela 42.5 Medicações utilizadas no tratamento da primoinfecção e recidiva do herpes vírus

Medicação	Primoinfecção	Recidiva
Aciclovir	400mg, VO, 3 vezes ao dia por 7 a 10 dias 200mg, VO, 5 vezes ao dia por 10 dias	400mg, VO, 3 vezes ao dia por 5 dias 200mg, VO, 5 vezes ao dia por 5 dias 800mg, VO, 2 vezes ao dia por 5 dias
Fanciclovir	250mg, VO, 3 vezes ao dia por 7 a 10 dias	125mg, VO, 2 vezes ao dia por 5 dias
Valaciclovir	1,0g, VO, 2 vezes ao dia por 7 a 10 dias	1,0g, VO, 1 vez ao dia por 5 dias 500mg, VO, 2 vezes ao dia por 3 a 5 dias

tomáticas do herpes genital durante o terceiro trimestre normalmente duram pouco tempo e o parto vaginal pode ser realizado quando nenhuma lesão está presente no momento do parto. Quando se opta por parto vaginal em gestantes sob risco, devem ser evitados, sempre que possível, procedimentos que aumentem o contato do feto com o canal vaginal, como amniotomia, episiotomia e parto instrumentado. A amamentação deve ser contraindicada apenas em mulheres com lesões ativas na mama ou nas mãos.

Terapia pós-natal

Neonatos com suspeita de infecção por HSV devem ser internados mesmo que a infecção seja mucocutânea e a criança não pareça gravemente doente. Devem ser feitas pesquisas laboratoriais em amostra de soro, liquor e outros materiais para melhor definição da extensão da infecção. O aciclovir por via endovenosa é a principal terapia.

Leitura complementar

Boletim Epidemiológico da Sífilis, Brasília, 2016. Disponível em: http://www.aids.gov.br/publicacao/2016/boletim-epidemiologico-de-sifilis.

Brasil P et al. Zika Virus Infection in Pregnant Women in Rio de Janeiro – Preliminary Report. N Engl J Med. 2016 Mar 4.

Brito CA, Cordeiro MT. One year after the Zika virus outbreak in Brazil: from hypotheses to evidence. Rev Soc Bras Med Trop 2016 Sep-Oct; 49(5):537-43.

Centers for Disease Control and Prevention. Manual for the surveillance of vaccine--preventable diseases. Centers for Disease Control and Prevention. 5 ed., 2012 Congenital Rubella Syndrome: Chapter 15-1.

Couto JCF, Andrade GMQ, Tonelli E. Infecções perinatais. Rio de Janeiro: Guanabara Koogan, 2006.

Crane J, Mundle W, Boucoiran I. Parvovirus B19 Infection in Pregnancy. J Obstet Gynaecol Can 2014; 36(12):1107-16.

De Oliveira Azevedo CT, do Brasil PE, Guida L, Lopes Moreira ME. Performance of Polymerase Chain Reaction Analysis of the Amniotic Fluid of Pregnant Women for Diagnosis of Congenital Toxoplasmosis: A Systematic Review and Meta-Analysis. PLoS One. 2016 Apr 7; 11(4):e0149938. doi: 10.1371/journal.pone.0149938. eCollection 2016

Dunn D. et al. Mother-to-child transmission of toxoplasmosis: risk estimates for clinical counseling. Lancet 1999; 353(9167):1829-33.

FEBRASGO – Federação Brasileira das Associações de Ginecologia e Obstetrícia. São Paulo, 2014. Disponível em http://www.febrasgo.org.br/site/wp-content/uploads/2014/10/Manual_Pre_natal_25SET.pdf.

FEBRASGO – Federação Brasileira das Associações de Ginecologia e Obstetrícia. São Paulo, 2016. Disponível em http://www.febrasgo.org.br/site/wp-content/uploads/2016/10/FEB_Orientacoes_e_Recomendacoes_v01n02.pdf

Lambert N, Strebel P, Orenstein W, Icenogle J, Poland GA. Rubella. Seminar. Lancet 2015; 385:2297–307.

Leruez-Ville M, Ville Y. Fetal cytomegalovirus infection. Best Practice & Research Clinical Obstet Gynecologist 2017; 38:97-107.

Maldonado YA, Read JS; COMMITTEE ON INFECTIOUS DISEASES. Diagnosis, Treatment, and Prevention of Congenital Toxoplasmosis in the United States. Pediatrics. 2017 Feb;139(2). pii: e20163860. doi: 10.1542/peds.2016-3860.

Musso D, Gubler DJ. Zika Virus. Clin Microbiol Rev. 2016 Jul; 29(3):487-524.

Janier M, Dupin VN, Unemo M et al. European guideline on the management of syphilis, 2014. Disponível em: http://www.iusti.org/regions/europe/pdf/2014/2014SyphilisguidelineEuropean.pdf.

Neu N, Duchon J, Zachariah P. TORCH infections. Clin Perinatol. 2015 Mar; 42(1): 77-103.

Serrao F, D'Andrea V, Romagnoli C, Vento G, Papacci P, Costa S. Intrauterine infection caused by herpes simplex virus type-1 in the setting of recurrent maternal infection. J Obstet Gynaecol 2016 Jul; 36(5):698-9.

Stajner T, Bobic B, Klun I et al. Prenatal and Early Postnatal Diagnosis of Congenital Toxoplasmosis in a Setting with no Systematic Screening in Pregnancy. Medicine (Baltimore) 2016 Mar; 95(9):e2979.

SEÇÃO IV
Medicina Materno-Fetal – Complicações da Gestação

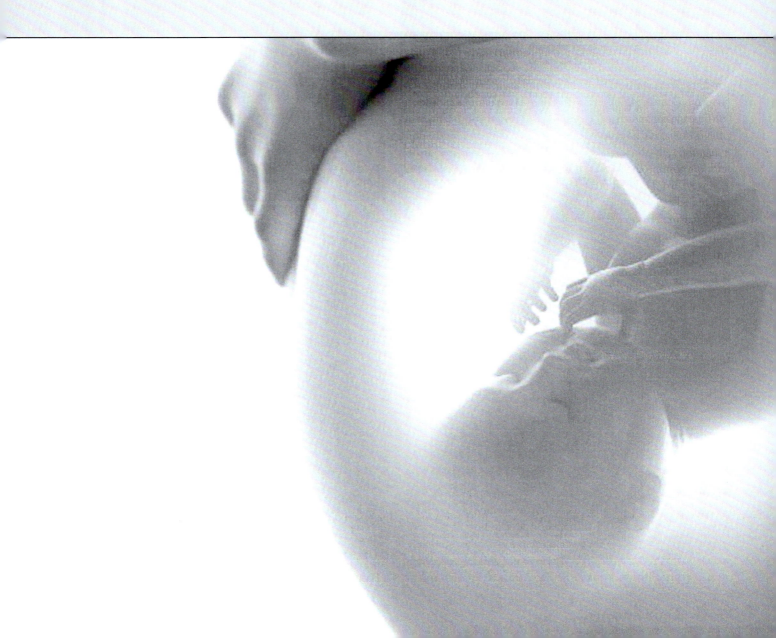

CAPÍTULO 43

Restrição do Crescimento Fetal

Gui Tarcísio Mazzoni Júnior

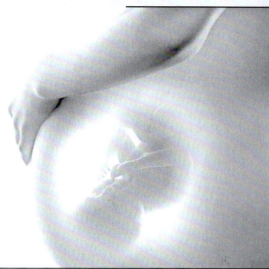

INTRODUÇÃO

A avaliação do crescimento fetal é um dos pilares do cuidado pré-natal. A restrição do crescimento fetal (RCF) ocorre quando o feto não alcança seu potencial intrauterino de crescimento e desenvolvimento. Essa circunstância se associa ao aumento do risco de mortalidade e morbidade, além de doenças a longo prazo, como deficiência neurológica e do desenvolvimento cognitivo, incluindo doenças cardiovasculares e endócrinas na fase adulta. Inúmeros atrasos do desenvolvimento neurológico na infância se associam à RCF, independentemente da existência de alterações concomitantes ao estudo dopplervelocimétrico.

Há divergência quanto à frequência da RCF, porém estima-se que cerca de 5% a 10% das gravidezes cursam com crescimento fetal abaixo do esperado, sendo a segunda principal responsável pela mortalidade perinatal, além de determinar 30% dos natimortos. Trata-se da principal responsável pelos casos de prematuridade e asfixia intraparto.

Todas as gestantes devem ser avaliadas com vistas à identificação de fatores de risco para um feto e/ou neonato pequeno para a idade gestacional para que sejam identificados aqueles que exigem vigilância maior.

ETIOLOGIA

A etiologia da RCF é multifatorial e pode ser subdividida em três causas principais: fetais, maternas e as que envolvem insuficiência uteroplacentária.

Fatores fetais

- **Anomalias cromossômicas:** mais notadamente as trissomias dos cromossomos 13, 18 e 21, que contribuem com 5% a 20% dos casos de RCF, particularmente da categoria precoce.
- **Síndromes genéticas:** que incluem mutações genéticas, como as dos genes responsáveis pela produção do fator de crescimento similar à insulina.
- **Infecções intrauterinas:** estima-se que representem 5% a 10% das causas de RCF, mais notadamente as causadas pelo vírus da rubéola, citomegalovírus, vírus da varicela zoster e *Toxoplasma gondii*.
- **Gestações múltiplas:** cerca de 15% a 30% das gestações múltiplas desenvolvem RCF, mais comumente as gravidezes monocoriônicas. O crescimento dos fetos gemelares é similar ao daqueles provenientes de gestações simples até cerca da 28ª à 30ª semana de idade gestacional. A partir daí, observam-se 15% a 20% de decréscimo no padrão de crescimento fetal.

Fatores maternos

- **Doenças clínicas:** todas as formas de doença hipertensiva reduzem a perfusão uteroplacentária, o que aumenta em duas a três vezes a incidência de RCF. A forte associação entre RCF e pré-eclâmpsia está relacionada com a invasão trofoblástica deficiente. Outras doenças determinam restrição do aporte de nutrientes e/ou oxigênio ao feto e consequentemente se associam à RCF, como *diabetes mellitus* insulino-dependente com vasculopatia, doenças cardíacas cianóticas congênitas, pneumopatias restritivas, doenças renais graves, doenças autoimunes, como colagenoses e síndrome dos anticorpos antifosfolípides, trombofilias, hiper-homocisteinemia, anemia grave e doenças nutricionais.

- **Uso de drogas:** o tabagismo se associa à RCF em virtude da redução da habilidade da hemoglobina fetal em conduzir o oxigênio induzida pelo monóxido de carbono. Associa-se ao fato de a nicotina induzir a liberação de catecolaminas, determinando a redução da perfusão placentária. Há uma correlação direta entre o número de cigarros consumidos e o grau de RCF. Outros agentes também se associam à RCF, como cocaína, heroína, álcool, exposição a agentes ionizantes, grandes altitudes, uso de substâncias teratogênicas, como medicações anticonvulsivantes, anticoagulantes (varfarina), agentes antineoplásicos e antagonistas do ácido fólico.
- **Fatores diversos:** outras etiologias são descritas, como fatores constitucionais, etnia, nível de estresse e depressão.

Fatores uteroplacentários

A interação das circulações materna e fetal é fundamental para a troca adequada de nutrientes e oxigênio. Acredita-se que uma boa adaptação placentária seja fruto das "ondas de invasão trofoblástica". Entre a sexta e a 12ª semana de gravidez ocorre a chamada primeira onda, quando o citotrofoblasto invade a decídua, incluindo o segmento intradecidual das artérias espiraladas. A segunda onda ocorre entre a 16ª e a 18ª semana de gravidez, quando a invasão atinge a porção intramiometrial das artérias espiraladas, determinando a perda da camada muscular, que é substituída por uma matriz de fibrina. Esse fenômeno produz redução acentuada na resistência vascular associada à menor responsividade local a agentes vasoconstritores. Atualmente, acredita-se que a invasão trofoblástica seja um fenômeno contínuo, tornando algo incorreto a referência à primeira e segunda ondas de invasão.

Uma placentação insuficiente, por não destruir adequadamente a camada muscular das artérias espiraladas, determina uma área com elevada resistência ao fluxo sanguíneo, repercutindo negativamente no nível de nutrição no espaço interviloso, além de favorecer o aumento da atividade de substâncias vasoconstritoras. Doenças vasculares maternas que cursam com redução da perfusão placentária são responsáveis por cerca de 25% a 30% dos casos de RCF.

Anomalias estruturais e alterações na implantação placentária podem determinar RCF, como placenta bilobulada, placenta de inserção baixa, corioangioma, inserção velamentosa do cordão umbilical e artéria umbilical única.

DEFINIÇÃO/DIAGNÓSTICO

Até o momento não há consenso com relação à definição, bem como ao método diagnóstico mais eficiente para a determinação de RCF que, em última instância, é a falha do feto em atingir seu potencial de crescimento. A definição mais utilizada é a recomendada pelo American College of Obstetricians and Gynecologists (ACOG) e que caracteriza RCF como o feto com peso inferior ao décimo percentil para a idade gestacional, frequentemente associada à insuficiência placentária. Segundo o Royal College of Obstetricians and Gyneco-

logists (RCOG), além do peso fetal, a circunferência abdominal abaixo do décimo percentil também pode ser utilizada para o diagnóstico de fetos pequenos para a idade gestacional (PIG). Esse limiar identifica tanto fetos saudáveis, constitucionalmente pequenos, denominados PIG, como fetos com restrição de crescimento, que exibem restrição patológica do potencial genético de crescimento.

Os fetos que exibem restrição do crescimento apresentam risco mais elevado de deterioração intrauterina e taxas de morbidade e mortalidade perinatal maiores do que os fetos que têm crescimento normal. Acredita-se que esses fetos apresentem verdadeira restrição do crescimento e se associem a alterações dopplervelocimétricas que traduzem uma redistribuição hemodinâmica secundária a subnutrição/hipoxia, sinais histológicos e bioquímicos de lesão placentária e maior risco de pré-eclâmpsia. Já os fetos PIG não exibem adaptações hemodinâmicas, uma vez que crescem dentro de seu potencial com resultados perinatais similares aos dos fetos que exibem crescimento dentro do padrão de normalidade. Apesar disso, discute-se se o PIG integra um grupo de fetos que apresentam redução do crescimento por etiologia genética, hormonal, discreta insuficiência placentária e fetos realmente constitucionalmente pequenos.

Cabe ressaltar que 10% da população saudável encontra-se abaixo do décimo percentil; por isso, é um desafio a diferenciação dos fetos PIG daqueles com restrição de crescimento. Além disso, fetos acima do décimo percentil, porém exibindo crescimento abaixo do esperado para seu potencial, ou seja, com queda paulatina do percentil do peso ao longo da gravidez, são fetos que apresentam restrição de crescimento. É a chamada RCF dinâmica. Portanto, sabe-se que recém-nascidos que nascem pequenos não têm obrigatoriamente restrição de crescimento, ao passo que aqueles com restrição de crescimento não são necessariamente pequenos. Portanto, o diagnóstico se baseia no desvio estatístico do tamanho fetal em relação à população de referência.

A gestação é um fenômeno contínuo, longitudinal, ao passo que as consultas médicas de pré-natal e os exames ultrassonográficos são ações transversais. Assim, quando são obtidas informações durante as avaliações clínicas, deve-se raciocinar de modo dedutivo a fim de "enxergar" a gravidez como um processo evolutivo que deve apresentar coerência entre todas as fases da gestação. O ideal é que cada feto seja referência de si próprio, mas, como isso não é factível, utilizam-se curvas de normalidade referenciais que nem sempre são ideais para a gravidez sob avaliação. Não se deve adotar o décimo percentil como um ponto de corte que divide dois grupos, mas sim como um marcador que, uma vez presente, exige investigação a fim de identificar possíveis evidências de restrição de crescimento, frequentemente associadas à insuficiência placentária. Embora seja ampla a disponibilidade da ultrassonografia, pelo menos 30% dos fetos com restrição de crescimento não são detectados antes do parto.

O crescimento fetal normal reflete a interação entre o potencial de crescimento predeterminado geneticamente e a saúde materna e placentária. O crescimento normal apresenta uma fase de hiperplasia celular nas primeiras 16 semanas de gravidez. Entre 16 e 32 semanas há concomitância de hiperplasia e hipertrofia celular, quando há aumento tanto da população celular como de seu volume. A partir de 32 semanas ocorre a fase de hipertrofia com aumento do tamanho das células. Com base nesse padrão de crescimento, a RCF é classificada nos tipos I, II e III. O tipo I exibe redução harmônica do padrão de crescimento, ou seja, há redução proporcional da circunferência craniana (CC) e da circunferência abdominal (CA), identificada a partir da razão CC/CA. Assim, esse padrão de RCF é consequência de fatores que incidam na fase hiperplásica. Já o tipo II é caracterizado por um processo patológico que se inicia mais tardiamente, ou seja, após 30 a 32 semanas de idade gestacional. Como essa fase é essencialmente hipertrófica, resultará em restrição de crescimento desarmônico, assimétrico, quando o polo cefálico e o fêmur são menos acometidos do que o abdome. Assim, a razão CC/CA se elevará em consequência mais notadamente da insuficiência placentária. O tipo III ocorre no segundo trimestre, época em que cursam tanto a fase hiperplásica como a hipertrófica. Desse modo, o feto pode apresentar discreta assimetria associada a certo grau de hipotrofia. Esse tipo costuma ser o resultado final de agressões infecciosas e do uso de drogas.

Atualmente, a classificação fundamentada na época de início da RCF é a mais utilizada e sua aplicabilidade está relacionada com a conduta e o prognóstico. Há diversidade de comportamento fisiopatológico entre fetos que exibem restrição de crescimento antes e após 32 semanas de gravidez. Os chamados fetos com RCF precoce, ou seja, com início antes de 32 semanas, compreendem 20% a 30% dos fetos com restrição de crescimento e se relacionam com alteração na placentação, determinando aumento da resistência nas artérias uterinas com elevação do risco de pré-eclâmpsia, que se encontra presente em mais de 50% dos casos. Caso ocorra hipoxemia fetal, esta geralmente é importante e determina adaptação cardiovascular fetal. O feto, por meio do mecanismo de defesa, exibe alta tolerância a baixos níveis de oxigênio. Nesse perfil de RCF são encontradas taxas mais elevadas de morbidade e mortalidade. De modo diverso, os fetos que cursam com restrição de crescimento após 32 semanas, na chamada RCF tardia, abrangem 70% a 80% dos casos de RCF e estão associados a leve deficiência placentária, provocando leve hipoxemia e exigindo pequena adaptação fetal, havendo associação à pré--eclâmpsia apenas em cerca de 10% dos casos. Contrariamente ao padrão de RCF precoce, os fetos com quadro tardio não toleram por muito tempo o baixo suprimento de oxigênio. O principal desafio em casos de RCF precoce é a conduta, ao passo que nos quadros tardios o mais importante é o diagnóstico, uma vez que a dopplervelocimetria das artérias uterinas frequentemente se encontra dentro dos limites da normalidade, dificultando a identificação do quadro clínico.

Independentemente de a RCF ter origem em fase precoce ou tardia na gravidez, identificam-se comprometimentos relativos ao neurodesenvolvimento e ao desenvolvimento cardiovascular e endócrino a longo prazo. Isso demonstra que a submissão fetal a um ambiente intrauterino hostil é crítica ao determinar uma "programação" fetal adversa.

No que diz respeito à evidência, ambos os tipos de RCF, precoce e tardio, são causados por doença placentária, mas não se sabe se eles estão associados ao mesmo tipo de doença. A insuficiência placentária na RCF de início precoce é associada a sinais histológicos de implantação placentária anormal precoce. Não está claro se a RCF de início tardio é forma leve de implantação placentária anormal no início da gravidez ou um dano placentário sobreposto que ocorre durante a segunda metade da gestação. Além disso, há evidências apoiando que a doença placentária na RCF tardia deve desenvolver-se tardiamente na gravidez, como sugerido por uma proporção desses pacientes que exibem Doppler das artérias uterinas anormal no terceiro trimestre depois de valores normais prévios.

Considera-se que a RCF precoce exista a partir do momento em que se identificam peso fetal e/ou CA menor do que o terceiro percentil ou Doppler da artéria umbilical com fluxo diastólico final ausente. Entretanto, o diagnóstico de RCF precoce é estabelecido quando dois dos seguintes parâmetros são encontrados:

- Peso fetal e/ou CA < 10º percentil.
- Índice de pulsatilidade (IP) da artéria uterina > 95º percentil.
- IP da artéria umbilical > 95º percentil.

A RCF tardia é diagnosticada a partir do encontro de peso fetal e/ou CA abaixo do terceiro percentil. No entanto, o diagnóstico também é estabelecido diante de dois dos seguintes parâmetros:

- Peso fetal e/ou CA < 10º percentil.
- Crescimento fetal dois quartis abaixo detectado durante o acompanhamento.
- Razão cérebro/umbilical (RCU) < 5º percentil.

O seguimento com a avaliação do Doppler da artéria umbilical tem papel relevante na RCF precoce. De modo contrário, nos quadros tardios o fluxo na artéria umbilical geralmente se encontra normal, podendo sofrer alteração somente nos estágios mais avançados da doença. Na RCF tardia, a disfunção placentária é menos grave, porém determina certo grau de redução da oxigenação fetal, podendo induzir redução da resistência ao fluxo na artéria cerebral média, bem como da RCU, ou mínima anormalidade na artéria uterina.

Uma pedra angular no diagnóstico da RCF é o conhecimento da idade gestacional precisa a fim de compará-la com o tamanho com o qual o feto se apresenta. Desse modo, a realização de ultrassonografia no primeiro trimestre de gravidez é mandatória para subsidiar o diagnóstico. Como é baixa a previsibilidade das doenças obstétricas, deve-se confirmar a idade gestacional com ecografia do primeiro trimestre em qualquer gestação, e não somente para contribuir para o diagnóstico de RCF, pois não se sabe o que pode ocorrer ao longo da gravidez. Em toda conduta obstétrica que se fizer necessária, a idade gestacional é o principal parâmetro norteador, independentemente do tipo de doença em questão.

Com o objetivo de aumentar a capacidade diagnóstica, durante o pré-natal devem ser pesquisados fatores de risco como complicações maternas, história obstétrica, passado de recém-nascido de baixo peso, crescimento restrito ou malformação. A análise do biótipo dos pais auxilia a distinção entre PIG e RCF, principalmente quando o fluxo na artéria umbilical está normal. A medida da altura uterina é uma interessante ferramenta de rastreamento, mas não elimina a necessidade de realização de ultrassonografia em torno de 32 semanas de idade gestacional.

Uma vez suspeitada a RCF, a ultrassonografia deve ser realizada de modo a confirmar o diagnóstico. Assim, o cálculo de peso fetal poderá nortear o diagnóstico, bem como a mensuração da CA. Como o fígado fetal, maior órgão do abdome, é uma reserva de glicogênio, diante da RCF haverá depleção desse carboidrato para o suprimento das necessidades energéticas do feto. Simultaneamente, ocorre a redução da espessura do subcutâneo, contribuindo também para uma CA abaixo do esperado para a idade gestacional. Como a sensibilidade da CA para detecção de RCF é elevada (89,8%), associada também a elevado valor preditivo negativo (90,7%), o encontro de CA com medida dentro dos limites da normalidade torna bastante improvável a existência de RCF.

A mensuração da CC e do fêmur possibilitará o cálculo das razões CC/CA (valor de referência = 78 +/− 4) e F/CA (valor de referência = 22 +/− 2), que poderão traduzir uma RCF assimétrica, mais frequentemente associada à insuficiência placentária. Como o polo cefálico apresenta uma relativa preservação de seu crescimento, fruto do processo de centralização, contrariamente ao que ocorre no abdome, a razão CC/CA poderá se apresentar elevada. Na fase inicial da RCF é possível encontrar o comprimento femoral ainda dentro da normalidade e, concomitantemente a uma CA reduzida, será encontrada uma razão F/CA também elevada. À medida que se agrava o quadro de RCF, o processo de centralização do fluxo sanguíneo reduzirá o aporte também para o sistema osteomuscular fetal. Isso poderá reduzir o percentil do comprimento femoral, encaixando a razão F/CA dentro dos limites da normalidade, o que pode ser entendido como uma piora do processo patológico.

O achado de peso fetal que consistentemente se mantém baixo, porém no mesmo percentil, indica maior probabilidade de se tratar de feto PIG, principalmente se associado à normalidade do fluxo na artéria umbilical ao estudo Doppler e também do volume do líquido amniótico (LA).

Existem poucas ferramentas propedêuticas para a avaliação fetal, não sendo possível abrir mão das existentes. Assim, o perfil biofísico fetal (PBF), que estuda variáveis biofísicas que podem se alterar de modo agudo diante de baixa oxigenação fetal no nível cerebral, como reatividade da frequência cardíaca fetal à movimentação corporal do feto, movimentos respiratórios, movimentos corporais e tônus fetal, bem como a avaliação do volume de LA, que pode se alterar diante de redução crônica da oxigenação em consequência da vasoconstrição das artérias renais secundária ao processo de centralização, serão importantes na conduta obstétrica, contribuindo para auxiliar a definição do *timing* de interrupção da gestação.

A dopplervelocimetria é uma ferramenta não invasiva que torna possível avaliar sinais sugestivos de insuficiência placentária e alterações hemodinâmicas fetais diante da restrição de oferta de oxigênio. Habitualmente, avalia-se o compartimento materno mediante o estudo das artérias uterinas, da circulação fetoplacentária, utilizando-se a análise das velocidades do fluxo nas artérias umbilicais, e de vasos sanguíneos fetais, principalmente, da artéria cerebral média e do ducto venoso.

Doppler das artérias uterinas

A dopplervelocimetria das artérias uterinas (AUt) é um marcador da placentação, ou seja, do grau da invasão trofoblástica no útero necessária para destruir a camada muscular das artérias espiraladas, promovendo a redução da resistência no espaço interviloso e favorecendo as trocas materno-fetais. A avaliação pode ser feita tanto no primeiro como no segundo trimestre e, quando o IP médio se encontra acima do percentil 95, aumenta o risco de pré-eclâmpsia e RCF. A Figura 43.1 ilustra tanto o fluxo normal da artéria uterina como o alterado.

Doppler das artérias umbilicais, cerebral média e ducto venoso

O fluxo sanguíneo das artérias umbilicais (AU) reflete a anatomia placentária, tornando-se um marcador da anatomia das vilosidades terciárias. Em caso de placentação inadequada e/ou infartos e/ou tromboses no leito placentário, aumenta a resistência passível de ser identificada ao se insonarem as artérias umbilicais. No entanto, esse fenômeno pode ser silencioso até que sejam obliterados 60% a 70% dos pequenos canais arteriais placentários, evidenciando a quantidade de lesão placentária existente quando se identifica a elevação de sua resistência. Essas lesões são ainda mais significativas diante da ausência ou reversão do fluxo diastólico durante a diástole na AU. Esse comprometimento anatômico determina redução da oferta de oxigênio e de nutrientes ao feto, provocando a restrição de seu crescimento. Cabe ressaltar que esse modelo de RCF é típico do padrão precoce, não se encontrando, portanto, alteração do fluxo sanguíneo umbilical diante da RCF tardia.

O Doppler da AU é a única medida que fornece ambas as informações, de diagnóstico e prognóstico, para a condução da

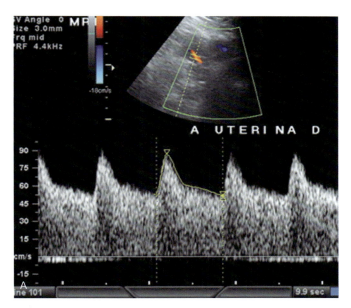 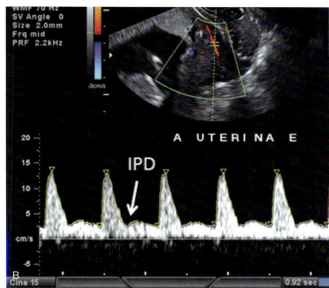

Figura 43.1 Doppler na artéria uterina. **A** Fluxo sanguíneo normal com diástole cheia. **B** Fluxo sanguíneo de alta resistência exibindo incisura protodiastólica (IPD).

RCF. Por um lado, a elevação de seu IP ao estudo Doppler tem um ótimo valor clínico para a identificação da RCF, sozinha ou combinada com a RCU. Por outro lado, a progressão dos padrões Doppler AU para ausência ou reversão do fluxo diastólico final se correlaciona com os riscos de lesão ou morte.

O fim do espectro das anormalidades do Doppler da AU, representado pela velocidade ausente ou reversa na fase final diastólica, está presente, em média, 1 semana antes da deterioração aguda. Existe uma associação entre fluxo diastólico final reverso na UA e desfecho perinatal adverso (com sensibilidade e especificidade de cerca de 60%), o que parece ser independente da prematuridade. Após 30 semanas, o risco de natimorto, com o feto apresentando isolada reversão do fluxo diastólico na AU, supera os riscos da prematuridade e, portanto, o nascimento parece justificado. A Figura 43.2 ilustra a diversidade de padrão de fluxo na artéria umbilical.

Diante da redução de oferta de oxigênio, a hipoxemia poderá se instalar e o feto se encontrar diante da necessidade de se defender, lançando mão do fenômeno da centralização. Certos órgãos, talvez por apresentarem alto metabolismo com elevada demanda de oxigênio, são "privilegiados", como cérebro, coração e suprarrenais, através da dilatação de suas artérias a fim de manter a perspectiva de sobrevida. Concomitantemente, diversos outros órgãos "abrem mão" de um percentual de seus aportes nutricionais e de oxigênio através da vasoconstrição de suas artérias, como rins, vísceras e músculos. O fenômeno da centralização não se correlaciona com acidemia fetal. Como a artéria cerebral média (ACM) demonstra a capacidade de se dilatar diante de baixos níveis de oxigênio, a redução de sua resistência, detectada pela dopplervelocimetria, é um marcador de hipoxemia fetal. A Figura 43.3 mostra o fluxo sanguíneo na ACM normal e quando há redução de sua impedância.

Apesar da correlação entre a alteração ao Doppler da ACM e o resultado perinatal e neurológico adverso, não está claro se o nascimento antes do termo traria algum benefício. A análise da ACM é particularmente valiosa para identificação e predição de resultado adverso entre os casos de RCF tardios, independentemente do Doppler da AU, que geralmente é normal nesses fetos.

Diante da progressão do fenômeno hipoxêmico e do continuado processo de centralização, ocorrerá elevação da pós-carga cardíaca, principalmente para o lado direito do coração, haja vista essa câmera drenar prioritariamente para órgãos periféricos que estão sob vasoconstrição generalizada. Assim, a pressão diastólica final no ventrículo direito se elevará, dificultando o retorno venoso. Haverá, ainda, redução da complacência e contratilidade cardíacas associadas à redução da perfusão das coronárias, tornando o miocárdio hipóxico. Esse somatório de fenômenos cardiovasculares coloca o ducto venoso (DV) sob importante sobrecarga, mesmo após esse *shunt* ter elevado o aporte de sangue ricamente oxigenado ao coração como mecanismo contributivo de defesa. Na veia cava inferior (VCI) haverá aumento da reversão do fluxo durante a contração atrial e, como a VCI não contém válvulas, toda a elevada pressão em seu interior, que está em contiguidade com o átrio direito, será imposta ao DV, que não "suportará" e permitirá que o fluxo em seu território, durante a contração atrial, estacione, o que se traduz pela ausência do fluxo nessa fase do ciclo cardíaco ou até mesmo a reversão. Esse fenômeno é um marcador da falência de defesa diante do processo de hipoxemia, sendo o DV o mais forte preditor de risco de acidemia e morte fetal em curto prazo na RCF precoce. Trata-se, portanto, da descompensação fetal, quando se deve preparar para o nascimento, uma vez que, independentemente da idade gestacional, torna-se improvável a sobrevivência por mais

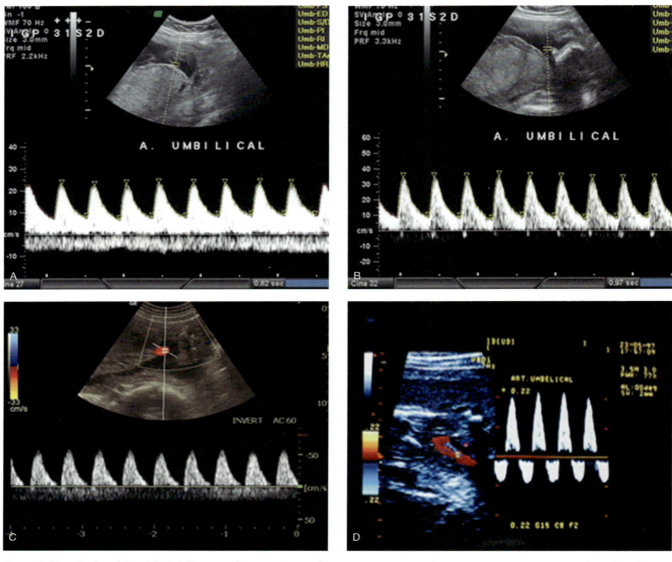

Figura 43.2 Doppler da artéria umbilical. **A** Fluxo sanguíneo normal com diástole cheia. **B** Fluxo sanguíneo com discreto aumento de resistência. **C** Ausência de fluxo diastólico. **D** Fluxo diastólico reverso.

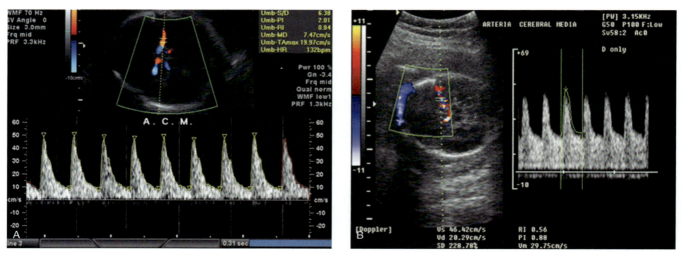

Figura 43.3 Doppler da artéria cerebral média. **A** Fluxo sanguíneo normal exibindo alta resistência. **B** Fluxo sanguíneo exibindo diástole cheia, de baixa resistência, compatível com quadro de centralização.

de 1 semana. Nessas circunstâncias, todas as complicações neonatais são mais frequentes e a cada dia de permanência intrauterina dobram as chances de natimortalidade independentemente da idade gestacional. Essa sequência de eventos não é encontrada na RCF tardia, mas tão somente nos casos de início precoce, e quão mais precoce o início da doença, maior o grau de restrição do crescimento e maiores os desvios dos índices do Doppler, relacionando-se com maior risco de natimortalidade. Como a alteração no DV precede em 50% dos casos a variabilidade de curto prazo da cardiotocografia computadorizada e em cerca de 90% dos casos se altera 48 a 72 horas antes do PBF, o monitoramento do DV se torna uma janela de oportunidades para eleger o momento de nascimento de fetos em idades gestacionais muito precoces e em condições críticas. Por outro lado, manter a gravidez diante de onda A positiva no Doppler do DV abre a perspectiva de sobrevivência, uma vez que entre 24 e 28 semanas de idade gestacional, a cada dia de permanência intraútero, a chance de sobrevida aumenta 2% e entre 28 e 32 semanas, cada dia a mais de vida intrauterina, a chance de sobrevida aumenta 1%. A Figura 43.4 exibe a diversidade de apresentação do fluxo no DV.

Em uma população de alto risco, o uso do Doppler da AU mostrou reduzir a morbidade e mortalidade perinatais. O Doppler da AU deve ser a principal ferramenta de vigilância no feto PIG. Apesar disso, evidências nas últimas duas décadas demonstraram que os fetos PIG, definidos por IP normal da AU, respondem por uma grande proporção de fetos com piores resultados perinatais do que os fetos com crescimento normal. Assim, o Doppler da AU não pode ser usado como único critério para diferenciar RCF de PIG.

Razão cérebro/umbilical

A utilização da RCU tem sido revigorada em virtude da associação entre as alterações apresentadas em seus resultados e os resultados perinatais adversos. Tanto os fetos com peso adequado para a idade gestacional como os PIG com início tardio e com resultado alterado da RCU têm maior incidência de estresse respiratório durante o trabalho de parto, exigindo a realização de cesariana, mais baixo pH no cordão umbilical, além de maior taxa de recém-nascidos internados em unidade de terapia intensiva (UTI), comparados com aqueles que tiveram RCU dentro da normalidade. Fetos PIG de início precoce que cursam com RCU anormal também exibem resultados piores quando comparados com aqueles com RCU normal, como menor idade gestacional ao nascimento, menor peso ao nascimento, maior taxa de cesariana por sofrimento fetal durante o trabalho de parto, maior taxa de Apgar < 7 no quinto minuto, aumento da taxa de acidose neonatal, aumento da taxa de internação da UTI, maior taxa de resultado neonatal adverso e maior incidência de óbito neonatal. A RCU é um preditor mais precoce do que o PBF e o Doppler das AU e da ACM.

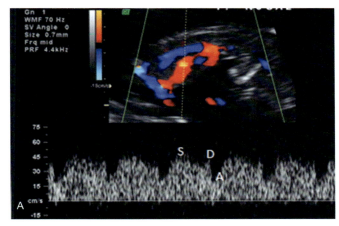
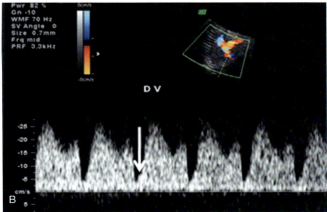
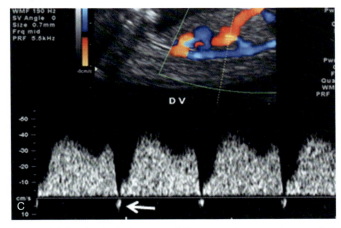

Figura 43.4 Doppler do ducto venoso. **A** Fluxo sanguíneo normal com onda A cheia. **B** Fluxo com discreta redução da amplitude da onda A. **C** Fluxo alterado com reversão na onda A.

Vale compreender em quais circunstâncias pode ocorrer alteração da RCU, que pode ser diante de valores normais da AU e na ACM, a primeira com valores superiores aos da segunda, porém ambas ainda dentro da faixa de normalidade. Pode também ocorrer apenas com redução da resistência da ACM ou apenas com elevação da AU. Por último, diante de fluxo alterado em ambos os vasos, ou seja, com redução da resistência da ACM concomitante à elevação na AU, essa razão se tornará alterada. Os fluxos na AU e na ACM são bem independentes, e a razão matemática entre ambos é um cálculo entre fenômenos independentes. Os estudos que avaliam resultados adversos diante de alteração da RCU geralmente englobam todas as situações que podem cursar com essa alteração, independentemente de o fluxo na AU e na ACM estar ou não normal. Desse modo, os resultados adversos podem advir da associação de fluxo alterado, seja na AU, seja na ACM, independentemente da RCU. Assim, deve-se atentar para o resultado encontrado ao estudo Doppler da AU e da ACM, associado ou não à alteração da RCU. A RCU serve como uma ferramenta de sinalização de que resistências dos vasos em questão estão com inversão do padrão de resistência habitual. A partir daí, deve-se aprofundar a compreensão do caso clínico a fim de buscar os melhores meios de diagnosticar a doença de base, acompanhar a gravidez de modo mais próximo e definir o momento mais adequado para a interrupção.

Não há consenso quanto ao que seja um resultado anormal da RCU, havendo pontos de corte, como RCU < 1,00, RCU < 1,08, RCU < 5º percentil; MoM < 0,6765.

A RCU é calculada a partir do IP ou do índice de resistência desses dois vasos.

MANEJO OBSTÉTRICO

Diante do quadro de RCF, busca-se compreender sua etiologia, pesquisando a doença de base. Diante da origem, seja fetal, seja materna, deve-se instituir o tratamento sempre que possível. No entanto, inúmeras vezes não será possível instituir um tratamento efetivo para reverter ou interromper a progressão da insuficiência placentária. Assim, as principais estratégias na condução desses fetos consistem na avaliação da vitalidade e na decisão quanto ao melhor momento para o nascimento. A importância da diferenciação entre RCF e PIG, em muito subsidiada pela presença ou não das alterações dopplervelocimétricas, está relacionada com o amplo consenso de que o nascimento de um feto com restrição de crescimento deve ocorrer assim que houver maturidade pulmonar ou que se identifiquem sinais de deterioração fetal. Já os fetos PIG geralmente apresentam resultado perinatal normal e não se beneficiam com o nascimento antes do termo.

Com base nas evidências disponíveis e nas características adotadas nas práticas obstétricas da Universidade Federal de São Paulo (UNIFESP), o protocolo de conduta se fundamenta nos estágios de desenvolvimento da RCF descritos a seguir. Cabe ressaltar que as recomendações não são trilhos que devem ser seguidos "cegamente", mas na verdade são trilhas que norteiam a conduta, a qual deve ser sempre definida à luz das inúmeras características da gravidez em curso.

Para as mulheres com alto risco de pré-eclâmpsia é grande a evidência científica para que se inicie o uso de agentes antiplaquetários com ou mesmo antes de 16 semanas de idade gestacional. Não há evidências consistentes quanto à alteração na dieta nem a respeito do uso de progesterona ou cálcio, porém os benefícios da cessação do tabagismo na prevenção

do nascimento de crianças PIG justificam o incentivo à interrupção desse hábito.

Fetos PIG

Os fetos PIG têm seu peso calculado entre o terceiro e o décimo percentil sem alterações dopplervelocimétricas. A avaliação da vitalidade fetal, por meio da dopplervelocimetria e do PBF, além do estudo do padrão de crescimento, pode ser realizada a cada 2 semanas. Caso a paciente não tenha entrado em trabalho de parto espontaneamente, pode-se induzi-lo ao atingir 40 semanas de idade gestacional. Recomenda-se evitar o uso de prostaglandinas na indução do parto em virtude do risco de hiperestimulação na gestação que pode apresentar alguns graus de lesão placentária.

RCF com Doppler normal: estágio 1

Trata-se de fetos cujo peso estimado está abaixo do terceiro percentil sem alterações ao estudo Doppler. O conjunto de avaliações por meio do Doppler, do PBF e do crescimento fetal deve ser realizado em frequência semanal. O nascimento pode ser induzido cuidadosamente com 38 semanas, evitando-se porém o uso de protaglandinas. Se o peso fetal estimado estiver abaixo do percentil 1, deve ser considerado o nascimento com 37 semanas.

RCF com moderada insuficiência placentária (com alterações ao Doppler): estágio 2

Em casos da presença de IP da AU > 95º percentil, IP da ACM < 5º percentil ou RCP < 5º percentil ao estudo Doppler, a avaliação da vitalidade fetal (Doppler e PBF) pode ser realizada semanalmente. Nesse estágio, a equipe da UNIFESP monitoriza a vitalidade duas vezes por semana e considera a hospitalização das grávidas após 34 semanas de idade gestacional a fim de otimizar a conduta clínica. Evidências sugerem baixo risco de dano fetal antes do fim do termo, mas não demonstra benefício em manter a gravidez após o termo ter sido atingido. A indução com 37 semanas é aceitável, mas deve ser evitado o uso de prostaglandinas. Além disso, há também o risco de sofrimento fetal intraparto. Caso não seja possível um rigoroso monitoramento fetal, ou exista teste suspeito ou anormal à cardiografia (CTG) ou ao PBF, o nascimento deve ser considerado entre 34 e 37 semanas de gestação de modo a evitar resultado perinatal adverso.

RCF com grave insuficiência placentária (Doppler da AU exibindo fluxo diastólico zero): estágio 3

Nos casos de diástole zero na AU ou fluxo reverso no istmo aórtico fetal ao estudo Doppler, é aceitável o monitoramento fetal a cada 2 ou 3 dias. A fim de otimizar o controle da avaliação do bem-estar, pode-se hospitalizar a gestante para avaliação diária (Doppler, PBF e CTG). O nascimento com 34 semanas através de cesariana eletiva é recomendado porque o risco de sofrimento fetal à indução do trabalho de parto passa de 50%.

RCF com deterioração fetal avançada (Doppler da AU com fluxo diastólico reverso ou IP do DV > 95º percentil): estágio 4

No caso de o estudo Doppler exibir fluxo diastólico reverso na AU ou IP > 95º percentil no DV, é alto o risco de morte fetal ou comprometimento do desenvolvimento neurológico. É recomendável a hospitalização com monitoramento diário (Doppler, PBF e CTG). O nascimento é recomendado com 30 semanas, porém essa conduta deve ser compartilhada com a equipe da UTI neonatal da instituição em que ocorrerá o nascimento.

RCF com alta probabilidade de acidose fetal e alto risco de morte fetal (Doppler do DV com onda A reversa, cardiotocografia computadorizada < 3ms ou frequência cardíaca fetal reduzida)

Nos casos de Doppler do DV com onda A reversa, CTG computadorizada < 3ms ou frequência cardíaca fetal reduzida, o nascimento por cesariana eletiva é recomendado, dependendo da avaliação da UTI neonatal. Diante de idades gestacionais mais precoces, deve ser levada em consideração a opinião dos pais após a explanação dos dados relativos à viabilidade sem sequelas.

Em qualquer dos estágios, quando há alterações que indicam aceleração na progressão da doença (p. ex., da pré-eclâmpsia) ou sinais de deterioração das condições fetais, a frequência de monitoramento deve ser aumentada até atingir a idade gestacional para o nascimento. A monitorização fetal deve ser iniciada entre 24 e 26 semanas de idade gestacional e deve ser preferencialmente realizada pela combinação de métodos (Doppler, PBF e CTG) a fim de melhorar a predição da acidose de morte do feto.

O uso de corticoide está indicado entre 24 e 34 semanas, preferencialmente na semana que precede a data programada para o nascimento, com o intuito de acelerar a maturidade pulmonar e reduzir o risco de hemorragia intracraniana. Cabe lembrar que o uso do corticoide pode determinar alterações transitórias na avaliação do bem-estar fetal, como redução dos movimentos corporais e respiratórios durante 24 a 48 horas e melhora *transitória* dos índices do Doppler.

Para nascimentos com idade gestacional inferior a 32 semanas, o uso de sulfato de magnésio é recomendado para neuroproteção.

CONSIDERAÇÕES FINAIS

Diante da detecção ao estudo ecográfico de feto com dados biométricos abaixo do esperado para a idade gestacional, o grande desafio consiste na diferenciação entre os PIG, que são fetos saudáveis, constitucionalmente pequenos, dos fetos com RCF, associados a insuficiência placentária e a risco elevado de resultado perinatal adverso. Diante do fato de não haver um marcador que possibilite identificar isoladamente os fetos

que cursam com restrição de crescimento, devem ser associados aspectos clínicos, bioquímicos e ultrassonográficos para a identificação do risco do surgimento de restrição do crescimento, tornando possível eleger quais gestantes serão monitorizadas com mais afinco.

Diante do desconhecimento dos processos fisiopatológicos subjacentes, busca-se inicialmente identificar fetos acometidos, inclusive com o grande desafio de identificar não somente os que exibem restrição iniciada precocemente, cuja maior dificuldade é a conduta, mas também aqueles que exibem início tardio, que, de modo geral, são diagnósticos mais desafiadores. Secundariamente, o monitoramento e a conduta visam principalmente identificar o momento mais adequado da interrupção da gestação. Procura-se a comparação das alternativas de manter a gravidez, sob risco de agravar as condições do feto, como a paralisia cerebral e até mesmo a morte, com os malefícios de uma prematuridade iatrogênica. Deseja-se definir em qual ambiente, intrauterino ou hospitalar, há maior chance desses indivíduos não simplesmente sobreviverem, mas também disporem de qualidade de vida ao longo de sua existência. O horizonte que precisa estar sempre sob o campo de visão da equipe que assiste o binômio mãe-filho é que, quanto maior a idade gestacional, menor o limiar de intervenção, porque há cada vez menos a perder.

Leitura complementar

Abuzzahab MJ, Schneider A, Goddard A et al. IGF-I receptor mutations resulting in intrauterine and postnatal growth retardation. N Engl J Med 2003 Dec 4; 349(23):2211-22.

ACOG . Intrauterine growth restriction. Obstet Gynecol 2000; 95(1):1-12

Baschat AA, Galan HL, Bhide A et al. Doppler and biophysical assessment in growth restricted fetuses: distribution of test results. Ultrasound Obstet Gynecol 2006; 27(1):41-7.

Baschat AA. Neurodevelopment following fetal growth restriction and its relationship with antepartum parameters of placental dysfunction. Ultrasound Obstet Gynecol 2011; 37(5):501-14.

Bhide A. Fetal growth restriction and developmental delay: current understanding and future possibilities. Ultrasound Obstet Gynecol 2011; 38(3):243-5.

Blickstein I. Is it normal for multiples to be smaller than singletons? Best Pract Res Clin Obstet Gynaecol 2004; 18(4):613-23.

Campbell BA. Utilizing sonography to follow fetal growth. Obstet Gynecol Clin North Am 1998; 25(3):597-607.

Caradeux J, Eixarch E, Mazarico E, Basuki TR, Gratacos E, Figueras F. Second to third trimester longitudinal growth assessment for the prediction of SGA and late FGR. Ultrasound Obstet Gynecol 23 March 2017.

Chang TC, Robson SC, Boys RJ, Spencer. Prediction of the small for gestational age infant: which ultrasonic measurements best? Obstet Gynecol 1992; 80(6):1030-8.

DeVore GR. The importance of the cerebroplacental ratio in the evaluation of fetal well-being in SGA and AGA fetuses. Am J Obstet Gynecol 2015; 213(1):5-15.

Figueras F, Gardosi J. Intrauterine growth restriction: new concepts in antenatal surveillance, diagnosis, and management. Am J Obstet Gynecol 2011; 204(4):288-300.

Figueras F, Gratacós E. Update on the diagnosis and classification of fetal growth restriction and proposal of a stagebased management protocol. Fetal Diagn Ther 2014; 36(2):86-98.

Figueras F, Gratacós E. Stage-based approach to the management of fetal growth restriction. Prenat Diagn 2014; 34(7):655-9.

Galan HL, Rigano S, Radaelli T et al. Reduction subcutaneous mass, but not lean mass, in normal fetuses in Denver, Colorado. Am J Obstet Gynecol 2001; 185(4):839-44.

Gordijn SJ, Beune IM, Thilaganathan B et al. Consensus definition of fetal growth restriction: a Delphi procedure. Ultrasound Obstet Gynecol 2016; 48(3):333-9.

Infante-Rivard C, Rivard GE, Yotov WV et al. Absence of association of thrombophilia polymorfhisms with intrauterine growth restriction. N Engl J Med 2002; 347(1):19-25;

Kelly MK, Schneider EP, Petrikovsky BM, Lesser ML. Effect of antenatal steroid administration on the fetal biophysical profile. J Clin Ultrasound 2000; 28(5):224-6.

Lieberman E, Gremy I, Lang JM, Cohen AP. Low birthweight at term and timing of fetal exposure to maternal smoking. Am J Public Health 1994; 84(7):1127-31.

Lin CC, Santolaya-Forgas J. Current concepts of fetal growth restriction: part I. Causes, classification, and pathophysiology. Obstet Gynecol 1998; 92(6):1044-55.

Llurba E, Turan O, Kasdaglis T, Harman CR, Baschat AA. Emergence of late--onset placental dysfunction: relationship to the change in uterine artery blood flow resistance between the first and third trimesters. Am J Perinatol 2013; 30(6):505-12.

McCowan LM, Craige S, Taylor RS, Ward C, McLintock C, North RA. Inherited thrombophilias are not increased in "idiopathic" small-for-gestacional--age pregnancies. Am J Obstet Gynecol 2003; 188(4):981-85

Nardozza LMM, Caetano ACR, Zamarian ACP et al. Fetal growth restriction: current knowledge. Arch Gynecol Obstet 2017; 295(5):1061-77.

Neerhof MG. Causes of intrauterine growth restriction. Clin Perinatol 1995; 22(2):375-85.

Royal College of Obstetricians and Gynaecologists. RCOG Green-top Guideline Nº 31.

Snijders RJ, Nicolaides KH. Fetal biometry at 14-40 weeks' gestation. Ultrasound Obstet Gynecol 1994; 4(1):34-48.

Trudinger B. Doppler: more or less? Ultrasound Obstet Gynecol 2007; 29(3):243-6.

Turan OM, Turan S, Berg C et al. Duration of persistent abnormal ductus venosus flow and its impact on perinatal outcome in fetal growth restriction. Ultrasound Obstet Gynecol 2011; 38(3):295-302.

Zhang J, Merialdi M, Platt LD, Kramer MS. Defining normal and abnormal fetal growth: promises and challenges. Am J Obstet Gynecol 2010; 202(6):522-8.

CAPÍTULO 44

Rotura Prematura de Membranas Ovulares

Inessa Beraldo Bonomi
Camila Lafuente
Danielle Cunha Martins

INTRODUÇÃO

A rotura prematura de membranas ovulares (RPMO) ou amniorrexe prematura é caracterizada pela rotura espontânea das membranas antes do início do trabalho de parto. Quando ocorre antes do termo, ou seja, antes de 37 semanas de gestação, denomina-se rotura prematura pré-termo de membranas (RPPTM).

A RPMO ocorre em aproximadamente 1% a 3% das gestações: 8% a 10% nas gestações a termo e apenas 2% nas pré-termo. Importante causa de morbidade e mortalidade perinatal, é responsável por cerca de 30% dos partos prematuros, os quais estão associados a até 20% de mortalidade neonatal nesse período.

A morbidade secundária ao parto pré-termo está associada a síndrome da angústia respiratória, enterocolite necrosante, hemorragia intraventricular cerebral e sepse. A morbidade associada à RPMO inclui infecção neonatal, descolamento prematuro de placenta, compressão de cordão umbilical por oligoidrâmnio e infecção puerperal.

A alta morbimortalidade neonatal do parto prematuro é significativamente onerosa ao sistema de saúde. Mesmo os nascimentos pré-termo tardios (entre 34 e 37 semanas de gestação) estão associados a risco maior de problemas alimentares, estresse respiratório, icterícia e convulsões, quando comparados com recém-nascidos a termo. Cuidar de um recém-nascido com maiores necessidades, possíveis sequelas e desabilidades educacionais e comportamentais futuras traz grande estresse emocional aos familiares.

Por todo esse contexto, a RPMO é um tema de suma importância na obstetrícia, devendo ser bem conduzido pela equipe médica a fim de evitar ou ao menos minimizar os efeitos negativos provocados por essa situação.

ETIOLOGIA

Quanto à etiologia da RPMO, deve-se pensar igualmente no envolvimento de vários possíveis processos, como alterações mecânicas ou estresse físico, alterações bioquímicas ou alterações estruturais da própria matriz das membranas. Embora a RPMO a termo possa resultar do enfraquecimento fisiológico normal das membranas combinado com as forças de cisalhamento criadas pelas contrações uterinas, a RPPTM pode resultar de uma ampla gama de mecanismos patológicos que agem individualmente ou em conjunto.

Fatores mecânicos associados à RPMO envolvem a sobredistensão uterina e a hiperestimulação, estirando as membranas, no caso da gestação múltipla e polidrâmnio; contrações uterinas, movimentação fetal e alteração da integridade cervical na incompetência cervical, cerclagem ou conização prévia.

As membranas ovulares são constituídas pelo córion e o âmnio formados de células mesenquimais e trofoblásticas fortemente aderidas e permeadas por matriz de colágeno. Sua integridade depende do equilíbrio delicado entre as metaloproteinases (complexo de enzimas capazes de degradar várias moléculas da matriz da membrana) e os inibidores tissulares específicos reguladores da atividade das metaloproteinases.

A existência de colágeno em sua matriz torna as modificações em sua quantidade, estruturação ou processos estimuladores de lise possíveis fatores para a gênese da RPMO. Exemplos de patologias que alteram essa formação são a síndrome de Ehlers-Danlos, de ordem hereditária com múltiplos defeitos da estrutura da síntese de colágeno; a deficiência de alfa-1-antitripsina, alterando questões intrínsecas à matriz; o tabagismo e a desnutrição, contribuindo com uma estruturação anormal do colágeno por deficiência de oferta de ácido ascórbico e cobre.

As alterações bioquímicas estão particularmente envolvidas no processo das infecções intrauterinas por estimulação direta da formação de mediadores pró-inflamatórios ou por deflagração da cascata inflamatória advinda de substâncias produzidas pela bactéria. Dessa maneira, a infecção intrauterina se torna a principal etiologia da RPM identificável, relevante em até 50% dos casos de parto pré-termo e RPPTM.

A fosfolipase A2 ou C liberada pelas bactérias age no fosfolípide das membranas do âmnio, ocasionando a liberação de ácido araquidônico, precursor de prostaglandinas (PGE2 ou PGE2α) formadoras de citocinas. As citocinas são responsáveis por irritabilidade uterina e degradação de colágeno. A interação com metaloproteinases da matriz induz também apoptose, aumentando o risco de rotura de membranas.

A resposta imune da gestante à agressão bacteriana leva à estimulação de monócitos ativos que produzem citocinas pré-inflamatórias (IL-1 e TNF-α), aumentando a liberação de PGE2 pelo córion e o âmnio, indutor da cicloxigenase-2 (COX2), enzima conversora de ácido araquidônico em prostaglandina.

Os principais agentes bacterianos envolvidos nesses processos são estreptococos do grupo B, *Gardnerella vaginallis, Neisseria gonorrhoeae, Escherichia coli, Bacteroides spp, Peptostreptococcus spp* e enterococos.

Fatores iatrogênicos advêm de procedimentos invasivos, como amniocentese (1 a cada 100 procedimentos), biópsia de vilos coriais e terapia fetal com *laser*. No Brasil, em virtude da baixa prevalência desses procedimentos, essas causas têm pouca relevância etiológica e geralmente evoluem com bom prognóstico, ao contrário da rotura espontânea, que apresenta resolução dentro de 2 a 3 semanas sem necessidade de qualquer intervenção adicional.

FATORES DE RISCO

A história de RPPTM em gestação anterior é o principal fator de risco para RPPTM ou trabalho de parto prematuro em uma gravidez subsequente. Os fatores de risco adicionais associados à RPM são semelhantes aos associados ao risco de parto prematuro espontâneo e foram agrupados no Quadro 44.1.

COMPLICAÇÕES

É de extrema importância o diagnóstico precoce da RPMO, para evitar suas principais complicações, como morbidade febril pós-parto, septicemia materna e neonatal e óbito fetal.

As complicações maternas mais frequentes são corioamnionite, endometrite e bacteriemia, sendo mais rara a sepse. Até 70% dos casos de RPMO podem apresentar sinais histopatológicos de corioamnionite e 30% a 40% apresentam sinais clínicos com cultura positiva de líquido amniótico.

As complicações fetais mais importantes estão associadas à prematuridade e à infecção neonatal, sendo menos comuns a

Quadro 44.1 Fatores de risco para rotura prematura de membranas

Rotura prematura pré-termo de membranas ou parto pré-termo em gestação anterior
Gestação múltipla
Contrações uterinas sintomáticas
Sangramento vaginal no segundo e/ou terceiro trimestre
Vaginose bacteriana
Corioamnionite
Procedimentos invasivos durante a gestação
Incompetência cervical
Medida do colo uterino ao ultrassom < 25mm
Baixo índice de massa corporal
Tabagismo ou uso de drogas ilícitas
Patologias maternas como deficiência de alfa-1-antitripsina e síndrome de Ehlers-Danlos

compressão ou prolapso de cordão umbilical e o descolamento prematuro de membranas.

A compressão de cordão umbilical tem incidência de até 8,5% na RPM, podendo se associar a prolapso do cordão e desacelerações persistentes no batimento cardíaco fetal e hipoxia, sobretudo quando do início do trabalho de parto. O obstetra deve ter redobrada atenção quando há mudança na estabilidade do quadro clínico com início do trabalho de parto ou saída súbita de grande quantidade de líquido com desacelerações no batimento cardíaco fetal, o que exige acompanhamento mais rigoroso do bem-estar fetal.

Também de baixa incidência, mas igualmente danosos, são a infecção neonatal e o descolamento prematuro de placenta. A primeira tem consequências decorrentes do edema de vilosidades e da compressão de vasos fetais, levando à hipoxia e resultando em baixos escores de Apgar e baixo peso ao nascer. Após o nascimento, pode ocasionar onfalite, conjuntivite, infecção do trato urinário, pneumonia e septicemia neonatal. O segundo deve ser pensado na presença de hemorragia ou dor abdominal e consiste em uma urgência obstétrica com alta morbimortalidade materno-fetal.

Por fim, a prematuridade é a complicação mais frequente, com importante repercussão na morbimortalidade neonatal em virtude da síndrome da membrana hialina, da hemorragia intraventricular, da enterocolite necrosante, da sepse e da imaturidade do sistema imunológico.

Quando a RPMO evolui para oligoidrâmnio acentuado, podem surgir deformidades fetais em razão da ausência de líquido amniótico (LA), como orelhas dobradas, nariz achatado, pele enrugada e deformidades de extremidades (principalmente pé torto), secundárias à dificuldade de movimentação fetal e às contraturas musculares, que podem ser reversíveis com fisioterapia.

A hipoplasia pulmonar é a mais danosa e principal consequência do oligoidrâmnio, sendo mais frequentemente encontrada na RPMO com menos de 20 semanas de gestação e com incidência de até 50%. É responsável por óbito pós-natal, admissão e longa permanência em CTI neonatal com sequelas graves nos neonatos sobreviventes.

DIAGNÓSTICO

O diagnóstico da RPMO é eminentemente clínico. Na anamnese há relato de história típica de perda de líquido em grande quantidade pela vagina, que "molha as roupas", de maneira súbita e geralmente indolor.

A confirmação é realizada pelo exame especular, observando a saída de LA diretamente à manobra de Valsalva ou à compressão de fundo uterino. O líquido tem coloração transparente, esverdeada, em caso de eliminação de mecônio, ou mesmo purulenta, diante de uma infecção, de odor característico seminal ou de hipoclorito de sódio, podendo ser acompanhado de saída de vérnix.

Como o toque vaginal pode aumentar o risco de infecção, deve ser evitado e não repetido frequentemente. Não há estudos suficientes que comprovem sua eficácia para o diagnóstico, mas apenas um único estudo randomizado concluiu que o toque vaginal fornece as mesmas informações que o exame especular.

Em caso de dúvida no exame físico, ou até mesmo quanto à origem do líquido observado, podem ser usados outros métodos confirmatórios que se embasam em características típicas da composição do LA.

O mais simples e mais realizado consiste na medição do pH, já que o pH vaginal gira em torno de 4,5 a 6, enquanto o do LA se encontra entre 7,1 e 7,3. Pode ser realizado utilizando papel de nitrazina (torna-se azul quando pH > 6) ou teste do fenol vermelho (disposto em gaze e acrescido de corante alaranjado, torna-se vermelho ou rosa-choque com pH entre 6,4 e 8,6). A sensibilidade dos testes de pH é extremamente alta, variando entre 96% e 99%, mas sua especificidade não é tão alta, podendo haver resultados falso-positivos em até 17% dos casos, principalmente na presença de vaginose, sangramento, sêmen ou tricomoníase.

O teste de cristalização é fundamentado na cristalização do LA quando o estriol presente no líquido entra em contato com o muco cervical. É coletada amostra do conteúdo vaginal, a qual é disposta sob uma lâmina e seca espontaneamente ou sob a ação do calor. Logo após, em análise no microscópio, é possível observar cristais em formato de folha de samambaia, confirmando a rotura de membranas.

Outros testes menos disponíveis são embasados na busca de substâncias em alta concentração no LA como o AmnioSure®, teste imunocromatográfico, qualitativo rápido, para detecção de proteína específica do LA (alfa-1-microglobulina placentária – PAMG1), e o Actim Prom®, que identifica a proteína-1 carreadora de fator de crescimento insulina-símile (IGFBP-1). Para a realização desses testes, pequena quantidade de secreção vaginal é coletada do fundo de saco e misturada ao solvente, e então a tira do teste é inserida para a obtenção do resultado. Apresentam relato de altas sensibilidades (95% a 100%) e especificidade (93% a 98%), mas ambos de-

vem ser usados apenas como métodos auxiliares, uma vez que há o relato de 19% a 30% de falso-positivos em pacientes com membranas intactas e em trabalho de parto.

Se ainda houver dúvida quanto ao diagnóstico de RPMO, é possível realizar ainda procedimento invasivo para instilação de índigo-carmim, guiada por ultrassonografia transabdominal, dentro da membrana amniótica. A confirmação de perda de LA se dá quando o tampão vaginal fica azul.

A ultrassonografia não se trata de um exame confirmatório, mas um auxiliar no diagnóstico e na conduta, podendo identificar oligoidrâmnio associado à história de perda de líquido; contudo, o achado de líquido normal não exclui rotura de membranas. Outras alterações podem ser responsáveis pela diminuição do líquido, como insuficiência placentária ou malformações fetais, como agenesia renal fetal ou uropatia obstrutiva. Assim, sem a história consistente de perda de líquido, também não é possível confirmar RPMO apenas com LA reduzido.

MANEJO OBSTÉTRICO

A melhor abordagem para avaliação clínica e tratamento das gestantes com RPMO permanece controversa. O manejo depende do conhecimento da idade gestacional e da avaliação dos riscos relativos de parto *versus* os riscos de um tratamento conservador da gestação (p. ex., infecção, descolamento de placenta e prolapso do cordão umbilical). O objetivo do obstetra é minimizar as complicações e os desfechos negativos, sempre individualizando cada caso.

O tempo transcorrido entre a amniorrexe e o parto é denominado período de latência, que é inversamente proporcional à idade gestacional em que ocorreu a RPMO. Nas gestações a termo, a RPMO está associada a curto período de latência: metade das pacientes entrará em trabalho de parto nas primeiras 24 horas e até 95% em 76 horas, muitas vezes já sendo admitidas nas maternidades em trabalho de parto. Por outro lado, nas gestações pré-termo, 40% das pacientes entrarão em trabalho de parto nas primeiras 48 horas e 63% em até 1 semana.

Se não houver infecção, descolamento prematuro de placenta ou trabalho de parto, indicativos de resolução imediata da gestação, a condução dos casos dependerá da idade gestacional em que ocorrer a RPMO. A gestante e sua família deverão receber orientação e aconselhamento quanto a prognóstico, mortalidade e morbidades relacionadas com a idade gestacional, tornando-se participativos e parceiros no tratamento.

O manejo obstétrico da RPMO, quando se opta pela conduta conservadora, inclui considerar o diagnóstico de corioamnionite, a necessidade de hospitalização da gestante, propedêutica complementar, antibioticoterapia, corticoterapia, neuroprofilaxia e os melhores momento e via de parto para interrupção da gestação.

A Figura 44.1 apresenta um fluxograma para manejo da RPMO de modo a auxiliar na definição por interrupção da gestação ou conduta conservadora, dependendo da idade gestacional.

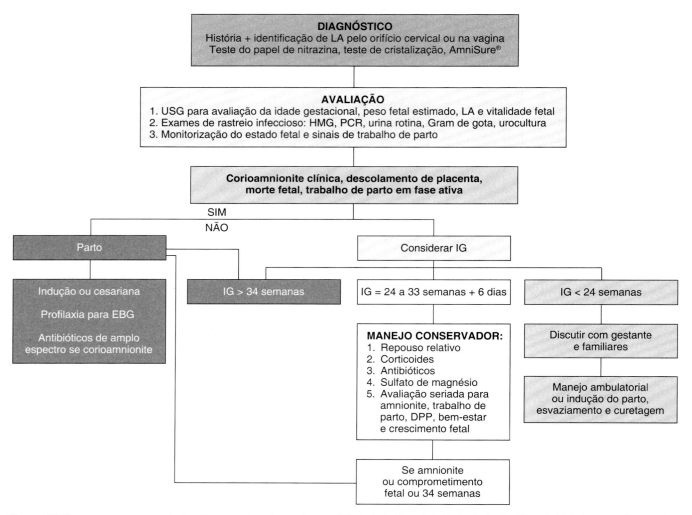

Figura 44.1 Fluxograma para o manejo da rotura prematura de membranas. (Adaptada do Manual de Gestação de Alto Risco do Ministério da Saúde [2010] e de Labor induction in the patient with preterm premature rupture of membranes. Seminars in Perinatology [2015].) (LA: líquido amniótico; USG: ultrassonografia; HMG: hemograma; PCR: proteína C reativa; IG: idade gestacional; EBG: estreptococo β-hemolítico; DPP: descolamento prematuro de placenta.)

Em geral, na RPMO até 20 semanas, a conduta mais recomendada consiste na interrupção da gestação, levando em consideração o risco elevado de infecção, sepse e mortalidade materno-fetal, sem resultados perinatais consideravelmente favoráveis após a conduta conservadora. Estima-se mortalidade perinatal de 100% com 21 semanas de gestação.

Entre 20 e 24 semanas é recomendada a individualização da conduta discutida com a gestante e a família. A incidência de RPMO nessa idade gestacional é de pouco mais de 0,5%, sendo muito sombrio o prognóstico perinatal, com baixa taxa de sobrevivência neonatal, complicações neurológicas e riscos maternos associados.

A conduta expectante em centro terciário em gestações complicadas pela RPPTM entre 20 e 23 semanas mais 6 dias está associada a uma taxa de sobrevivência neonatal de 49%, e o risco elevado de morbidez grave a curto e longo prazo entre os sobreviventes e comporta riscos maternos consideráveis de descolamento prematuro da placenta e sepse. Diante disso, costuma-se oferecer à gestante e à sua família a opção de interromper a gestação.

Caso a mulher opte por uma conduta conservadora, essa escolha deverá ser registrada no prontuário. Quando se afastam as complicações infecciosas, trabalho de parto, descolamento de placenta ou sangramentos, é possível um acompanhamento ambulatorial com reavaliações periódicas criteriosas, deixando claro para a família que a interrupção imediata será realizada se houver qualquer sinal ou sintoma de infecção materna ou comprometimento fetal.

A monitorização ambulatorial rigorosa dentro desse objetivo, ou seja, em busca de sinais de infecção ou trabalho de parto, consiste em rastreios infecciosos laboratoriais, com hemograma, proteína C reativa e urina rotina duas vezes por semana, juntamente com ausculta dos batimentos fetais, biometria fetal a cada 15 dias, percepção de contrações uterinas e movimentação fetal pela gestante. Recomendam-se repouso no leito, monitorização da temperatura e evitar coito vaginal. Não estão indicadas tocólise (inibição do trabalho de parto), antibioticoterapia ou corticoterapia enquanto não for atingida a viabilidade fetal.

Como ressaltado previamente, a variável mais importante sobre o prognóstico fetal é o volume do LA. O oligoidrâmnio acentuado e persistente por 14 dias ou mais está fortemente associado à hipoplasia pulmonar letal e a complicações como descolamento prematuro de placenta. O LA reduzido está relacionado também com menor período de latência e maior incidência de infecção materna e fetal.

Entre 24 e 33 semanas de gestação, a conduta conservadora na tentativa de minimizar os malefícios da prematuridade supera os riscos associados, já que cada dia ganho dentro do útero melhora em cerca de 3% a sobrevida neonatal. Devem ser igualmente explicados à gestante e à família os benefícios esperados para o feto com o prolongamento da gestação, assim como os riscos. A conduta conservadora está relacionada com risco maior de infecção e todas as suas consequências. Por conseguinte, está contraindicada quando se detectam infecção materna ou fetal, descolamento prematuro de placenta, malformações fetais, óbito fetal e trabalho de parto, devendo-se, nesses casos, proceder à resolução imediata da gestação. Por isso, a conduta conservadora deve ser adotada com internação hospitalar para um suporte correto e intervenção, caso seja necessário, a qualquer momento em unidade terciária.

Segundo revisão da Cochrane que incluiu pacientes entre 24 e 36 semanas de gestação, a tocólise prolonga o tempo de latência na RPMO e possibilita a administração do corticoide para maturação pulmonar sem aumentar a mortalidade perinatal. Entretanto, foi observado aumento significativo de risco de corioamnionite. Dessa maneira, por não haver qualquer benefício no desfecho materno e neonatal, até o momento a tocólise está contraindicada.

A gestante deverá permanecer em repouso relativo e receber hidratação oral vigorosa, em torno de 3 a 4 litros diários, sendo liberado o uso do banheiro, mas contraindicados a relação sexual e o toque vaginal. Recomenda-se curva térmica a cada 4 horas, respeitando o sono da paciente e, em caso de febre persistente associada a taquicardia materna ou fetal com confirmação de corioamnionite, a gestação deverá ser interrompida. A presença de contrações uterinas também é indicativa de interrupção quando é estabelecido o trabalho de parto.

Os exames preconizados à admissão são basicamente os que afastam qualquer contraindicação para conduta conservadora ou acrescem dados de bem-estar materno fetal. Hemograma, PCR e urocultura deverão ser avaliados à admissão e os dois primeiros repetidos a cada 3 dias ou na presença de sinais infecciosos.

O estado fetal deverá ser avaliado por meio da ausculta diária dos batimentos cardíacos, assim como da busca de contrações. A gestante deve estar atenta para relatar a respeito dos movimentos fetais, os quais devem ser contados pela mãe duas vezes ao dia, após o almoço e o jantar. A cardiotocografia basal também deve ser feita diariamente ou no mínimo duas vezes por semana.

A ultrassonografia deve ser realizada para confirmar idade gestacional, estimar o peso fetal e verificar volume do LA e a vitalidade fetal. A existência de oligoidrâmnio acentuado persistente, com índice de líquido amniótico (ILA) < 5 ou maior bolsão < 2cm, é indicativa de mau prognóstico com período de latência diminuído e menor taxa de sucesso com a conduta conservadora. Recomenda-se avaliação do perfil biofísico fetal e do LA a cada 3 dias, em geral, e diário para as gestantes com oligoidrâmnio acentuado.

O oligoidrâmnio acentuado persistente indica gravidade, mas não deve ser utilizado como único critério para interrupção da gestação. Os movimentos respiratórios fetais apresentam a maior sensibilidade na predição de infecção, pois não existem casos reportados de sepse fetal com a presença de movimentos respiratórios. O valor preditivo positivo de corioamnionite gira em torno de 25% a 80% com taxas de falso-positivo de 2% a 9%, sendo, portanto, também limitado como único exame em busca de prevenção de desfecho desfavorável precocemente.

Finalmente, caso a gestante entre em trabalho de parto, este deverá ser conduzido mediante avaliação do bem-estar fetal com o afastamento de qualquer sinal de sofrimento. Embora a cesariana possa reduzir a mortalidade neonatal em recém-nascidos de extremo baixo peso (< 1.000g), a morbidade neonatal pode ser muito alta, não justificando o procedimento. Devem ser considerados também os riscos maternos, principalmente o grande risco de infecção puerperal e hemorragia. Não existem benefícios também com o uso de fórceps e episiotomia de rotina, devendo ser considerada sua realização apenas em caso de indicação obstétrica.

Quanto às mulheres que apresentam RPMO com gestação única próxima ao termo, um estudo recente multicêntrico internacional randomizado demonstrou que o parto imediato não reduziu o risco de sepse neonatal, mas aumentou as complicações associadas à prematuridade, como desconforto respiratório e necessidade de suporte ventilatório. A conduta conservadora está associada a riscos maternos maiores de febre intraparto e hemorragia ante e intraparto, sendo estabelecida a necessidade de monitoramento materno cuidadoso para febre, outros sinais de infecção materna, sintomas de corioamnionite e hemorragia anteparto.

Para gestações com mais de 34 semanas, independentemente da paridade e do amadurecimento cervical, a recomendação geral ainda consiste em considerar a interrupção da gestação, pois os riscos de uma infecção materna ou neonatal superam os benefícios do prolongamento da gestação, uma vez tendo sido atingida certa maturidade pulmonar.

Está contraindicada a tocólise, os antibióticos profiláticos não são necessários, e a corticoterapia promove poucos benefícios. O tratamento do estreptococo do grupo B deve ser oferecido a todas as pacientes com cultura desconhecida, positiva ou realizada há mais de 4 semanas.

A interrupção imediata da gestação pode ser adotada mediante a indução do trabalho de parto, se a mulher não estiver em trabalho de parto efetivo, e a escolha do método de indução dependerá do estado de amadurecimento cervical. Em caso de condições cervicais favoráveis, deve-se utilizar ocitocina e, no caso de colo desfavorável, método de amadurecimento cervical, como o misoprostol. A cesariana está recomendada apenas em caso de indicação obstétrica.

O trabalho de parto deve ser acompanhado por meio de monitorização fetal eletrônica contínua (cardiotocografia) e por equipe multiprofissional, sempre com a presença de médico obstetra.

Prevenção de sepse neonatal pelo estreptococo do grupo B

A prevenção de infecção neonatal pelo estreptococo do grupo B (EGB) deverá ser implementada universalmente em todas as pacientes com RPMO e feto viável, objetivando evitar complicações como sepse, bacteriemia, meningite e pneumonia neonatal e até onfalite e osteomielite na forma tardia.

O rastreio da colonização pelo EGB deve ser feito no pré--natal em todas as pacientes entre 35 e 37 semanas por meio de cultura com *swab* vaginal e perianal. Nas pacientes com RPMO, caso o material não tenha sido coletado no pré-natal, a coleta deve ser realizada à admissão, juntamente com culturas para *Neisseria* e *Chlamydia*, caso seja adotada conduta conservadora. Convém lembrar que a validade da cultura é de 4 semanas e, caso a latência ultrapasse esse período, deverá ser feita nova coleta.

As pacientes com cultura positiva devem ser tratadas quando entram em trabalho de parto e as com cultura desconhecida devem ser tratadas quando apresentam amniorrexe por mais de 18 horas, trabalho de parto pré-termo, febre intraparto (≥ 38ºC), bacteriúria em qualquer período da gestação positiva para EGB ou em caso de sepse neonatal precoce em gestação anterior acometida pelo EGB. Quando o resultado da cultura se torna negativo, o antibiótico pode ser suspenso.

As opções de antibióticos recomendados para profilaxia se encontram reunidas no Quadro 44.2. A primeira escolha recomendada é a penicilina cristalina, em virtude de seu espectro mais estreito para gram-positivos, induzindo menor resistência bacteriana. Os antibióticos devem ser mantidos até o nascimento.

Outra estratégia apresentada por estudo duplo-cego e randomizado demonstrou efetividade em reduzir admissões em CTI secundárias ao SGB com o uso de clorexidina para antissepsia do canal de parto, em razão da sua excelente ação contra germes gram-positivos, boa ação residual e baixa toxicidade.

Antibioticoterapia para prolongar período de latência

Um artifício promove o aumento do tempo de latência, dentre outros benefícios adicionais, e tem sido aplicado na prática obstétrica: o uso de antibióticos. O objetivo principal é prevenir a infecção por microrganismos por via ascendente e também diminuir a morbidade infecciosa neonatal, como sepse, pneumonia e hemorragia intraventricular, e materna, reduzindo a incidência de sepse e corioamnionite.

O aumento do período de latência não está associado a pior prognóstico neonatal. A RPMO por mais de 4 semanas foi associada à redução do risco de sepse neonatal, reduzindo indiretamente complicações relacionadas com a prematuridade, o período de internação neonatal em terapia intensiva, o uso de oxigênio e de surfactante, além da incidência de síndrome da angústia respiratória e anormalidades cerebrais.

Os esquemas antibióticos principais são mostrados no Quadro 44.3. O uso de amoxicilina com ácido clavulânico está contraindicado por ter sido associado a aumento significativo dos casos de enterocolite necrosante neonatal.

Tendo em vista o risco aumentado com o uso prolongado de antibióticos de resistência bacteriana, anafilaxia e alteração da flora bacteriana, além dos custos elevados, recomenda-se o uso de antibiótico por no máximo 7 dias. Outros estudos têm recomendado a redução do tempo de tratamento para apenas 3 dias com período de latência semelhante, mas ainda não foi demonstrada melhora no desfecho neonatal que justifique essa redução. Deve ser evitado ainda o uso concomitante de terapias antimicrobianas por outras doenças, como infecção do trato urinário, devendo ser priorizado o tratamento.

Corticoterapia

A administração de corticoides para maturação pulmonar do feto está associada à redução da morbimortalidade neonatal e dos casos de síndrome respiratória aguda, enterocolite

Quadro 44.2 Profilaxia para sepse neonatal pelo estreptococo do grupo B

Opção	Antibiótico	Dosagem
Esquema preferencial	Penicilina cristalina	Dose de ataque: 5.000.000U EV Manutenção: 2.500.000U EV 4/4h
Esquemas alternativos	Ampicilina	Dose de ataque: 2g EV Manutenção: 1g EV 4/4h
	Cefazolina	Dose de ataque: 2g EV Manutenção: 1g EV 8/8h
Pacientes alérgicas	Clindamicina	900mg 8/8h
	Eritromicina	500mg 6/6h

EV: endovenoso.

Quadro 44.3 Antibioticoterapia para prolongar período de latência

Opção	Antibiótico	Dosagem
Esquema preferencial	Ampicilina ou eritromicina	2g EV 6/6h por 48h
		250mg EV 6/6h por 48h
	seguida por amoxicilina	500mg 8/8h ou 875mg 12/12h por 5 dias
Esquema alternativo	Azitromicina	1g 24/24h por 3 dias
Pacientes alérgicas	Clindamicina	600mg 6/6h ou 900mg 8/8h por 7 dias

EV: endovenoso.

necrosante e hemorragia intraventricular. Está indicada quando o parto é esperado para os próximos 7 dias, sendo contraindicada em caso de infecção em curso, trabalho de parto ou hipersensibilidade ao medicamento.

A primeira escolha é a betametasona, na dose de 12mg IM a cada 24 horas por 2 dias (duas doses). Quando a betametasona não se encontra disponível, também é possível o uso de dexametasona, 6mg IM a cada 12 horas por 2 dias (quatro doses).

Pode ser considerado o repique (repetição das doses de corticoide) quando o período entre a administração e o parto é maior do que 2 semanas e em caso de idade gestacional menor do que 32 semanas. Não se recomenda a adoção de mais de um ciclo de corticoides para repique.

Neuroproteção fetal

A administração de sulfato de magnésio ($MgSO_4$) para neuroproteção fetal em gestações com idade gestacional até 32 semanas, quando há previsão de nascimento para as próximas 24 horas, está associada à redução do risco de paralisia cerebral nos neonatos sobreviventes.

O esquema ideal para tratamento ainda é incerto. Em geral, recomenda-se uma dose de ataque de 4g EV de $MgSO_4$, seguida de manutenção com 2g/h em infusão contínua pelo período máximo de 24 horas. O uso deve ser suspenso caso o trabalho de parto não evolua e a manutenção reiniciada em caso de novo risco de parto pré-termo.

Corioamnionite

Independentemente da idade gestacional, sempre que houver infecção materna ou fetal, a conduta na RPMO é resolutiva, sendo fundamental o reconhecimento rápido da corioamnionite para evitar desfechos negativos.

A corioamnionite consiste em um processo inflamatório agudo e às vezes difuso das membranas extraplacentárias, córion e cordão umbilical, acometendo 0,5% a 10% de todas as gestações. Por ser decorrente da ascensão de microrganismos do canal vaginal, sua incidência é maior em casos de RPMO. Os microrganismos são basicamente os mesmos responsáveis pela própria RPMO, acrescidos de outros por se tratar de infecção polimicrobiana: aeróbios gram-negativos (*Escherichia coli*) e gram-positivos (*Streptococcus agalactiae*, *Enterococcus faecalis* e *Staphylococcus aureus*), anaeróbios gram-negativos (*Fusobacterium sp.*, *Gardnerella vaginalis*, *Bacteroides fragilis* e *Bacteroides sp.*) e gram-positivos (*Peptoestreptococcus sp.*, *Peptococcus sp.* e *Clostridium sp.*) e outros microrganismos, como *Mycoplasma hominis* e *Ureaplasma urealyticum*.

O diagnóstico é clínico, e os sinais e sintomas incluem febre, taquicardia materna e fetal, hipersensibilidade uterina, saída de secreção purulenta pelo orifício externo do colo, leucocitose ou leucopenia com desvio. Febre e qualquer outro critério são indicativos de corioamnionite, uma vez que esta está associada a 10% a 40% dos casos de síndrome febril durante o parto. Outros sinais de alerta, embora não incluídos nos critérios diagnósticos, são diminuição da atividade cardíaca fetal na cardiotocografia, diminuição abrupta do líquido amniótico, diminuição de movimentos fetais, sobretudo respiratórios, e no perfil biofísico fetal e aumento > 20% da proteína C reativa (considerada o melhor indicador de infecção neonatal precoce, com sensibilidade de 94% e especificidade de 47%).

Não se deve esquecer do diagnóstico diferencial com outras possíveis infecções que levem ao estado febril e causem taquicardia materna e/ou fetal (pielonefrite, influenza, pneumonia ou outros), o que explica a necessidade de um bom exame físico da orofaringe e a busca de outros sinais e sintomas.

Os fatores de risco para corioamnionite são: tempo de latência prolongado, trabalho de parto prolongado, toques vaginais excessivos, nuliparidade, baixa idade materna, vaginose bacteriana durante a gravidez, número elevado de parceiros e relações sexuais durante a gestação.

A corioamnionite apresenta elevada morbidade materna e fetal, pois se associa a 20% a 30% das septicemias neonatais precoces e pneumonias e pode causar sérias complicações maternas, como sepse, necessidade de histerectomia, infecção grave uterina, endometrite pós-parto, hemorragia pós-parto, síndrome do desconforto respiratório agudo, admissões em CTI e morte materna.

Para o tratamento a antibioticoterapia deve ser de largo espectro, sendo preferida a ampicilina, 2g EV a cada 6 horas, mais gentamicina, 1,5mg/kg EV a cada 8 horas. Podem ser adicionados clindamicina, 900mg EV a cada 8 horas, ou metronidazol, 500mg EV a cada 8 horas, para cobertura anaerobicida, sobretudo se a interrupção for por cesariana.

A interrupção da gestação deve ser preferencialmente realizada pela via vaginal, iniciando-se a indução se a paciente não estiver em trabalho de parto, desde que não exista contraindicação obstétrica e a situação materna permita uma espera para o parto de no máximo 12 a 24 horas. Caso contrário, convém proceder a cuidados extras durante a cesariana, como a proteção da cavidade com compressas, troca de luvas após dequitação placentária, lavagem exaustiva da cavidade abdominal com soro, sutura com pontos separados e colocação de drenos intraperitoneais em caso de dúvida quanto à formação de abscessos.

CONSIDERAÇÕES FINAIS

O manejo da RPMO permanece controverso, sobretudo quando pré-termo, e depende muito da experiência de cada serviço e da individualização dos casos. A condução depende da idade gestacional, quando são excluídas complicações infecciosas, trabalho de parto ou as decorrentes da própria rotura.

É de extrema importância compartilhar sempre com a gestante e a família as possibilidades, os prognósticos e as decisões, tornando-os aliados e esclarecendo os possíveis desfechos desfavoráveis.

Toda a equipe deve estar preparada para conduzir os casos de RPMO, em especial em razão dos benefícios conquistados com a monitorização materno-fetal adequada e, quando indicados corretamente, conduta conservadora, antibioticoterapia, corticoterapia e neuroprofilaxia.

Leitura complementar

Abdelazim IA, Makhlouf, HH. Placental alpha microglobulin-1 (AmniSure test) versus insulin-like growth factor binding protein-1 (Actim PROM test) for detection of premature rupture of fetal membranes. Journal of Obstetrics and Gynaecology Research 2013; 39:1129-36. doi: 10.1111/jog.12045.

American College of Obstetricians and Gynecologists. Premature rupture of membranes. Obstet Gynecol January 2016; 122: 918-30. ACOG Practice bulletin no. 160.

Azria E, Anselem O, Schmitz T, Tsatsaris V, Senat MV, Goffinet F. Comparison of perinatal outcome after pre-viable preterm prelabour rupture of membranes in two centres with different rates of termination of pregnancy. BJOG 2012; 119:449-57.

Bittar RE, Carvalho MHB, Zugaib M. Condutas para o trabalho de parto prematuro. Rev Bras Ginecol Obstet [online]. 2005: 27(9): 561-66.

Brasil. Ministério da Saúde. Secretaria de Atenção à Saúde. Departamento de Ações Programáticas Estratégicas. Gestação de alto risco: manual técnico. 5. ed. Brasília: Editora do Ministério da Saúde, 2010. 302 p.

Chapman E, Reveiz L, Illanes E, Bonfill Cosp X. Antibiotic regimens for management of intra-amniotic infection. Cochrane Database of Systematic Reviews 2014, Issue 12. Art. No.: CD010976. DOI: 10.1002/14651858.CD010976.pub2.

Chauleur C, Rochigneux S, Seffert P, Chene G, Billiemaz K, Collet F. Neonatal outcomes and four-year follow-up after spontaneous or iatrogenic preterm prelabor rupture of membranes before 24 weeks. Acta Obstet Gynecol Scand 2009; 88:801-6.

Colegio Mexicano de Especialistas en Ginecología y Obstetricia. Manejo de ruptura prematura de membranas prétérmino. México, Janeiro 2010: 172-93.

Drassinower D, Friedman AM, Obican SG, Levin H, Gyamfi-Bannerman C. Prolonged latency of preterm premature rupture of membranes and risk of neonatal sepsis. Am J Obstet Gynecol 2016; 214:743.e1-6.

Eleje GU et al. Accuracy and cost-analysis of placental alpha-microglobulin-1 test in the diagnosis of premature rupture of fetal membranes in resource-limited community settings. The Journal of Obstetrics and Gynaecology Research Agosto 2014. DOI: 10.1111/jog.12475.

Federação Brasileira de Ginecologia e Obstetrícia. Rotura prematura das membranas. Federação Brasileira de Ginecologia e Obstetrícia. Projeto Diretrizes, Associação Médica Brasileira e Conselho Federal de Medicina. Fev 2008, 1-10.

Fulano CB et al. Rotura prematura das membranas ovulares. In: Zugaib obstetrícia, Seção 5 – Intercorrência obstétricas. Rio de Janeiro: Guanabara Koogan, 2010: 703-15

Goldenberg RL, Culhane JF, Iams JD, Romero R. Epidemiology and causes of preterm birth. Lancet 2008; 371:75-84

Golino PS, Chein MBC, Brito LMO. Ruptura prematura de membranas: fisiopatologia, diagnóstico e conduta. Femina outubro 2006; 34 (10):711-17

Gonen R, Hannah ME, Milligan JE. Does prolonged preterm premature rupture of membranes predispose to abruption placentae? Obstet Gynecol 1989; 74: 347.

Higgins RD, Saade G, Pollin RA. Evaluation and management of women and newborns with a maternal diagnosis of chorioamnionitis: summary of a workshop. Obstet Gynecol 2016 Mar; 127(3):426-36. doi: 10.1097/AOG.0000000000001246.

Hutzal CE, Boyle EM, Kenyon SL et al. Use of antibiotics for the treatment of preterm parturition and prevention of neonatal morbidity: a metaanalysis. Am J Obstet Gynecol 2008; 199:620.e1-8.

Jazayeri A, Talavera F, Smith C, Trupin S. Premature rupture of membranes. Updated: Jun, 2016; 1-12. MedScape. Disponível em: http://emedicine.medscape.com/article/261137overview#a8

Kibel M, Asztalos E, Barrett J et al. Outcomes of pregnancies complicated by preterm premature rupture of membranes between 20 and 24 weeks of gestation. Obstetrics & Gynecology August 2016: 128(2).

Lorthe E, Ancel P, Torchin H et al. Impact of latency duration on the prognosis of preterm infants after preterm premature Rupture of membranes at 24 to 32 weeks' gestation: A national population-based cohort study. The Journal of Pediatrics 2017; 182.

Mackeen AD, Seibel-Seamon J, Muhammad J, Baxter JK, Berghella V. Tocolytics for preterm premature rupture of membranes. Cochrane Database of Systematic Reviews 2014, Issue 2. Art. No.: CD007062. DOI: 10.1002/14651858.CD007062.pub3.

Moore TR. Creasy and Resnik's Maternal-Fetal Medicine: rinciples and practice. Philadelphia: saunders Elsevier, 2014.

Melamed N, Ben-Haroush A, Pardo J et al. Expectant management of preterm premature rupture of membranes: is it all about gestational age? Am J Obstet Gynecol 2011; 204:48.e1-8.

Ministério da Saúde. Febrasgo. Urgências e Emergências Maternas – guia para diagnóstico e conduta em situações de risco de morte materna. 2 ed. Brasília, 2000: 26-9. Disponível em: http://bvsms.saude.gov.br/bvs/publicacoes/0105urgencias.pdf.

Morris JM, Roberts CL, Bowen JR et al. Immediate delivery compared with expectant management after preterm pre-labour rupture of the membranes close to term (PPROMT trial): a randomised controlled trial. Lancet 2016; 387.

National Institute for Health and Care Excellence. Preterm labour and birth. Novembro 2015. NICE guideline [NG25]. Disponível em: https://www.nice.org.uk/guidance/ng25/chapter/recommendations#antenatal-prophylactic--antibiotics-for-women-with-pprom.

Packard RE, Mackeen AD. Labor induction in the patient with preterm premature rupture of membranes. Seminars in Perinatology 2015: 39:495-500.

Pogere A, Zocoli CM, Tobouti NR, Freitas PF. Prevalência da colonização pelo estreptococo do grupo B em gestantes atendidas em ambulatório de pré-natal. Rev Bras Ginecol Obstet 2005; 27(4):174-80.

Creasy RK, Resnik R, Iams JD, Lockwood CJ. Premature rupture of the membranes. In: Mercer BM (ed.) Creasy and Resnik's Maternal-fetal medicine: principles and practice, 7 ed., Philadelphia: Elselvier Sauders, 2014.

Rouse DJ, Hirtz DG, Thom E et al. A randomized, controlled trial of magnesium sulfate for the prevention of cerebral palsy. N Engl J Med 2008; 359:895-905.

Royal College of Obstetricians and Gynaecologists. Preterm prelabour rupture of membranes. London UK, Outubro 2010, Green-top Guideline No. 44. Disponível em: https://www.rcog.org.uk/en/guidelines-research-services/guidelines/gtg44/.

Seelbach-Goebel B. Antibiotic Therapy for premature rupture of membranes and preterm labor and effect on fetal outcome. Geburtshilfe Frauenheilkd 2013 Dec; 73(12):1218-27.

Tsoi E, Fuchs I, Henrich W, Dudenhausen JW, Nicolais JH, Sonografic measurement of cervical lengh in preterm prelabor amniorrehxis. Ultras Obstet Gynecol 2004; 24:550.

Wojcieszek AM, Stock OM, Flenady V. Antibiotics for prelabour rupture of membranes at or near term. Cochrane Database of Systematic Reviews 2014, Issue 10. Art. No.: CD001807. DOI: 10.1002/14651858.CD01807.pub2.

CAPÍTULO 45

Indução da Maturidade Fetal e Neuroproteção

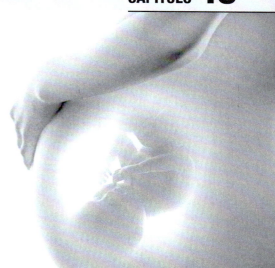

Frederico José Amédée Péret
Beatriz Amélia Monteiro de Andrade
Aluana Rezende Parola

INDUÇÃO DA MATURIDADE FETAL

A prematuridade compromete diretamente a maturidade pulmonar, principalmente em razão da deficiência de surfactante pulmonar, uma vez que a síntese máxima somente ocorrerá no final da gestação, e suas consequências incluem desde dificuldades de adaptação neonatal até a síndrome de angústia respiratória (SAR) e a necessidade de ventilação mecânica invasiva. Esta representa condição de morbidade grave e mortalidade mesmo em recém-nascidos prematuros tardios, ou seja, nascidos após 34 semanas de gestação. Portanto, a indução da maturidade pulmonar sob risco de parto pré-termo é uma atividade essencial no manejo dessa complicação obstétrica.

As evidências atuais demonstram que os benefícios do tratamento com corticoides nesses fetos reduzem a mortalidade e a morbidade associadas à prematuridade, induzindo a maturidade pulmonar, dentre outros efeitos sistêmicos significativos.

Epidemiologia e relevância

A morbidade respiratória, incluindo a SAR, é uma complicação do parto prematuro e um das causas primárias de mortalidade neonatal precoce e sequelas de longo prazo. Isso atinge até a metade dos bebês nascidos antes de 28 semanas e um terço dos bebês nascidos antes de 32 semanas. Aproximadamente 42% dos bebês de muito baixo peso ao nascer (< 1.500g) podem apresentar SAR. Essa prevalência sofre redução com a idade gestacional ao nascimento, alcançando cerca de 5% com 36 semanas de gestação.

O uso de corticoides para o amadurecimento pulmonar fetal foi aventado pela primeira vez por Liggins em estudo experimental com dexametasona em fetos de ovelhas. Em 1972, Liggins & Howie aplicaram a betametasona em gestantes. Esse estudo demonstrou redução das complicações pulmonares de 40% a 60% entre recém-nascidos de 28 a 34 semanas, menor gravidade da SAR e necessidade reduzida de oxigenação e de suporte ventilatório.

Etiologia

A insuficiência respiratória nos prematuros ocorre como resultado de deficiência do surfactante, desenvolvimento anatômico insuficiente do pulmão e imaturidade do sistema nervoso central. O desenvolvimento pulmonar fetal está relacionado com os períodos e/ou fases gestacionais que são relevantes para a completa maturação do feto e que estão divididos em cinco etapas: embrionária, pseudoglandular, canalicular, sacular e alveolar. O pulmão primordial surge entre 22 e 26 dias da concepção e se divide em torno de 34 dias. Entre 8 e 16 semanas de gestação, as principais vias aéreas brônquicas e as unidades respiratórias associadas aos pulmões são progressivamente formadas paralelamente ao crescimento vascular. Entre 17 e 25 semanas de gestação as vias aéreas crescem, se alargam e se alongam (canalização). Os bronquíolos terminais sofrem ampliações que subsequentemente dão origem aos sacos terminais (os alvéolos primitivos). Estes são as unidades funcionais do pulmão (lóbulo respiratório). É nessa fase que o aumento da proximidade de capilares sanguíneos dá início à interface de ar-sangue necessária para a troca de ar eficaz. Isso só pode ocorrer no bronquíolo terminal. No final do estágio canalicular, os pneumócitos I e II podem ser vistos nos alvéolos. De 28 a 35 semanas de gestação os alvéolos podem ser contados e com o aumento da idade gestacional se tornam mais maduros. O volume pulmonar aumenta quatro vezes entre 29 semanas e o termo. O pulmão fetal também amadurece bioquimicamente com a gestação Os corpos lamelares, que armazenam surfactante, aparecem entre 22 e 24 semanas. O surfactante é uma mistura complexa de lipídios e apoproteínas, dos quais os principais constituintes são a dipalmitoilfosfatidilcolina, o fosfatidilglicerol e as apoproteínas a, b, c e d. O surfactante é necessário para manter a estabilidade na expiração, evitando o colapso dos alvéolos. Recém--nascidos prematuros têm deficiência qualitativa e quantitativa do surfactante, o que predispõe à SAR.

Os estudos experimentais teorizavam que a dexametasona poderia acelerar o aparecimento de surfactante pulmonar. A hipótese é que os corticoides agiriam para desencadear a síntese de ácido ribonucleico que codifica para proteínas particulares envolvidas na biossíntese de fosfolípides ou na quebra de glicogênio.

Definição

O uso de corticoides tornou-se o pilar da indução de maturidade pulmonar como parte do tratamento profilático na prematuridade com base em vários ensaios clínicos e revisões sistemáticas, os quais embasam as orientações de várias associações.

Existe o consenso de que um esquema de corticoides para maturação pulmonar fetal está indicado em gestantes com risco de prematuridade entre 24 e 34 semanas de gestação Entretanto, várias questões e evidências merecem discussão:

- **Riscos maternos**: o tratamento com corticoides, em esquema único ou de repetição, não aumenta o risco de corioamnionite e endometrite nem de morte materna.
- **Riscos fetais imediatos e alterações nos testes de vitalidade fetal:** o uso de corticoides foi relacionado com efeitos profundos mas transitórios em parâmetros da frequência cardíaca fetal (FCF) que podem simular sofrimento fetal. Esse efeito é clinicamente reconhecido por análise visual; entretanto, estudos com cardiotocografia computadorizada não demonstraram complicações neonatais. Outros estudos relataram redução transitória do perfil biofísico fetal e alterações ao Doppler. Essas alterações podem ocorrer tanto no Doppler da artéria cerebral média como da artéria umbilical. Após o uso de corticoides, pode haver aumento do fluxo diastólico em fetos com diástole zero ou ausente de artéria umbilical – resultado que pode mascarar o verdadeiro estado hemodinâmico fetal. Por essa razão, esses resultados têm valor na avaliação de vigilância fetal de gestações complicadas por insuficiência placentária, devendo a vitalidade fetal ser avaliada antes da administração de corticoides.
- **Efeitos adversos ao nascer e na infância:** o uso de esquemas repetidos de corticoides foi associado ao menor peso ao nascimento e à redução do perímetro encefálico.

Entretanto, o seguimento na infância não demonstrou efeitos adversos no desenvolvimento neurológico. Efeitos metabólicos e cardiovasculares também não foram relatados.

- **Efeitos adversos na vida adulta:** a exposição ao excesso de corticoides antes do nascimento é postulada como um mecanismo associado à hipótese de origem fetal de doenças da vida adulta. O acompanhamento de 30 anos da população do estudo de Liggins mostrou alterações no teste de tolerância à glicose nos expostos à betametasona. Entretanto, não foram observadas alterações no lipidograma, na composição corporal ou a presença de diabetes e patologias cardiovasculares.
- **Uso nas gestações múltiplas:** apesar do risco teórico de menor efeito dos corticoides em gestações múltiplas, motivado por modificações fisiológicas (maior volume de distribuição e hemodiluição) e farmacocinéticas (menor meia--vida plasmática da betametasona), as revisões sistemáticas não mostraram diferenças nos resultados clínicos. Um recente estudo retrospectivo com 2.156 gemelares demonstrou que a administração de corticoide no intervalo de 1 a 7 dias promoveu importante redução da morbidade respiratória grave e das lesões neurológicas, à semelhança do resultado em gestações únicas.
- **Uso em casos de rotura prematura pré-termo de membranas (RPPTM) e corioamnionite:** os benefícios do uso de corticoides foram evidenciados independentemente da integridade ou rotura de membranas. Não houve aumento do risco de corioamnionite e endometrite. O uso de corticoides em gestantes com corioamnionite histológica e clínica parece reduzir os riscos de mortalidade, SAR e complicações neurológicas sem aumentar as complicações maternas e neonatais. Entretanto, a evidência é de baixa qualidade e sujeita a viés.
- **Esquemas de repetição:** um único curso de corticoides, administrado a gestantes sob risco de parto pré-termo, induz a maturidade pulmonar fetal, mas esse benefício não dura além de 7 dias. Portanto, em virtude dos riscos observados em estudos em animais submetidos a múltiplos ciclos, demonstrando alterações no desenvolvimento fetal, tornaram-se necessárias melhores evidências acerca de sua eficácia e segurança. Uma revisão de 10 ensaios clínicos randomizados, envolvendo 4.733 mulheres que permaneceram em risco de prematuridade por mais de 7 dias após um curso inicial de corticoides e 5.700 bebês entre 23 e 34 semanas de gestação, mostrou que a(s) dose(s) repetida(s) de corticoides no pré-natal pode(m) reduzir o risco de dificuldades respiratórias e morbidade neonatal precoce. Quatro estudos demonstraram menor peso ao nascer, o qual, no entanto, não era significativo na alta. Em quatro ensaios não houve complicações até os 2 anos de vida. Um estudo recente não incluído nessa revisão, com seguimento de 8 anos, não demonstrou nenhum efeito neurológico adverso em crianças expostas a esquemas de repetição. Pesquisas adicionais a longo prazo são necessárias para estabelecer os efeitos na vida adulta e os efeitos adversos maternos;

entretanto, existe consenso de que gestantes que tenham recebido um ciclo de corticoide (duas doses) e permaneçam sob risco de prematuridade mais de 7 dias depois da primeira dose devem receber mais um ciclo de resgate (duas doses). Não há recomendação para repetição semanal.

- **Limite inferior de idade gestacional para indicação:** como as diretrizes atuais recomendam a administração entre 24 e 34 semanas mais 6 dias de gestação e consideram opcional a administração entre 23 semanas e 23 semanas mais 6 dias, é improvável que outros ensaios controlados randomizados sejam conduzidos nessa população. Recentemente, uma revisão de estudos prospectivos e uma coorte de 81.832 crianças expostas demonstraram a redução da morbidade e da mortalidade. Comparativamente, seria necessário o tratamento de seis fetos entre 23 e 24 semanas para prevenir um evento adverso e de cerca de 798 fetos com 34 semanas para prevenir um evento.
- **Limite superior de idade gestacional para indicação:** evidências recentes mostram os benefícios da administração de betametasona em gestação sob risco de prematuridade tardia. As complicações respiratórias severas, taquipneia transitória do recém-nascido, uso de surfactante e displasia broncopulmonar foram reduzidos em gestações entre 34 e 37 semanas. Não houve diferenças significativas entre os grupos na incidência de corioamnionite ou sepse neonatal. A hipoglicemia neonatal foi mais comum no grupo betametasona do que no grupo placebo (24% *vs.* 15%; risco relativo: 1,60; IC 95%: 1,37 a 1,87; P < 0,001). Existe, portanto, a recomendação do uso de corticoides entre 34 e 37 semanas de gestação.
- **Indução de maturidade pulmonar antes de cesarianas eletivas em gestação a termo precoce (37 a 38 semanas):** corticoide profilático administrado antes de cesariana em 37 semanas ou mais de gestação é eficaz na redução da SAR (6,7% [86/1.281] × 2,7% [33/1.217]). Portanto, embora ainda não exista consenso, nas cesarianas eletivas indicadas antes de 39 semanas pode ser aconselhado o amadurecimento pulmonar com corticoides.

Manejo obstétrico

Indicações de corticoides para amadurecimento fetal

- Gestação entre 24 e 37 semanas com risco de parto pré-termo.
- Gestação entre 23 e 24 semanas (em decisão compartilhada com os pais e com a neonatologia).
- Gestação até 39 semanas antes de cesariana eletiva (não há consenso).

Contraindicações

- Diabetes descompensado.*
- Hipertensão descontrolada.*

---

*Nos casos de diabetes e hipertensão, a gestante deverá ser internada para adequado monitoramento e controle pressórico e glicêmico.

- Úlcera péptica em atividade.
- Infecção materna (relativo).

Esquemas posológicos

- **Primeira escolha:** fosfato de betametasona, 4mg, três ampolas IM a cada 24 horas (duas doses).**
- **Segunda escolha:** dexametasona, 6mg, uma ampola IM a cada 12 horas por 48 horas.

Não há evidências de que o uso de betametasona seja melhor do que o de dexametasona; entretanto, a primeira é o corticoide mais avaliado em termos de eficácia e segurança e por isso deve ser a primeira escolha.

O esquema de repetição está indicado nas seguintes situações:

- Idade gestacional entre 24 e 34 semanas, desde que todos os seguintes critérios estejam presentes:
  - Alto risco de parto nos próximos 7 dias.
  - Esquema de corticoide completo há mais de 15 dias.
  - Caso o esquema anterior tenha ocorrido com < 28 semanas.

A terapia de resgate pode ser realizada com uma ou duas doses de 12mg de betametasona, dependendo do cenário clínico.

Considerações

O uso de corticoides na indução de maturidade fetal situa-se entre as melhores práticas no cuidado perinatal. O melhor efeito é alcançado a partir de 24 horas e até 7 dias após a aplicação. A betametasona deve ser o corticoide de escolha. Evidências recentes mostram benefícios e custo-efetividade em gestações entre 23 e 24 semanas e de 34 a 37 semanas. Apesar da ausência de estudos de longo prazo, o uso de esquemas de repetição (dose de resgate) é eficaz e parece ser seguro na prática clínica.

NEUROPROTEÇÃO

A lesão perinatal pode resultar de hipoxia, trombose, hemorragia, trauma ou infecção e, consequentemente, levar à disfunção sensorial, motora e cognitiva. Todos os neonatos têm esse risco; no entanto, a prematuridade é o fator que mais leva a essa situação. Os impactos a longo prazo dependem da severidade, da duração e da idade gestacional em que ocorre a prematuridade. As sequelas mais comuns apresentadas por neonatos pré-termo são alterações na capacidade cognitiva, atraso no desenvolvimento, alterações visuais e paralisia cerebral. A paralisia cerebral está associada a altos custos sociais e de saúde ao redor do mundo, podendo levar a alterações na qualidade de vida e provocar níveis moderados a graves de incapacidade. Há uma relação bem estabelecida entre paralisia

---

**Pode ser usada também a formulação de depósito associada ao acetato de betametasona na dosagem de 6mg (duas ampolas IM a cada 24 horas).

cerebral e prematuridade, e mais de 40% dos indivíduos pré-termo têm paralisia cerebral.

A administração antenatal de sulfato de magnésio para neuroproteção fetal tem reduzido a incidência de paralisia cerebral entre infantes pré-termo. Esses achados têm subsequentemente levado à publicação de diretrizes na prática clínica quanto ao uso de sulfato de magnésio para neuroproteção fetal no Canadá e na Austrália.

O sulfato de magnésio está envolvido em muitos processos celulares, reduz as citocinas inflamatórias e os radicais livres, age na indução de vasodilatação cerebral e inibe o influxo de cálcio dentro das células. Estudos em animais têm mostrado que essas ações têm efeito neuroprotetor e que isso também pode levar à interação com esteroides antenatais para preservar a barreira hematoencefálica em caso de neuroinflamação.

O uso do sulfato de magnésio para neuroproteção foi um dos primeiros tratamentos pré-natais que evidenciaram a melhora dos resultados neurodesenvolvimentais em nascidos com menos de 34 semanas; no entanto, foram apontadas algumas controvérsias. O mecanismo de ação é desconhecido, sua utilização em idade gestacional acima de 34 semanas não tem benefício claro e as altas doses utilizadas para tocólise foram associadas a hipotonia, hipermagnesemia e mortalidade, o que não foi visto com o uso de doses baixas para neuroproteção. Finalmente, publicações subsequentes encorajam seu uso com base nos resultados a longo prazo. Assim, o uso do sulfato de magnésio para neuroproteção faz parte de muitos protocolos em todo o mundo com o objetivo de reduzir os riscos de sequelas associadas à prematuridade, principalmente a paralisia cerebral.

Epidemiologia e relevância

Apesar da melhora na taxa de nascimentos pré-termo nos últimos anos, a proporção de infantes de muito baixo peso em 2013 nos EUA permaneceu estável, em torno de 1,4%. Em números absolutos, 55.000 infantes nascem com risco de lesão neurológica a cada ano, e os fatores de risco para os resultados neurodesenvolvimentais adversos incluem a lesão neurológica direta como hemorragia intraparenquimatosa e intraventricular.

A paralisia cerebral está associada à redução na qualidade de vida e a altos custos para a sociedade. Estima-se que os infantes pré-termo constituam até 32% de todos os casos de paralisia cerebral e que a prevalência seja aproximadamente de 2 casos a cada 1.000 nascimentos. Quanto mais precoce a idade gestacional ao nascimento, maior o risco de paralisia cerebral, e 30% a 50% das crianças com paralisia nasceram pré-termo.

Definição/diagnóstico

Atualmente, os únicos agentes pré-natais disponíveis para neuroproteção são os corticoides e o sulfato de magnésio. Os corticoides têm benefício bem estabelecido naqueles com risco de parto pré-termo, mas esse benefício não é tão claro no caso do sulfato. O primeiro estudo a relatar que o sulfato poderia prevenir a paralisia cerebral foi publicado em 1995, o que levou subsequentemente à realização de outros três estudos randomizados placebo-controlados.

A idade gestacional em que o sulfato de magnésio é utilizado em protocolos nacionais vai de 24 até 31 semanas e 6 dias, em uma dose de ataque seguida de dose de manutenção. Esse manejo será mais bem explicado a seguir.

Manejo obstétrico

O tratamento deve começar com injeção em *bolus* de 4 a 6g em 30 minutos, seguida de doses de manutenção de 12g/h durante 12 horas. O objetivo desse procedimento é duplicar o nível de magnésio no soro da mãe. Se o nascimento não ocorrer dentro de 12 horas, a administração de magnésio poderá ser reiniciada mais tarde, se o parto prematuro novamente parecer iminente.

Os efeitos colaterais maternos mais comumente relatados incluem náuseas, vômitos, sudorese e irritação da pele no local da aplicação. Além disso, foi relatado aumento de 50% no risco de hipotensão e taquicardia maternas. Não foi identificada elevação da taxa de complicações graves, como mortalidade materna, parada cardíaca ou respiratória, edema pulmonar, depressão respiratória, hemorragia grave ou aumento da taxa de cesariana.

A dose total de magnésio administrada deve ser levada em consideração, uma vez que os efeitos adversos estão relacionados, na maioria das vezes, com doses altas (> 50g).

Considerações

Quando o parto prematuro é inevitável, algumas intervenções podem ser utilizadas para proteger o feto de lesões neurológicas graves. Os esforços de neuroproteção começam antes do nascimento e continuam na sala de parto, ressuscitação e cuidados contínuos na unidade de terapia intensiva neonatal.

O uso de corticoides e de sulfato de magnésio é uma estratégia anteparto com evidências suficientes para recomendação na prática clínica.

Outras estratégias de neuroproteção, em distintos momentos da assistência, têm sido estudadas, como o uso da N-acetilcisteína, o clampeamento tardio do cordão umbilical no parto, o uso de células-tronco e a modulação hormonal com estrogênio e progesterona, ainda sem efeitos totalmente comprovados.

Leitura complementar

American College of Obstetricians and Gynecologists Committee on Obstetric Practice, Society for Maternal-Fetal Medicine. Committee Opinion No. 455: magnesium sulphate before anticipated preterm birth for neuroprotection. Obstet Gynecol 2010; 115:669-71.

Antenatal Magnesium Sulphate for Neuroprotection Guideline Development Panel. Antenatal magnesium sulphate prior to preterm birth for neuroprotection of the fetus, infant and child: national clinical practice guidelines. Adelaide: The University of Adelaide, 2010.

Australian Cerebral Palsy Registrer Group: Report of the Australian Cerebral Palsy Register, Birth Years 1993–2006. Sydney, 2013.

Berger R.Söder S Neuroprotection in preterm infants. Biomed Res Int. 2015; 2015:257-269.

Burd I, Breen K, Friedman A, Chai J, Elovitz MA. Magnesium sulfate reduces inflammation-associated brain injury in fetal mice. Am J Obstet Gynecol. 2010; 202: 292-9.

Chollat C, Enser M, Houivet E et al. School-age outcomes following a randomized controlled trial of magnesium sulphate for neuroprotection of preterm infants. J Pediatr. 2014; 165(2):398-400. e3.

Conde-Agudelo A, Romero R: Antenatal magnesium sulphate for the prevention of cerebral palsy in preterm infants < 34 weeks' gestation: a systematic review and metaanalysis. Am J Obstet Gynecol 2009; 200:595-609.

Costantine MM, Weiner SJ, Eunice Kennedy Shriver National Institute of Child Health and Human Development Maternal-Fetal Medicine Units Network. Effects of antenatal exposure to magnesium sulphate on neuroprotection and mortality in preterm infants: a meta-analysis. Obstet Gynecol 2009; 114:354-64.

Crowther CA, Hiller JE, Doyle LW, Haslam RR, Australasian Collaborative Trial of Magnesium Sulphate (ACTOMg SO4) Collaborative Group. Effect of magnesium sulphate given for neuroprotection before preterm birth: a randomized controlled trial. JAMA 2003; 290:2669-76.

Crowther CA, Hiller JE, Doyle LW, Haslam RR. Effect of magnesium sulfate given for neuroprotection before preterm birth: a randomized controlled trial. JAMA 2003; 290:2669-76.

De Jesus LC, Sood BG, Shankaran S et al. Antenatal magnesium sulfate exposure and acute cardiorespiratory events in preterm infants. Am J Obstet Gynecol 2015; 212(1):989-94.e1.

Doyle LW, Anderson PJ, Haslam R, Lee KJ, Crowther C. School-age outcomes of very preterm infants after antenatal treatment with magnesium sulphate vs placebo. JAMA 2014; 312(11):1105-13.

Doyle LW, Crowther CA, Middleton P, Marret S. Magnesium sulphate for women at risk of preterm birth for neuroprotection of the fetus. Cochrane Database Syst Rev 2009; 3:CD004661.

Drummond PM, Colver AF. Analysis by gestational age of cerebral palsy in singleton births in north-east England 1970-94. Paediatr Perinat Epidemiol 2002; 16:172-180.

Gathwala, G. Neuronal protection with magnesium. Indian J Pediatr 2001; 68:417–9.

Kruse M, Michelsen SI, Flachs EM, Brønnum-Hansen H, Madsen M, Uldall P. Lifetime costs of cerebral palsy. Dev Med Child Neurol 2009; 51:622-28.

Lutgendorf MA et al. Effect of dexamethasone administered with magnesium sulfate on inflammation-mediated degradation of the blood-brain barrier using an in vitro model. Reprod Sci 2014; 21:483-91.

Magee LA, Sawchuck D, Synnes A, von Dadelszen P. SOGC Clinical Practice Guideline. magnesium sulphate for fetal neuroprotection. J Obstet Gynaecol Can 2011; 33:516-529.

Magee LA, Sawchuck D, Synnes A, von Dadelszen P. SOGC Clinical Practice Guideline. Magnesium sulphate for fetal neuroprotection. J Obstet Gynaecol Can 2011; 33(5):516-29.

Marret S, Marpeau L, Follet-Bouhamed C et al. Effet du sulfate de magnésium sur la mortalité et la morbidité neurologique chez le prématuré de moins de 33 semaines, avec recul à deux ans: résultats de l'essai prospectif multicentrique contre placebo PREMAG. Gynécologie Obstétrique Fertilité 2008; 36:278-88.

Marret S, Marpeau L, Zupan-Simunek V et al. Magnesium sulphate given before very-preterm birth to protect infant brain: the randomised controlled PREMAG trial. BJOG 2006; 114:310-8.

Marret S, Marpeau L, Zupan-Simunek V et al. PREMAG trial group. Magnesium sulphate given before very-preterm birth to protect infant brain: the randomized controlled PREMAG trial. BJOG 2007; 114:310-18.

Mittendorf R, Dambrosia J, Pryde PG et al. Association between the use of antenatal magnesium sulphate in preterm labor and adverse health outcomes in infants. Am J Obstet Gynecol 2002; 186:1111-8.

Nelson KB, Grether JK. Can magnesium sulfate reduce the risk of cerebral palsy in very low birthweight infants? Pediatrics 1995; 95:263-9.

O'Shea TM, Allred EN, Kuban KC et al. ELGAN Study Investigators. Intraventricular hemorrhage and developmental outcomes at 24 months of age in extremely preterm infants. J Child Neurol 2012; 27(1):22-9

Osterman MJ, Kochanek KD, MacDorman MF, Strobino DM, Guyer B. Annual summary of vital statistics: 2012-2013. Pediatrics 2015; 135(6):1115-25.

Rosenbaum PL, Livingston MH, Palisano RJ, Galuppi BE, Russell DJ. Quality of life and health-related quality of life of adolescents with cerebral palsy. Dev Med Child Neurol 2007; 49:516-21.

Rouse DJ, Hirtz DG, Thom E et al. A randomized, controlled trial of magnesium sulfate for the prevention of cerebral palsy. N Engl J Med 2008; 359:895-905.

Rouse DJ, Hirtz DG, Thom et al. Eunice Kennedy Shriver NICHD MaternalFetal Medicine Units Network. A randomized, controlled trial of magnesium sulphate for the prevention of cerebral palsy. N Engl J Med 2008; 359:895-905.

Tsai AJ, Lasky RE, John SD, Evans PW, Kennedy KA. Predictors of neurodevelopmental outcomes in preterm infants with intraparenchymal hemorrhage. J Perinatol 2014; 34(5):399-404

Volpe JJ. Neurology of the newborn. 4. ed. Philadelphia: Saunders Elsevier, 2000.

Young NL, Rochon TG, McCormick A, Law M, Wedge JH, Fehlings D. The health and quality of life outcomes among youth and young adults with cerebral palsy. Arch Phys Med Rehabil 2010; 91:143-48.

CAPÍTULO 46

Perdas Gestacionais de Repetição

Marcelo Borges Cavalcante
Manoel Sarno
Ricardo Barini

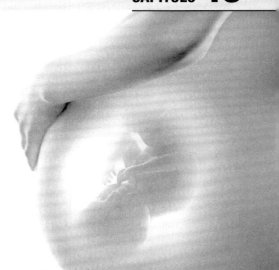

INTRODUÇÃO

O aborto espontâneo é uma condição obstétrica frequente, definida como perda gestacional antes de 20 semanas de gestação ou com peso fetal < 500g. Cerca de 50% de todas as gestações são interrompidas, porém essa ocorrência é clinicamente reconhecida em apenas 15% a 25% dos casos, uma vez que a maior parte das perdas gestacionais ocorre antes do diagnóstico de gravidez. A repetição de abortos espontâneos, incomum em casais em idade reprodutiva, é denominada aborto espontâneo recorrente (AER), aborto habitual ou aborto de repetição. A avaliação e o seguimento de casos de AER ainda se constituem em um grande desafio, não apenas em razão dos aspectos que dificultam o diagnóstico e o tratamento, mas também por conta das repercussões psicológicas desastrosas que acometem esses casais.

Os protocolos internacionais apresentam divergências quanto ao conceito de AER tanto em relação ao número de abortos como no que diz respeito à sequência de gestações precedentes. A Sociedade Europeia de Reprodução Humana e Embriologia (ESHRE, 2006), o Colégio Real dos Obstetras e Ginecologistas (RCOG, 2011) e a Federação Brasileira das Associações de Ginecologia e Obstetrícia (FEBRASGO, 2010) definem AER como a ocorrência de três ou mais abortos espontâneos consecutivos. Em contrapartida, o Colégio Americano de Obstetrícia e Ginecologia (ACOG, 2002) define AER como dois ou mais abortos consecutivos, tendo a Sociedade Americana de Medicina Reprodutiva (ASRM, 2013), assim como a Sociedade Holandesa de Obstetrícia e Ginecologia (NVOG, 2007) o mesmo conceito, sem conter, no entanto, a palavra *consecutivos*.

O AER pode ser classificado como precoce, quando a interrupção da gravidez ocorre até 12 semanas, ou tardio, quando a perda gestacional ocorre entre a 13ª e a 20ª semana da gestação. Em relação aos antecedentes obstétricos, a AER pode ser classificado em primário, quando não é precedido de gestação com evolução normal, ou secundário, quando a paciente apresenta pelo menos um parto prévio.

EPIDEMIOLOGIA E RELEVÂNCIA

A prevalência de casais em idade fértil com AER varia de 1% a 5%. Variações na prevalência são justificadas por divergências conceituais entre os estudos epidemiológicos e as características populacionais. No Brasil, não existem estatísticas que avaliem a relevância dessa condição. No entanto, com base no número de partos ocorridos no ano 2015 e admitindo que o número de partos representa aproximadamente 85% de todas as gestações diagnosticadas, estima-se que cerca de 170.000 casais apresentem essa condição clínica.

Outros aspectos epidemiológicos devem ser considerados na avaliação e orientação de casais em idade reprodutiva, como idade, antecedente obstétrico e hábitos alimentares. A idade da concepção é o principal fator isolado relacionado com a capacidade reprodutiva da mulher, interferindo tanto na fertilidade como no risco de aborto, e ao longo das últimas décadas tem sido observado um aumento considerável da idade materna no momento da primeira gravidez. A história reprodutiva da mulher tem relação com o sucesso gestacional em uma gestação futura. Mulheres com gestação anterior bem-sucedida apresentam risco menor de aborto do que aquelas com história de aborto anterior. O risco de um novo aborto, comparado à taxa de aborto da população em geral (cerca de 15%), aumenta a cada nova perda, sendo bem evidente

Tabela 46.1 Risco de aborto conforme o número de abortos anteriores

Número de abortos anteriores	Número de gestações estudadas	Risco de aborto (%)
0	18.164	10,7 (10,3 a 11,2)
1	21.054	15,9 (15,4 a 16,4)
2	2.231	25,1 (23,4 a 27,0)
3	353	45,0 (39,8 a 50,4)
4	94	54,3 (43,7 a 64,4)

Fonte: Knudsen UB, Hansen V, Juul S, Secher NJ. Prognosis of a new pregnancy following previous spontaneous abortions. European Journal of Obstetrics & Gynecology and Reproductive Biology 1991; 39:31-6.

após dois abortos consecutivos (cerca de 25%) e mais elevado após a terceira (45%) e quarta perdas (54%) (Tabela 46.1). Os hábitos alimentares têm aumentado assustadoramente a prevalência de sobrepeso e obesidade na população mundial e, consequentemente, as complicações do peso elevado à saúde do indivíduo, incluindo complicações obstétricas, como o abortamento.

ETIOLOGIA

O AER é uma complicação gestacional de etiologia multifatorial com causas bem consolidadas na literatura e outras ainda merecendo maiores evidências. Os fatores relacionados com as perdas gestacionais de repetição, em sua grande maioria, são atribuídos à mulher. Em mais da metade dos casos, pelo menos um fator associado ao AER é encontrado, permanecendo um número considerável de casais sem uma causa definida. O número limitado de estudos clínicos e, consequentemente, a falta de evidências robustas na literatura se devem à prevalência reduzida, à falta de consenso na definição dessa patologia e à grande diversidade de fatores na etiopatogenia.

Fatores anatômicos

A participação exata das alterações anatômicas uterinas na etiopatogenia do AER ainda não foi bem esclarecida. As malformações uterinas congênitas são encontradas em 4,3% (variando de 2,7% a 16,7%) de todas as mulheres com fertilidade comprovada e em cerca de 12,6% (1,8% a 37,6%) das mulheres com história de AER. Essa grande variedade na prevalência se deve a diferentes técnicas de investigação e ao perfil da população estudada. Malformações müllerianas, como útero septado e bicorno, apresentam risco de aborto de 44,3% e 25,7%, respectivamente. Outras malformações, como útero didelfo, arqueado ou unicorno, não estão claramente relacionadas com AER.

A incompetência istmocervical (IIC), congênita ou adquirida, é caracterizada clinicamente como perda gestacional tardia (segundo trimestre de gravidez), geralmente de maneira rápida e indolor, com consequente expulsão de um feto viável. É responsável por 2% a 13% das situações de AER. Outras anormalidades anatômicas que podem deformar a cavidade endometrial, como pólipos e miomas submucosos, são estudadas como causas de AER, mas não existem evidências favoráveis a essa associação. Por outro lado, a síndrome de Asherman, uma condição adquirida causada por aderências intrauterinas, tem sido descrita em mulheres com AER.

Fatores genéticos

Nos casos de abortos espontâneos eventuais, as alterações genéticas ocorrem basicamente com o embrião, em cerca de 50% das vezes, aumentando de acordo com a idade da mulher. Os estudos que analisaram os produtos de abortos espontâneos revelaram que as cromossomopatias numéricas são as alterações genéticas embrionárias mais frequentes.

Casais com história de AER apresentam alguma anormalidade genética em pelo menos um dos parceiros em cerca de 2% a 10% dos casos. As alterações genéticas mais comuns são translocações recíprocas balanceadas, translocações robertsonianas, inversões e mosaicos. Esses defeitos genéticos podem ser herdados ou surgir *de novo* nas células germinativas.

Estudos revelaram que os embriões de casais com várias perdas gestacionais anteriores que foram abortados apresentam um percentual de cromossomopatias semelhante ou um pouco menor quando comparados aos embriões abortados de casais sem antecedente de AER.

Os estudos genéticos atuais procuram identificar genes envolvidos em processos inflamatórios, no processo de coagulação sanguínea, na função placentária e na resposta imunológica embrionária que estejam relacionados com risco elevado para perdas gestacionais. No entanto, até o momento, polimorfismos de mais de 90 genes já avaliados não demonstraram associação a quadros de AER.

Alterações na morfologia e na estrutura do DNA espermático são outra provável causa genética relacionada com perdas gravídicas. Os resultados na literatura ainda são bastante controversos, provavelmente por dificuldades técnicas na avaliação da fragmentação do DNA espermático.

Fatores hormonais

Estima-se que aproximadamente 8% a 12% dos casos de AER sejam decorrentes de alteração hormonal. Deficiência de progesterona, tireoideopatias, hiperprolactinemia, *diabetes mellitus* e síndrome dos ovários micropolicísticos (SOMP) são exemplos de possíveis distúrbios hormonais relacionados com AER.

A insuficiência do corpo lúteo, com deficiência de produção de progesterona na segunda fase do ciclo, tem sido historicamente relacionada com AER em até 35% dos casos. Entretanto, não existe consenso quanto à maneira de diagnosticar a deficiência de progesterona e também sobre o efeito da suplementação da progesterona no primeiro trimestre da gestação para redução da perda gestacional. A Biblioteca Cochrane, em metanálise recente, concluiu que não há evidências para apoiar o uso rotineiro de progesterona para prevenir o aborto espontâneo no início da gravidez. No entanto, parece haver evidência de benefício em mulheres com história de aborto recorrente após três perdas consecutivas.

As tireoideopatias são distúrbios hormonais comuns na gestação. A causa mais prevalente de hipotireoidismo em mulheres grávidas é a tireoidite autoimune crônica (tireoidite de Hashimoto), com prevalência entre as gestantes de 5% a 20%, dependendo da população estudada. Outras causas de hipotireoidismo incluem deficiência endêmica de iodo e tireoidectomia. Hipotireoidismo não tratado durante a gravidez tem sido consistentemente associado a risco de complicações na gravidez, como o AER, bem como a efeitos prejudiciais no desenvolvimento neurocognitivo fetal. O hipertireoidismo ocorre em aproximadamente 0,1% a 0,4% das gestações. Parece que o excesso de produção do hormônio tireoidiano geralmente não está correlacionado ao AER. Mulheres grávidas com hipertireoidismo descompensado estão sob risco maior de aborto espontâneo esporádico, insuficiência cardíaca congestiva, crise tireotóxica, parto prematuro, pré-eclâmpsia e restrição de crescimento fetal.

A presença de *diabetes mellitus* pré-gestacional (DM 1 e 2 e outros tipos raros) é observada em cerca de 0,5% a 1% de todas as gestações. A presença dessa condição previamente à gravidez está relacionada com risco significativamente aumentado de perda gestacional, parto prematuro, distúrbios hipertensivos e malformações fetais. Evidências atuais revelam que o diabetes bem controlado não é um risco para AER.

A SOMP é uma condição ginecológica que frequentemente acomete a fertilidade das mulheres. A SOMP é um distúrbio endócrino com várias alterações metabólicas envolvidas em sua etiopatogenia e que também apresentam relação com risco elevado de AER, obesidade, hiperinsulinemia, resistência à insulina, hiper-homocisteinemia, níveis elevados de inibidor do plasminogênio ativado 1 (PAI-1), hiperandrogenismo, anovulação crônica e má receptividade endometrial. Estima-se que 40% das gestações em mulheres com SOMP resultam em perda gestacional.

A hiperprolactinemia parece ter associação ao AER em virtude das alterações no eixo hipotalâmico-hipofisário-ovariano, resultando em anormalidades na foliculogênese, na maturação oocitária e na fase lútea. Hirahara e cols., estudando um grupo de gestantes com hiperprolactinemia e história de AER, observaram taxa maior de nascidos vivos (85,7%) em mulheres tratadas, quando comparadas com o grupo não tratado (52,4%).

Síndrome do anticorpo antifosfolípide

A síndrome do anticorpo antifosfolípide (SAAF), também conhecida como síndrome de Hughes, é uma doença autoimune considerada uma trombofilia adquirida e caracterizada por tromboembolismos arteriais ou venosos e/ou complicações obstétricas em associação a anticorpos antifosfolípides

(AAF). Além de terem relação com mecanismos tromboembólicos clássicos, esses AAF têm sido associados à ativação do sistema complemento, à redução da anexina-V e à lesão tecidual placentária, resultando em aborto. Os AAF também induzem lesões de trofoblastos e apoptose, inibem a proliferação e a formação de sinciciotrofoblasto, diminuem a produção de gonadotrofina coriônica humana (HCG) e prejudicam a invasão do trofoblasto e a adequada secreção de fatores de crescimento placentários. Portanto, com base em estudos clínicos e experimentais, a associação entre AAF e perdas gestacionais está bem documentada.

Os AAF estão sendo estudados desde o início do século XX, quando Wasserman, em 1906, descobriu que indivíduos portadores de sífilis apresentavam anticorpo de anticardiolipina bovina. Mais tarde foi verificado que esses anticorpos eram dirigidos contra estruturas fosfolipídicas. Ao longo das últimas décadas, vários AAF foram identificados e foi estabelecida a relação entre esses anticorpos e diferentes patologias, entre as quais várias condições obstétricas. Os principais AAF são: anticardiolipina (ACL), anti-β2-glicoproteína, antifosfatidilinositol, antifosfatidilserina, antifosfatidilglicerol, antifosfatidiletanolamina e antiácido fosfatídico, além do anticoagulante lúpico (AL).

A relação entre SAAF e AER é fortemente aceita na literatura, porém existe uma grande dificuldade na padronização dos testes laboratoriais de diagnóstico, revelada por uma variação considerável da prevalência da SAAF em diferentes grupos de mulheres com aborto recorrente estudados, variando entre 8% e 42%.

Trombofilias hereditárias

As trombofilias hereditárias são caracterizadas por alterações específicas em genes que participam do processo da coagulação e estão envolvidos na síntese de fatores coagulantes ou anticoagulantes. As pesquisas passaram a investigar o envolvimento das trombofilias hereditárias na fisiopatologia das perdas gestacionais e outras morbidades obstétricas a partir da relação consolidada da SAAF, uma trombofilia adquirida, com aborto recorrente. O risco elevado de eventos tromboembólicos durante a gravidez e o puerpério nas mulheres com trombofilias hereditárias está bem claro na literatura, porém a relação com perdas gestacionais e outras complicações obstétricas ainda carece de evidências mais robustas.

As primeiras trombofilias hereditárias relacionadas com mau resultado obstétrico foram as deficiências da antitrombina III e das proteínas C e S. Participantes da cascata de coagulação, essas proteínas apresentam ação anticoagulante, e uma redução dessas proteínas pode cursar com maior tendência à trombose.

Posteriormente, com os estudos de genética molecular, foram identificadas mutações e polimorfismos gênicos relacionados com mau desfecho obstétrico. Entre os mais estudados estão fator V de Leiden, mutação do gene da protrombina (G20210A), mutações do gene da enzima metileno tetraidrofolato redutase (MTHFR–C677T e A1298C) e polimorfismo no gene do inibidor da ativação do plasminogênio 1 (PAI-1, 4G/5G).

O fator V de Leiden é uma variante mutante do fator V de coagulação, que apresenta resistência à inativação pela proteína C ativada. A mutação do gene da protrombina aumenta a produção de trombina. As mutações da MTHFR têm relação com aumento nos níveis séricos da homocisteína, fator gerador de eventos tromboembólicos. O polimorfismo do PAI-1 está associado à redução da fibrinólise, levando também à tendência à trombose.

Fatores imunológicos

As causas imunológicas de AER podem ser divididas em alo e autoimunes. Em 1953, Medawar postulou que o feto é considerado um aloenxerto pela mãe, e a ausência de resposta imune permitiria uma adequada implantação embrionária. Em 1966, Clark & Kirby sugeriram que a disparidade antigênica entre o embrião e a mãe seria benéfica para a gestação. Desde então, a base teórica para o papel do sistema imunológico no processo gestacional, da implantação ao nascimento, foi bem estabelecida.

O primeiro mecanismo aloimune proposto como causa de AER sugeriu que a semelhança dos antígenos de histocompatibilidade (HLA) entre pai e mãe causaria falha na produção de anticorpos bloqueadores, levando à perda da gravidez. Mais tarde, outros mecanismos imunológicos foram apontados como responsáveis por quadros de AER, incluindo: (1) hiperatividade de células *natural killer* (NK), (2) desequilíbrio da resposta T-*helper* 1 (Th1) e Th2 com resposta Th1 predominando, e mais recentemente (3) baixa concentração de células T reguladoras (células Treg), CD4+CD25+FoxP3+.

A fisiopatologia da perda gestacional em mulheres com níveis séricos elevados de autoanticorpos, com ou sem o diagnóstico de alguma doença autoimune, ainda é desconhecida. No entanto, comparando grupos de mulheres com história de AER com mulheres férteis, observou-se maior prevalência de autoanticorpos (AAF, antitireoidianos, anti-DNA e fator antinúcleo [FAN]) no primeiro grupo. Ogasawara e cols., estudando mulheres com dois ou mais abortos espontâneos consecutivos, observaram maior prevalência de anticorpos anti-β2-glicoproteína, anticoagulante lúpico e FAN, de 3,3%, 10% e 25,2%, respectivamente. A presença de anticorpos antitireoidianos aumenta consideravelmente o risco de perdas gestacionais mesmo em pacientes com a função tireoidiana normal. Autoanticorpos, como FAN, também foram associados a pior prognóstico gestacional mesmo em pacientes tratadas adequadamente para outras causas de abortamento.

Causas infecciosas

Quadros infecciosos por *Ureaplasma urealyticum*, *Mycoplasma hominis*, clamídia, *Listeria monocytogenes*, *Toxoplasma gondii*, rubéola, citomegalovírus e herpes vírus foram classicamente implicados na etiologia das perdas gestacionais. Contudo, se por um lado é fácil compreender que uma infecção aguda materna possa levar ao aborto ocasional, por outro lado, na ausência de um quadro agudo, é muito difícil estabelecer um mecanismo para as perdas recorrentes. Assim, toxoplasma, rubéola, citomegalovírus, herpes e listéria causam infecções agudas pontuais, que não preenchem critérios para recorrência das perdas gestacionais; portanto, a investigação de rotina, em casos de AER, para esses agentes não é recomendada.

Recentemente, estudos têm relacionado a presença de vaginose bacteriana com perdas gestacionais tardias (segundo trimestre) e parto prematuro. Llahi-Camp e cols. constataram prevalência de 21% de vaginose bacteriana em mulheres com histórico de perdas recorrentes do segundo trimestre em comparação com apenas 8% das mulheres com aborto precoce. Os mecanismos responsáveis pela perda gestacional parecem ter um envolvimento infeccioso e imunológico.

Estudos que avaliaram a presença de endometrite crônica por meio do marcador imuno-histoquímico CD138 positivo em amostras de endométrio encontraram associação a casos de AER com prevalência em torno de 10%. Bouet e cols., investigando mulheres com história de falhas de implantação em ciclos de fertilização *in vitro* (FIV) e com AER, encontraram prevalência elevada de endometrite crônica (EC) diagnosticada por imuno-histoquímica. A prevalência de EC foi de 14% (6/43) nos casos de falhas de FIV e de 27% (14/51) nos casos de AER. Cicinelli e cols. relataram culturas positivas em 75% das mulheres com endometrite crônica, confirmada por imuno-histoquímica. *Escherichia coli*, *Enterococcus faecalis* e *Streptococcus agalactiae* foram as bactérias mais frequentemente encontradas (77,5%), seguidas por micoplasma/ureaplasma (25%) e clamídia (13%). Com isso ressurge a importância do fator infeccioso nos casos de perdas gestacionais.

Fatores ambientais

A exposição crônica a diferentes contaminantes ambientais parece interferir na fertilidade de homens e mulheres e aumentar o risco de perdas gestacionais, merecendo maior atenção no aconselhamento de casais em idade fértil. Krieg e cols. destacaram os seguintes contaminantes, com os respectivos riscos de perda gestacional (razão de chance – *odds ratio* [OR]), como responsáveis por perdas gestacionais: DDT (diclorodifeniltricloroetano, OR: 1,4), bisfenol A (OR: 1,97 para perda esporádica e OR: 3,33 para AER), dioxinas (OR: 1,6 a 2,52) e ftalatos (OR: 2,87).

A deficiência dos níveis séricos de vitamina D (25-hidroxivitamina D3) e na expressão da enzima 25-hidroxivitamina D3-1α-hidroxilase, que converte a 25-hidroxivitamina D3 na forma ativa 1,25-diidroxivitaminaD3, está relacionada com casos de AER com o possível envolvimento de mecanismos imunológicos. Chen e cols. avaliaram os níveis de vitamina D em 99 mulheres com história de AER e 35 (35,4%) apresentaram nível normal de vitamina D ($\geq$ 30ng/mL), 51 (51,5%) tiveram insuficiência de vitamina D (entre 20 e 30ng/mL) e 13 (13,1%) apresentaram deficiência de vitamina D (< 20ng/mL). A citotoxicidade das células NK (ensaio *in vitro*) foi significativamente aumentada nas pacientes com deficiência e insuficiência de vitamina D. A suplementação de vitamina D por 2 meses reduziu a citotoxicidade das células NK.

É descrita maior incidência de AER em pessoas com sobrepeso ou obesidade, hábito de ingestão excessiva de café e álcool e tabagismo. Sabe-se também do efeito abortivo da radiação. Gases anestésicos parecem aumentar o risco de aborto. Exercício físico parece não estar relacionado como causa de AER. Micro-ondas, ultrassonografia e terminais de vídeo não aumentam a taxa de aborto.

DEFINIÇÃO E DIAGNÓSTICO

Em virtude das diferenças conceituais dos casos de AER, a literatura discute qual seria o momento ideal para iniciar uma investigação dos fatores relacionados com as perdas gestacionais. Em 2010, Jaslow e cols., estudando 1.020 casais com história de dois ou mais abortos espontâneos consecutivos, observaram que a prevalência das causas relacionadas com AER foi semelhante entre os três grupos estudados (somente duas perdas consecutivas, somente três perdas consecutivas e quatro ou mais perdas). Posteriormente, a ASRM redefiniu AER como a ocorrência de duas ou mais perdas consecutivas, quando deve ser iniciada a investigação do casal. Atualmente, a maioria dos protocolos clínicos recomenda que casais com duas ou mais perdas consecutivas iniciem a investigação.

O diagnóstico das causas genéticas é realizado a partir do cariótipo banda G em sangue periférico do casal. A realização de outros testes genéticos para investigação gênica ainda não é recomendada por falta de evidências científicas da relação entre esses genes e as perdas gestacionais. Também não existe consenso sobre a realização rotineira de espermograma e teste de fragmentação de DNA espermático, uma vez que a realização de diferentes métodos de diagnóstico talvez dificulte o surgimento de evidências dessa relação.

A investigação das alterações anatômicas uterinas é realizada por meio de histerossalpingografia, histerossonografia, histeroscopia ou, mais recentemente, por ressonância nuclear magnética da pelve. A maioria dos estudos define a histeroscopia como o exame de referência. Anamnese criteriosa e bom exame ginecológico, complementados pelo teste da vela de Hegar no período pré-gestacional ou avaliação ultrassonográfica do colo uterino no início do período gestacional, ajudam no diagnóstico da IIC.

O diagnóstico da deficiência de progesterona é um desafio, e existem vários protocolos disponíveis. A dosagem sérica da progesterona e a biópsia de endométrio na segunda fase do ciclo são os métodos mais utilizados. A pesquisa das outras causas hormonais é realizada com dosagens hormonais (TSH, T4L, prolactina) e dos níveis glicêmicos (glicemia de jejum ou hemoglobina

glicada). O diagnóstico de SOMP deve ser realizado conforme os critérios de Roterdã e, se necessário, complementado com a investigação laboratorial (perfil androgênico e insulinemia).

Os critérios para o diagnóstico da SAAF foram inicialmente propostos em 1999, em Sapporo no Japão, e revistos em 2006 em Sydney, Austrália. Para confirmação diagnóstica é obrigatória a presença de pelo menos um critério clínico e de um critério laboratorial. O critério clínico pode ter relação com algum evento tromboembólico (arterial, venoso ou de pequeno vaso) ou alguma complicação obstétrica (abortos de repetição com menos de 10 semanas, óbito fetal com mais de 10 semanas ou parto antes de 34 semanas por quadro de eclâmpsia, pré-eclâmpsia ou insuficiência placentária). A detecção de AAF (anticoagulante lúpico, anticardiolipina IgG ou IgM e anti-β2-glicoproteína IgG ou IgM) positivo moderado ou alto em duas ocasiões com intervalo de 12 semanas configura a presença do critério laboratorial. Outros AAF não fazem parte dos critérios laboratoriais para diagnóstico de SAAF (Quadro 46.1).

Os fatores autoimunes são pesquisados mediante a detecção de autoanticorpos, sendo os mais frequentemente investigados: anticorpos antitireoidianos (antitireoglobulina, antitireoperoxidase), FAN e anticorpo anti-DNA. Os AAF são considerados autoanticorpos, mas já foram discutidos neste capítulo.

A investigação das trombofilias hereditárias é realizada com a dosagem sérica dos níveis de homocisteína, das proteínas C, S e antitrombina. Estudo genético é realizado para pesquisa dos polimorfirmos/mutações mais frequentemente relacionados com AER: fator V de Leiden, mutação do gene da

Quadro 46.1 Critérios para o diagnóstico da síndrome antifosfolípide

Critérios clínicos
Trombose vascular: um ou mais episódios de trombose arterial, venosa ou de pequenos vasos em qualquer órgão ou tecido confirmados por Doppler ou histopatologia, que exclua vasculite
Morbidade gestacional:
Uma ou mais mortes de feto sem cromossomopatia e sem evidência de malformação com mais de 10 semanas de idade gestacional, confirmadas por ultrassonografia ou exame anatomopatológico do feto
Um ou mais nascimentos prematuros de feto morfologicamente normal com 34 semanas ou menos em virtude de eclâmpsia, pré-eclâmpsia grave ou insuficiência placentária
Três ou mais abortamentos espontâneos antes de 10 semanas de idade gestacional, sem anormalidades hormonais ou anatômicas maternas, e causas cromossomiais paternas ou maternas excluídas
Critérios laboratoriais
Lúpus anticoagulante (LA) presente no plasma em duas ou mais ocasiões com intervalo mínimo de 12 semanas, detectado de acordo com as recomendações da Sociedade Internacional de Trombose e Hemostasia (ISTH)
Anticardiolipinas (ACL) IgG ou IgM-positivas, em soro ou plasma, em títulos moderados a elevados (> 40 GPL ou MPL ou > percentil 99), em duas ou mais ocasiões com intervalo de no mínimo 12 semanas por teste ELISA padronizado
Anti-β2GPI IgG ou IgM presente (> percentil 99) no soro ou plasma em duas ou mais ocasiões com intervalo mínimo de 12 semanas por teste ELISA padronizado

Fonte: Critérios revisados de Sydney, 2006.

protrombina (G20210A), mutações do gene da enzima metileno tetraidrofolato redutase (MTHFR – C677T e A1298C) e polimorfismo no gene do inibidor da ativação do plasminogênio 1 (PAI-1, 4G/5G).

O estudo dos fatores autoimunes é realizado com a pesquisa dos seguintes autoanticorpos: FAN, anti-DNA, antitireoglobulina e antitireoperoxidase. Vários testes laboratoriais foram propostos para avaliação da presença do fator aloimune. A prova cruzada (crossmatch) do soro da mulher contra os linfócitos do homem e a determinação da compatibilidade de antígenos HLA entre o casal foram os primeiros testes que identificavam os casais que poderiam se beneficiar com as imunoterapias. Atualmente, a dosagem do perfil de interleucinas Th1 e Th2, o estudo das células natural killer (NK) e a determinação das células Treg são os testes laboratoriais mais estudados na investigação do fator aloimune.

O estudo das células NK pode ser quantitativo ou qualitativo. Seshadri & Sunkara, em revisão sistemática e metanálise recente, mostraram que o número de células NK periféricas em mulheres inférteis é maior do que em controles férteis e que esse número e a porcentagem de células NK periféricas em mulheres com AER foram superiores aos dos controles. Atualmente, um dos testes recomendados para indicar a imunoterapia é o teste de atividade das células NK, que tenta determinar in vitro a citotoxicidade das células NK. Uma atividade de células NK aumentada é observada quando ocorre grande lise de células K562, utilizadas no ensaio laboratorial. Ebina e cols. observaram que mulheres com teste de atividade de células NK alterado (lise celular > 33%) apresentaram maior risco de aborto de fetos geneticamente normais (risco relativo: 3,4; IC 95%: 1,3 a 8,7). Além da análise das células NK sanguíneas, é possível avaliar as células NK endometriais por análise imuno-histoquímica (CD56).

O fator infeccioso tem sido rediscutido como de importante participação no mecanismo de perda gestacional, devendo ser investigado por meio de biópsia endometrial com teste imuno-histoquímico (CD138). Deve-se realizar busca constante por quadro de vaginose bacteriana em pacientes com história de perdas gestacionais. A realização de culturas de secreções endocervicais ou testes de PCR para a identificação de quadros de doença inflamatória pélvica é questionável.

A avaliação nutricional por meio de medidas antropométricas para o diagnóstico de sobrepeso/obesidade, bem como a determinação sérica de micronutrientes como a vitamina D por meio da dosagem da 25-hidroxivitamina D, deve fazer parte da orientação pré-concepcional e do seguimento pré-natal.

Manejo obstétrico

Casais com história de AER sem dificuldade para engravidar espontaneamente e com alguma alteração genética cromossômica devem ser submetidos a aconselhamento genético e esclarecidos sobre a possibilidade de sucesso na próxima gestação somente com conduta expectante. A literatura diverge sobre a taxa de sucesso na gravidez seguinte. Sugiura-Ogasawara & Suzumori observaram taxa de nascimento de 31,9% em casais com translocação em um dos pais, enquanto Franssen e cols. mostraram êxito gestacional de 83,0, 82,0 e 84,1%, em casais com AER e translocação recíproca, translocação robertsoniana e cariótipo normal, respectivamente. A realização de ciclos de fertilização in vitro/injeção intracitoplasmática de espermatozoides (FIV/ICSI) com pesquisa genética embrionária pré-gestacional pode ser discutida com esses casais.

O tratamento das causas anatômicas, quando possível, é realizado cirurgicamente antes de uma nova gestação, geralmente nos casos de septo uterino, sinéquias uterinas, pólipos endometriais e miomas submucosos. Atualmente, não é indicada a cirurgia de grande porte para correção de defeitos mínimos, como útero bicorno. Nos casos de IIC, está indicada cerclagem prévia à gestação ou durante a gravidez, até 24 semanas. O uso de progesterona vaginal ou intramuscular, bem como do pessário cervical, deve ser avaliado nesses casos de IIC.

Pacientes com história de AER e alterações hormonais devem receber uma avaliação pré-concepção para controle adequado da endocrinopatia. Em virtude da controvérsia sobre a insuficiência de corpo lúteo, após duas perdas gestacionais consecutivas, a suplementação de progesterona (vaginal, oral ou intramuscular) é realizada rotineiramente durante o primeiro trimestre da gestação, apesar de evidências sugerirem que deva ser realizada somente em pacientes com antecedente de três ou mais abortos. Existem evidências de que a progesterona possa também induzir a resposta imune favorável à implantação embrionária. Os esquemas propostos são com progesterona natural micronizada, 200 a 600mg/dia, por via vaginal ou oral, e didrogesterona, 20 a 40mg/dia por via oral.

Mulheres eutireoidianas, com níveis de TSH ≥ 2,5mUI/L, devem fazer uso de hormônio tireoidiano em baixas doses. O risco de perda gestacional é consideravelmente reduzido quando o TSH está < 2,5mUI/L. Pacientes com sobrepeso/obesidade devem receber orientação dietética e estímulo para a prática de atividade física. Mulheres com deficiência de vitamina D devem ser aconselhadas a aumentar a exposição solar ou a suplementar a vitamina D por via oral.

O tratamento de consenso na literatura para os casos de SAAF consiste em ácido acetilsalicílico (AAS) em dose baixa (75 a 100mg ao dia) e heparina (taxa de 74,3% de nascidos vivos em pacientes tratadas), que se mostrou superior ao uso isolado de AAS em dose baixa (42,9% de nascidos vivos). O número de publicações sobre o uso da heparina não fracionada em duas aplicações diárias é bem maior quando comparado com os relatos de heparina de baixo peso molecular (HBPM), porém os resultados são semelhantes, com mais adesão e menos efeitos colaterais com o uso da HBPM.

As doses (profilática ou intermediária) e apresentações de heparinas usualmente recomendadas são: heparina não fracionada, 5.000UI, duas vezes ao dia (podendo ser ajustada de acordo com o tempo de tromboplastina parcialmente ativada), dalteparina, 5.000UI/dia, ou enoxaparina, 40mg/dia ou 1mg/kg/dia, considerando duas aplicações (duas vezes a concentração) nas doses intermediárias. A dose da heparina pode ser ajustada de acordo com o peso ou o tempo de gestação. A anticoagulação deve ser mantida até 6 semanas após o parto. O uso de corticoides não melhora os resultados gestacionais e ainda aumenta o risco de complicações decorrentes de efeitos colaterais, como hipertensão gestacional e diabetes gestacional.

Pacientes com diagnóstico de SAAF e que apresentam como critério clínico somente antecedente obstétrico e sem evento tromboembólico devem receber AAS em doses baixas por longo período com o objetivo de reduzir eventos trombóticos, especialmente arteriais. Erkan e cols. observaram redução em até 49% no risco de tromboembolismo em mulheres com SAAF (critério clínico de morbidade obstétrica) tratadas com dose baixa de AAS ao longo de 8 anos de seguimento. Não há evidência na literatura que sustente a tromboprofilaxia em primigestas que apresentam SAAF sem nenhum antecedente tromboembólico. O uso de heparina profilática em mulheres com história de AER e trombofilias hereditárias sem antecedente de eventos tromboembólicos ainda é discutido na literatura, necessitando de mais estudos.

O tratamento das causas imunológicas ainda é tema de discussão entre os estudiosos e permanece controverso na literatura. Diversas imunoterapias já foram propostas, sendo as mais estudadas: imunização com linfócitos paternos, imunoglobulina humana endovenosa e infusão de emulsões lipídicas. A correção dos níveis séricos de vitamina D vem sendo considerada atualmente uma imunoterapia. A imunização com linfócitos foi proposta na década de 1970 e utilizada até o começo dos anos 2000, quando a Biblioteca Cochrane publicou metanálise questionando a eficácia dessa terapia, apesar das várias críticas metodológicas expostas por diversos pesquisadores. Atualmente, uma metanálise recente atesta a eficácia e a segurança da imunoterapia com linfócitos. A infusão de imunoglobulina humana endovenosa também é criticada na literatura, mas já faz parte de protocolos nacionais de terapia para AER. Recentemente, estudos demonstraram bons resultados gestacionais de mulheres com história de AER que foram tratadas com infusão de emulsões lipídicas. Todas as terapias imunológicas tentam proporcionar um ambiente imunológico favorável à implantação embrionária.

Mulheres com antecedente de AER apresentam risco elevado de complicações obstétricas. Filed & Murphy observaram que mulheres com antecedente de aborto recorrente apresentavam risco elevado de parto prematuro e óbito fetal. Esse risco foi semelhante tanto para casos de AER primários como secundários. Portanto, essas gestantes devem ser acompanhadas em serviços com experiência em gestação de risco.

Quadro 46.2 Resumo dos fatores relacionados com perdas gestacionais recorrentes e seus tratamentos

Condições com boa evidência científica		
Causas	**Investigação**	**Tratamento**
Genética	Cariótipo banda G do casal	Aconselhamento genético Considerar ciclo de FIV/ICSI com biópsia pré-implantacional
Anatômica	Histeroscopia Histerossalpingografia Ecografia transvaginal Ressonância nuclear magnética	Cirurgia nos casos indicados
SAAF	Investigação dos critérios de Sydney	AAS + heparina
Hormonal	Dosagem de progesterona TSH, T4L Glicemia de jejum Hemoglobina glicada Prolactina Investigação de SOMP	Suplementação de progesterona Controle das endocrinopatias Controle da prolactina Metformina (resistência insulínica em casos de SOMP)
Condições que necessitam de mais evidências		
Genética	Teste de fragmentação de DNA espermático	Aconselhamento, antioxidantes Considerar FIV/ICSI
Trombofilias hereditárias	Pesquisa de mutações específicas	Heparina
Infecciosa	Biópsia de endométrio Imuno-histoquímica para CD138	Antibioticoterapia
Autoimune	Pesquisa de autoanticorpos	Corticoides
Aloimune	Teste de células NK Perfil de interleucinas	Imunização com linfócitos Emulsões lipídicas Imunoglobulina humana
Ambientais	Avaliação nutricional Avaliação da exposição a agentes de risco	Orientação nutricional, atividade física Aconselhamento

CONSIDERAÇÕES FINAIS

Casais com história de aborto recorrente devem receber abordagem individualizada com investigação e conduta fundamentadas nas evidências na literatura e nas particularidades de cada caso (Quadro 46.2). A prevalência reduzida e a etiologia multifatorial dos casos de AER serão sempre um obstáculo a ser superado na busca por evidências científicas. Portanto, o casal deve ser avaliado sob os mais diversos aspectos, inclusive o emocional.

Leitura complementar

Barini R, Couto E, Matias Mota M et al. Fatores associados ao aborto espontâneo recorrente. RBGO 2000; 22(4):217-23.

Bates SM, Greer IA, Middeldorp S, Veenstra DL, Prabulos AM, Vandvik PO. VTE, thrombophilia, antithrombotic therapy, and pregnancy. Chest 2012; 141(2) (Suppl):e691S-e736S.

Beaman KD, Ntrivalas E, Mallers TM, Jaiswal MK, Kwak-Kim J, Gilman-Sachs A. Immune etiology of recurrent pregnancy loss and its diagnosis. Am J Reprod Immunol 2012; 67:319-25.

Bouet PE, El Hachem H, Monceau E, Gariépy G, Kadoch IJ, Sylvestre C. Chronic endometritis in women with recurrent pregnancy loss and recurrent implantation failure: Prevalence and role of office hysteroscopy and immunohistochemistry in diagnosis. Fertil Steril 2016; 105(1):106-10.

Carlini T, Paoli D, Pelloni M et al. Sperm DNA fragmentation in Italian couples with recurrent pregnancy loss. Reprod Biomed Online 2017; 34(1):58-65.

Carp H. A systematic review of dydrogesterone for the treatment of threatened miscarriage. Gynecol Endocrinol 2012; 28(12):983-90.

Cavalcante MB, Costa F da S, Araujo Júnior E, Barini R. Risk factors associated with a new pregnancy loss and perinatal outcomes in cases of recurrent miscarriage treated with lymphocyte immunotherapy. J Matern Neonatal Med 2015; 28(9):1082-6.

Cavalcante MB, Sarno M, Araujo Júnior E, Da Silva Costa F, Barini R. Lymphocyte immunotherapy in the treatment of recurrent miscarriage: systematic review and meta-analysis. Arch Gynecol Obstet 2017; 295(2):511-18.

Cicinelli E, Matteo M, Tinelli R et al. Chronic endometritis due to common bacteria is prevalent in women with recurrent miscarriage as confirmed by improved pregnancy outcome after antibiotic treatment. Reprod Sci 2014; 21(5):640-7.

Committee P, Society A. Definitions of infertility and recurrent pregnancy loss: a committee opinion. Fertil Steril 2013; 99(1):63.

Czyzyk A, Podfigurna A, Genazzani AR. The role of progesterone therapy in early pregnancy: from physiological role to therapeutic utility. Gynecol Endocrinol 2017; 33(6):421-4.

De Braekeleer M, Dao T-N. Cytogenetic studies in couples experiencing repeated pregnancy losses. Hum Reprod 1990; 5(5):519-28.

De Jesus GR, Agmon-Levin N, Andrade CA et al. 14th International Congress on Antiphospholipid Antibodies Task Force Report on Obstetric Antiphospholipid Syndrome. Autoimmun Rev 2014; 13(8):795-813.

Ebina Y, Nishino Y, Deguchi M, Maesawa Y, Nakashima Y, Yamada H. Natural killer cell activity in women with recurrent miscarriage: etiology and pregnancy outcome. J Reprod Immunol 2017; 120:42-7.

Empsom MB, Lassere M, Craig JC, Scott JR. Prevention of recurrent miscarriage for women with antiphospholipid antibody or lupus anticoagulant. Cochrane Database of Systematic Reviews 2005, Issue 2. Art. No.: CD002859.

Ernest JM, Marshburn PB, Kutteh WH. Obstetric antiphospholipid syndrome: an update on pathophysiology and management. 2011; 29(6):522-39.

Evaluation and treatment of recurrent pregnancy loss: a committee opinion. Fertil Steril 2012; 98(5):1103-11.

Farahmand K, Totonchi M, Hashemi M et al. Thrombophilic genes alterations as risk factor for recurrent pregnancy loss. 2016; 29(8):1269-73.

Field K, Murphy DJ. Perinatal outcomes in a subsequent pregnancy among women who have experienced recurrent miscarriage: Aa retrospective cohort study. Hum Reprod 2015; 30(5):1239-45.

Franssen MTM, Musters AM, van der Veen F et al. Reproductive outcome after PGD in couples with recurrent miscarriage carrying a structural chromosome abnormality: A systematic review. Hum Reprod Update 2011; 17(4):467-75.

Hass DM, Ramsey PS. Progestogen for preventing miscarriage. Cochrane Database Syst Rev 2008; 16(2):CD003511.

Hirahara F, Andoh N, Sawai K, Hirabuki T, Uemura T, Minaguchi H. Hyperprolactinemic recurrent miscarriage and results of randomized bromocriptine treatment trials. Fertil Steril 1998; 70(2):246-52.

Işik G, Demirezen Ş, Dönmez HG, Beksaç MS. Bacterial vaginosis in association with spontaneous abortion and recurrent pregnancy losses. J Cytol 2016; 33(3):135-40.

Jaslow CR, Carney JL, Kutteh WH. Diagnostic factors identified in 1020 women with two versus three or more recurrent pregnancy losses. Fertil Steril 2010; 93(4):1234-43.

Kaur R, Gupta K. Endocrine dysfunction and recurrent spontaneous abortion: an overview. Int J Appl Basic Med Res 2016; 6(2):79-83.

Kirkman-Brown JC, De Jonge C. Sperm DNA fragmentation in miscarriage – a promising diagnostic, or a test too far? Reprod Biomed Online 2016; 34:3-4.

Kitaya K. Prevalence of chronic endometritis in recurrent miscarriages. Fertil Steril 2011; 95(3):1156-8.

Krieg SA, Shahine LK, Lathi RB. Environmental exposure to endocrine-disrupting chemicals and miscarriage. Fertil Steril 2016; 106(4):941-7.

Kuon RJ, Togawa R, Vomstein K et al. Higher prevalence of colonization with Gardnerella vaginalis and gram-negative anaerobes in patients with recurrent miscarriage and elevated peripheral natural killer cells. J Reprod Immunol 2017; 120:15-9.

Kutteh WH, Hinote CD. Antiphospholipid antibody syndrome. Obstet Gynecol Clin North Am 2014; 41(1):113-32.

Langer B, Gaudineau A, Sananes N, Fritz G. Prise en charge des patientes ayant un antécédent d'avortement tardif ou d'accouchement très prématuré management of patients with a history of late abortion or very prematuré delivery. Gynecol Obstet Fertil 2013; 41(2):123-9.

Llahi-Camp JM, Rai R, Ison C, Regan L, Taylor-Robinson D. Association of bacterial vaginosis with a history of second trimester miscarriage. Hum Reprod 1996; 11(7):1575-8.

Louis-Jacques AF, Maggio L, Romero ST. Prenatal screening for thrombophilias: indications and controversies, an update. Clin Lab Med 2016; 36(2): 421-34.

Luchin F Wong, T Flint Porter JRS. Immunotherapy for recurrent miscarriage (Review). Cochrane database Syst Rev 2014; (10):1-63.

María D, Cabrera AC, Rodriguez-Jaimes C et al. Controversies concerning the antiphospholipid syndrome in obstetrics. Reum Clin 2017; 13(1):30-6.

Matjila MJ, Hoffman A, van der Spuy ZM. Medical conditions associated with recurrent miscarriage – Is BMI the tip of the iceberg? Eur J Obstet Gynecol Reprod Biol 2017; 214:91-6.

Meng L, Lin J, Chen L et al. Effectiveness and potential mechanisms of intralipid in treating unexplained recurrent spontaneous abortion. Arch Gynecol Obstet 2016; 294(1):29-39.

Ogasawara M, Aoki K, Katano K, Aoyama T, Kajiura S, Suzumori K. Prevalence of autoantibodies in patients with recurrent miscarriages. Am J Reprod Immunol 1999; 41(1):86-90.

Ota K, Dambaeva S, Han AR, Beaman K, Gilman-Sachs A, Kwak-Kim J. Vitamin D deficiency may be a risk factor for recurrent pregnancy losses by increasing cellular immunity and autoimmunity. Hum Reprod 2014; 29(2):208-19.

Palareti G, Legnani C, Cosmi B et al. Comparison between different D-Dimer cutoff values to assess the individual risk of recurrent venous thromboembolism: Aanalysis of results obtained in the DULCIS study. Int J Lab Hematol 2016; 38(1):42-9.

Pokale Y, Khadke P. Cytogenetic studies of recurrent miscarriage – A review. Int STD Res Rev 2016; 4(1):1-18.

Preisler J, Kopeika J, Ismail L et al. Defining safe criteria to diagnose miscarriage: prospective observational multicentre study. BMJ 2015; 351:h4579.

Propst AM, Hill III JA. Anatomic factors associated with recurrent pregnancy loss. Semin Reprod Med 2000; 18(4):341-50.

Royal College of Obstetricians and Gynaecologists. RCOG: the investigations and treaments of couples with recurrent first-trimester and second-trimester miscarriage. Green Top Guidel 2011; 17:1-18.

Saccone G, Schoen C, Franasiak JM, Scott RT, Berghella V. Supplementation with progestogens in the first trimester of pregnancy to prevent miscarriage in women with unexplained recurrent miscarriage: a systematic review and meta-analysis of randomized, controlled trials. Fertil Steril 2017; 107(2):430-8.

Seshadri S, Sunkara SK. Natural killer cells in female infertility and recurrent miscarriage: a systematic review and meta-analysis. Hum Reprod Update 2014; 20(3):429-38.

Simcox LE, Ormesher L, Tower C, Greer IA. Thrombophilia and pregnancy complications. Int. J Mol Sci 2015; 16(12):28418-28.

Smith ML, Schust DJ. Endocrinology and recurrent early pregnancy loss. Semin Reprod Med 2011; 29(6):482-90.

Sugiura-Ogasawara M, Ozaki Y, Suzumori N. Management of recurrent miscarriage. J Obstet Gynaecol Res 2014; 40(5):1174-9.

Sung N, Han AR, Park CW et al. Intravenous immunoglobulin G in women with reproductive failure: The Korean Society for Reproductive Immunology practice guidelines. 2017; 44(1):1-7.

Timofeev J. Pessary in cervical insuficiency. Clin Obstet Gynecol 2016; 59(2): 311-9.

Tur-Torres MH, Garrido-Gimenez C, Alijotas-Reig J. Genetics of recurrent miscarriage and fetal loss. Best Pract Res Clin Obstet Gynaecol 2017; S1521-6934.

Umehara N, Tanaka T. clinical study of the incidence of various antiphospholipid antibodies, measured by commercial-based laboratory, with recurrent spontenous abortion and the impact of their profiles on reproductive outcome with active anticoagulant therapy. ISRN Obstet Gynecol 2012; 8:1-8.

Wang L, Yan X, Yan C et al. Women with recurrent miscarriage have decreased expression of 25-hydroxyvitamin D3-1 -hydroxylase by the fetal-maternal interface. PLoS One 2016; 11(12):e0165589.

Xian Chen, Biao Yin, Ruo-Chun Lian et al. The effects of vitamin D on the cellular immune regulation of peripheral blood in patients with recurrent miscarriage. J Reprod Immunol 2016; 115(2016):87-8.

Zidi-Jrah I, Hajlaoui A, Mougou-Zerelli S et al. Relationship between sperm aneuploidy, sperm DNA integrity, chromatin packaging, traditional semen parameters, and recurrent pregnancy loss. Fertil Steril 2016; 105(1):58-64.

CAPÍTULO **47**

Gestação Gemelar

Julio Elito Junior
Maurício Mendes Barbosa
Eduardo Felix Martins Santana

INTRODUÇÃO

A gestação múltipla ocorre em 1% a 3% dos nascidos vivos e recebe atenção especial na esfera obstétrica em razão de suas peculiaridades, uma vez que aumenta o risco de praticamente todas as patologias do pré-natal. Representa cerca de 15% dos casos de prematuridade extrema (< 32 semanas), 25% dos recém-nascidos com peso < 1.500g e, ainda, aumenta em sete vezes o risco de óbito antes do primeiro ano de vida.

Entre suas repercussões na gestação estão o aumento de três vezes nos casos de abortamento, hiperêmese, anemia, infecção urinária e depressão e de duas a três vezes no risco de pré-eclâmpsia, descolamento de placenta, hemorragia pós-parto, restrição de crescimento fetal e infecção puerperal. A frequência aumentada de amniorrexe prematura e prematuridade promove sequelas neurológicas, psíquicas e físicas que irão determinar o futuro dos fetos.

Em virtude desses fatos, a gestação gemelar é considerada de alto risco, e o obstetra deve estar amplamente atualizado para conduzir um pré-natal desafiador e obter os melhores resultados possíveis para o binômio materno-fetal.

EPIDEMIOLOGIA

A gemelaridade tem incidência em torno de 1 a cada 80 partos. Cerca de um terço de todos os gêmeos é de monozigóticos (MZ), representando 1 a cada 250 partos. Os dizigóticos (DZ) estão presentes em dois terços dos casos e têm sua incidência aumentada em razão de alguns fatores, como a evolução das técnicas de reprodução assistida nos últimos anos, a idade materna avançada, a multiparidade e a etnia, como a de afrodescendentes. Acredita-se que a hereditariedade também

exerça influência nos casos de gemelaridade dizigótica. Nesse contexto, casais com casos de gêmeos em grau de parentesco próximo (primeiro ou segundo grau), sobretudo da parte materna, teriam mais chance de apresentar gravidezes múltiplas.

A incidência de gravidez gemelar dobrou nos últimos anos e a de trigemelar aumentou sete vezes. No Brasil, em 1979, a incidência era de 10,4 casos a cada 1.000 nascidos vivos; em 2007, essa proporção passou para 17,2 a cada 1.000 nascidos vivos.

ETIOLOGIA

Quanto à zigoticidade, as gestações gemelares são classificadas em monozigóticas e dizigóticas. As dizigóticas são decorrentes da fecundação de dois óvulos por dois espermatozoides. Os gêmeos, embora não idênticos, apresentam a habitual semelhança que ocorre entre irmãos, podendo ser ou não do mesmo sexo.

As gestações monozigóticas são resultantes da fecundação de um óvulo por um espermatozoide. Os gêmeos são idênticos e sempre do mesmo sexo. Os conceptos têm a mesma carga genética e resultam da divisão de um único blastocisto. Considera-se a monozigotia um acaso, um acidente biológico.

Quanto à corionicidade, as gestações múltiplas podem ser classificadas em monocoriônicas, em que há apenas um córion para ambos os embriões, ou dicoriônicas, com um córion para cada embrião (Figura 47.1). Na gestação dizigótica há sempre a dicorionicidade, mas na monozigótica pode haver dicorionicidade ou monocorionicidade, a depender do momento em que se deu a divisão da massa embrionária comum. Caso a divisão ocorra nas primeiras 72 horas após a fertilização, haverá a formação de duas placentas e dois sacos amnióticos (gestação dicoriônica, diamniótica). Entre o quarto e o oitavo dia, ou seja,

413

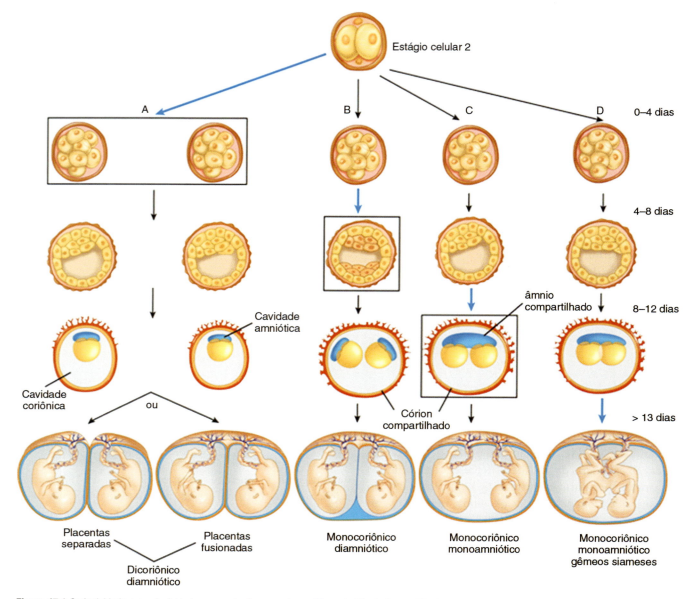

Figura 47.1 Corionicidade e amnionicidade nas gestações gemelares. (Reproduzida de Source ER, Yeomans BL, Hoffman LC, Gilstrap III FG. Cunningham: Cunningham ans Giltrap's operative obstetrics. 3. ed. Disponível em: www.obgyn.mhmedical.com.)

nas fases de blástula ou blastocisto (74% dos casos), as células que originam o córion já terão se diferenciado e, portanto, existirão apenas uma placenta e duas cavidades amnióticas (monocoriônica, diamniótica). Em 1% dos casos, a divisão do blastocisto ocorre entre o oitavo e o 12º dia, resultando em gestações monocoriônicas, monoamnióticas, pois o saco amniótico também já está formado. Menos de 1% dos casos resulta de falhas na divisão do blastocisto, havendo uma divisão após o 13º dia, originando a gemelaridade *imperfecta* (gêmeos unidos).

A corionicidade deve ser mais valorizada do que a zigotia, uma vez que a determinação da corionicidade é o ponto-chave para a assistência pré-natal adequada. Isso se deve ao fato de a placenta monocoriônica estar relacionada com piores resultados perinatais com aumento da morbidade e da mortalidade em virtude do maior risco de complicações gestacionais, como transfusão feto-fetal, restrição seletiva do crescimento fetal, óbito fetal e gêmeo acárdico.

DIAGNÓSTICO

O diagnóstico de gestações múltiplas é realizado por meio de anamnese, exame clínico e, principalmente, pela ultrassonografia. História da precocidade de náuseas e vômitos, dispneia, hereditariedade e crescimento rápido do útero, são elementos muitas vezes presentes na anamnese.

A avaliação clínica pode revelar edema de membros inferiores, varizes e, às vezes, hipertensão arterial. A pré-eclâmpsia é, de fato, mais frequente, mais precoce e com maior gravidade.

No exame obstétrico são observadas estrias mais exuberantes e com brilho de madrepérola. O abdome se mostra mais globoso do que o habitual e por vezes se identificam sulcos uterinos. A palpação do fundo uterino apresenta valores maiores do que o esperado para a idade gestacional. À ausculta, os dois focos são identificados separados por uma área de silêncio de cerca de 10cm. Valoriza-se esse achado quando a diferença dos batimentos é maior do que 15 por minuto. Ao toque vaginal, depara-se com o colo uterino esvaecido e muitas vezes com dilatação precoce. Recomenda-se a realização do toque vaginal em toda consulta de pré-natal com o intuito de tentar reduzir a prematuridade.

O diagnóstico subsidiário da gestação múltipla evoluiu de maneira notável por causa da ultrassonografia, que torna possível identificar muito precocemente dois ou mais sacos gestacionais.

A ultrassonografia tem papel fundamental na determinação da corionicidade. O exame realizado no primeiro trimestre, especialmente entre 8 e 15 semanas de atraso menstrual, é capaz de visibilizar a membrana interâmnica e verificar se, em seu ponto final adjacente, a placenta adquire o formato de lambda, dado patognomônico de gravidez dicoriônica; na gestação monocoriônica, o sinal presente é o do T (Figura 47.2). Além disso, é possível determinar a idade gestacional e o número de fetos.

O exame morfológico do primeiro trimestre deve ser realizado para avaliação da translucência nucal e do osso nasal e do Doppler do ducto venoso, entre a 11ª e a 14ª semana da gestação. A maior parte dos protocolos mundiais recomenda a realização de ultrassonografia quinzenalmente a partir da 16ª semana, nas gestações monocoriônicas, e a cada 4 semanas após a 20ª semana, nas dicoriônicas.

Entre 20 e 22 semanas realiza-se a ultrassonografia com o intuito de analisar a morfologia fetal, aferindo a medida do colo uterino (ultrassonografia transvaginal).

Ademais, recomenda-se ecocardiografia de rotina entre a 24ª e a 28ª semana, especialmente nos casos de síndrome da transfusão feto-fetal (STFF).

ASSISTÊNCIA AO PRÉ-NATAL

Embora a maioria dos casos exiba evolução adequada, a atenção do obstetra deve ser redobrada. Como salientado previamente, sob a condição de uma gestação múltipla, apura-se a maior propensão a uma série de intercorrências, como hiperêmese, aborto, prematuridade, anemia, infecção urinária, polidrâmnio, amniorrexe prematura, pré-eclâmpsia, inserção baixa da placenta, descolamento prematuro da placenta, crescimento fetal restrito e óbito intrauterino. Assim, é dever do tocólogo prevenir ou mesmo atenuar esses eventos.

Uma das principais preocupações no pré-natal deve ser dirigida ao diagnóstico da corionicidade, uma vez que as gestações monocoriônicas apresentam maiores complicações, entre elas a STFF (em 15% dos casos) ou a restrição seletiva do crescimento fetal (15% dos casos). Outra preocupação diz respeito à presença de doenças preexistentes, já que a idade materna é mais avançada e pode haver maior risco de diabetes, hipertensão e trombofilias.

A periodicidade das consultas dependerá do diagnóstico da corionicidade. Nas gestações dicoriônicas, de melhor prognóstico, recomenda-se consulta mensal até a 24ª semana, quinzenal até a 34ª semana e semanal até o parto. Nas monocoriônicas, em virtude do risco de STFF, recomendam-se consultas quinzenais a partir da 16ª semana de gestação até a 34ª e depois semanais até o parto.

Os exames da rotina solicitados na primeira consulta de pré-natal da gravidez gemelar são semelhantes aos adotados na gravidez única. Nos casos de hiperêmese, é possível acrescentar as dosagens de TSH, T3 e T4 livre. Os exames de urina tipo I e urocultura devem ser solicitados com maior frequência

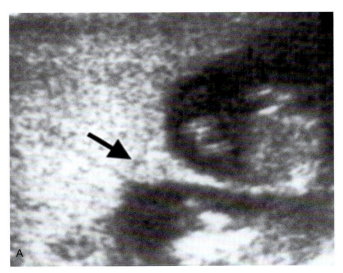
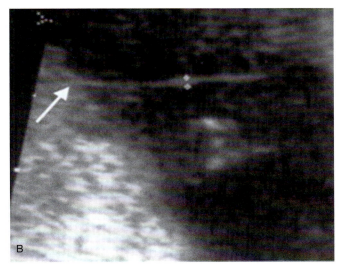

Figura 47.2 Imagem ultrassonográfica do primeiro trimestre mostrando a fusão da placenta dicoriônica (**A**) e o sinal do T nas monocoriônicas (**B**). (Adaptada de Carroll SG, Soothill PW, Abdel-Fattah SA, Porter H, Montague I, Kyle PM. Prediction of chorionicity in twin pregnancies at 10-14 weeks of gestation. BJOG: An International Journal of Obstetrics and Gynaecology 2002; 109[2]:182-6.

durante o pré-natal, visto que a infecção do trato urinário é importante causa de parto prematuro.

Deve ser dada atenção adicional às secreções vaginais para evitar os casos de corioamnionite, uma vez que a cervicodilatação precoce é evento comum na gravidez múltipla; portanto, a análise do bacterioscópio da secreção vaginal deve ser requisitada durante o pré-natal.

Em torno da 26ª semana, repete-se o hemograma, realiza-se a curva glicêmica de 2 horas com sobrecarga de 75g de glicose e solicitam-se novas sorologias para as quais a gestante é suscetível. Ao contrário do que acontece com a gravidez única (35 a 37 semanas), em torno da 33ª semana deve ser realizada a cultura específica para *Streptococcus agalactiae*. Essa antecipação está relacionada com a prematuridade já esperada para o gemelar.

PREMATURIDADE

No momento, a prematuridade representa a principal causa de mortalidade perinatal no mundo, sendo o grande foco de atenção das principais pesquisas nos últimos anos. Na gestação gemelar, a prematuridade é três a quatro vezes maior, representando 12% dos prematuros. Ao longo da literatura, entendeu-se que, à medida que o número de fetos aumenta, a duração da gravidez diminui; aproximadamente 50% dos gêmeos nascem antes ou na 36ª semana e 50% dos trigêmeos ou de gravidezes com número superior a três fetos nascem antes de 32 semanas; a idade gestacional média de nascimento de gêmeos é de 36 semanas, a de trigêmeos, de 32 a 33 semanas, e a de quadrigêmeos de aproximadamente 31 semanas.

As causas que determinam o trabalho de parto prematuro na gestação múltipla são multifatoriais, porém um dos principais fatores envolvidos primariamente seria a capacidade limitada do útero humano de acomodar vários fetos. Esse fato pode ser entendido em razão da distensão das fibras uterinas com seu amadurecimento precoce e o estiramento do segmento inferior.

É indiscutível a necessidade de impedimento do trabalho de parto prematuro, visando à redução da morbimortalidade perinatal. A identificação dos casos que irão necessitar de tocólise ainda é nebulosa; entretanto, ferramentas importantes podem guiar a prática da assistência na gestação de múltiplos, como a avaliação detalhada dos fatores de risco, a prática do toque vaginal, a medida transvaginal do colo uterino e o uso da fibronectina fetal.

Os principais fatores de risco incluem hábitos de vida, estado nutricional, história pregressa de prematuridade, tabagismo, estresse, bacteriúria assintomática e infecções genitais, como a vaginose bacteriana.

Repouso

A literatura é controversa quanto ao valor profilático do repouso na prevenção do parto prematuro. Não foi estabelecida diretriz específica que indique em que período deva ser iniciado, o tempo necessário e a necessidade de internação hospitalar. Algumas publicações que avaliaram o repouso hospitalar não mostraram qualquer benefício. Em metanálise da Biblioteca Cochrane, concluiu-se que não haveria evidência de diminuição da prematuridade e da mortalidade perinatal.

O serviço de gestação múltipla da UNIFESP acredita que algumas mudanças nos hábitos de vida seriam favoráveis à redução da prematuridade. Não há garantias de que o repouso previna a prematuridade; no entanto, é benéfico em casos selecionados, principalmente na vigência de cervicodilatação precoce, o que justifica a importância do toque vaginal em consultas de pré-natal. O afastamento das atividades profissionais dependerá do caso, sendo instituído entre a 24ª e a 34ª semana, conforme a evolução do pré-natal.

Medida do colo uterino

A ultrassonografia transvaginal tornou mais precisa a avaliação do comprimento do colo relacionado com o parto pré-termo. O exame é realizado entre 20 e 24 semanas, e o colo é considerado curto, em praticamente todas as diretrizes, quando ≤ 25mm.

Fibronectina fetal

A fibronectina fetal está presente nos fluidos cervicovaginais durante as primeiras 20 semanas de gestação e, após a fusão do âmnio com o córion, a fibronectina fetal não é mais encontrada nos fluidos cervicovaginais de gestações não comprometidas. A presença da fibronectina fetal após a 24ª semana constitui importante marcador do início da cascata de eventos que antecedem o parto, pois qualquer problema na interface materno-fetal – como infecção ascendente, contrações mecânicas e isquemia antes do parto – pode causar sua liberação para a vagina.

Cerclagem

Estudos apontam que não há evidências de que a cerclagem profilática tenha benefício na gestação gemelar, e mais, que pode aumentar muitas vezes o risco de parto pré-termo. Berghella e cols. encontraram 75% de partos prematuros em 49 gestações gemelares submetidas à cerclagem, quando comparados ao grupo de controle (36%), representando risco relativo de 2,2. Sua indicação se restringe aos casos de incompetência istmocervical, como demonstrado claramente por Roman e cols. em 2016.

Pessário

O pessário cervical é um dispositivo de silicone que pode ser inserido ambulatorialmente, por via vaginal, em mulheres com encurtamento do colo uterino e que tem em seu polo superior orifício por onde o colo uterino fica acoplado e a extremidade inferior fica repousada sob a parede vaginal posterior. Em geral, após sua colocação, o colo uterino tem seu comprimento aumentado em torno de 1cm.

Em 2016, Goya e cols. estudaram 137 gestantes gemelares com colo uterino ≤ 25mm e encontraram parto pré-termo

Capítulo 47 ▪ Gestação Gemelar

abaixo de 34 semanas em 16,2% das usuárias de pessário contra 39,4% no grupo expectante. Entretanto, no mesmo ano, o grupo inglês liderado pelo professor Nicolaides, utilizando o mesmo critério, revelou incidência de 31,1% de partos prematuros no grupo pessário contra 25,9% no expectante.

Tocólise

O uso oral de uterolíticos durante o pré-natal não demonstrou eficiência na diminuição da prematuridade. Além da eficácia questionável, devem ser considerados os efeitos colaterais desses medicamentos, os quais podem provocar intolerância à glicose, taquicardia, edema pulmonar, isquemia do miocárdio e distúrbios hidroeletrolíticos. Esses problemas ocorrem com mais frequência na gestação gemelar do que na gravidez única.

Progesterona micronizada

O uso profilático da progesterona em gestações gemelares não é recomendado de rotina. Estudo multicêntrico demonstra que não há redução de nascimentos antes de 34 semanas, independentemente da dose utilizada. No entanto, Romero e cols. relataram benefício evidente naquelas que haviam sido diagnosticadas com encurtamento do colo uterino.

Trabalho de parto prematuro

Em situações em que está preservada a vitalidade dos fetos é possível tentar a inibição do trabalho de parto no período gestacional compreendido entre a 22ª e a 34ª semana. Entretanto, espera-se na gemeligesta, muitas vezes, a magnificação dos efeitos colaterais dos fármacos tocolíticos. Assim, os bloqueadores dos canais de cálcio se apresentam como opção segura na gravidez múltipla, devendo ser utilizados na dose de ataque de 10mg a cada 20 minutos por via oral, com dose de manutenção 20mg a cada 6 horas por 3 dias. Como boa opção se encontram os antagonistas diretos da ocitocina (atosibana), que apresentam poucos efeitos colaterais, mas têm como fator limitante seu custo elevado. A atosibana é utilizada EV em três estágios: dose inicial de 6,75mg em *bolus* durante 1 minuto, seguida de infusão EV na qual se acrescentam 75mg de atosibana (duas ampolas de 5mL com 7,5mg/mL) a 100mL de solução glicosada a 5% para infusão em 3 horas (24mL/h, correspondentes a 18mg/h ou 300μg/mL); e, por fim, nova infusão EV de manutenção em baixa dose, de 8mL/h (ou 100μg/mL) por mais 45 horas. A duração do tratamento não deve exceder 48 horas. Há relativa contraindicação aos betamiméticos em razão do aumento da volemia no gemelar. Inibidores das prostaglandinas apresentam risco de fechamento precoce do ducto arterioso, quando utilizados na dose de 100mg por supositório via retal a cada 12 horas por 3 dias.

Neuroproteção fetal

Atualmente, nos casos de risco iminente de parto prematuro (em até 24 horas), ministra-se o sulfato de magnésio para neuroproteção do concepto. Estima-se em cerca de 32% a redução do risco de paralisia cerebral. A dose de ataque utilizada é de 4g com 2g/h EV até 24 horas.

Corticoide

Tendo em vista o risco efetivo da prematuridade, recomenda-se o uso do corticoide com o objetivo de acelerar a maturidade pulmonar fetal, entre a 24ª e a 34ª semana. Recentemente, o American College of Obstetricians and Gynecologists incluiu a recomendação da corticoterapia até a 36ª semana gestacional, quando vislumbrado o risco de parto em até 7 dias, com resultados animadores, sobretudo no âmbito neonatal. O uso profilático semanal nos protocolos com múltiplas doses não demonstrou benefício na síndrome do desconforto respiratório, além de apresentar efeitos adversos nos fetos. Ministra-se, portanto, a betametasona IM, na dose diária de 12mg, por 2 dias consecutivos, em apenas um ciclo ou, excepcionalmente, em dois.

COMPLICAÇÕES NA GESTAÇÃO MONOCORIÔNICA

As complicações nas gestações monocoriônicas acontecem em razão da discordância entre os fetos, seja em relação ao tamanho, ao volume do líquido amniótico, seja por alterações na dopplervelocimetria. Ocorre discordância também em caso de malformações fetais. As principais complicações são: STFF, sequência anemia-policitemia (SAP), restrição seletiva de crescimento fetal (RSCF) e sequência de perfusão arterial reversa em gêmeo (gêmeo acárdico).

Síndrome da transfusão feto-fetal

A STFF é uma condição clínica que ocorre em 15% das gestações gemelares monocoriônicas e tem como causa a passagem desbalanceada de sangue de um dos fetos (doador) para o outro (receptor) por meio de anastomoses vasculares placentárias arteriovenosas. O receptor se apresenta hipervolêmico, comprometendo assim sua função cardíaca. O aumento da pós-carga promove alterações cardíacas e a consequente liberação de fatores natriuréticos que, por sua vez, induzem o aumento da filtração glomerular, ocasionando poliúria e polidrâmnio nesse gemelar. O doador, nesse caso, apresenta-se hipovolêmico com oligúria e, portanto, oligoâmnio. Nesses casos, há uma incidência aumentada de doenças cardíacas no feto receptor, incluindo hipertrofia ventricular, cardiomegalia, regurgitação atrioventricular, anormalidades no ducto venoso e diminuição da função sistólica, que podem evoluir ou regredir após o nascimento. Sem tratamento, o prognóstico perinatal é bastante reservado, com uma taxa de mortalidade de 70% a 90%.

O diagnóstico de STFF pode ser suspeitado desde o primeiro trimestre com discrepância do crescimento entre os fetos, do volume de líquido amniótico ou diferença importante entre a translucência nucal; porém, na maioria das vezes, é estabelecido ao redor da 20ª semana a partir de exames de rotina. O diagnóstico é fundamentado principalmente na gestação gemelar monocoriônica complicada por polidrâmnio de 8cm ou mais no maior bolsão vertical do feto receptor (poliúrico) e por oligoâmnio de 2cm ou menos no maior bolsão vertical do feto doador (oligúrico).

Como a STFF costuma surgir de maneira aguda, é importante o acompanhamento quinzenal das gestações monocoriônicas. A avaliação inicial inclui ultrassonografia morfológica, dopplervelocimetria, medida do comprimento do colo uterino e ecocardiografia fetal. Critérios de exclusão para o diagnóstico de STFF seriam: anomalia fetal, patologia cromossomial e rotura de membranas amnióticas.

Quintero e cols. classificaram a STFF em cinco estágios de acordo com os prognósticos perinatais. No estágio I há discrepância na quantidade de líquido amniótico nas duas câmaras amnióticas (doador com maior bolsão de líquido amniótico < 2cm e receptor com maior bolsão de líquido amniótico > 8cm). No estágio II, o feto doador apresenta a bexiga vazia e com oligoâmnio importante, podendo até apresentar anidrâmnio, enquanto no receptor podem ser evidenciados bexiga distendida e polidrâmnio. No estágio III aparecem alterações dopplervelocimétricas em um ou em ambos os fetos, como, por exemplo, aumento de resistência da artéria umbilical do doador e aumento no índice de pulsatilidade/ausência ou inversão de fluxo na contração atrial no ducto venoso do receptor. No estágio IV, o receptor desenvolve hidropisia. No estágio V acontece o óbito de um ou de ambos os fetos.

A ocorrência de morte de um dos gêmeos varia de 2,2% a 8,0%. Quando um dos fetos não sobrevive, o outro tem risco muito alto de desenvolver danos cerebrais em virtude da isquemia-hipoxemia. Isso se deve à queda pressórica no feto morto, que induz um *shunt* sanguíneo através das anastomoses placentárias, resultando em anemia aguda ou subaguda e hipovolemia no feto sobrevivente. Além disso, fatores tromboplásticos, produtos da degradação da fibrina, provenientes do feto morto também podem causar sequelas neurológicas no outro feto. O manejo da situação irá depender da idade gestacional, da gravidade do acometimento dos fetos e do comprimento do colo uterino. As opções de tratamento incluem:

- **Amniodrenagem:** é um procedimento não específico, apenas paliativo. Nesse procedimento é retirado o excesso de líquido amniótico da cavidade em que há polidrâmnio no intuito de prolongar a gestação e evitar o abortamento. O ideal é que seja feita de modo seriado, a cada 7 a 15 dias. Há risco de corioamnionite, rotura prematura de membranas e abortamento.
- **Septostomia:** tem a mesma função da amniodrenagem, pois equilibra o volume de líquido amniótico, uma vez que transforma a gestação em monoamniótica, porém aumenta os riscos de entrelaçamento do cordão.

Sequência anemia-policitemia

Considerada uma variante da STFF, na SAP ocorre discrepância entre os níveis de hemoglobina dos fetos sem que haja diferença importante no volume dos líquidos amnióticos. Um dos fatores de risco seria o próprio tratamento a *laser* da STFF. Nessa

sequência também há anastomoses arteriovenosas, porém em menor proporção, as quais acarretam uma transfusão gradual do sangue do doador (anêmico) para o receptor (policitêmico). O diagnóstico no pré-natal é realizado pelo índice de pulsatilidade da artéria cerebral média do feto (PS-ACM > 1,5MoM no doador e PS-ACM < 1,0MoM no receptor). A transfusão fetal intrauterina seria uma opção de tratamento com a via intraperitoneal apresentando melhores resultados do que a endovenosa. De qualquer modo, a taxa de sobrevida é de 75% com a conduta expectante e de 100% nos casos pós-transfusão.

Restrição seletiva de crescimento fetal

A RSCF ocorre em 10% a 15% das gestações monocoriônicas e é definida por um feto com peso abaixo do percentil 10, havendo uma diferença de peso maior que 20% entre os fetos em 50% dos casos. A causa dessa restrição, na maioria das vezes, é o comprometimento na invasão trofoblástica de um gemelar por fatores intrínsecos ou extrínsecos, provocando o aumento da pressão nas artérias espiraladas. Nesses casos podem ser encontradas lesões trombóticas vasculares, infartos, hematomas intraplacentários ou depósito de fibrina perivilositário. Ocorre, então, a distribuição assimétrica do território placentário com a inserção velamentosa da placenta acompanhando mais de 45% dos casos.

A presença de RSCF está associada a aumento importante na morbimortalidade perinatal. Os casos com RSCF são classificados, de acordo com a dopplervelocimetria da artéria umbilical, em: diástole presente (grau I), diástole ausente ou reversa persistente (grau II) e diástole ausente ou reversa intermitente (grau III).

O acompanhamento dos casos de RCFS na UNIFESP é realizado por meio da ultrassonografia para avaliação do peso fetal e do líquido amniótico, do perfil biofísico fetal e da dopplervelocimetria com a seguinte periodicidade: a cada 15 dias no ambulatório na presença de vitalidade fetal preservada (grau I); a cada 7 dias no ambulatório nas gestações com índice de pulsatilidade aumentado da artéria umbilical e idade gestacional < 26 semanas; duas vezes por semana no ambulatório em caso de gestações com índice de pulsatilidade aumentado da artéria umbilical e idade gestacional > 26 semanas; duas vezes por semana no ambulatório em caso de gestações com fluxo diastólico intermitente, diástole ausente e reversa e idade gestacional < 26 semanas, ou seja, antes do limite da viabilidade (graus II e III), e diariamente em regime de internação hospitalar nas gestações com fluxo diastólico intermitente, diástole ausente ou reversa e idade gestacional > 26 semanas (graus II e III). A resolução da gestação deve ser indicada em caso de a idade gestacional > 36 semanas, cardiotocografia categoria III, perfil biofísico fetal < 6 e ducto venoso < 0,76.

Gestação acárdica

A gestação acárdica ou sequência de perfusão arterial inversa gemelar (SPAIG) é um fenômeno raro que ocorre em 1% das gestações gemelares monocoriônicas, estando presente em cerca de 1 a cada 35.000 gestações. Caracteriza-se pelo circuito de perfusão anômala que envolve a presença de um gêmeo doador perfundindo o gêmeo receptor (gêmeo acárdico) por meio de anastomoses arterioarteriais, determinando fluxo reverso de sangue pobremente oxigenado para o receptor.

O padrão retrógrado de perfusão leva a um efeito devastador no gêmeo perfundido, que, além da ausência do desenvolvimento cardíaco, apresentará anormalidades morfológicas envolvendo outras estruturas, especialmente cabeça, tórax e membros superiores. O abdome e os membros inferiores são mais comumente identificados em virtude do fato de essas estruturas serem supridas pelas artérias ilíacas e a aorta abdominal, que recebem fluxo sanguíneo oriundo do fluxo retrógrado na artéria uterina. O gêmeo normal pode desenvolver sequelas cardiovasculares graves decorrentes da sobrecarga de volume e começa, então, a desenvolver insuficiência cardíaca, polidrâmnio e hidropisia, levando a índices de mortalidade perinatal em torno de 50%.

O diagnóstico pode ser realizado por meio da ultrassonografia morfológica de primeiro trimestre e inclui alguns critérios: gestação gemelar monocoriônica, fluxo reverso no cordão umbilical e aorta descendente, presença de anastomoses arterioarteriais e ausência cardíaca parcial ou completa de um dos fetos. Às vezes, o gêmeo acárdico é confundido com um teratoma, e os fatores de diferenciação seriam a presença de cordão umbilical e uma certa organização corporal do feto acárdico.

A conduta expectante está associada à mortalidade de 50% a 75%. O objetivo principal do tratamento é a interrupção da circulação do feto acárdico. As principais técnicas cirúrgicas são fundamentadas na oclusão do cordão umbilical, seja mediante ligadura com fio, com pinça bipolar, com fotocoagulação, seja por meio de ligadura e secção do cordão ou obliteração da circulação com álcool absoluto. Quando são utilizadas as técnicas cirúrgicas, as taxas de sobrevida alcançam cerca de 75%.

GEMELARIDADE IMPERFEITA

A gemelaridade imperfeita é uma entidade rara que acomete 1 a cada 52.000 nascidos vivos. Acredita-se que a etiologia esteja na falha de divisão do blastocisto, que ocorre apenas a partir do 14ª dia após a fertilização. Essa falha pode levar a múltiplos tipos de fusão, incluindo compartilhamento de órgãos internos. A gemelaridade imperfeita também está associada a outras malformações, como cardíacas e do trato gastrointestinal. Na maioria dos casos o nascimento é prematuro; apenas 40% são nativivos e, destes, 35% morrem dentro das primeiras 24 horas. A taxa de sobrevida é de 25%.

O diagnóstico pode ser estabelecido no pré-natal por meio de ultrassonografia, e os principais sinais de gemelaridade imperfeita são: contornos fetais com pouca nitidez, movimentação dos fetos em bloco, colunas vertebrais opostas ou paralelas e ausência de separação das outras estruturas fetais, mesmo quando há movimentação fetal. Em 50% dos casos o polidrâmnio está associado a esses casos. O diagnóstico pode ser complementado com ressonância nuclear magnética, utilizada para detectar lesões não visíveis ao ultrassom, principalmente as cerebrais e cervicais, além de fornecer dados mais precisos acerca dos órgãos unidos. Deve ser realizada a partir da 24ª semana, quando a movimentação fetal é maior e há a possibilidade do uso do gadolínio, proscrito no primeiro trimestre. A separação dos gêmeos unidos é um procedimento complicado que exige uma equipe multidisciplinar, e o prognóstico é predeterminado pela gravidade do acolamento.

MORTE UNIFETAL NA GESTAÇÃO MÚLTIPLA

Nas gestações múltiplas, a incidência de óbito de um dos fetos é estimada em 6%. A morte de ambos os conceptos não costuma prejudicar o diagnóstico e a conduta, a qual é semelhante à adotada em casos de óbito intrauterino na gravidez única.

O óbito de um dos conceptos no início da gestação (*the vanishing twin*) não repercute habitualmente na evolução do outro feto. Entretanto, o decesso mais tardio, sobretudo na segunda metade da gravidez, determina preocupações quanto às consequências maternas. Entre os riscos maternos associados se destaca a coagulopatia, evento possível após retenção do feto morto por mais de 4 semanas. Por outro lado, é um evento raro e a conduta expectante não deve ser limitada por esse aspecto.

O feto vivo remanescente é de fato o alvo da preocupação. Assim, o determinismo envolvido no óbito intrauterino deve ser conhecido para amparar o seguimento adequado. As principais causas fetais de óbito são: infecção, cromossomopatia, acidente de cordão e causas placentárias, como a STFF e a RCF seletiva. As causas maternas reúnem mais frequentemente hipertensão (pré-eclâmpsia), trombofilias e diabetes.

Nas gestações monocoriônicas, as anastomoses vasculares, responsáveis pela STFF, acarretam sabidamente distúrbio hemodinâmico entre os fetos. Com o óbito do primeiro gemelar é possível observar inúmeros agravos transmitidos ao segundo, desde anoxia até coagulação intravascular e, por vezes, morte. O feto transfusor sofre repetidas quedas de pressão arterial que promovem modificações hemodinâmicas no transfundido, o que gera a consequente queda brusca da pressão arterial e da oxigenação por ocasião do óbito do primeiro. Esse achado é observado pela frequência de lesões cerebrais encontradas no transfundido: hipóxico-isquêmica, hemorragias e malformações. As alterações hemodinâmicas imediatas à morte unifetal são explicadas em razão de infartos que evoluem para lesões císticas principalmente no cérebro e nos rins. Os óbitos tardios se caracterizam por maior risco de passagem de êmbolos de material necrótico, duplicando o risco de óbito do sobrevivente. Na gestação monocoriônica, o número de óbitos é seis vezes maior do que na dicoriônica. Em virtude do risco de comprometimento neurológico, recomenda-se a ressonância nuclear magnética em cerca de 3 semanas após o óbito fetal, sendo a 32ª semana gestacional a que apresenta melhor qualidade para detecção desses achados.

A conduta obstétrica a ser seguida, especialmente no último trimestre, depende da causa envolvida no decesso fetal.

Considerando-se nas monocoriônicas as anastomoses vasculares como etiologia de base, é possível eventualmente estabelecer conduta expectante em virtude da idade gestacional prematura e de o agravo já ter desencadeado sequelas no feto vivo. O grande desafio do obstetra é indicar o parto antes do decesso de um dos fetos na STFF, mesmo que para isso tenha de arcar com o ônus da prematuridade.

Quando o óbito unifetal resultar de condição uterina desfavorável, como em casos de pré-eclâmpsia sobreposta à hipertensão arterial, antecipa-se o parto, uma vez que se considera que o feto remanescente está igualmente exposto ao risco de morte iminente.

ASSISTÊNCIA AO PARTO

Sabe-se que a gestação dupla apresenta índices de morbimortalidade cerca de quatro a 11 vezes maiores do que a única e esses são muitas vezes determinados na assistência ao parto.

Entre as dificuldades no parto gemelar se destacam: prematuridade, apresentações anômalas, distocias, prolapso funicular, descolamento prematuro da placenta, maior incidência operatória, hemorragias do terceiro e quarto períodos do parto, anoxia perinatal e tocotraumatismo.

Entre as características maternas determinantes da conduta de parturição da gemelípara, as mais relevantes são a paridade, a presença de cicatriz uterina prévia e as intercorrências clínico-obstétricas. O risco relativo de mortalidade perinatal, no grupo das nulíparas, é 1,5 vez maior em relação às multíparas. Poucos relatos analisam a segurança da permissão de parto vaginal na gemelípara na vigência de cicatriz uterina prévia. Em nosso ponto de vista, é elemento importante a ser considerado, uma vez que a avaliação criteriosa de cada caso será necessária para verificar o quanto a patologia pode interferir na escolha da via de parto. Salienta-se a frequente associação, na gravidez múltipla, a pré-eclâmpsia, placenta prévia, amniorrexe prematura e distocia funcional.

Entre os elementos fetais que orientam a conduta se destacam, pela importância, a apresentação e o peso dos nascituros. Em cerca de 45% dos casos os dois fetos são cefálicos; portanto, em 55% das vezes há pelo menos um feto em apresentação anômala.

Quanto à via de parto, entende-se que quando os dois fetos são cefálicos há clara preferência pelo parto vaginal; nos casos em que um dos fetos está na apresentação não cefálica a predileção é pela cesariana; na presença de três ou mais nascituros a melhor recomendação é a via de parto abdominal.

TERMO NO GEMELAR

Considera-se o período de término da gestação gemelar a 38ª semana e não a 40ª, como na gravidez única. O zênite de crescimento é atingido com cerca de 39 semanas, sugerindo que a gestação dupla pode ser biologicamente mais curta do que a única. Consideramos o término da gravidez gemelar dicoriônica por volta da 38ª semana; na monocoriônica, entre a 36ª e

a 37ª semana e, na monoamniótica, entre a 32ª e a 34ª semana, já que a partir dessas datas os estudos apontam aumento considerável da morbidade e mortalidade perinatais.

ASSISTÊNCIA AO PERÍODO DE DEQUITAÇÃO E AO QUARTO PERÍODO

Em geral, verifica-se primeiro a expulsão dos fetos, seguindo-se o delivramento. Eventualmente, a dequitação ocorre após o parto do primeiro gemelar ou a segunda placenta se exterioriza antes do nascimento do respectivo feto. A hemorragia por atonia uterina é frequente, sendo recomendado o uso de ocitocina após a expulsão do último concepto.

Leitura complementar

Black M, Bhattacharya S. Epidemiology of multiple pregnancy and the effect of assisted conception. Semin Fetal Neonatal Med 2010 Dec; 15(6):306-12.

Carroll SG, Soothill PW, Abdel-Fattah SA, Porter H, Montague I, Kyle PM. Prediction of chorionicity in twin pregnancies at 10-14 weeks of gestation. BJOG: An International Journal of Obstetrics and Gynaecology 2002; 109(2):182-6.

Conde-Agudelo A, Romero R, Hassan SS, Yeo L. Transvaginal sonographic cervical length for the prediction of spontaneous preterm birth in twin pregnancies: a system - 228 Contemporary Gynecologic Practice atic review and metaanalysis. American Journal of Obstetrics and Gynecology 2010; 203(2):128.e1-12.

Doyle LW, Crowther CA, Middleton P, Marret S, Rouse D. Magnesium sulphate for women at risk of preterm birth for neuroprotection of the fetus. The Cochrane Database of Systematic Reviews 2009;(1):CD004661.

Elito Jr. J, Camano, L. Gestação múltipla. In: Moron AF, Camano L, Kulay Jr L. (eds.) Obstetrícia. 1. ed. São Paulo: Editora Manole 2011: 1221-72.

Elito Junior J, Santana EFM, Nardini GC. Monochorionic twin pregnancy: potencial risks and perinatal outcomes. Contemporary Gynecologic Practice. In: Tech Europe. 67 ed., 2014: 203-34.

Liem S, Schuit E, Hegeman M et al. Cervical pesaries for the prevention of preterm birth in women with a multiple pregnancy (ProTWIN): a multicentre, open-label randomised controlled trial. The Lancet 2013; 382(9901):1341-9.

Newman RB, Krombach RS, Myers MC, McGee DL. Effect of cerclage on obstetrical outcome in twin gestations with a shortened cervical length. American Journal of Obstetrics and Gynecology 2002; 186(4):634-40.

Norman JE, Mackenzie F, Owen P et al. Progesterone for the prevention of preterm birth in twin pregnancy (STOPPIT): a randomised, double-blind, placebo-controlled study and meta-analysis. The Lancet 2009; 373(9680):2034-40.

Quintero Ra. Twin-twin transfusion syndrome. Clin Perinatol 2003; 30:591-600.

Roberts D, Dalziel S. Antenatal corticosteroids for accelerating fetal lung maturation for women at risk of preterm birth. The Cochrane Database of Systematic Reviews 2006; (3):CD004454.

Schuit E, Stock S, Groenwold RH et al. Progestogens to prevent preterm birth in twin pregnancies: an individual participant data meta-analysis of randomized trials. BMC Pregnancy Childbirth. 2012 Mar 15;12:13. doi:10.1186/1471-2393-12-13. PubMed PMID: 22420582; PubMed Central PMCID: PMC3315727.

Senat MV, Deprest J, Boulvain M, Paupe A. Winer N, Ville Y. Endoscopic laser surgery versus serial amnioreduction for severe twin-to-twin transfusion syndrome. N Engl J Med 2004; 351(2):136-44.

Source ER, Yeomans BL, Hoffman LC, Gilstrap III FG. Cunningham: Cunningham ans Giltrap's operative obstetrics. 3. ed. Disponível em: www.obgyn.mhmedical.com

Stenhouse E, Hardwick C, Maharaj S, Webb J, Kelly T, Mackenzie FM. Chorionicity determination in twin pregnancies: how accurate are we? Ultrasound in Obstetrics & Gynecology: the official journal of The International Society of Ultrasound in Obstetrics and Gynecology 2002; 19(4):350-2.

Yamasmit W, Chaithongwongwatthana S, Tolosa JE, Limpongsanurak S, Pereira L, Lumbiganon P. Prophylactic oral betamimetics for reducing preterm birth in women with a twin pregnancy. The Cochrane Database of Systematic Reviews 2012; 9:CD004733.

CAPÍTULO 48

Trabalho de Parto Pré-Termo

Marina Carvalho Paschoini
Mário Sérgio Silva Gomes Caetano

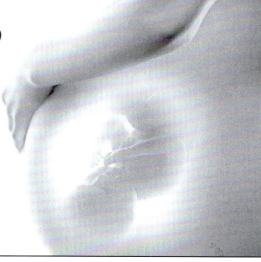

INTRODUÇÃO

Segundo dados da Organização Mundial da Saúde, estima-se que 15 milhões de partos ocorram antes do termo e que mais do que 1 a cada 10 recém-nascidos (RN) – quase um milhão de crianças – morra a cada ano por complicações decorrentes da prematuridade, e os sobreviventes, por vezes, enfrentam uma vida com deficiências, dificuldades de aprendizagem e problemas visuais e auditivos.

Com os avanços sociais, médicos e tecnológicos (diagnósticos e terapêuticos), os indicadores de saúde no mundo desenvolvido melhoraram consideravelmente nos últimos anos; entretanto, o nascimento prematuro ainda é um importante problema de saúde pública – sua incidência não se reduziu mesmo diante dessas circunstâncias, inclusive aumentando na última década.

Nos EUA, o parto pré-termo afeta cerca de 1 a cada 8 nascimentos com incidência de 2% dos partos. No Brasil, a Escola Nacional de Saúde Pública (ENSP/FIOCRUZ) revela que a taxa de prematuridade é de 11,5%, quase duas vezes maior do que a observada nos países europeus.

Apesar dos dados alarmantes, o panorama piora quando se discrimina por raça, etnia e *status* socioeconômico, com significativas discrepâncias entre as taxas nos diferentes subgrupos (p. ex., nos EUA, 17,8% das afro-americanas apresentam partos prematuros contra 5% das mulheres brancas).

De modo geral, a melhoria nos cuidados perinatais e neonatais reduz a mortalidade por nascimento de prematuro, mas a morbidade ainda é um sério desafio. Os RN prematuros apresentam um alto risco de problemas de desenvolvimento, defeitos congênitos, paralisia cerebral, atraso mental, deficiência visual, perda auditiva e posterior dificuldade de linguagem e de aprendizagem. Dados norte-americanos revelam que o custo para a sociedade alcança a cerca de US$51.600 por RN. Além do custo financeiro, é incomensurável o desgaste emocional e psicológico para a família e o médico assistente.

As causas do trabalho de parto pré-termo (TPPT) são complexas e multifatoriais, e o entendimento dos fatores de risco pode auxiliar a prevenção dessa patologia.

DEFINIÇÃO E CONCEITO

TPPT é aquele que ocorre entre 20 e 36 semanas mais 6 dias de gestação. Para melhores definição e condução clínica, deve-se subcategorizar a prematuridade com base na idade gestacional, a saber:

- **Prematuridade extrema:** de 20 a 27 semanas mais 6 dias.
- **Prematuridade moderada:** de 28 a 31 semanas mais 6 dias.
- **Prematuridade leve:** de 32 a 36 semanas mais 6 dias.

Etiologicamente, a prematuridade pode ser espontânea ou eletiva. A eletiva ocorre quando provocada intencionalmente pelo médico assistente por necessidade da interrupção da gestação em virtude dos riscos ao binômio materno-fetal. Infelizmente, aqui está inclusa a interrupção da gravidez por motivos sociais ou econômicos, sem razões médicas, caracterizada pelos partos programados. A espontânea, com etiologia ainda obscura e desafiante, pode ser subdividida em TPPT com membranas intactas e TPPT com a rotura prematura das membranas (cerca de 25% a 40% dos casos).

EPIDEMIOLOGIA E INCIDÊNCIA

O TPPT representa um desafio para a Obstetrícia moderna, uma vez que apresenta incidência variável, além de ser diretamente influenciado por condições sociais e cuidados obstétricos. A morbidade neonatal permanece alta, ainda que sua incidência tenha sida reduzida.

As estatísticas revelam maior incidência de partos pré-termo em países subdesenvolvidos ou em desenvolvimento, por vezes ultrapassando 15% dos partos; nos países desenvolvidos, a incidência oscila entre 4% e 10%. Em termos mundiais, a incidência de TPPT, em todas as suas formas, é de 10%.

Apesar dos números alarmantes e das repercussões perinatais, até o momento não há como identificar com precisão em qual momento e gestação o TPPT será desencadeado. Certos fatores de risco podem direcionar para maior ou menor risco de TPPT.

Fatores de risco

Por ser o TPPT espontâneo uma doença multifatorial com inúmeras causas independentes, é difícil identificar um único fator causal. Deve-se identificar, desde a anamnese, a existência de fatores de risco que, quando presentes, indicam maior possibilidade de prematuridade espontânea.

A lista de fatores de risco identificados é longa e desafiadora. Para fins didáticos, é útil dividi-los em classes, porém não se deve perder de vista sua natureza sinérgica:

1. **Fatores epidemiológicos, sociais e comportamentais:**
   a. Fatores demográficos (idade, raça).
   b. Hábitos de vida (uso de tabaco, álcool e drogas ilícitas).
   c. Condições socioeconômicas e culturais (nível socioeconômico baixo ou precário, falta de higiene, desnutrição e promiscuidade).
   d. Fatores ocupacionais (trabalhos estafantes e estressantes).
   e. Fatores ambientais (exposições a chumbo, tabaco, dióxido de enxofre e partículas).

   A título de exemplo, as desigualdades nas taxas de sobrevivência dos RN prematuros diferem em razão de fatores econômicos – em ambientes de baixa renda, metade dos RN com menos de 32 semanas morre em decorrência da falta de cuidados viáveis e econômicos, como calor, apoio à amamentação e cuidados básicos para infecções e dificuldades respiratórias; já em países de alta renda, sobrevivem quase todos os RN com características semelhantes ao nascimento.

2. **Fatores gineco-obstétricos anteriores à gestação atual:**
   a. **Ginecológicos:**
      i. Amputação do colo uterino.
      ii. Malformações uterinas müllerianas.
      iii. Miomas.
      iv. Sinéquias.
      v. Incompetência istmocervical.

   b. **Obstétricos:**
      i. Prematuridade em gestação(ões) anterior(es).
      ii. Abortamentos tardios.
      iii. Primiparidade em extremos da idade reprodutiva.
      iv. Multiparidade.

3. **Fatores intercorrentes na gravidez:**
   a. **Maternos:** inflamações, infecções genitais e sistêmicas, traumatismos, cirurgias durante a gravidez.
   b. **Placentários:** descolamento prematuro, placenta prévia.
   c. **Fetais:** gemelaridade, apresentação anômala, malformação.
   d. **Anexiais:** oligoidrâmnio, polidrâmnio, rotura prematura de membranas.
   e. **Fatores assistenciais:** ausência de pré-natal ou pré-natal inadequado.
   f. **Fatores iatrogênicos:** enfermidades maternas/fetais, interrupção eletiva do parto, cesariana eletiva.

4. **Fatores genéticos:** certas interações entre genes e meio ambiente aumentam o risco de parto prematuro. Com o avanço das técnicas de reprodução assistida em mulheres com idade mais avançada, aumentam os índices de gestações múltiplas e, consequentemente, os riscos da prematuridade.

Predição do TPPT

Em razão da dificuldade em predizer o TPPT, é importante, como já comentado, avaliar a existência de indicadores de maior risco, como colo curto e alteração de marcadores bioquímicos, a fim não só de identificar os casos que possam evoluir para parto prematuro, como também de evitar intervenções desnecessárias.

Quanto a marcadores bioquímicos, duas substâncias vêm sendo estudadas nos últimos anos e se destacam por seus altos valores preditivos negativos, além de razoáveis sensibilidades, especificidades e valores preditivos positivos: o teste qualitativo para proteína-1 fosforilada ligada ao fator de crescimento insulina-símile (ph-IGFBP-1) e o teste da fibronectina fetal – identificadas no conteúdo vaginal.

A ph-IGFBP-1 é produzida na decídua humana; sua função ainda não está totalmente esclarecida; sua detecção em amostras cervicais por meio de anticorpos monoclonais indica comprometimento decidual, talvez aumentado pela contração uterina.

A fibronectina fetal (fFN) é uma glicoproteína de alto peso molecular produzida pelo trofoblasto. Normalmente, a fFN está presente no conteúdo cervicovaginal desde a 20ª ou 22ª semana de gestação e desaparece até a 36ª semana, a menos que haja rotura prematura de membranas. Na população em risco de parto prematuro, a presença de fFN pode auxiliar a predição de TPPT.

Comprimento do colo do útero

A medida do colo uterino tem sido descrita como o melhor método disponível para predição do TPPT. Como se sabe, ocorre encurtamento fisiológico do colo à medida que a gestação avança, razão pela qual devem ser utilizados diferentes valores de corte em idades gestacionais distintas. Entretanto, como a sensibilidade é semelhante à da medida do comprimento cervical nos diferentes momentos avaliados, recomenda-se realizar o exame precocemente. O exame único é a melhor opção, uma vez que sua repetição ao longo do tempo não promove benefícios.

Logo, deve ser realizada uma única medida do comprimento cervical entre a 20ª e a 24ª semana, via transvaginal. Considera-se colo curto quando < 25mm.

A associação de um marcador biofísico (comprimento cervical) a um marcador bioquímico (teste para ph-IGFBP-1 ou fibronectina) aumenta a sensibilidade na predição de parto prematuro.

DIAGNÓSTICO

Para o diagnóstico de trabalho de parto prematuro são usados critérios clínicos como contrações uterinas regulares acompanhadas de alterações cervicais (alteração da posição, apagamento e dilatação do colo uterino). Cerca de 10% das gestantes com TPPT não apresentam clínica evidente. A partir do diagnóstico de parto pré-termo, em geral, o parto ocorre em torno de 7 dias.

A amniorrexe prematura pode ou não estar associada ao TPPT.

Quando da conclusão do TPPT, observa-se a presença de pelo menos duas contrações uterinas de no mínimo 25 segundos em 10 minutos (com intervalo de 5 minutos ou menos) com modificação do colo uterino (pelo menos 2cm de dilatação).

O índice de tocólise tem sido utilizado para o direcionamento das condutas na prática obstétrica (Quadro 48.1). O Quadro 48.2 apresenta o protocolo de trabalho de parto pré-termo do Hospital de Clínicas da Universidade Federal do Triângulo Mineiro.

TRATAMENTO FARMACOLÓGICO

A abordagem farmacológica com intervenções para prolongar a gravidez inclui o uso de medicamentos tocolíticos para inibir contrações uterinas, bem como o de antibióticos para tratar infecções bacterianas intrauterinas, além de corticoides,

Quadro 48.1 Índice de tocólise

Parâmetro	Pontuação		
	0	**1**	**2**
Posição do colo	Posterior	Intermediária	Centralizada
Apagamento	0 a 30% (imaturo)	30% a 50%	≥ 50%
Dilatação	Nenhuma	2 a 4cm	> 4cm
Altura da apresentação	Alta (móvel)	Média (fixa)	Baixa
Bolsa das águas	Não formada	Formada	Herniada
Contrações	< 1/hora	1/15"/10'	2/25"/10'

Quadro 48.2 Conduta com base no índice de tocólise

Índice de tocólise	Conduta	Acompanhamento/ orientações
≤ 5	Sintomáticos e hidratação Observação e reavaliação em 2 horas Alta para domicílio se índice de tocólise mantido	Retornar se necessário
Entre 6 e 9 (< 34 semanas)	Internação Solicitar exames Iniciar tocólise (se não houver contraindicação) Avaliar profilaxia para Streptococcus do grupo B Corticoterapia Neuroproteção fetal se < 31 semanas mais 6 dias Avisar UTI neonatal	Se sucesso na tocólise: manter por pelo menos 48 horas sem contrações, investigar causas e, se possível, tratar Se progressão com índice de tocólise > 10: encaminhar ao pré-parto Via de parto: indicação obstétrica Fazer avaliação da dinâmica uterina, BCF e PA com intervalo de no máximo 1 hora até a estabilização da paciente Quando em uso de sulfato de magnésio, seguir protocolo padrão
Entre 6 e 9 (> 34 semanas)	Internação Solicitar exames Tocólise até 35 semanas mais 6 dias (se não houver contraindicação) Avaliar profilaxia para Streptococcus do grupo B Avisar UTI neonatal	Se sucesso na tocólise: manter por pelo menos 48 horas sem contrações, investigar causas e, se possível, tratar Se progressão da dilatação e índice de tocólise >10: encaminhar para o pré-parto Via de parto: indicação obstétrica Fazer avaliação da dinâmica uterina, BCF e PA com intervalo de no máximo 1 hora até a estabilização da paciente
≥ 10	Internação Encaminhar para o pré-parto Solicitar exames Iniciar corticoterapia se < 34 semanas Neuroproteção fetal se < 31 semanas mais 6 dias Profilaxia para Streptococcus do grupo B Avisar UTI neonatal	Via de parto: indicação obstétrica

UTI: unidade de tratamento intensivo; BCF: batimentos cardiofetais; PA: pressão arterial.

para maturação dos pulmões do feto, e do sulfato de magnésio, para neuroproteção fetal. Todas essas medicações objetivam melhorar os resultados neonatais.

Agentes tocolíticos

A terapia com tocolíticos visa ao prolongamento a curto prazo da gestação, de modo a possibilitar a administração de cuidados pré-natais (corticoides e sulfato de magnésio) e, quando necessário, promover o transporte para local que possa oferecer melhores condições de nascimento ao neonato.

No entanto, não existem evidências de que a terapia tocolítica tenha efeito favorável direto sobre os resultados neonatais ou que qualquer prolongamento da gravidez oferecido por tocolíticos realmente se traduza em benefícios neonatais estatisticamente significativos. As contrações são reconhecidamente o evento clínico que antecede o parto prematuro; logo, sua cessação tem sido o principal foco da intervenção terapêutica.

Muitos agentes foram usados para inibir as contrações miometriais, incluindo betamiméticos, sulfato de magnésio, bloqueadores de canais de cálcio, antagonistas de ocitocina, anti-inflamatórios não esteroides (AINE) e agonistas dos receptores beta-adrenérgicos. Estudos atuais têm descrito, também, o uso da nitroglicerina transdérmica, ainda não disponível no Brasil. O Quadro 48.3 sintetiza os agentes, seus efeitos colaterais, contraindições e modo de usar dos tocolíticos.

Atosibano

O atosibano é um antagonista específico da ocitocina usado clinicamente desde 1994. Como agente tocolítico, mostra-se eficaz para inibir as contrações uterinas e não apresenta efeitos colaterais significativos. A especificidade pelos receptores da ocitocina no útero aumenta a segurança clínica do atosibano na inibição do TPPT com menos efeitos colaterais e os riscos dos betamiméticos.

Estudos têm demonstrado que a administração de atosibano é segura e efetiva na prevenção de parto pré-termo imediato com efeitos colaterais comparativamente menores do que os de qualquer outro tocolítico.

Bloqueadores dos canais de cálcio

A nifedipina é um anti-hipertensivo que provoca vasodilatação em virtude de seu efeito no músculo liso. Em indivíduos saudáveis, essa vasodilatação leva à estimulação do barorreceptor nas artérias carótidas e ao aumento do tônus simpático no seio carotídeo e no arco da aorta, que compensam a depressão cardíaca. Na presença de infecção/inflamação, quando a vasodilatação pode ser máxima, o uso de nifedipina pode

Quadro 48.3 Agentes tocolíticos, efeitos colaterais, contraindicações e modo de usar

Agentes	Efeitos maternos	Efeitos fetais	Contraindicações	Modo de usar	Observações
Antagonista da ocitocina Atosibano				Dose de ataque: 0,9mL em 1 minuto, por via EV Dose de manutenção: 2 frascos de 5mL em 90mL de SG5% ou SF0,9% — 24mL/h por 3 horas Os 28mL restantes infundidos a 8mL/h por mais 3 horas e meia Se houver necessidade, nova solução pode ser preparada com 10mL de atosibano em 9mL de soro e infundida em 8mL/h por até 45 horas	Não liberado nos EUA Alto custo no Brasil
Bloqueadores dos canais de cálcio	Por serem vasodilatadores periféricos, podem causar tontura, rubor facial, cefaleia e hipotensão arterial. Diminuição da frequência cardíaca e da pressão sistólica quando usados com sulfato de magnésio e elevação das enzimas hepáticas	Não são conhecidos efeitos adversos	Gestantes hipotensas, na dependência da doença cardíaca de base, como na insuficiência aórtica	Dose de ataque: nifedipina, 3 comprimidos de 10mg VO e, 4 horas após, iniciar dose de manutenção com 1 comprimido de 10mg VO a cada 4 horas por pelo menos 48 horas sem contrações	Uso *off label* Não usar nifedipina *retard* de 20mg
Betamiméticos	Taquicardia, hipotensão, tremor, palpitação, falta de ar, edema pulmonar, hipocalcemia e hiperglicemia	Taquicardia fetal	*Diabetes mellitus* não controlado e gestante com doença cardíaca (sensível à taquicardia)		

levar à cardiodepressão; logo, a nifedipina está contraindicada em mulheres com doença cardíaca e deve ser utilizada com precaução em casos de diabetes ou gravidez múltipla por causa do risco de edema pulmonar.

Em alguns casos, o caso de nifedipina durante a gestação pode resultar em hipotensão materna grave; entretanto, estudos têm demonstrado que a administração oral de nifedipina parece não alterar seriamente o padrão de fluxo sanguíneo nas artérias uterinas. Na revisão da Biblioteca Cochrane não foram relatados efeitos adversos maternos em 25 de 45 mulheres que receberam nifedipina em comparação com nenhuma das 44 em mulheres que receberam placebo; os autores afirmam que a nifedipina é uma droga tocolítica bem tolerada e com menos efeitos colaterais.

Estudos de acompanhamento a longo prazo de crianças, avaliando fatores emocionais, qualidade de vida, função motora, angústia dos pais e educação infantil, compararam aquelas expostas no útero à tocólise com nifedipina com as crianças expostas à ritodrina, não sendo observadas diferenças significativas no desfecho a longo prazo.

Betamiméticos

Segundo revisão sistemática da Biblioteca Cochrane (2014) de ensaios publicados em um período de 44 anos (1966 a 2010), com um total de 1.367 mulheres em TPPT que participaram de 12 ensaios que compararam um betamimético com placebo ou nenhum tratamento, os betamiméticos diminuíram o número de mulheres que vieram a ter um parto em 48 horas e houve diminuição no número de nascimentos dentro de 7 dias. Esses resultados não se traduziram em melhorias nos resultados neonatais. Os efeitos colaterais para a gestante foram consideráveis e levaram à cessação do tratamento e de sintomas como palpitações, dor torácica, dor de cabeça, dificuldade respiratória, náuseas e/ou vômitos. Não há provas suficientes nos estudos analisados para sugerir que um agente betamimético seja superior a outro.

Análise crítica do uso de tocolíticos

Com exceção do atosibano, nenhum tocolítico foi desenvolvido especificamente para tratar o trabalho de parto pré-termo; a maioria tem efeitos colaterais sistêmicos. Os agonistas β2 são relativamente seguros para o feto, mas apresentam efeitos adversos maternos potencialmente graves. Em contrapartida, os inibidores da prostaglandina sintetase têm efeitos colaterais potencialmente graves para o feto e o recém-nascido, mas efeitos colaterais gastrointestinais maternos leves.

Na Europa, a agente de escolha para terapia de primeira linha é o atosibano ou a nifedipina. A base de evidências para o atosibano aponta que seu uso deve ser priorizado, sendo a nifedipina uma segunda opção com eficácia semelhante. O atosibano apresenta efeitos colaterais semelhantes aos observados com placebo e é mais seguro do que a nifedipina, embora mais caro.

O APOSTEL III, estudo multicêntrico randomizado que comparou resultados perinatais após 48 horas de tocólise com nifedipina *versus* atosibano em 510 gestantes com TPPT entre a 25ª e a 34ª semana de gestação, verificou que a prevalência de lesão cerebral foi alta nos RN nascidos antes de 32 semanas após o uso de tocolíticos e não foram encontradas diferenças significativas entre a nifedipina e o atosibano em termos de lesão cerebral.

Estudos de Doret & Kayem (2017) revelam que, em comparação com o placebo, os tocolíticos não estão associados à redução na mortalidade ou morbidade neonatal e, em comparação com os betamiméticos, a nifedipina está associada à redução dos casos de enterocolite necrosante, hemorragia intraventricular e síndrome do desconforto respiratório. Não há diferença entre a nifedipina e o atosibano no que diz respeito ao prognóstico neonatal. Betamiméticos, atosibano e nifedipina se mostram equivalentes em prolongar a gravidez por mais de 48 horas. Quando foi necessário postergar por um período mais longo (7 dias), o atosibano e a nifedipina se mostraram equivalentes. Quando utilizados em trabalho de parto prematuro espontâneo, o atosibano e a nifedipina apresentam nível de evidência B; os betamiméticos devem ser prescritos com restrições (nível de evidência C). A outra classe de tocolíticos não deve ser combinada (nível de evidência C).

Manutenção da tocólise

O tratamento tocolítico deve ser prescrito por até 48 horas (nível de evidência B). Estudos recentes revelam que, após o tratamento inicial, a terapia de manutenção com tocolíticos é ineficaz para prevenção do parto prematuro e melhora dos resultados neonatais. Uma metanálise não demonstrou diferenças entre a terapia de manutenção com sulfato de magnésio e o uso de agonistas dos receptores beta-adrenérgicos para prolongar a gravidez. O Food and Drug Administration adverte contra a manutenção do uso de terbutalina oral durante a gravidez em virtude da baixa eficácia e do potencial risco materno. A manutenção da tocólise com nifedipina é extremamente controversa principalmente nos EUA, local de maior utilização, mas estudos recentes descrevem que parece não conferir redução no parto prematuro ou melhorar os resultados neonatais.

Atualmente, alguns ensaios clinicos têm relatado o uso da progesterona para o prolongamento da gravidez. A progesterona vaginal foi utilizada em três ensaios e a progesterona micronizada oral em um. A dosagem de progesterona foi de 200 ou 400mg. A partir desses estudos, descobriu-se que a progesterona vaginal e a oral foram eficazes em prolongar o período de latência e aumentar o peso ao nascer. O uso de progesterona não aumentou a taxa de incidência de eventos adversos.

Segundo Wagner e cols. (2017), a hospitalização e a tocólise de curta duração, seguida do uso de progesterona vaginal até 34 semanas, são mais efetivas do que um protocolo que inclua hospitalação de longa duração, betamiméticos, antibióticos e repouso.

A identificação de gestantes que evoluirão para o parto pré-termo é extremamente difícil. Das gestantes com diagnóstico de TPPT, aproximadamente 30% evoluem para o parto espontaneamente e 50% das hospitalizadas terão parto a termo.

Contraindicações dos tocolíticos

A tocólise está contraindicada quando há riscos maternos ou fetais associados ao prolongamento da gravidez. Dentre as contraindicações, podem ser citadas:

1. **Contraindicações absolutas:** infecções intrauterinas (coriamnionite), insuficiência placentária, malformações fetais graves, doenças maternas graves de difícil controle ou descompensadas (p. ex., pré-eclâmpsia grave e hemorragias maternas), alteração da vitalidade fetal e óbito fetal.
2. **Contraindicações relativas:** rotura das membranas amnióticas (máximo de 48 horas para maturação pulmonar após avaliação da vitalidade fetal) e placenta prévia sem sangramento abundante.

Limites da tocólise

Não há evidência científica para propor uma tocólise em gestantes com dilatação avançada (nível de evidência C) nem prescrever uma tocólise após 34 semanas de gestação, assim como não há evidências que possibilitem definir um limite inferior de idade gestacional para a tocólise.

Uso de corticoides

A intervenção mais benéfica para a melhora dos resultados neonatais entre as gestantes com TPPT consiste na administração de corticoides em um único ciclo, recomendada para gestantes entre 24 e 34 semanas de gestação. Sua administração está fortemente associada à diminuição da morbimortalidade neonatal, uma vez que RN prematuros de mães que recebem corticoides apresentam menores gravidade e frequência de eventos respiratórios, hemorragia intracraniana, enterocolite necrosante e óbito quando comparados aos RN de gestantes que não receberam corticoides. Gestantes com rotura prematura de membranas ou gestações múltiplas em risco de TPPT também devem receber corticoides.

Dados recentes indicam que a betametasona diminui a morbidade respiratória quando administrada a mulheres no período pré-termo tardio, entre 34 e 36 semanas mais 6 dias, com risco de TPPT, quando comparadas com as que não a receberam previamente.

A repetição de um único curso de corticoides deve ser considerada em gestantes que receberam corticoterapia mais de 2 semanas antes do parto. Em gestantes que receberam corticoides no início da gravidez, não está claro se existe benefício com o uso de ciclos repetitivos. A betametasona e a dexametasona são os corticoides mais estudados e utilizados em Obstetrícia; administram-se 12mg de betametasona, em duas doses, IM, com intervalo de 24 horas, a qual deve ser iniciada o mais breve possível, mesmo que o parto pareça iminente e não haja tempo para administração do ciclo completo.

Sulfato de magnésio

Segundo revisão sistemática da Biblioteca Cochrane (2014), em 37 ensaios que incluíram 3.571 gestantes, o uso do sulfato de magnésio no TPPT não encontrou suporte, uma vez que não impediu o nascimento ou não reduziu os riscos neonatais.

No entanto, o sulfato de magnésio é eficaz no tratamento da pré-eclâmpsia e na neuroproteção fetal. Assim, estudos atuais sugerem que o uso do sulfato de magnésio antes do parto leva à ocorrência menos frequente de morbidades neurológicas, consolidando a relação entre o sulfato de magnésio e a neuroproteção em partos prematuros e reduzindo a ocorrência de paralisia cerebral quando administrado para promover neuroproteção. Embora complicações maternas sejam relatadas em menor número, o uso de sulfato de magnésio pode levar à insuficiência respiratória e à parada cardíaca. O tratamento com sulfato de magnésio reduz a gravidade e o risco de paralisia cerebral em RN prematuros e deve ser ulitizado até a 32ª semana de gestação.

Antibióticos

A infecção bacteriana intrauterina é uma causa importante de TPPT, principalmente em gestantes com idade gestacional inferior a 32 semanas. Teoriza-se que a inflamação/infecção estaria diretamente associada às contrações, justificando, em alguns estudos, a utilização de antibióticos; todavia, no TPPT com membranas amnióticas intactas não foram demonstrados benefícios em oito ensaios clínicos randomizados.

MANEJO NÃO FARMACOLÓGICO

Uma vez diagnosticado o TPPT, recomendam-se a redução da atividade materna e a hidratação com ou sem sedação a fim de reduzir a atividade uterina, embora não tenha sido demonstrada a sua eficácia; somente dois estudos, envolvendo 228 mulheres, constataram evidência de benefício com o uso de hidratação na prevenção do TPPT, embora possa ser útil para as mulheres desidratadas. Em uma revisão de três ensaios que envolveram 344 gestantes, analisando o uso de probióticos para prevenção do TPPT, não foi comprovada a sua efetividade.

Recomendações

Segundo o Colégio Americano de Ginecologia e Obstetrícia, as recomendações para as intervenções no TPPT são:

Nível A

- Um único curso de corticoides é recomendado para mulheres entre 24 e 34 semanas de gestação com risco de parto dentro de 7 dias.

- O sulfato de magnésio reduz a gravidade e o risco de paralisia cerebral em RN quando administrado até a 32ª semana de gestação.
- As evidências apoiam o tratamento tocolítico de curto prazo da gravidez (até 48 horas) para possibilitar a administração de esteroides pré-natais. A terapia de manutenção com tocolíticos é ineficaz para prevenir parto prematuro e melhorar os resultados neonatais.
- Os antibióticos não devem ser utilizados para prolongar a gestação ou melhorar os resultados neonatais em mulheres com parto prematuro e membranas intactas.

Nível B

- Para mulheres com membranas rompidas ou gestações múltiplas que correm risco de parto dentro de 7 dias, recomenda-se um único curso de corticoides entre 24 e 34 semanas de gestação.
- Um único curso de corticoides pode ser considerado a partir das 23 semanas de gestação para gestantes que correm risco de parto prematuro dentro de 7 dias, independentemente do estado da membrana.
- Um único curso de repetição de corticoides pré-natais deve, portanto, ser considerado em mulheres com menos de 34 semanas de gestação que correm risco de parto prematuro nos próximos 7 dias e cujo curso prévio de corticoides pré-natais foi administrado mais de 14 dias antes.
- O repouso no leito e a hidratação não demonstraram ser eficazes na prevenção de partos prematuros e não devem ser rotineiramente recomendados.
- Os valores preditivos positivos de um resultado positivo do teste de fibronectina fetal ou de um colo curto isoladamente são fracos e não devem ser usados exclusivamente para guiar a conduta médica ante a presença ou ausência de sintomas agudos.

RISCO DE RECORRÊNCIA DE TRABALHO DE PARTO PRÉ-TERMO

Em metanálise, Phillips e cols. (2017) identificaram risco absoluto de 30% de TPPT recorrente com menos de 37 semanas de gestação e de 23% de parto pré-termo.

PREVENÇÃO DO TPPT – USO DA PROGESTERONA

Desde 2003, Fonseca e cols. descreveram a administração de progesterona micronizada na prevenção do TPPT. Em 2009, relataram que se deve oferecer progesterona a gestantes com antecedentes documentados de parto espontâneo prévio em menos de 37 semanas e para aquelas com comprimento cervical curto, de 15mm ou menos.

Ashoush e cols. (2017) confirmam que a progesterona micronizada oral é eficaz na prevenção do TPPT. Esse tratamento tem como vantagens adicionais: administração oral, acessibilidade e alto perfil de segurança. Meis e cols. também relataram redução estatisticamente significativa na incidência de TPPT em gestantes que usaram progesterona (RR = 0,66º, IC 95%: 0,54 a 0,81). São recomendados 200mg/dia de progesterona micronizada para prevenção.

Os estudos atuais não apoiam a utilização do pessário e da cerclagem.

CONSIDERAÇÕES FINAIS

Para prevenção bem-sucedida do TPPT, pesquisas devem incorporar novas tecnologias e o reconhecimento de que vários fatores interagem com patógenos complexos e múltiplos na etiopatogenia do TPPT.

O conhecimento deve priorizar uma melhor definição do problema com a coleta de dados nacionais, a pesquisa de serviços de saúde, a investigação e a melhoria nos cuidados com a gestante e o RN. Assim, a criação de múltiplas estratégias que visem à redução do risco de TPPT se baseia em descobertas científicas sólidas que não devem perder de vista sua tradução efetiva em atendimento clínico.

Quanto aos agentes tocolíticos, nenhum teste demonstrou de modo convincente que possam reduzir os resultados adversos importantes em comparação com placebo ou nenhum tratamento. A evidência do ensaio aleatório é vital sobretudo porque não existe um teste de diagnóstico completamente preciso para o parto prematuro, assim como não há tantas pacientes disponíveis em trabalho de parto prematuro para testar as opções de tratamento.

Uma abordagem personalizada, com a integração de dados clínicos, fatores ambientais, medicamentos e genótipos para otimizar estratégias de prevenção e tratamento para TPPT, é urgente e necessária.

Estratégias efetivas para prevenir o TPPT podem ser implementadas individualmente (p. ex., suplementação de progesterona, cerclagem cervical, cessação do tabagismo), no nível clínico/hospitalar (políticas para evitar o nascimento pré-termo tardio e o nascimento prematuro não clínico), e no nível social (legislação antifumo para reduzir nos ambientes a fumaça do tabaco e medidas para melhoria da condição social).

Leitura complementar

Ashoush S, El-Kady O, Al-Hawwary G, Othman A. The value of oral micronized progesterone in the prevention of recurrent spontaneous preterm birth: a randomized controlled trial. Acta Obstet Gynecol Scand 2017 Sep 26. doi: 10.1111/aogs.13236.

C Roos, J YV, H CJ, Scheepers KWM, H JJ, J E. Fetal fibronectin status and cervical length in women with threatened preterm labor and the effectiveness of maintenance tocolysis. The Journal of Maternal-Fetal & Neonatal Medicine 2015. Disponível em: http://dx.doi.org/10.3109/14767058.2015.1053863.

CD Lamont, JS Jørgensen , RF Lamont. The safety of tocolytics used for the inhibition of preterm labour. Expert Opinion on Drug Safety 2016 DOI: 10.1080/14740338.2016.1187128.

Crowther CA, Brown J, McKinlay CJD, Middleton P. Magnesium sulphate for preventing preterm birth in threatened preterm labour. Cochrane Database of Systematic Reviews 2014, Issue 8. Art. No.: CD001060. DOI: 10.1002/14651858.CD001060.pub2.

Crowther CA, McKinlay CJD, Middleton P, Harding JE. Repeat doses of prenatal corticosteroids for women at risk of preterm birth for improving neonatal health outcomes. Cochrane Database of Systematic Reviews 2015, Issue 7. Art. No.: CD003935.DOI: 10.1002/14651858.CD003935.pub4.

Da Fonseca EB, Bittar RE, Damião R, Zugaib M. Prematurity prevention: the role of progesterone. Curr Opin Obstet Gynecol 2009 Apr; 21(2):142-7. doi: 10.1097/GCO.0b013e3283294770.

Ding M-X, Luo X, Zhang X-M, Bai B, Sun J-M, Qi H-B. Progesterone and nifedipine for maintenance tocolysis after arrested preterm labor: a systematic review and meta-analysis of randomized controlled trial. Taiwanese Journal of Obstetrics & Gynecology 55: 2016; 399e404.

Iams, JD; Berghella V. Care for women with prior preterm birth. American Journal of Obstetrics & Gynecology August 2010. doi: 10.1016/j.ajog.2010.02.004.

J Gynecol Obstet Biol Reprod (Paris) 2016 Dec; 45(10):1374-98. doi: 10.1016/j.jgyn.2016.09.018. Epub 2016 Oct 28.

Kenyon S, Boulvain M, Neilson JP. Antibiotics for preterm rupture of membranes. Cochrane Database of Systematic Reviews 2013, Issue 12. Art. No.: CD001058.DOI: 10.1002/14651858.CD001058.pub3.

KMJ Verdurmen, ADJ Hulsenboom, JOEH, van Laar SG Oei. Effect of tocolytic drugs on fetal heart rate variability: a systematic review. The Journal of Maternal-Fetal & Neonatal Medicine 2016 DOI: 10.1080/14767058.2016.1249844.

Manuck TA. Pharmacogenomics of preterm birth prevention and treatment: a review. BJOG 2016 February; 123(3):368-75. doi:10.1111/1471-0528.13744.

Moster D LieRT, Markestad T. Long-term medical and social consequences of preterm birth. N Engl J Med 2008; 359:262-73.

Neilson JP, West HM, Dowswell T. Betamimetics for inhibiting preterm labour. Cochrane Database of Systematic Reviews 2014, Issue 2. Art. No.: CD004352. DOI: 10.1002/14651858.CD004352.pub3.

Nijman TAJ et al. Nifedipine versus placebo in the treatment of preterm prelabor rupture of membranes: a randomized controlled trial, Eur J Obstet Gynecol 2016. Disponível em: http://dx.doi.org/10.1016/j.ejogrb.2016.08.024.

NS Green, K Damus, JL Simpson, and the March of Dimes Scientific Advisory Committee on Prematurity. Research agenda for preterm birth: Recommendation from the March of Dimes. American Journal of Obstetrics and Gynecology 2005; 193:626-35. doi:10.1016/j.ajog.2005.02.106.

Othman M, Alfirevic Z, Neilson JP. Probiotics for preventing preterm labour. Cochrane Database of Systematic Reviews 2007, Issue 1. Art. No.: CD005941. DOI: 10.1002/14651858.CD005941.pub2.

Predição do parto prematuro: avaliação sequencial do colo uterino e do teste para proteína-1 ligada ao fator de crescimento insulina-símile fosforilada. Rev Bras Ginecol Obstet 2013; 35(9):394-400.

Roberts D, Brown J, Medley N, Dalziel SR. Antenatal corticosteroids for accelerating fetal lung maturation for women at risk of preterm birth. Cochrane Database of Systematic Reviews 2017, Issue 3. Art. No.: CD004454. DOI: 10.1002/14651858.CD004454.pub3.

Roberts D, Brown J, Medley N, Dalziel SR. Antenatal corticosteroids for accelerating fetal lung maturation for women at risk of preterm birth. Cochrane Database of Systematic Reviews 2017, Issue 3. Art. No.: CD004454. DOI: 10.1002/14651858.CD004454.pub3.

Sentilhes L, Sénat M-V, Ancel P-Y. Prevention of spontaneous preterm birth: guidelines for clinical practice from the French College of Gynaecologysts and Obstetricians (CNGOF). European Journal of Obstetrics and Gynecology and Reproductive Biology. Disponível em: http://dx.doi.org/10.1016.j.ejogrb.2016.12.035.

Stan CM, Boulvain M, Pfister R, Hirsbrunner-Almagbaly P. Hydration for treatment of preterm labour. Cochrane Database of Systematic Reviews 2013, Issue 11. Art. No.: CD003096. DOI: 10.1002/14651858.CD003096.pub2.

The American College of Obstetricians and Gynecologists. Practice Bulletin. Number 171, October 2016. Vol. 128, No. 4, October 2016.

The American College of Obstetricians and Gynecologists. Practice Bulletin Summary. Number 171, October 2016. Vol. 128, No. 4, October 2016. Disponível em: http://dx.doi.org/10.1097/AOG.0000000000001711.

Van Vliet, Elvira OG et al. Nifedipine versus atosiban for threatened preterm birth (APOSTEL III): a multicentre, randomised controlled trial. Lancet 387 (10033): 2117-24.

Wagner P, Sonek J, Abele H et al. Arch Gynecol Obstet 2017; 296:27. doi: 10.1007/s00404-017-4389-6.

Xu YJ, Ran LM, Zhai SS et al. Evaluation of the efficacy of atosiban in pregnant women with threatened preterm labor associated with assisted reproductive technology. Eur Rev Med Pharmacol Sci 2016 May; 20(9):1881-7.

Zugaib M. Zugaib Obstetrícia. Editora Manole 3 ed. 2016: 680-706.

CAPÍTULO 49

Terapia Intrauterina para Sequestro Broncopulmonar e Malformação Adenomatoide Cística

Rogelio Cruz Martinez

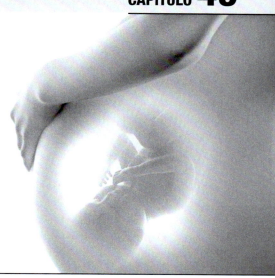

INTRODUÇÃO

As lesões hiperecogênicas do pulmão fetal mais comuns são a malformação adenomatoide cística (MAC) congênita e o sequestro broncopulmonar (SBP) congênito, os quais são geralmente considerados anormalidades do desenvolvimento do pulmão fetal e complicam cerca de 1 a cada 3.000 nascimentos. O SBP é uma lesão pulmonar sólida de tecido pulmonar não funcionante, um lobo supranumerário do pulmão que não tem conexão com a árvore traqueobrônquica e recebe seu suprimento sanguíneo de uma artéria nutriente sistêmica aberrante, que se origina comumente da aorta descendente.

A MAC é caracterizada por ausência de alvéolos normais e proliferação adenomatoide excessiva, além de dilatação cística dos bronquíolos respiratórios terminais, de 1mm a mais de 10cm de diâmetro e que se originam habitualmente de um lobo do pulmão fetal. A classificação clínica atual se baseia predominantemente nas características ecográficas, como macrocística, monocística (massa sólida) e um componente misto de tipos tanto sólidos como macrocísticos. Em alguns casos há evidências histológicas de um componente misto entre a MAC e o SBP e também alguns casos híbridos em que as lesões pulmonares apresentam uma aparência histológica e ecográfica de MAC juntamente com um suprimento arterial sistêmico semelhante àquele do SBP, sugerindo que parte dessas lesões pode ter origem embriológica comum.

Este capítulo enfoca os avanços nas técnicas de terapia intrauterina para fetos complicados por grandes anomalias pulmonares (SBP, MAC e lesões híbridas) com risco de morte perinatal.

DESCRIÇÃO TÉCNICA, VANTAGENS E LIMITAÇÕES DO MÉTODO DIAGNÓSTICO

O diagnóstico pré-natal da MAC se baseia na demonstração de uma massa uniformemente hiperecogênica que aparece como uma lesão sólida (MAC microcística), como cistos desprovidos de ecos (macrocística) ou como um tumor multicístico de estroma ecogênico (tipo misto), geralmente unilateral e envolvendo um lobo do pulmão e recebendo seu suprimento sanguíneo classicamente da artéria pulmonar.

O SBP é identificado como uma lesão ecogênica triangular uniformemente bem definida, geralmente unilateral, supradiafragmática e envolvendo o lobo inferior do pulmão. Seu sinal patognomônico é a evidência de um suprimento arterial sistêmico proveniente de um ramo aberrante da aorta descendente, que pode ser detectado com o uso da ultrassonografia Doppler espectral ou de potência. Em pequena proporção dos casos, as massas pulmonares císticas podem ter um suprimento vascular sistêmico proveniente da aorta e não da artéria pulmonar e são designadas como lesões híbridas, constituindo uma combinação tanto de MAC como de SBP.

Alguns sinais indiretos podem ser encontrados no exame sonográfico como complicação das massas pulmonares. A presença de grandes lesões pulmonares pode induzir a compressão do esôfago, ocasionando dificuldades na deglutição do líquido amniótico, as quais acarretam polidrâmnio com risco subsequente mais alto de parto pré-termo. Além disso, alguns casos podem vir a apresentar outros sinais ultrassonográficos, como desvio do mediastino com deslocamento do coração para a parte contralateral do tórax, derrame pleural maciço com compressão pulmonar bilateral e risco mais alto de morbidade respiratória. Do mesmo modo, em estágios avançados e secundariamente à obstrução do retorno da veia cava inferior ou à compressão cardíaca direta pela massa pulmonar, alguns casos passam a apresentar hidropisia fetal (que se manifesta como ascite fetal, derrames pleurais e pericárdicos, edema da pele e do couro cabeludo), com risco elevado de feto natimorto.

Assim, depois de identificada uma massa pulmonar, é necessária a avaliação de sua localização, tamanho, ecogenicidade e suprimento sanguíneo por meio de Doppler espectral e Power Doppler. O volume da massa pulmonar pode ser calculado usando-se a razão volume-cabeça (RVC) da MAC, que é obtida dividindo-se o volume da massa pulmonar (cm³) = [comprimento (cm) × altura (cm) × largura (cm) × 0,52] pela circunferência da cabeça (cm). Fetos com RVC > 1,0 apresentam risco aumentado de desenvolvimento de hidropisia em comparação com aqueles com menos de 1,0. Da mesma maneira, casos com tamanho pulmonar (razão pulmão-cabeça observada/esperada) < 45% ou razão massa-tórax < 0,51 têm risco muito mais alto de evolução perinatal final adversa ou de necessidade de intervenção fetal.

A ecocardiografia fetal deve ser realizada para avaliação de triagem de malformações cardíacas congênitas potenciais. Dependendo do tipo e do tamanho da lesão pulmonar, a vigilância ecográfica deve ser efetuada semanalmente para avaliação do volume da massa pulmonar, do volume do líquido amniótico e da medida transvaginal do comprimento cervical. Além disso, no monitoramento desses fetos deve-se proceder também à avaliação de parâmetros da função cardíaca, como Doppler do canal venoso e regurgitação tricúspide, para identificação da ocorrência precoce de hidropisia.

INDICAÇÕES E APLICABILIDADE CLÍNICA

Casos com lesões pulmonares pequenas e sem hidrotórax apresentam sobrevida > 95%, e a maior parte das massas pulmonares regride no período pré-natal com o tratamento expectante e remite em até 50% dos pacientes sem a necessidade de cirurgia pós-natal. Nesses casos de baixo risco, o tratamento expectante durante a gravidez, com acompanhamento ultrassonográfico continuado e cirurgia pós-natal, parece ser uma recomendação razoável. A toracotomia pós-natal acompanhada de lobectomia para lesões pulmonares congênitas é indicada frequentemente pelo tamanho da massa ou por sintomas como angústia respiratória, hidrotórax ou pneumotórax. Além disso, alguns estudos relataram que 10% das MAC podem se associar a risco aumentado de desenvolvimento de blastoma pleuropulmonar, o que abre a possibilidade de intervenções cirúrgicas oportunas até mesmo em recém-nascidos assintomáticos para a prevenção do risco potencial de uma condição maligna.

Todavia, uma proporção significativa dos casos apresenta o crescimento rápido e progressivo com o desenvolvimento de derrame pleural e hidropisia e, portanto, com risco mais alto de morte perinatal. Há consenso de que o melhor fator de predição pré-natal do prognóstico é, em primeiro lugar, o tamanho

relativo da massa torácica e, em segundo, o desenvolvimento de derrame pleural ou hidropisia fetal como complicação. Na presença de derrame pleural maciço e/ou de hidropisia, portanto, a mortalidade aumenta para quase 100%, em virtude, principalmente, da insuficiência cardíaca fetal e da hipoplasia pulmonar extremamente grave. Como os casos com hidrotórax maciço ou hidropisia têm prognóstico sombrio em razão do risco de hipoplasia pulmonar grave e insuficiência cardíaca, com morte perinatal subsequente, nos casos em que a interrupção da gravidez não for uma opção deve ser considerada a terapia fetal para melhorar a probabilidade de sobrevida.

Os principais critérios de inclusão para intervenção fetal são os seguintes:

- Massa pulmonar sólida ou cística com derrame pleural maciço.
- Massa pulmonar sólida ou cística com hidropisia.

Critérios adicionais:

- Desvio mediastinal grave com dextroposição cardíaca.
- Compressão pulmonar grave.
- Polidrâmnio (bolsão vertical máximo > 8cm).

Critérios de exclusão:

- Outras malformações congênitas.
- Anormalidades cromossômicas.
- Gestações gemelares.
- Idade gestacional > 34 semanas.

TRATAMENTO
Massas pulmonares macrocísticas

A colocação de uma derivação toracoamniótica com drenagem intrauterina do cisto sob orientação ultrassonográfica constitui a primeira linha de tratamento para massas pulmonares macrocísticas (Figura 49.1). Sob anestesia materna local, um trocarte 5F é introduzido por via percutânea na cavidade amniótica através do abdome e da parede uterina da mãe e em seguida até a cavidade pleural através do tórax fetal, em que é introduzido um cateter em *pigtail* duplo (Harrison ou Rocket), colocando-se sua parte distal na cavidade pleural e sua parte proximal na cavidade amniótica. Séries clínicas relataram taxas globais de sobrevida variando de 50% a 74%, favoravelmente comparáveis a controles históricos em tratamento expectante. A principal limitação dessa técnica terapêutica é poder tornar necessárias inserções repetidas de uma derivação em razão do deslocamento ou da obstrução desta, aumentando o risco de rotura prematura pré-termo da bolsa amniótica.

Malformação adenomatoide microcística congênita

Essas anomalias pulmonares têm um achado pré-natal em comum: um pulmão maciçamente aumentado de tamanho que deforma o tórax fetal, induzindo uma reversão na convexidade

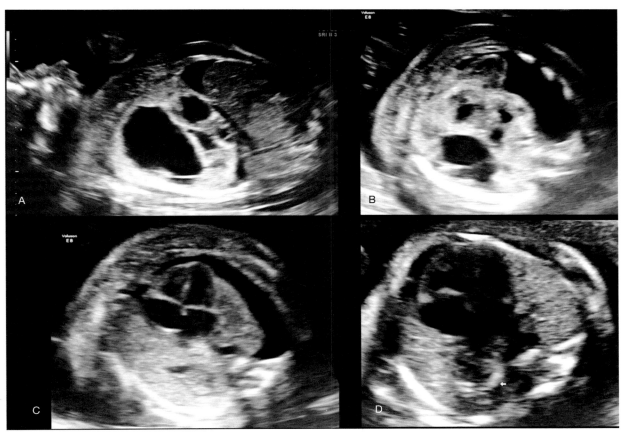

Figura 49.1A a D Lesões pulmonares macrocísticas.

diafragmática, um desvio do mediastino com deslocamento do coração para a parte contralateral do tórax e hipoplasia pulmonar contralateral (Figura 49.2). Em contraste com as lesões pulmonares macrocísticas, as opções terapêuticas são limitadas em casos de grandes MAC microcísticas que vêm a desenvolver hidropisia.

As derivações toracoamnióticas não podem ser colocadas porque, por definição, a aparência da massa pulmonar é sólida e não há grandes cistos para serem drenados. Diferentes intervenções fetais foram propostas na tentativa de melhorar o prognóstico. Estudos preliminares utilizando cirurgia fetal aberta, com a ressecção da lesão entre a 22ª e a 32ª semana de gestação, relataram uma sobrevida de 50%. Do mesmo modo, a ablação percutânea a *laser* das lesões microcísticas foi proposta, mas com resultados desapontadores.

Em dois relatos anteriores foi efetuada a escleroterapia percutânea com a injeção de etanolamina ou polidocanol na massa pulmonar de seis fetos com MAC e hidropisia, incluindo dois casos com MAC microcística sólida (tipo III). Os autores relataram a redução progressiva no tamanho da massa pulmonar em todos os casos, exceto em um, com sobrevivência global de 83% (5/6). Todavia, alguns dos casos apresentaram morbidade pós-natal significativa, como sepse neonatal, retardo do neurodesenvolvimento e disfunção pulmonar. Além disso, como a MAC tem uma comunicação direta com a árvore traqueobrônquica, a escleroterapia fetal pode afetar igualmente o parênquima pulmonar fetal normal e, por essa razão, são necessários estudos adicionais para melhor delineamento do risco e dos benefícios do procedimento.

Levando em conta a hipótese anterior de um papel da obstrução brônquica como um mecanismo possível para o desenvolvimento da MAC microcística, especulamos que uma obstrução distal do brônquio principal poderia simular uma grande MAC microcística e recomendamos uma broncoscopia fetal diagnóstica como uma opção terapêutica para a melhora da sobrevida (Figura 49.3).

Além da cirurgia fetal, foram publicados relatos sobre tratamentos não invasivos. Séries pequenas de casos relataram um efeito negativo potencial do tratamento esteroide pré-natal sobre o crescimento da MAC microcística com efeito positivo considerável sobre a resolução da hidropisia e a sobrevida. Curran e cols. e Peranteau e cols. relataram redução > 70% no volume da MAC, resolução da hidropisia > 80%, ocorrendo em média 30 dias depois da aplicação, e sobrevida > 90% nos casos tratados mediante o uso materno de betametasona (12mg por via intramuscular, em duas doses, no intervalo de 24 horas). Os casos diagnosticados depois da 32ª semana de gestação podem beneficiar-se do parto planejado, da terapia esteroide pré-natal ou do uso da terapia *ex utero* intraparto (EXIT) em vez da terapia fetal invasiva.

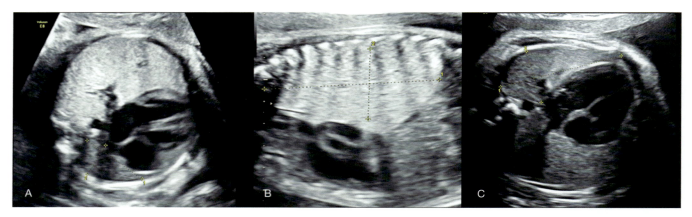

Figura 49.2A a C Malformação adenomatoide cística congênita causando desvio torácico.

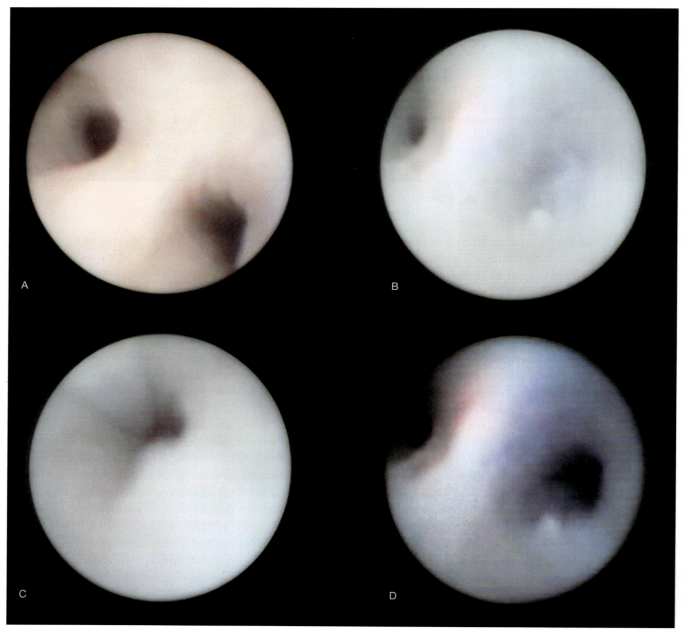

Figura 49.3A a D Broncoscopia fetal para tratamento de MAC microcística.

Sequestro broncopulmonar

Em casos de SBP com derrame pleural e/ou hidropisia, a realização de derivações toracoamnióticas foi proposta na tentativa de reduzir o risco de hipoplasia pulmonar e hidropisia. No entanto, essa modalidade terapêutica não se associa a uma sequência de regressão da massa pulmonar. Evidências preliminares demonstraram que a oclusão do vaso sanguíneo nutriz por coagulação a *laser* sob orientação ultrassonográfica ou por injeção de esclerosantes também pode associar-se a melhora na sobrevivência e também a uma necessidade menor de remoção pós-natal do tumor, porém são necessários mais estudos antes de se considerar essa intervenção como uma opção terapêutica.

A ablação a *laser* da artéria alimentadora sob orientação ultrassonográfica foi relatada originalmente por Oepkes e cols. Depois do primeiro relatório em 2007, nós e outros autores fornecemos evidências demonstrando os benefícios potenciais dessa intervenção fetal minimamente invasiva na melhora da sobrevida de fetos complicados por SBP sob risco de morte perinatal.

Técnica cirúrgica

Sob anestesia materna local e anestesia fetal com fentanil (15mg/kg), vecurônio (0,2μg/kg) e atropina (0,2μg/kg), com visibilização transversal do tórax fetal no início da artéria alimentadora e com o uso do Doppler colorido para evitar os vasos uterinos, introduz-se uma agulha 18G percutaneamente através da parede uterina e pelo tórax fetal até a massa pulmonar, sendo essa agulha avançada 2mm acima pelo ramo proximal da principal artéria alimentadora sistêmica. Aí a fibra *laser* é avançada através da agulha para se obter contato com a artéria alimentadora e é então coagulada com o uso de um *laser* diodo com fibra de 600nm em níveis de potência de 25W por 5 a 10 segundos (Figura 49.4). Caso o Doppler de potência demonstre um fluxo residual na massa pulmonar, a coagulação é repetida até a cessação total do fluxo sanguíneo.

Durante a preparação do procedimento, a fibra *laser* é introduzida pela agulha para expor o comprimento de fibra desejado e fixada por meio de um conector em Y, de modo que apenas uma extensão conhecida da fibra (2mm) seja avançada durante o procedimento. Antes da retirada da agulha, hidrotórax fetal é drenado. Caso o Doppler demonstre um fluxo sanguíneo residual na massa pulmonar, marca-se um procedimento adicional para 24 a 72 horas após a intervenção fetal até que o suprimento sanguíneo seja inteiramente desfeito. Uma tocólise profilática com 100mg de indometacina é administrada durante a cirurgia fetal e até 24 horas após. As pacientes recebem alta em 24 a 48 horas após o procedimento fetal.

Nossos estudos demonstraram que a rotura completa do suprimento sanguíneo para a massa pulmonar induz um processo de necrose na lesão sólida e promove a regressão da massa pulmonar, o desaparecimento dos derrames fetais e a normalização do crescimento pulmonar (Figura 49.5). Nossos estudos longitudinais mostraram que a resolução da hidropisia ocorre, em média, 1 semana após o procedimento a *laser* e que o desaparecimento espontâneo do derrame pleural remanescente se dá, em média, 3 semanas após a cirurgia fetal. Do mesmo modo, todos os casos evidenciaram uma sequência de regressão da massa pulmonar e a normalização do crescimento pulmonar, em média, 8 a 10 semanas após a intervenção fetal. Além disso, a necessidade de cirurgia neonatal (sequestrectomia) foi evitada em todos esses casos.

Demonstramos que essa técnica de cirurgia fetal também traz benefícios em termos da melhora da sobrevida em casos com lesões císticas pulmonares e suprimento sanguíneo sistêmico (Figura 49.6). Nesse estudo, 60% dos casos demonstra-

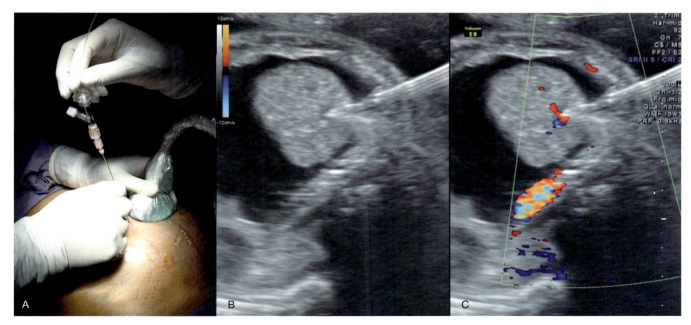

Figura 49.4A a C Coagulação de artéria nutridora do sequestro broncopulmonar.

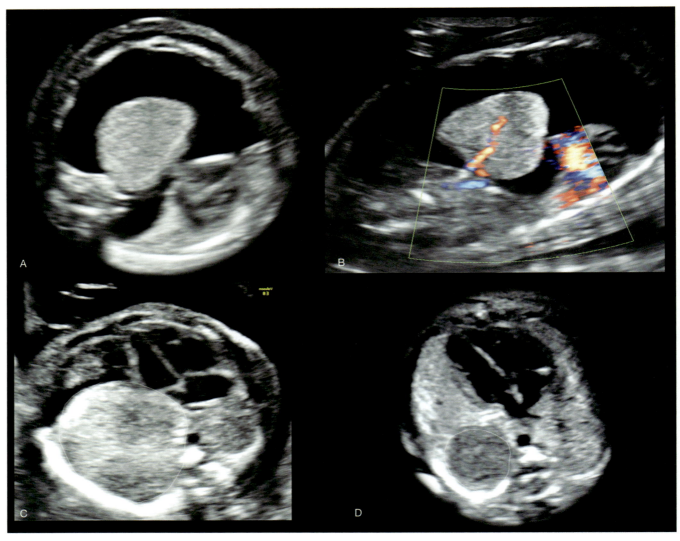

Figura 49.5A a **D** Evolução do sequestro broncopulmonar após ablação com *laser*.

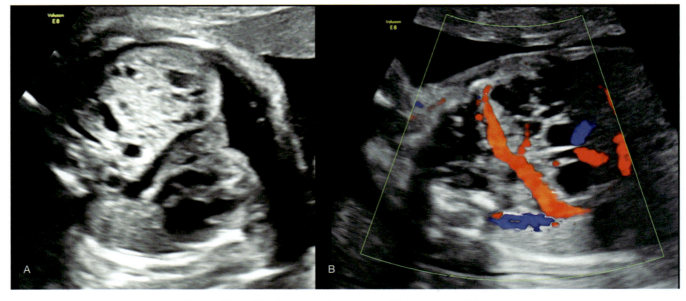

Figura 49.6A e **B** Lesão cística pulmonar com nutrição sanguínea sistêmica.

ram redução progressiva de toda a massa pulmonar, semelhante à observada em casos apresentando SBP. Todavia, em cerca de 40% dos casos foi evidenciada regressão parcial da massa pulmonar, demonstrando uma parte cística que permaneceu inalterada após a cirurgia fetal e tornando necessária, portanto, a ressecção cirúrgica pós-natal. Assim, essa modalidade terapêutica parece ser superior às técnicas anteriores.

CONSIDERAÇÕES FINAIS

A MAC e o SBP isolados em geral não se associam a anormalidades cromossômicas ou a causas genéticas. Todavia, em até 2% dos casos podem estar associados a outras malformações congênitas, como hérnia diafragmática congênita e cardiopatias congênitas. Na presença de qualquer uma dessas malformações associadas, o risco de anormalidades cromossômicas aumenta em 40% a 50% e torna necessária a análise do cariótipo.

Em virtude dos riscos potenciais da intervenção fetal, especialmente rotura prematura pré-termo da bolsa amniótica, e em uma proporção significativa dos casos a massa pulmonar regridir espontaneamente com a evolução da gravidez, a intervenção fetal deve ser considerada unicamente naqueles casos com grandes lesões pulmonares em risco de morte perinatal (isto é, aqueles que apresentam compressão pulmonar grave e derrame pleural ou hidropisia).

Leitura complementar

Adzick NS, Harrison MR, Crombleholme TM, Flake AW, Howell LJ. Fetal lung lesions: management and outcome. Am J Obstet Gynecol 1998; 179:884-9.

Adzick NS, Harrison MR, Flake AW, Howell LJ, Golbus MS, Filly RA. Fetal surgery for cystic adenomatoid malformation of the lung. J Pediatr Surg 1993; 28:806-12.

Adzick NS. Management of fetal lung lesions. Clin Perinatol 2009; 36:363-76.

Bermudez C, Perez-Wulff J, Arcadipane M et al. Percutaneous fetal sclerotherapy for congenital cystic adenomatoid malformation of the lung. Fetal Diagn Ther 2008; 24:237-40.

Bruner JP, Jarnagin BK, Reinisch L. Percutaneous laser ablation of fetal congenital cystic adenomatoid malformation: too little, too late? Fetal Diagn Ther 2000; 15:359-63.

Cavoretto P, Molina F, Poggi S, Davenport M, Nicolaides KH. Prenatal diagnosis and outcome of echogenic fetal lung lesions. Ultrasound Obstet Gynecol 2008; 32:769-83.

Crombleholme TM, Coleman B, Hedrick H et al. Cystic adenomatoid malformation volume ratio predicts outcome in prenatally diagnosed cystic adenomatoid malformation of the lung. J Pediatr Surg 2002; 37:331-8.

Cruz-Martinez R, Martinez-Rodriguez M, Bermudez-Rojas M et al. Fetal surgery by full laser ablation of the feeding artery for cystic lung lesions with systemic arterial blood supply (hybrid lung lesions). Ultrasound Obstet Gynecol 2016.

Cruz-Martinez R, Mendez A, Duenas-Riano J et al. Fetal laser surgery prevents fetal death and avoids the need for neonatal sequestrectomy in cases with bronchopulmonary sequestration. Ultrasound Obstet Gynecol 2015; 46:627-8.

Cruz-Martinez R, Mendez A, Perez-Garcilita O et al. Fetal bronchoscopy as a useful procedure in a case with prenatal diagnosis of congenital microcystic adenomatoid malformation. Fetal Diagn Ther 2015; 37:75-80.

Cruz-Martinez R, Nieto-Castro B, Martinez-Rodriguez M et al. Thoracic changes after full laser ablation of the feeding artery in fetuses with bronchopulmonary sequestration Fetal Diagn Ther 2017; in press.

Cruz-Martinez R. Cystic and echogenic lungs. In: Visual Encyclopedia for Ultrasound in Obstetrics and Gynecology (visuog). Disponível em: www.visuog.com.

Curran PF, Jelin EB, Rand L, Hirose S, Feldstein VA, Goldstein RB, Lee H. Prenatal steroids for microcystic congenital cystic adenomatoid malformations. J Pediatr Surg 2010; 45:145-50.

Grethel EJ, Wagner AJ, Clifton MS et al. Fetal intervention for mass lesions and hydrops improves outcome: a 15-year experience. J Pediatr Surg 2007; 42:117-23.

Hedrick HL, Flake AW, Crombleholme TM, Howell LJ, Johnson MP, Wilson RD, Adzick NS. The ex utero intrapartum therapy procedure for high-risk fetal lung lesions. J Pediatr Surg 2005; 40:1038-43; discussion 1044.

Hellmund A, Berg C, Geipel A et al. Prenatal diagnosis and evaluation of sonographic predictors for intervention and adverse outcome in congenital pulmonary airway malformation. PLoS One 2016; 11:e0150474.

Hutchin P, Friedman PJ, Saltzstein SL. Congenital cystic adenomatoid malformation with anomalous blood supply. J Thorac Cardiovasc Surg 1971; 62:220-5.

Lee FL, Said N, Grikscheit TC, Shin CE, Llanes A, Chmait RH. Treatment of congenital pulmonary airway malformation induced hydrops fetalis via percutaneous sclerotherapy. Fetal Diagn Ther 2012; 31:264-8.

Lopoo JB, Goldstein RB, Lipshutz GS, Goldberg JD, Harrison MR, Albanese CT. Fetal pulmonary sequestration: a favorable congenital lung lesion. Obstet Gynecol 1999; 94:567-71.

Mallmann MR, Geipel A, Bludau M et al. Bronchopulmonary sequestration with massive pleural effusion: pleuroamniotic shunting vs intrafetal vascular laser ablation. Ultrasound Obstet Gynecol 2014; 44: 441-6.

Oepkes D, Devlieger R, Lopriore E, Klumper FJ. Successful ultrasound-guided laser treatment of fetal hydrops caused by pulmonary sequestration. Ultrasound Obstet Gynecol 2007; 29:457-9.

Ong SS, Chan SY, Ewer AK, Jones M, Young P, Kilby MD. Laser ablation of foetal microcystic lung lesion: successful outcome and rationale for its use. Fetal Diagn Ther 2006; 21:471-4.

Peranteau WH, Wilson RD, Liechty KW et al. Effect of maternal betamethasone administration on prenatal congenital cystic adenomatoid malformation growth and fetal survival. Fetal Diagn Ther 2007; 22:365-71.

Salomon LJ, Audibert F, Dommergues M, Vial M, Frydman R. Fetal thoracoamniotic shunting as the only treatment for pulmonary sequestration with hydrops: favorable long-term outcome without postnatal surgery. Ultrasound Obstet Gynecol 2003; 21:299-301.

Stocker JT, Madewell JE, Drake RM. Congenital cystic adenomatoid malformation of the lung. Classification and morphologic spectrum. Hum Pathol 1977; 8:155-71.

Wilson RD, Hedrick HL, Liechty KW et al. Cystic adenomatoid malformation of the lung: review of genetics, prenatal diagnosis, and in utero treatment. Am J Med Genet A 2006; 140:151-5.

Witlox RS, Lopriore E, Walther FJ et al. Single-needle laser treatment with drainage of hydrothorax in fetal bronchopulmonary sequestration with hydrops. Ultrasound Obstet Gynecol 2009; 34:355-7.

Apêndices

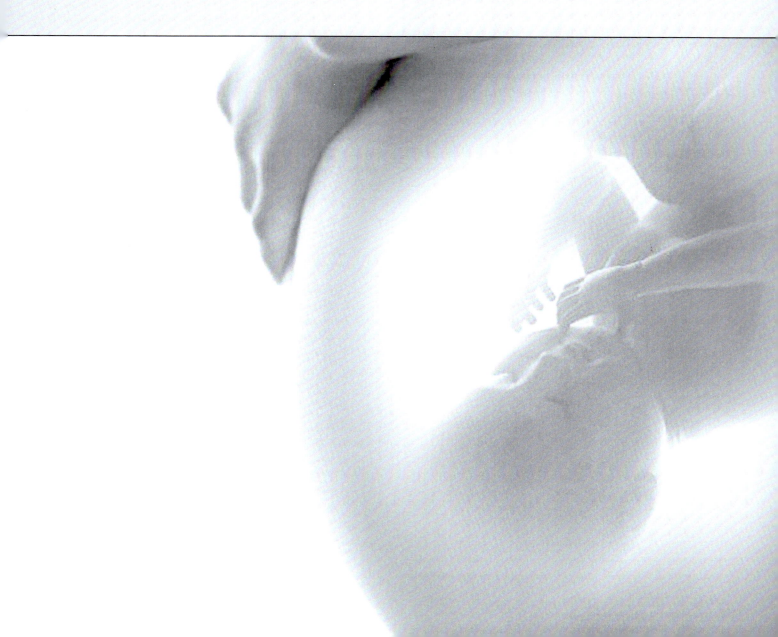

CHAPTER 4

First Trimester Morphological Ultrasound

Jesús Rodriguez Calvo
Danielle Bittencourt Sodré Barmpas
Robert Lachmann

INTRODUCTION

The primary aims of the first trimester scan are to establish gestational age from the measurement of fetal Crown-rump length (CRL), detect multiple pregnancies and determine chorionicity as it is the most important prognostic marker in those pregnancies. In addition, it is possible and helpful to check for markers of chromosomal abnormalities (nuchal translucency thickness, ductus venosus flow, tricuspid valve flow and nasal bone).

In recent years, ultrasound image quality has been improved. This improvement has encouraged research to increase the detection of so far not detectable fetal abnormalities in the first trimester. Consequently, the first trimester scan has evolved by including a basic checklist for examination of fetal anatomy with the intention of diagnosing fetal abnormalities, wich are either lethal or are associated with severe handicap, so that multidisciplinary follow-up and management can be planned and the parents can have the option of earlier and safer pregnancy termination, in countries where termination is legal. The effort to improve the early detection of fetal defects should not be deterred by the lack of antenatal management options, since, the nuchal scan provides the opportunity to screen for major structural abnormalities and there are many advantages to examining fetal anatomy in the first trimester [1]:

- Early detection of an abnormality allows more time to investigate and decide upon appropriate management and treatment options.
- If a severe structural abnormality is detected then termination may be offered without the need for further invasive tests such as chorionic villus sampling or amniocentesis.
- It allows the option of an early versus late termination of pregnancy with a resulting decrease in surgical complications and psychiatric morbidity.
- It may help to protect a patient's privacy if they choose to terminate as the pregnancy is generally not physically obvious at this stage and many couples choose to delay announcement until the completion of the first trimester.
- It may identify fetuses with abnormalities, which would miscarry spontaneously, providing an opportunity to investigate the cause of the abnormalities, for example by karyotyping.
- The reassurance of normality is beneficial, especially in pregnancies that are high risk.

Regarding the concept "Turning the pyramid of care" which was introduced by Professor Kypros Nicolaides in 2010, at the time of the first trimester screening there are three subgroups of fetal abnormalities: always detectable defects, potentially detectable defects and defects which can so far not be detected [2].

Standard measurements at 11 – 13+6 weeks of gestation are the crown-rump-length (CRL) and nuchal translucency (NT) [3]. The head circumference may be used for dating from 14 weeks on. Further measurements are optional. There is evidence, that the high-risk population of the following so far potentially detectable defects can be detected in this very cross-section (open spina bifida, cystic posterior fossa abnormalities (i. E. Dandy Walker malformation and others), agenesis of corpus callosum, cleft lip and palate) at 11-13 weeks [4-14].

A detailed anatomical survey gives the highest detection rates at 20-22 weeks, but many anatomical structures can already be identified at 11 to 13 weeks of gestation. The visualisation of details is depending on a variety of factors such as the fetal size (45 – 84 mm), the route (transvaginal vs transabdominal), the maternal habitus, the resolution of the ultrasound machine and the training of the operator. In many cases a reliable assessment can be achieved today using the transabdominal route.

There is evidence that increased nuchal translucency itself is a good marker for fetal defects since in fetuses with increased NT the risk for specific fetal defects is increased [15]. The frequency of major abnormalities is shown in Table 1 and has been described by Kypros Nicolaides. Abnormalities which are typically associated with an increased NT are major cardiac defects, congenital diaphragmatic hernia, omphalocele, megacystis, body stalk anomaly and skeletal abnormalities. A normal NT is typically seen in fetuses with acrania, ventriculomegaly, holoprosencephaly, spina bifida and gastroschisis.

EARLY FETAL ANOMALY SCAN

The following structures can usually be assessed [16]:

a) Head and Brain: The head and brain can be simultaneously assessed when the BPD is measured. In a transverse section the ovoid shape of the fetal head, the intact bone of the skull and the falx cerebri separating both hemispheres can be demonstrated. Both choroid plexuses are prominent in early gestation filling almost completely the lateral ventricles sometimes slightly asymmetrical. A mid-sagittal section of the fetal head is the basis for the measurement of the NT. Additional structures of the fetal brain in the posterior fossa should also be considered, such as the fourth ventricle, intracranial translucency (IT), cisterna magna, brain stem and brain stem to occipital bone ratio as they may be helpful in early detection of open spina bifida.

b) Face: The face ist best viewed in a mid-sagittal plane (profile) in frontal and/or coronal views demonstrating the eyes and maxilla and mandible.

c) Neck and Spine: The standard view to measure NT is a dorsoposterior or dorsoanterior mid-sagittal plane of the fetus.

If the nuchal is increased additional transversal views may be helpful to asses more details. An increased NT is associated with an increased risk of fetal anomalies. The spine can be best viewed in sagittal and transversal planes but many anomalies may remain undetected at 11 – 13+6 weeks.

d) Heart and Thorax: The heart, lungs and thorax can best be viewed at the level of the four chamber view. Lungs should appear symmetrical, with homogeneous echogenicity and no effusions. The heart occupies about 1/3rd of the thorax. The heart rate may be measured.

The measurement of the NT, of the flow across the tricuspid valve and in the Ductus venosus is an indirect method of screening for cardiac defects [17].

The basic principles of echocardiography are the same as ultrasound examination of the heart in the second or third trimester but colour flow mapping has a more important role in the first trimester[18]. A systematic approach should be used which includes assessment of the fetal position and orientation, examination of the four-chamber view to assess heart size, position, axis, chamber sizes and the crux, assessment of the tricuspid valve and slow sweep upwards towards the head from the four-chamber plane in order to identify the great arteries.

d.1. Assessment of the fetal position and orientation

The position of the abdominal aorta and inferior vena cava at the level of the diaphragm may be clear enough to determine the atrial situs. The stomach and cardiac apex can always be identified and should both be on the left.

d.2. Examination of the four-chamber view

This should be assessed in both apical and septal views. The cardiac apex should point to the left and its axis should be around 45º. Colour flow mapping should delineate the flow into both ventricles and gives an indication of the ventricular size.

d.3. Assessment of the tricuspid valve

The presence or absence of tricuspid regurgitation (TR) is determined by pulsed-wave Doppler during fetal quiescence. The presence of TR is best detected by colour flow mapping. If TR is seen on colour, a sample volume of 2.0-3.0 mm is positioned above the tricuspid valve in an apical four-chamber view such that the angle to the direction of flow is <20º. The colour Doppler will demonstrate the direction of the regurgitation jet, which may vary its direction within the right atrium. Tricuspid regurgitation is diagnosed if it spanned at least half of the systole and with a peak velocity of >80 cm/s, since aortic or pulmonary arterial blood flow at this gestation can produce a maximum velocity of 50 cm/s. Examples of CHD associated with tricuspid regurgitation are atrioventricular septal defect, Ebstein's anomaly, and pulmonary atresia with intact ventricular septum.

Table 1 Association of increased Nuchal Translucency and frequency of major fetal abnormalities in fetuses with a normal karyotype [30].

Nuchal Translucency	Major fetal abnormalities with normal karyotype
<95th centile	1.6 percent
95th-99th centile	2.5 percent
3.5-4.4 mm	10 percent
4.5-5.4 mm	18.5 percent
5.5-6.4 mm	24.2 percent
>6.5 mm	46.2 percent

d.4. Slow sweep upwards towards the head from the four-chamber plane

The left outflow appears first in the heart with concordant ventriculo arterial connections and continues as the aorta, initially directed towards the right shoulder. At a slightly higher level, the pulmonary artery arises anteriorly from the right ventricle and passes almost directly posteriorly, in continuity with the arterial duct. Slightly higher still, the aortic arch is seen close to the right side of the arterial duct as the two converge to meet the descending aorta, in their usual V shape. Colour flow mapping is useful in delineating the great arteries.

Failure to visualise the two great arteries should raise the suspicion of a cardiac abnormality. Identification of a single blood vessel may be associated with a diagnosis of a common arterial trunk, aortic atresia or severe coarctation, pulmonary atresia with intact ventricular septum or tetralogy of Fallot. If the normal 'crossover' relationship between the aorta and pulmonary artery is not seen, transposition of the great arteries should be excluded.

f) Abdomen: both sagittal and transversal views are important to assess the anterior abdominal wall and internal abdominal organs. The following landmarks should be looked at: stomach, urinary bladder and intact abdominal wall. Using color doppler the umbilical arteries around the urinary bladder can be visualized. Occasionally, kidneys and adrenal glands can be visualized. A physiological omphalocele may be noted from 9 to 11+4 weeks.

g) Extremities: The extremities can usually be clearly demonstrated. The presence of three segments and the bony components on each extremity should be looked at. If possible, fingers and toes may be visualized. In these cases, terminal phalanges of the fingers can be counted.

h) Placenta and amniotic fluid: The site and morphology of the placenta should be looked at. In multiple gestation pregnancies chorionicity and amnionicity should be documented. The diagnosis of placenta praevia or an abnormal placentation should be made at a later stage of pregancy. Assessment of the insertion of the cord at the placenta is often feasible. Amniotic fluid is usually normal in early pregnancy.

MANAGEMENT OF ABNORMAL OR SUSPICIOUS FINDINGS

In fetuses with abnormal anatomy but normal karyotype using conventional cytogenetics, parents should be counselled about the possibility of CGH-Array-Analysis [19]. If the NT is >95th centile the association with genetic syndromes and structural anomalies such as a cardiac defect should be considered [20]. In those cases anomaly scanning at 16 and 20 weeks including fetal echocardiography may be useful. Genetic counselling may help identifying familiar single gene disorders which may be amenable for sequencing in the present pregnancy [16].

The significance of early diagnosed fetal anomalies is in some cases difficult to predict as there may be spontaneous resolution or worsening of the condition. The prognosis may become clearer at serial scans. A specialist second opinion and an interdisciplinary approach should be encouraged.

ABNORMALITIES

There are limitations in assessing fetal anatomy at the first trimester scan, as the anatomy is at an early stage of development, even in experienced hands through a systematic scan [21]. The patient should be informed about the limitations and 2nd trimester screening for anomalies should always be recommended. There are three major diagnostic groups:

1. Always detectable abnormalities: a basic ultrasound should identify all cases of body stalk anomaly, anencephaly, alobar holoprosencephaly, exomphalos, gastroschisis and megacystis.

    1.1. Body stalk anomaly is characterized by the presence of a major abdominal wall defect, severe kyphoscoliosis and short umbilical cord so that the fetus is closely attached to the placenta. Its reported incidence is 1:7500 fetuses. The most accepted hypothesis is that it's caused by an early rupture of the amniotic membranes so that half of the body lies in the amniotic cavity and the other half in the celomic cavity.

    1.2. Anencephaly has acrania as a pathognomonic feature in the first trimester. The appearance of the brain may be either normal or show varying degrees of distortion and disruption because exposed brain degenerates over time due to injurious environment. It is the most common anomaly affecting the central nervous system with an incidence of 0.3-1:1000 pregnancies. The recurrence risk is 1,9% but Folic Acid is preventive in 70% of the cases.

    1.3. Alobar holoprosencephaly is diagnosed when fusion of the anterior horns of the lateral ventricles and the thalami, and the absence of the butterfly sign in a cross-sectional view of the fetal brain is seen after 10 weeks of gestation because before no midline structures are developed. The prevalence is 1:1300 pregnancies. In 66% (about 2/3) of cases diagnosed in the first trimester there is an underlying aneuploidy, mainly trisomy 13 but also 18 [22]. The rest of the cases (about 1/3) are euploid. The recurrence risk is 10% if aneuploid and 1% if euploid. Sometimes the single ventricular cavity may be connected posteriorly with a large cystic structure: the dorsal sac. Depending upon the degree of enfoldment of the cortex over the ventricular cavity three varieties can be distinguished: pancake, cup and ball. Most of the fetuses with severe holoprosencephaly will demonstrate a combination of hypotelorism, flat nose and median cleft lip/palate. The most common facial anomaly encountered with holoprosencephaly is hypotelorism, that is featured with a marked decrease in the distance between the orbits. Proboscis, which is also associated with holoprosencephaly, is an appendage with a single opening that does not communicate with the *nasa fosae*, it can be found above the orbits (ethmocephaly) or below (cebocephaly). Using 3D maximum-mode it has been demonstrated that fetuses with holoprosencephaly have an absence of frontal suture with fusion of frontal bone.

1.4. Megacystis is defined by bladder length of 7 mm or more, is found in about 1 in 1500 pregnancies and in about 30% of cases there is an associated aneuploidy, mainly trisomy 13 or 18. In the euploid group, the prognosis depends on bladder length; in 90% of cases with bladder length below 16 mm there is spontaneous resolution of the megacystis, whereas in those with bladder length of 16 mm or more there is usually progression to severe obstructive uropathy [23].

1.5. Exomphalos consist of an umbilical hernia wich contains bowel and/or liver. In about half of the fetuses with exomphalos diagnosed at 11–13 weeks there is an associated aneuploidy, mainly trisomy 18 [19]. If only bowel is included, association with trisomy 18 is more likely. In the euploid group, there is spontaneous resolution of the exomphalos in about 95% of cases, if the sac contains only bowel. In contrast, if the contents include liver the exomphalos persists throughout pregnancy and requires surgical correction in the neonatal period. Exomphalos has to be differenciated from the physiologic bowel herniation wich starts arround 8th week of gestation and dissapears by 12 weeks. This physiological midgut herniation is considered a normal sonographic finding and presents as a mass at umbilical cord insertion containing bowel, but never liver, and is usually smaller than 7mm. Isolated exomphalos occurs in approximately 0.5 in 10,000 live births and it appears to be more common in pregnant women of extreme reproductive ages (less than 20 and more than 40 years old). Most of the fetuses with exomphalos (70-90%) have associated anomalies, half of them are cardiac defects.

1.6. Gastroschisis is a defect of the anterior abdominal wall through which the abdominal contents freely protude. Therefore, free floating loops of bowel not covered by membrane are visualized during the first trimester scan. The risk of aneuploidies is not increased but in all cases the condition persists throughout pregnancy. It is more common if maternal age is below 25 years. 5% of the fetuses with gastroschisis have other associated structural anomalies. The incidence of this anomaly is 0.5 to 4 in 10,000 liveborn babies and it's more common in male children. In about 60% of the cases are born prematurely . Gastroschisis is rarely associated with other anomalies, although malrotation and malfixation of the gut are always present.

2. In the group you find so far undetectable abnormalities and/or those which so far had very low detection rate. Thesere are now in many cases potentially detectable defects at 11–13 weeks which were previously only detectable during the second or third trimesters of pregnancy are: microcephaly, corpus callosum agenesis, ventriculomegaly, open spina bifida, cystic posterior fossa malformations such as Dandy Walky malformation, cleft lip and palate, fetal tumors, hydronephrosis, echogenic lung lesions, duodenal or small bowel atresia [5-14].

2.1. Microcephaly, in the absence of holoprosencephaly or other brain defects. It is usually diagnosed after 30 weeks from the progressively disproportionate small measurement of the fetal head circumference in relation to the rest of the biometry.

2.2. Agenesis of the corpus callosum. The corpus callosum normally develops at 14 – 19 weeks [24]. However, agenesis of corpus callosum can be suspected because in fetuses with ACC, compared to normal fetuses, the midbrain diameter is higher as an expression of the elevated 3rd ventricle, the falx diameter consecutively is lower, and the midbrain diameter-to-falx diameter ratio is higher [8]. In addition, Conturso et al. Described that direct visualization of the pericallosal artery in a combined approach is helpful using Color-doppler [25].

2.3. Ventriculomegaly secondary to congenital infection or brain hemorrhage will be manifested after the event, usually in the second or third trimesters. However, there is evidence that using axial cross-sections the majority of ventriculomegaly cases can potentially be detected at 11-13 weeks [26].

2.4. Fetal Tumors, including neuroblastoma, nasopharyngeal, cardiac and sacrococcygeal teratomas, which mostly develop after the first trimester.

2.5. Ovarian cysts, unilateral in most cases, are caused by fetal ovarian stimulation by fetal gonadotropins, maternal estrogen and placental chorionic gonadotropin, usually develop in the third trimester of pregnancy (>28 weeks).

2.6. Cystic adenomatoid malformation and pulmonary sequestration are echogenic lesions of the lungs. The earliest reported gestation for the diagnosis is 16 weeks [27]. Presumably, production of pulmonary fluid and its retention within the abnormally developed lung resulting in detectable hyperechogenicity only occurs after the onset of the canalicular phase of lung development at 16 weeks.

2.7. Duodenal atresia and bowel obstruction are diagnosed by detecting their manifestations of polyhydramnios and double-bubble appearance of the stomach and proximal duodenum for the first and distended loops of bowel proximal to the obstruction for the second. Bowel distention and polyhydramnios develop only when the amount of swallowed amniotic fluid exceeds the absorptive capacity of the stomach and proximal duodenum and this usually occurs after 20 weeks.

2.8. Hydronephrosis due to ureteric stenosis or vesicoureteric reflux, unlike those from urethral obstruction presenting as megacystis, are not apparent until the second or third trimesters because in early pregnancy the rate of fetal urine production is too low to result in retention within the upper urinary tract [21].

2.9. Facial cleft diagnosis is based on the assessment of the retronasal triangle (coronal) [12] and maxillary gap (sagittal) [11]. Recently a new measurable marker has been decribed: The Palatino-Maxillary Diameter, which is decreased in the vast majority of cases using the mid-sagittal view for measurement of NT [14].

2.10. Cystic posterior fossa malformations such as Dandy-Walker malformation are suspected when an abnormal posterior fossa is observed in the same midsagittal view of the fetal face as for measurement of fetal NT and assessment of the nasal bone [7]. At 20 weeks 4th ventricle and cisterna magna are communicating and visible as an enlarged super-ventricle. This is reflected by a slightly smaller brains-stem, an enlarged BSOB-measurement, which reflects 4th-ventricle and cisterna-magna-complex; and consecutively a decrease in the ratio of brainstem diameter to brainstem–occipital bone distance. The same appearance has been confirmed for all other Cystic posterior fossa malformations such as Megacisterna magna, vermian hypoplasia and Blakes Pouch cyst.

2.11. Open spina bífida is suspected when abnormal posterior fossa is observed in the same midsagittal view of the fetal face as for measurement of fetal NT and assessment of the nasal bone [6,9,28]. Open spina bifida is associated with the Arnold- Chiari II malformation which is thought to be the consequence of leakage of cerebrospinal fluid into the amniotic cavity and hypotension in the subarachnoid spaces, leading to caudal displacement of the brain stem and obliteration of the cistern magna. Therefore, in cases with open spina bífida, a shift of the posterior brain towards the occipital bone can be observed, as a sign of fluid leakage. This is reflected by a thickening of the brainstem, a shortening of the distance between brainstem and oc-

cipital bone and an increase in the ratio of brainstem diameter (BS) to brainstem–occipital bone distance (BSOB) [9]. Due to the collapse of the cisterna magna the Single-Line-Sign is visible in the majority of those cases. The Berlin-IT Study has shown, that using the 95th centile as cut-off, the BS-BSOB-ratio is the best marker (82% detection rate), followed by the cisterna magna width (74% detection rate). Measuring only the IT had a detection rate of less than 50%. Early detection of open spina bifida is fundamental for timely referral at a moment when new techniques of intrauterine repair develop quickly, changing the prognosis for these children.

3. Historically described potentially detectable abnormalities are: Cardiac defects, skeletal displasias, limb amputations, open neural tube defects, renal agenesis, facial defects, diaphragmatic hernias, ductus venosus agenesis.

3.1. Bilateral renal agenesis and multicystic kidneys are suspected when fetal bladder is not visible throughout the scan. The amniotic fluid is usually normal in the first trimester since severe oligohydramnios or anhydramnios only develop after 16 weeks, with the increase in fetal urinary production.

3.2. Cardiac defects are the most frequent congenital anomalies, being 6.5X and 4X more common than aneuploidies and neural tube defects, respectively. They are also the main congenital causes of death in the first year of life. They can be detected in the first trimester if a detailed examination of the heart is performed. Heart defects are frequently associated to chromosomal abnormalities, however 90% occur in low-risk pregnancies. They are suspected when ultrasound markers are present in the first trimester examination. These markers are: high NT (nuchal translucency) and abnormal blood flow through the tricuspid valve and ductus venosus. High NT was observed in about 65% of the fetuses with cardiac defects diagnosed in the first trimester and increased NT was found in 35% of our fetuses with major cardiac defects. However, some cardiac defects are progressive and may not be detectable at 11–13 weeks even by experts.

3.3. Lethal skeletal displasia and diaphragmatic hernia can be also unmasked by the presence of high NT. Diaphragmatic hernia, due to venous congestion in the head and neck, would be observed only in those cases where intrathoracic herniation of the abdominal viscera occurs in the first trimester, rather than later in pregnancy.

3.4. Ductus venosus agenesis is a vascular anomaly in the flow pattern through the fetal liver. The ductus venosus accelerates the flow of the oxygenated blood between the left portal vein and the inferior vena cava so it enters the right atrium in high velocity, goes through the foramen ovale into the left side of the heart and is shunted to the ascending aorta. This increases the oxygen saturation in the blood arriving at the coronaries and the brain. The prevalence of absent DV at 11–13 weeks is about 1 in 2,500. In more than half of the cases of absent ductus the fetal NT is above the 95th centile and in this group more than 40% of fetuses have chromosomal abnormalities. On the other hand, in most fetuses with NT below the 95th centile, absent DV is an isolated finding and the pregnancies result in healthy live births [29].

Figure 1. Midsagittal view for measurement of nuchal translucency (NT); left in a fetus with normal NT and right with NT>3.5mm.

Figure 2. Midsagittal view for measurement of nuchal translucency (NT) with assessment of markers for potentially detectable defects at 11-13 weeks; left in a normal fetus; secondly in a fetus with Cleft-Lip and Palate with shortened Palatin-Maxillary-Diameter; thirdly in a open spina-bifida-fetus with increased BS-BSOB-Ratio and collapsed cisterna magna; fourthly in a high-risk-fetus for Dandy-Walker-malformation with decreased BS-BSOB-Ratio and Single-Line-Sign and fifthly in a fetus with Agenesis of Corpus Callosum with invreased Midbrain to Falx Diameter Ratio >1.

Figure 3. Axial View at the site of the umbilical cord-insertion in gastroschisis (left) and ex-omphalos (right).

Figure 4. Abnormal 4 chamber views in a fetus at high risk for Coarctation of the aorta and HLHS (left) and congenital diaphragmatic hernia (right).

Figure 5. Sagittal view in a fetus with Agenesis of the Ductus venosus.
Figure 6. Assessment of the fetal heart showing normal 4 chamber view (left), 3-vessel-trachea-view (right).

Figure 7. Aberrant-right-subclavian anrtery (left) and normal right-subclavian-artery (right).

Figure 8. Assessment of the fetal bladder using the midsagittal view showing megacystis.

CONCLUSIONS

Early anomaly scan performed between 11-14 weeks of pregnancy is effective in diagnosing a number of major or lethal fetal abnormalities. There is an active scientific search for markers of abnormalities in the first trimester of pregnancy to improve the detection rate. However, there are technical limitations and, as fetal anomalies may present at varying gestational ages, the standard second trimester (18–21-week) anomaly scan remains a necessary complement of the early anomaly scan. Early detection of abnormalities allows more time for referral to specialist care at Fetal Medicine units and timely planning of interdisciplinary follow-up and management, including the option of earlier and safer pregnancy termination in situations with legal support. On the other hand, we should not underestimate the importance of early detection of normality to ease the anxiety of parents, particularly those who had previous abnormal children. Early detection of anomalies is a mainstay of turning the pyramid of prenatal

care especially in combination with risk assessment for premature birth, miscarriage, pre-eclampsia, fetal growth restriction, macrosomia and gestational diabetes. However, since many of these pilot studies have just been published recently, prospective studies are needed to confirm the value of those findings in a screening population.

References

1. Deborah Wye and Ron Benzie . The value of screening for mayor fetal abnormalities during the nuchal translucency examination. Australas J Ultrasound Med. 2009 Feb; 12(1): 38–43.
2. Nicolaides KH. Turning the Pyramid of Prenatal Care. Fetal Diagn Ther 2011;29:183–196.
3. Robinson HP: Sonar measurement of fetal crown-rump length as means of assessing maturity in first trimester of pregnancy. BMJ 1973;4:28–31.
4. Nicolaides KH. Screening for fetal aneuploidies at 11 to 13 weeks.Prenat Diagn 2011; 31:7-15.
5. Lachmann R, Picciarelli G, Moratalla J, Greene N, Nicolaides KH. Fronto--Maxillary facial angle in fetuses with spina bifida at 11-13 weeks' gestation. Ultrasound Obstet Gynecol. 2010
6. Scheier M, Lachmann R, P troš M, Nicolaides KH. Three-dimensional sonography of the posterior fossa in fetuses with open spina bifida at 11-13 weeks' gestation. Ultrasound Obstet Gynecol. 2011 Dec;38(6): 625-9.
7. Lachmann R, Sinkovskaya E, Abuhamad A. Posterior brain in fetuses with Dandy-Walker malformation with complete agenesis of the cerebellar vermis at 11-13 weeks: a pilot study. Prenat Diagn. 2012 Aug;32(8): 765-9.
8. Lachmann R, Sodre D, Barmpas M, Akolekar R, Nicolaides KH. Midbrain and falx in fetuses with absent corpus callosum at 11-13 weeks.
9. Lachmann R, Chaoui R, Moratalla J, Picciarelli G, Nicolaides KH. Posterior brain in fetuses with open spina bifida at 11 to 13 weeks. Prenat Diagn. 2011 Jan;31(1):103-6.
10. Lachmann R. Correspondence regarding research letter published by Arigita et al. Prenat Diagn. 2012 Feb;32(2):201; author reply 202-3.
11. Chaoui R, Orosz G, Heling KS, Sarut-Lopez A, Nicolaides KH. Maxillary gap at 11-13 weeks' gestation: marker of cleft lip and palate. Ultrasound Obstet Gynecol. 2015 Dec;46(6):665-9.
12. Sepulveda W, Wong AE, Martinez-Ten P, Perez-Pedregosa J. Retronasal triangle: a sonographic landmark for the screening of cleft palate in the first trimester. Ultrasound Obstet Gynecol. 2010 Jan;35(1):7-13.
13. Chen FC, Gerhardt J, Entezami M, Chaoui R, Henrich W. Detection of Spina Bifida by First Trimester Screening - Results of the Prospective Multicenter Berlin IT-Study. Ultraschall Med. 2017 Apr;38(2):151-157.
14. Lachmann R, Schilling U, Brückmann D, Weichert A, Brückmann A. Isolated Cleft Lip and Palate at 11-13 weeks. Paper presented at "17th FMF-World Congress in Fetal Medicine"; 2017 June 25-29th; Ljubljana, Slovenia
15. The associations of nuchal translucency and fetal abnormalities; significance and implications. J Clin Diagn Res. 2013 May; 7(5): 936–941.
16. C. Von Kaisenberg , R Chaoui, M Häusler, K O Kagan, P Kozlowsky. Quality Requirements for the early fetal ultrasound assessment at 11-13+6 weeks of Gestation. Ultraschall in Med 2016; 37: 297–302.
17. Pereira S, Ganapathy R, Syngelaki A, Maiz N, Nicolaides KH.Contribution of fetal tricuspid regurgitation in first trimester screening for major cardiac defects. Obstet Gynecol. 2011 Jun;117(6):1384-91.
18. Asma Khalil, Kypros H Nicolaides. Fetal heart defects: Potential and pitfalls of first trimester detection. Seminars in Fetal & Neonatal Medicine 18 (2013) 251-260.
19. Chromosomal Microarray versus Karyotyping for prenatal diagnosis. N Engl J Med. 2012 Dec 6; 367(23): 2175–2184.
20. Shaista Salman Guraya. The Associations of Nuchal Translucency and Fetal Abnormalities; Significance and Implications. J Clin Diagn Res. 2013 May; 7(5): 936–941.

21. Syngelaki A, Chelemen T, Dagklis T, Allan L, Nicolaides KH. Challenges in the diagnosis of fetal non-chromosomal abnormalities at 11-13 weeks. Prenat Diagn. 2011 Jan;31(1):90-102.

22. Kagan KO, Staboulidou I, Syngelaki A, Cruz J, Nicolaides KH. The 11-13 week scan: diagnosis and outcome of holoprosencephaly, exomphalos and megacystis.Ultrasound Obstet Gynecol. 2010 Jul;36(1):10-4.

23. Liao AW, Sebire NJ, Geerts L, Cicero S, Nicolaides KH. Megacystis at 10-14 weeks of gestation: chromosomal defects and outcome according to bladder length. Ultrasound Obstet Gynecol. 2003 Apr;21(4):338-41.

24. Ren T, Anderson A, Shen WB, Huang H, Plachez C, Zhang J, et al. Imaging, anatomical, and molecular analysis of callosal formation in the developing human fetal brain.Anat Rec A Discov Mol Cell Evol Biol. 2006; 288:191–204.

25. Conturso R, Contro E, Bellussi F, Youssef A, Pacella G, Martelli F, Rizzo N, Pilu G, Ghi T.Demonstration of the Pericallosal Artery at 11-13 Weeks of Gestation Using 3D Ultrasound. Fetal Diagn Ther. 2015;37(4):305-9.

26. Gwendolin Manegold-Brauer,Anton Oseledchyk, Anne Floeck, Christoph Berg, Ulrich Gembruch,and Annegret Geipel. Approach to the sonographic evaluation of fetal ventriculomegaly at 11 to 14 weeks gestation. BMC Pregnancy Childbirth. 2016; 16: 3.

27. Carvoretto P, Molina F, Poggi S, Davenport M and Nicolaides K.H. Prenatal diagnosis and outcome of echogenic fetal lung lesions. Ultrasound Obstet Gynecol 2008; 32: 769–783

28. Chaoui R, Benoit B, Mitkowska-Wozniak H, Heling KS, Nicolaides KH.Assessment of intracranial translucency (IT) in the detection of spina bifida at the 11-13 week scan. Ultrasound Obstet Gynecol. 2009 Sep;34(3):249-52.

29. Staboulidou I, Pereira S, de Jesus Cruz J, Syngelaki A, Nicolaides KH. Prevalence and Outcome of Absence of Ductus Venosus at 11+0 to 13+6 weeks. Fetal Diagn Ther 2011;30:35–40.

30. Nicolaides K. Increased Nuchal Translucency with normal karyotype. In: The 11-13+6 weeks scan, Fetal Medicine Foundation, London, 2004. p.73.

CHAPTER 8

Evaluation of the Uterine Cervix and Prevention of Preterm Birth

Przemyslaw Kosinski

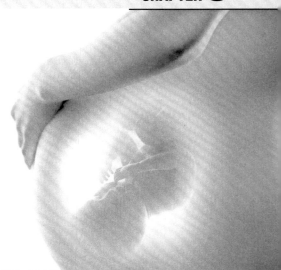

INTRODUCTION

Every year 15 million neonates are born prematurely worldwide. Preterm delivery is a major concern for obstetricians all around the globe, affecting more than 1 in 10 babies. Neonates born before 37 weeks of gestation are more likely to experience early complications, not only soon after delivery, but also various long term health problems such as developmental disorders associated with prematurity. Despite remarkable medical progress, the prevalence of preterm delivery is increasing worldwide. Neonates born prematurely (before 37 weeks) are understandably less likely to experience severe medical complications compared to extremely premature babies (before 32 weeks). Almost 1 million children die each year due to preterm birth complications. Babies born extremely prematurely are associated with a high mortality rate (10-15%) and a higher risk of cerebral palsy (5-10%). Neonatal conditions including respiratory distress syndrome (RDS), intraventricular hemorrhage (IVH), necrotizing enterocolitis (NEC) or sepsis, are inversely associated with gestational age at birth.[1] Many recent publications describe how prematurity increases the risk of developing chronic diseases in adulthood. Different types of preterm delivery are presented in Table 1.

As many as eighty percent of preterm births are spontaneous, either due to spontaneous uterine contractions leading to cervical opening and preterm labour (40 to 50 percent), or spontaneous preterm premature rupture of membranes (20 to 30 percent). **(Figure 1)**

Figure 1. Basic causes of premature birth.

Table 1 Types of preterm delivery

Gestational age criteria	
World Health Organization	
Moderate to late preterm	32 to <37 weeks
Very preterm	28 to <32 weeks
Extremely preterm	<28 weeks
Centers for Disease Control and Prevention	
Preterm	<37 weeks
Late preterm	34 to 36 weeks
Early preterm	<34 weeks
Birth weight criteria	
Low birth weight (LBW)	<2500 grams
Very low birth weight (VLBW)	<1500 grams
Extremely low birth weight (ELBW)	<1000 grams

Unfortunately, the remaining 20 to 30 percent of preterm deliveries are iatrogenic. Most of them are recommended by obstetricians due to maternal or fetal complications. Medical conditions such as placenta preavia, fetal growth restriction, multiple gestation, and preeclampsia are the most common complications affecting a doctor's difficult decision over the timing of the induced delivery of the premature infant.

The prevalence of preterm births is estimated at around 10% worldwide and Brazil is among those regions of the world with the highest prevalence of preterm delivery, alongside the USA, China, India, Pakistan, Nigeria, and Indonesia.[2] Unfortunately, despite modern medicine offers many advanced solutions in obstetrics, the rate of preterm birth in the United

States rose by more than one third between 1980 and 2006. However, due to state-of-the-art neonatology procedures the perinatal and infant mortality rates decreased.

What needs to be discussed is not only negative influence of preterm delivery and preterm baby on emotional status of parents (stress, anxiety, uncertainty), but also long term medical care is related to extreme expanses both for medical care system and parents. In 2005 the total of over 26 billion dollars was spent in the USA for all costs related to premature delivery and neonatal prematurity.[3]

Even more money need to be spent on special medical care of handicapped and disabled children, adjusted to special needs of disabled children education system, and also medical rehabilitation.

ETIOLOGY AND RISK FACTORS

The pathogenesis of spontaneous preterm delivery remains unknown. Some authors suggest there is no single trigger leading to initiation of the delivery, but a range of different causes initiating a cascade of biochemical and biophysical changes resulting in a start of labour. *Romero* et al. underline there is a substantial difference in mechanisms of term and preterm delivery. Preterm birth is a complex cluster of problems with a set of overlapping factors of influence. Both term and preterm birth share a common pathway composed of uterine contractility, cervical dilatation and activation of the membranes, but preterm labor arises from pathological signaling and activation of one or more components of the common pathway of parturition.[4]

Key mechanisms responsible for preterm birth

- Uterine overdistension
- Intrauterine infection and inflammation
- Uteroplacental ischaemia
- Abnormal allograft reaction
- Cervical disorders
- Allergic phenomena
- Hormonal disorders

In some cases, it is possible to determine background risk factors by studying the medical history of the mother. The most important preterm delivery risk factors are listed in Table 2.

Uterine overdistension

One of the most recognised pregnancy complications related to preterm delivery is uterine overdistension and multiple pregnancy. Despite fetal and placental growth the intra amniotic pressure remains relatively constant throughout gestation, due to progressive myometrial relaxation and effects of progesterone. Multifetal gestations have a six-fold increased risk for preterm delivery compared with singleton pregnancies. The risk increases with fetal number or/and increasing volume of amniotic fluid (polyhydramnios). The average ges-

Table 2. Risk factors for preterm birth

Polyhydramnios
Low socioeconomic level
Multiple gestation
Previous preterm delivery
Abdominal surgery during pregnancy
Uterine anomaly, leiomyomas
Preterm premature rupture of membranes
History of second-trimester abortion
History of cervical surgery
Systemic infection, pyelonephritis, pneumonia
Bacteriuria
Placenta previa
Placental abruption
Fetal growth restriction
Smoking
Maternal age (<18 or >40)
African-American race
Maternal anemia (hemoglobin <10 g/dL)

tation at delivery for twins, triplets and quadruplets is respectively 36, 33 and 29 weeks. Mechanical forces associated with uterine overdistention may also result in activation of mechanisms leading to membrane rupture, premature cervical ripening (due to IL-8, MMP-1, prostaglandins and nitric oxide synthesis) and overexpression of oxytocin receptors.

Intrauterine infection and inflammation

Another risk factor is intrauterine infection, which leads to increased synthesis of prostaglandins causing uterine contractions, cervical shortening or premature rupture of membranes. Intrauterine colonization and infection can occur in the decidua, the chorioamniotic space, or the amniotic cavity. Microorganisms may gain access to the amniotic cavity and fetus using one of the following pathways:

- ascending route from the vagina and the cervix;
- transplacental infection;
- from the peritoneal cavity through the fallopian tube;
- iatrogenic introduction at the time of invasive procedures, such as amniocentesis, cordocentesis, chorionic villus sampling, or shunting.

There are many infection sites that may increase the risk of bacteraemia and premature preterm rupture of membranes: bacterial vaginosis, bacteriuria, kidney infection but also a systemic infection. However, the common belief that there are no bacteria in the amniotic fluid in normal pregnancy is now questioned. Several studies have shown presence of bacteria in the chorioamnion in women who deliver healthy infants at term. [5] This indicates that bacteria in the chorioamnion do not always generate an inflammatory response that leads to preterm labor and birth. On the other hand some researchers suggest there might be 'Fetal involvement' in the increased risk of preterm delivery. Fetal bacteraemia has been detected in 30% of women with PPROM and a positive amniotic fluid culture for microorganisms was confirmed.[4] Extragenital infections such as pyelonephritis, asymptomatic bacteriuria, pneumonia, and appendicitis are also associated with preterm birth through mechanisms that are not completely understood.[6]

The rate of adverse pregnancy outcome (fetal loss, preterm birth and low birth weight) was significantly higher in women with a positive amniotic fluid culture. In most cases of preterm labor there was an evidence of *Mycoplasma hominis, Ureaplasma urealitycum or Fusobacterium*. [7]

Uteroplacental ischaemia

maternal vascular lesions could lead to preterm labour by causing uteroplacental ischemia. Even 20% of preterm deliveries might be related to uteroplacental ischemia. The precise mechanisms responsible for the onset of preterm parturition in women with uteroplacental ischemia have not been established definitively, however, a role of the renin–angiotensin system has been postulated.[8] *Arias* et al. reported vascular lesions in decidual vessels attached to the placenta in 34% of women in spontaneous preterm labour and intact membranes.[9] In cases of severe uteroplacental ischemia, decidual necrosis and haemorrhage - it is the thrombin that may trigger delivery, because it stimulates myometrial contractility.[10]

Abnormal allograft reaction

Various immunological factors also appear to be involved in premature delivery. During pregnancy maternal–fetal tolerance associates a number of immunosuppressive factors produced by placenta. It is a fact that the maternal immune system, during pregnancy, actively participates in the growth and development of a semiallogeneic fetus. In normal pregnancy - the fetus and the placenta have been considered nature's most successful 'graft'. In cases of preterm delivery chronic villitis of unknown etiology was confirmed, hence providing indirect support for the concept that immune abnormalities may be responsible for preterm labor. In this case chronic villitis may be described as 'placental rejection'. Some authors suggest that abnormalities in the recognition and adaptation to a set of foreign antigens (fetal) may be a mechanism of disease responsible for various pregnancy complications (including preeclampsia or preterm delivery). Recent studies confirmed that preterm delivery might not be related to presence of microorganisms. A combination of cultivation and molecular techniques showed no evidence of microorganisms indicating a role of sterile intra-amniotic inflammation. Therefore there are some immunogenic mechanisms downregulating proinflammatory immunity to a level sufficient to prevent the triggering of premature labor in the presence of (sterile) inflammation. It seems the balance between innate and adaptative immunity may seem determinant for pregnancy outcome.[11]

Cervical disorders

Cervical insufficiency is a syndrome in which the predominant feature is cervical ripening. It is traditionally considered a potential cause of recurrent pregnancy loss in the mid-trimester or preterm delivery presenting with bulging membranes in the absence of significant uterine contractility or rupture of membranes. Intrauterine infection has been shown in nearly 50% of women with a clinical presentation consistent with acute cervical insufficiency.[12] Cervical insufficiency may also be the result of a hypoplastic cervix or traumatic damage to the structural integrity of the cervix during repeated cervical dilatation associated with termination of pregnancy. Also women treated for cervical dysplasia with a loop electrosurgical excision procedure (LEEP), or with cervical conization using either laser or cold knife, have an increased risk for later preterm birth.

Allergic phenomena

Some authors suggest preterm delivery may have an immunologically mediated mechanism induced by an allergy. An allergy-like immune response may be associated with preterm delivery. Prostaglandins and histamine, products of mastocytes in allergic reaction, can lead to uterine contractility.[13] Human decidua contains immune cells capable of identifying local foreign antigens, including macrophages, B cells, T cells and dendritic cells.[14] *Romero* et al. confirmed presence of eosinophils in amniotic fluid in a subgroup of women in preterm delivery. The presence of eosinophils may therefore suggests an abnormal immune response leading to uterine contractions and preterm labour.

Hormonal disorders

The importance of the hormonal system in normal pregnancy is a well recognized condition for the development of a growing fetus and preventing premature labour. Abnormalities in hormone concentration, in particular progesterone, or abnormal hormonal function (i.e. defect in endometrial response to progesterone) could result in difficulties with conceiving or premature labour. Progesterone promotes myometrial inactivity, inhibits cervical ripening and decreases the production of chemokines. Randomised clinical trials show that progesterone administration to women with a history of a previous preterm birth or short cervix reduces the rate of spontaneous preterm birth.[15] According to recently published data this also is actual for twin pregnancies.[16]

Other mechanisms of preterm delivery

Another established risk factor is vaginal bleeding of uncertain origin, which has also been associated with spontaneous preterm birth, especially if the bleeding is recurrent or persistent. [17] In particular pregnancies conceived with artificial reproductive techniques are at higher risk of preterm birth and premature rapture of membranes – in particular cases of repetitive vaginal bleeding.[18]

The rise of preterm birth prevalence noted in the last decades was also caused by the rising number of multifetal pregnancies resulting from fertility care, and by practice changes favoring delivery over expectant management in the care of complicated late preterm singleton births.

Undoubtedly the widespread use of corticosteroids for fetal lung maturation also influenced obstetrical approach to easier decision of iatrogenic preterm delivery.

DIAGNOSIS

Preterm delivery by definition affects pregnancies between 22 and 37 weeks of gestation. In most patients, cervical dilation and effacement are assessed by digital examination or confirmed rupture of membranes. In some cases it may be useful to confirm forthcoming preterm delivery with a use of several diagnostic tests (for example fetal fibronectin in vaginal discharge). Diagnosis and treatment of preterm labor remains challenging. The sequence and timing of events that precede preterm labor are incompletely understood. The traditional criteria for the diagnosis of preterm labor (painful uterine contractions accompanied by cervical change) lack precision, which as a result leads to overdiagnosis in as many as 40% to 70% of women diagnosed with preterm labor. Cervical dilatation, effacement, consistency, position, and station of the presenting part as determined by manual examination describe the stage of preterm birth. Clinical markers for high risk for imminent preterm delivery in women with symptoms include ruptured membranes, vaginal bleeding, and cervical dilation beyond 2 cm. Unfortunately vaginal examination and the use of Bishop score (the most commonly used method to manually assess the cervix) are highly subjective. Therefore the ultrasound examination of the cervix with the use of transvaginal probe helps to objectify the method. It is well-established fact that the risk of spontaneous preterm birth is inversely related to the cervical length measured by transvaginal ultrasonography at 20–24 weeks' gestation.[19, 20] The risk of preterm birth before 35 weeks of gestation is about sixfold higher among women whose cervical length is less than the 10th percentile (25 mm) than that among women with a cervical length above the 75th percentile (40 mm). A systemic review also confirmed the risk of preterm birth before 34 weeks of gestation is 6.3 times greater for women whose cervical length is < 25 mm, when the length was measured before 20 weeks of gestation, than for those whose cervical length is >25 mm.[21] As stated above in women with a short cervix, administration of progesterone reduces the risk of spontaneous early preterm delivery by about 45%. [22, 23] However, progesterone is not as effective in women with cervical length less than 10 mm as in those

with a length of 10–20 mm. Consequently, it may be preferable to measure cervical length in all patients to detect short cervix before the critical length of 10 mm is reached.

To obtain a good quality measurement of the cervix at least few criteria must be met. Patients need to empty their bladder and should be placed in the dorsal lithotomy position. With the use of transvaginal transducer introduced in the anterior fornix of the vagina a sagittal view of the entire length of the cervical canal should be obtained. As described by Professor Kypros Nicolaides at King's College Hospital the probe should be then withdrawn until the image is blurred and then advanced gently until the image was restored without exerting undue pressure on the cervix. Callipers should be used to measure the linear distance between the two ends of the glandular area around the endocervical canal.[24] (**Figure 2**) Putting excess pressure on the cervix during the examination is a common error that creates an artificially longer cervix as a result of compression of the anterior cervical lip and lower uterine segment, therefore excessive pressure should be avoided when measuring cervical length.

Figure 2. Transvaginal ultrasound measurement of cervical length with the use of transvaginal probe. The first measurement represents the lenght of cervical cannal and the second measurement shows cervical isthmus.

In order to improve screening for preterm delivery multiple marker approach is necessary. Not only cervical length, but also maternal age, heights, race and obstetrical history and/or fetal fibronectin in vaginal discharge combined together improve the model of prediction of preterm delivery. Fetal Medicine Foundation offers online calculator for assessment of risk for spontaneous delivery before 34 weeks (https://www.fetalmedicine.org/research/assess/preterm).

SELECTED STRATEGIES IN HIGH RISK PATIENTS
Progesterone

As described above the role of progesterone in normal pregnancy is extremely important. It has been described that the prophylactic administration of progesterone beginning in midgestation to women who previously had a preterm birth has been shown to halve the rate of recurrence. The results of this randomized trial demonstrate that in women with a short cervix, the daily vaginal administration of 200 mg of progesterone from 24 to 34 weeks of gestation significantly reduces the rate of spontaneous preterm delivery.[22] Also the American College of Obstetricians and Gynecologists Committee on Obstetric Practice recommends that women who have had a previous preterm delivery should be considered for treatment with progesterone in a subsequent pregnancy.

Tocolytic agents

Studies of the use of tocolytic agents as prophylaxis for preterm birth have shown no evident benefit. Administration of tocolytic drugs can reduce the strength and frequency of uterine contractions. The aim of tocolytic therapy is to prevent preterm labor and delay delivery by at least 48 hours for full corticosteroid antenatal therapy. Patients, who are suitable for tocolysis are women without advanced cervical dilation. Tocolysis is indicated when the overall benefits of delaying delivery outweigh the risks. Usually tocolysis is recommended between 24 and 34 weeks of gestation. The most popular tocolytic agents are atosiban, beta agonists, calcium channel blockers and cyclooxygenase inhibitors. There are many other different tocolytic agents with specific indications and side effects, but the detailed description of all of them goes beyond the scope of this chapter.

Corticosteroids

Antenatal corticosteroids promote maturation over growth of the developing fetus. In the lung, corticosteroids promote surfactant synthesis, increase lung compliance, reduce vascular permeability, and improve the postnatal surfactant response. Studies have shown conclusively that antepartum administration of betamethasone or dexamethasone reduces the risk for neonatal death, respiratory distress syndrome, intraventricular hemorrhage, patent ductus arteriosus, and necrotizing enterocolitis. A course of treatment consists of two doses of 12 mg of betamethasone (a combination of 6 mg each of betamethasone acetate and betamethasone phosphate) administered intramuscularly 24 hours apart, or four doses of 6 mg of dexamethasone given intramuscularly every 12 hours. Repeat doses compared with a single course of antenatal corticosteroids for women at risk of preterm birth do not clearly impact the risk of neonatal complications such as cerebral palsy.[25]

Surgical interventions

Recognition that some early preterm births may be due to variant clinical presentations of cervical insufficiency led to consideration of cervical cerclage treatment for women with such a history. This surgical procedure involves sutures, wires, or synthetic tape used to reinforce the cervix. Cervical cerclage was introduced in 1955 by V. N. Shirodkar, Professor of Midwifery and Gynecology at the Grant Medical College in Bombay. Only 2 years later Ian McDonald, from the Royal Melbourne Hospital, reported his own experience with cervical cerclage. Based on a multicentre study cervical cerclage for women with a prior preterm birth reduces the risk for recurrent preterm birth in women whose cervix is short (<25 mm), and it is especially effective in women with a very short cervix (≤15 mm).[26] Recent Cochrane review of studies of cerclage versus no cerclage in singleton pregnancies concluded that placement of a cervical cerclage reduces the risk of preterm birth in women at high-risk of preterm birth and probably reduces risk of perinatal deaths.[27] On the other hand the effect of cerclage in women with singleton gestations, no history of preterm birth, and a short cervix (≤20 mm) who are

Table 3. Indication for cervical cerclage.

Indication	Type	Definition	Gestational age
Maternal history	Prophylactic, elective	Recurrent ≥3 early preterm births or second-trimester losses	12-14 weeks
Ultrasound	Therapeutic, salvage	Short cervix (<25 mm) before 24 weeks in singleton gestations with prior preterm birth	14-23 weeks
Physical examination	Rescue, emergency, urgent	Cervix ≥1 cm dilated, or prolapsed membranes detected on physical examination	16-23 weeks

treated with progesterone has not been adequately investigated yet. Current indications for cervical cerclage are described in Table 3.

Before preceding with cerclage the ultrasound scan must be performed to screen for chromosomal disorders and for identifiable structural anomalies. There is not enough data to show significant differences in pregnancy outcome between McDonalds versus Shirodkar cerclage, therefore the decision on the type of the cerclage depends mostly on the experience of the surgeon. It has to be underlined that the cervical cerclage has been the treatment of choice for patients with presumed weakness of the cervix, but its efficacy has been proved in a selected group of patients.

SUMMARY

Preterm birth is the principal unsolved problem in perinatal medicine. Prediction and prevention of this complication is a major challenge in pregnancy care. Whilst all births before 37 weeks' gestation are defined as preterm, the vast majority of mortality and morbidity relates to early delivery before 34 weeks. Multiple pathological processes may lead to myometrial contractions, membrane/ decidual activation and cervical ripening. It is still uncertain which subpopulation of patients are at highest risk of preterm delivery and if all these women will benefit from cervical measurement, progesterone pessaries or a cerclage. Therefore extensive research to identify such group of patients and proper management is urgently needed.

References

1. Treyvaud K: Parent and family outcomes following very preterm or very low birth weight birth: a review. Semin Fetal Neonatal Med 2014;19:131-135.
2. Andrade KC, Bortoletto TG, Almeida CM, Daniel RA, Avo H, Pacagnella RC, Cecatti JG: Reference Ranges for Ultrasonographic Measurements of the

Uterine Cervix in Low-Risk Pregnant Women. Rev Bras Ginecol Obstet 2017

3. in Behrman RE, Butler AS (eds): Preterm Birth: Causes, Consequences, and Prevention. Washington (DC), 2007

4. Romero R, Espinoza J, Kusanovic JP, Gotsch F, Hassan S, Erez O, Chaiworapongsa T, Mazor M: The preterm parturition syndrome. BJOG 2006;113 Suppl 3:17-42.

5. Steel JH, Malatos S, Kennea N, Edwards AD, Miles L, Duggan P, Reynolds PR, Feldman RG, Sullivan MH: Bacteria and inflammatory cells in fetal membranes do not always cause preterm labor. Pediatr Res 2005;57: 404-411.

6. Goldenberg RL, Culhane JF, Johnson DC: Maternal infection and adverse fetal and neonatal outcomes. Clin Perinatol 2005;32:523-559.

7. Romero R, Sirtori M, Oyarzun E, Avila C, Mazor M, Callahan R, Sabo V, Athanassiadis AP, Hobbins JC: Infection and labor. V. Prevalence, microbiology, and clinical significance of intraamniotic infection in women with preterm labor and intact membranes. Am J Obstet Gynecol 1989;161:817-824.

8. Poisner AM: The human placental renin-angiotensin system. Front Neuroendocrinol 1998;19:232-252.

9. Arias F, Rodriquez L, Rayne SC, Kraus FT: Maternal placental vasculopathy and infection: two distinct subgroups among patients with preterm labor and preterm ruptured membranes. Am J Obstet Gynecol 1993;168: 585-591.

10. Elovitz MA, Baron J, Phillippe M: The role of thrombin in preterm parturition. Am J Obstet Gynecol 2001;185:1059-1063.

11. von Linsingen R, Bicalho MDG, de Carvalho NS: Baby born too soon: an overview and the impact beyond the infection. J Matern Fetal Neonatal Med 2017;30:1238-1242.

12. Romero R, Gonzalez R, Sepulveda W, Brandt F, Ramirez M, Sorokin Y, Mazor M, Treadwell MC, Cotton DB: Infection and labor. VIII. Microbial invasion of the amniotic cavity in patients with suspected cervical incompetence: prevalence and clinical significance. Am J Obstet Gynecol 1992;167: 1086-1091.

13. Rudolph MI, Bardisa L, Cruz MA, Reinicke K: Mast cells mediators evoke contractility and potentiate each other in mouse uterine horns. Gen Pharmacol 1992;23:833-836.

14. Kammerer U, Schoppet M, McLellan AD, Kapp M, Huppertz HI, Kampgen E, Dietl J: Human decidua contains potent immunostimulatory CD83(+) dendritic cells. Am J Pathol 2000;157:159-169.

15. Romero R, Nicolaides KH, Conde-Agudelo A, O'Brien JM, Cetingoz E, Da Fonseca E, Creasy GW, Hassan SS: Vaginal progesterone decreases preterm birth </= 34 weeks of gestation in women with a singleton pregnancy and a short cervix: an updated meta-analysis including data from the OPPTIMUM study. Ultrasound Obstet Gynecol 2016;48:308-317.

16. Romero R, Conde-Agudelo A, El-Refaie W, Rode L, Brizot ML, Cetingoz E, Serra V, Da Fonseca E, Abdelhafez MS, Tabor A, Perales A, Hassan SS, Nicolaides KH: Vaginal progesterone decreases preterm birth and neonatal morbidity and mortality in women with a twin gestation and a short cervix: an updated meta-analysis of individual patient data. Ultrasound Obstet Gynecol 2017;49:303-314.

17. Yang J, Hartmann KE, Savitz DA, Herring AH, Dole N, Olshan AF, Thorp JM, Jr.: Vaginal bleeding during pregnancy and preterm birth. Am J Epidemiol 2004;160:118-125.

18. De Sutter P, Bontinck J, Schutysers V, Van der Elst J, Gerris J, Dhont M: First-trimester bleeding and pregnancy outcome in singletons after assisted reproduction. Hum Reprod 2006;21:1907-1911.

19. To MS, Skentou CA, Royston P, Yu CK, Nicolaides KH: Prediction of patient-specific risk of early preterm delivery using maternal history and sonographic measurement of cervical length: a population-based prospective study. Ultrasound Obstet Gynecol 2006;27:362-367.

20. Celik E, To M, Gajewska K, Smith GC, Nicolaides KH, Fetal Medicine Foundation Second Trimester Screening G: Cervical length and obstetric history predict spontaneous preterm birth: development and validation of a model to provide individualized risk assessment. Ultrasound Obstet Gynecol 2008;31:549-554.

21. Honest H, Bachmann LM, Coomarasamy A, Gupta JK, Kleijnen J, Khan KS: Accuracy of cervical transvaginal sonography in predicting preterm birth: a systematic review. Ultrasound Obstet Gynecol 2003;22:305-322.

22. Fonseca EB, Celik E, Parra M, Singh M, Nicolaides KH, Fetal Medicine Foundation Second Trimester Screening G: Progesterone and the risk of preterm birth among women with a short cervix. N Engl J Med 2007;357: 462-469.

23. Hassan SS, Romero R, Vidyadhari D, Fusey S, Baxter JK, Khandelwal M, Vijayaraghavan J, Trivedi Y, Soma-Pillay P, Sambarey P, Dayal A, Potapov V, O'Brien J, Astakhov V, Yuzko O, Kinzler W, Dattel B, Sehdev H, Mazheika L, Manchulenko D, Gervasi MT, Sullivan L, Conde-Agudelo A, Phillips JA, Creasy GW, Trial P: Vaginal progesterone reduces the rate of preterm birth in women with a sonographic short cervix: a multicenter, randomized, double-blind, placebo-controlled trial. Ultrasound Obstet Gynecol 2011;38:18-31.

24. Greco E, Lange A, Ushakov F, Calvo JR, Nicolaides KH: Prediction of spontaneous preterm delivery from endocervical length at 11 to 13 weeks. Prenat Diagn 2011;31:84-89.

25. Shepherd E, Salam RA, Middleton P, Makrides M, McIntyre S, Badawi N, Crowther CA: Antenatal and intrapartum interventions for preventing cerebral palsy: an overview of Cochrane systematic reviews. Cochrane Database Syst Rev 2017;8:CD012077.

26. Owen J, Hankins G, Iams JD, Berghella V, Sheffield JS, Perez-Delboy A, Egerman RS, Wing DA, Tomlinson M, Silver R, Ramin SM, Guzman ER, Gordon M, How HY, Knudtson EJ, Szychowski JM, Cliver S, Hauth JC: Multicenter randomized trial of cerclage for preterm birth prevention in high-risk women with shortened midtrimester cervical length. Am J Obstet Gynecol 2009;201:375 e371-378.

27. Alfirevic Z, Stampalija T, Medley N: Cervical stitch (cerclage) for preventing preterm birth in singleton pregnancy. Cochrane Database Syst Rev 2017;6:CD008991.

CHAPTER 11

Fetal Neurosonography

Nicola Volpe
Brunella Muto
Tullio Ghi

The ultrasound examination of the fetal brain and spine represents an important part of the routine mid-trimester scan, usually offered to all pregnant women at around 18 – 22 weeks of gestation. It has been reported that the incidence of fetal abnormalities affecting the central nervous system (CNS) is up to 1% of all births, and about 0.61% in pediatric series. According to the Eurocat Network, prevalence of CNS anomalies is about 2.4 per 1000 babies, including neural tube defects (NTD) that represent about 38% of them. Prenatal ultrasound evaluation of CNS allows the identification of the majority of the defects, with sensitivity ranging between 68% and 92% in multicenter studies.

Prenatal imaging of the fetal CNS could be challenging and often requires an expert evaluation to adequately describe the abnormality and its prognosis. The good sensitivity of prenatal screening is probably related to the standardization of CNS ultrasound views, recommended both for fetal head biometry and anatomic evaluation. In fact, CNS anomalies screening is based on the ultrasound acquisition of simple planes, requiring the evaluation of few anatomic landmarks easily assessed also without a high degree of expertise. However the basic screening usually allows just to suspect an abnormality, often requiring a subsequent expert evaluation to better define the anomaly. We will describe the ultrasound evaluation of the fetal CNS, focusing both on the basic evaluation, recommended for the routine screening, and the advanced anatomic analysis (neurosonogram) which aims at definitive diagnostic and prognostic assessment.

BASIC EVALUATION
Indications

The basic evaluation of the fetal brain and spine is part of the mid-trimester scan, offered on a routine basis to all pregnant women as a screening for fetal abnormalities. The most suitable gestational age seems to be around 20 weeks, ranging between 18 and 22 week according to different guidelines. A basic evaluation of the fetal brain seems to be possible also earlier during gestation, even if this is not considered the standard of care. Further details about the first trimester approach to the fetal brain and spine will be discussed later in this chapter.

Standard Ultrasound Planes for Basic Evaluation: Fetal Head

The ultrasound evaluation of the fetal brain can be performed by the analysis of anatomic details shown on selected scanning planes. The accurate definition of these planes by the identification of specific anatomic landmarks should help the operators to obtain reproducible measurements and images. The aim of this section is to describe the anatomic landmarks defining the sonographic planes for a basic anatomic evaluation of the fetal brain.

The screening study of the fetal brain is based mainly on axial planes, obtained by a transabdominal approach. These planes are obtained for both measurement of the fetal head and anatomic analysis. The standard planes are:

- Transventricular plane
- Transcerebellar plane
- Transthalamic plane

In terms of **methodology**, starting from the vault of the fetal calvarium with the fetus looking either 3 or 9 o'clock, a gentle caudal sweep of the probe allows to obtain three axial planes of the fetal head (Figure 1). The cerebral midline *(falx cerebri)* is visible throughout these planes and the hemispheres on its sides should be kept equal in size in order to maintain a proper axial cut. Each plane is defined by specific anatomic landmarks:

- the **transventricular plane** includes from front to back
  - the cavum septi pellucidi (CSP) interrupting anteriorly the midline after one third of its length
  - the lateral ventricles
- the **transthalamic plane** is just below the transventricular one, and just above the posterior fossa. It includes from front to back
  - the CSP
  - the thalami, symmetric in the middle of the brain
- starting from one of these 2 planes the **transcerebellar plane** is obtained by a gentle caudal angulation of the probe towards the posterior fossa (oblique plane), The transcerebellar plane should include from front to back
  - the cavum septi pellucidi, the thalami and the cerebral peduncles
  - the cerebellum
  - the cisterna magna.

Figure 1. Axial planes: 1) Transventricular; 2) Transthalamic; 3) Transcerebellar

The **transventricular plane** (Figure 2) allows the anatomic evaluation of several structures. The head shape and the bones of the calvarium are easily seen in this axial cut: oval shape and bony signal, with a hypoechoic rim only at the level of the sutures, in particular the coronal one between the frontal and the parietal bones.

Cranial sutures are representing physiologic sonographic windows, allowing the visualization of the intracranial structures. On the other hand, the bones of the calvarium represent a barrier to soundwaves transmission, in relation with their progressive degree of calcification. The visualization of the proximal brain hemisphere is poor already at 20-22 weeks, and gradually worsens throughout the pregnancy (Figure 2). For instance, the atrium of the lateral ventricle of the proximal hemisphere cannot usually be identified or measured due to shadow cast by the skull bone before it. Due to that in the third trimester a detailed visualization of the anatomy of the brain often requires to insonate the fetal head through the sutures and fontanelles, also by a transvaginal approach, as described in the "neurosonogram" section.

On the transventricular plane, as mentioned above, it is possible to evaluate the midline falx *(falx cerebri)*, the *cavum septi pellucidi*, the lateral ventricles (the anterior/frontal horn, part of the atrium and the posterior/occipital horn) containing the choroid plexus, the brain cortex and in particular the Sylvian fissure.

Figure 2. Transventricular Plane. A) The falx cerebri (thin arrows), the *cavum septi pellucidi* (*), the posterior horn (#) of the lateral ventricle and the Sylvian fissure (thick arrow) should be visualized on this plane. B) The arrows show the cranial sutures, representing sonographic windows through the proximal side of the calvarium.

The *falx cerebri* should be insonated by an angle as close as possible to 90°, and should appear as a straight uninterrupted line. The only interruption should be the *cavum septi pellucidi*. When considering the *falx* divided in three parts, the *cavum* is ideally positioned anteriorly after one third of the midline length. If the line appears either laterally deviated or interrupted in sites different than the *cavum*, a brain abnormality should be suspected.

The ***cavum septi pellucidi*** (CSP) is a rectangular-shaped fluid-filled structure interrupting the midline *falx* as described. The CSP should be always visible between 18 and 37 weeks of gestation (about 44-88 mm of biparietal diameter). In fact, at about 16-18 weeks the *septa pellucida* develop between the corpus callosum and the fornix and a small amount of cerebrospinal fluid accumulates between them forming the *cavum*. The CSP remains then visible until about 37 weeks, when the fluid disappears and the cavity is closed by the fusion of the two layers of the septum pellucidum. The cavum represents a key anatomical landmark on the main axial sonographic sections of the fetal brain and should be clearly visualized. If the CSP is either not clearly visualized, or has an abnormal shape/position, a brain abnormality should be suspected. Some data about CSP nomograms at different stages of pregnancy have been published, but up to date the routine measurement of this structure is not recommended.

The **lateral ventricles** are visible as fluid-filled elongated structures, laterally to the midline echo, containing the hyperechoic choroid plexus. The ventricle walls appear as a hyperechoic curved line with clear-cut edges. Both anterior and posterior extremities of the lateral ventricle have the typical horn shape (frontal and occipital horns, respectively). The intersection point of the occipital (posterior) and the temporal (inferior) horn of the ventricle is usually visible on the transventricular plane and represents the atrium of the lateral ventricle, containing the *glomus* of the choroid plexus. The choroid plexus is usually either in contact with the lateral walls of the ventricle, or separated by a small amount of fluid. The axial width of the atrium should be measured, and has to be less than 10 mm, independently from gestational age. The transventricular plane represents the recommended section for this measurement: the line should be traced perpendicular to the axis of the posterior horn, at the level of the glomus. Some authors suggest to use the parieto-occipital fissure as landmark, in order to improve the reproducibility of this measurement. Callipers should be placed "in to in" as shown in Figure 3. The evaluation of both lateral ventricles should be performed on a routine basis, but the measurement of the proximal one is usually difficult, as the brain hemisphere close to the probe is frequently obscured by artifacts. The fluid content of the ventricle should appear uniformly anechoic, and the presence of additional findings other than the choroid plexus within the ventricle such as septations, cysts or any echoic collections should be noted. The border of the ventricle should be also observed, in order to exclude interruptions of the outline or abnormal signals at the outer walls, in particular periventricular halo, cysts, hyperecogenic areas or spots. Finally, the choroid plexus should be uniformly hyperechoic, and the presence of cysts within its structure should be excluded.

Figure 3. The atrial width of the lateral ventricle can be measured either at the level of the choroid glomus (1) or at the level of the parieto-occipital fissure (2), according to different authors.

The external surface of the brain cortex could be also visualized, in order to exclude abnormalities of the main sulci and fissures of the cortex. In particular the **Sylvian fissure** can be visualized since midtrimester and the changes of its aspect and size (opercularization) assessed throughout the pregnancy to confirm normal cortical development (Figure 4).

Figure 4. Sylvian fissure (arrow) aspect throughout different gestational ages.

The **transthalamic plane** (Figure 5) is an axial plane passing through the CSP and the thalami, as previously described. It is just below the transventricular plane, and allows the visualization of the thalami, located posteriorly to the CSP and appearing as two symmetrical hypoechoic, triangular structures. The lateral ventricles (mainly the frontal horns) and the surrounding brain tissue should be also evaluated as described for the transventricular plane. In particular, the hippocampal gyruses should be noted behind the thalami.

Figure 5. Transthalamic plane: *cavum septi pellucidi* (*), thalami (#) and hippocampal gyrus (curved line) are usually visible on this plane.

The **transcerebellar plane** (Figure 6) is an oblique plane passing through the CSP and the cerebellum, as described. This section is mainly obtained to evaluate the posterior fossa. The cerebellum appears as an "8"-shaped structure behind the thalami, with its round-shaped hemispheres and the vermis in their middle, slightly more echogenic. The cerebellar hemispheres should be homogeneous and symmetrically round-shaped, with smooth borders. The transcerebellar diameter should be measured in this section, as the distance between its lateral edges. Before 20-21 weeks of gestation, it increases of about 1 mm per week, with the diameter corresponding in millimeters to the gestational age in weeks (e.g. about 16 mm at 16 weeks). The vermis should be clearly visualized on this scanning plane after 18-20 weeks of gestation, and if the probe is moved slightly downwards, the 4th ventricle is also visible between the vermis and the brain stem as a tiny anechoic space. A hypoechoic fluid filled space represented by the cisterna magna (CM) is located between the cerebellum and the occipital bone, and should be evaluated during the routine scan. The width of the CM can be measured in this section, although this is not recommended in the basic sonogram of the fetal brain. The antero-posterior diameter of the CM is the distance between the vermis and the

inner border of the occipital bone, and it should not exceed 10 mm. Thin septa could be visualized behind the cerebellum in the cisterna magna: these are considered as a normal embryologic finding (Blake's pouch) if the width of the cisterna and the appearance of the vermis are normal.

Biometric measurements (Figure 6, 7) of the fetal head are required to the ultrasound examiner performing a basic anomaly scan during the second trimester. These are the biparietal diameter (BPD) and the head circumference (HC). Both BPD and HC could be measured either on the transventricular or transthalamic plane. Biparietal diameter should be measured with the caliper either on the external edges of the parietal bones (out-out), or with just one caliper on the outer and the other on the inner edge o these bones, according to the methodology described for the chosen growth charts. The circumference of the head could either be measured adjusting the ellipse tool of the ultrasound machine on the calvarium, or it can be calculated by the ellipsoid formula after combining the BPD and the fronto-occipital diameter.

Figure 6. Transcerebellar planes: A) the plane includes the cerebellum (8) above the 4th ventricle. Behind the cerebellum, the cisterna magna (*) and the thin septa (arrow) within it are visible. B) Moving slightly downwards the 4th ventricle (4th) becomes visible, with the vermis (V) and the cisterna magna (CM) behind it. C) On the transcerebellar plane above the 4th ventricle, cerebellum (cereb) and cisterna magna (CM) can be measured.

Figure 7. Biometric measurements on the transventricular plane: biparietal diameter (BPD), occipital frontal diameter (OFD) and head circumference (dotted line)

Standard Ultrasound Planes for Basic Evaluation: Fetal Spine

The ultrasound evaluation of the fetal spine is based on the assessment of the vertebral bodies and the overlying skin. For a comprehensive assessment, a sagittal section of the spine with the fetal back lying upwards to the probe is required. Also a coronal plane or an axial sweep of the spine could turn useful for a more detailed assessment of the vertebral bodies, but the multiplanar approach is not required on the routine scan, being part of an advanced evaluation of the spine.

At the sagittal view the normal fetal spine appears from the cranial to the caudal extremity as dotted hyperechogenic line, representing the ossification nuclei of the vertebral bodies, Usually a second less echogenic dotted line is visible running parallel and above the former one representing the ossification nuclei of the posterior laminae (Figure 8).

The spine-up position is recommended to adequately assess both the continuity of the two lines and that of the overlying skin. When the skin of the fetal back is in close contact with the uterine wall the integrity of the spine cannot be adequately assessed.

The methodology and the clinical usefulness of the coronal and the axial views will be described in the section dedicated to the advanced evaluation of the spine.

Figure 8. A) Midsagittal view of the fetal spine, showing two dotted lines: the inner line of the vertebral bodies and the outer line of the vertebral laminas. B) The lower end of the spinal cord is visible as a cone, the *conus medullaris*. C) Coronal "thick slice" 3D rendering of the thoracic spine, showing on a single vertebra the ossification nuclei of the vertebral body (thick arrow) and laminas (thin arrows).

Management of Abnormal Findings

The anatomic structures described within CNS screening axial planes should be routinely scrutinized. Their normal appearance and the most common abnormal findings are reported in Table 1.

Any abnormal finding should be reported and described. In these cases an expert brain assessment should be recommended to the patient.

ADVANCED EVALUATION: THE FETAL NEUROSONOGRAM

Indications

A higher risk of CNS abnormality represents the main indication to the advanced fetal neurosonogram. In the vast majority of the cases an advanced evaluation of the fetal CNS is performed because suspicious or abnormal findings are noted at basic midtrimester CNS evaluation. Previous history of fetal CNS anomalies or genetic disorders, suspected maternal-fetal infections (mainly Citomegalovirus or Toxoplasma Gondii) or exposure to drugs are also considered a valid indication to a fetal neurosonogram.

Ultrasound Planes for Advanced Evaluation: Fetal Head

The advanced evaluation of the fetal brain requires a multiplanar approach including the combination of both the coronal and the sagittal views of the head, in addition to the previously described axial planes.

In order to obtain these additional planes, a transvaginal approach may become useful in case of cephalic presentation, as it facilitates a deeper insonation of the fetal brain through the sutures and fontanelles yielding a better image resolution due to the probe characteristics (higher frequency) and to the short distance to the anatomic structures).

A profound knowledge of the fetal CNS anatomy is warranted from the examiner in order to assess in the most appropriate manner the normal appearance of the brain throughout

Table 1. Normal features of the main CNS structures and possible abnormal findings. (tV) Transventricular; (tT) TransThalamic; (tC) Transcerebellar; (mS) Midsagittal.

Structure	Plane(s)	Normal Features	Possible anomalies
Skull	tV, tT, tC	Oval shape, Uniformly hyperechoic, physiologic interruption -> sutures	Abnormal shape (cloverleaf, frontal bossing, etc) Discontinuity with Protruding tissue (ie cephalocele)
CSP	tV, tT, tC	Squared shape Site: midline falx, between anterior 1/3 and posterior 2/3	Small/Absent Displaced
Midline Falx	tV	Straight Midline Uninterrupted Hyperechoic	Absent Lateral Deviations Interruptions of the midline continuity
Lateral Ventricles	tV	Anechoic Uninterrupted border Clear-cut edges Width < 10mm	Enlargement Cysts Septa Border irregularities
Choroid Plexus	tV	Homogeneous Hyperechoic Close to the ventricle border	Coroid plexus cysts
Sylvian Fissure	tV, tT	Shape correlated to gestational age	enlarged/smooth
Thalami	tT	Hypoechoic symmetric	
Cerebellum	tC	homogeneous symmetric hemispheres Uninterrupted smooth cortex	Hypoplastic cerebellum Asymmetric hemispheres Hyperechoic areas (hemorrages)
Vermis/4th ventricle	tC	Hyperechoic vermis between the hemispheres 4th ventricle between vermis and brainstem	Absence of vermis (fused hemispheres) Small vermis 4th ventricle-cisterna communication
Cisterna Magna	tC	Anechoic Width < 10mm	Mega cisterna
Spine	mS	Two straight uninterrupted rows	Abnormal curvature Interruptions
Dorsal Skin	mS	Uninterrupted skin	Bulging membranes

the different stages of pregnancy or to diagnose and characterize the different types of structural anomalies.

The main *coronal views* used for advanced fetal brain scanning are

- Transfrontal coronal plane
- Transcaudate coronal plane
- Transthalamic coronal plane
- Transcerebellar coronal plane

These planes are obtained in sequence, aligning the ultrasound beam perpendicularly to the sagittal suture, and sweeping the probe from the frontal to the occipital pole of the fetal head. On this approach when the ultrasound beam enters the fetal skull at the confluence between coronal and the sagittal suture, which is anatomically represented by the anterior fontanelle, the transfrontal plane is obtained. Starting from this latter plane, a parallel sweep of the probe towards the fetal occiput allows to obtain the other coronal planes mentioned above (Figure 9).

- The **transfrontal coronal plane** should include the uninterrupted interhemispheric fissure and the anterior horns of the two lateral ventricles
  - the CSP and corpus callosum (CC), are not visible being this plane just anterior to them
- The **transcaudate coronal plane** should include the CSP and CC above it, interrupting the interhemispheric fissure
  - the frontal horns of the lateral ventricles are visible
  - the plane is just anterior to the thalami
- The **transthalamic coronal plane** should
  - include the CSP and CC above it, interrupting the interhemispheric fissure
  - include the thalami (diencephalon) below the CSP
- The **transcerebellar coronal plane** should include
  - the posterior horns of the two lateral ventricles on either side of the interhemispheric uninterrupted fissure, which culminates on the tentorium
  - the posterior fossa and the cerebellum below the tentorium
  - CSP and CC are not visible being this plane posterior to them

Figure 9. Coronal planes: 1) Transfrontal; 2) Transcaudate; 3) Transcthalamic; 4) Transcerebellar

The **transfrontal coronal plane** (Figure 10) allows the evaluation both of the interhemipheric fissure, that should be imaged as a straight and uninterrupted double-layer line, and the anterior horns of the lateral ventricles, roughly having same size and distance to the midline. The shape, the profile and the content of the anterior ventricles should be assessed in order to disclose or exclude abnormal findings (e.g. cysts, septa, etc), as already described. The surrounding brain tissue (white matter) should appear homogeneous and the two hemispheres should be of symmetric shape and size. On this

plane it is possible to visualize the sphenoid bone and the fetal orbits.

On the **transcaudate coronal plane** (Figure 11) it is possible to visualize the interhemispheric fissure interrupted by the CSP, and on either side of this latter structure the frontal horns of the two lateral ventricles. A clear separation of the two horns from the CSP by the *septa pellucida* should be demonstrated. The CSP is expected to appear as an anechoic fluid filled quadrangular structure. On this plane the corpus callosum is visualized as a hypoechoic bridge crossing the midline just above the CSP. Laterally, on the surface of the brain, it is possible to evaluate the cerebral cortex, and in particular the Sylvian fissure, whose shape changes according to the gestational age, as previously mentioned.

On the **transthalamic coronal plane** (Figure 12) the thalami and the basal ganglia can be visualized rather than the caudate nuclei. It is possible to visualize and evaluate the interhemispheric fissure, CSP, CC and the lateral ventricles. At times the third ventricle can be visible on this plane, and occasionally also the Monro foramina, connecting the third with the lateral ventricles. The thalami and the basal ganglia are seen below the CSP. On this plane at the level of the skull base (preferably by a transvaginal approach) it is possible to visualize the internal carotid arteries running within the hypoechoic cavernous sinuses and between them the optic chiasma.

On the **transcerebellar coronal plane** (Figure 13) the lateral ventricles can be visualized at the level of the posterior horns and in between the interhemispheric fissure reaches the cerebellar tentorium. Below the tentorium it is possible to visualize the cisterna magna and the cerebellum, with the two hypoechoic round shaped lateral hemispheres and the more echoic vermis in the middle.

Figure 10. Transfrontal coronal plane: the interhemispheric fissure (arrows) and both frontal horns (*) of the lateral ventricles are usually visible on this plane.

Figure 11. Transcaudate coronal plane: the *cavum septi pellucidi* (thick arrow), both frontal horns (*) of the lateral ventricles, the *corpus callosum* (curved line), the Sylvian fissures (arrowheads) and the caudate nuclei (thin arrows) should be visualized on this plane.

Figure 12. Transthalamic coronal plane. In the picture the main structures visible on this plane are shown: *cavum septi pellucidi* (thick arrow), both frontal horns (*) of the lateral ventricles, the Sylvian fissures (arrowheads) and the thalami (thin arrows).

Figure 13. Transcerebellar coronal plane: cerebellum (arrows) and both occipital horns (*) of the lateral ventricles are visible on this section.

The main *sagittal views* are:

- Midsagittal plane
- Parasagittal planes

These planes are obtained aligning the ultrasound beam parallel to the sagittal suture, and then tilting/sweeping the probe from one side to the other of the fetal head. On this

Chapter 11 ■ Fetal Neurosonography

approach the midsagittal plane or median plane is obtained when the ultrasound beam enters the fetal skull exactly at the level of the sagittal suture with a perpendicular orientation. Starting from this latter plane with a parallel sweep of the probe on either side of the fetal head or tiliting the probe itself the parasagittal planes may be obtained (Figure 14).

The visualization of specific anatomic landmarks allows to confirm the correct acquisition of the sagittal planes

- The midsagittal plane should include from front to back
  - the CSP and the CC entirely visible
  - the cerebellar vermis,
  - the cerebellar hemispheres should not be visible on this plane
  - Each parasagittal plane should include
- the three horns of the lateral ventricle of that side (frontal/anterior, occipital/posterior and temporal)

Figure 14. Sagittal planes: 1) Midsagittal; 2) Parasagittal.

On the **midsagittal plane** (Figure 15) the CSP should be clearly visible, with its drop-like shape appearance, filled by anechoic fluid. The CC is a curved, sinus shaped hypoechoic structure surrounding from above the CSP, posteriorly ending just above the *quadrigeminal plate*. It has homogeneous thickness and echogenicity throughout its entire length. The different parts of the CC are named from front to back as follows: *rostrum* (anterior-lower part), *genu* (anterior-higher part), body (horizontal part), *splenuim* (most posterior oblique-vertical part). Usually the CSP ends posteriorly just before the *splenium*, but it may occasionally be prominent, following the CC for its entire length along the *splenium,* ending beyond the fornix columns: this is usually considered a normal variant, and it is defined *cavum vergae*. Another variant of the CSP is the *cavum veli interpositi* that reaches posteriorly the *velum interpositum*, beyond the *splenium*, up to the internal cerebral veins. The third ventricle is occasionally visible on the midline as a small hole below the CSP.

On the midsagittal cut it is possible to visualize the brainstem, the cerebellar vermis and the 4th ventricle, as a thin anechoic space separating these two structures at the level of the pons. The cerebellar vermis has a bean shape, with a notch on its ventral surfaced called *fastigium*, and a hyperechoic stripe on the upper part of its dorsal surface, named as primary fissure. The vermis should be of normal size and in close proximity to the brainstem, laying on it with the vast majority of its ventral area, and closing the 4th ventricle with its inferior part. Behind the vermis it should be possible to visualize the anechoic cisterna magna, filling the posterior fossa and surrounded above by the cerebellar *tentorium*. No communication between the 4th ventricle and the posterior fossa should be noted

Parasagittal planes (Figure 16) are more often oblique rather than sagittal, allowing the visualization of the entire lateral ventricle, with the possibility to assess all the three horns – anterior/frontal, posterior/occipital and temporal on the same view (three-horns view). The choroid plexus and the periventricular space are also visible on these scanning planes.

Figure 15. Midsagittal plane. A) The *cavum septi pellucidi* (CSP) and the corpus callosum above it (arrows) are clearly visible on this plane. Within the posterior fossa the vermis (V), the 4th ventricle (curved arrow) and the cisterna magna (CM) should also be visualized. B) Corpus callosum anatomy: from front to back *rostrum* (R), *genu* (G), body (B) and *splenium* (S) are visible. Within the posterior fossa a detailed evaluation of the vermis would show the *fastigium* (arrow) on its ventral surface.

Figure 16. Parasagittal plane. The three horns of the lateral ventricle are visible: the frontal horn (F), the occipital (O) and the temporal (T) ones.

Ultrasound Planes for Advanced Evaluation: Fetal Spine

An advanced evaluation of the fetal spine should be performed by experienced operators, who are able for this purpose to obtain the coronal and the axial views in addition to the sagittal ones. An adequate evaluation of the fetal spine is much influenced by the fetal position.

The **sagittal** approach to the fetal spine has been already described, and aims to verify on a single scanning plane the integrity of the vertebral bodies, posterior arches (laminas) and the overlying skin (Figure 8). In the midsagittal section with fetal spine up it is also possible to visualize the spinal cord as a hypoechoic tubular structure just above the vertebral bodies, ending with a conic tip, the *conus medullaris,* at the level of L2-L3 (Figure 8). An abnormal position of the *conus medullaris* should raise suspicion of an underlying abnormality.

In case of suspected vertebral anomaly, the axial evaluation of the spine should be performed either at the level of the defect, or throughout the whole spine, allowing the comparative evaluation of the abnormal segment with the next ones. The aspect of the vertebra, in axial cuts, depends mainly on the gestational age and on the spinal level (cervical, thoracic, lumbar, sacral). The vertebral bodies are wider and quadrangular at the upper cervical level, becoming more triangular at the thoracic and lumbar levels, and flat within the sacrum. The axial sweep allows not only to visualize the vertebral bodies one after the other, but also the laminas (posterior arches) closing back the spinal cord, and keeping the same relative position throughout the spine.

A coronal approach is also recommended during an advanced evaluation of the spine. It mainly allows to exclude lateral deviations of the spine, once the normal appearance of the bony lines has been confirmed also on the coronal section. The dotted white lines visualized by the coronal approach are either two, when the laminas nuclei are insonated, or three, when the vertebral bodies nuclei appear in between.

WHAT TO CHECK, WHAT TO EXCLUDE:

For an advanced study of the fetal brain a comprehensive assessment of the main cerebral structures as a deep knowledge of their normal and abnormal appearance is required. In this section we describe how to perform a detailed assessment of the fetal brain in order to diagnose or exclude the major abnormalities.

Anterior Complex

The anterior complex (Figure 17) represents a group of anatomic structures visible on the transventricular axial plane. It includes the interhemispheric fissure, the callosal sulcus, the genu of the corpus callosum, the CSP and, laterally the anterior horns of the lateral ventricles. This complex is absent or substantially altered in case of both alobar and semilobar holoprosencephaly (HPE), because of a complete/partial fusion of the two brain hemispheres anteriorly.

Figure 17. The structures included in the anterior complex are the anterior horns (V) of the lateral ventricles, the *cavum septi pellucidi* (CSP), the genu of the *corpus callosum* (banana-shaped area), the callosal sulcus (curved arrow) and the interhemispheric fissure (straight arrow).

The **CSP** should be clearly visualized during a basic examination at the level of the axial planes, and if either not visible, or asymmetric or prominent, a neurosonogram should be performed. In case of a prominent CSP on the axial planes, a *cavum vergae/veli interpositi* should be suspected: usually the normal appearance of the midline structures in a midsagittal view allows to diagnose these normal variants, as already described. On the other hand, an absent CSP could be related to a spectrum of brain abnormalities, mainly agenesis of CC, but also lobar HPE and agenesis of the *septa pellucida*, either isolated or associated with septo-optic dysplasia.

Moreover it is important to check the presence and the appearance of the **interhemispheric fissure** anteriorly: if absent HPE may be suspected while its interruption or widening may be an indirect sign of callosal agenesis. Also the presence of the **genu of the CC** needs to be checked (not visible in case of callosal agenesis).

The **anterior horns** should not be dilated, and well separated: if dilated, the posterior horns should be evaluated, as this may herald a ventriculomegaly; when the anterior horns are fused either lobar HPE or *septa pellucida* agenesis should be suspected.

In case of abnormal appearance of the anterior complex, an advanced multiplanar neurosonogram should be performed. In summary, the most frequent abnormalities involving the anterior complex are:

1. Agenesis of corpus callosum (ACC)
2. Lobar HPE
3. Isolated agenesis of the septa pellucida (SP)
4. SP agenesis associated with the septo-optic dysplasia (SOD)

The differential diagnosis of these different conditions could be obtained thanks to the contribution of additional planes. A *midsagittal view* allows the clear visualization of the CC when this is present: this view is useful to rule out a callosal agenesis (isolated or associated to a lobar HPE). Additional signs of ACC are colpocephaly (ventriculomegaly involving only the posterior horns of drop-like shaped lateral ventricles), dilation of the interhemispheric fissure, dilation of the third ventricle that could simulate a small CSP. In case of ACC a coronal evaluation at the level of the third ventricle would show an increased distance between the anterior horns due to the prominence of the Probst bundles, typical of ACC.

The use of transcaudate/transventricular *coronal planes* would further help to classify the aforementioned anomalies. As previously described, in a coronal section the normal CSP has a triangular shape, and it is well separated from the anterior horns of the lateral ventricles by the septa pellucida, with the CC well visible above it. In case of:

- ACC -> the third ventricle is prominent and displaced upward while the anterior horns are shifted aside from the midline by the hypertrophic Probst bundles
- SP agenesis (+ SOD) -> the anterior horns are fused, and no *septa pellucida* are visible. The CC is visible above the fused horns, whilst the fornix bodies are seen as two separate round structures within them, appearing as a notch on the floor of the fusion area (Figure 18). In these cases the presence of the optic chiasma should be investigated, in order to diagnose/exclude a SOD. The chiasma is visible as a "dumbbell"-shaped structure on the midline, above the skull base, within the basal cistern, which would appear as "empty" in case of its absence (SOD).
- Lobar HPE -> similarly to the SP agenesis, the anterior horns open in a fluid filled central area, visible on the midline in place of the CSP. The CC is not visible. The inferior part of this area looks round shaped, without the "notching" fornix. The anterior cerebral artery could have an abnormal position.

Figure 18. Transcaudate coronal plane in a normal case (a) and in a case of isolated agenesis of the septa pellucida (b). A "thick slice" 3D rendering on the same plane (c) enhances the visualization of the anatomic features of this case.

Posterior Fossa

The posterior fossa is routinely evaluated by the axial transcerebellar view, showing the hemispheres and the vermis of the cerebellum, as previously described. Under normal conditions the two cerebellar hemispheres appear homogeneously hypoechoic and symmetric in terms of position and size. The presence of either anechoic or hyperecogenic areas within the cerebellar hemispheres should be investigated as a possible sign of focal lesions such as clastic/cystic lesions. Moreover it is also very important to evaluate the appearance and the size of the vermis and to assess the 4th ventricle comprised between the vermis itself and the brainstem.

Throughout this evaluation the posterior fossa should be examined and measured:

- if either larger than 10 mm, or in case of communication between the 4th ventricle and cisterna magna, a "**cystic**" anomaly should be suspected (Figure 19)
- if the cerebellum is too small (below the 5th centile) with or without a small cisterna magna, a "**non-cystic**" or a cerebellar anomaly should be suspected (Figure 19)

Cystic anomalies of the posterior fossa are thought to represent a *continuum*, ranging from the Dandy Walker Malformation (DWM) to the isolated vermian hypoplasia (iVH), the Blake pouch cyst (BPC) and the mega cisterna magna (MCM). Another possible anomaly, not part of the abovementioned *continuum*, is the arachnoid cyst (AC). In order to distinguish among these different conditions, two features of the vermis should be assessed on the midsagittal plane: size and position in respect with the brainstem (angle between vermis and brainstem – *BV angle)*.

- If the vermian **size** is **reduced**, mainly a DWM or an iVH should be suspected:
- in DWM (Figure 20) the position of the vermis is grossly abnormal, due to a substantial upward rotation in respect of the brainstem (*BV angle > 45°*). The overall size of the vermis is reduced and its structure is usually also abnormal. Additional sonographic findings, such as ventriculomegaly, cerebellar hypoplasia, and upper displacement of the cerebellar tentorium are often present.
- In iVH a mild upward rotation of the vermis is usually noted (*BV angle* usually *< 45°*). The inferior part of the vermis is hypoplastic but the structure is commonly preserved.

If the vermian **size** is **normal**, the most likely diagnosis could be either a BPC or a MCM, or an AC:

- in case of BPC the *BV angle* is *slightly increased, but < 45°*. The anatomy of the vermis is intact, as BPC is considered as a defect of the Magendie foramen fenestration rather than a primary vermian anomaly.
- in case of MCM the vermis has *normal size and position*. The width of the cisterna is larger than 10 mm.
- in case of AC the position of the vermis is usually abnormal due to the *mass effect* of the cyst. The BV angle is not relevant in this case.

Figure 19. Transcerebellar axial plane in a case of communication between the 4th ventricle and the cisterna magna (a) and in a case of Chiari II malformation (b), with a banana-shaped cerebellum (1).

Figure 20. Midsagittal view in a normal case (a) and in a case of Dandy-Walker malformation (b), with a small and dysmorphic cerebellar vermis. The increased brainstem-vermis angle, clearly above 45°, is also shown in (b). On the axial transcerebellar plane (c) the communication between the 4th ventricle and the cisterna magna is clearly visible.

As mentioned above, a **non-cystic anomaly** of the posterior fossa is to be suspected if either the cerebellum is small, or the cisterna seems reduced in size, together with the cerebellum.

If the cerebellum is small, but the cisterna looks normal, possible diagnosis could be either an isolated hypoplastic cerebellum or a rhombencephalosynapsis. In case of:

- rhombencephalosynapsis, the cerebellum is small because of the absence of the vermis due to the fusion of the hemispheres on the midline.
- isolated hypoplastic cerebellum, the cerebellum is small, but the vermis is present.

When the cisterna magna looks small, a Chiari malformation should be suspected. The cerebellum has a typical "banana" shape, and could be displaced either towards the *foramen magnum* (Chiari II malformation) or towards a skull defect, usually an occipital one (Chiari III malformation). In both cases a neural tube defect is the underlying condition:

- in case of Chiari II, a defect at the level of the spine, such as an open spina bifida, is the most likely associated abnormality (Figure 21). The advanced evaluation of the spine is mandatory in this case, showing typical features of the myelocele/myelomeningocele in the majority of the cases: in the axial views the laminas could appear as "opening" backwards, and bulging membranes could be visualized at the same level of the spine. The *conus medullaris* looks lower than L2-L3 in these cases, often reaching the sacral vertebras.
- In case of Chiari III, a defect of the skull is usually associated, such as an occipital cephalocele. The evaluation of the skull allows to identify the bulging membranes of an encephalocele/meningocele through a bony defect usually on the midline.

Figure 21. In case of open spina bifida, the spinal defect (b) is often associated to a Chiari II malformation in the posterior fossa (a).

Cortex and fissures

The ultrasound evaluation of the fetal brain cortex is challenging in the earlier stages of the pregnancy, and it is usually considered feasible only after 26-28 weeks of gestation, when the majority of the cortical fissures become clearly visible. However, in the majority of the cases the main fissures and sulci can be visualized already at mid-trimester scan in the majority of the cases. A 3D approach allows a systematic evaluation of the main fissures bilaterally.

An evaluation of the cortex is recommended as part of an advanced evaluation of the fetal brain, but in particular it is advocated in case of small head biometry (< −3 SD, or < 3rd percentile), because of the possible association with focal or diffuse neuronal migration anomalies (such as lissencephaly, polimicrogyria, etc).

Under normal conditions the brain mantle should come very close to the inner surface of the calvarium, being separated from the bones by a thin rim of subarachnoid fluid. A wide separation between the cortex and the skull, either focal or overall, should raise the suspicion of an abnormal cortical development. The fissures of the two hemispheres should have similar size and morphology in accordance with the gestational age. If asymmetry is noted in the development of two paired sulci or fissures a focal abnormality of the cortex should be suspected

The main structures of the cortex that may be evaluated at 2D/3D ultrasound are:
- the Sylvian fissure (Figures 2, 4, 22) is clearly visible in axial and coronal views, as already described. Its sonographic features and changes throughout the gestation have been recently described, and in case of inconsistency between the sonographic aspects and the gestational age, a cortical developmental delay could be suspected.
- the parieto-occipital fissure (Figure 23) is mainly visible on axial and sagittal planes. This has been recently proposed as a landmark for the measurement of the lateral ventricle width. In sagittal views is possible to visualize its spatial relationship with the calcarine fissure, forming an "L"-shaped structure, called *cuneus*.
- the calcarine fissure (Figure 23) is mainly visible on coronal and sagittal views. In coronal views is visible medially to the posterior horns of the lateral ventricles. In sagittal views it joins cranially the parieto-occipital fissure, forming the *cuneus*, as mentioned.
- the cingulate sulcus (Figure 24) is mainly visible on the midsagittal plane, surrounding the corpus callosum from above in a parallel fashion.
- the hippocampal gyrus (Figure 25) could be visualized on axial planes, in particular the transthalamic one, just behind the thalami. Also in coronal views it is visible as a hook-shaped structure at the level of the cerebral peduncles.

Figure 22. The Sylvian fissure can be visualized on coronal planes, such as the transthalamic one (a), where is visible on both sides (arrows). On a transcaudate coronal plane, in the third trimester the Sylvian fissure has a "T"-shape (circle) due to its opercularization.

Figure 23. The *cuneus* (Cu) is visualized on a sagittal plane (a) next to the midsagittal one, showing the medial surface of the cortex, between the parieto-occipital and the calcarine fissures. In (b) is shown that the parieto-occipital fissure (PO) has a vertical orientation, turning forward after meeting the calcarine fissure (Ca), which is oriented anterior-posteriorly (c).

Figure 24. The cingulate sulcus (dotted line) is parallel to the *corpus callosum* on the midsagittal plane, where the cingulate gyrus is visible between them.

Figure 25. On the transthalamic and transcerebellar axial panes it is possible to visualize the hippocampal gyrus (H). On a transcerebellar plane other relevant structures are visible, such as the *cavum septi pellucidi* (CSP), the thalami (T), the Sylvian fissure (S), the cerebellum and the cisterna magna (CM).

FIRST TRIMESTER EVALUATION OF THE FETAL CNS

In the first trimester the fetal brain structures have a significantly different sonographic appearance compared with the second-third trimester. The brain can be evaluated mainly by axial and sagittal views during the 11+0-13+6 weeks scan.

- On the axial view (Figure 26) it is possible to evaluate the shape of the calvarium, its integrity and calcification. Already at this stage, the absence of proper cranial bones surrounding the brain should be noted: when the calvarium is absent at these early stages the brain would have a typical wavy shape, and an acrania/anencephaly should be diagnosed. In normal fetuses it is also possible to visualize the midline falx, that appears as a straight uninterrupted hyperechoic line, dividing the brain in two equal symmetric parts. On both sides of the midline the choroid plexus filling entirely the two lateral ventricles resemble a butterfly. Typically, an alobar HPE would appear at this stage as a wide interruption of the falx, with anterior fusion of the lateral ventricles on the midline.
- The midsagittal view of the fetal head is the same plane required for the proper measurement of the nuchal translucency. On this plane, in the middle of the brain the diencephalon is visible as a hypoechoic round-shaped structure, continuing below with the mesencephalon and the brainstem (BS) (Figure 27). In front of the BS the sphenoid bone is often visible at this stage. On the midsagittal section, between the sphenoid and the occipital bones, the structures of the cerebral posterior fossa are visible. At 11+0-13+6 weeks three spaces are visible in the posterior fossa: the BS, the 4th ventricle (intracranial translucency, IT) and the cisterna magna (CM). It has been shown that an abnormal appearance of these spaces at the first trimester is an early predictor of open spina bifida (OSB). In particular, in case of OSB with associated Chiari II malformation the CM is barely visible at such an early stage of pregnancy. A recent publication has demonstrated that the risk of posterior fossa anomalies or open neural tube defects is much lower when the 3 black spaces of the posterior fossa are seen at 11-13 weeks while a major abnormality such as open spina bifida (Figure 28) or DWM should be suspected when only 2 spaces are visible rather than 3.

Figure 26. An axial view of the fetal head (a) already in the first trimester allows the visualization of the midline *falx* (arrows), lateral ventricles and the choroid plexus within them (PC) and the bony calvarium surrounding them. These structures are not visible in case of acrania (b).

Figure 27. On the midsagittal plane the posterior fossa structures can be evaluated already in the first trimester: three spaces are usually visible, including the brain stem (BS), the 4th ventricle (Intracranial Translucency – IT) and the cisterna magna (CM).

Figure 28. A case of open spina bifida (OSB) and associated kyphoscoliosis diagnosed in the first trimester: only 2 spaces are visible in the posterior fossa (a); at the level of the spine (b) ultrasound features of an associated myelomeningocele (thin arrow) and kyphoscoliosis (thick arrow) are visible. On the axial planes of the fetal head (c) the typical ultrasound features associated with OSB are also visible ("lemon" shape of the calvarium - thin arrows; "banana" shape of the cerebellum – thick arrows).

References

Chapman T, Mahalingam S, Ishak GE, Nixon JN, Siebert J, Dighe MK. Diagnostic imaging of posterior fossa anomalies in the fetus and neonate: part 1, normal anatomy and classification of anomalies. Clinical Imaging 2015, 39: 1–8

Chapman T, Mahalingam S, Ishak GE, Nixon JN, Siebert J, Dighe MK. Diagnostic imaging of posterior fossa anomalies in the fetus and neonate: part 2, posterior fossa disorders. Clinical Imaging 2015, 39: 167–175

Contro E, Salsi G, Montaguti E, Morganelli G, Pilu G, Rizzo N, Bonasoni P, Ghi T. Sequential analysis of the normal fetal fissures with three-dimensional ultrasound: a longitudinal study. Prenat Diagn. 2015 May;35(5):493-9. doi: 10.1002/pd.4565.

De Keersmaecker B, Claus F, De Catte L. Imaging the fetal central nervous system. Facts Views Vis Obgyn. 2011; 3(3): 135–149.

Gandolfi Colleoni G, Contro E, Carletti A, Ghi T, Campobasso G, Rembouskos G, Volpe G, Pilu G and Volpe P. Prenatal diagnosis and outcome of fetal posterior fossa fluid collections. Ultrasound Obstet Gynecol 2012; 39: 625–631

Gindes L, Malach S, Weisz B et al. Measuring the perimeter and area of the Sylvian fissure in fetal brain during normal pregnancies using 3-dimensional ultrasound. Prenatal Diagnosis 2015, 35, 1097–1105

Guibaud, L. Fetal cerebral ventricular measurement and ventriculomegaly: time for procedure standardization. Ultrasound Obstet Gynecol, 2009, 34: 127–130

Hadzagi -catibusi F, Maksi H, uzicanin S et al. Congenital malformations of the central nervous system: clinical approach. Bosn J Basic Med Sci. 2008;8:356-60.

http://www.eurocat-network.eu

Lachmann R, Chaoui R, Moratalla J, Picciarelli G and Nicolaides KH. Posterior brain in fetuses with open spina bifida at 11 to 13 weeks. Prenat Diagn 2011; 31: 103–106.

Paladini D, Volpe P. (2014). Ultrasound of congenital fetal anomalies. Differential diagnosis and prognostic indicators. Second Edition. Boca Raton, FL: CRC Press, Taylor & Francis Group, LLC.

Pinar H, Tatevosyants n, Singer Db. central nervous system malformations in a perinatal/neonatal autopsy series. Pediatr Dev Pathol. 1998;1:42-8.

Quarello E, Stirnemann J, Ville Y and Guibaud L. Assessment of fetal Sylvian fissure operculization between 22 and 32 weeks: a subjective approach. Ultrasound Obstet Gynecol 2008; 32: 44–49

Reddy UM, Filly RA, Copel JA. Prenatal imaging: ultrasonography and magnetic resonance imaging. Obstet Gynecol 2008; 112: 145–157.

Salomon LJ, Alfirevic Z, Berghella V, et al on behalf of the ISUOG Clinical Standards Committee. Practice guidelines for performance of the routine midtrimester fetal ultrasound scan. Ultrasound Obstet Gynecol 2010

Salomon LJ, Alfirevic Z, Bilardo CM, et al. ISUOG Practice Guidelines: performance of first-trimester fetal ultrasound scan. Ultrasound Obstet Gynecol 2013; 41: 102–113.

SIEOG Guidelines – Linee Guida della Società Italiana di Ecografia Ostetrico Ginecologica e Metodologie Biofisiche – Edizione 2015 – EDITEAM Gruppo Editoriale, Cento (FE) Italy 2015 – http://www.sieog.it

Sonographic examination of the fetal central nervous system: guidelines for performing the 'basic examination' and the 'fetal neurosonogram'. Ultrasound Obstet Gynecol, 29: 109–116

Vinals F, Correa F and Goncalves-Pereira PM. Anterior and posterior complexes: a step towards improving neurosonographic screening of midline and cortical anomalies. Ultrasound Obstet Gynecol 2015; 46: 585–594

Volpe P, Campobasso G, De Robertis V and Rembouskos G. Disorders of prosencephalic development. Prenat Diagn 2009; 29: 340–354.

Volpe P, Contro E, De Musso F, Ghi T, Farina A, Tempesta A, Volpe G, Rizzo N and Pilu G. Brainstem–vermis and brainstem–tentorium angles allow accurate categorization of fetal upward rotation of cerebellar vermis. Ultrasound Obstet Gynecol 2012; 39: 632–635

Volpe P, Contro E, Fanelli T, Muto B, Pilu G and Gentile M. Appearance of fetal posterior fossa at 11–14 weeks in fetuses with Dandy–Walker malformation or chromosomal anomalies. Ultrasound Obstet Gynecol 2016; 47: 720–725.

CHAPTER 25

Derivaciones Intrauterinas

Enrique Gil Guevara

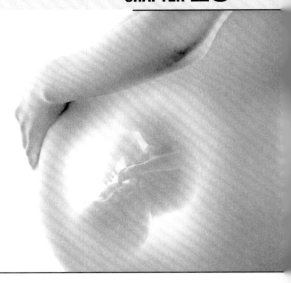

INTRODUCCION

La identificación de malformaciones congénitas continúa creciendo durante el periodo prenatal debido al avance de las herramientas de diagnóstico como el ultrasonido y la resonancia magnética fetal. Entender cómo tratar dichas patologías fetales mejora el pronóstico de los fetos que las padecen.

Por esa razón, en el siguiente capítulo, explicaremos cuál es el estatus actual de las derivaciones intrauterinas y sus principales aplicaciones.

La colocación de dichas derivaciones intrauterinas está indicada en ciertos casos de acumulación de fluidos en la economía fetal que acarreen trastornos en el desarrollo normal del feto.

INDICACIONES Y JUSTIFICACION

Entender éticamente si es necesario intervenir, cuándo intervenir y cómo intervenir es fundamental en el manejo del binomio madre-feto.

La decisión de colocar una derivación intrauterina debe reunir tres criterios básicos:

Primero, debe tener una alta probabilidad de prevenir daños serios e irreversibles en el feto;

Segundo, debe implicar un bajo riesgo de mortalidad o un riesgo manejable de daño importante en el feto; y,

Finalmente, el riesgo de morbi-mortalidad materna debe ser mínimo.

Por ejemplo, si la condición no requiere intervención intrauterina y se puede tratar después de nacer, eso siempre será lo mejor. También hay otro extremo, donde ninguna solución prenatal que se plantee va a cambiar el resultado negativo de la condición. Por último, hay situaciones donde si no operamos al bebé antes de nacer, no va a sobrevivir, o va a tener una muy mala calidad de vida y por ende se justifica un tratamiento intrauterino.

ANALGESIA FETAL

El manejo del dolor fetal debe ser considerado en todo procedimiento después de las 26-28 semanas de gestación ya que las vías sensoriales nociceptivas y la actividad electroencefalográfica están presentes en la segunda mitad del embarazo.[1] La combinación de atropina, fentanilo y vecuronio son usualmente administrados al feto directamente vía intramuscular[2] empleando una aguja de 20-22 gauge bajo guía ecográfica. Las dosis se ajustan de acuerdo al peso fetal estimado (20 ug/kg de atropina, 15 ug/kg de fentanilo y 0.2 mg/kg de vecuronio).[3]

El fin de esta combinación es suprimir cualquier respuesta bradicárdica al estrés, disminuir los movimientos fetales y controlar efectivamente cualquier dolor durante y después del procedimiento ya que el fentanilo tiene un tiempo de vida media mayor a doce horas en la población fetal. A pesar de la adición de atropina, la complicación más preocupante es la depresión cardíaca fetal secundaria a una bradicardia severa.

EL PRESENTE: DERIVACIONES TORACO- Y VESICO-AMNIOTICAS

Derivaciones toraco-amnioticas

Hidrotorax fetal

El hidrotórax fetal representa una entidad heterogénea de enfermedades que abarcan formas primarias y secundarias.

El quilotórax fetal es la forma más común de hidrotórax primario aislado.[4] Las formas secundarias incluyen derrame pleural debido a aneuploidía, anemia, infecciones virales, malformación adenomatoide cística congénita del pulmón (CPAM) o hernia diafragmática congénita. Las malformaciones congénitas o aneuploidías concomitantes se observan en hasta 53 y 41%, respectivamente.[5] En consecuencia, su evolución clínica es muy variable y depende del momento del diagnóstico y de la existencia de derrame pleural bilateral e hidropesía fetal.

El hidrotórax fetal primario es causado principalmente por anomalías en el desarrollo linfático. Los derrames pleurales secundarios ocurren debido a anormalidades fetales cromosómicas o estructurales.

Los grandes derrames pleurales del feto o las lesiones pulmonares pueden causar compresión de las estructuras torácicas y un importante desplazamiento mediastínico con el consiguiente riesgo de hipoplasia pulmonar y desarrollo de hidropesía.

Se considera a los fetos con un derrame pleural que está causando disfunción cardíaca que conduce al desarrollo de hidrops o polihidramnios como candidatos para la intervención fetal.[6]

Otros autores han considerado criterios adicionales, como el derrame aislado que ocupe más del 50% del espacio torácico, el desplazamiento mediastínico y el rápido aumento del tamaño de la efusión, como indicación de la intervención fetal.[7]

El procedimiento consiste en la colocación de un catéter de doble cola de cerdo (Harrison o Rocket) bajo guía de ultrasonido en tiempo real.

Consideraciones prácticas:

1. Los shunts tóraco-amnióticos han demostrado ser seguros y efectivos en el derrame pleural fetal y descompresión de quistes en CPAM.
2. Los catéteres Harrison y Rocket son dos dispositivos ampliamente utilizados.
3. Es prudente intentar una resolución permanente del hidrotórax fetal con toracocentesis inicial y colocación de shunt para episodios recurrentes, evitando las complicaciones asociadas con la colocación de la derivación.

Debido a la rareza de la enfermedad, los datos actuales consisten en series relativamente pequeñas de pacientes con hasta 88 casos.[8]

Rodeck et al. introdujeron la derivación toracoamniótica hace más de 20 años. Desde entonces, pocos estudios han abordado su desempeño en la prevención de secuelas a corto y largo plazo del hidrotórax fetal.

Aunque los resultados de la derivación toracoamniótica son alentadores en general, los posibles efectos secundarios y las complicaciones deben abordarse en el asesoramiento de los padres afectados. De acuerdo con estudios previos, las complicaciones más frecuentes de la derivación toracoamniótica fueron la dislocación (3-6%) y el bloqueo (4-7%) del catéter con necesidad de reintervención. Otra complicación grave, la rotura prematura de membranas pretérmino, varía alrededor del 10% (5,7-33,3%).[9]

En estudios previamente publicados, principalmente factores tales como hidropesía en la presentación inicial o la progresión del derrame pleural a pesar del tratamiento se han asociado con la supervivencia.

Finalmente, la derivación toracoamniótica resulta en una tasa de supervivencia global del 60% aproximadamente.[10]

CPAM con componente macroquístico

Otra anomalía congénita fetal que puede beneficiarse de la derivación toracoamniótica es el CPAM con componente macroquístico.

La relación del volumen del CPAM con la cabeza fetal (CVR) se utiliza generalmente para evaluar el pronóstico y evaluar el riesgo de desarrollar hidropesía en los casos con una masa pulmonar fetal.[11] El CVR se calcula de acuerdo con la siguiente fórmula:

$$\frac{(\text{longitud} \times \text{altura} \times \text{ancho} \times 0{,}52)}{\text{circunferencia de la cabeza.}}$$

Un CVR > 1,6 está asociado con un alto riesgo de desarrollar hidropesía (alrededor del 80%).[12] Estos casos deben ser monitorizados con ultrasonido dos a tres veces por semana.

Para casos de CPAM con hidropesía fetal, el drenaje pulmonar fetal se ha asociado con una mejor supervivencia.

En general, la malformación adenomatoide quística congénita (CPAM), es una malformación congénita del pulmón que ocurre en aproximadamente uno cada 30.000 embarazos.[13]

Las lesiones grandes pueden causar el desplazamiento del mediastino y la compresión caval con posterior desarrollo de hidropesía.

En estos casos se ha informado que la administración de esteroides prenatales causa la resolución de hidropesías en aproximadamente el 78% de los casos.[14] El mecanismo exacto de la acción del esteroide todavía no está claro; sin embargo, se ha postulado que puede ayudar a la involución de la lesión.

Los fetos con lesiones macrocísticas o aquellos con quistes dominantes pueden beneficiarse del shunting y descompresión (derivación toraco-amniótica) si hay hidropesía cardiaca asociada.

Las lesiones macroquísticas (Tipo Stocker I) contienen al menos un quiste >5 mm, mientras que las lesiones microquísticas (Tipo III) no muestran quistes y parecen hiperecogénicas.[15]

Las CPAM microcísticas tienden a regresionar espontáneamente después de un pico de crecimiento aproximadamente a las 26-28 semanas de gestación, pero las lesiones macrocísticas generalmente no regresionan, ya que el líquido se acumula en los quistes. Las lesiones muy grandes tienen un riesgo significativo de causar hipoplasia pulmonar debido a la compresión del tejido pulmonar e hidropesía fetal, probablemente debido a una alteración de la función cardíaca como resultado del cambio mediastínico y la compresión de la vena cava o taponamiento cardíaco.

Originalmente, se sugirió que, debido al mal pronóstico de los fetos hidrópicos con grandes lesiones pulmonares quísticas, se debe ofrecer una resección quirúrgica fetal abierta.[16] Posteriormente, se ha puesto de manifiesto que estos fetos pueden ser tratados con éxito con la derivación toracoamniótica. Una revisión sistemática reciente mostró una tasa de supervivencia mejorada del 62% (15/24) en fetos hidrópicos tratados frente al 3% (1/33) en los no tratados.[15,16]

En primer lugar, puede ser difícil predecir la evolución de una lesión macrocística pulmonar (ya sea un aumento o disminución de tamaño) y la secuencia o momento de desarrollo de hidropesía. En segundo lugar, no hay estudios aleatorios que comparen el tratamiento versus el no tratamiento en fetos no hidrópicos. La derivación se suele ofrecer sólo en casos más graves, es decir, aquellos con polihidramnios, lesiones grandes o cambios mediastínicos graves, mientras que los casos más leves no suelen ser tratados.

La tasa de supervivencia global fue de 75% (68% en fetos hidrópicos y 87,5% en fetos no hidrópicos).[16] Las tasas reportadas de PPROM después de la derivación de las lesiones torácicas varían entre 1 y 16%.[15]

Los marcadores pronósticos sugeridos incluyen tamaño y tipo de lesión, presencia de desplazamiento mediastínico, polihidramnios, hidropesía y CVR.[16]

Derivaciones vesico-amnioticas

la atresia uretral y el síndrome de valvas de uretra posterior hipertrofiadas constituyen las cusas más comunes de obstrucción baja del tracto urinario (LUTO).[17] Su incidencia es de alrededor de 1 de cada 6.000 nacimientos, siendo mucho más frecuente –aunque no exclusivo- en el sexo masculino. [17]

Otras causas menos comunes son las válvulas uretrales anteriores, la atresia uretral, la estenosis uretral y el ureterocele obstructivo que pueden ocurrir tanto en hombres como en mujeres.

LUTO es comúnmente diagnosticado en el momento de la exploración anatómica fetal (18-20 semanas) por una combinación de megavejiga, el signo ecográfico del candado (lock sign) debido a una uretra proximal dilatada, hidronefrosis bilateral, hidrouréter bilateral y oligohidramnios.[18] Los riñones pueden o no mostrar cambios displásicos (quistes corticales renales e hiperecogenicidad). El LUTO completo se asocia generalmente con alta mortalidad perinatal por hipoplasia pulmonar e insuficiencia renal.

Se han descrito varios procedimientos intervencionistas fetales para el tratamiento prenatal del LUTO incluyendo derivación vesico-amniótica, cistoscopia fetal y vesicocentesis repetida.[19] Sin embargo, se necesita una evaluación cuidadosa de los casos para asegurar la selección adecuada de los candidatos para la intervención prenatal, que incluyan aquellos con LUTO aislado y con preservación de la función renal.

Tal evaluación debe seguir un enfoque multidisciplinario estandarizado que incluya una ecografía obstétrica detallada, ecocardiografía fetal, consulta genética, amniocentesis genética y consulta con especialistas en nefrología y urología pediátrica. La función renal fetal se evalúa por ecografía de los riñones para detectar casos con evidencia de displasia (hiperecogenicidad, presencia de quistes corticales renales y ausencia de diferenciación cortico-medular) y vesicocentesis repetida (potencialmente repetida hasta tres veces) de la bioquímica urinaria fetal después de 18 semanas.[20] **(Ver Tabla 1)**

La derivación vesico-amniótica es la terapia intrauterina más comúnmente realizada para los casos con LUTO.[18] El procedimiento implica una amnioinfusión seguida de la inserción de un catéter doble de cola de cerdo (Harrison o Rocket) bajo guía ultrasonográfica. El extremo distal del catéter se despliega dentro de la vejiga fetal mientras el extremo proximal se despliega en el saco amniótico.

Una revisión sistemática reciente y un metanálisis que evaluaron la efectividad de la derivación vesico-amniótica en casos de LUTO demostraron una mejor supervivencia perinatal en fetos tratados, sin embargo, la supervivencia de 1-2 años y la función renal a largo plazo son aún inciertas.[19]

Consideraciones prácticas:

1. La ecografía es invaluable no sólo para definir la extensión de la enfermedad, sino también en las pruebas auxiliares como la amniocentesis diagnóstica y la colocación de derivaciones vesico-amnióticas.

2. La resonancia magnética es de valor para una mejor definición de los uréteres y vejiga, particularmente en casos de oligohidramnios.

3. El valor de la bioquímica urinaria fetal en serie para determinar la idoneidad para la intervención fetal sigue siendo discutible.

4. Se necesita una amnioinfusión adecuada para permitir el despliegue exitoso del extremo amniótico de la derivación vesico-amniótica.

5. El shunt de Rocket está asociado con mayor probabilidad de permanecer en su lugar, en comparación con el shunt de Harrison.

Tabla 1 Valores normales para la bioquímica urinaria fetal a las 18-22 semanas de gestación.

Parámetro	Valor normal
Sodio	<100 mmol/L
Cloruro	<90 mmol/L
Calcio	<8 mg/L
Osmolaridad	<200 mOsm/L
Beta-2 microglobulina	<6 mg/L

6. La derivación vesico-amniótica debe colocarse en la parte inferior de la vejiga fetal para permitir un drenaje adecuado.

7. Evite perforar la pared abdominal fetal y la vejiga directamente, ya que esto puede llevar al despliegue del extremo proximal de la derivación hacia la pared uterina. En su lugar, el trocar debe ser dirigido hacia el bolsillo del líquido amniótico primero y luego redirigido hacia la vejiga fetal.

La tasa de complicaciones y pérdida fetal relacionada con el procedimiento se ha estimado en 4%.[18]

Estas obstrucciones del tracto urinario se asocian a cromosomopatías, por lo cual es requerido el estudio genético previo a ofrecer alguna alternativa terapéutica. Se deben seleccionar bien los fetos que se pueden beneficiar del tratamiento. Es indispensable demostrar que la función renal se encuentre conservada, por lo que se debe realizar examen bioquímico de orina fetal de muestras obtenidas por vesicocentesis en 2 punciones seriadas para evaluar el estado de los riñones.[20]

Tecnica de colocacion

Realizamos las derivaciones vesico-amnióticas y toraco-amnióticas con el catéter "doble rabo de cerdo" de Harrison (Cook Urological Spencer, IN) o con el de Rocket (Rocket KCH Fetal Bladder Catheter).

La técnica de colocación se describe a continuación: (Ver Figura 1)

Se realiza antisepsia rigurosa de la pared abdominal materna.

Con ultrasonido bidimensional y Doppler color, con el transductor con cobertor estéril, se ubica una zona de punción libre de vasos maternos, placenta y cordón umbilical, cercana al objetivo en cuestión (tórax o vejiga dependiendo del caso). Si se trata de una derivación vesico-amniótica preferimos ingresar el trocar o aguja de inserción en la vejiga en el punto más inferior posible para evitar que el catéter se salga de la vejiga al disminuir su tamaño por el vaciamiento. En todo caso se tendrá especial cuidado de los vasos fetales. Una vez insertado el trócar se procederá a comenzar la introducción del catéter a través de éste con un empujador especial. Bajo guía ecográfica continua, se observa como la punta del catéter al salir de la aguja recupera su curvatura original.

Una vez que la curva del catéter se encuentra fuera de la aguja o trócar de inserción no se continúa empujando. Entonces, se mantiene fijo el empujador mientras se retira la aguja de inserción hasta ubicar la punta de ésta fuera del abdomen o tórax fetal según el caso.

Luego se varía el ángulo de la aguja de inserción y se termina de empujar el catéter hacia la cavidad amniótica. Posteriormente se verifica la ubicación de las curvaturas en la cavidad amniótica y en vejiga o tórax según el caso, y de la porción recta del catéter que queda ubicada en el espesor de la pared torácica o abdominal. Sugerimos el uso de anestesia fetal para realizar el procedimiento con el objetivo de evitar los movimientos y el dolor fetal, especialmente después de las 26 semanas.

Figure 1 Técnica de colocación del catéter de Rocket.

COMPLICACIONES

El catéter debe quedar funcionante hasta la resolución obstétrica; sin embargo, se ha descrito la expulsión, malfuncionamiento o taponamiento del catéter hasta en 40 % de las derivaciones.[9]

A pesar de las posibles complicaciones del procedimiento como parto pretérmino, rotura prematura de membrana y posibles lesiones traumáticas por el trócar, la sobrevida de los fetos con obstrucción urinaria baja y con acumulación de fluidos pleuro-pulmonares mejora significativamente al realizar el procedimiento.

EL FUTURO: DERIVACIONES VENTRICULO-AMNIOTICAS

La ventriculomegalia severa es un diagnóstico prenatal relativamente común, que ocurre a una tasa de 0,3-0,5 por 1.000 nacimientos.[21] La mayoría de los casos de ventriculomegalia severa son secundarios a un proceso primario como el encefalocele, la malformación de Dandy-Walker o la espina bífida. Consecuentemente, los resultados neurológicos son generalmente deprimentes.[21]

Sin embargo, la estenosis del acueducto de Silvio produce una forma de ventriculomegalia severa del SNC fetal que puede tener un mejor resultado neurológico, ya que la ventriculomegalia no es secundaria a una malformación subyacente, deformación o proceso destructivo.[22]

La estenosis acueductal conduce a hidrocefalia fetal no comunicante por obstrucción del flujo de líquido cefalorraquídeo (LCR) a nivel del acueducto de Silvio entre el tercer y cuarto ventrículos, la porción más estrecha del sistema ventricular.[22] Se desconocen las causas y el momento de la obstrucción.

Aunque no es evidente en el primer trimestre, los hallazgos ecográficos típicos pueden observarse a las 20 semanas de gestación. La historia natural de la estenosis acueductal aislada sigue siendo difícil de definir, ya que muchos casos se terminan o se analizan junto con otras formas de ventriculomegalia severa.[22]

Sobre la base de nuestra comprensión actual de la patogénesis de la estenosis acueductal, la obstrucción del LCR en el acueducto de Silvio resulta en el aumento de la presión intracraneal.

Esta hipertensión provoca una disminución del flujo sanguíneo cerebral, una isquemia regional y un microambiente alterado de las neuronas periventriculares.[23]

Este pronóstico sombrío ha llevado al concepto de intervención prenatal con una derivación ventriculoamniótica para aliviar la hipertensión intraventricular, normalizar el flujo sanguíneo cerebral y el tamaño ventricular, y prevenir la lesión neurológica progresiva.[23]

Los requisitos para una derivación ventriculoamniótica eficiente serían la inserción percutánea guiada por ultrasonido, un mecanismo de anclaje para evitar la migración, una válvula unidireccional para prevenir el reflujo del líquido amniótico y evitar lesiones cerebrales.[23]

Es importante reconocer que los únicos pacientes que demostraron beneficio de la derivación prenatal fueron aquellos con el diagnóstico de estenosis acueductal en la evaluación postnatal. Un 42% de estos fueron normales en el seguimiento mientras que el otro 58% sufría una alteración leve, moderada o severamente neurológica.[24] Por lo que parecía razonable que la derivación fetal mejorara los resultados neurológicos minimizando el daño relacionado con hidrocefalia durante el desarrollo temprano del cerebro.

Sin embargo, los esfuerzos en los seres humanos se vieron obstaculizados por la escasa selección de sujetos y por dificultades técnicas.[25,26]

Una vez que la viabilidad y la seguridad se demuestren en el modelo animal, y la historia natural de la estenosis acueductal aislada se defina mejor a través de una cohorte prospectiva, el dispositivo estará listo para los ensayos en humanos.[25,26]

CONCLUSIONES

Una derivación intrauterina consiste en conectar un compartimento del cuerpo fetal (típicamente líquido que rodea los pulmones o una vejiga muy grande) con el saco amniótico, de modo que el líquido pueda drenar en el saco amniótico. Estos shunts se insertan a través de una aguja especial bajo guía ecográfica.

Pueden realizarse procedimientos de derivación intrauterina para cualquier condición que cause un exceso de líquido acumulado dentro del cuerpo fetal. Ejemplos son los grandes derrames pleurales, grandes masas quísticas pulmonares u obstrucciones bajas del tracto urinario.

Los principales riesgos de la inserción de la derivación fetal son la rotura pretérmino prematura de las membranas y el parto prematuro. Los shunts fetales también pueden bloquearse o desplazarse. Por lo tanto, la vigilancia ecográfica, cada 1-2 semanas, después de la inserción de la derivación es necesaria.

Lecturas complementarias

1. Myers LB, Cohen D, Galinkin J, Gaiser R, Kurth CD. Anaesthesia for fetal surgery. Paediatr Anaesth. 2002;12:569–78.
2. Saxena KN. Anaesthesia for fetal surgeries. Indian J Anaesth. 2009;53: 554–9.
3. Nassr AA, Erfani H, Fisher JE, Ogunleye OK, Espinoza J, Belfort MA, Shamshirsaz AA. Fetal interventional procedures and surgeries: a practical approach. J Perinat Med. 2017 May 24. pii:/j/jpme.ahead-of-print/jpm-2017-0015/jpm-2017-0015.xml. doi: 10.1515/jpm-2017-0015. [Epub ahead of print] Review.
4. Mallmann MR, Graham V, Rösing B, Gottschalk I, Müller A, Gembruch U, Geipel A, Berg C. Thoracoamniotic Shunting for Fetal Hydrothorax: Predictors of Intrauterine Course and Postnatal Outcome. Fetal Diagn Ther. 2017;41(1):58-65. doi: 10.1159/000446110. Epub 2016 May 13.
5. Deurloo KL, Devlieger R, Lopriore E, Klumper FJ, Oepkes D: Isolated fetal hydrothorax with hydrops: a systematic review of prenatal treatment options. Prenat Diagn 2007; 27:893–899.

6. Ruano R, Ramalho AS, Cardoso AK, Moise K Jr, Zugaib M: Prenatal diagnosis and natural history of fetuses presenting with pleural effusion. Prenat Diagn 2011; 31: 496–499.
7. Smith RP, Il anes S, Denbow ML, Soothill PW: Outcome of fetal pleural effusions treated by thoracoamniotic shunting. Ultrasound Obstet Gynecol 2005; 26: 63–66.
8. Klam S, Bigras JL, Hudon L: Predicting outcome in primary fetal hydrothorax. Fetal Diagn Ther 2005; 20: 366–370.
9. Miyoshi T, Katsuragi S, Ikeda T, Horiuchi C, Kawasaki K, Kamiya CA, Sasaki Y, Osato K, Neki R, Yoshimatsu J: Retrospective review of thoracoamniotic shunting using a doublebasket catheter for fetal chylothorax. Fetal Diagn Ther 2013; 34: 19–25.
10. Petersen S, Kaur R, Thomas JT, Cincotta R, Gardener G: The outcome of isolated primary fetal hydrothorax: a 10-year review from a tertiary center. Fetal Diagn Ther 2013; 34: 69–76.
11. Schrey S, Kelly EN, Langer JC, Davies GA, Windrim R, Seaward PG, Ryan G. Fetal thoracoamniotic shunting for large macrocystic congenital cystic adenomato d malformations of the lung. Ultrasound Obstet Gynecol. 2012 May;39(5):515-20. doi: 10.1002/uog.11084.
12. Davenport M, Warne SA, Cacciaguerra S, Patel S, Greenough A, Nicolaides K. Current outcome of antenally diagnosed cystic lung disease. J Pediatr Surg 2004; 39: 549–556.
13. Miller JA, Corteville JE, Langer JC. Congenital cystic adenomatoid malformation in the fetus: natural history and predictors of outcome. J Pediatr Surg 1996; 31: 805–808.
14. Peranteau WH, Wilson RD, Liechty KW, Johnson MP, Bebbington MW, Hedrick HL, Flake AW, Adzick NS. Effect of maternal betamethasone administration on prenatal congenital cystic adenomatoid malformation growth and fetal survival. Fetal Diagn Ther 2007; 22: 365–371.
15. Witlox RS, Lopriore E, Oepkes D. Prenatal interventions for fetal lung lesions. Prenat Diagn 2011; 31: 628–636.
16. Wilson RD, Baxter JK, Johnson MP, King M, Kasperski S, Crombleholme TM, Flake AW, Hedrick HL, Howell LJ, Adzick NS. Thoracoamniotic shunts: fetal treatment of pleural effusions and congenital cystic adenomatoid malformations. Fetal Diagn Ther 2004; 19: 413–420.
17. Ruano R, Sananes N, Wilson C, Au J, Koh CJ, Gargollo P, et al. Fetal lower urinary tract obstruction—a proposal of standardized multidisciplinary prenatal management based on disease severity. Ultrasound Obstet Gynecol. 2016;48:476–82.
18. Morris R, Khan K, Kilby M. Vesicoamniotic shunting for fetal lower urinary tract obstruction: an overview. Arch Dis Child Fetal Neonatal Ed. 2007;92:F166–8.
19. Morris RK, Malin GL, Quinlan-Jones E, Middleton LJ, Hemming K, Burke D, et al. Percutaneous vesicoamniotic shunting versus conservative management for fetal lower urinary tract obstruction (pluto): a randomised trial. Lancet. 2013;382:1496–1506.
20. Nicolini U. Fisk NM, Rodeck CH, Beacham J. Fetal urine biochemistry: an index of renal maturation and dysfunction. Br J Obstet Gynaecol. 1992;99:46–50.
21. Hannon T, Tennant PW, Rankin J, Robson SC. Epidemiology, natural history, progression, and postnatal outcome of severe fetal ventriculomegaly. Obstet Gynecol. 2012 Dec;120(6):1345-53. doi: http://10.1097/AOG.0b013e3182732b53.
22. Emery SP, Hogge WA, Hill LM. Accuracy of prenatal diagnosis of isolated aqueductal stenosis. Prenat Diagn. 2015 Apr;35(4):319-24. doi: 10.1002/pd.4520. Epub 2015 Feb 12.
23. Emery SP, Greene S, Hogge WA. Fetal Therapy for Isolated Aqueductal Stenosis. Fetal Diagn Ther. 2015;38(2):81-5. doi: 10.1159/000382015. Epub 2015 May 13. Review.
24. Manning FA, Harrison MR, Rodeck C: Catheter shunts for fetal hydronephrosis and hydrocephalus. Report of the International Fetal Surgery Registry. N Engl J Med 1986; 315:336–340.
25. Nakayama DK, et al: Correction of congenital hydrocephalus in utero I. The model: intracisternal kaolin produces hydrocephalus in fetal lambs and rhesus monkeys. J Pediatr Surg 1983; 18: 331–338.
26. Glick PL, et al: Correction of congenital hydrocephalus in utero II: efficacy of in utero shunting. J Pediatr Surg 1984; 19: 870–881.

CHAPTER 27

Endoscopic Therapy for Congenital Diaphragmatic Hernia

Walter Ventura
Conny Nazario

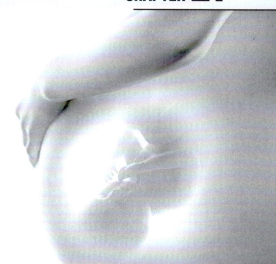

INTRODUCTION

Congenital Diaphragmatic Hernia (CDH) is one of the most severe birth defect with high perinatal morbidity and mortality, occurring in about 1 in 4000 live births. It is one of the most severe congenital birth defect with extremely high perinatal morbidity and mortality, due mainly to pulmonary hypoplasia and pulmonary hypertension. (1)

CDH results of an abnormal development of the septum transversum and incomplete closure of the pleuro-peritoneal folds between 6 and 10 weeks of gestation, allowing bowel, liver and other abdominal viscera to herniate into the chest cavity. This in turn, hinders normal growth and development of the lungs and pulmonary vasculature, leading to severe pulmonary hypoplasia and pulmonary hypertension, which are the main determinants of the high perinatal morbidity and mortality. (2) The left side is mostly affected, but about 10% are right sided and 2% are bilateral. Additionally, 30% of cases are associated with a major structural defect or aneuploidy. (3)

This condition can be readily diagnosed in utero during the routine second trimester scan by looking the stomach or liver in the chest (Figure 1). Once the ultrasound diagnosis is made, additional tests such as high-resolution ultrasound scan, fetal MRI and amniocentesis are performed to rule out any other condition and determine the prognosis. (4)

When the condition is extremely severe, in-utero prenatal intervention can improve the chance of perinatal survival. On the other hand, if no fetal intervention is provided, comprehensive planning to ensure the delivery in a tertiary center with a dedicated multidisciplinary team warrants better perinatal outcomes. (5)

Figure 1: Left CDH in a fetus 34 weeks of gestation in an ultrasound imaging: axial view (Figure 1a) and MRI: coronal view (Figure 1b)
Sp: splenium; St: stomach; Bw: large bowel; Bw: small bowel

FETAL THERAPY

Despite advances in neonatal and surgical care, including aggressive neonatal treatment with extracorporeal membrane oxygenation (ECMO), the management of severe CDH at birth remains challenging with no definitive standardized treatment guidelines.(6) This has motivated researchers to explore new alternatives of intra-uterine therapy in an attempt to stop the natural progression of this disease. (7)

Michael Harrison and his group in San Francisco carried out the first successful intra-utero treatment of a severe CDH. They performed an open uterine surgery to repair the defect. (8)

However, this procedure is extremely risky for the mother and fetus and currently is only a historical milestone in fetal surgery.

Intrauterine fetal tracheal occlusion was also explored in the rationale that tracheal occlusion increases airway pressure by preventing secreted lung fluid from leaving the lung. This in turn, results in growth and expansion of the lungs including increased pulmonary vasculature. (9) The first attempts to occlude the trachea were done by laparotomy and open intra-uterine surgery with external fetal neck dissection.(10) Then, laparotomy and clipping of the fetal trachea by fetoscopy was explored.(11) Currently, the same principle is applied by less invasively, and is performed by percutaneous access and endoscopic endotracheal balloon occlusion. (12)

Fetoscopic tracheal occlusion (FETO)

Fetoscopic tracheal occlusion (FETO) is a procedure performed under percutaneous ultrasound guidance and endoscopy that involves an insertion of a detachable balloon into the trachea. The primary goal of FETO surgery is to minimize pulmonary hypoplasia and reduce mortality. The procedure is performed in two steps. First step: an insertion of an endoluminal balloon during the late canalicular phase of lung development (26–29 weeks) and second step: removal of the balloon during the transition of the saccular to alveolar phase (34 weeks). This is known as the plug–unplug sequence). (13) The timing and duration of the occlusion are crucial for the quality and response of airways and pulmonary vessels, and it was reported that prolonged tracheal ligation until birth not only induce pulmonary hyperplasia but significantly decreases the number of type II pneumocytes in the alveoli. (14).

The procedure is currently performed in severe cases when a low chance of survival is expected. Examining the contralateral lung and relating its size or area to the fetal head has been tested extensively as an effective tool to assess survival prediction and this can be achieved by sonography and MRI techniques.

The contralateral lung size is estimated, in the cross-sectional plane of the thorax used for examination of the four-chamber view of the heart, either tracing the lung or by multiplication of the longest diameter of the lung by its longer perpendicular diameter (Figure 2). (15) The smaller the contralateral lung, the higher the mortality. The measured is then dived by the head circumference and a ratio is obtained called lung-head-ratio (LHR).

Sonographic assessment of the lung-to-head ratio (LHR) at 24-26 weeks of gestation has a high inter- and intra-observer correlation (coefficients of 0.7 and 0.8, respectively), (16) and also proved to be related to survival (an inverse relation), independent of therapy. Lung-to-head ratio (LHR) <1 is indicated of a poor prognosis. (17)

In a recent meta-analysis, it has been confirmed that lung head ratio (LHR)<1, observed to expected LHR (o/e LHR) <25% particularly using the tracing method and MRI-based o/e total fetal lung volume are the best predictors of survival. (18)

Figure 2: Method of measuring the residual or contralateral lung by the longest diameter in a fetus 24 week with a left CDH

Indications

FETO is indicated for singleton fetuses with severe congenital diaphragmatic hernia and no major abnormality at 26-29 weeks of gestation. CDH severity is determined when one of the following criteria is present:

- Lung-to-head ratio less than 1.0; or observed-to expected lung-to-head ratio less than 0.25
- Intrathoracic herniation of the liver

Contraindications

FETO is not indicated when one of the following is present:

- Gestational at diagnosis ≥ 32 weeks
- Technical difficulty to access the fetus
- Cervical length below 15mm
- Premature rupture of membranes
- Allergy to latex
- Patient is unable to stay in close proximity to the hospital during the time interval between balloon placement and removal

FETO Protocol

Instrument and medical devices used in FETO. (19)

- Fetoscope 1.3mm (Figure 3)
- Curve fetoscopic sheath 3.0mm with two additional work channels (Figure 3)
- A 10Fr. flexible cannula or vascular introducer.
- Sharp trocar to be used with the vascular introducer 10Fr.
- A detachable balloon. Outer diameter 1.5mm (inflated: 7.0mm), length 5.0mm (inflated: 20mm)
- Delivery micro catheter 0.9mm, tapered to 0.4mm, 100cm in length
- Forceps 1.0mm for balloon retrieval
- Puncture needle 0.9mm, length 35cm
- Puncture stylet 0.4mm , length 50cm, with adjustable torque

Figure 3: Fetoscope and curved sheath

Pre-surgery

- Patient is admitted to ward the night before surgery
- Nifedipine orally 20mg 1 hour before surgery
- Prophylactic antibiotic: 2g cefazolin IV 1 hour before surgery

Technical description for inserting the balloon in the fetal trachea (Figure 4).

- Procedure is carried out in the operating theater under strict sterile conditions
- Use of local anesthesia plus maternal sedation and in some cases epidural anesthesia is preferred.
- Ultrasound examination before skin disinfection to localize the placenta and determine the position of the fetus. We prefer to use sterile water instead of jelly to facilitate later the process of skin disinfection.
- External version when is required to move the fetus in a proper position, so that the fetus is facing upwards.
- Skin preparation with clorhexidine gluconate 2% as any obstetric intervention.
- Sterile drapes to cover the patient according to local standard guidelines.
- Preparation of the ultrasound probe and fetoscope with sterile covers.
- Ultrasound to localize the fetal shoulder or buttocks to administrate fentanyl 10 micrograms per kilogram, vecuroni-

um 0.1 mg per kilogram and atropine 20 micrograms per kilogram through a 22G x15cm needle, providing fetal anesthesia, immobilization and prevention of fetal bradycardia.

- While waiting for the fetal anesthesia to have effect, test and load the balloon in the delivery system.
- Connect the warmed NaCl 0.9% to the fetoscope.
- Local anesthesia in the chosen insertion point.
- Incision of 3.0 mm in the skin.
- Introduction of the vascular introducer loaded with the sharp trocar into the amniotic cavity under ultrasound guidance. Alternatively, the introducer can be inserted by the "Seldinger" technique as any vascular access.
- Localize the fetoscope around the fetal mouth under endoscopic and ultrasound guidance.
- Introduce the fetoscope into the fetal mouth and direct over the tongue in the midline by visualizing the raphe of the palate and uvula, to the pharynx, then the larynx with the epiglottis as a landmark and finally through the vocal cords to the trachea. In this phase intermittent irrigation with warmed NaCl 0.9% is needed for clearing the operative field and improving visualization.
- Advance the fetoscope until the tracheal division and then the catheter is positioned to deliver the balloon just above it. The balloon is inflated with 0.8 ml NaCl 0.9%
- Detachment of the balloon by traction of the plastic guide
- Confirmation of the right position by endoscopy and ultrasound.
- Withdraw of the fetoscope under ultrasound guidance
- Amniodrainage through the vascular introducer if polihidramnios is present.
- Closure of skin with nylon 3/0

Figure 4: Schematic of fetal tracheal occlusion using a balloon. (Adapted from Harrison MR, et al. Fetoscopic temporary tracheal occlusion by means of detachable balloon for congenital diaphragmatic hernia. Am J Obstet Gynecol 2001; 185:730-3)

Technical description for removal of the balloon in the fetal trachea.

Removal of the balloon at 34 weeks is a crucial step in the aim of stimulating lung growth. We prefer fetoscopic removal of the balloon and we follow the same protocol as for balloon insertion

- Once in the trachea, a forceps 1.0mm is inserted through the fetoscope to remove the balloon
- Percutaneous puncturing the balloon with an ultrasound-guided 20G needle is also used.
- In case of preterm delivery, the balloon might also be removed during an EXIT procedure.

Post surgery

The following indications post surgery applies for both insertion and removal of the balloon

- Bed resting for 24 hours

- Nifedipine 10 mg orally every 4 hours for 24 hours
- Nifedipine 10 mg every 12 hours orally until 34 weeks of gestation as needed.
- Control of pain, bleeding and contractions.

Results of therapy used according to literature review

There have been several trials suggesting that fetuses with severe isolated diaphragmatic hernia have higher survival rats after fetoscopic tracheal occlusion than those treated expectantly (60% compared with 5-20%, respectively). (20-23)

In a recently systematic review and meta-analysis published by the Cochrane Library, the authors found only two proper randomized trials including 65 women who underwent fetal intervention, and they reported a slightly but significantly difference in long-term infant survival (RR 10.5, 95% CI 1.48 – 74.71) in the group of fetal intervention compared with the standard post-natal management group, and there was a corresponding reduction in pulmonary hypertension (RR 0.58, 95% CI 0.36 to 0.93) associated with the intervention. (24) In the same review, the authors reported no significant difference in perinatal mortality when antenatal corticosteroids are compared with placebo.

In Brazil there is experience in performing FETO, and a group of Campinas in Sao Paulo, has shown similar results to others with a survival of 60% for fetuses with very high risk of perinatal mortality. (25)

For moderate pulmonary hypoplasia, which is associated with a 50% mortality rate and a 30% risk to require oxygen therapy for at least one month after birth with expectant prenatal management, a trial (NCT00763737) is currently undergoing which aiming at reduce mortality by plugging the trachea at 30 to 32 weeks.

Complications

FETO is a minimally invasive operation, and thus far there are no reported serious complications. However, there are potential side effects for mother with this procedure. The most common complication is early rupture of the membranes (PROM), which occurs within one week in about 5% of cases, and within six weeks in 20% of cases. (26)

Minor other complications that could occur in more than 1% of cases include localized bleeding or wound infection at the entry site of the instruments.

POSTNATAL THERAPY

The mode of delivery is does not affect the overall outcome for patients with prenatal diagnosed CDH. (27)

Oral intubation in the delivery room by an experienced neonatologist is always carried out to secure the fetal airway and initiate medical therapy. The aim of medical therapy should be to achieve maximum oxygenation while avoiding barotrauma by gentle ventilation and permissive hypercarbia. In severe cases, sophisticated supportive respiratory options may be attempted such as high-frequency ventilation, permissive hypercapnea, nitric oxide and sildenafil to treat pulmonary hypertension. Extracorporeal membrane oxygenation (ECMO) has also been employed to stabilize the neonate and to overcome the respiratory and circulatory complications. (28)

When technically issues are present for securing the airway, such as severe deviation of trachea recognized by MRI, EXIT surgery and intrapartum intubation can be planned. (29)

Key message

- Intrauterine fetal tracheal occlusion can improve survival and long-term complications, particularly in those severely affected.
- Comprehensive and intensive postnatal care, including early reparation in specialized centers and multidisciplinary team, have a major impact on survival of babies with CDH.

References

1. Bétrémieux P, Gaillot T, la Pintière de A, Beuchée A, Pasquier L, Habonimana E, et al. Congenital diaphragmatic hernia: prenatal diagnosis permits immediate intensive care with high survival rate in isolated cases. A population-based study. Prenat Diagn. John Wiley & Sons, Ltd; 2004 Jul;24(7):487–93.
2. Pober BR. Overview of epidemiology, genetics, birth defects, and chromosome abnormalities associated with CDH. Am J Med Genet C Semin Med Genet. Wiley Subscription Services, Inc., A Wiley Company; 2007 May 15;145C(2):158–71.
3. Doné E, Gucciardo L, Van Mieghem T, Jani J, Cannie M, Van Schoubroeck D, et al. Prenatal diagnosis, prediction of outcome and in utero therapy of isolated congenital diaphragmatic hernia. Wilson RD, Chitty LS, editors. Prenat Diagn. John Wiley & Sons, Ltd; 2008 Jul;28(7):581–91.
4. Triebwasser JE, Treadwell MC. Prenatal prediction of pulmonary hypoplasia. Semin Fetal Neonatal Med. 2017 Mar 15.
5. Harting MT, Hollinger L, Tsao K, Putnam LR, Wilson JM, Hirschl RB, et al. Aggressive Surgical Management of Congenital Diaphragmatic Hernia: Worth the Effort?: A Multicenter, Prospective, Cohort Study. Ann Surg. Annals of Surgery; 2017 Jan 27;Publish Ahead of Print:1.
6. Puligandla PS, Skarsgard ED. The Canadian Pediatric Surgery Network Congenital Diaphragmatic Hernia Evidence Review Project: Developing national guidelines for care. Paediatr Child Health. 2016 May;21(4):183–6.
7. Deprest J, Jani J, Lewi L, Ochsenbein-Kölble N, Cannie M, Doné E, et al. Fetoscopic surgery: encouraged by clinical experience and boosted by instrument innovation. Semin Fetal Neonatal Med. Elsevier; 2006 Dec;11(6):398–412.
8. Harrison MR, Adzick NS, Longaker MT, Goldberg JD, Rosen MA, Filly RA, et al. Successful repair in utero of a fetal diaphragmatic hernia after removal of herniated viscera from the left thorax. N Engl J Med. Massachusetts Medical Society; 1990 May 31;322(22):1582–4.
9. Deprest JA, Evrard VA, Van Ballaer PP, Verbeken E, Vandenberghe K, Lerut TE, et al. Tracheoscopic endoluminal plugging using an inflatable device in the fetal lamb model. Eur J Obstet Gynecol Reprod Biol. 1998 Dec;81(2):165–9.
10. Flake AW, Crombleholme TM, Johnson MP, Howell LJ, Adzick NS. Treatment of severe congenital diaphragmatic hernia by fetal tracheal occlusion: clinical experience with fifteen cases. Am J Obstet Gynecol. Elsevier; 2000 Nov;183(5):1059–66.
11. Harrison MR, Mychaliska GB, Albanese CT, Jennings RW, Farrell JA, Hawgood S, et al. Correction of congenital diaphragmatic hernia in utero IX: fetuses with poor prognosis (liver herniation and low lung-to-head ratio) can be saved by fetoscopic temporary tracheal occlusion. J Pediatr Surg. 1998 Jul;33(7):1017–22–discussion1022–3.
12. Deprest J, Gratacos E, Nicolaides KH, FETO Task Group. Fetoscopic tracheal occlusion (FETO) for severe congenital diaphragmatic hernia: evo-

lution of a technique and preliminary results. Ultrasound Obstet Gynecol. John Wiley & Sons, Ltd; 2004 Aug;24(2):121–6.
13. Harrison MR, Sydorak RM, Farrell JA, Kitterman JA, Filly RA, Albanese CT. Fetoscopic temporary tracheal occlusion for congenital diaphragmatic hernia: prelude to a randomized, controlled trial. J Pediatr Surg. 2003 Jul;38(7):1012–20.
14. Flageole H, Evrard VA, Piedboeuf B, Laberge JM, Lerut TE, Deprest JA. The plug-unplug sequence: an important step to achieve type II pneumocyte maturation in the fetal lamb model. J Pediatr Surg. 1998 Feb;33(2):299–303.
15. Britto ISW, Sananes N, Olutoye OO, Cass DL, Sangi-Haghpeykar H, Lee TC, et al. Standardization of Sonographic Lung-to-Head Ratio Measurements in Isolated Congenital Diaphragmatic Hernia: Impact on the Reproducibility and Efficacy to Predict Outcomes. J Ultrasound Med. 2015 Oct;34(10):1721–7.
16. Heling KS, Wauer RR, Hammer H, Bollmann R, Chaoui R. Reliability of the lung-to-head ratio in predicting outcome and neonatal ventilation parameters in fetuses with congenital diaphragmatic hernia. Ultrasound Obstet Gynecol. John Wiley & Sons, Ltd; 2005 Feb;25(2):112–8.
17. Jani J, Keller RL, Benachi A, Nicolaides KH, Favre R, Gratacos E, et al. Prenatal prediction of survival in isolated left-sided diaphragmatic hernia. Ultrasound Obstet Gynecol. John Wiley & Sons, Ltd; 2006 Jan;27(1):18–22.
18. Oluyomi-Obi T, Kuret V, Puligandla P, Lodha A, Lee-Robertson H, Lee K, et al. Antenatal predictors of outcome in prenatally diagnosed congenital diaphragmatic hernia (CDH). J Pediatr Surg. 2017 May;52(5):881–8.
19. Klaritsch P, Albert K, Van Mieghem T, Gucciardo L, Done E, Bynens B, et al. Instrumental requirements for minimal invasive fetal surgery. BJOG: An International Journal of Obstetrics & Gynaecology. Blackwell Publishing Ltd; 2008 Dec 12;116(2):188–97.
20. Ali K, Grigoratos D, Cornelius V, Davenport M, Nicolaides K, Greenough A. Outcome of CDH infants following fetoscopic tracheal occlusion - influence of premature delivery. J Pediatr Surg. 2013 Sep;48(9):1831–6.
21. Doné E, Debeer A, Gucciardo L, Van Mieghem T, Lewi P, Devlieger R, et al. Prediction of neonatal respiratory function and pulmonary hypertension in fetuses with isolated congenital diaphragmatic hernia in the fetal endoscopic tracleal occlusion era: a single-center study. Fetal Diagn Ther. 2015;37(1):24–32.
22. Jani JC, Nicolaides KH, Gratacos E, Valencia CM, Done E, Martinez J-M, et al. Severe diaphragmatic hernia treated by fetal endoscopic tracheal occlusion. Ultrasound Obstet Gynecol. John Wiley & Sons, Ltd; 2009 Sep;34(3):304–10.
23. Ruano R, Yoshisaki CT, da Silva MM, Ceccon MEJ, Grasi MS, Tannuri U, et al. A randomized controlled trial of fetal endoscopic tracheal occlusion versus postnatal management of severe isolated congenital diaphragmatic hernia. Ultrasound Obstet Gynecol. John Wiley & Sons, Ltd; 2012 Jan;39(1):20–7.
24. Grivell RM, Andersen C, Dodd JM. Prenatal interventions for congenital diaphragmatic hernia for improving outcomes. Grivell RM, editor. Cochrane Database Syst Rev. Chichester, UK: John Wiley & Sons, Ltd; 2015 Nov 27;2(11):CD008925.
25. Braga A de F de A, da Silva Braga FS, Nascimento SP, Verri B, Peralta FC, Bennini Junior J, et al. [Fetoscopic tracheal occlusion for severe congenital diaphragmatic hernia: retrospective study]. Rev Bras Anestesiol. 2017 Aug;67(4):331–6.
26. Deprest J, Brady P, Nicolaides K, Benachi A, Berg C, Vermeesch J, et al. Prenatal management of the fetus with isolated congenital diaphragmatic hernia in the era of the TOTAL trial. Semin Fetal Neonatal Med. 2014 Dec;19(6):338–48.
27. Burgos CM, Frenckner B, Luco M, Harting MT, Lally PA, Lally KP. Prenatally diagnosed congenital diaphragmatic hernia: optimal mode of delivery? J Perinatol. 2017 Feb;37(2):134–8.
28. Grisaru-Granovsky S, Rabinowitz R, Ioscovich A, Elstein D, Schimmel MS. Congenital diaphragmatic hernia: review of the literature in reflection of unresolved dilemmas. Acta Paediatr. Blackwell Publishing Ltd; 2009 Dec;98(12):1874–81.
29. Ventura W, Huertas E, Limay O, Zárate M, Castillo W, Molina S. Intubación endotraqueal intraparto en un feto con hernia diafragmática. A propósito de la primera cirugía fetal EXIT en el Perú. Revista Peruana de Ginecología y Obstetricia. 2015 Jan 10;61(4):417–25.

CHAPTER 30

Terapia Intrauterina en Cardiopatías Congénitas

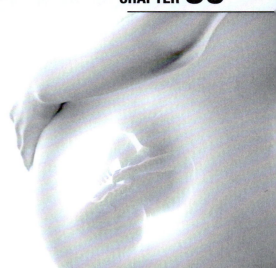

Alberto Galindo Izquierdo
David Escribano Abad
Ignacio Herráiz García
Enery Gómez Montes

INTRODUCCIÓN

El intervencionismo cardiaco fetal (ICF) se sustenta en la concepción dinámica de la historia natural de las cardiopatías congénitas (CC), muchas de las cuales progresan prenatalmente. Esto sucede en los casos de obstrucción severa de las válvulas semilunares y en los que cursan con una restricción del flujo interauricular. Así[1]:

- El ventrículo afecto por la obstrucción al flujo de salida puede evolucionar hacia una situación de hipoplasia extrema que impida la circulación biventricular (CBV), y que obligue a adoptar estrategias quirúrgicas paliativas que conduzcan a una circulación univentricular (CUV).
- El aumento de la poscarga sobre el ventrículo derecho puede desembocar en una incompetencia tricúspide que culmine en la aparición de fracaso cardiaco derecho e hidrops fetal.
- El cierre prematuro del foramen oval puede condicionar el desarrollo de hipertensión pulmonar e hipoxia extrema en el periodo neonatal.

La intervención prenatal puede modificar la historia natural de estas CC, y tanto la valvuloplastia como la atrioseptostomía intrauterina con balón/colocación de stent en tabique interatrial resultan ser técnicas conceptualmente válidas para este objetivo[2,3]. Desde la primera descripción de un procedimiento cerrado de ICF en 1989, un número limitado de centros han puesto en marcha un programa de ICF. Sin embargo, los centros que acumulan mayor experiencia apenas superan cada uno el centenar de casos. Esto se debe a varios factores: en primer lugar, las CC candidatas a ICF apenas representan el 7-10% de todas las CC. En segundo lugar, estas CC no siempre se diagnostican prenatalmente, y en caso de detectarse no siempre es un diagnóstico es suficientemente precoz. En tercer lugar, no siempre se ofrece la ICF, incluso cuando el diagnóstico ha sido suficientemente precoz. Por último, con frecuencia la ICF no es aceptada por los padres, que prefieren la interrupción legal del embarazo (ILE) tras el diagnóstico de la CC.

JUSTIFICACIÓN PARA EL INTERVENCIONISMO CARDIACO FETAL

Está justificado en los casos de CC de carácter evolutivo, que puedan progresar a formas muy severas para las cuales, posnatalmente, solamente se pueden ofrecer opciones paliativas con resultados subóptimos. Asimismo, el defecto anatómico habrá de ser "simple" y ser detectable prenatalmente con suficiente precocidad. El objetivo del ICF no es la corrección intraútero de estas CC de peor pronóstico, ni su curación definitiva, ni tampoco reemplazar al tratamiento posnatal, sino cambiar su historia natural para que también mejoren las opciones quirúrgicas posnatales que, en el mejor de los casos, en lugar de ir dirigidas a la reconstrucción paliativa univentricular conducirán a la consolidación de la CBV. En este sentido, los padres han de ser informados que todos los recién nacidos sometidos a una valvuloplastia en vida fetal, incluso aquellos en los que el procedimiento cursó con éxito técnico, necesitarán procedimientos adicionales posnatales sobre el corazón con el objetivo último de alcanzar una CBV[4].

En la estenosis de válvula semilunar, al conseguir mediante ICF la normalización de los flujos a través de las válvulas semilunares supone una disminución de la presión intraventricular, favoreciendo así el crecimiento y función del ventrículo, pudiendo conseguir como resultado del ICF una CBV. Con ello, se logrará mejorar la calidad de vida del paciente respecto a la que tendría con una CUV, y cuanto mejor sea la situación funcional mejor probablemente será el desarrollo global del individuo.

En los casos de ventrículo izquierdo hipoplásico, el cierre prematuro del foramen oval puede condicionar el desarrollo de hipertensión pulmonar e hipoxia extrema en el periodo neonatal, que puede evitarse mediante una atrioseptostomía intrauterina.

INDICACIONES

Existen tres patologías en las que el ICF está indicado[2]:

1. Estenosis aórtica crítica.
2. Estenosis pulmonar crítica /atresia pulmonar membranosa con septo interventricular íntegro.
3. Foramen oval restrictivo en el contexto de un síndrome de ventrículo izquierdo hipoplásico.

Una vez diagnosticadas prenatalmente las entidades que sabemos que pueden ser candidatas a ser intervenidas antes del nacimiento hemos de identificar:

- Qué pacientes presentan una enfermedad suficientemente grave como para plantear ICF, es decir, que, dejadas a su libre evolución, van a acompañarse de un deterioro progresivo que condicione hipoplasia ventricular severa, fracaso cardíaco o hipertensión pulmonar grave.
- Qué pacientes están en una fase en la que podamos considerar que el ventrículo es aún "rescatable", es decir que, realizando la ICF y cursando ésta con éxito, puede mejorar el crecimiento y la función ventricular o la hemodinámica cardio-vascular, aumentando con ello las posibilidades de CBV y/o minimizando las lesiones secundarias asociadas a la CC.

Estenosis aórtica crítica (EAC)

Es fundamental diferenciar la EAC de la atresia aórtica ya que, si bien el aspecto ecográfico es muy similar en ambas entidades, solamente en la EAC es posible atravesar el anillo valvular con el catéter-balón. La aplicación del Doppler color y/o pulsado permitirá comprobar la existencia de flujo anterógrado transvalvular en el caso de la EAC.

La selección de fetos con EAC candidatos a ICF se hace atendiendo a una combinación de parámetros cardiométricos y hemodinámicos, de manera que los primeros señalan si el ventrículo izquierdo (VI) es todavía rescatable mediante una valvuloplastia aórtica o si por el contrario es ya tarde, y los hemodinámicos indican que la situación es lo suficientemente grave como para poder estar seguros de que dejado a su libre evolución el ventrículo izquierdo acabará siendo hipoplásico. Por tanto, es esencial que el diagnóstico prenatal de la EAC se haga a tiempo, cuando exista una situación en la que el VI sea todavía recuperable a través de una valvuloplastia aórtica.

Tabla 1. Criterios de selección de fetos con estenosis aórtica crítica para intervención cardíaca fetal. CBV, circulación biventricular; CUV, circulación univentricular; VI, ventrículo izquierdo.[4, 5]

1. Anatomía cardíaca: estenosis aórtica crítica valvular, sin obstrucción subvalvular.
2. Flujo anterógrado *válvula aórtica*.
3. Criterios que determinan una evolución natural hacia un VI hipoplásico lo que conduce posnatalmente a una CUV:
   - Función ventrículo izquierdo cualitativamente deprimida y:
   - flujo reverso arco aórtico, o
   - dos de los siguientes: flujo mitral monofásico, inversión del flujo interauricular, foramen oval restrictivo o flujo bidireccional en venas pulmonares.
4. Criterios de ICF potencialmente realizable con resultado de CBV posnatal (ventrículo "rescatable"):
   - Z-score eje largo ventrículo izquierdo ≥ -2.
   - Z-score anillo mitral ≥ -3.
   - Gradiente de presión transaórtico de al menos 10 mmHg o de insuficiencia mitral de al menos 15 mmHg.

Esta condición de "recuperabilidad" es evaluada por las dimensiones del VI, de la válvula mitral y del anillo valvular aórtico, según los criterios publicados por el grupo de Boston (**Tabla 1**)[4,5]. El grupo de Linz añade a estos criterios la presencia de un z-score >-2 para el eje largo del VI y un ratio VI/VD >0.815 (**Figura 1**).

Figura 1. Criterios de selección para intervencionismo cardiaco fetal en la estenosis aórtica crítica. **A.** Medición del anillo mitral (flecha). LV, left ventricle; RV, right ventricle. **B.** Flujo anterógrado a través de la válvula aórtica (AoV). LV, left ventricle. **C.** Relleno retrógrado del arco transverso desde el ductus arerioso. Ao, aortic arch; PA, pulmonary artery. **D.** Flujo invertido a través del foramen oval de la aurícula izquierda a la aurícula derecha. LV, left ventricle; RV, right ventricle; LA, left atria; RA, right atria.

Desde el punto de vista predictivo se ha observado que cuanto mayor sean las estructuras del corazón izquierdo y mejor sea la función del VI, más probable es alcanzar el éxito biológico de la valvuloplastia con la consecución de una CBV. El grupo de Boston ha descrito un sistema de puntuación pronóstico (**Tabla 2**) que otorga 1 punto a cada variable. Una puntuación ≥4 asciende la tasa de CBV al 42% mientras que si es <4 dicha tasa es de 0%[5, 6]. De hecho, para considerar un ventrículo izquierdo como "rescatable" mediante ICF, proponen emplear, en lugar de los criterios descritos en el punto 4 de la Tabla 1, el z-score del eje largo del VI ≥ -2 y ≥ 4 criterios de los mostrados en la Tabla 2[5].

Se ha podido constatar asimismo la importancia que tienen las condiciones de precarga del ventrículo izquierdo en su capacidad de recuperación tras la valvuloplastia. En este sentido cuanto mayor sea el flujo anterógrado a través de la válvula mitral mayor es la probabilidad de CBV y, por el contrario, cuanto más restrictiva o estenótica sea la válvula menor será la tasa de éxitos biológicos[5].

Estos sistemas de clasificación diagnóstica y pronóstica de la EAC diagnosticada prenatalmente no incluyen parámetros como la fibroelastosis subendocárdica. Esta se observa con

Tabla 2. Criterios predictivos de circulación biventricular en fetos con estenosis aórtica crítica al someterse a valvuloplastia aórtica intrauterina técnicamente exitosa.[5]

1. Z-score eje largo VI >0.
2. Z-score eje corto VI >0.
3. Z-score anillo aórtico >-3.5.
4. Z-score anillo mitral >-2.
5. Gradiente sistólico máximo en ventrículo izquierdo >20 mmHg.

frecuencia en el ventrículo izquierdo de estos pacientes y a pesar de que existe una clasificación que permite su gradación[7], la subjetividad de su valoración resta valor a este parámetro comparativamente con otros cuya objetividad sea mayor. No obstante, es lógico pensar que aquellos ventrículos con una fibroelastosis más severa muestren una peor capacidad de recuperación, especialmente si son casos diagnosticados precozmente.

Desde el punto de vista de la edad gestacional al diagnóstico, no hay un momento único en el embarazo que asegure llegar a hacer el diagnóstico de la EAC con un ventrículo izquierdo aún rescatable. Así, las formas más graves de EAC han de ser diagnosticadas en las primeras semanas del 2º trimestre, habitualmente alrededor de la semana 20, pues en caso de ser un diagnóstico más tardío muy probablemente el ventrículo izquierdo será ya hipoplásico. Sin embargo, las formas de EAC que proceden de estenosis aórticas moderadas evolucionadas pueden ser diagnosticadas al final del 2º trimestre o incluso en el tercer trimestre y estar aún en condiciones el ventrículo izquierdo de ser rescatado. Esto, evidentemente, tiene su impacto en los resultados de la valvuloplastia aórtica fetal, de manera que en los casos diagnosticados más tarde y por tanto tratados también con la gestación más avanzada los resultados de la valvuloplastia aórtica son mejores tanto en tasas de circulación biventricular como de complicaciones relacionadas con el procedimiento. Y esto es así porque uno de los determinantes principales del éxito de la valvuloplastia es el tamaño de la "diana", cuanto más grande sea mejor, y por otra porque la tolerancia del feto al procedimiento es tanto mayor cuanto más avanzada esté la gestación[5]. Es importante recordar en este momento que ningún grupo espera, una vez hecho el diagnóstico prenatal de la EAC y una vez constatado que el feto reúne criterios para hacer una valvuloplastia, a alcanzar una edad gestacional superior con el fin de mejorar las expectativas del procedimiento, porque dicha demora puede suponer la pérdida de la oportunidad terapéutica al evolucionar en ese tiempo el ventrículo izquierdo hacia la hipoplasia.

Un aspecto controvertido es cómo actuar en casos de EAC con disfunción diastólica severa manifestada en forma de insuficiencia mitral grave, que puede persistir a pesar de realizar con éxito una valvuloplastia aórtica prenatal y que expone al paciente al riesgo de hipertensión pulmonar grave incluso tras conseguir CBV. Algunos autores han definido esta situación como de ventrículo izquierdo "abrasado" y se caracteriza por la existencia de un ventrículo izquierdo esférico, grande, con fibroelastosis difusa, y una disminución de la presión en el ventrículo medida a partir del jet de insuficiencia mitral[8]. En estos casos es incierto qué situación circulatoria es mejor para estos pacientes, si una CBV con hipertensión pulmonar grave, o una buena circulación univentricular[9].

Por último, es importante tener en cuenta que no todos los softwares disponibles para el cálculo de los z-scores proporcionan los mismos resultados una vez introducidos los datos cardiométricos para una determinada edad gestacional o para una determinada biometría fetal. Por ello, es importante utilizar siempre el mismo software y reflejarlo en el informe.

Estenosis pulmonar crítica /atresia pulmonar con septo íntegro (EPC/AP-SI)

En este caso se admite la realización del ICF cuando existe atresia si ésta es membranosa, tipo que representa el 75% de las APSI y que con frecuencia representa el estadio final de una EPC. En la atresia membranosa los velos valvulares son móviles aunque no llegue a producirse su separación en sístole, y el desarrollo del infundíbulo, anillo valvular y tronco pulmonar es mayor que en la atresia muscular.

En la EPC/AP-SI se contemplan dos situaciones principales: en la primera, la válvula tricúspide es competente sin apenas insuficiencia y existe riesgo de evolución hacia hipoplasia del VD, con connotaciones similares a las anteriormente descritas para la EAC. En la segunda, la válvula es incompetente con insuficiencia tricúspide severa y sus complicaciones se asemejan a las que padecen algunos fetos con anomalía de Ebstein o displasia tricúspide que evolucionan hacia el fracaso cardiaco derecho e hidrops secundario al aumento de la presión venosa.

En el primer escenario, la selección de candidatos para intervencionismo fetal se hace en base a sistemas de puntuación multiparamétricos, existiendo varios descritos en la literatura y existiendo menos consenso que con la EAC. Estos sistemas multiparamétricos incluyen datos cardiométricos y funcionales basados fundamentalmente en la comparación entre el tamaño de las estructuras "derechas" e "izquierdas" y en la relación entre el tiempo de llenado ventricular derecho y la duración del ciclo cardíaco (**Tabla 3**)[10-17]. El más utilizado es el descrito por Roman et al. en el que la presencia de 3 de los 4 criterios permite predecir la evolución a CUV con una sensibilidad del 100% y una especificidad del 75%. El propuesto por nuestro grupo es similar, aunque no incluye la valoración de fístulas ventrículo-coronarias, que no siempre son fáciles de apreciar prenatalmente, y añade la evaluación de otro parámetro más sencillo como es el cociente anillo pulmonar/anillo aórtico[13]. Mediante su aplicación en el segundo trimestre permite predecir la evolución a CUV con una sensibilidad y especificidad del 100% en presencia de los cuatro criterios, y con una especificidad del 92% manteniendo la sensibilidad de 100% en presencia de tres criterios[15] (**Figura 2**).

Tabla 3. Resumen de los criterios predictivos publicados del tipo de circulación posnatal en fetos diagnosticados de estenosis pulmonar crítica-atresia pulmonar con septo íntegro. CBV, circulación biventricular; CUV, circulación univentricular; VT, válvula tricúspide; VD, ventrículo derecho; VI, ventrículo izquierdo; VM, válvula mitral; VP, válvula pulmonar; VA, válvula aórtica.

Estudio	Predictores de CBV	Predictores de CUV	Comentarios
Peterson RE, et al. (2006)[12]		Z-score VT ≤ -4 después de la semana 23, o VT ≤ 5 mm después de la semana 30, o Longitud VD/VI < 0.5 y/o ausencia de regurgitación tricúspide	
Salvin JW, et al. (2006)[11]	Z-score VT > −3 Tasa de crecimiento de VT		Mayor probabilidad de CBV
Roman K, et al. (2007)[14]		Longitud VD/VI <0.6 VT/VM <0.7 Tiempo llenado VD/ tiempo ciclo cardiaco <31.5% Presencia de fístulas ventrículo-coronarias	Antes de la semana 31, si 3/4 criterios están presentes: 100% sen. Y 75% esp. para CUV.
Gardiner HM, et al. (2008)[16]	Z-score VP >-1 ó z-score VT >-3.4 (<23 sem) Z-score medio VT >-3.95 (<26 sem) Z-score medio VP >-2.8 y ratio medio VT/VM >0.7 (26-31 sem) Z-score medio VT >-3.9 y ratio medio VT/VM >0.59 (>31 sem)		
Iacobelli R, et al. (2008)[10]		Ausencia de regurgitación tricúspide TV/MV <0.56	
Gómez-Montes E, et al. (2011)[13]		VT/VM ≤0.83 Longitud VD/VI ≤0.64 VP/VA ≤0.75 Tiempo llenado VD/ tiempo ciclo cardiaco ≤36.5%	Antes de la semana 28, si 3/4 criterios están presentes: 100% sen. y 92% esp. para CUV (si 4/4, 100% sen. y esp.)
Lowenthal A, et al. (2014)[17]	TV/MV >0.63 Flujo anterógrado en VP Regurgitación tricúspide más que moderada		

Figura 2. Criterios de selección para intervencionismo cardiaco fetal en la estenosis pulmonar crítica/atresia pulmonar con septo íntegro. **A.** Medición de los anillos tricúspide y mitral. LV, left ventricle; RV, right ventricle. **B.** Cociente entre las longitudes del ventrículo derecho e izquierdo. LV, left ventricle; RV, right ventricle. **C.** Relleno retrógrado ductus-dependiente del tronco pulmonar en feto con atresia membranosa de la válvula pulmonar y septo íntegro. PA, pulmonary artery. **D.** Cálculo del cociente tiempo de llenado del ventrículo derecho (1-2)/ tiempo del ciclo cardiaco (1-3) mediante Doppler pulsado. RV, right ventricle.

En el segundo escenario, la selección de candidatos a ICF puede hacerse en base a la apreciación directa del hidrops o, en casos más dudosos, utilizando el sistema de puntuación descrito por Huhta y que incluye la valoración de: presencia de edema subcutáneo o derrame/s en cavidad/es serosa/s, Doppler venoso, Doppler en la arteria umbilical, tamaño cardíaco y función cardíaca[18]. Una puntuación ≤7 indica que existe fracaso cardíaco o un alto riesgo de que aparezca y, por tanto, puede haber indicación de ICF.

Foramen oval restrictivo en el contexto de un síndrome de ventrículo izquierdo hipoplásico (FOR-SVIH)

El cierre del foramen oval es una complicación que aparece en el 6% de fetos con SVIH aunque hasta el 15-20% presentan un componente importante de restricción al flujo con repercusión clínica. Esta situación empeora considerablemente el

pronóstico del SVIH de manera que la mortalidad perioperatoria inicial de estos pacientes se sitúa por encima del 60%, incluso con un diagnóstico prenatal y manejo perinatal óptimo. Esta elevada mortalidad es producto de la imposibilidad que tiene la sangre procedente de las venas pulmonares para acceder al territorio sistémico y constituye una urgencia quirúrgica extrema. En estos casos, la descompresión auricular izquierda mediante una atrioseptostomía o colocación de stent en tabique interatrial realizada en vida fetal puede favorecer la correcta oxigenación fetal y detener los cambios responsables de la hipertensión pulmonar.

El diagnóstico de esta complicación y, por ende, la selección de candidatos para atrioseptostomía fetal se realiza mediante el análisis de la onda de velocidad de flujo de las venas pulmonares. El perfil Doppler de éstas, en condiciones normales, es similar al del ductus venoso, es decir, de carácter trifásico con un primer pico de flujo anterógrado que coincide con la sístole ventricular (S), el segundo más plano también anterógrado durante la diástole ventricular (D) y, finalmente, durante la contracción atrial se produce un cese del flujo o un pequeño flujo revertido al final de la diástole (A) (la onda A revertida no es un hallazgo sistemático, de hecho sólo aparece en el 18% de los fetos normales) (**Figura 3**). Por el contrario, la observación de una onda de flujo constituida por un componente anterógrado coincidiendo con la sístole ventricular (S), seguido de una ausencia de flujo coincidente con la primera fase de la diástole y finalmente una onda retrógrada durante la contracción atrial (A), es indicativa de foramen oval sellado (**Figura 4**)[19]. Adicionalmente, con el fin de detectar restricciones severas al flujo interatrial, puede recurrirse al análisis cuantitativo de la onda Doppler de las venas pulmonares y así se ha podido constatar que el mejor parámetro para predecir esta complicación es el cociente entre las integrales velocidad-tiempo de la onda anterógrada y de la onda reversa, de modo que cuando es <5 convierte una probabilidad pre-test del 10% en una pos-test del 74%[20].

Figura 3. La imagen muestra la onda de velocidad de flujo trifásica característica de las venas pulmonares en condiciones normales. S, onda correspondiente a la sístole ventricular; D, onda correspondiente a la primera fase de la diástole; A, onda correspondiente a la segunda fase de la diástole (contracción auricular) mostrando en este caso flujo reverso.

Figura 4. En esta imagen se muestra el patrón de flujo de las venas pulmonares cuando existe un foramen oval restrictivo severo o incluso cerrado. Obsérvese cómo la onda D, que en condiciones normales es una onda anterógrada coincidiendo con la diástole ventricular, ha desaparecido, y únicamente se observa un flujo bifásico formado por la onda S anterógrada y una onda A durante la contracción atrial marcadamente revertida.

TÉCNICA

La complejidad del ICF y la deseable continuidad asistencial sobre el paciente exigen que la realización de estos procedimientos esté en manos de equipos multidisciplinares que dominen el diagnóstico prenatal de las CC y las técnicas invasivas prenatales, el intervencionismo pre y posnatal sobre las CC y el tratamiento quirúrgico de las mismas. La realización de este tipo de procedimientos no suele llevarse a cabo antes de la semana 20 de gestación como consecuencia de las limitaciones derivadas del tamaño de las estructuras cardiacas y de la ausencia de material específicamente diseñado para terapia cardíaca fetal.

El éxito del ICF está condicionado fundamentalmente por la calidad de la imagen y la posición fetal. El procedimiento se realiza mediante acceso directo percutáneo guiado bajo control ecográfico. El feto ha de estar colocado preferiblemente en dorso-posterior, apoyado en la pared uterina y sin interposición de extremidades. Una vez conseguida esta posición, se anestesia al feto mediante la inyección intramuscular de relajantes musculares, analgésicos opiáceos y atropina, en dosis adecuadas al peso fetal estimado. Asimismo, la madre recibe sedación y anestesia local en el lugar de la punción.

La inserción de la aguja hasta el corazón fetal se controla mediante ecografía bidimensional. Para la valvuloplastia aórtica, el acceso ha de realizarse a través del ápex del VI, y dirigir la aguja hacia la válvula aórtica (**Figura 5**). Si el objetivo es la válvula pulmonar, el acceso ha de realizarse preferiblemente a través del infundíbulo del VD con el fin de lograr una mejor alineación del dispositivo con la válvula. Por último, si se pretende perforar el tabique interauricular, la vía de entrada ideal es la pared libre de la aurícula derecha, aunque también puede entrarse por la izquierda. Una vez alcanzada la región cardiaca de interés, se retira el trocar y se introducen a través de la aguja los dispositivos necesarios para la intervención (guía de punta flexible y catéter-balón) hacia la estructura afecta. Para garantizar la dilatación de la estructura estenosada, se realizan entre dos y cuatro inflados del balón. Su duración debe ser especialmente breve en el caso de la valvuloplastia aórtica, con el fin de no producir una isquemia por limitación del flujo coronario. La aguja debe ser de al menos 15 cm de longitud, y su calibre de 18 ó 19G. La guía metálica suele ser de 0.014 pulgadas y el ratio entre el diámetro del balón y el anillo de la válvula estenosada ha de estar en torno a 1.1-1.2, con el fin de demorar al máximo la aparición de re-estenosis aún a expensas de provocar una regurgitación valvular residual, que suele desaparecer en pocas semanas. Tras comprobar la mejoría en el flujo anterógrado a través de la válvula estenosada se retira el dispositivo y la aguja (**Figuras 6 y 7**).

Figura 5. Esquema de la técnica de la valvuloplastia aórtica fetal. LV, left ventricle; RV, right ventricle.

Figura 6. Valvuloplastia aórtica fetal. **A.** Tras atravesar la pared torácica fetal y el miocardio, la punta de la aguja (flecha), se sitúa inmediatamente debajo de la válvula aórtica. LV, left ventricle. **B.** La guía se hace avanzar a través de la válvula aórtica (AoV) estenosada hacia la aorta ascendente. LV, left ventricle. **C.** El catéter-balón (flechas) es inflado, consiguiendo la dilatación de la válvula aórtica. **D.** Se visualiza aumento del flujo anterógrado en la aorta ascendente (AA) a través de la válvula aórtica. LV, left ventricle.

Figura 7. Valvuloplastia pulmonar fetal. La aguja es introducida en el infundíbulo del venrículo derecho y el balón inflado en el anillo pulmonar. PV, pulmonary valve; PA, pulmonary artery..

Las complicaciones más frecuentemente asociadas al procedimiento son la bradicardia que requiera tratamiento farmacológico para su recuperación (27-52%), el hemopericardio que requiere drenaje (20-43%), la trombosis intraventricular (15-20%), la rotura del balón (10%) y la muerte fetal (11-32%)[21-23]. Para la bradicardia mantenida puede ser necesaria la administración de atropina o adrenalina intracardiaca o intramuscular para revertirla, e incluso se ha propuesto su administración profiláctica tras realizar la punción cardiaca.

Se considera que la ICF ha cursado con éxito técnico cuando la válvula es atravesada y el balón es inflado con evidencia de aumento del flujo anterógrado y/o aparición de regurgitación valvular. Las principales variables que favorecen dicho éxito técnico son la dimensión del eje largo del ventrículo (z-score>-2) y su índice de esfericidad[6]. En la atrioseptostomía, el éxito técnico queda definido por la aparición de flujo a través del nuevo defecto creado en el septo interauricular, preferiblemente de más de 3 mm^2.

Tras la valvuloplastia, a las tres o cuatro semanas pos-procedimiento se juzga la eficacia del mismo según cómo evolucione la función y tamaño del ventrículo afecto. Se considera éxito biológico cuando se consigue rescatar el ventrículo afecto logrando una CBV posnatal o, en el caso de la valvuloplastia pulmonar, al menos una situación de "ventrículo y medio". Para la atrioseptostomía se considera éxito biológico si se consigue aumentar el flujo interauricular y reducir los signos de hipertensión pulmonar[2].

RESULTADOS

Con respecto a la EAC, la tasa de éxitos técnicos es similar en todas las series (70-80%). La tasa de éxitos biológicos, expresada en relación a los éxitos técnicos, sin embargo, es más variable (34-62.5%) y muestra una clara dependencia de factores como la experiencia del grupo, las condiciones en las que se encuentra el VI en el momento de la intervención y la edad gestacional a la que se realiza el procedimiento[21, 23]. De hecho, el grupo de Boston publica una mejoría significativa de los resultados tras cambiar los criterios de selección por otros en los que la condición del VI es mejor (**Tabla 2**). De este modo, la mortalidad se redujo de un 8% a un 4%, la tasa de éxito técnico aumentó del 73% al 94%, y la tasa de éxito biológico también se incrementó de un 32% a un 59%[5]. En relación a la mortalidad, también existe una relación inversa entre la edad gestacional a la que se realiza la valvuloplastia aórtica y la tasa de pérdidas fetales, producto de la mayor tolerancia al procedimiento conforme avanza el embarazo. Por tanto, en aquellas series con una mayor representación de EAC de diagnóstico precoz y una menor edad gestacional a la realización del ICF la tasa de pérdidas fetales tiende a ser mayor.

En el caso de la valvuloplastia pulmonar fetal, aunque la experiencia acumulada es menor que con la aórtica, en la mayoría de los casos se consigue el éxito técnico y biológico[15, 23-25].

Con respecto al FOR-SVIH, los resultados actuales muestran que la atrioseptostomía intrauterina/colocación de stent interatrial es técnicamente posible en el 77% de los casos, a lo cual sin duda contribuye su realización a una edad gestacional más tardía (29 semanas por término medio). Los casos de foramen oval clínicamente no restrictivo tras el nacimiento son significativamente mayores en aquellos pacientes sometidos a ICF técnicamente exitoso que en los que no lo fue o no se realizó (50% vs. 22%, p=0.003)[26]. Sin embargo, según el registro internacional publicado este año[26, 27], es necesario repetir el procedimiento posnatalmente en un 24% de los casos. Según este registro, la supervivencia a los 30 días es mayor en aquellos casos en los que el ICF fue exitoso que en los que no lo fue o no se realizó, aunque sin alcanzar la significación estadística (59% vs. 44%, p=0.31). No obstante, hay significativamente menos cesáreas y mayor estabilidad neonatal tras el parto en los casos de ICF exitoso[26].

RESUMEN

El ICF percutáneo y ecoguiado se realiza actualmente en tres CC: EAC, la EPC/APSI, y el FOR en el contexto de un SVIH. El objetivo en los casos de EAC y EPC/APSI en los que se prevé una evolución hacia un VI o VD hipoplásico, respectivamente, es modificar la historia natural de estas CC intraútero, de modo que pueda alcanzarse una CBV tras el nacimiento. En los casos de FOR-SVIH el objetivo es disminuir las complicaciones asociadas a la restricción del flujo interauricular y mejorar con ello la supervivencia de estos pacientes. El ICF permite mantener una comunicación interatrial intraútero y con ello se consigue una mayor estabilidad tras el nacimiento. Los resultados actuales indican que en un grupo significativo de fetos con estas entidades puede beneficiarse claramente de este tipo de procedimientos, que permiten cambiar la historia natural de la enfermedad y mejorar las expectativas vitales de estos pacientes.

La selección de candidatos se hace en base a diferentes sistemas de puntuación multiparamétricos que incluyen datos cardiométricos y funcionales. En el caso del FOR-SVIH nos basamos en la valoración de la onda de flujo de las venas pulmonares.

Los principales riesgos asociados al procedimiento son la bradicardia, el hemopericardio y la muerte fetal cuya tasa es altamente dependiente de la edad gestacional al procedimiento.

Referencias Bibliográficas

1. Escribano D, Herraiz I, Galindo A. Intervencionismo cardíaco fetal. In: Galindo Izquierdo A, Gratacós Solsona E, Martínez Crespo J, editors. Cardiología Fetal. Madrid: Marbán; 2015. p. 520-32.
2. Freud L, Tworetzky W. Fetal interventions for congenital heart disease. Curr Opin Pediatr. 2016;28(2):156-62.
3. Tulzer G, Arzt W. Fetal cardiac interventions: Rationale, risk and benfit. . Semin Fetal Neonatal Med. 2013;18(5):298-301.
4. Freud LR, McElhinney DB, Marshall AC, et al. Fetal aortic valvuloplasty for evolving hypoplastic left heart syndrome: postnatal outcomes of the first 100 patients. Circulation. 2014;130(8):638-45.
5. Friedman KG, Sleeper LA, Freud LR, et al. Improved Technical Success, Postnatal Outcomes and Refined Predictors of Outcome for Fetal Aortic Valvuloplasty. Ultrasound Obstet Gynecol. 2017. DOI: 10.1002/uog.17530.
6. McElhinney D, Marshall A, Wilkings-Haug L, et al. Predictors of technical success and postnatal biventricular outcome after in utero aortic valvuloplsty for aortic stenosis with evolving hypoplastic left heart syndrome. Circulation. 2009;120(15):1482-90.
7. McElhinney DB, Vogel M, Benson CB, et al. Assessment of left ventricular endocardial fibroelastosis in fetuses with aortic stenosis and evolving hypoplastic left heart syndrome. Am J Cardiol. 2010;106(12):1792-7.
8. Friedman KG, Schidlow D, Freud L, Escobar-Diaz M, Tworetzky W. Left ventricular diastolic function and characteristics in fetal aortic stenosis. Am J Cardiol. 2014;114(1):122-7.
9. Simpson JM. Fetal cardiac interventions: worth it? Heart. 2009;95(20): 1653-5.
10. Iacobelli R, Pasquini L, Toscano A, et al. Role of tricuspid regurgitation in fetal echocardiographic diagnosis of pulmonary atresia with intact ventricular septum. Ultrasound Obstet Gynecol. 2008;32(1):31-5.
11. Salvin JW, McElhinney DB, Colan SD, et al. Fetal tricuspid valve size and growth as predictors of outcome in pulmonary atresia with intact ventricular septum. Pediatrics. 2006;118(2):e415-20.
12. Peterson RE, Levi DS, Williams RJ, Lai WW, Sklansky MS, Drant S. Echocardiographic predictors of outcome in fetuses with pulmonary atresia with intact ventricular septum. J Am Soc Echocar. 2006;19(11):1393-400.
13. Gómez-Montes E, Herraiz I, Mendoza A, Albert L, Hernández-García J, Galindo A. Pulmonary atresia/critical stenosis with intact ventricular septum: prediction of outcome in the second trimester of pregnancy. Prenat Diagn. 2011;31(4):372-9.

14. Roman K, Fouron J, Nii M, Smallhorn J, Chaturvedi R, Jaeggi E. Determinants of outcome in fetal pulmonary valve stenosis or atresia with intact ventricular septum. Am J Cardiol. 2007;99(5):699-703.

15. Gómez-Montes E, Herraiz I, Mendoza A, Galindo A. Fetal intervention in right outflow tract obstructive disease: selection of candidates and results. Cardiol Res Pract. 2012. DOI: 10.1155/2012/592403.

16. Gardiner HM, Belmar C, Tulzer G, et al. Morphologic and functional predictors of eventual circulation in the fetus with pulmonary atresia or critical pulmonary stenosis with intact septum. J Am Coll Cardiol. 2008;51(13):1299-308.

17. Lowenthal A, Lemley B, Kipps AK, Brook MM, Moon-Grady AJ. Prenatal tricuspid valve size as a predictor of postnatal outcome in patients with severe pulmonary stenosis or pulmonary atresia with intact ventricular septum. Fetal Diagn Ther. 2014;35(2):101-7.

18. Huhta JC. Guidelines for the evaluation of heart failure in the fetus with or without hydrops. Pediatr Cardiol. 2004;25(3):274-86.

19. Taketazu M, Barrea C, Smallhorn J, Wilson G, Hornberger L. Intrauterine pulmonary venous flow and restrictive foramen ovale in fetal hypoplastic left heart syndrome. J Am Coll Cardiol. 2004;43(10):1902-7.

20. Michelfelder E, Gomez C, Border W, Gottliebson W, Franklin C. Predictive value of fetal pulmonary venous flow patterns in identifying the need for atrial septoplasty in the newborn with hypoplastic left ventricle. Circulation. 2005;112(19):2974-9.

21. Galindo A, Gomez-Montes E, Gomez O, et al. Fetal Aortic Valvuloplasty: Experience and Results of Two Tertiary Centers in Spain. Fetal Diagn Ther. 2017;42(4):262-70.

22. Araujo Junior E, Tonni G, Chung M, Ruano R, Martins WP. Perinatal outcomes and intrauterine complications following fetal intervention for congenital heart disease: systematic review and meta-analysis of observational studies. Ultrasound Obstet Gynecol. 2016;48(4):426-33.

23. Moon-Grady A, Morris S, Belfort M, et al. International Fetal Cardiac Intervention Registry. A Worldwide Collaborative Description and Preliminary Outcomes. J Am Coll Cardiol. 2015;66(4):388-99.

24. Tworetzky W, McElhinney DB, Marx GR, et al. In utero valvuloplasty for pulmonary atresia with hypoplastic right ventricle: techniques and outcomes. Pediatrics. 2009;124(3):e510-8.

25. Pedra SR, Peralta CF, Crema L, Jatene IB, da Costa RN, Pedra CA. Fetal interventions for congenital heart disease in Brazil. Pediatr Cardiol. 2014;35(3):399-405.

26. Jantzen DW, Moon-Grady AJ, Morris SA, et al. Hypoplastic Left Heart Syndrome with Intact or Restrictive Atrial Septum: A Report from the International Fetal Cardiac Intervention Registry. Circulation. 2017;136:1346-9.

27. Marshall AC, Levine J, Morash D, et al. Results of in utero atrial septoplasty in fetuses with hypoplastic left heart syndrome. Prenat Diagn. 2008;28(11):1023-8.

CHAPTER 49

Intrauterine Therapy for Bronchopulmonary Sequestration and Congenital Cystic Adenomatoid Malformation

Rogelio Cruz Martinez

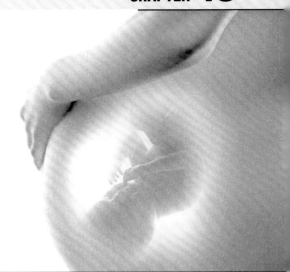

INTRODUCTION

The most common fetal hyperechogenic lung lesions are congenital cystic adenomatoid malformation (CAM), and bronchopulmonary sequestration (BPS), and are generally considered developmental abnormalities of the fetal lung that complicates about 1 in 3,000 live births. Bronchopulmonary sequestration (BPS) is a solid lung lesion of nonfunctioning pulmonary tissue, a supernumerary lobe of the lung, which lacks connection to the tracheobronchial tree and receives its blood supply from an aberrant systemic feeding artery, originating commonly from the descending aorta. CCAM is characterized by a lack of normal alveoli and an adenomatoid excessive proliferation and cystic dilatation of terminal respiratory bronchioles ranging in diameter from 1 mm to over 10 cm and that usually arise from one lobe of the fetal lung[1]. The clinical and current classification is based primarily on echographic characteristics as macrocystic, microcystic (solid mass), and a mixed component of both solid and macrocystic types[2]. In a few cases, there is histological evidence of mixed component between CCAM and BPS and also some hybrid cases which lung lesions show histologically and echographically CCAMs appearance together with a systemic arterial blood supply similar to that of BPS, suggesting that a proportion of these lesions may have a common embryological origin.

This chapter focuses on describing the advances in the intrauterine therapy techniques for fetuses complicated with large lung anomalies (BPS, CCAM and hybrids lesions) at risk of perinatal death.

TECHNICAL DESCRIPTION, ADVANTAGES AND LIMITATIONS OF THE DIAGNOSTIC METHOD

Prenatal diagnosis of CCAM is based on the demonstration of a uniformly hyperechogenic mass that appear as a solid lesion (microcystic CCAM), echo-free cysts (macrocystic) or a multicystic tumor with echogenic stroma (mixed type), usually unilateral and involving one lobe of the lung and receiving its blood supply classically from the pulmonary artery[2].

BPS is identified as a uniformly well-defined triangular echogenic lesion, usually unilateral, supradiaphragmatic and involving the inferior lobe of the lung. Its pathognomonic sign is the evidence of a systemic arterial blood supply coming from an aberrant branch of the descending aorta that can be detected using spectral or power Doppler ultrasound. In a small proportion of cases, the cystic lung masses may have a systemic vascular supply from the aorta rather than the pulmonary artery, and these are termed hybrid lesions and represent a combination of both CCAM and BPS[3].

Some indirect signs could be found in the sonographic examination as a complication of the lung masses. The presence of large lung lesions could induce an esophageal compression producing difficulties in the amniotic fluid swallowing that result in polyhydramnios with subsequent higher risk for preterm labor. In addition, some cases may develop additional ultrasonographic signs such as mediastinal shift with displacement of the heart to the contralateral part of the thorax, massive pleural effusion with bilateral lung compression with subsequent higher risk of respiratory morbidity. Similarly, in advanced stages and secondary to either obstruction of the inferior vena cava returns or direct cardiac compression by the lung mass, some cases may develop hydrops fetalis (that is manifests as fetal ascitis, pleural and pericardial effusions, skin and scalp edema) with subsequent higher risk of stillbirth.

Thus, once a lung mass is identified, the location, size, echogenicity, and blood supply must be evaluated using conventional spectral or power Doppler ultrasound. The lung mass volume could be calculated using the CCAM volume-to-head ratio (CVR) which is obtained by dividing the lung mass volume (cm^2) = (length (cm) x height (cm) x width (cm) x 0.52) by the head circumference (cm)[4]. Fetuses with a CVR>1.0 shows an increased risk for developing hydrops in comparison with those with less than 1.0[4,5]. Similarly, cases with a lung size (observed/expected lung to head ratio) below 45% or a mass to thorax ratio <0.51 are at a higher risk of adverse perinatal outcome or need for fetal intervention[5].

Fetal echocardiography must be performed in the screening for potential congenital heart malformations. Depending on the type and size of the lung lesion, echographic surveillance should be weekly performed to assess the lung mass volume, amniotic fluid volume and transvaginal cervical length measurement. Additionally, evaluation of cardiac function parameters such as Doppler of the ductus venosus and tricuspid regurgitation should also be performed in the monitoring of these fetuses to identify the early occurrence of hydrops.

INDICATIONS AND CLINICAL APPLICABILITY

Cases with small lung lesions and without hydrothorax show a survival rate above 95%, and the majority of the lung masses regresses antenatally with expectant management, and resolve in up to 50% without need for postnatal surgery[6]. For such low risk cases, expectant management during pregnancy with continuing ultrasonographic follow-up and postnatal surgery seems to be a reasonable recommendation. Postnatal thoracotomy with lobectomy for congenital lung lesions is often indicated by the size of the mass or by symptoms such as respiratory distress, hydrothorax or pneumothorax. In addition, several studies have reported that 10% of CCAM could be associated with an increased risk to develop pleuropulmonary blastoma, which open the possibility to perform timely surgical interventions even in asymptomatic newborns to prevent the potential risk of malignancy.

However, a significant proportion of cases show a rapid and progressive growth with development of pleural effusion and hydrops and therefore, with a subsequent higher risk of perinatal death. Consensus exist that the best prenatal predictor of prognosis is firstly, the relative size of the thoracic mass and secondly, the development of fetal pleural effusion or hydrops as a complications[2]. Thus, in the presence of massive pleural effusion, and/or hydrops, the mortality rate increases to almost 100% primary due to fetal heart failure and extremely severe pulmonary hypoplasia.[7] Since cases with

massive hydrothorax or hydrops have a very poor prognosis due to the risk of severe pulmonary hypoplasia and heart failure with subsequent perinatal death, when the termination of pregnancy is not an option, fetal therapy should be considered to improve survival probability.

Major inclusion criteria for fetal intervention are the following:

- Solid or cystic lung mass with massive pleural effusion
- Solid or cystic lung mass with hydrops

Additional criteria:

- Severe mediastinal shift with cardiac dextro-position
- Severe pulmonary lung compression
- Polyhydramnios (maximum vertical pocket above 8cm)

Exclusion criteria:

- Additional congenital malformations
- Chromosomal abnormalities
- Twin pregnancies
- Gestational age above 34 weeks

MANAGEMENT
Macrocystic lung masses

Placement of thoracoamniotic shunt with intrauterine cyst drainage by ultrasound guidance is the first line of treatment for macrocystic lung masses (Figure 1). Surgical technique: Under local maternal anesthesia, a 5F trocar is introduced percutaneously into the amniotic cavity through the maternal abdomen and the uterine wall and then, into the pleural cavity through the fetal thorax where a double pigtail catheter (Harrison or Rocket) is introduced, placing its distal portion into the pleural cavity and the proximal portion into the amniotic cavity. Clinical series have reported overall survival rates ranging from 50-74%, which compare favorably with historical controls managed expectantly[8,9]. The main limitation of this therapeutic technique is that it might require repeated shunt insertions due to shunt displacement or obstruction and thus, increasing the risk of preterm premature ruptures of membranes.

Microcystic congenital adenomatoid malformation

These lung anomalies have a prenatal finding in common, a massively enlarged lung that deforms the fetal thorax inducing a reversion in the diaphragmatic convexity, a mediastinal shift with displacement of the heart to the contralateral part of the thorax, and contralateral lung hypoplasia (Figure 2)[2]. Contrary to macrocystic lung lesions, fetal therapeutic options are limited for cases with large microcystic CCAM that develop hydrops. Thoracoamniotic shunts could not be placement since by definition the appearance of the lung mass is solid and there are not large cysts to be drainage. Different fetal interventions have been proposed in an attempt to improve prognoss. Preliminary studies using open fetal surgery with resection of the lesion between 22 to 32 weeks of gestation, reported a survival rate of 50%[10]. Likewise, percutaneous laser ablation of the microcystic lesions has been proposed but with disappointing results[11,12]. In two previous reports, percutaneous sclerotherapy with ethanolamine or polidocanol was inyected into the lung mass of 6 fetuses with CCAM and hydrops including 2 cases with solid microcystic CCAM (Type III)[13,14]. The authors reported progressive reduction in the size of the lung mass in all but one case, and resolution of the hydrops and delivery at term in all cases with an overall survival rate of 83% (5/6). However, a proportion of cases showed significant postnatal morbidity such as neonatal sepsis, neurodevelopmental delay and pulmonary dysfunction. In addition, since CCAM has a direct communication with the tracheobronchial tree, fetal sclerotherapy could also affect normal fetal lung parenchyma and therefore, further studies are needed to delineate the risk and benefits of this procedure.

Taking into account previous hypothesis of a role of bronchial obstruction as a possible mechanism for the development of microcystic CCAM, we speculated that a distal main bronchial obstruction without bronchial dilatation could mimic a large microcystic CCAM and advocated for a diagnostic fetal bronchoscopy as a therapeutic option to improve survival (Figure 3)[15].

In addition to fetal surgery, non-invasive treatments have been published. Small-case series have reported a potential negative effect of prenatal steroid management on the growth of microcystic CCAM with a substantial positive effect in hydrops resolution and survival[16,17]. They reported a CCAM volume decrement in >70%, resolution of hydrops above 80% and on average 30 days later, and survival rate >90% in cases managed with maternal betamethasone (12mg intramuscularly, 2 doses, 24-hours apart). Cases diagnosed above 32 weeks of gestation may benefit with either planned delivery, prenatal steroid therapy or the use of ex utero intrapartum therapy (EXIT) rather than fetal invasive therapy[18].

Bronchopulmonary sequestration

For BPS cases with pleural effusions and/or hydrops, placement of thoracoamniotic shunts has been proposed in an attempt to decrease the risk of pulmonary hypoplasia and hydrops[19] However, this therapeutic modality is not associated with a lung mass regression sequence. Preliminary evidence have demonstrated that occlusion of the feeding blood vessel by ultrasound-guided laser coagulation or injection of sclerosants can also be associated with an improvement in the survival rate and also a decrease need for postnatal remove of the tumor[6], but further studies are required before to consider this intervention as a therapeutic option.

Laser ablation of the feeding artery under ultrasound guidance was first reported by Oepkes et al.[20]. From the first report in 2007, we and others have provided additional evidence demonstrating the potential benefits of this minimally invasive fetal intervention in improving survival for complicated BPS fetuses at risk of perinatal death[6,20-23].

Surgical technique: Under maternal local anesthesia and fetal anesthesia with fentanyl (15 mg/kg), vecuronium (0.2 mcg/kg), and atropine (0.2 mcg/kg), in a transversal view of the fetal thorax at the beginning of the feeding artery and using color Doppler to avoid uterine vessels, an 18-G needle is introduced percutaneously through the uterine wall and the fetal thorax into the lung mass and advanced 2 mm up to the proximal branch of the main systemic feeding artery. There, the laser fiber is advanced through the needle to achieve contact with the feeding artery and then it is coagulated using a Diode laser with a 600-nm fiber at power settings of 25 W for 5-10 s (Figure 4). If power Doppler demonstrated residual flow into the lung mass, coagulation is repeated until complete cessation of blood flow. During the set-up for the procedure, the laser fiber is passed through the needle to expose the desired amount of fiber and was fixed with a Y-connector so that only a known amount of fiber (2 mm) is advanced during the procedure. Prior to the needle removal, the fetal hydrothorax is drained. If Doppler demonstrated residual blood flow into the lung mass, an additional procedure is scheduled within 24-72 h after fetal intervention, until blood supply to the mass has been completely disrupted. A prophylactic tocolysis with 100 mg indomethacin is administrated during fetal surgery and up to 24 h after fetal surgery. Patients are usually discharged within 24–48 h after the fetal procedure.

Our studies have demonstrated that a complete disruption of the blood supply to the lung mass induces a necrotic process into the solid lesion and this promotes the regression of the lung mass, disappearance of fetal fluid effusions, and the normalization of pulmonary growth (Figure 5). Our longitudinal studies have shown that resolution of hydrops occurs on average at one week after laser and a spontaneous disappearance of the remaining pleural effusion occurs on average at three weeks after fetal surgery[24]. Similarly, all cases show a lung mass regression sequence and a normalization of the lung growht on average at 8-10 weeks after fetal intervention. In addition, the need for neonatal surgery (sequestrectomy) was avoided in all such cases[23]Instituto de Neurobiologia, Universidad Nacional Autonoma de Mexico (UNAM. We have demonstrated that this fetal surgery technique is also of benefit in improving survival for cases with cystic lung lesions and systemic blood supply (Figure 6)[25]. In such study, 60% of the cases showed a progressive regression of the entire lung mass similar to that observed for cases with bronchopulmonary sequestration. However, a 40% of the cases showed a partial lung mass regression showing a cystic portion that remained unchanged after fetal surgery and thus, requiring postnatal surgical resection. Thus, this therapeutic modality appears to be superior to the previous techniques.

FINAL CONSIDERATIONS

Isolated CCAM and BPS are in general not associated with chromosomal abnormalities or genetic causes. However, it could be associated with other congenital malformations such as congenital diaphragmatic hernia and congenital heart diseases in up to 2%. In the presence of any of these associated malformations, the risk of chromosomal abnormalities increases to 40-50% and dictates the need for cariotype analysis.

Due to the potential risks of fetal intervention, specialty preterm premature rupture of the membranes; and the fact that in a significant proportion of cases the lung mass regress spontaneously as the pregnancy progresses; fetal intervention should be considered only for those cases with large lung lesions at risk of perinatal death (i.e, those with severe pulmonary compression and pleural effusion or hydrops).

Complementary reading

1. Cruz-Martinez R. Cystic and echogenic lungs. In: Visual Encyclopedia for Ultrasound in Obstetrics and Gynecology (visuog). www.visuog.com
2. Adzick NS, Harrison MR, Crombleholme TM, Flake AW, Howell LJ. Fetal lung lesions: management and outcome. Am J Obstet Gynecol 1998; 179: 884-889.

References

1. Stocker JT, Madewell JE, Drake RM. Congenital cystic adenomatoid malformation of the lung. Classification and morphologic spectrum. *Hum Pathol* 1977; **8:** 155-171.
2. Adzick NS. Management of fetal lung lesions. *Clin Perinatol* 2009; **36:** 363-376.
3. Hutchin P, Friedman PJ, Saltzstein SL. Congenital cystic adenomatoid malformation with anomalous blood supply. *J Thorac Cardiovasc Surg* 1971; **62:** 220-225.
4. Crombleholme TM, Coleman B, Hedrick H, Liechty K, Howell L, Flake AW, Johnson M, Adzick NS. Cystic adenomatoid malformation volume ratio predicts outcome in prenatally diagnosed cystic adenomatoid malformation of the lung. *J Pediatr Surg* 2002; **37:** 331-338.
5. Hellmund A, Berg C, Geipel A, Bludau M, Heydweiller A, Bachour H, Muller A, Gembruch U. Prenatal Diagnosis and Evaluation of Sonographic Predictors for Intervention and Adverse Outcome in Congenital Pulmonary Airway Malformation. *PLoS One* 2016; **11:** e0150474.
6. Cavoretto P, Molina F, Poggi S, Davenport M, Nicolaides KH. Prenatal diagnosis and outcome of echogenic fetal lung lesions. *Ultrasound Obstet Gynecol* 2008; **32:** 769-783.
7. Lopoo JB, Goldstein RB, Lipshutz GS, Goldberg JD, Harrison MR, Albanese CT. Fetal pulmonary sequestration: a favorable congenital lung lesion. *Obstet Gynecol* 1999; **94:** 567-571.
8. Wilson RD, Hedrick HL, Liechty KW, Flake AW, Johnson MP, Bebbington M, Adzick NS. Cystic adenomatoid malformation of the lung: review of genetics, prenatal diagnosis, and in utero treatment. *Am J Med Genet A* 2006; **140:** 151-155.
9. Adzick NS, Harrison MR, Flake AW, Howell LJ, Golbus MS, Filly RA. Fetal surgery for cystic adenomatoid malformation of the lung. *J Pediatr Surg* 1993; **28:** 806-812.
10. Grethel EJ, Wagner AJ, Clifton MS, Cortes RA, Farmer DL, Harrison MR, Nobuhara KK, Lee H. Fetal intervention for mass lesions and hydrops improves outcome: a 15-year experience. *J Pediatr Surg* 2007; **42:** 117-123.
11. Bruner JP, Jarnagin BK, Reinisch L. Percutaneous laser ablation of fetal congenital cystic adenomatoid malformation: too little, too late? *Fetal Diagn Ther* 2000; **15:** 359-363.
12. Ong SS, Chan SY, Ewer AK, Jones M, Young P, Kilby MD. Laser ablation of foetal microcystic lung lesion: successful outcome and rationale for its use. *Fetal Diagn Ther* 2006; **21:** 471-474.
13. Bermudez C, Perez-Wulff J, Arcadipane M, Bufalino G, Gomez L, Flores L, Sosa C, Bornick PW, Kontopoulos E, Quintero RA. Percutaneous fetal sclerotherapy for congenital cystic adenomatoid malformation of the lung. *Fetal Diagn Ther* 2008; **24:** 237-240.
14. Lee FL, Said N, Grikscheit TC, Shin CE, Llanes A, Chmait RH. Treatment of congenital pulmonary airway malformation induced hydrops fetalis via percutaneous sclerotherapy. *Fetal Diagn Ther* 2012; **31:** 264-268.
15. Cruz-Martinez R, Mendez A, Perez-Garcilita O, Monroy A, Aguilar-Vidales K, Cruz-Martinez MA, Martinez-Morales C. Fetal bronchoscopy as a useful procedure in a case with prenatal diagnosis of congenital microcystic adenomatoid malformation. *Fetal Diagn Ther* 2015; **37:** 75-80.
16. Curran PF, Jelin EB, Rand L, Hirose S, Feldstein VA, Goldstein RB, Lee H. Prenatal steroids for microcystic congenital cystic adenomatoid malformations. *J Pediatr Surg* 2010; **45:** 145-150.
17. Peranteau WH, Wilson RD, Liechty KW, Johnson MP, Bebbington MW, Hedrick HL, Flake AW, Adzick NS. Effect of maternal betamethasone administration on prenatal congenital cystic adenomatoid malformation growth and fetal survival. *Fetal Diagn Ther* 2007; **22:** 365-371.
18. Hedrick HL, Flake AW, Crombleholme TM, Howell LJ, Johnson MP, Wilson RD, Adzick NS. The ex utero intrapartum therapy procedure for high-risk fetal lung lesions. *J Pediatr Surg* 2005; **40:** 1038-1043; discussion 1044.
19. Salomon LJ, Audibert F, Dommergues M, Vial M, Frydman R. Fetal thoracoamniotic shunting as the only treatment for pulmonary sequestration with hydrops: favorable long-term outcome without postnatal surgery. *Ultrasound Obstet Gynecol* 2003; **21:** 299-301.
20. Oepkes D, Devlieger R, Lopriore E, Klumper FJ. Successful ultrasound-guided laser treatment of fetal hydrops caused by pulmonary sequestration. *Ultrasound Obstet Gynecol* 2007; **29:** 457-459.
21. Witlox RS, Lopriore E, Walther FJ, Rikkers-Mutsaerts ER, Klumper FJ, Oepkes D. Single-needle laser treatment with drainage of hydrothorax in fetal bronchopulmonary sequestration with hydrops. *Ultrasound Obstet Gynecol* 2009; **34:** 355-357.
22. Mallmann MR, Geipel A, Bludau M, Matil K, Gottschalk I, Hoopmann M, Muller A, Bachour H, Heydweiller A, Gembruch U, Berg C. Bronchopulmonary sequestration with massive pleural effusion: pleuroamniotic shunting vs intrafetal vascular laser ablation. *Ultrasound Obstet Gynecol* 2014; **44:** 441-446.
23. Cruz-Martinez R, Mendez A, Duenas-Riano J, Ordorica-Flores R, Nieto-Zermeno J, Malagon-Salazar P, Medina-Noyola C, Rebolledo-Fernandez C. Fetal laser surgery prevents fetal death and avoids the need for neonatal sequestrectomy in cases with bronchopulmonary sequestration. *Ultrasound Obstet Gynecol* 2015; **46:** 627-628.
24. Cruz-Martinez R, Nieto-Castro B, Martinez-Rodriguez M, Gamez-Varela AK, Ahumada-Angulo E, Luna-Garcia J, Pineda-Pérez MJ, Rebolledo-Fernandez C. Thoracic changes after full laser ablation of the feeding artery in fetuses with bronchopulmonary sequestration *Fetal Diagn Ther* 2017; **in press**.
25. Cruz-Martinez R, Martinez-Rodriguez M, Bermudez-Rojas M, Magana-Abarca C, Narvaez-Dominguez V, Rojas-Macedo A, Bautista-Garcia N, Alcocer-Alcocer M. Fetal surgery by full laser ablation of the feeding artery for cystic lung lesions with systemic arterial blood supply (hybrid lung lesions). *Ultrasound Obstet Gynecol* 2016.

Índice Remissivo

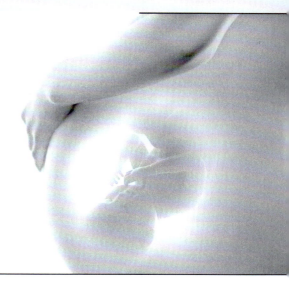

A

Abdome, 40
- corte transverso do, com estômago ausente e colapsado, 296
- fetal, 40, 63
Ablação a *laser*, 215
Aborto, 9, 36
- e ameaça de, 348
- espontâneo, 9
- - entre 11 e 24 semanas, rastreamento precoce de, 9
- - - uso do algoritmo para predição de, 9
- - recorrente, 404
- tardio, 36
Acetato de betametasona, 73
Ácido, 265
- acetilsalicílico, 409
- retinoico, 265
Acidose fetal, 389
Acondroplasia, 338
Aconselhamento genético, 19-27
- dados epidemiológicos e etiologia genética cromossômica, 20
- e avaliação do contexto pré-concepcional ou gestacional, 19
- principais, 23, 25
- - situações clínicas em, pré-concepcional e pré-natal, 23
- - - avaliação de feto morto ou natimorto, 24

- - - exposição ambiental e a teratógeno, 24
- - - filho anterior com anomalia congênita e histórico de doença genética, 24
- - - idades materna e paterna elevadas, 23
- - - infertilidade e perda gestacional de repetição, 23
- - - teste de rastreamento de portadores de doenças mendelianas, 25
- - - testes genéticos usados para avaliação pré-natal, 25
- princípios básicos do, 21
- - heredograma, 21
- - pré e pós-teste, 21
Agenesia, 41, 117, 144
- do corpo caloso, 41, 87, 256
- do ducto venoso, 44, 144
- renal, 117, 324
- - bilateral, 42
Agentes tocolíticos, 73, 424
- análise crítica do uso de, 425
- atosibano, 424
- betamiméticos, 425
- bloqueadores dos canais de cálcio, 424
- contraindicações, 426
- limites da tocólise, 426
- manutenção da tocólise, 425
Agulha de raquianestesia, 214
Aicardi, síndrome de, 256

Alça(s) intestinal(is), 312
- dilatação de, 312, 315
- medindo 23mm, 312
Aldosterona, 191
Alfafetoproteína, 155
Aliasing, 138
Aloenxerto, reação anormal ao, 71
Aloimunização Rh (v. Rh, aloimunização)
Alterações do líquido amniótico, 147
Amiodarona, 135
Amniocentese, 157, 196, 309, 357
Amniodrenagem, 418
Amnioinfusão, 160, 204
- complicações, 205
- considerações sobre a, 205
- descrição técnica, 204
- resultados da técnica empregada segundo a literatura, 204
Amnionicidade nas gestações gemelares, 414
Amnionite, 158
Amniorredução, 205
- complicações, 205
- descrição técnica, 205
- indicações e justificativas para a terapia fetal, 205
- resultados da técnica empregada segundo a literatura, 205
Amniorrexe prematura, 234
Amostra de vilo corial, 357

Ampulheta, sinal da, 296
Analgesia fetal, 208
Anatomia cerebral do feto, neurossonografia tridimensional, 77
Anel(éis), 240
- mitral, 238, 240
- tricúspide, 240
Anemia, 366
- falciforme, 147
- fetal, 133, 194, 346
- - severa, 352
Anencefalia, 41, 249
Aneuploidias fetais, 156
- rastreamento, 47
- - e testes não invasivos para, 47-51
- - - marcadores bioquímicos, 47
- - precoce para, 4
- - - combinado, 4
- - - em gestação gemelar, 7
- - - marcadores adicionais e bioquímicos adicionais, 6
- - - pelo DNA fetal livre no sangue materno, 6
- tipos de, 6
Aneurisma da veia de Galeno, 144
Angiotensina, inibidores da enzima conversora de, 265
Ângulo de insonação, 137
Anoftalmia, 275
Anomalia(s), 47, 258
- abdominais, 89
- cardíacas, 352
- congênita, filho anterior com, e histórico de doença genética, 24
- cromossômicas, 47, 381
- de ducto onfalomesentérico, 192
- de fossa posterior, 258
- - cisto da bolsa de Blake, 259
- - de Dandy-Walker, 258
- - hipoplasia do vérmis cerebelar, 259
- - megacisterna magna, 258
- de migração neuronal, 256
- de pedículo corporal, 40
- de vértebra, 301
- do sistema nervoso central, 77
- extracardíaca(s), 266
- - associadas às cardiopatias, 266
- - diagnosticada pela ultrassonografia obstétrica/morfológica, 266
- fetais, exame ultrassonográfico precoce de, 39
- - abdome, 40
- - cabeça e cérebro, 39

- - coração e tórax, 39
- - face, 39
- - membros, 40
- - pescoço e coluna, 39
- - placenta e líquido amniótico, 40
- torácicas, 88
- urológicas, 324
- - não obstrutivas, 324
- - obstrutivas, 328
Anormalidades na foliculogênese, 406
Anoxia perinatal, 420
Antiácido fosfatídico, 406
Antibióticos, 426
Antibioticoterapia para prolongar período de latência, 396
Anticardiolipina, 406
Anticoagulante lúpico, 406
Anticorpo(s), 265, 364, 406
- antifosfolípides, 406
- fluorescente contra o treponema, 364
- IgM, 342
- maternos, 265
- - anti-LA, 265
- - anti-RO, 265
Antifosfatidiletanolamina, 406
Antifosfatidilglicerol, 406
Antifosfatidilserina, 406
Antígenos, 194
- de histocompatibilidade, 407
- eritrocitários irregulares, 194
Anti-inflamatórios **não esteroides** no terceiro trimestre, 265
Antitrombina III, deficiências da, 406
Anti-β2-glicoproteína, 406
Ânus, lesão do músculo levantador do, 83
Aorta, 268, 298
- coarctação da, 268
- - feto com alto risco de, 44
- torácica, 298
Aparelho(s), 307, 375
- cardiovascular, 375
- digestório, malformações do, 307-320
- - anorretais, 318
- - - definição, 318
- - - diagnóstico, 319
- - - embriologia, anatomia e fisiologia, 319
- - - epidemiologia e relevância, 318
- - - etiologia, 319
- - - fatores prognósticos, genética e risco de recorrência, 319
- - - manejo obstétrico, 319

- - - terapia pós-natal, 319
- - atresia, 310
- - - de cólon, 313
- - - de esôfago, 308
- - - e estenose de duodeno, 310
- - - e estenose jejunoileal, 311
- - calcificações hepáticas, 317
- - cistos de colédoco, 318
- - doença de Hirschsprung, 313
- - embriologia do sistema digestório, 307
- - lesões abdominais císticas, 316
- - peritonite meconial, 314
Aplasia, 192
- cútis, 192
- de medula, 353
Apoproteínas, 400
Apoptose, 406
Aqueduto de Sylvius, estenose do, 211
Aracnoide, cisto de, 256
Arnold-Chiari tipo II, síndrome de, 58, 225
Artéria(s), 6, 53, 142, 238
- aorta, 111, 112
- carótida esquerda, 111
- cerebral média, 142
- - Doppler da, 197, 345
- - dopplervelocimetria da, 140
- - - técnica para obtenção da, 141
- hepática, 6
- ilíaca externa, 140
- nutridora do sequestro broncopulmonar, coagulação de, 433
- pulmonar(es), 111, 112, 238
- - bifurcação de, 337
- - com septo íntegro, 268
- - fetais, avaliação dopplervelocimétrica das, 337
- - sonografia da, 337
- renal, 324
- subclávia, 45, 111
- - direita, 45
- - - aberrante, 45
- - - normal, 45
- - esquerda, 111
- transposição das grandes, 267
- umbilical(is), 140
- - Doppler das, cerebral média e ducto venoso, 384
- - dopplervelocimetria da, 140
Artérias uterina(s), 53, 139, 384
- dopplervelocimetria da, por via abdominal, 53

Índice Remissivo

- dopplervelocimetria das, 139
- - avaliação no primeiro trimestre da gestação, 139
- - - técnica abdominal, 139
- - - técnica transvaginal, 139
- - avaliação no segundo trimestre da gestação, 139
- - - técnica abdominal, 139
- - - técnica transvaginal, 140
- - técnica para obtenção da, 139
- índice de pulsatilidade da, 53
- - médio, 139
Artrite, 366
Artrogripose, 65
Árvore traqueobrônquica, 280
Ascite, 326
Asherman, síndrome de, 405
Assistência pré-natal, inversão da pirâmide da, 3-18
- *diabetes mellitus* gestacional, 11
- - características e história maternas, 11
- - diagnóstico entre a 11ª e a 13ª semana, 12
- - implicações da avaliação precoce do risco específico da paciente, 12
- - marcadores bioquímicos, 11
- diagnóstico precoce de malformações fetais, 7
- - defeitos cardíacos congênitos maiores, 8
- - espinha bífida aberta, 9
- - exame morfológico do primeiro trimestre, 7
- - tipos de malformações, 7
- fetos pequenos para a idade gestacional, 12
- - avaliação precoce do risco específico da paciente, 13
- - características e história materna, 12
- - marcadores biofísicos e bioquímicos, 12
- macrossomia fetal, 13
- - avaliação precoce do risco específico da paciente, 13
- - características e história materna, 13
- - marcadores biofísicos e bioquímicos, 13
- modelo tradicional, 3
- nova pirâmide, 3
- parto prematuro, 13
- - avaliação precoce do risco específico da paciente, 15
- - características e história materna, 14

- - de aborto espontâneo entre 11 e 24 semanas, 9
- - - uso do algoritmo para predição de aborto espontâneo, 9
- - de natimortos, 9
- - marcadores biofísicos e bioquímicos, 14
- - para aneuploidias fetais, 4
- - - combinado, 4
- - - em gestação gemelar, 7
- - - marcadores adicionais, 6
- - - marcadores bioquímicos adicionais, 6
- - - pelo DNA fetal livre no sangue materno, 6
- - - tipos de aneuploidias, 6
- triagem precoce para pré-eclâmpsia, 10
- - características e história materna, 10
- - implicações da avaliação precoce de risco específico da paciente, 11
- - marcadores biofísicos e bioquímicos, 10
Assoalho pélvico, avaliação do, 81
Atividade cardíaca, 31
Atosibano, 424
Atresia, 192, 239, 300, 308
- anal, 301
- de cólon, 313
- de esôfago, 308
- - considerações gerais, 309
- - definição, 308
- - diagnóstico, 308
- - - diferencial e associação e outras malformações, 309
- - embriologia, anatomia e fisiologia, 308
- - epidemiologia e relevância, 308
- - etiologia, 308
- - fatores prognósticos, genética e risco de recorrência, 309
- - manejo obstétrico, 309
- - terapia pós-natal, 309
- - tipos de, 308
- de laringe congênita, 300
- - associação a outras malformações, 300
- - diagnóstico diferencial, 300
- - fatores prognósticos, 300
- - manejo obstétrico, 301
- - terapia pós-natal, 301
- - ultrassonografia, 300

- do intestino delgado, tipos de, 311
- e estenose, 310
- - de duodeno, 310
- - - definição, 310
- - - diagnóstico, 310
- - - embriologia, anatomia e fisiologia, 310
- - - epidemiologia e relevância, 310
- - - etiologia, 310
- - - fatores prognósticos, genética e risco de recorrência, 310
- - - manejo obstétrico, 311
- - - terapia pós-natal, 311
- jejunoileal, 311
- - - definição, 311
- - - diagnóstico, 311
- - - embriologia, anatomia e fisiologia, 311
- - - epidemiologia e relevância, 311
- - - etiologia, 311
- - - fatores prognósticos, genética e risco de recorrência, 312
- - - manejo obstétrico, 312
- - - terapia pós-natal, 313
- esofágica, 192, 295
- - associação a outras malformações, 296
- - diagnóstico diferencial, 295
- - fatores prognósticos, 296
- - formas de, 295
- - manejo obstétrico, 296
- - terapia pós-natal, 297
- - ultrassonografia, 295
- ileal tipo IIIb com 33 semanas, 312
- pulmonar com septo íntegro, 239
Átrio, 58
- direiro, 110
- esquerdo, 110
Atriosseptoplastia, 114
Atropina, 433
Avaliação, 6, 117, 123
- da função, 117
- - do ventrículo esquerdo, 117
- - miocárdica, técnicas avançadas para, 123
- - - 2D *speckle tracking*, 123
- - - imageamento do *strain/strain rate*, 123
- - - *Spatio-temporal image correlation* 3D/4D, 123
- das cavidades cardíacas pela ecocardiografia, 110
- do osso nasal, 6

B

Bacterioscópio da secreção vaginal, 416
Bacteriúria, 71
Baker, cisto da bolsa de, 103
Banda amniótica, 274
- lise de, 232
- síndrome da, 274
Bardet-Biedl, síndrome de, 314, 326
Batimentos cardíacos fetais, 31, 149
Beckwith-Wiedemann, síndrome de, 304
Benzodiazepínicos, 85
Betametasona, 400, 401
- acetato de, 73
- fosfato de, 73
Betamiméticos, 425
Betassimpaticomiméticos, 133
Bexiga, 45, 324
- fetal, 45
- - anormalidades da, 329
- - avaliação da, utilizando o plano sagital médio, que mostra megabexiga, 45
- imagens da, 324
Bigeminismo ou trigeminismo atrial persistente bloqueado, 130
Bilirrubina, 199
Biometria cardíaca, 117
Biópsia, 6, 156, 409
- de placenta, 156
- endometrial com teste imuno-histoquímico, 409
- transabdominal, infecção após a, 157
- de vilo corial, 6, 47, 156
Blake, bolsa de, cisto da, 259
Blastocisto implantado no endométrio, 30
Bloqueadores dos canais de cálcio, 424
Bloqueio atrioventricular congênito, 130
- de primeiro grau, 130
- de segundo grau, 131
- - tipo I, 131
- - tipo II, 131
- de terceiro grau, 132
Bochdalek, forame de, 289
Bócio dismorfogenético, 192
Bolsa, 223
- amniótica, rotura precoce da, 223
- de Blake, cisto da, 259
Bradiarritmias, 130
- bigeminismo ou trigeminismo atrial persistente bloqueado, 130

- bloqueio atrioventricular congênito, 130
- - de primeiro grau, 130
- - de segundo grau tipos I e II, 131
- - de terceiro grau, 132
- bradicardia sinusal, 130
Bradicardia, 151, 266
- sinusal, 130
Braxton Hicks, contrações de, 153
Brometo de pancurônio, 159
Broncoscopia fetal para tratamento de malformação adenomatoide microcística, 432
Bronquíolos terminais, 399
Brônquios, dilatação da traqueia e dos, 300

C

Cabeça fetal, 39
- planos ultrassonográficos, 92
- - para avaliação avançada da, 97
- - para avaliação básica da, 92
Cabeça-nádega, 38
- comprimento (v. Comprimento cabeça-nádega)
- medida do comprimento, 38
Calcificações hepáticas, 317
- definição, 317
- diagnóstico, 317
- - diferencial e associação a outras malformações, 317
- epidemiologia e relevância, 317
- etiologia, 317
- fatores prognósticos, genética e risco de recorrência, 317
- manejo obstétrico, 317
- parenquimatosa isolada em paciente com 22 semanas de gestação, 317
- terapia pós-natal, 318
Cálculo de volume da cabeça e do tronco fetal pelo método VOCAL, 80
Calota craniana, 249
Câmaras cardíacas, 45
- derrame pleural unilateral com compressão das, 284
Canal arterial, 268
Câncer de mama e/ou ovário, avaliação genética de, 22
Capilares, pressão hidrostática nos, aumento da, 352
Cardiopatia(s), 262-271, 301
- coarctação da aorta, 268
- comunicação interventricular, 266

- - artéria pulmonar com septo íntegro, 268
- - defeito do septo atrioventricular, 267
- - hipoplasia do coração esquerdo, 268
- - tetralogia de Fallot, 267
- - transposição das grandes artérias, 267
- diagnóstico, 263
- distribuição das, 266
- epidemiologia e considerações gerais, 262
- incidência das, 263
- indicações, 264
- - do ecocardiograma, 264
- - para o ecocardiograma, 264
- principais alterações do ritmo, 269
Cardiopatias congênitas, 236, 241, 265
- em parente de primeiro grau, 265
- herança mendeliana associada a, em parente de primeiro ou segundo grau, 265
- suspeita de, pela ultrassonografia obstétrica/morfológica, 266
- terapia intrauterina nas, 236-244
- - indicações, 237
- - - estenose aórtica crítica, 237
- - - estenose pulmonar crítica, atresia pulmonar com septo íntegro, 239
- - - forame oval restritivo na síndrome do ventrículo esquerdo hipoplásico, 240
- - justificativa para a intervenção cardíaca fetal, 236
- - resultados, 243
- - técnica, 241
Cardiotocografia, 197
- basal, 145
- - padrão sinusoidal à, 198
Cardiotocografia antenatal, 150
- classificação, 150
- - com sobrecarga, 150
- - computadorizada, 150
- - estimulada: estímulo mecânico ou vibroacústico, 150
- - repouso ou basal, 150
- com padrão comprimido, 152
- interpretação dos parâmetros da frequência cardíaca fetal avaliados pela, 151
- - acelerações, 151
- - desacelerações, 151
- - - padrão sinusoidal, 152

Índice Remissivo

- - - precoces, 152
- - - tardias, 152
- - - variável, 152
- - frequência cardíaca fetal basal, 151
- - - traçado da linha de base, 151
- - - variabilidade da, 151
- limitações do método, 153
- monitorização antes de 32 a 34 semanas, 153
- não reativa, 151
- normal, 151
- - padrão saltatório, 151
- - reativa, 151
- parâmetros analisados na, 150
- vantagens e limitações da, 152

Carga viral, 370
- no líquido amniótico, 370
- no sangue materno, 370

Cariótipo fetal, 156
- alterado, 266
- análise do, 156

Carnegie, classificação de, do desenvolvimento embriológico, 29

Cateter, 209, 287
- duplo *pigtail*, 209, 210
- - de Harrison, 209, 211
- - de Rocket, 209, 211
- - - técnica de colocação do, 211
- *in situ*, 287

Cavidade(s), 32, 110, 289
- aminótica, 32
- - dimensões da, 66
- - embrião de 7 semanas com, dorsal e vesícula vitelina ventral, 31
- cardíacas, avaliação das, 110
- celômica, 32
- endometrial, saco gestacional implantado no terço superior da, 31
- peritoneal, 289

Cavum do septo pelúcido, 58

Células *natural killer*, hiperatividade de, 407

Cerclagem, 74
- cervical, indicações da, 74
- de McDonald, 74
- de Shirodkar, 74

Cerebelo, sinal do, em banana, 250

Cérebro, 33
- fetal, 39
- primitivo, visão sagital do, e hérnia umbilical fisiológica, 33

CHARGE, síndrome, 309, 326

Chiari, malformação de, 87, 104

Cicatriz, 66
- de histerotomia, 231
- umbilical, 66

Ciclo cardíaco, 116

Ciclopia, 60

Circulação biventricular, 238

Círculo de Willis, 141, 142

Cirurgia, 229, 268
- de Fontan, 268
- de Glenn, 268
- de Norwood Sano, 268
- fetal, 225, 230
- - a céu aberto para mielomeningocele, 225-228
- - - histerotomia com grampeador, 227
- - - histerotomia com sutura cirúrgica, 227
- - - liberação da mielomeningocele do disrafismo espinhal, 227
- - - resultados comparativos maternos e perinatais de cirurgias em fetos com mielomeningocele, 227
- - - técnicas de histerotomia utilizadas para a cirurgia a céu aberto, 227
- - ética em, 230
- - minimamente invasiva, 229, 233
- fetoscópica, 234

Cisto(s), 88, 103, 283
- aracnoide, 103, 256
- broncogênico, 88, 281
- - associação a outras malformações, 283
- - diagnóstico diferencial, 283
- - fatores prognósticos, 283
- - manejo obstétrico, 283
- - terapia pós-natal, 283
- - ultrassonografia, 283
- da bolsa de Blake, 259
- de colédoco, 318
- de plexo coroide, 256
- intracranianos, 256
- neuroentérico, 88
- suprarrenais, 283

Citomegalovírus, 257, 368, 407
- infecção pelo, 369
- - alterações ultrassonográficas associadas a, 370
- - conduta pré-natal na, conforme resultado da sorologia materna, 369

Coagulação de artéria nutridora do sequestro broncopulmonar, 433

Coarctação da aorta, 268
- feto com alto risco de, 44

Colédoco, cistos de, 318

Colo uterino, 15, 69-75, 422
- avaliação do, e prevenção do parto pré-termo, 69-75
- - diagnóstico, 72
- - estratégias selecionadas em pacientes de alto risco, 73
- - - agentes tocolíticos, 73
- - - corticoides, 73
- - - intervenções cirúrgicas, 73
- - - progesterona, 73
- - etiologia e fatores de risco, 70
- - fatores de risco para nascimento pré-termo, 70
- - mecanismos-chave responsáveis pelo parto pré-termo, 70
- - - distensão uterina excessiva, 70
- - - fenômenos alérgicos, 72
- - - infecção e inflamação intrauterina, 71
- - - isquemia uteroplacentária, 71
- - - reação anormal ao aloenxerto, 71
- - - transtornos cervicais, 71
- - - transtornos hormonais, 72
- - tipos de parto pré-termo, 69
- comprimento do, 422
- medida do, 15, 416

Cólon, atresia de, 313

Coluna vertebral, 39, 251
- avaliação da, 251
- defeitos de fechamento da, 66
- fetal, planos ultrassonográficos, 95
- - padrões para a avaliação básica da, 95
- - para avaliação avançada da, 100

Compressão, 204, 430
- cardíaca, 292
- de cordão umbilical, 204
- pulmonar grave, 430

Comprimento, 32, 266
- cabeça-nádega, 32
- - tabela para datação da gestação com base no, 35
- craniocaudal, medida do, 32
- interventricular, 266
- - artéria pulmonar com septo íntegro, 268
- - defeito do septo atrioventricular, 267
- - hipoplasia do coração esquerdo, 268
- - tetralogia de Fallot, 267
- - transposição das grandes artérias, 267

Conexão do ventrículo direito à artéria pulmonar, 111

Confiança, intervalo de, 9

Contrações de Braxton Hicks, 153
Coombs, teste de, 196
Coração, 31, 45, 281
- atividade do, 31
- corte transverso do tórax exibindo pulmões e, 281
- fetal, 39
- - avaliação do, mostrando plano de quatro câmaras normal, 45
- - ultrassonografia tridimensional do, 79
- hipoplasia do, esquerdo, 268
- imagem ultrassonográfica com medidas no nível do, 281
Cordão umbilical, 67
- ao Power Doppler e vascularização trofoblástica, 32
- avaliação do, nas gestações múltiplas, 140
- compressão de, 204
- plano axial no local de inserção do, na gastrosquise e na exonfalia, 44
- punção do, 199
Cordocentese, 159, 199, 357
- transfusão intrauterina por, 201
Corioamnionite, 205, 397, 400
Corioangioma, 144
- placentário, 232
Corionicidade nas gestações gemelares, 414
Corpo caloso, 41, 77
- agenesia do, 41, 256
- fetal avaliado no plano sagital pelo *software* OmniView, 77
Corticoides, 73, 417, 426
- para maturação pulmonar fetal, 400
- - efeitos adversos, 400
- - - ao nascer e na infância, 400
- - - na vida adulta, 400
- - esquemas de repetição, 400
- - gestações múltiplas, 400
- - indução de maturidade pulmonar antes de cesarianas eletivas em gestação a termo precoce, 401
- - limite de idade gestacional para indicação, 401
- - riscos, 400
- - - fetais imediatos e alterações nos testes de vitalidade fetal, 400
- - - maternos, 400
- - rotura prematura pré-termo de membranas e corioamnionite, 400
Corticoterapia, 396

Cortisol, 191
Costelas curtas, síndrome das, 340
Couro cabeludo, edema de face, tórax e, 285
Crânio, 277
- e cérebro fetal, avaliação quantitativa de, 59
- normal com formato dolicocefálico, 58
- sinal do, em forma de limão, 250
Crescimento, 48, 353, 381
- fetal, restrição de, 381-390
- - definição, 382
- - diagnóstico, 382
- - etiologia, 381
- - - fatores fetais, 381
- - - fatores maternos, 381
- - - fatores uteroplacentários, 382
- - manejo obstétrico, 388
- intrauterino restrito, 353, 375
- placentário, fator de, 48
Criptoftalmia, 301
Crise aplásica transitória, 366
Crista neural, formação do tubo neural e da, 248
Critérios de Roterdã, 408
Cromossomo 18, trissomia do, 326
Cromossomopatia, 353, 419
Crouzon, síndrome de, 274
Cúpulas diafragmáticas, 300

D

Dalteparina, 410
Dandy-Walker, malformação de, 42, 103, 211, 258
Dawes/Redman, critérios de, 150
Débito cardíaco, 118
Defeito(s), 8, 247-253, 375
- cardíacos, 43
- - congênitos maiores, 8
- de fechamento da coluna vertebral, 66
- do septo atrioventricular, 267
- do tubo neural, 247-253
- - anencefalia, 249
- - embriologia do sistema nervoso central, 247
- - encefalocele, 249
- - espinha bífida, 250
- - - tratamento pré-natal da, 252
- - iniencefalia, 253
- - profilaxia dos, 253
- oculares, 375
Deficiência(s), 191, 409
- da drenagem linfática, 354

- de aldosterona, 191
- de antitrombina III, 406
- de piruvato quinase, 353
- de progesterona, 405, 408
- de vitamina D, 409
- - dos níveis séricos, 407
- enzimática de G6PD, 353
Derivação(ões), 208, 287, 431
- intrauterinas, 208-212
- - analgesia fetal, 208
- - derivações toracoamnióticas, 208
- - - hidrotórax fetal, 208
- - - malformação adenomatoide cística, 209
- - derivações ventriculoamnióticas, 211
- - derivações vesicoamnióticas, 208, 210
- - - complicações, 211
- - - técnica de colocação, 211
- - indicações e justificativa, 208
- pleuroamniótica, 287
- toracoamnióticas, 431
Derrame(s), 266
- pericárdico, 132
- pleural, 209, 351
- - bilateral, 285
- - grave, 285
- - maciço, 429
- - unilateral, 284
- - - com compressão das câmaras cardíacas, 284
Descolamento de placenta, 157, 207
Descompensação hemodinâmica fetal, 125
Desenvolvimento embriológico, classificação de, 28
- Carnegie do, 29
- Kyoto do, 28
Desequilíbrio da resposta *T-helper* 1, 407
Deslocamento caudal da fossa posterior em feto com diagnóstico de espinha bífida, 9
Desordens congênitas, terapêutica intrauterina para, 229-235
- complicações, 234
- - eventos adversos, 234
- - - maternos graves, 234
- - - para o feto, 235
- descrição da técnica, 233
- - fetoscopia em ambiente, 233
- - - de CO_2, 233
- - - líquido, 233
- - procedimentos guiados por ultrassom, 234

Índice Remissivo

- ética em cirurgia fetal, 230
- indicações e justificativas para terapia fetal e resultados da, 230
- níveis para procedimentos minimamente invasivos, 230
- - condições que o uso da terapia fetal é considerado controverso, 232
- - - sequência de policitemia da anemia no gemelar, 233
- - condições que podem se beneficiar da terapia fetal, 232
- - - corioangioma placentário, 232
- - - estenose aórtica progressiva, 232
- - - feto acárdico, sequência da perfusão arterial reversa no gemelar, 232
- - - obstrução congênita das vias aéreas superiores, 232
- - - síndrome da banda amniótica, 232
- - - teratoma sacrococcígeo, 232
- - condições que se beneficiam da terapia fetal, 230
- - - hérnia diafragmática congênita, 231
- - - mielomeningocele, 231
- - - obstrução do trato urinário inferior, 231
- - - síndrome de transfusão feto-fetal, 231
Dexametasona, 133, 191, 399, 401
Dextrocardia, 290
Diabetes mellitus, 405
- gestacional, 11
- - características e história maternas, 11
- - diagnóstico entre a 11ª e a 13ª semana, 12
- - fatores de risco para o desenvolvimento de, 12
- - implicações da avaliação precoce do risco específico da paciente, 12
- - marcadores bioquímicos, 11
- materno, 117, 205
- - diagnosticado no primeiro trimestre, 265
- - história, 8
- pré-gestacional, 264, 406
Diafragma, 282, 289
Diástole, 116
- fluxo sanguíneo normal com, cheia, 384
- ventricular, 116
DiGeorge, síndrome de, 274

Digoxina intramuscular, 134
Dilatação, 300
- da traqueia e dos brônquios, 300
- do trato urinário superior, 328
Dipalmitoifosfatidilcolina, 400
Displasia(s), 43, 274, 325
- campomélica, 339
- condroectodermal , 340
- diastrófica, 339
- esqueléticas, 353
- frontonasal, 274
- óssea letal, 43
- renal, 325
- - multicística, 325
- - tipo IIA, 326
- - tipo IIB, 326
- tanatofórica, 338
- torácica asfixiante, 340
Disrafismo espinhal, liberação da mielomeningocele do, 227
Distensão uterina excessiva, 70
Distúrbios do ritmo cardíaco fetal, 129-136
- bradiarritmias, 130
- - bigeminismo ou trigeminismo atrial persistente bloqueado, 130
- - bloqueio atrioventricular congênito, 130
- - - de primeiro grau, 130
- - - de segundo grau tipos I e II, 131
- - - de terceiro grau, 132
- - bradicardia sinusal, 130
- ritmo cardíaco irregular, 129
- taquiarritmias, 133
- - *flutter* atrial, 134
- - taquicardia, 133
- - - sinusal, 133
- - - supraventricular, 133
- - - ventricular, 135
- - tratamento das taquicardias supraventriculares e do *flutter* atrial, 134
DNA, 6, 25, 309
- estudo do, por sequenciamento, 26
- fetal livre, 6, 48
- - em sangue materno, 309
- - - rastreamento precoce para aneuploidias fetais pelo, 6
- - pesquisa de, 48
- tecnologia e sequenciamento do, 25
Doença(s), 24, 192, 313, 381
- autossômica recessiva, 301

- clínicas, 381
- de Graves materna, 192
- de Hirschsprung, 313
- - definição, 313
- - diagnóstico, 314
- - - diferencial e associação a outras malformações, 314
- - embriologia, anatomia e fisiologia, 314
- - epidemiologia e relevância, 313
- - etiologia, 314
- - fatores prognósticos, genética e risco de recorrência, 314
- - manejo obstétrico, 314
- - terapia pós-natal, 314
- de Tay-Sachs, 354
- genética, histórico familiar de, 24
- hemolítica perinatal, etapas evolutivas da, 341
- infecciosas, 20
- mendelianas, teste de rastreamento de portadores de, 25
- metabólica, 117
- - materna, 153
- policística renal do tipo, 327
- - adulto, 327
- - infantil, 327
- renal, 89
- - multicística unilateral isolada, 326
- - policística recessiva, 89
- tireoidianas fetais, 192
- causas e fisiopatologia, 192
- - - hipertireoidismo fetal, 192
- - - hipotireoidismo fetal, 192
- - rastreamento e diagnóstico, 192
- - tratamento, 192
- trofoblástica gestacional, 349
Dolicocefalia, 58
Doppler, 53, 122, 384
- colorido, 109
- da(s) artéria(s), 53, 197, 345
- - cerebral média, 345
- - - fetal, 197
- - umbilicais, 384
- - uterinas, 53, 384
- da veia umbilical, 122
- de fluxo, mostrando extrassístole supraventricular, 129
- - aórtico, conduzida aos ventrículos, 129
- - pulmonar, não conduzida aos ventrículos, 129
- tecidual, 121, 131

- venoso: ducto venoso, veia umbilical e veia pulmonar, 122
- - Doppler da veia umbilical, 122
- - índice de pulsatilidade, 122
- - - da veia pulmonar, 122
- - - do ducto venoso, 122
Dopplervelocimetria, 53, 137-144
- arterial e venosa, 356
- da artéria uterina por via abdominal, 53
- da(s) artéria(s), 198
- - cerebral média, 140
- - umbilical, 140
- - uterinas, 139
- - - avaliação no primeiro trimestre da gestação, 139
- - - avaliação no segundo trimestre da gestação, 139
- - - técnica para obtenção da, 139
- da veia umbilical, 142
- do ducto venoso, 141
- do istmo aórtico, 142
- fetal, 198
- índice de pulsatilidade médio das artérias uterinas, 139
- outras aplicações do Doppler colorido no exame de ultrassonografia obstétrica, 142
- princípios básicos, 137
- - *aliasing*, 138
- - ângulo de insonação, 137
- - efeito Doppler, 137
- - filtros, 138
- - frequência de repetição de pulso, 138
- - modos de imagem do fluxo, 138
- - - Doppler colorido, 138
- - - Doppler de energia, 138
- - - Doppler pulsátil, 138
- - volume de amostra, 137
- valores dos índices Doppler mais usados em obstetrícia, 141
- venosa, 199
Down, síndrome de, 60
Drenagem, 287
- linfática, deficiência da, 354
- pleuroamniótica, 287
Dreno pleuroamniótico, obstrução do, 287
Drogas (v. Medicamentos)
2D *speckle tracking*, 123
Ducto, 6, 122, 352
- arterioso, fechamento precoce do forame oval ou do, 352

- onfalomesentérico, anomalias do, 192
- venoso, 6
- - agenesia do, 44
- - Dopplervelocimetria do, 141
- - - técnica para obtenção da, 141
- - índice de pulsatilidade do, 122
- - normal e com onda A reversa, 5
- vitelínico, varredura 3D do, 33
Duffy, antígeno eritrocitário irregular, 194
Duodeno, atresia e estenose de, 310
- definição, 310
- diagnóstico, 310
- - diferencial e associação a outras malformações, 310
- embriologia, anatomia e fisiologia, 310
- epidemiologia e relevância, 310
- etiologia, 310
- fatores prognósticos, genética e risco de recorrência, 310
- manejo obstétrico, 311
- terapia pós-natal, 311
Dupla bolha, sinal da, 32
- em planos axial e coronal, 310
Duplicação renal, 325
Dyonics Needlescope, 229

E
ECA (v. Inibidores da enzima conversora de angiotensina)
Ecocardiografia fetal estrutural, 109-115
- descrição técnica, vantagens e limitações do método diagnóstico, 109
- - plano de quatro câmaras, 112
- - plano do arco, 112
- - - aórtico, 112
- - - ductal, 112
- - plano dos três vasos e traqueia, 112
- - plano sagital do feto, 112
- - plano transversal, 109
- - - do abdome fetal, 109
- - - do tórax do feto, 109
- indicações, 113
- - comuns de, e cardiopatias congênitas geralmente associadas, 113
- - e aplicabilidade clínica, 113
Ecocardiografia fetal funcional, 116-128
- biometria cardíaca, 117
- débito cardíaco, 118
- derivada de pressão em relação ao tempo, 119
- Doppler tecidual, 121

- Doppler venoso: ducto venoso, veia umbilical e veia pulmonar, 122
- - Doppler da veia umbilical, 122
- - índice de pulsatilidade, 122
- - - da veia pulmonar, 122
- - - do ducto venoso, 122
- escore de função miocárdica fetal, 125
- fórmulas para avaliação da função cardíaca feta, , 126
- - parâmetros, 125
- - - de função miocárdica fetal, 126
- - - utilizados no escore cardiovascular para avaliação da insuficiência cardíaca fetal, 125
- excursão sistólica máxima da valva mitral, da valva tricúspide e do septo interventricular, 119
- fisiolgia cardiovascular fetal, 116
- fração de ejeção e fração de encurtamento circunferencial ou delta-D, 119
- índice de *performance* do miocárdio, 119
- outros parâmetros para avaliação da função cardíaca, 124
- relação E-A, 121
- técnicas avançadas para avaliação da função miocárdica, 123
- - 2D *speckle tracking*, 123
- - imageamento do *strain/strain rate*, 123
- - *Spatio-temporal image correlation* 3D/4D, 123
Ecocardiograma fetal, indicações para o, 264
Ecodopplercardiografia fetal, 357
Ectopia renal, 324
- cruzada, 325
Edema, 285
- de face, couro cabeludo e tórax, 285
- subcutâneo, 351
Efeito Doppler, 137
Eletrocardiograma, 130
Ellis-van-Creveld, síndrome de, 340
Embolia pulmonar, 234
Embrião, 28, 31
- de 8 semanas e membrana amniótica, 34
- de 7 semanas, 31
- - com cavidade amniótica dorsal e vesícula vitelina ventral, 31
- - e vesícula vitelina, medida do CCN, 32

Índice Remissivo

- desenvolvimento do, classificação de, 28
- - Carnegie do, 29
- - Kyoto do, 28
- humano, classificação dos estágios de desenvolvimento do, 28
Embrioscopia, 229
Encefalocele, 211, 249
- occipital, 250
Endométrio, blastocisto implantado no, 30
Endometrite, 400
- crônica, 407
Enoxaparina, 410
Ensaio clínico MOMS, 252
Enzima conversora de angiotensina, inibidores da, 265
Eritema infeccioso, 366
Esclerose tuberosa, 88
Escore, 125, 146
- de função miocárdica fetal, 125
- - fórmulas para avaliação da função cardíaca fetal, 126
- - parâmetros, 125
- final do perfil biofísico, interpretação do, 146
Esfregaço de Tzank, 376
Esôfago, atresia de, 308
- considerações gerais, 309
- definição, 308
- diagnóstico, 308
- - diferencial e associação a outras malformações, 309
- embriologia, anatomia e fisiologia, 308
- epidemiologia e relevância, 308
- etiologia, 308
- fatores prognósticos, genética e risco de recorrência, 309
- manejo obstétrico, 309
- terapia pós-natal, 309
- tipos de, 308
Espaço, 100
- interorbitário, 275
- periventricular, 100
Espectrofotometria, 196
Espermatozoides, injeção intracitoplasmática de, 409
Espessura, 117
- do miocárdio, 117
- do septo interventricular, mensuração da, 118
Espinha bífida, 211, 250
- aberta, 9, 42
- deslocamento caudal da fossa posterior em feto com diagnóstico de, 9

- tratamento pré-natal da, 252
Esquizencefalia, 259
Estadiamento de Quintero avançado, 216
Estado de sono, 153
- ativo, 153
- quieto, 153
Estenose, 239, 268, 310
- aórtica, 268
- - crítica, 237
- - progressiva, 232
- de duodeno, atresia e, 310
- - definição, 310
- - diagnóstico, 310
- - - diferencial e associação a outras malformações, 310
- - embriologia, anatomia e fisiologia, 310
- - epidemiologia e relevância, 310
- - etiologia, 310
- - fatores prognósticos, genética e risco de recorrência, 310
- - manejo obstétrico, 311
- - terapia pós-natal, 311
- do aqueduto de Sylvius, 211
- jejunoileal, atresia e, 311
- - definição, 311
- - diagnóstico, 311
- - - diferencial e associação a outras malformações, 311
- - embriologia, anatomia e fisiologia, 311
- - epidemiologia e relevância, 311
- - etiologia, 311
- - fatores prognósticos, genética e risco de recorrência, 312
- - manejo obstétrico, 312
- - terapia pós-natal, 313
- pulmonar crítica, 239
Estímulo mamilar, teste do, 150
Estômago ausente, colapsado e diminuto, corte transverso do abdome com, 296
Estreptococo do grupo B, sepse neonatal pelo, prevenção de, 396
Estresse, 149
Estriol não conjugado, 155
Estruturas do sistema nervoso central, 58
- avaliação quantitativa do crânio e do cérebro fetal, 59
- plano, 58
- - transcerebelar, 59
- - transtalâmico, 59
- - transventricular, 58

Estudo, 56, 194, 252
- Berlin-IT, 42
- da hipoplasia pulmonar, 88
- das estruturas cranianas e fontanelas, ultrassonografia tridimensional no, 78
- de Kyoto, 28
- de Liggins, 400
- do DNA por sequenciamento, 26
- do osso nasal, 60
- Eurofetus, 56
- LOTUS, 194
- MERIDIAN, 254
- MOMS, 226, 231, 252
- placentário, necropsia fetal e, 357
- RADIUS, 56
- ultrassonográfico de primeiro trimestre, 36
Ética em cirurgia fetal, 230
Exame, 142
- de ultrassonografia obstétrica, outras aplicações do Doppler colorido no, 142
- fetoscópico, 229
Exonfalia, plano axial no local de inserção do cordão umbilical na gastrosquise e na, 44
Exposição ambiental e a teratógeno, 24
Extrassístole supraventricular, 129
- conduzida aos ventrículos, Doppler de fluxo aórtico mostrando, 129
- não conduzida aos ventrículos, Doppler de fluxo pulmonar mostrando, 129
Extrassistolia, 129
- atrial, 130
- supraventricular, 129

F

Face fetal, 39, 60
- edema de, couro cabeludo e tórax, 285
- malformações cervicais e da, 272-279
- - anoftalmia, 275
- - epidemiologia e relevância, 272
- - fendas faciais, 272
- - - anatomia, 273
- - - associação a outras malformações, 273
- - - definição, 272
- - - diagnóstico, 272
- - - embriologia, 273
- - - etiologia, 273
- - - fatores prognósticos, 273

- - - fisiologia, 273
- - - manejo obstétrico, 274
- - - terapia pós-natal, 274
- - hemangiomas, 277
- - higroma cístico, 276
- - hipertelorismo, 274
- - hipotelorismo, 274
- - macroglossia, 275
- - microftalmia, 275
- - micrognatia, 275
- - retrognatia, 275
- - teratomas, 278
Fallot, tetralogia de, 267
Fast Single Shot Echo, sequência rápida, 86
Fator, 48
- de crescimento placentário, 48
- V de Leiden, 406
Febre Zika, 368
Feingold, síndrome de, 309
Fêmur, fratura de, 338
Fenda(s), 77, 272
- faciais, 272
- - anatomia, 273
- - associação a outras malformações, 273
- - definição, 272
- - diagnóstico, 42, 272
- - - diferencial, 273
- - embriologia, 273
- - etiolgia, 273
- - fatores prognósticos, 273
- - fisiologia, 273
- - manejo obstétrico, 274
- - terapia pós-natal, 274
- labial, 77
- - e labiopalatina, ultrassonografia tridimensional no diagnóstico de, 77
- - unilateral, 273
- palatina, corte coronal do palato evidenciando, 273
Fenilcetonúria materna de difícil controle, 265
Fenobarbital para acelerar a maturidade hepática, 347
Fentanil, 433
Fertilização *in vitro*, 34, 48, 265
Fetal Medicine Foundation, 52
Feto(s), 12, 39, 209
- acárdico, sequência da perfusão arterial reversa no gemelar, 232
- avaliação da posição e orientação do, 39

- com alto risco de coarctação da aorta, 44
- com hidrotórax, hidrópicos e não hidrópicos, taxa de sobrevida perinatal de, 287
- com lesões macrocísticas, 209
- hidrópico (v. Hidropisia fetal)
- pequenos para a idade gestacional, 12
- - características e história materna, 12
- - implicações da avaliação precoce do risco específico da paciente, 13
- - marcadores biofísicos e bioquímicos, 12
- PIG, 388
- semialogênico, 71
FETO, procedimento, 232
Fetoscopia, 229
- em ambiente, 233
- - de CO_2, 233
- - líquido, 233
Fetoscópio, 215
- esquema representando o sítio de entrada do, 215
Fibroelastose endocárdica, 132
Fibronectina fetal, 416
Filho anterior com anomalia congênita e histórico familiar de doença genética, 24
FISH, técnica de, 25
Fisiolgia cardiovascular fetal, 116
Fissura de Sylvius, 93
Fissura calcarina, 105
Fissura parieto-occipital, 105
Fístula(s), 295, 308
- em H sem atresia, 308
- proximal e distal, atresia com, 308
- traqueoesofágica, formas de, 295
Flecainida, 135
Fluorescence in situ hibridization (v. FISH, técnica de)
Flutter atrial, 134
- tratamento do, 134
Fluxo, 122, 211, 387
- da veia pulmonar, 122
- do istmo, 124
- - aórtico, 124
- - índice de, 124
- do líquido cefalorraquidiano, 211
- sanguíneo, 152, 384
- - de alta resistência exibindo incisura protodiastólica, 385
- - diminuição do, 152

- - normal, 384
- - - com diástole cheia, 384
- - - com onda A 387
- tricúspide normal e com regurgitação, 5
Foice cerebral, 94
Foliculogênese, anormalidades na, 406
Fontan, cirurgia de, 268
Fontanelas e estruturas cranianas, estudo das, ultrassonografia tridimensional no, 78
Forame, 240, 289
- de Bochdalek, 289
- de Morgagni, 289
- oval, 240
- - fechamento precoce do, ou do ducto arterioso, 352
- - restritivo na síndrome do ventrículo esquerdo hipoplásico, 240
Fórmulas para avaliação da função cardíaca fetal, 126
Fosfatidilglicerol, 400
Fosfato de betametasona, 73
Fossa posterior, 9, 42, 259
- anomalias de, 258
- - cisto da bolsa de Blake, 259
- - de Dandy-Walker, 258
- - hipoplasia do vérmis cerebelar, 259
- - megacisterna magna, 258
- de morfologia normal, 9
- em feto com diagnóstico de espinha bífida, deslocamento caudal da, 9
- malformações císticas da, 42
Fotocoagulação seletiva a *laser* dos vasos comunicantes, 216
Fototerapia, 196
Fowler, posição de, 150
Fraser, síndrome de, 301, 326
Fratura de fêmur, 338
Free Induction Steady State Precession, sequência rápida, 86
Frequência, 138
- cardíaca fetal, 269
- - reduzida, 389
- de repetição de pulso, 138
Frequência cardíaca fetal, monitoramento antenatal da, 149-154
- cardiotocografia antenatal, 150
- - classificação, 150
- - - com sobrecarga, 150
- - - computadorizada, 150
- - - estimulada: estímulo mecânico ou vibroacústico, 150

Índice Remissivo

- - - repouso ou basal, 150
- - interpretação dos parâmetros da frequência cardíaca fetal avaliados pela, 151
- - - desacelerações, 151
- - - frequência cardíaca fetal basal, 151
- - limitações do método, 153
- - monitorização antes de 32 a 34 semanas, 153
- - parâmetros analisados na, 150
- - vantagens e limitações da, 152
FSSE (v. *Fast Single Shot Echo*)
FTA-ABS, teste, 364
Função miocárdica fetal, 123, 125
- escore de, 125
- - fórmulas para avaliação da função cardíaca fetal, 126
- - parâmetros, 125
- - - de função miocárdica, 126
- - - utilizados no escore cardiovascular para avaliação da insuficiência cardíaca fetal, 125
- técnicas avançadas para avaliação da, 123
- - 2D *speckle tracking*, 123
- - imageamento do *strain/strain rate*, 123
- - *Spatio-temporal image correlation* 3D/4D, 123

G
Galeno, malformação da veia de, 88
Gastrosquise, 41, 89, 303
- plano axial no local de inserção do cordão umbilical na, e na exonfalia, 44
Gemelaridade imperfeita, 89, 418
Gêmeo(s), 216
- acárdico, 417
- paralisia cerebral em, 216
Gene(s), 21, 284, 340
- CHD7, 309
- CYP21A2, 191
- FORMIN, 340
- FOXC2, 284
- GREMLIM, 340
- *homeobox*, 307
- ITGA9, 284
- N-MYC, 309
- OMIM, 21
- PTPN11, 284
- SOX2, 309
- únicos, dados epidemiológicos e etiologia genética cromossômica de, e multigênica, 20

- VEGFR3, 284
Genitália fetal, 64
Gestação(ões), 32, 144, 417
- acárdica, 418
- anembrionada, 32
- avaliação ultrassonográfica entre a quarta e a *décima semana, 30*
- - atividade cardíaca, 31
- - cavidade amniótica, 32
- - embrião, 33
- - estimativa da idade gestacional, 34
- - placenta e cordão umbilical, 32
- - saco gestacional, 30
- - vesícula vitelina, 31
- de localização indefinida, protocolo para manejo de pacientes com, 36
- ectópica, 349
- eventos adversos no início da, 34
- gemelar, 144, 413-420
- - assistência ao, 415
- - - parto, 420
- - - período de dequitação e ao quarto período, 420
- - - pré-natal, 415
- - complicações na gestação monocoriônica, 417
- - - gestação acárdica, 418
- - - restrição seletiva de crescimento fetal, 418
- - - sequência anemia-policitemia, 418
- - - síndrome da transfusão feto-fetal, 417
- - diagnóstico, 414
- - epidemiologia, 413
- - etiologia, 413
- - gemelaridade imperfeita, 418
- - maturidade, 416
- - - cerclagem, 416
- - - corticoide, 417
- - - fibronectina fetal, 416
- - - medida do colo uterino, 416
- - - neuroproteção fetal, 417
- - - pessário, 416
- - - progesterona micronizada, 417
- - - repouso, 416
- - - tocólise, 417
- - - trabalho de parto prematuro, 417
- - monocoriônica, 213, 266, 353
- - morte unifetal na gestação múltipla, 419
- - rastreamento precoce para aneuploidias fetais em, 7
- - termo no, 420

- gestante(s), 363
- - imunodeprimidas que apresentam reativação da toxoplasmose na, 363
- - que apresentam reinfecção da toxoplasmose na, 363
- hidrocefalia severa na 28ª semana de, 255
- infecção do parvovírus B19 na, 366
- inviável, 34
- múltiplas, 381
- - avaliação do cordão umbilical nas, 140
- por reprodução assistida, 265
- precoce, regras prática para, 31
- prolongada, 147
- proposta para rastreamento da sífilis na, segundo a FEBRASGO, 365
- proteína plasmática A associada à, 155
- protocolo para datação da, com base na ultrassonografia, 35
- rubéola na, diagnóstico diferencial da, 375
- tabela para datação da, com base no, CCN, 35
- toxoplasmose na, 360
- - tratamento, 362
- - diagnóstico da, 360
- viável, 34
Gestante(s), 361, 372
- apresentando IgG positiva e IgM positiva, 366
- com manifestação clínica de infecção pelo Zika *vírus, 372*
- como realizar o acompanhamento da, e do feto hidrópico, 358
- HIV-positivas, 362
- imunodeprimidas que apresentam reativação da toxoplasmose na gestação, 363
- que apresentam, 361
- - IgG negativa, 361
- - - e IgM negativa, 361
- - - e IgM positiva, 361
- - IgG positiva, 361
- - - e IgM negativa, 361
- - - e IgM positiva, 361
- - infecção aguda durante a gestação ou até 3 meses antes da concepção, 362
- - reinfecção da toxoplasmose na gestação, 363
- Rh(D)-negativa, 345
- sem manifestação clínica de infecção pelo Zika *vírus, 372*
Glândula tireoide, 61

Glenn, cirurgia de, 268
Glicemia de jejum, 408
Goldenhar, síndrome de, 274
Gonadotrofina coriônica humana,
  47, 406
Graves, doença de, materna, 192
Gravidez, 36, 195
- de localização indefinida, 36
- ectópica, 36, 195
- heterotópica, 36
- tópica de viabilidade incerta, 36
- tubária íntegra, 26
- - com vesícula vitelina, 36

H

Half-Fourier Single Shot Turbo spin-Echo,
  sequência rápida, 86
Halo hiperecogênico, saco gestacional
  inicial com, 30
Hamartoma, 232
Harrison, cateter de, 209
Hashimoto, tireoidite de, 406
HASTE (v. *Half-Fourier Single Shot
  Turbo spin-Echo*)
Hemaglutinação, teste de, 364
Hemangiomas, 277
Hemisférios cerebrais, 259
Hemoglobinopatias, 353
Hemorragia, 401
- anteparto, tipos de, 348
- feto-materna, 353
- intracraniana, 260
- intraparenquimatosa, 402
- intraventricular, 402
- transplacentária, 160
Hepatomegalia, 197
Herança, 21
- mendeliana associada à cardiopatia
  congênita em parente de primeiro ou
  segundo grau, 265
- padrões atípicos de, 21
Heredograma, 21
- esquema retratando um, com a
  estrutura familiar, 22
- símbolos e significados utilizados para
  a construção de um, 22
Hérnia, 43, 288
- diafragmática, 43, 89, 288
- - associação a outras
  malformações, 290
- - cirurgia fetal, 291
- - diagnóstico diferencial, 289
- - fatores prognósticos, 290

- - manejo obstétrico, 290
- - terapia pós-natal, 291
- - ultrassonografia, 289
- umbilical fisiológica, visão sagital do
  cérebro primitivo e, 33
Hérnia diafragmática congênita,
  44, 81, 88, 208, 231
- terapia fetal, 221
- - endoscópica para, 220-224
- - oclusão traqueal fetoscópica, 221
- - - após a cirurgia, 223
- - - complicações, 223
- - - contraindicações, 222
- - - descrição técnica da inserção do
  balão na traqueia fetal, 222
- - - descrição técnica da retirada do
  balão da traqueia fetal, 223
- - - indicações, 222
- - - pré-cirurgia, 222
- - - protocolo FETO, 222
- - - resultados da terapia de acordo com
  uma revisão da literatura, 223
- terapia pós-natal, 223
Herniação, 226
- de alças intestinais, 303
- do tronco cerebral, efeitos da, 226
Herpes vírus, 376, 407
- tratamento da primoinfecção e
  recidiva do, 377
Heterotaxia, 132
Hiato levantador do ânus, 82
Hidopisia fetal, conduta na, 366
Hidranencefalia, 259
Hidrocefalia, 87, 225
- severa na 28ª semana de gestação, 255
Hidronefrose, 42
- bilateral, 210, 231
Hidropisia, 117, 130
- e morte fetal, probabilidade de, 367
- fetal, 200
- - não imune, 350-359
- - - acompanhamento, 358
- - - aconselhamento genético-
  reprodutivo, 358
- - - como realizar o acompanhamento
  da gestante e do feto hidrópico, 356
- - - complicações obstétricas, 356
- - - definição, 351
- - - diagnóstico, 351
- - - epidemiologia e relevância, 350
- - - etiologia, 351
- - - manejo obstétrico, 358
- - - profilaxia, 359

- - - prognóstico, 355
- - - tratamento, 357
- - ou derrames, 266
- morte intrauterina sem, 367
Hidrotórax, 284
- associação a outras malformações, 286
- diagnóstico diferencial, 285
- diretrizes sugeridas para o
  acompanhamento do, 288
- fatores prognósticos, 286
- fetal, 208
- manejo obstétrico, 286
- taxa de sobrevida perinatal de fetos
  hidrópicos e não hidrópicos com, 287
- ultrassonografia, 284
Hidroureter bilateral, 210
Higroma cístico, 276
- septado, 277
Hiperatividade de células *natural
  killer*, 407
Hipercapnia permissiva, 224
Hiperecogenicidade intestinal na
  ultrassonografia, 315
Hiper-homocisteinemia, 406
Hiperinsulinemia, 406
Hiperinsulinismo fetal, 117
Hipermagnesemia, 402
Hiperplasia, 191, 221
- congênita da suprarrenal, 191
- - apresentação clínica, 191
- - complicações, 192
- - fisiopatologia, 191
- - tratamento, 191
- pulmonar, 221
Hiperprolactinemia, 405
Hipertelorismo, 274
Hipertensão, 220
- intratorácica, 287
- pulmonar, 220
Hipertireoidismo, 133, 406
- fetal, 192
- materno, 192
Hipertrofia, 122
- miocárdica, 122
- septal, 125
Hipocalcemia, 81, 133
Hipoglicemia neonatal, 401
Hipomagnesemia, 133
Hipoplasia, 103, 204
- cerebelar, 103
- das câmaras esquerdas, síndrome
  de, 44
- do coração esquerdo, 268

Índice Remissivo

- do vérmis, 103
- - cerebelar, 259
- - isolada, 103
- pulmonar, 204
- - estudo da, 88
Hipoproteinemia, 354
Hipotelorismo, 60, 274
Hipotireoidismo, 406
- fetal, 192
Hipotonia, 402
Hipoventilação congenita central, síndrome de, 314
Hipoxemia, 122, 145
Hipoxia, 401
Hirschsprung, doença de, 313
- definição, 313
- diagnóstico, 314
- - diferencial e associação a outras malformações, 314
- embriologia, anatomia e fisiologia, 314
- epidemiologia e relevância, 313
- etiologia, 314
- fatores prognósticos, genética e risco de recorrência, 314
- manejo obstétrico, 314
- terapia pós-natal, 314
Histerectomia, cicatriz de, 231
Histeroscopia, 408
Histerossalpingografia, 408
Histerossonografia, 408
Histerotomia, 227
- com grampeador, 227
- com sutura cirúrgica, 227
- utilizadas para a cirurgia fetal a céu aberto, técnicas de, 227
Histórico familiar de doença genética, 24
HIV, 360
- gestantes positivas, 362
Holoprosencefalia, 101, 155
- alobar, 8, 41
- frontolobar, 274
- lobar, 144
Hormônio adrenocorticotrófico, 191
Hurler, síndrome de, 354

I

Idade(s), 23, 323
- gestacional, 12, 323
- - da infecção materna, 369
- - dimensões renais normais de acordo com a, 323
- - estimativa da, 34

- - fetos pequenos para a, 12
- - - características e história materna, 12
- - - implicações da avaliação precoce do risco específico da paciente, 13
- - - marcadores biofísicos e bioquímicos, 12
- materna e paterna elevada, 23
Imunoglobulina(s), 133, 342, 350
- anti-D, 194
- IgG negativa, 375
- - e IgM negativa, 361, 366, 375
- - e IgM positiva, 361, 366
- IgG positiva, 361
- - e IgM negativa, 361, 366, 375
- - e IgM positiva, 361, 375
- - - gestantes apresentando, 366
- IgM falso-positiva, 362
Incisura protodiastólica, fluxo sanguíneo de alta resistência exibindo, 385
Incompetência istmocervical, 405
Índice(s), 57, 122, 197
- cardiofemoral, 197
- cefálico, 57
- de excursão do *septum primum*, 124
- de fluxo ístmico, 124
- de líquido amniótico, medição do, 146
- de *performance* do miocárdio, 117, 119
- - do ventrículo esquerdo, 120
- - - calculado pelo Doppler tecidual, 122
- de pulsatilidade, 53
- - da artéria uterina, 53
- - da veia pulmonar, 122
- - do ducto venoso, 122
- - médio das artérias uterinas, 139
- Doppler mais usados em obstetrícia, valores dos, 141
- hematimétricos fetais, 197
Indução da maturidade fetal, 399-401
- definição, 400
- - efeitos adversos, 400
- - - ao nascer e na infância, 400
- - - na vida adulta, 400
- - esquemas de repetição, 400
- - idade gestacional para indicação, limite, 401
- - - inferior de, 401
- - - superior de, 401
- - indução de maturidade pulmonar antes de cesarianas eletivas em gestação a termo precoce, 401
- - riscos, 400
- - - fetais imediatos e alterações nos testes de vitalidade fetal, 400

- - - maternos, 400
- - uso na(s), 400
- - - gestações múltiplas, 400
- - - rotura prematura pré-termo de membranas e corioamnionite, 400
- epidemiologia e relevância, 399
- etiologia, 399
- manejo obstétrico, 401
- - contraindicações, 401
- - esquemas posológicos, 401
- - indicações de corticoide para amadurecimento fetal, 401
Infecção(ões), 157, 360
- após a biópsia transabdominal, 157
- congênitas, 360-378
- - citomegalovírus, 368
- - febre Zika, 368
- - herpes vírus, 376
- - parvovírus B19, 366
- - rastreamento fetal das, 357
- - rubéola, 373
- - sífilis, 363
- - toxoplasmose, 360
- da ferida operatória, 234
- e inflamação intrauterina, 71
- intrauterina, 71, 381
- materna com suspeita de miocardite fetal, 265
Infertilidade e perda gestacional de repetição, 23
Inibidores da enzima conversora de angiotensina, 265
Inibina A, 155
Iniencefalia, 253
Injeção intracitoplasmática de espermatozoides, 409
Instrumentos e dispositivos médicos usados na cirurgia de oclusão traqueal fetoscópica, 222
Insuficiência, 118, 231, 399
- cardíaca, 117
- - fetal, 352
- - - parâmetros de função miocárdica alterados por condições extracardíacas de risco para, 126
- - - parâmetros utilizados no escore cardiovascular para avaliação da, 126
- do corpo lúteo com deficiência de produção de progesterona, 405
- placentária, 118, 388, 400
- renal pré-natal grave, 231
- respiratória nos prematuros, 399

- tricúspide, derivada de pressão em relação ao tempo da, 120
Insuflação do útero com gás, 233
Intervalo de confiança, 9
Intervenção cardíaca fetal, 236
Intestino, 307
- anterior, 307
- delgado, atresia do, tipos de, 311
- médio, 307
- posterior, 307
IP (v. Índice de Pulsatilidade)
Isomerismo atrial esquerdo, 132
Isquemia, 71, 118
- miocárdica, 118
- uteroplacentária, 71
- - grave, 71
Istmo aórtico, 124, 142
- dopplervelocimetria do, 142
- - técnica para obtenção do, 142
- fluxo do, 124
ISUOG (v. Sociedade Internacional de Ultrassonografia em Obstetrícia e Ginecologia)

J
Jejum, glicemia de, 408
Jeune, síndrome de, 340

K
Kell, antígeno eritrocitário irregular, 194
Kernicterus, 347
Kidd, antígeno eritrocitário irregular, 194
Kleihauer-Betke, teste de, 200
Kyoto, estudo de, 28
- classificação de, do desenvolvimento embriológico, 28

L
Laminectomia, 225
Laparotomia, exteriorização do útero por, 229
Laqueadura tubária, 349
Laringe, atresia congênita de, 300
- associação a outras malformações, 300
- diagnóstico diferencial, 300
- fatores prognósticos, 300
- manejo obstétrico, 301
- terapia pós-natal, 301
- ultrassonografia, 300
Laser, ablação a, 215
Laserterapia e neurodesenvolvimento, 216
Leiden, fator V de, 406

Lesão(ões), 83, 259, 316
- abdominais císticas, 316
- - definição, 316
- - diagnóstico, 316
- - - diferencial e associação a outras malformações, 316
- - embriologia, anatomia e fisiologia, 316
- - epidemiologia e relevância, 316
- - etiologia, 316
- - fatores prognósticos, genética e risco de recorrência, 316
- - manejo obstétrico, 317
- - terapia pós-natal, 317
- cerebrais destrutivas, 259
- - esquizencefalia, 259
- - hidranencefalia, 259
- - porencefalia, 260
- cística pulmonar com nutrição sanguínea sistêmica, 434
- do músculo levantador do ânus, 83
- macrocísticas, fetos com, 209
- pulmonares macrocísticas, 431
- tecidual placentária, 406
Lewis, antígeno eritrocitário irregular, 194
Lidocaína, uso endovenoso da, 135
Liggins, estudo de, 400
Linfangiomas, 88
Líquido, 40, 231, 357
- amniótico, 66, 157, 273, 305
- - alterações do, 147
- - carga viral no, 370
- - classificação do volume de, segundo a medida do, 67
- - - índice de líquido amniótico, 67
- - - maior bolsão vertical livre, 67
- - medição do índice de, 146
- - placenta e, 40
- - refluxo do, 212
- cefalorraquidiano, 231
- - fluxo do, 211
- pleural, avaliação do, 357
Litotomia, posição de, 156
LOTUS, estudo, 194
Lúpus eritematoso sistêmico, 132
LUTO (v. Obstrução do trato urinário baixo)

M
Macroglossia, 275
Magnésio, 135
- sulfato de, 426
- uso endovenoso do, 135

Magnetocardiografia, 130
Malformação(ões), 42, 103, 272, 303
- adenomatoide, 42, 291, 430
- - cística, 42, 88, 291
- - - associação a outras malformações, 294
- - - com componente macrocístico, 209
- - - congênita pulmonar, 208
- - - diagnóstico diferencial, 293
- - - diferenças entre, e sequestro pulmonar, 293
- - - do pulmão, 290
- - - fatores prognósticos, 294
- - - manejo obstétrico, 294
- - - terapia pós-natal, 295
- - - ultrassonografia, 292
- - microcística congênita, 430
- arteriovenosas, 353
- cervicais e da face, 272-279
- - anoftalmia, 275
- - epidemiologia e relevância, 272
- - fendas faciais, 272
- - hemangiomas, 277
- - higroma cístico, 276
- - hipertelorismo, 274
- - hipotelorismo, 274
- - macroglossia, 275
- - microftalmia, 275
- - micrognatia, 275
- - retrognatia, 275
- - teratomas, 278
- císticas da fossa posterior, 42
- da parede abdominal, 303-306
- - associação a outras malformações, 304
- - cuidados pós-natais, 306
- - definição, 303
- - diagnóstico, 303
- - - diferencial, 304
- - etiologia e patogênese, 304
- - fatores prognósticos, 304
- - manejo obstétrico, 304
- da veia de Galeno, 88
- de Chiari, 87, 104
- de Dandy-Walker, 42, 103, 211
- do aparelho digestório, 307-320
- - anorretais, 318
- - - definição, 318
- - - diagnóstico, 319
- - - embriologia, anatomia e fisiologia, 319
- - - epidemiologia e relevância, 318
- - - etiologia, 319

- - - fatores prognósticos, genética e risco de recorrência, 319
- - - manejo obstétrico, 319
- - - terapia pós-natal, 319
- - aparência ecográfica normal do trato
- - atresia, 310
- - - de cólon, 313
- - - de esôfago, 308
- - - e estenose de duodeno, 310
- - - e estenose jejunoileal, 311
- - calcificações hepáticas, 317
- - cistos de colédoco, 318
- - doença de Hirschsprung, 313
- - embriologia do sistema digestório, 307
- - lesões abdominais císticas, 316
- - peritonite meconial, 314
- do sistema nervoso central, 254-261
- - agenesia do corpo caloso, 256
- - anomalias, 256
- - - de fossa posterior, 258
- - - de migração neuronal, 256
- - arteriovenosas, 256
- - cisto(s), 256
- - - de aracnoide, 256
- - - intracranianos, 256
- - embriologia, 254
- - formação do SNC, 254
- - hemorragia intracraniana, 260
- - holoprosencefalia, 255
- - lesões cerebrais destrutivas, 259
- - megalencefalia, 258
- - microcefalia, 257
- - tumores cerebrais, 260
- - ventriculomegalia, 254
- do trato urinário, 321-333
- - anatomia, 321
- - associação a outras malformações, 323
- - critérios diagnósticos, 323
- - definição, 321
- - diagnóstico, 321
- - - diferencial, 323
- - embriologia, 321
- - epidemiologia e relevância, 321
- - etiologia, 323
- - fatores prognósticos, 323
- - fisiologia, 321
- - imagem ultrassonográfica normal dos rins fetais, 322
- - manejo, 330
- - - do recém-nascido, 332

- - - obstétrico, 330
- esqueléticas, 334-340
- - associação entre o uso de medicamentos/drogas e, 336
- - diagnóstico, 336
- - embriologia, 334
- - etiologia e classificação, 335
- - grupos mais importantes, 336
- - mais comuns, 338
- - prevalência, 336
- fetais, diagnóstico precoce de, 7
- defeitos cardíacos congênitos maiores, 8
- - espinha bífida aberta, 9
- - exame morfológico do primeiro trimestre, 7
- - tipos de malformações, 7
- gastrointestinais, 354
- müllerianas, 405
- neurológicas, 353
- torácicas, 280-302, 354
- - anatomia, 280
- - embriologia, 280
- - epidemiologia e relevância, 280
- - fisiologia, 280
- - tórax anormal, 281
- - - atresia de laringe congênita, 300
- - - atresia esofágica, 295
- - - cisto broncogênico, 281
- - - derivação pleuroamniótica, 287
- - - hérnia diafragmática, 288
- - - hidrotórax, 284
- - - malformação adenomatoide cística, 291
- - - pleurodese, 287
- - - sequestro broncopulmonar, 297
- - - tratamento antenatal, 286
- - - tratamento conservador, 286
- - tórax normal, 281
- vasculares, 354
Mama, câncer de, e/ou ovário, avaliação genética de, 22
Management Of Myelomeningocele Study (v. MOMS, estudo)
Manobra de Valsalva, 83
Marcador, 54
- *placental growth factor* (PlGF), 54
- *pregnancy-associated plasma protein A* (PAPP-A), 54
Massa(s), 293
- cística em parênquima pulmonar, 293
- pulmonares macrocísticas, 430

Maturidade, 347, 399
- fetal, indução da, 399-401
- - definição, 400
- - efeitos adversos, 400
- - - ao nascer e na infância, 400
- - - na vida adulta, 400
- - epidemiologia e relevância, 399
- - esquemas de repetição, 400
- - etiologia, 399
- - idade gestacional para indicação, 401
- - - limite inferior de, 401
- - - limite superior de, 401
- - indução de maturidade pulmonar antes de cesarianas eletivas em gestação a termo precoce, 401
- - manejo obstétrico, 401
- - - contraindicações, 401
- - - esquemas posológicos, 401
- - - indicações de corticoide para amadurecimento fetal, 401
- - riscos, 400
- - - fetais imediatos e alterações nos testes de vitalidade fetal, 400
- - - maternos, 400
- - uso na(s), 400
- - - gestações múltiplas, 400
- - - rotura prematura pré-termo de membranas e corioamnionite, 400
- hepática, fenobarbital para acelerar a, 347
McCarthy, panendoscópio de, 229
McDonald, cerclagem de, 74
Meckel-Gruber, síndrome de, 326
Mediastino, desvio do, 283, 292
Medicações, 265
- ingestão materna de, tipos de, 265
- uso de, no tratamento da primoinfecção e recidiva do herpes vírus, 377
Medicamentos/drogas, associação entre o uso de, e malformações esqueléticas, 336
Medida, 4, 15, 141, 416
- da translucência nucal, 4
- - correta, 4
- - plano sagital médio para, 43
- da velocidade sistólica máxima, 141
- do colo uterino, 15, 416
- do comprimento, 32
- - cabeça-nádega, 38
- - craniocaudal, 32
- do diâmetro biventricular externo, 197
Medula, aplasia de, 353

Megabexiga, 8, 45, 210
- fetal, 231
Megacisterna magna, 258
- fetal avaliada no plano axial pelo *software* OmniView, 77
Megacistite, 41
Megalencefalia, 258
Membrana(s), 32, 147, 391
- amniótica, 32
- - embrião de 8 semanas e, 34
- - imagem 3D da, e da cavidade celômica contendo vesícula vitelina e placenta primitiva, 32
- - rotura prematura da, 214
- ovulares, rotura prematura de, 147, 391-398
- - complicações, 392
- - diagnóstico, 393
- - etiologia, 391
- - fatores de risco, 392
- - manejo obstétrico, 393
Membros, 40, 336
- encurtamento de, 339
- fetal, 40
- nomenclatura das anormalidades dos, 336
Meningocele, 90, 251
Meningomielocele, 251
Mercúrio, toxicidade do, 54
MERIDIAN, estudo, 254
Mesencéfalo, 254
Metformina, 55
Metimazol, 192
Método(s), 196, 221
- da transfusão fetal intrauterina, 196
- - invasivos, 196
- - - amniocentese, 196
- - - cordocentese, 197
- - não invasivos, 197
- - - cardiotocografia, 197
- - - dopplervelocimetria fetal, 198
- - - dopplervelocimetria arterial, 198
- - - dopplervelocimetria venosa, 199
- - - ultrassonografia, 197
- de medida do pulmão residual, 221
- VOCAL, cálculo de volume da cabeça e do tronco fetal pelo, 80
Mexiletina por via oral, 135
Microarray, análise cromossômica por, 26
Microcefalia, 41, 257, 375
Microencéfalo de neomorto com diagnóstico de singnatia congênita, 257

Microftalmia, 60, 275
Micrognatia, 275
Microssomia fetal, 13
- características e história materna, 13
- implicações da avaliação precoce do risco específico da paciente, 13
- marcadores biofísicos e bioquímicos, 13
Mielomeningocele, 231
- cirurgia fetal a céu aberto para, 225-228
- - histerotomia, 227
- - - com grampeador, 227
- - - com sutura cirúrgica, 227
- - liberação da mielomeningocele do disrafismo espinhal, 227
- - resultados comparativos maternos e perinatais de cirurgias fetais a céu aberto em fetos, 227
- - técnicas de histerotomia utilizadas para a cirurgia fetal a céu aberto, 227
- liberação da, do disrafismo espinhal, 227
- tratamento intraútero da, 226
Migração neuronal, anomalias de, 256
Minilaparotomia, 215
Miocárdio, 242
- índice de *performance* do, 119
Miocardite, infecção materna com suspeita de, 265
Modos de imagem do fluxo da dopplervelocimetria, 138
- Doppler colorido, 138
- Doppler de energia, 138
- Doppler pulsátil, 138
MOMS, estudo, 226, 231, 252
Monitoramento antenatal da frequência cardíaca fetal, 149-154
- cardiotocografia antenatal, 150
- - classificação, 150
- - - com sobrecarga, 150
- - - computadorizada, 150
- - - estimulada: estímulo mecânico ou vibroacústico, 150
- - - repouso ou basal, 150
- - interpretação dos parâmetros da frequência cardíaca fetal avaliados pela, 151
- - - desacelerações, 151
- - - frequência cardíaca fetal basal, traçado da linha de base, 151
- - - variabilidade da, 151
- - limitações do método, 153
- - monitorização antes de 32 a 34 semanas, 153

- - parâmetros analisados na, 150
- - vantagens e limitações da, 152
Morbimortalidade neonatal, 278
Morgagni, forame de, 289
Morte, 367, 419
- fetal, 367
- - risco de, 389
- intrauterina sem hidropisia, 367
- unifetal na gestação múltipla, 419
Mosaicismo, 21
- placentário, 21
- somático, 335
Movimentos, 146
- corporais fetais, 146
- respiratórios fetais, 146
Mowat, síndrome de, 314
Músculo levantador do ânus, lesão do, 83

N

Natimortos, rastreamento precoce de, 9
Necropsia fetal e estudo placentário, 357
Nefroblastoma, 327
Nefroma mesoblástico congênito, 327
Neonatologia, 153
Neurodesenvolvimento, 216
Neuroproteção, 401-403
- definição/diagnóstico, 402
- epidemiologia e relevância, 402
- fetal, 397, 417
- manejo obstétrico, 402
Neurossonografia fetal, 92-108
- avaliação básica, 92
- - indicações, 92
- - planos ultrassonográficos padrões para a avaliação básica, 92
- - - cabeça fetal, 92
- - - coluna vertebral fetal, 95
- - tratamento de achados anormais, 97
- avaliação do sistema nervoso central no primeiro trimestre, 106
- complexo anterior, 101
- córtex e fissuras, 104
- fossa posterior, 102
- neurossonograma fetal, 97
- - indicações, 97
- - planos ultrassonográficos para avaliação avançada, 97
- - - cabeça fetal, 97
- - - coluna vertebral fetal, 100
- tridimensional, 77
Nifedipina, 222, 223
Nó atrioventricular, 129

Índice Remissivo

Noonan, síndrome de, 117
Norwood Sano, cirurgia de, 268

O

Óbito intrauterino, 217, 230, 415
Obstetrícia, 76-84, 141, 155-161
- procedimentos invasivos em, guiados por ultrassonografia, 155-161
- - indicações dos testes invasivos, 156
- - - amniocentese, 157
- - - biópsia de vilo corial, 156
- - - cordocentese, 159
- - situações especiais, 160
- - teste pré-natal não invasivo, 160
- ultrassonografia tridimensional em, 76-84
- - anatomia cerebral do feto, neurossonografia tridimensional, 77
- - aspectos técnicos, 76
- - avaliação do assoalho pélvico, 81
- - do coração fetal, 79
- - no diagnóstico de fenda labial e labiopalatina, 77
- - no estudo das estruturas cranianas e fontanelas, 78
- - para volumetria de órgãos fetais e estimativa de peso ao nascimento, 80
- - ultrassonografia Power Doppler tridimensional, 81
- valores dos índices Doppler mais usados em, 141
Obstrução, 42, 231
- congênita das vias aéreas superiores, 232
- - síndrome da, 300
- do dreno pleuroamniótico, 287
- do trato urinário, 210
- - baixo, 210
- - inferior, 231
- intestinal, 42
Ocitocina, teste da, 150
Oclusão traqueal fetoscópica, 221
- após a cirurgia, 223
- com o uso de um balão, diagrama esquemático da, 222
- complicações, 223
- contraindicações, 222
- descrição técnica da, 222
- - inserção do balão na traqueia fetal, 222
- - retirada do balão da traqueia fetal, 223
- indicações, 222
- pré-cirurgia, 222

- protocolo FETO, 222
- resultados da terapia de acordo com uma revisão da literatura, 223
OK-432, 288
Oligoidrâmnio, 157, 204, 305
OMIM, gene, 21
Onda A, 387
Onfalocele, 8, 41, 89, 192, 303
Online Mendelian Inheritance in Men (v. OMIM)
Órbitas, 275
Ossificação, 334
- endocondral, 335
- intramembranosa, 334
Osso nasal, 5
Osteocondrodisplasias, 334
Osteogênese *imperfecta*, 338
- classificação da, 339
Ovário, câncer de mama e/ou, avaliação genética de, 22
Óxido nítrico, 224
Oxigenação por membrana extracorpórea, 221

P

Pacientes de alto risco, estratégias selecionadas em, 73
Palato, 273
- avaliação do, pelo *software* OmniView, 77
- corte coronal do, evidenciando fenda palatina, 273
Pancurônio, brometo de, 159
Panendoscópio de McCarthy, 229
Paralisia, 73
- cerebral, 73, 401
- - em gêmeos, 216
Parede abdominal, malformações da, 303-306
- associação a outras malformações, 304
- cuidados pós-natais, 306
- definição, 303
- diagnóstico, 303
- - diferencial, 304
- etiologia, 304
- fatores prognósticos, 304
- manejo obstétrico, 304
- patogênese, 304
Parênquima, 293
- cerebral, 260
- pulmonar, massa cística em, 293
Parto, assistência ao, 343

Parto prematuro, 13
- características e história materna, 14
- implicações da avaliação precoce do risco específico da paciente, 15
- marcadores biofísicos e bioquímicos, 14
- prevenção do, e avaliação do colo uterino, 69-75
- - diagnóstico, 72
- - estratégias selecionadas em pacientes de alto risco, 73
- - - agentes tocolíticos, 73
- - - corticoides, 73
- - - intervenções cirúrgicas, 73
- - - progesterona, 73
- - etiologia, 70
- - fatores de risco, 70
- - mecanismos-chave responsáveis pelo parto prematuro, 70
- - - distensão uterina excessiva, 70
- - - fenômenos alérgicos, 72
- - - infecção e inflamação intrauterina, 71
- - - isquemia uteroplacentária, 71
- - - reação anormal ao aloenxerto, 71
- - - transtornos cervicais, 71
- - - transtornos hormonais, 72
- tipos de, 69
- trabalho de, 421-428
- - definição e conceito, 421
- - diagnóstico, 423
- - epidemiologia e incidência, 422
- - - comprimento do colo do útero, 422
- - - fatores de risco, 422
- - - predição do, 422
- - manejo não farmacológico, 426
- - prevenção, uso da progesterona, 427
- - risco de recorrência de, 427
- - tratamento farmacológico, 423
- - - análise crítica do uso de tocolíticos, 425
- - - antibióticos, 426
- - - atosibano, 424
- - - betamiméticos, 425
- - - bloqueadores dos canais de cálcio, 424
- - - contraindicações, 426
- - - corticoides, 426
- - - limites da tocólise, 426
- - - manutenção da tocólise, 425
- - - sulfato de magnésio, 426
Parvovírus B19, infecção pelo, 366
- conduta pré-natal na, 367
- na gestação, 366

PCR (v. Reação em cadeia da
    polimerase)
Pé torto, 158
Pedículo corporal, anomalia do, 40
Perda(s), 36
- fetal, 36
- gestacional de repetição, 404-412
- - critérios para o diagnóstico da
    síndrome antifosfolípide, 408
- - definição, 408
- - epidemiologia e relevância, 404
- - etiologia, 405
- - - causas infecciosas, 407
- - - fatores ambientais, 407
- - - fatores anatômicos, 405
- - - fatores hormonais, 405
- - - fatores imunológicos, 407
- - - síndrome do anticorpo
    antifosfolípide, 406
- - - trombofilias hereditárias, 406
- - infertilidade e, 23
- - manejo obstétrico, 409
- gestacional precoce, 36
Perfil biofísico, 145-148
- descrição técnica, 145
- - cardiotocografia basal, 146
- - interpretação do escore final, 146
- - movimentos, 146
- - - corporais fetais, 146
- - - respiratórios fetais, 146
- - técnicas alternativas, 146
- - tônus fetal, 146
- - volume de líquido amniótico, 146
- indicações e aplicabilidade clínica, 147
- vantagens e limitações do método
    diagnóstico, 147
- variáveis avaliadas, 146
Perfil bioquímico materno, 4
Perfusão, 206
- arterial inversa gemelar, sequência
    de, 418
- uteroplacentária, 206
Peristaltismo, 290
Peritonite meconial, 314
- definição, 314
- diagnóstico, 315
- - diferencial e associação a outras
    malformações, 315
- embriologia, anatomia e fisiologia, 314
- epidemiologia e relevância, 314
- etiologia, 315
- fatores prognósticos, genética e risco
    de recorrência, 316

- manejo obstétrico, 316
- observada com calcificações
    lineares, 315
- terapia pós-natal, 316
Pescoço fetal, 39
Peso fetal, 305
Pesquisa de DNA fetal livre, 48
Pessário cervical, 416
PHACE, síndrome, 278
Pielonefrite, 71
Pierre Robin, síndrome de, 274
Pirâmide da assistência pré-natal,
    inversão da, 3-18
- *diabetes mellitus* gestacional, 11
- fetos pequenos para a idade
    gestacional, 12
- malformações fetais, 7
- microssomia fetal, 13
- modelo tradicional, 3
- - proposto em 1929, 3
- nova pirâmide, 3
- parto prematuro, 13
- rastreamento precoce, 9
- - de aborto espontâneo entre 11 e 24
    semanas, 9
- - de natimortos, 9
- - para aneuploidias fetais, 4
- triagem precoce para pré-eclâmpsia, 10
Piruvatoquinase, deficiência de, 353
Placa neural, 249
Placenta, 66, 195
- biópsia de, 156
- descolamento de, 157, 207
- dicoriônica, fusão da, 415
- e cordão umbilical, 32
- e líquido amniótico, 40
- primitiva, 32
- topografia da, 156
Placentomegalia, 284
Plasma, pressão osmótica do, 354
Pleurodese, 287
Plexo coroide, 94, 100
- cisto de, 256
Policitemia da anemia no gemelar,
    sequência de, 233
Polidrâmnio, 157, 197, 284, 312
Polimerase, reação em cadeia da, 376
Polo cefálico, 259, 277
Porencefalia, 260
Posição, 156
- de Fowler, 150
- de litotomia, 156
Potter, displasia renal tipo IIA de, 326

Power Doppler, cordão umbilical ao, e
    vascularização trofoblástica, 32
Pré-eclâmpsia, 149
- e restrição de crescimento intrauterino,
    rastreamento de, 52-55
- - descrição técnica, vantagens e
    limitações do método
    diagnóstico, 52
- - fatores de risco reconhecidos
    para, 53
- - indicações e aplicabilidade
    clínica, 54
- fatores de risco para, 10
- - intermediária,10
- - precoce,10
- grave, 195
- triagem precoce para, 10
- - características e história materna, 10
- - implicações da avaliação precoce de
    risco específico da paciente, 11
- - marcadores biofísicos e
    bioquímicos, 10
Prematuros, insuficiência respiratória
    nos, 399 (v.t. Parto prematuro)
Pré-natal, 23
- assistência no (v. Assistência pré-natal)
- principais testes genéticos usados para
    avaliação, 25
- testes disponíveis para diagnóstico, 26
Pressão, 352
- arterial, 54
- hidrostática nos capilares, aumento
    da, 352
- intra-amniótica, 70
- osmótica do plasma, redução na, 354
Progesterona, 73, 427
- deficiência de, 405, 408
- - insuficiência do corpo lúteo com, 405
- micronizada, 417
Prognatismo, 60
Propiltiouracila, 192
Propranolol por via oral, 135
Prosencéfalo, 254
Proteína plasmática , 47
- A associada à gestação, 155
Prótese valvar mitral
    Starr-Edwards, 86
Protocolo, 36
- para datação da gestação com base
    na ultrassonografia, 35
- para manejo de pacientes com gestação
    de localização indefinida, 36
Prova de Pose, 150

Índice Remissivo

Pulmão(ões), 281
- corte transverso do tórax exibindo coração e, 281
- malformação adenomatoide cística do, 290
Pulsação da veia umbilical, 143
Pulse repetition frequency (v. Frequência de repetição de pulso)
Punção, 200
- do cordão umbilical, 199
- intracardíaca, transfusão intrauterina por, 200

R
Raquianestesia, agulha de, 214
Razão pulmonar-cefálica, 221
Reação em cadeia da polimerase, 376
Reconstrução da face fetal, tridimensional, demonstrando fenda labial unilateral, 273
Refluxo do líquido amniótico, 212
Região, 289
- cervical, 277
- retroesternal, 289
Regurgitação valvar, 133
- fluxo tricúspide normal e com, 5
Reprodução assistida, gestação por, 265
Ressonância magnética, 85-91
- indicações e aplicabilidade clínica, 86
- - anomalias, 88
- - - abdominais, 89
- - - cervicais, 88
- - - torácicas, 88
- - miscelânea, 90
- - sistema nervoso central, 87
- técnica, vantagens e limitações do método diagnóstico, 85
Retrognatia, 275
Rh, aloimunização, 341-349
- assistência à gestante, 343
- - imunizada, 344
- - não imunizada, 343
- diagnóstico, 343
- epidemiologia e relevância, 341
- etiologia, 342
- fisiopatologia, 342
- outras situações, 348
- - abortamento e ameaça de abortamento, 348
- - doença trofoblástica gestacional, 349
- - gestação ectópica, 349
- - laqueadura tubária, 349
- - tipos de hemorragia anteparto, 348

Riley-Day, síndrome de, 314
Rim(ns), 42
- displásico, 325
- em ferradura unindo os polos inferiores, 325
- multicísticos, 42, 325
- normais nos cortes transverso e longitudinal, 323
- pélvico, 325
- policístico, 326
Ritmo cardíaco, 352
- alterações do, 269, 352
- irregular, 266
Ritmo cardíaco, distúrbios do, 129-136
- bradiarritmias, 130
- - bigeminismo ou trigeminismo atrial persistente bloqueado, 130
- - bloqueio atrioventricular congênito, 130
- - - de primeiro grau, 130
- - - de segundo grau tipo I, 131
- - - de segundo grau tipo II, 131
- - - de terceiro grau, 132
- - bradicardia sinusal, 130
- irregular, 129
- taquiarritmias, 133
- - *flutter* atrial, 134
- - taquicardia, 133
- - - sinusal, 133
- - - supraventricular, 133
- - - tratamento, 134
- - - ventricular, 135
Rocket, cateter de, 209
Rombencéfalo, 254
Rombencefalossinapse, 104
Roterdã, critérios de, 408
Rotura prematura, 72
- da bolsa amniótica, 72, 223
- da(s) membrana(s), 147
- - amniótica, 214
- - ovulares, 147, 391-398
- - - complicações, 392
- - - diagnóstico, 393
- - - etiologia, 391
- - - fatores de risco, 392
- - - manejo obstétrico, 393
Rubéola, 257, 373
- complicações fetais, 375
- conduta pré-natal, 374
- diagnóstico, 374
- - diferencial na gestação, 375
- - pré-natal, 375
- epidemiologia, 373

- fisiopatologia, 373
- materna no primeiro trimestre, 265
- perspectivas, 376
- tratamento, 375

S
Saco gestacional, 30
- implantado no terço superior da cavidade endometrial, 31
- inicial com halo hiperecogênico, 30
- vazio, 36
Salbutamol, 133
Salomão, técnica de, 216
Sangue, 309
- fetal, parâmetros laboratoriais no, 370
- materno, 6
- - carga viral no, 370
- - DNA fetal livre no, 309
- - - rastreamento precoce para aneuploidias fetais pelo, 6
Screening, 279
Secreção vaginal, bacterioscópio da, 416
Sensibilização materna, causas da, 195
- diagnóstico da doença materna, 196
- diagnóstico fetal, grau de anemia, 196
Sepse neonatal pelo estreptococo do grupo B, prevenção de, 396
Septo, 109
- atrioventricular, defeito do, 267
- interatrial, 62
- interventricular, 118
- - do coração fetal, 109
- - excursão sistólica máxima do, 119
- - mensuração da espessura do, 118
Septostomia, 418
Septum primum, índice de excursão do, 124
Sequestro, 42
- broncopulmonar, 297, 433
- - associação a outras malformações, 298
- - diagnóstico diferencial, 298
- - fatores prognósticos, 298
- - manejo obstétrico, 298
- - técnica cirúrgica, 433
- - terapia pós-natal, 299
- - ultrassonografia, 297
- pulmonar, 42, 88
- - diferenças entre malformação adenoide cística e, 293
Shirodkar, cerclagem de, 74
Shunts, 278
- ocorrência de, 278
- toracoamnióticos, 209

Sífilis, 363
- adquirida, taxa de detecção de, 363
- primária, 364
- proposta para rastreamento da, na
    gestação segundo a FEBRASGO, 365
- risco de transmissão vertical da, na
    ausência de tratamento
    materno, 365
- secundária, 364
- terciária, 364
- transmissão intrauterina e
    acometimento fetal, 364
- tratamento, 365
Sinal, 250
- da ampulheta, 296
- da dupla bolha, 32
- - em planos axial, 310
- do cerebelo em banana, 250
- do crânio em forma de limão, 250
Sindactilia, 301
Síndrome(s), 274
- antifosfolípide, 147, 406
- - critérios para o diagnóstico da, 408
- CHARGE, 309, 326
- da angústia respiratória, 399
- da aspiração meconial, 205
- da banda amniótica, 232, 235, 274
- da hipoplasia, 44
- - das câmaras esquerdas, 44
- - do coração esquerdo, 114, 143, 232
- - do ventrículo esquerdo, 240
- da hipoventilação congênita
    central, 314
- da obstrução das vias aéreas superiores
    congênita, 300
- da transfusão feto-fetal, 121,
    206, 231, 417
- - terapêutica intrauterina para a,
    213-219
- - - complicações, 217
- - - descrição da técnica, 215
- - - indicações e justificativa para a
    terapia fetal, 214
- - - laserterapia e
    neurodesenvolvimento, 216
- - - resultados da terapêutica empregada
    segundo revisão da literatura, 216
- das costelas curtas, 340
- de Aicardi, 256
- de Arnold-Chiari tipo II, 58, 225
- de Asherman, 405
- de Bardet-Biedl, 314, 326
- de Beckwith-Wiedemann, 304

- de Crouzon, 274
- de DiGeorge, 274
- de Down, 60
- de Ellis-van-Creveld, 340
- de Feingold, 309
- de Fraser, 301, 326
- de Goldenhar, 274
- de Hurler, 354
- de Jeune, 340
- de Meckel-Gruber, 326
- de Mowat, 314
- de Noonan, 117
- de Pierre Robin, 274
- de Riley-Day, 314
- de Sjögren, 132
- de Sly, 354
- de Treacher Collins, 274
- de Waardenburg, 274
- de Waardenburg-Shah, 314
- de Wolff-Parkinson-White, 134
- do anencéfalo/acárdico, 213
- do anticorpo antifosfolípide, 147, 406
- do coração esquerdo hipoplásico,
    114, 143, 232
- do lúpus neonatal, 132
- do QT longo, 130, 135
- do ventrículo esquerdo
    hipoplásico, 240
- dos ovários micropolicísticos, 405
- genéticas, 354, 381
- hipertensivas, 147
- nefrótica congênita, 354
- PHACE, 278
- TACRD, 301
- VACTERL, 301, 326
Singnatia congênita, 257
Sistema, 64
- digestório, embriologia do, 307
- - intestino, 307
- esquelético e extremidades, 64
- renal duplex, 325
- Sonicaid 8002, 150
Sistema nervoso central, 87
- embriologia do, 247
- estruturas do, 58
- - avaliação quantitativa do crânio e do
    cérebro fetal, 59
- - características normais das
    principais, 97
- - plano, 59
- - - transcerebelar, 59
- - - transtalâmico, 59
- - - transventricular, 58

- malformações do, 254-261
- - agenesia do corpo caloso, 256
- - anomalias de fossa posterior, 258
- - - cisto da bolsa de Blake, 259
- - - de Dandy-Walker, 258
- - - hipoplasia do vérmis cerebelar, 259
- - - megacisterna magna, 258
- - anomalias de migração neuronal, 256
- - arteriovenosas, 256
- - cisto(s), 256
- - - de aracnoide, 256
- - - intracranianos, 256
- - embriologia, 254
- - formação do SNC, 254
- - hemorragia intracraniana, 260
- - holoprosencefalia, 255
- - lesões cerebrais destrutivas, 259
- - - esquizencefalia, 259
- - - hidranencefalia, 259
- - - porencefalia, 260
- - megalencefalia, 258
- - microcefalia, 257
- - tumores cerebrais, 260
- - ventriculomegalia, 254
- no primeiro trimestre, avaliação
    do, 106
Sístole ventricular, 116
Sly, síndrome de, 354
Sociedade Internacional de
    Ultrassonografia em Obstetrícia e
    Ginecologia, 109
Sofrimento fetal, 133
*Software Virtual Organ Computer-aided
    AnaLyses* (v. VOCAL)
Sonoembriologia, 28-37
- classificação dos estágios de
    desenvolvimento do embrião
    humano, 28
- eventos adversos no início da
    gestação, 34
- objetivos da avaliação
    ultrassonográfica entre a quarta e a
    décima semana, 30
- - atividade cardíaca, 31
- - cavidade amniótica, 32
- - embrião, 33
- - estimativa da idade gestacional, 34
- - placenta e cordão umbilical, 32
- - saco gestacional, 30
- - vesícula vitelina, 31
- recomendações finais para o estudo
    ultrassonográfico de primeiro
    trimestre, 36

Índice Remissivo

Sonograma da artéria umbilical no Doppler pulsátil, 138
Sorologias para TORCH, 317
Sotalol, 135
Spatio-Temporal Image Correlation (STIC), 114
- 3D/4D, 123
Starr-Edwards, prótese valvar mitral, 86
Stent, colocação de, 268
Streptococcus pyogenes, 287
Sulco, 248
- laringotraqueal, 280
- neural, 248
Sulfato de magnésio, 135, 426
- uso do, para neuroproteção, 402
Suprarrenal, hiperplasia congênita da, 191
- apresentação clínica, 191
- complicações, 192
- fisiopatologia, 191
- tratamento, 191
Surdez, 375
Suturas cranianas, 93
Sylvius, 93
- estenose do aqueduto de, 211
- fissura de, 93

T

Tabela para datação da gestação com base no CCN, 35
TACRD, síndrome, 301
Taquiarritmias, 133
- *flutter* atrial, 134
- taquicardia, 151, 266
- - sinusal, 133
- - supraventricular, 133
- - - tratamento do, 134
- - ventricular, 135
- - - tipo *torsade de pointes*, 135
Tay-Sachs, doença de, 254
Técnica(s), 215
- alternativas do perfil biofísico fetal, 146
- avançadas para avaliação da função miocárdica, 123
- - 2D *speckle tracking*, 123
- - imageamento do *strain/strain rate*, 123
- - *Spatio-temporal image correlation* 3D/4D, 123
- de colocação de derivações vesicoamnióticas, 211
- de colocação do cateter de Rocket, 211
- de FISH, 25

- de histerotomia utilizadas para a cirurgia fetal a céu aberto, 227
- de Salomão, 216
- de Seldinger para acesso vascular, 215
- de valvoplastia aórtica, 241
- do exame de ultrassonografia morfológica de segundo trimestre, 57-67
- - anexos fetais, 66
- - - cordão umbilical, 67
- - - líquido amniótico, 66
- - - placenta, 66
- - território fetal, 57
- - - abdome, 63
- - - face fetal, 60
- - - genitália, 64
- - - região cervical, 60
- - - sistema esquelético e extremidades, 64
- - - sistema nervoso central, 58
- - - tórax, 61
- - território materno, 57
Tempo de contração isovolumétrico, 120
Tentório cerebelar, 103
Terapêutica intrauterina nas cardiopatias congênitas, 236-244
- indicações, 237
- - estenose crítica, 239
- - - aórtica, 237
- - - pulmonar, atresia pulmonar com septo íntegro, 239
- - forame oval restritivo na síndrome do ventrículo esquerdo hipoplásico, 240
- justificativa para a intervenção cardíaca fetal, 236
- resultados, 243
- técnica, 241
Terapêutica intrauterina para desordens congênitas, 229-235
- complicações, eventos adversos, 234
- - maternos graves, 234
- - para o feto, 235
- descrição da técnica, 233
- - fetoscopia, 233
- - - em ambiente de CO_2, 233
- - - em ambiente líquido, 233
- - procedimentos guiados por ultrassom, 234
- ética em cirurgia fetal, 230
- indicações e justificativas para terapia fetal e resultados da, 230

- níveis de evidência para procedimentos minimamente invasivos, 230
- - condições em que o uso da terapia fetal é considerado controverso, 232
- - - sequência de policitemia da anemia no gemelar, 233
- - condições que podem se beneficiar da terapia fetal, 232
- - - corioangioma placentário, 232
- - - estenose aórtica progressiva, 232
- - - feto acárdico, sequência da perfusão arterial reversa no gemelar, 232
- - - obstrução congênita das vias aéreas superiores, 232
- - - síndrome da banda amniótica, 232
- - - teratoma sacrococcígeo, 232
- - condições que se beneficiam da terapia fetal, 230
- - - hérnia diafragmática congênita, 231
- - - mielomeningocele, 231
- - - obstrução do trato urinário inferior, 231
- - - síndrome de transfusão feto-fetal, 231
Terapia intrauterina para sequestro broncopulmonar e malformação adenomatoide cística, 429-435
- descrição técnica, 429
- indicações e aplicabilidade clínica, 430
- tratamento, 430
- - malformação adenomatoide microcística congênita, 430
- - massas pulmonares macrocísticas, 430
- - sequestro broncopulmonar, 433
- - técnica cirúrgica, 433
- vantagens e limitações do método diagnóstico, 429
Terapêutica medicamentosa fetal, 191-193
- doenças tireoidianas fetais, 192
- - causas e fisiopatologia, 192
- - - hipertireoidismo fetal, 192
- - - hipotireoidismo fetal, 192
- - rastreamento e diagnóstico, 192
- - tratamento, 192
- hiperplasia congênita da suprarrenal, 191
- - apresentação clínica, 191
- - complicações, 192
- - fisiopatologia, 191
- - tratamento, 191

Teratógeno, exposição a, 24
Teratoma(s), 278
- mediastinal, 293
- sacrococcígeo, 90, 232
Terbutalina, 133
Teste(s), 200
- da ocitocina, 150
- de Coombs, 196
- de determinação genética, 345
- de esforço, 150
- de Kleihauer-Betke, 200
- de rastreamento de portadores de doenças mendelianas, 25
- disponíveis para diagnóstico pré-natal, 26
- do estímulo mamilar, 150
- FTA-ABS, 364
- genéticos, 338
- - usados para avaliação pré-natal, principais, 25
- sorológicos, 376
- TPHA, 364
Tetralogia de Fallot, 267
Tireoideopatias, 405
Tireoidite de Hashimoto, 406
Tocólise, 417
- limites da, 426
- manutenção da, 425
Tocotraumatismo, 420
Tônus fetal, 146
Topografia da placenta, 156
Tórax, 39, 61
- constrito, 339
- corte do, 282
- - coronal, 282
- - transverso, exibindo coração e pulmões, 281
- edema de face, couro cabeludo e, 285
- normal, 281
Tórax anormal, 281
- atresia, 295
- - de laringe congênita, 300
- - - associação a outras malformações, 300
- - - diagnóstico diferencial, 300
- - - fatores prognósticos, 300
- - - manejo obstétrico, 301
- - - terapia pós-natal, 301
- - - ultrassonografia, 300
- - esofágica, 295
- - - associação a outras malformações, 296
- - - diagnóstico diferencial, 295

- - - fatores prognósticos, 296
- - - manejo obstétrico, 296
- - - terapia pós-natal, 297
- - - ultrassonografia, 295
- cisto broncogênico, 281
- - associação a outras malformações, 283
- - diagnóstico diferencial, 283
- - fatores prognósticos, 283
- - manejo obstétrico, 283
- - terapia pós-natal, 283
- - ultrassonografia, 283
- derivação pleuroamniótica, 287
- hérnia diafragmática, 288
- - associação a outras malformações, 290
- - cirurgia fetal, 291
- - diagnóstico diferencial, 289
- - fatores prognósticos, 290
- - manejo obstétrico, 290
- - terapia pós-natal, 291
- - ultrassonografia, 289
- hidrotórax, 284
- - associação a outras malformações, 286
- - diagnóstico diferencial, 285
- - fatores prognósticos, 286
- - manejo obstétrico, 286
- - ultrassonografia, 284
- malformação adenomatoide cística, 291
- - associação a outras malformações, 294
- - diagnóstico diferencial, 293
- - fatores prognósticos, 294
- - manejo obstétrico, 294
- - terapia pós-natal, 295
- - ultrassonografia, 292
- pleurodese, 287
- seqüestro broncopulmonar, 297
- - associação a outras malformações, 298
- - diagnóstico diferencial, 298
- - fatores prognósticos, 298
- - manejo obstétrico, 298
- - terapia pós-natal, 299
- - ultrassonografia, 297
- tratamento, 286
TORCH, sorologia para, 317
Torsade de pointes, taquicardia ventricular tipo, 135
Toxicidade do mercúrio, 54
Toxoplasma gondii, 360, 381

Toxoplasmose, 87, 257, 360
- conduta pré-natal na, conforme resultado da sorologia materna., 361
- diagnóstico da, na gestação, 360
- gestantes imunodeprimidas que apresentam reativação da, 363
- gestantes que apresentam reinfecção da, 363
- transmissão fetal, 362
- tratamento da, durante a gestação, 362
TPHA, teste, 364
Trabalho de parto prematuro, 417, 421-428
- definição e conceito, 421
- diagnóstico, 423
- epidemiologia e incidência, 422
- - comprimento do colo do útero, 422
- - fatores de risco, 422
- - predição do, 422
- manejo não farmacológico, 426
- prevenção, uso da progesterona, 427
- risco de recorrência de, 427
- tratamento farmacológico, 423
- - agentes tocolíticos, 424
- - - análise crítica do uso de, 425
- - - atosibano, 424
- - - betamiméticos, 425
- - - bloqueadores dos canais de cálcio, 424
- - - contraindicações, 426
- - - limites da tocólise, 426
- - - manutenção da tocólise, 425
- - antibióticos, 426
- - corticoides, 426
- - sulfato de magnésio, 426
Transfusão fetal intrauterina, 194-203, 232
- bases para terapia fetal, 195
- - fisiopatologia, 195
- - histórico, 195
- - incidência, 195
- causas da sensibilização materna, 195
- - diagnóstico, 196
- - - da doença materna, 196
- - - grau de anemia, 196
- métodos invasivos, 196
- - amniocentese, 196
- - cordocentese, 197
- métodos não invasivos, 197
- - cardiotocografia, 197
- - dopplervelocimetria, 199
- - - arterial, 198
- - - venosa, 199

Índice Remissivo

- - ultrassonografia, 197
- por cordocentese, 202
- - em alça livre de cordão, 202
- - em placenta anterior, 202
- - tratamento, 201
- por punção intracardíaca, 200
- por via transperitoneal, 200
Translucência nucal, 39
- aumentada, 266
- - acima dos percentis 95 a 99, 266
- - associação entre, e frequência de
    anormalidades fetais graves, 39
- medida da, 43
- - correta, 4
- - plano sagital médio para, 43
Transtornos, 72
- cervicais, 71
- hormonais, 72
Traqueia, 112
- dilatação da, e dos brônquios, 300
- oclusão da, com o uso de um
    balão, 222
Trato, 307
- gastrointestinal, aparência ecográfica
    normal do, 307
- respiratório, 281
- urinário, 231
- - inferior, obstrução do, 231
- - malformações do, 321-333
- - - anatomia, 321
- - - associação a outras
    malformações, 323
- - - critérios diagnósticos, 323
- - - definição, 321
- - - diagnóstico, 321
- - - diagnóstico diferencial, 323
- - - embriologia, 321
- - - epidemiologia e relevância, 321
- - - etiologia, 323
- - - fatores prognósticos, 323
- - - fisiologia, 321
- - - imagem ultrassonográfica normal
    dos rins fetal, 322
- - - manejo do recém-nascido, 332
- - - manejo obstétrico, 330
Treacher Collins, síndrome de, 274
Treponema, anticorpos fluorescentes
    contra o, 364
Treponema pallidum, 363
- *Hemagglutination Assay* (v. TPHA)
Triângulo retronasal, 275
Trigeminismo ou bigeminismo atrial
    persistente bloqueado, 130

Trissomia, 326
- do 18, 326
- do 21, 48
Tromboembolismo, 234
Trombofilias, 415
- hereditárias, 406, 408
Tromboflebite, 234
Trombose, 401
Tronco, 226
- braquiocefálico, 111
- cerebral, efeitos da herniação do, 226
True-FISP (v. *Free Induction Steady State
    Precession*), 86
Tubo neural, 247-253
- defeitos do, 247
- - anencefalia, 249
- - embriologia do sistema nervoso
    central, 247
- - encefalocele, 249
- - espinha bífida, 250
- - - tratamento pré-natal da, 252
- - iniencefalia, 253
- - profilaxia dos, 253
- formação do, e da crista neural, 248
Tumor(es), 354
- abdominais, 354
- cerebrais, 260
- de Wilms, 325, 327
- fetais, 42
- intracardíacos, 352
- placentários, 353
- pulmonar, 290
- renais, 327
Tzank, esfregaço de, 376

U

Ultrassonografia, 4, 197
- hiperecogenicidade intestinal na, 315
- morfológica do primeiro trimestre,
    38-46
- - anormalidades, 40
- - exame ultrassonográfico precoce de
    anomalias fetais, 39
- - tratamento de achados anormais ou
    suspeitos, 40
- morfológica do segundo trimestre,
    56-68
- - indicações, aplicabilidade clínica e
    limitações, 57
- - melhor período para realização da, 56
- - quem deve realizar a, 57
- - técnica do exame, 57
- - - abdome, 63

- - - anexos fetais, 66
- - - cordão umbilical, 67
- - - face fetal, 60
- - - genitália, 64
- - - líquido amniótico, 66
- - - placenta, 66
- - - região cervical, 60
- - - sistema nervoso central, 58
- - - território fetal, 57
- - - território materno, 57
- - - tórax, 61
- obstétrica, outras aplicações do
    Doppler colorido no exame de, 142
- procedimentos invasivos em
    obstetrícia guiados por, 155-161
- - indicações dos testes invasivos, 156
- - - amniocentese, 157
- - - biópsia de vilo corial, 156
- - - cordocentese, 159
- - situações especiais, 160
- - teste pré-natal não invasivo, 160
- protocolo para datação da gestação
    com base na, 35
- transvaginal, 415
- tridimensional, 123
- - em obstetrícia, 76-84
- - - anatomia cerebral do feto,
    neurossonografia tridimensional, 77
- - - aspectos técnicos, 76
- - - avaliação do assoalho pélvico, 81
- - - do coração fetal, 79
- - - no diagnóstico de fenda labial e
    labiopalatina, 77
- - - no estudo das estruturas cranianas e
    fontanelas, 78
- - - para volumetria de órgãos fetais e
    estimativa de peso ao nascimento, 80
- - - power Doppler tridimensional, 81
- - por meio do *software* 4D-*Spatio-
    Temporal Image Correlation*, 123
Urocultura, 415
Útero, 422
- bicorno, 157
- comprimento do colo do, 422
- exteriorização do, por
    laparotomia, 229
- insuflação do, com gás, 233
Uterolíticos, uso oral de, 417

V

VACTERL, síndrome, 301, 326
Vaginose bacteriana, 407, 416
Valsalva, manobra de, 83

Valva, 40, 110, 240
- aórtica, 242
- - bivalvar, 268
- mitral, 110
- - excursão sistólica máxima da, 119
- pulmonar, 240
- tricúspide, 110
- - avaliação da, 40
- - excursão sistólica máxima da, 119
Valvoplastia, 114, 238
- aórtica, 114
- - intrauterina, 238
- pulmonar, 114
Válvula tricúspide, 62
Vascularização trofoblástica, 32
VDRL, teste, 364
Vecurônio, 433
Veia(s), 88, 122, 241
- cava superior, 112
- de Galeno, malformação da, 88
- pulmonar, 62, 122, 241
- - fluxo da, 122
- - índice de pulsatilidade da, 122
- umbilical, 142
- - Doppler da, 122
- - dopplervelocimetria da, 142
- - pulsação da, 143
Venereal Disease Research Laboratory (v. VDRL)
Ventrículo, 17, 111
- direito, via de saída do, 111

- esquerdo, 17, 120, 240
- - avaliação da função do, 17
- - hipoplásico, síndrome do, 240
- - índice de *performance* do miocárdio do, 120
- - - calculado pelo Doppler tecidual, 122
- - via de saída do, 111
Ventriculomegalia, 103, 211, 250
- leve, 255
- secundária, 42
Vérmis cerebelar, 100
- hipoplasia do, 259
Vértebra, anomalia de, 301
Vesícula vitelina, 31
- gravidez tubária íntegra com, 36
- imagem 3D da membrana amniótica e da cavidade celômica contendo, e placenta primitiva, 32
Via(s), 111, 232, 300
- aéreas superiores, 232
- - obstrução das, congênitas, 232
- - - síndrome da, 300
- de saída do ventrículo, 111
- - direito, 111
- - esquerdo, 111
- transperitoneal, transfusão intrauterina por, 200
Vilo corial, biópsia de, 6, 47, 156
Vírus, 87, 360
- da imunodeficiência adquirida (v. HIV)

- Zika, 87
Vitamina D, deficiência de, 409
- deficiência dos níveis séricos de, 407
VOCAL, 123
- método, cálculo de volume da cabeça e do tronco fetal pelo, 80
Volume, 80, 146
- corpuscular médio, análise do, 159
- da cabeça e do tronco fetal, cálculo do, pelo método VOCAL, 80
- de líquido amniótico, 146
Volvo gástrico intratorácico, 89

W

Waardenburg, síndrome de, 274
Waardenburg-Shah, síndrome de, 314
Willis, círculo de, 141, 142
Wilms, tumor de, 325, 327
Wolff-Parkinson-White, síndrome de, 134

Z

Zika, 87, 368
- febre, 368
- vírus, infecção pelo, 87, 257, 371
- - diagnóstico laboratorial do, 372
- - gestantes com manifestações clínica de, 372
- - gestantes sem manifestação clínica da, 372
- - sinais mais comuns da, 371

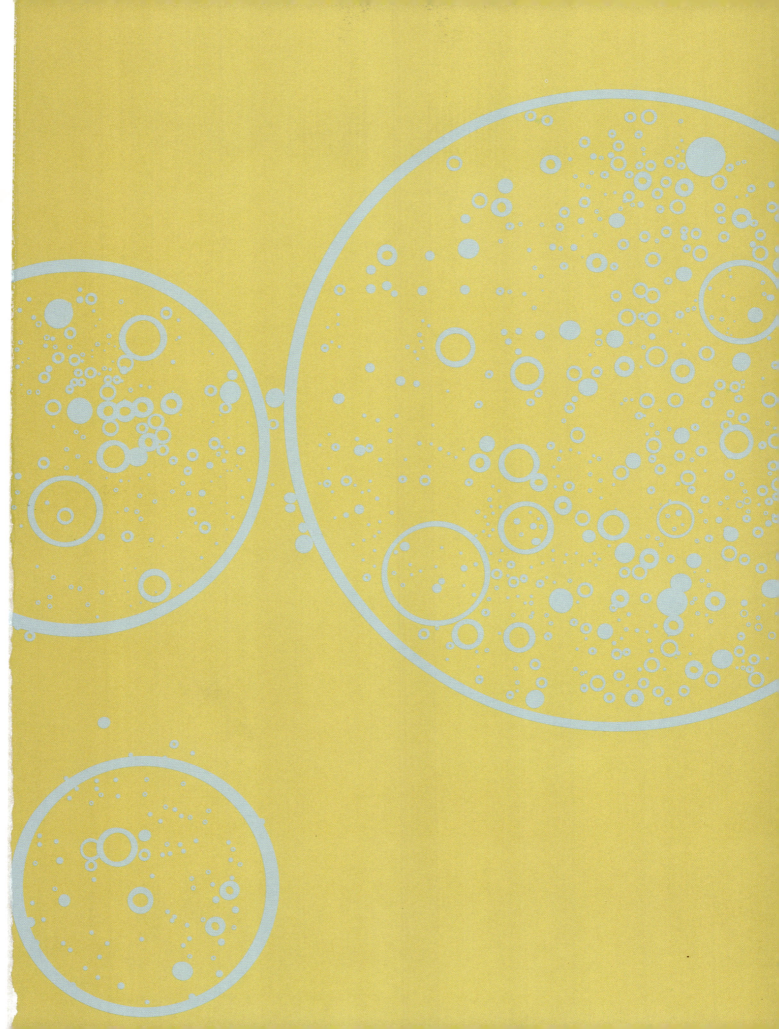

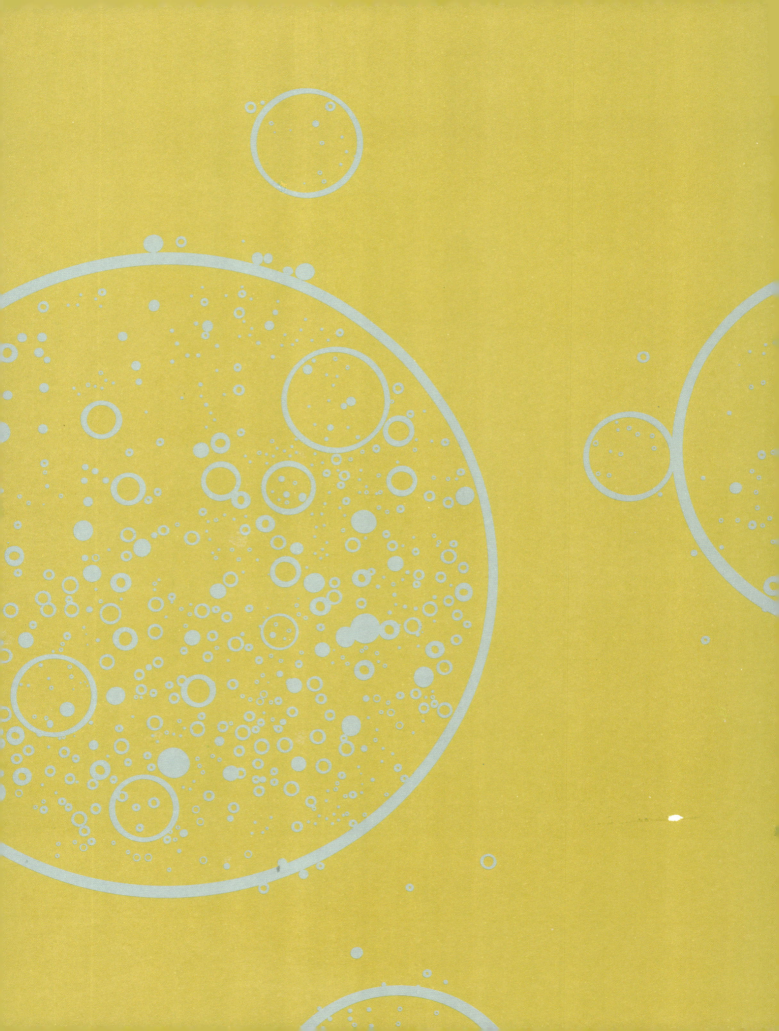